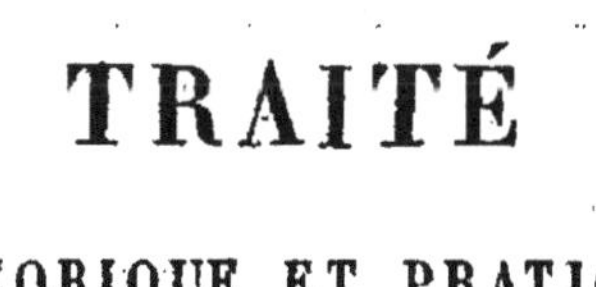

TRAITÉ

THÉORIQUE ET PRATIQUE

DES

MALADIES DES YEUX.

Paris. — RIGNOUX, Imprimeur de la Faculté de Médecine,
rue Monsieur-le-Prince, 31.

TRAITÉ

THÉORIQUE ET PRATIQUE

DES

MALADIES DES YEUX,

PAR

C. DENONVILLIERS,

Professeur d'Anatomie à la Faculté de Médecine de Paris,
Chirurgien de l'hôpital Saint-Louis, Membre de la Société de Chirurgie,
Chevalier de la Légion d'Honneur, etc.,

ET

L. GOSSELIN,

Agrégé libre et ancien Chef des Travaux anatomiques
de la Faculté de Médecine de Paris,
Chirurgien de l'hôpital Cochin, Membre de la Société de Chirurgie,
Chevalier de la Légion d'Honneur, etc.

La traduction et la reproduction sont interdites.

PARIS.

LABÉ, ÉDITEUR, LIBRAIRE DE LA FACULTÉ DE MÉDECINE,
place de l'École-de-Médecine.

1855

PRÉFACE.

Ce n'est point ici une de ces préfaces dans
lesquelles l'auteur, après avoir parlé modes-
tement de lui-même, se livre charitable-
ment à la critique de ses rivaux et s'efforce
de démontrer la supériorité de son propre
ouvrage : nous voulons seulement dire en
quelques lignes comment nous avons été
amenés à publier un traité des maladies des
yeux.

Ce livre n'était pas d'abord destiné à faire
l'objet d'une publication spéciale, car c'est
un chapitre détaché de notre Compendium
de chirurgie pratique ; mais à peine les
premières pages, qui traitent des maladies
des paupières, avaient-elles paru, dans la
onzième livraison du Compendium, que déjà
plusieurs personnes éclairées nous expri-
maient le regret de voir ce qu'elles appelaient obligeamment notre traité d'ophthalmologie perdu dans une Encyclopédie chirurgicale, et nous donnaient, dans l'intérêt

de notre réputation , le conseil d'en faire un tirage à part. Quelque flatteuse que fût pour nous cette opinion , nous ne songions pas à la prendre à la lettre, et ne pouvions nous défendre de la pensée qu'elle était le résultat de préventions bienveillantes. Cependant la douzième livraison , consacrée toute entière à la pathologie oculaire, s'était achevée , et son apparition fut accueillie avec une faveur qui dépassa nos espérances : les mêmes conseils se renouvelèrent , et la presse elle-même joignit ses instances à celles de nos amis ; de toutes parts nous arriva l'invitation de détacher du Compendium la partie relative aux maladies des yeux , afin de rendre plus accessible à tous les lecteurs, aux élèves comme aux médecins , un livre dont l'utilité avait été proclamée dans les comptes rendus les plus élogieux. En présence d'une manifestation aussi unanime et fondée sur de tels motifs , nous ne devions plus hésiter.

C'est donc pour satisfaire à un vœu, qui nous oblige en même temps qu'il nous honore et dont nous ne saurions nous montrer trop reconnaissants, que nous publions ce petit traité. Si le public confirme par ses suffrages le jugement de la presse médicale, et s'il veut bien voir dans cet ouvrage un nouveau témoignage de notre dévouement à la science ainsi que de notre désir de contribuer aux progrès de la chirurgie et d'être utile à ceux qui la cultivent, notre but sera atteint, et nous nous trouverons bien récompensés des soins et du temps que nous aura coûtés cette publication.

Paris, 31 décembre 1854.

C. DENONVILLIERS,

L. GOSSELIN.

TRAITÉ

THÉORIQUE ET PRATIQUE

DES

MALADIES DES YEUX.

Sous le titre de maladies des yeux, on a l'habitude de comprendre toutes les affections de l'appareil de la vision ; or, cet appareil comprend, non-seulement les yeux, organes destinés à recevoir et à transmettre l'impression des rayons lumineux, mais encore plusieurs autres parties, telles que les sourcils, les paupières, les voies lacrymales, les orbites, qui contribuent à assurer l'exercice de la vue en prêtant une protection efficace au globe oculaire et en facilitant ses mouvements. Nous aurons donc à exposer dans autant de parties distinctes les maladies de ces divers organes. En conséquence, le présent traité sera composé de cinq livres, consacrés : le premier, aux maladies des sourcils ; le deuxième, aux maladies des paupières ; le troisième, aux maladies de l'appareil lacrymal ; le quatrième, aux maladies du globe oculaire ; et le cinquième, aux maladies de l'orbite.

1

LIVRE PREMIER.

MALADIES DES SOURCILS.

Elles sont peu nombreuses. Les seules dont nous ayons à parler sont les blessures et les kystes dermoïdes. Quant aux autres tumeurs qui peuvent se développer dans cette petite région, elles n'y présentent rien de particulier. Nous en dirons autant de la chute des sourcils et de la canitie, qui méritent à peine d'être mentionnées. Pour obvier aux inconvénients qui pourraient, dans ce dernier cas, résulter de l'action d'une lumière trop vive, il suffirait de faire porter au malade des lunettes à verres colorés.

CHAPITRE PREMIER.
Blessures.

La région sourcilière est, par sa position, très-exposée à l'action des violences extérieures; ou y rencontre surtout des contusions et des plaies.

Art. Ier. — Contusions.

Les *contusions* des paupières diffèrent à peine de celles du crâne, dont elles ne sont qu'une variété. Il faut ajouter que, le sang des bosses sanguines s'infiltrant facilement dans le tissu cellulaire lâche des paupières, ces contusions sont ordinairement suivies d'une ecchymose de la région palpébrale. Elles ne donnent lieu à aucun autre accident qui leur soit spécial. Quand elles sont suivies de phénomènes graves, c'est parce qu'il y a en même temps commotion ou contusion du cerveau.

Art. II. — Plaies.

§ Ier. — Les *plaies par instruments pi-quants* ne mériteraient une attention sérieuse que si elles étaient suivies de douleurs vives irradiées sur le trajet du nerf frontal ou d'un affaiblissement de la vision. J'ai vu, dit Dupuytren, la lésion du nerf frontal par un instrument piquant donner lieu d'abord à des douleurs excessives, puis à la perte de la vue, du côté blessé. L'incision de la plaie et la section complète du nerf firent cesser les douleurs, mais la vue ne fut pas rétablie. Dans un cas rapporté par Valsalva, une femme piquée au front par un coq d'Inde perdit la vision ; Valsalva prétend la lui avoir rendue en exerçant des pressions très-fortes sur le front. Cette observation et surtout les résultats obtenus par le traitement mis en usage sont trop insolites pour qu'on doive y ajouter une grande confiance. Celle de Dupuytren est plus acceptable : les piqûres du nerf frontal peuvent en effet donner lieu à ces douleurs névralgiques dont un autre exemple a été cité dans notre Compendium de chirurgie, t. II, p. 187. Quant à l'affaiblissement concomitant de la vue, il peut s'expliquer par la pénétration de l'instrument dans le crâne ou dans l'orbite, ou avoir été produit suivant l'un des mécanismes dont il sera question plus loin.

§ II. — Les *plaies par instruments tranchants* peuvent, lorsqu'elles sont transversales, être accompagnées de la section incomplète du nerf frontal, et par suite de douleurs névralgiques. On a parlé aussi dans quelques cas d'un trouble de la vision ; mais, ce dernier phénomène ayant été observé plus souvent à la suite des plaies contuses, nous en parlerons à propos de ces dernières.

§ III. — Les *plaies contuses* nous offrent quelques particularités intéressantes. Celles qui correspondent à la partie externe de la région sont souvent compliquées de la dénudation de l'os; M. Velpeau en a donné la raison dans l'article *Orbite* du Dictionnaire de médecine. Le rebord osseux, étant dans ce point très-saillant, peut agir à la manière d'un instrument tranchant. Lorsque l'on tombe sur une surface plane ou qu'un corps aplati vient frapper le sourcil, les téguments sont pressés avec force contre ce rebord qui les coupe des parties profondes aux superficielles. Le périoste, étant le premier élément soumis à l'action de l'os devenu instrument vulnérant, est coupé le premier : de là, dénudation. Ce mécanisme explique en outre pourquoi ces sortes de plaies sont souvent plus larges profondément qu'à la surface. On sait en effet que les solutions de continuité sont ordinairement plus étendues du côté où l'instrument commence à agir que du côté opposé.

Les phénomènes consécutifs sont ordinairement simples, et la dénudation n'empêche pas la plaie de se cicatriser promptement. L'inflammation se propage à la paupière supérieure, en amène le gonflement, et se termine même quelquefois par suppuration. Elle peut en outre se diriger du côté de l'orbite, et y produire des fusées purulentes. Enfin on a vu un érysipèle survenir comme à la suite des autres plaies de la tête.

§ IV. — *Accidents particuliers aux plaies du sourcil.* Parmi les accidents propres aux plaies du sourcil, on a signalé comme un des plus fréquents l'amaurose. Hippocrate en avait parlé dans cette phrase : *At verò obscuratur visus in vulneribus quæ vel supercilio vel paulò altiùs*

infliguntur. Morgagni, après avoir cité ce passage, rappelle deux exemples de cécité semblable,
observés, l'un par Camerarius, et l'autre, dont il
vient d'être fait mention, par Valsalva. Il en rapporte, dans sa xviiie lettre anat., n° 7, un troisième observé par lui-même sur une femme qui
avait été blessée au front par les éclats de la glace
d'une voiture, au moment où celle-ci versait : la
vue se rétablit au bout de quarante jours. Ribes
(*Soc. méd. d'ém.*, t. vii) a fait une étude particulière de cette complication à propos d'un malade
qui, par suite d'un coup de sabre, eut une plaie
à lambeau du front dans laquelle se trouvaient
comprises toutes les parties molles et une portion
du rebord orbitaire. Tous les auteurs ont parlé de
cette amaurose remarquable, et beaucoup ont
eu le tort de la donner comme très-fréquente.
Pour nous, nous n'avons jamais eu l'occasion de
la rencontrer, bien que nous ayons vu un grand
nombre de cas de plaies du sourcil ; nous n'en
avons même entendu citer aucun exemple par nos
contemporains. Nous sommes donc fondés à déclarer qu'elle est rare. La cécité peut d'ailleurs être
complète ou incomplète, instantanée ou tardive.
Dans les cas qui viennent d'être rappelés, elle était
survenue immédiatement après l'accident. Dans un
autre que rapporte Vicq d'Azyr (*Hist. de la Soc.
roy. de méd.*, p. 316 ; 1776), il est question
d'un jeune chirurgien qui, ayant reçu un coup de
fleuret dans le lieu même où le nerf frontal est
logé, devint aveugle par degrés. Beer a insisté sur
la nécessité d'établir une distinction entre ces
amauroses tardives et celles qui se montrent instantanément. Dans quelques cas, le trouble de
la vision a persisté indéfiniment ; dans d'autres, il
a diminué peu à peu et a fini par disparaître.

Les auteurs n'ont pas tous compris de la même façon l'amaurose qui accompagne les plaies du sourcil, et il est remarquable que, malgré sa rareté, on se soit beaucoup préoccupé de l'expliquer. La théorie la plus générale et la plus anciennement adoptée est celle qui l'attribue à la lésion du nerf frontal ; mais on ne s'entend pas sur la manière dont agirait cette lésion. Morgagni l'admet sans donner d'explication. Sabatier (*Anat.*, t. II) suppose que l'irritation produite par la blessure du nerf se propage le long du bout postérieur et paralyse les nerfs ciliaires ou iriens. Ribes, attachant, d'après les expériences de Petit, de Namur, une certaine importance pour la vision à l'intégrité du grand sympathique, suppose que l'irritation produite par la lésion du nerf frontal se transmet au nasal, et, de là, au ganglion ophthalmique par lequel passe le filet sympathique destiné à la rétine. Beer, sans donner d'explication physiologique, se préoccupe surtout des amauroses tardives, et attribue la cécité à la compression et à l'irritation du nerf frontal par le tissu de cicatrice.

Ces théories sont tout à fait en désaccord avec nos connaissances physiologiques. D'abord, en supposant, avec Sabatier, que l'effet morbide se propage dans les nerfs iriens, on ne voit pas comment une perte de la vue en résulterait. Sans doute il pourrait y avoir paralysie de l'iris et mydriase, mais la rétine ne serait pas pour cela devenue insensible, et la vision ne serait pas entièrement abolie ; le blessé distinguerait encore les objets en regardant à travers un trou pratiqué dans une carte. Il est également impossible de concevoir comment le trouble quelconque produit par la blessure se propage jusqu'au ganglion ophthalmique et à son filet sympathique, et rien ne prouve que la

lésion de ce dernier filet produirait l'amaurose.
M. Magendie a observé, il est vrai, des troubles de
la vue chez les animaux auxquels il avait coupé la
cinquième paire dans l'intérieur du crâne; mais
ces troubles étaient toujours précédés d'altérations de l'œil, telles que opacité et ulcération
de la cornée, évacuation des humeurs, etc. Dans
les faits invoqués par Morgagni, Sabatier et Ribes, rien de semblable n'a eu lieu. D'ailleurs
Vicq d'Azyr (*loc. cit.*), dans ses expériences sur les
animaux, a piqué, froissé et coupé le nerf frontal
sans amener aucun changement dans la vision, et
M. Magendie n'a pas du tout conclu de ses expériences que la lésion des nerfs extra-orbitaires pût
retentir jusqu'au globe de l'œil. Il manque enfin,
dans quelques-unes des rares observations citées,
la preuve que l'un des rameaux du nerf frontal
avait été réellement intéressé; et presque toutes
sont données trop brièvement pour qu'on puisse
les invoquer avec rigueur à l'appui de cette doctrine. M. Vidal rapporte même un cas dans lequel
l'amaurose arriva à la suite d'une contusion simple sans plaie. Comment croire que le nerf avait
été divisé, meurtri?

Une autre théorie, soutenue par Boyer (5e édit.
t. IV) et par Dupuytren (*Blessures par armes de
guerre*, t. II, p. 209), attribue ces troubles de la
vue à quelque altération du cerveau ou de ses
membranes, à un épanchement de sang ou de pus
dans l'intérieur du crâne. On peut admettre cette
explication pour les cas dans lesquels la plaie du
sourcil a été accompagnée de commotion cérébrale
et suivie d'une méningite, ou pour ceux dans lesquels l'instrument vulnérant a pénétré dans le
crâne, soit à travers la voûte orbitaire, soit par la
partie antérieure du frontal; mais ici encore les ob-

servations sont incomplètes ; et, par exemple, dans celles où la blessure a été causée par un instrument piquant, on ne dit pas si l'on a fait des explorations suffisantes pour être sûr que le corps vulnérant avait ou n'avait pas atteint le cerveau.

La dernière explication vers laquelle inclinent Mackenzie et Tyrrell est celle qui invoque un ébranlement de la rétine. Nous décrirons plus loin cette maladie difficile à concevoir, peut-être impossible à démontrer matériellement, mais à laquelle on se trouve porté à croire en présence d'un certain nombre de faits dans lesquels toute autre explication est inadmissible.

Pour nous, en considérant combien il est difficile de mettre d'accord avec les notions de la saine physiologie une perte de la vue qui n'aurait d'autre cause qu'une blessure du nerf frontal, en tenant compte de l'intégrité du nerf dans quelques-unes des observations citées, en remarquant enfin que la plupart de ces amauroses ont été consécutives à des violences pendant lesquelles le cerveau et l'œil ont pu être ébranlés, nous pensons que les affaiblissements instantanés de la vue ont été causés par une commotion cérébrale ou par un ébranlement qui a désorganisé la rétine ou amené un épanchement de sang intra-oculaire. Nous comprenons qu'à la suite de la blessure la vision puisse revenir par le rétablissement de l'action cérébrale ou par la résorption du sang épanché dans l'œil, et nous ne voyons là rien de spécial pour le sourcil : des amauroses semblables peuvent arriver après toutes les contusions qui atteignent le voisinage de l'orbite. L'un de nous, M. Denonvilliers, a même eu dans son service, à l'hôpital Saint-Antoine, pendant l'année 1848, deux malades affectés d'une de ces amauroses traumatiques, à la suite d'une chute sur l'épaule qui avait occasionné en même temps, chez l'un comme chez l'autre, une fracture de la clavicule.

Quant à l'amaurose tardive, dont Beer paraît avoir observé deux exemples, il nous est encore impossible de voir une relation de cause à effet entre elle et la cicatrice qui se fait sur le trajet du nerf. La théorie de l'ébranlement n'est guère plus admissible; mais il se peut que, dans les cas de ce genre, les deux maladies aient été indépendantes l'une de l'autre et se soient trouvées réunies par un simple effet du hasard.

On a signalé encore, parmi les symptômes consécutifs aux plaies du sourcil, les mouvements convulsifs des yeux et des lèvres, le délire, l'assoupissement. Ils nous paraissent se rapporter de même à quelque lésion concomitante des centres nerveux; mais ces phénomènes ont été trop rarement et en général trop mal observés pour qu'on doive les regarder comme absolument spéciaux aux blessures de la région sourcilière.

Le *traitement* est ordinairement simple : il faut réunir, toutes les fois que la contusion n'est pas très-forte, et que l'on peut espérer une cicatrisation immédiate, car c'est le meilleur moyen pour avoir une guérison prompte, exposer le moins longtemps possible les malades aux chances d'un érysipèle, et obtenir la cicatrice la moins difforme. Seulement, la réunion avec les bandelettes pouvant devenir cause de l'érysipèle, il vaut mieux avoir recours à la suture entortillée.

M. Velpeau a proposé, pour éviter les fusées purulentes vers l'orbite, d'exercer une compression de bas en haut sur le rebord orbitaire avec un tampon d'agaric ou de linge que l'on maintient à l'aide de longues bandelettes attachées au bonnet par des épingles. Ce pansement est gênant pour les malades : mal appliqué, il peut même devenir très-douloureux. Il n'est pas démontré qu'il empêcherait l'inflammation de fuser en arrière. Comme, d'autre part, cette propagation est exceptionnelle et ne fait pas naître de grands dangers, on peut s'abstenir d'un pansement spécial et s'en tenir, avant la suppuration, aux compresses d'eau froide, et, lorsque la suppuration est établie, à un appareil simple.

Dans les cas de douleurs névralgiques intenses, que l'on serait autorisé à attribuer à la section incomplète du nerf frontal, il faudrait, à l'exemple de Dupuytren, inciser profondément en travers.

S'il y avait eu amaurose instantanée, il faudrait recourir aux émissions sanguines et ensuite aux révulsifs divers dont il sera question à propos de cette maladie.

Pour l'amaurose tardive, les indications seraient les mêmes. Beer dit avoir réussi chez deux malades au moyen d'une incision profonde au niveau de la cicatrice, qu'il supposait comprimer d'une manière nuisible le nerf frontal. D'un autre côté, Hennen et Guthrie, cités par Mackenzie, ont pratiqué cette opération sans succès. Weller a fait, au lieu de l'incision, l'excision du tissu cicatriciel, et dit avoir rendu presque entièrement la vue à un malade. Nous ne pouvons voir dans ce résultat et dans ceux de Beer qu'une coïncidence due au hasard. Les faits d'ailleurs sont encore trop incomplets pour inspirer une grande confiance.

CHAPITRE DEUXIÈME.

Kystes dermoïdes.

On peut rencontrer dans le sourcil les mêmes

tumeurs solides et liquides que dans les autres régions. La plupart y sont cependant assez rares. Celle qu'on y observe le plus souvent est une variété de kyste dermoïde qui mérite une mention particulière : ses caractères principaux sont de se développer dans le jeune âge et d'être en rapport avec le périoste. Peu d'auteurs en ont parlé spécialement : MM. Carron du Villards et Tavignot sont les seuls qui en aient donné une description, et encore cette description est-elle incomplète sous plusieurs rapports.

Ces kystes correspondent ordinairement à la partie externe du sourcil, à la jonction du tiers externe avec les deux tiers internes. Si nous nous en rapportons aux résultats de notre observation, ils sont plus fréquents à gauche qu'à droite. M. Lawrence en a vu un qui était placé au-dessus de la racine du nez, dans l'intervalle des deux sourcils (*London med. gaz.*, t. xxi). Leur volume varie, mais est souvent comparable à celui d'une noix, d'un œuf de pigeon, ou même d'une petite pomme d'api. Ils n'occupent pas exclusivement la région sourcilière, mais s'avancent dans les régions frontale, palpébrale supérieure, ou temporale. Ils sont recouverts par la peau, le muscle sourcilier et l'orbiculaire, et reposent immédiatement sur l'os frontal au niveau et au-dessus de l'arcade orbitaire. Lorsqu'ils sont anciens, on trouve même sur l'os une dépression entourée d'un rebord osseux inégal. Cette disposition s'est présentée dans deux cas remarquables, observés, l'un par M. Ph. Boyer (Boyer, 5ᵉ édit., t. iv, p. 407), l'autre par M. Jobert (*Gaz. des hôpitaux*, 1845, p. 613). Elle est due, soit à un arrêt de développement de l'os au niveau de la compression exercée par la tumeur, soit à des sécrétions périostales semblables à celles qui se forment autour de la tumeur appelée céphalæmatôme. Par leur face profonde, ces kystes reposent sur le périoste : dans la plupart des cas et surtout au début de la maladie, ils sont séparés de ce dernier par un tissu cellulaire lâche ; mais quelquefois ils contractent avec le périoste des adhérences intimes qui ne peuvent être détruites qu'avec beaucoup de difficultés. MM. Lawrence, Carron du Villards, et Tavignot, ont eu le tort de donner cette adhérence comme un caractère constant ; car nous avons vu plusieurs malades chez lesquels la tumeur s'est énucléée aussi facilement que le font la plupart des loupes de la tête. Il n'en est pas moins vrai cependant qu'aucune loupe ne présente aussi souvent que celles dont nous nous occupons des connexions avec le périoste, et que c'est là un des points importants de leur histoire.

La substance renfermée dans la poche est ordinairement visqueuse, jaunâtre, d'une consistance qui rappelle celle du sirop, du miel, ou du suif. Elle contient quelquefois des grumeaux blancs semblables à des grains de riz ou de semoule, qui sont formés par des amas de lamelles épidermiques. On y trouve en outre très-fréquemment des poils.

On reconnaît à ces caractères les tumeurs que les anciens appelaient mélicéris, et que nous rangeons aujourd'hui parmi les kystes sébacés ou dermoïdes. Il est vrai que ces sortes de kystes contractent assez rarement des adhérences avec le périoste, et qu'alors cette connexion, lorsqu'un kyste du sourcil la présente, pourrait faire mettre en doute l'origine dans un follicule sébacé. Cependant, si l'on considère que l'adhérence périostale n'est pas constante, si l'on fait attention, d'autre part, à la présence assez habituelle des poils dans la cavité, au développement de la tumeur dans une région où se trouvent des follicules sébacés et pileux abondants, on ne pourra guère se refuser à croire qu'il s'agit là de productions analogues à celles qui apparaissent si souvent dans le cuir chevelu et dans les paupières. L'adhérence au périoste est due à ce que le follicule oblitéré, trouvant peu de place entre la peau et le muscle sourcilier qui adhère à cette dernière, se porte facilement du côté de l'os, où il trouve moins de résistance et avec lequel il s'unit par suite d'un travail phlegmasique lent.

Ces kystes se montrent de très-bonne heure. Lawrence croit qu'ils sont souvent congénitaux (*Gaz. méd.*, 1838, p. 7); mais ils ne sont guère apparents avant l'âge de sept ou huit ans, et les malades les gardent souvent jusqu'à quinze, seize, et même plus tard, avant de consulter. Le plus souvent, on ne connaît pas leur cause. On les a quelquefois attribués à un coup et à un épanchement sanguin qui ne serait résorbé qu'en partie; mais on ne peut jamais savoir si la circonstance du coup et l'apparition de la tumeur au bout d'un temps plus ou moins long ne sont pas un simple effet du hasard, et la structure de la tumeur est, dans presque tous les cas, plus favorable à l'opinion que l'origine est dans l'oblitération d'un follicule qu'à celle qui l'attribuerait à un épanchement sanguin.

Les *symptômes* n'offrent de spécial que la difformité et la gêne des mouvements de la paupière supérieure, lorsque la tumeur s'est étendue de ce côté. Les progrès de la maladie sont assez lents; elle peut même rester stationnaire indéfiniment sans prendre un volume gênant, comme Lawrence en rapporte un exemple (*loc. cit.*). Elle est mobile, molle et fluctuante; quelquefois elle paraît affaissée , comme si une partie du liquide contenu avait été résorbée. Il est difficile de reconnaître à l'avance si la tumeur adhère ou non au périoste, et l'on n'acquiert de notions précises à cet égard que pendant l'opération. '

Le *pronostic* n'est fâcheux que dans les cas où l'adhérence existe. En effet, l'ablation totale du kyste étant rendue difficile, des récidives peuvent avoir lieu : les malades sont alors exposés à subir plusieurs opérations, ou, si l'on veut tout enlever, il n'est pas impossible que des accidents arrivent. Chez une dame dont parle Lawrence, une excision incomplète ayant été pratiquée, l'ouverture resta d'abord béante, puis se vida et se remplit spontanément un certain nombre de fois. L'auteur parvint à détacher du périoste le fond du kyste, et la guérison fut enfin obtenue. Dans le cas de M. Ph. Boyer, la tumeur, qui occupait le sourcil gauche, avait été opérée une première fois par M. Flaubert, de Rouen : la plaie s'était cicatrisée, mais la récidive avait eu lieu. M. Boyer fit une seconde opération, sans pouvoir enlever toute la paroi, dont le fond adhérait à l'os. La tumeur se reproduisit de nouveau : cette fois M. Boyer se décida à porter le fer rouge sur la surface de l'os, qui était inégale et raboteuse ; la guérison définitive paraît avoir eu lieu. Le malade de M. Jobert, qui portait également sa tumeur dans le sourcil gauche, avait été opéré une première fois par l'incision simple et une seconde par l'excision partielle. M. Jobert parvint à enlever tout le kyste en exerçant sur lui de fortes tractions au moment où il portait le bistouri sur la partie profonde. M. Rognetta rapporte, dans son Traité d'ophthalmologie, p. 701, qu'à la suite de l'ablation d'une tumeur de ce genre par Tyrrell l'os frontal se nécrosa et la dure-mère fut mise à découvert.

Traitement. — La meilleure opération est l'ablation totale du kyste. Elle est facile à exécuter et assez simple dans les cas où la tumeur est sans adhérence à l'os. On rase, et on fait une incision transversale au niveau des poils, afin que la cicatrice ne soit pas apparente. Si la tumeur ne correspondait pas rigoureusement aux poils, on ferait aisément glisser la peau, de manière à pouvoir toujours inciser sur la rangée pileuse. On n'a plus ensuite qu'à disséquer, saisir le kyste avec une érigne ou pince à griffes, et l'enlever.

Lorsqu'on trouve le fond du kyste adhérent au périoste, il faut tâcher encore de l'enlever entièrement, en exerçant des tractions, à l'exemple de M. Jobert, et portant avec précaution et lentement le bistouri de ce côté. Si l'on opère avec lenteur et prudence, on parvient presque toujours à tout ôter en laissant le périoste intact. Si cependant on ne pouvait pas, à cause de la solidité des adhérences, détacher toute la poche, mieux vaudrait en laisser une portion que décoller le périoste et mettre l'os à nu : la suppuration, excitée par des pansements avec la charpie sèche et des cautérisations avec l'azotate d'argent, peut à la rigueur être suivie de l'oblitération définitive de la poche. S'il y avait récidive, il faudrait recommencer l'opération, et, si l'on ne pouvait encore détacher le fond du kyste, il serait prudent de recourir, comme l'a fait M. Ph. Boyer, à la cautérisation avec le fer rouge.

LIVRE DEUXIÈME.

MALADIES DES PAUPIÈRES.

Les paupières sont deux voiles mobiles destinés à protéger le globe de l'œil, par leur rapprochement continu pendant le sommeil, par leur rapprochement et leur écartement alternatifs pendant la veille. Des éléments multiples et bien connus entrent dans leur structure. La plupart d'entre eux sont caractérisés par une ténuité et une laxité plus grande que les mêmes éléments pris dans les autres régions : ainsi, peau très-fine, transparente, plissée transversalement ; couche musculaire pâle et mince ; tissu cellulaire filamenteux, toujours dépourvu de graisse, facilement perméable aux liquides ; membrane muqueuse très-délicate. On trouve en outre, au niveau de leur bord libre : 1° un cartilage court et peu épais, qui contient dans son épaisseur des follicules sébacés disposés en séries linéaires autour d'un canal commun (glandes de Meïbomius) ; 2° des poils courts et roides , qui se dirigent en avant.

Les maladies des paupières sont très-nombreuses. Nous les divisons en trois grandes classes : 1° lésions traumatiques , 2° lésions vitales et organiques , 3° vices de conformation et difformités. Dans une quatrième et dernière section, nous traiterons de la blépharoplastie.

SECTION I.

LÉSIONS TRAUMATIQUES.

Ces lésions comprennent les contusions, les plaies, et les brûlures.

CHAPITRE PREMIER.

Contusions.

Les contusions sont fréquemment suivies d'une infiltration sanguine abondante dans le tissu cellulaire si lâche de la région, et d'une ecchymose, qui, à cause de sa couleur et du voisinage de l'œil, inquiète beaucoup les malades. Cette ecchymose arrive, tantôt immédiatement, tantôt au bout de quelques heures : dans les deux cas, elle augmente insensiblement pendant les dix ou douze heures qui suivent. Quelquefois elle se borne seulement à une tache, sans tuméfaction, qui occupe l'une des paupières ou toutes les deux simultanément. D'autres fois, la quantité du sang épanché est assez grande pour former une bosse sanguine en même temps qu'une ecchymose.

Les violences extérieures qui produisent ces contusions agissent souvent dans le voisinage et non sur les paupières elles-mêmes. Les coups sur le sourcil ou sur la racine du nez, ceux du front, lorsqu'ils entraînent une fracture de la voûte orbitaire, sont quelquefois suivis de l'ecchymose palpébrale, et c'est dans ce cas surtout que celle-ci se montre lentement et progressivement. Les coups portés sur les paupières même produisent au contraire l'ecchymose instantanée : ceux qui sont donnés avec le poing en sont la cause la plus efficace, parce que ce corps vulnérant, agissant sur tout le contour de l'orbite, déchire et contond en même temps toute la région. On reconnaît facilement cette origine par l'existence de l'infiltration sanguine dans les deux paupières et par leur tuméfaction.

Les *symptômes* varient suivant l'intensité de la contusion. Lorsqu'elle est légère, ils se bornent à une tache noirâtre, qui n'empêche pas les mouvements des paupières et l'exercice de la vision. Cette tache devient, au bout de quelques jours, violette, bleue, jaune, en s'étendant aux régions voisines, et ne disparaît que du quinzième au vingtième jour. Lorsque la contusion est plus intense, il y a gonflement, douleur, fluctuation; la couleur est d'un noir foncé; les paupières restent fermées; en même temps, il y a de la céphalalgie. Cet état dure pendant deux ou trois jours, puis le gonflement diminue, la couleur prend les mêmes nuances que dans le cas précédent, et tout est terminé du vingtième au vingt-cinquième jour.

Le *pronostic* est peu dangereux. Il ne faut cependant pas perdre de vue que la même cause qui a produit une contusion violente peut avoir fracturé le crâne, ébranlé et contus le cerveau. Lorsqu'on trouve une forte ecchymose des paupières, c'est donc un motif pour rechercher avec grand soin s'il y a quelque autre blessure plus profonde et plus grave. Lorsque le malade commence à ouvrir l'œil, on doit en outre examiner si cet organe n'a pas été lésé en même temps que les paupières. Quelquefois l'ecchymose s'étend jusqu'à la conjonctive scléroticale, ce qui n'est pas une complication grave. D'autres fois le même coup a produit un épanchement de sang intra-oculaire, une mydriase, une amaurose. Ces lésions rendent la maladie plus sérieuse, et le chirurgien ne doit porter un pronostic définitif qu'après en avoir constaté l'absence ou la présence.

Traitement. — Les malades demandent toujours à être débarrassés promptement, parce que le changement de couleur de la peau les contrarie au plus haut degré. Cependant les moyens dont nous disposons n'accélèrent que très-peu la guérison. Ces moyens sont les réfrigérants, les résolutifs, la compression légère au moyen d'un bandeau, la purgation, la saignée, si la contusion a été très-violente et suivie d'une céphalalgie prolongée.

Il n'est pas nécessaire de donner issue au sang épanché, la résorption se faisant avec facilité dans une région si bien pourvue de vaisseaux. L'incision ne serait justifiée que dans les cas où, les deux yeux étant atteints, le malade aurait cependant un grand intérêt à conserver la vision pour quelques instants. Ainsi s'explique la pratique anglaise dont parle Mackenzie dans les termes suivants : « Dans les luttes au pugilat, les yeux sont complétement fermés par le gonflement et l'ecchymose des paupières; mais les témoins font une ouverture à la peau avec une lancette et en font sortir le sang, afin que le combattant puisse voir un peu plus longtemps » (*Mal. des yeux*, p. 85).

CHAPITRE DEUXIÈME.

Plaies.

Les *piqûres* des paupières méritent toute l'attention du chirurgien, non pas précisément à cause de ces organes eux-mêmes, mais bien à cause des parties plus profondes. En effet, lorsqu'un instrument pointu les traverse, il peut blesser le globe de l'œil ou les autres parties contenues dans l'orbite, telles que les muscles et les nerfs; il peut aussi passer par la voûte orbitaire et pénétrer dans le crâne. Nous renvoyons aux blessures de l'orbite tout ce qui a trait à ces diverses lésions ; mais il était nécessaire d'avertir ici qu'à la suite des piqûres en apparence les plus légères de ces organes l'on devait néanmoins examiner le globe de l'œil, ses mouvements, et l'état des fonctions cérébrales.

Les *instruments tranchants et contondants* limitent encore assez rarement leur action aux paupières; mais, en supposant qu'il en soit ainsi, les plaies peuvent offrir les variétés suivantes.

1° Elles sont simples ou à lambeau ;

2° Les plaies simples intéressent seulement la peau, ou bien la peau et avec elle le muscle orbiculaire, ou bien enfin toute l'épaisseur de l'organe ; elles comprennent même quelquefois le releveur de la paupière supérieure, près de son insertion au cartilage tarse. Celles qui occupent le côté externe de la paupière supérieure peuvent en outre s'accompagner de la lésion de la glande lacrymale et de ses canaux excréteurs.

3° Leur direction est verticale, transversale ou oblique. Les plaies verticales divisent le cartilage tarse et le bord palpébral, ou bien s'arrêtent à une certaine distance de ce dernier et représentent une sorte de boutonnière. Celles qui correspondent au grand angle de l'œil et qui divisent toute la hauteur et toute l'épaisseur de l'organe comprennent nécessairement le canal lacrymal correspondant. Lorsque la blessure est plus en dedans, le tendon de l'orbiculaire peut être intéressé.

4° Si la plaie est à lambeau, celui-ci est formé, tantôt par une petite portion du bord libre, tantôt par un fragment considérable de la paupière, qui tombe sur la joue, la tempe, ou la racine du nez.

Les suites varient suivant les cas que nous venons d'indiquer. D'abord, toutes les fois que la plaie est superficielle, les phénomènes consécutifs n'ont rien de spécial, et la cicatrice est habituellement peu apparente, parce qu'elle est cachée dans les plis naturels de la région. Lorsque toute l'épaisseur de l'organe a été comprise dans la solution de continuité et que celle-ci est abandonnée à elle-même, les bords peuvent se cicatriser isolément et laisser une difformité. La plaie est-elle verticale, par exemple, et comprend-elle le bord libre, les contractions de l'orbiculaire en maintiennent les lèvres écartées et favorisent l'établissement d'une fente anormale, qui prend le nom de colobôma. La plaie au contraire est-elle horizontale, les fibres de l'orbiculaire n'ont plus de tendance à en écarter les bords, et ceux-ci se réunissent. Cependant la cicatrisation isolée est encore possible : Lawrence rapporte, dans son Traité des maladies des yeux (p. 126), un cas dans lequel le malade conserva, à la suite d'une plaie horizontale, une boutonnière à la paupière supérieure. La conjonctive palpébrale avait en même temps contracté des adhérences avec l'œil, tout autour de l'ouverture.

Si le muscle releveur de la paupière supérieure ou le nerf de la troisième paire qui l'anime avait été coupé, le malade pourrait conserver après la cicatrisation un prolapsus incurable de cette paupière, et par suite un obstacle à la vision. A. Paré paraît avoir observé des cas de ce genre, et Ribes a constaté ce résultat sur le militaire dont nous avons parlé plus haut (page 5).

Si le tendon de l'orbiculaire avait été coupé, il pourrait peut-être en résulter un ectropion. C'est cependant un fait trop généralement accepté par plusieurs auteurs modernes, qui ont le tort d'invoquer à l'appui de cette opinion un cas rapporté par Ledran, dans les Mémoires de l'Académie de chirurgie (t. 1er, p. 440). L'auteur ne dit pas que l'ectropion ait été causé par la section de l'orbiculaire, et rien dans l'observation ne prouve que cela eût eu lieu. Il indique bien que le renversement est survenu après une opération de fistule lacrymale mal faite, mais il ne dit pas si en réalité il y a eu section de l'orbiculaire ou si c'est une inflammation gangréneuse qui est advenue.

Si l'un des canaux lacrymaux avait été divisé, un épiphora pourrait en résulter après la cicatrisation ; cependant il n'en est pas toujours ainsi. Il est très-vraisemblable que, même en supposant les bords de la plaie exactement affrontés, les deux bouts du conduit ne se réuniraient pas et que sa continuité resterait interrompue. Mackenzie a sondé avec le stylet d'Anel un canal lacrymal qui avait été compris dans une plaie actuellement cicatrisée de la paupière inférieure, et il a constaté que l'oblitération avait eu lieu ; néanmoins le malade ne larmoyait pas. Le larmoiement a manqué de même dans un autre fait que Mackenzie rapporte d'après Schmidt. On doit admettre, avec ces auteurs, qu'en pareil cas le canal lacrymal restant suffit à l'écoulement des larmes. L'absence d'épiphora est expliquée d'une autre manière par M. le Dr Bowman (*Bulletin de thérapeutique*, 1852, p. 447). Sur une femme qui avait été blessée dans son enfance à la paupière supérieure, il a trouvé qu'il était resté en arrière une légère déformation, au niveau de laquelle les deux bouts du canal lacrymal étaient restés béants. Il suppose que l'absorption des larmes pouvait se faire par celui des orifices accidentels qui correspondait au sac, et il fonde sur cette donnée l'établissement d'un nouveau procédé pour certains cas d'épiphora. Mais il faut remarquer ici que, l'écoulement des larmes pouvant se faire avec un seul des conduits perméable, on ne peut pas savoir si, chez la malade de M. Bowman, les choses se passaient de cette manière ou si le canal divisé fonctionnait réellement comme il l'a cru.

Dans tous les cas qui précèdent, l'inflammation est ordinairement peu intense, ce qui n'empêche pas les paupières de se tuméfier et de se fermer pendant quelques jours, à cause de la facilité avec laquelle leur tissu cellulaire s'infiltre de liquides par l'effet du travail inflammatoire.

Lorsque la plaie est déchirée et à lambeaux, la phlegmasie est plus violente et se propage quelquefois aux régions voisines, particulièrement au tissu cellulaire de l'orbite, dans lequel des abcès peuvent se former. La paupière peut même tomber en gangrène : Mackenzie rapporte (*loc. cit.*, p. 90) l'observation d'un malade qui avait perdu de cette manière la paupière inférieure à la suite d'un accident, et chez lequel la supérieure s'était assez allongée pour suppléer l'autre et recouvrir le globe de l'œil. On ne peut pas espérer que les choses se passeront toujours aussi heureusement. Si surtout la paupière supérieure avait été complétement détruite, l'inférieure, qui, dans l'état régulier, ne recouvre pas une aussi grande partie du globe oculaire, pourrait bien ne pas la suppléer, et une portion de l'œil resterait exposée aux injures extérieures. Un fait remarquable de M. Gerdy montre cependant combien la puissance réparatrice de la nature est grande dans certains cas : il avait enlevé toute la paupière supérieure en dehors du point lacrymal et une grande partie de l'inférieure; néanmoins, après la guérison, le malade pouvait encore recouvrir l'œil par une contraction forcée, et, à l'état de repos, cet œil n'était pas aussi largement découvert que l'étendue de la perte de substance aurait pu le faire supposer (Journ. de M. Malgaigne, t. ii, p. 226).

Pour le *traitement*, l'indication principale est de réunir, soit avec des points de suture, soit avec les serres fines. Ces dernières conviennent lorsque la peau seule a été divisée; mais elles ne valent pas les points de suture, lorsque la plaie comprend toute l'épaisseur de l'organe ou le tendon de l'orbiculaire.

Si l'un des conduits lacrymaux a été coupé, faut-il recourir à quelque moyen spécial pour en empêcher l'oblitération? M. Rognetta donne le conseil de conduire par le point lacrymal jusqu'à la plaie, et de là jusque dans le sac, un stylet de Méjan ou une soie de sanglier, qui doit rester en place jusqu'à l'entière cicatrisation. L'un de nous a eu l'occasion d'essayer ce procédé sur un malade qui avait une plaie verticale de la paupière inférieure : il a eu beaucoup de peine à trouver sur la lèvre interne de la plaie l'orifice du canal ; il y est cependant parvenu et a placé une soie de sanglier ; mais cet instrument s'est déplacé pendant l'application des points de suture. Pour le réintroduire, il eût fallu désunir la plaie et faire de nouvelles recherches, à la suite desquelles le même résultat aurait pu avoir lieu : on s'en est donc abstenu, et le malade a guéri sans épiphora. Ce procédé nous paraît devoir offrir, dans la plupart des cas, les mêmes difficultés. M. Desormeaux a eu recours à un autre moyen sur un malade qu'il a présenté à l'Académie de médecine le 12 novembre 1849. La blessure était une plaie à lambeau comprenant toute la paupière inférieure. Le chirurgien plaça un stylet de Méjan dans le canal lacrymal et essaya de le pous-

ser dans le conduit nasal, afin d'assurer son séjour ; mais, n'y parvenant pas, il incisa le sac, y
amena un fil qui était conduit par le stylet de Méjan, fixa ce fil à un ressort de Pamard, et le fit descendre dans le nez avec ce dernier instrument. La
plaie fut ensuite réunie ; le fil resta en place jusqu'à
la fin de la cicatrisation, et le malade guérit sans
épiphora. Cette opération est trop compliquée pour
le résultat qu'on veut obtenir. Du moment où les
faits démontrent qu'une restauration convenable
de la paupière, sans emploi de moyens spéciaux,
suffit pour obtenir une guérison sans épiphora, il
n'est pas nécessaire de soumettre le malade à des
opérations complexe. On peut d'ailleurs essayer le
premier procédé, en se décidant à ne pas insister si
le corps dilatateur ne reste pas en place.

CHAPITRE TROISIÈME.

Brûlures.

Les paupières peuvent être brûlées du côté de
la peau ou du côté de la conjonctive.

I. Les brûlures qui arrivent du côté de la peau
sont produites par la déflagration de la poudre,
l'eau bouillante, les acides, les corps en ignition.
Elles sont plus ou moins profondes et ont des suites
très-variées, suivant que l'une ou l'autre de ces
causes a agi et suivant certaines circonstances de
l'accident. Nous n'avons pas à rappeler ici tous
les détails qui devraient prendre place dans un
article consacré à la brûlure en général ; nous signalerons seulement les particularités suivantes :

a. Les *brûlures par déflagration* ont lieu
dans deux circonstances : 1° lorsque la poudre qui
prend feu est à l'air libre, 2° lorsqu'elle est enfermée. Dans le premier cas, les grains ne sont

pas lancés au loin, et, pour qu'il soit atteint, le visage doit être placé très-près du corps en ignition, comme cela arrive aux enfants qui, en jouant, mettent le feu à une traînée de poudre : la brûlure alors n'est pas profonde, le globe de l'œil n'est pas atteint ; il y a seulement destruction de l'extrémité des sourcils et des cils ; la paupière se tuméfie et rougit au bout de vingt-quatre ou trente-six heures, et l'inflammation se termine promptement par résolution, en laissant une tache noire indélébile, au niveau de chacun des points où les grains ont pénétré. Lorsque la poudre est enfermée, comme cela a lieu quand une boîte à poudre prend feu, les grains sont lancés avec plus de force, et pénètrent plus profondément dans les tissus ; un bon nombre atteignent même souvent la conjonctive et l'œil, parce que les paupières n'ont pas le temps de se rapprocher pour mettre cet organe à l'abri. L'inflammation consécutive est plus violente que dans le cas précédent : les paupières peuvent suppurer, tomber en gangrène ; en même temps, il survient une ophthalmie purulente traumatique , sur laquelle nous reviendrons plus loin.

b. Les *brûlures par l'eau bouillante* sont plus rares dans cette région qu'aux membres ; elles offrent du reste les mêmes caractères, c'est-à-dire ceux du second degré (vésication), et ne deviennent graves que dans les cas où, le globe de l'œil ayant été atteint, la phlegmasie palpébrale s'accompagne d'une ophtbalmie qui donne à la blessure sa principale gravité.

c. Les *brûlures par les acides* arrivent lorsque, par malveillance, un individu lance à la figure d'un autre un acide, ou lorsque, dans un laboratoire, un flacon est cassé ou éclate. Elles peuvent être alors du troisième ou du quatrième degré, et s'accompagnent encore presque constamment d'une lésion concomitante de l'œil.

, *d*. Les *brûlures par les corps chauds ou en ignition* se voient de préférence chez les enfants qu'on laisse tomber dans le feu ou chez les épileptiques qui, pendant un accès, tombent sur un brasier, un poêle, un réchaud. Dans ces cas, la blessure est rarement limitée à la région palpébrale; elle s'étend en même temps à la joue, à la tempe, au front. Elle est presque toujours au troisième ou au quatrième degré. Il est rare que la conjonctive soit comprise dans l'eschare, et alors, à la chute de celle-ci, la cicatrisation entraîne et renverse la portion restante. L'eschare est d'ailleurs plus ou moins étendue; elle occupe la totalité ou une partie seulement de la hauteur de l'organe, d'où la disparition du bord libre, dans le premier cas, et sa conservation, dans le second. Si elle allait jusqu'à la conjonctive, cette membrane pourrait consécutivement contracter des adhérences avec le globe de l'œil et former ainsi un symblépharon. Pour peu que cette eschare ait d'étendue, on voit survenir un ectropion, par la raison que, la paupière n'étant soutenue ni au niveau du bord libre ni en arrière, le travail de rétraction du tissu inodulaire l'entraîne facilement.

II. Les paupières sont brûlées du côté de la conjonctive, lorsque des corps chauds ou des caustiques sont projetés dans l'œil. Il est rare que la brûlure ainsi produite soit profonde, parce que les larmes éteignent ou affaiblissent l'action du corps vulnérant. Si cependant des eschares se formaient simultanément sur les deux feuillets de la conjonctive, une adhérence anormale pourrait encore s'établir consécutivement. C'est ce qui arriva chez deux malades qui avaient reçu des éclaboussure de chaux vive dans l'un des yeux, et dont les observations sont consignées dans les Annales d'oculistique (t. XIX, XXIII).

Est-il possible qu'un agent chimique ou un corps chaud limite son action aux bords libres, et qu'une adhérence consécutive (ankyl-blépharon) s'établisse entre ces bords? La chose nous paraît difficile, bien qu'elle soit présentée comme toute simple par Mackenzie.

Le *traitement* des brûlures des paupières comprend deux indications principales : 1° combattre les accidents inflammatoires, 2° prévenir le renversement. Nous n'avons rien à dire de particulier sur la première. La seconde est malheureusement des plus difficiles à remplir. On ne peut y parvenir qu'à l'aide d'une compression ; car on ne saurait, avec les autres moyens de pansement, retenir et fixer suffisamment le bord libre. La compression elle-même est très-souvent impuissante.

SECTION II.

LÉSIONS VITALES ET ORGANIQUES DES PAUPIÈRES.

Les lésions vitales et organiques des paupières comprennent l'ecchymose spontanée, la blépharoptose, la gangrène et la pustule maligne, les ulcères, le cancer, et diverses tumeurs dont le détail sera donné plus loin. Nous laissons de côté les inflammations et tout ce qui s'y rapporte, parce que, leur histoire ne devant pas être séparée de celle des ophthalmies, nous en parlerons dans un chapitre qui sera consacré à l'étude des inflammations oculo-palpébrales.

CHAPITRE PREMIER.

Ecchymose spontanée.

L'ecchymose spontanée des paupières est celle qui se fait sans l'intervention d'aucune cause traumatique. On l'observe principalement chez les sujets avancés en âge. Sa cause paraît être une rupture de quelque vaisseau capillaire, comparable à celle qui, dans le cerveau, donne lieu aux apoplexies : aussi les personnes du monde désignent-elles cette maladie sous le nom de *coup de sang à l'œil.* Elle survient aussi quelquefois dans le cours des fièvres graves, et coïncide alors avec d'autres suffusions sanguines.

Cette maladie n'est pas toujours limitée aux paupières ; elle peut s'étendre au globe de l'œil par l'infiltration du sang dans le tissu cellulaire sous-conjonctival.

Elle se montre souvent pendant le sommeil, de telle sorte qu'on est étonné de trouver sur le visage du malade, à son réveil, une tache plus ou moins étendue qu'on ne lui connaissait pas jusque là.

L'ecchymose spontanée diffère de l'ecchymose traumatique, en ce que, la quantité de sang extravasé étant moins grande, la tuméfaction est beaucoup moins considérable et n'est pas portée assez loin pour empêcher l'écartement et la mobilité des paupières.

Le *traitement* est des plus simples : il faut, avant tout, rassurer le malade et se contenter de quelques résolutifs ; on peut même abandonner tout à fait l'affection à elle-même. Toutefois, si, comme affection locale, l'ecchymose spontanée ne présente pas de gravité, elle n'en doit pas moins, comme indice d'une disposition générale, fixer l'attention du praticien.

CHAPITRE DEUXIÈME.

Blépharoptose ou chute de la paupière supérieure.

La blépharoptose, appelée aussi *ptosis, chute, prolapsus de la paupière supérieure*, est caractérisée par l'abaissement de cette paupière avec impossibilité de la relever.

A la rigueur, il y a blépharoptose toutes les fois que la paupière supérieure abaissée ne peut se relever assez pour que le globe de l'œil soit mis à découvert. Ainsi l'on pourrait désigner sous ce nom les abaissements qui sont la conséquence de l'œdème, du phlegmon, de l'ecchymose, et ceux beaucoup plus rares que M. Sichel a indiqués sous le titre de *ptosis lipomateux* (*Annales d'oculistique*, 1844), et qui seraient dus à l'accumulation anormale de la graisse. Mais l'abaissement se lie dans ces cas à des maladies tellement évidentes qu'il n'est pas d'usage de l'en isoler et d'appeler l'attention sur lui par un nom spécial.

Quelques auteurs, et en particulier M. Desmarres, ont encore compris dans la catégorie des prolapsus le relâchement et l'allongement de la surface cutanée. On voit en effet des individus chez lesquels la peau de la paupière supérieure, devenue trop longue proportionnellement aux autres éléments de l'organe, forme un large pli qui tombe au devant de la paupière et vient même toucher son bord libre. On a observé quelquefois ce résultat chez des personnes qui avaient eu longtemps la paupière gonflée par un œdème ou par une tumeur quelconque, et chez lesquelles la peau, après avoir été notablement distendue, n'était pas revenue complétement à ses dimensions naturelles. On le remarque encore chez les vieillards, dont les tissus sous-cutanés ont éprouvé une atrophie à laquelle la peau elle-même n'a pas participé. Le relâchement survenu dans ces circonstances n'est jamais porté assez loin pour que le pli cutané vienne obstruer la pupille et empêcher la vision ; il ne réclame ordinairement aucun moyen chirurgical, et on ne doit pas le placer parmi les blépharoptoses.

On réserve ce dernier nom pour les cas dans lesquels la paupière supérieure tout entière, et non pas seulement sa portion cutanée, tombe et ne peut se relever, par suite de quelque lésion insaisissable et souvent mal caractérisée du muscle releveur ou du nerf qui l'anime. Ici encore il faut distinguer deux cas : tantôt la paralysie du releveur coïncide avec celle de tous les muscles animés par la troisième paire, tantôt elle existe seule. La première variété sera décrite plus à propos avec la paralysie des muscles de l'orbite ; La seconde doit seule nous occuper en ce moment.

La blépharoptose est incomplète, lorsque les paupières peuvent encore s'écarter et mettre la pupille à découvert ; elle est complète, lorsqu'il y a impossibilité de découvrir l'œil.

Les *causes* sont habituellement inconnues. Cette maladie est quelquefois congéniale et même, dans certains cas, héréditaire ; on l'a vue survenir aussi après un œdème ou après une inflammation de longue durée.

Les *symptômes* sont trop simples pour qu'il soit nécessaire de les décrire longuement. La paupière est allongée au devant de l'œil et ne peut remonter. Incomplète et due à une atonie plutôt qu'à une paralysie du releveur, la blépharoptose n'est qu'une difformité légère ; complète, elle s'oppose à l'exercice de la vue. On distingue celle

qui n'est pas due à la paralysie de la troisième
paire tout entière de celle qui reconnaît cette cause
à l'absence du strabisme externe dans le premier
cas et à sa présence dans le second,

Le *traitement* est palliatif ou curatif.

Le traitement palliatif est celui dont nous trouvons
l'indication dans un travail d'A. Bérard (*Annales
d'oculist.*, t. xv, p. 126). Il consiste à pincer
la peau de la paupière avec un instrument à deux
branches, analogue à une serre fine, que l'on
abandonne à lui-même ou qu'on fixe à des lunettes.
Nous n'avons pas eu l'occasion d'employer ce
moyen, mais il nous semble que le pincement continu de la peau doit être fort gênant et que beaucoup de malades ne consentiraient ni à laisser cet
instrument découvert ni à porter des lunettes pour
le masquer. C'est cependant un moyen à essayer,
puisqu'il est sans danger.

Le traitement curatif comprend un certain nombre de moyens propres à réveiller les contractions
du releveur, tels que des frictions stimulantes sur
les paupières, l'acupuncture, la galvano-punc-
ture. Ces moyens réussissent assez rarement, mais
il n'y a aucun inconvénient à les mettre en usage.

Des opérations ont été conseillées. La plus ancienne est analogue à celle de Celse pour l'entropion : on fait à la peau un pli transversal, que
l'on maintient avec une pince ou avec les doigts,
et qu'on excise avec les ciseaux ou le bistouri. On
établit ainsi une perte de substance, qui, en se
cicatrisant, force le bord libre à remonter et à
laisser l'œil découvert. Mais cette opération ne
doit pas être souvent avantageuse, car, de deux
choses l'une : ou bien la perte de substance n'est
pas assez grande, et l'œil reste couvert après
comme avant l'opération; ou bien elle est trop

grande, l'œil se découvre, mais ne peut plus être abrité et reste exposé continuellement aux injures extérieures. Il nous paraît difficile de ne pas tomber dans l'un ou l'autre de ces écueils, puisque l'opération ne peut remédier à la cause principale de la maladie, c'est-à-dire à l'insuffisance des contractions du releveur.

M. Hunt a proposé à ce procédé (*Gazette médicale*, 1838, p. 52) une modification, qui consiste à faire immédiatement au-dessous du sourcil l'incision supérieure destinée à circonscrire le lambeau : il espère que, de cette façon, la cicatrisation amènera la peau de la paupière au contact avec le muscle frontal, et que les contractions de ce dernier remplaceront celles du releveur. Aucun fait authentique n'est venu jusqu'ici démontrer la justesse de cette vue de l'auteur, et il nous paraît impossible que les contractions du muscle frontal, qui n'ont lieu que sous l'influence d'une grande excitation, deviennent jamais assez réitérées pour suffire aux besoins du clignement. D'ailleurs cette opération doit avoir, comme la précédente, pour résultat, ou de ne pas donner une élévation suffisante, ou d'en donner une trop grande.

Ces deux procédés sont, en définitive, trop incertains pour qu'on se décide facilement à les mettre en usage. On doit les rejeter absolument pour les blépharoptoses incomplètes et pour celles qui, étant complètes, existent d'un seul côté. Il ne serait permis d'y recourir que dans les deux cas suivants : 1° lorsque, la blépharoptose étant complète des deux côtés à la fois, la vision est tout à fait abolie ; 2° lorsque, la blépharoptose étant complète d'un seul côté, l'autre œil est perdu depuis longtemps.

Pour ces cas, qui se présentent rarement dans la

pratique, nous modifierions l'opération de la manière suivante : double incision circonscrivant un V dont la base serait tournée en bas, dont le sommet correspondrait au tiers supérieur de la paupière, et qui aurait assez de largeur pour mettre à découvert la plus grande partie de la cornée. Les deux incisions comprendraient toute l'épaisseur de la paupière, de manière à y produire un colobôma artificiel, qui permettrait la vision et serait limité en haut et de chaque côté par une portion de paupière suffisante pour protéger le globe de l'œil. Si, plus tard, le muscle releveur reprenait son action, on pourrait remédier au colobôma par l'opération qui sera décrite plus loin à propos de cette lésion.

CHAPITRE TROISIÈME.

Gangrène et pustule maligne.

I. La *gangrène simple des paupières* est rare. Cependant il n'est pas impossible que les inflammations traumatiques ou spontanées se terminent par mortification : c'est ce qu'on observe en particulier à la suite du phlegmon diffus ou de l'érysipèle gangréneux. Lorsque les eschares sont superficielles et peu étendues, elles ne laissent après elles aucune difformité. Lorsqu'elles sont étendues et comprennent une partie notable de l'épaisseur de l'organe, leur chute est suivie d'un raccourcissement de la paupière et d'un ectropion.

II. La *pustule maligne* se rencontre assez fréquemment dans cette région. Les recherches récentes de M. Bourgeois montrent qu'on l'y observe sous deux formes : l'une qui débute par la peau, l'autre dans laquelle c'est la conjonctive qui se prend d'abord.

La première forme est celle que tous les auteurs

ont décrite, et qui se trouve indiquée dans notre
Compendium de chirurgie pratique (t. 1er, p. 262).
Elle a pour caractère important d'offrir souvent de la
gravité, à cause de la propagation de la phlegmasie
à l'intérieur de l'orbite et aux méninges. Cependant
il s'en faut que la maladie se termine toujours par
la mort : chez beaucoup de sujets, même sans
qu'aucun traitement ait été mis en usage, la pustule maligne s'arrête à la deuxième période, les
accidents généraux graves n'ont pas lieu, les eschares tombent et la cicatrice s'achève en laissant
encore un raccourcissement ou un ectropion.

Le traitement nous offre ceci de particulier.
Si, au lieu du fer rouge, on se servait d'un caustique liquide ou qui fût susceptible de couler par
la chaleur, tel que le chlorure d'antimoine dissous,
la pâte de Vienne, il faudrait prendre des précautions pour qu'il n'entrât pas dans l'œil. Dans ce
but, on pourrait interposer entre le globe oculaire
et les paupières une plaque d'ivoire ou un verre de
montre semblable à celui qu'employait A. Bérard
dans le traitement de certaines kératites chroniques. Il serait plus simple de ne pas quitter le malade pendant l'action du caustique et d'absterger
avec du coton ou de la charpie la portion de liquide qui se dirigerait vers l'ouverture palpébrale.

La deuxième forme a été décrite pour la première fois en 1843, dans les Archives générales de
médecine (4e série, t. 1er), par M. Bourgeois, qui
dit en avoir rencontré quatre ou cinq exemples
dans sa pratique. Elle a, suivant lui, pour caractère principal que la conjonctive, qui a reçu le
principe morbide, ne présente ni pustule initiale
ni bouton induré. Le mal débute par un gonflement pâle, mou, bleuâtre, demi - transparent,

sans douleur locale. Ce n'est qu'au bout de deux ou trois jours que des vésicules, puis des eschares, se montrent sur la peau, et qu'apparaissent en définitive les symptômes locaux et généraux de l'affection charbonneuse. Jusque-là le diagnostic est à peu près impossible, surtout dans les localités où cette affection s'observe rarement et où les praticiens ne sont pas habitués à la reconnaître. Il est vrai qu'au début le traitement ne consisterait que dans l'emploi de moyens simples, de lotions avec des décoctions toniques et excitantes, telles que celle de quinquina concentrée et animée d'eau-de-vie camphrée. Comme on ne pourrait, dans aucun cas, reconnaître exactement le point de départ sur la conjonctive, il n'y aurait pas dès le principe de traitement local énergique à mettre en usage, et d'ailleurs pourrait-on sans compromettre l'œil appliquer en cet endroit des caustiques ? La prudence veut néanmoins que l'on cautérise du côté de la peau, lorsque les eschares et les vésicules y apparaissent.

Nous n'avons observé aucun fait qui nous autorise à appuyer ou à combattre les idées de M. Bourgeois sur ce mode de développement, bizarre et difficile à comprendre, de la pustule maligne. Nous les faisons donc connaître, en les laissant sous la responsabilité de l'auteur.

CHAPITRE QUATRIÈME.

Ulcères.

En laissant de côté les petits ulcères du bord palpébral qui accompagnent fréquemment la blépharite ciliaire, on peut dire que les ulcères de cette région sont peu fréquents.

Ceux qu'on y observe sont presque toujours d'origine syphilitique, et commencent du côté de

la surface cutanée, au niveau des commissures ou
dans tout autre point, pour s'étendre ensuite en
superficie jusqu'au bord libre et quelquefois en
profondeur jusqu'à la conjonctive palpébrale. On
peut rencontrer les trois variétés principales d'ulcères syphilitiques.

I. L'*ulcère primitif*, ou le chancre dû à l'inoculation sur quelque écorchure de la région palpébrale du virus apporté par les doigts du malade
ou la bouche d'une autre personne, peut être simple
ou induré, et se présenter avec les caractères et les
variétés propres à cette maladie. Le diagnostic est
difficile, parce que, l'ulcère primitif étant très-rare
dans cette région et ne s'accompagnant pas toujours
d'accidents constitutionnels au moment où l'on
examine le malade, la pensée d'une affection syphilitique ne se présente pas tout d'abord. Mais sa
persistance malgré l'emploi des moyens simples,
l'induration, la coexistence de chancres aux organes génitaux, enfin l'apparition des accidents secondaires, finissent par éclairer le chirurgien. Rien
n'est plus instructif, sous ce rapport, que le fait
suivant publié par M. Ricord, dans ses Lettres sur
la syphilis (p. 47). « Il y a quelques années, dit-il,
M. L... conduisit chez moi un avocat portant une
tumeur de la paupière inférieure au grand angle
de l'œil, tumeur dure, rénitente, élastique, à surface rouge, granulée, et en voie de cicatrisation.
Cette tumeur avait été déjà vue par des hommes
spéciaux en oculistique, mais sa nature avait été
jusque-là méconnue.... Je trouvai les ganglions
péri-auriculaires et ceux des régions parotidienne
et sous-maxillaire engorgés, indolents, rénitents ;
les ganglions cervicaux postérieurs étaient eux-
mêmes tuméfiés. La surface du corps était couverte

de taches exanthématiques se rattachant à la roséole la mieux caractérisée.... Mon diagnostic fut celui - ci : chancre induré du grand angle de l'œil, » etc. Parmi les six observations que rapporte Mackenzie sur les ulcérations syphilitiques des paupières, il en est deux qui paraissent être des exemples de chancre primitif induré ; mais l'auteur n'a pris soin de faire aucune distinction entre les accidents primitifs et constitutionnels.

II. Des *ulcérations secondaires*, consécutives à des pustules d'ecthyma ou à des tubercules superficiels, se voient aussi aux paupières. La maladie se reconnaît alors aisément par la présence de manifestations analogues sur d'autres parties du visage ou du corps.

III. On rencontre enfin dans cette région des *ulcérations tertiaires*, consécutives à la fonte de tumeurs gommeuses sous-cutanées. Il est rare encore que, dans ces cas, le diagnostic ne soit pas rendu facile par la coïncidence d'autres gommes ou d'autres accidents tertiaires. Ces derniers ulcères ont quelquefois pour point de départ une gomme périostale, et alors ils laissent après eux une cicatrice qui adhère au rebord de l'orbite, et qui, en donnant une fixité anormale à la paupière, limite et gêne ses mouvements. Les gommes sous-cutanées n'ont pas cet inconvénient, mais quelquefois l'ulcération s'accompagne d'une gangrène plus ou moins étendue de la peau et par conséquent d'une perte de substance. Si cette dernière ne comprend qu'une partie de la hauteur de la paupière, la cicatrisation peut entraîner un ectropion ou du moins un raccourcissement. Si toute la paupière avait été détruite, l'œil serait encore moins abrité ; cependant Mackenzie rapporte, d'après Campbell, une observation dans laquelle la destruction des deux paupières fut suivie d'une sorte de cutisation de la conjonctive oculaire qui mit l'organe à l'abri des irritations et des douleurs que l'absence des voiles protecteurs semblait devoir entraîner.

Des ulcères syphilitiques peuvent-ils se montrer sur la surface conjonctivale des paupières, la surface cutanée restant intacte? Les faits de ce genre sont au moins très-rares, et il est à peu près impossible que des ulcères primitifs se développent en cet endroit. Nous avons eu l'occasion de voir, à l'hôpital de la Charité en 1850, un malade qui présentait, sur la face interne de la paupière inférieure gauche, une érosion superficielle, large comme une pièce de 50 centimes, recouverte d'une couche diphthérique, qu'on aurait pu regarder comme une plaque muqueuse excoriée. Cependant le diagnostic est resté incertain, et nous n'avons eu l'occasion de rencontrer aucun fait analogue à l'hôpital de Lourcine, où l'on observe sous toutes les formes les accidents secondaires de la syphilis.

CHAPITRE CINQUIÈME.

Cancer.

Le cancer des paupières présente, quant à sa nature et à sa marche, les mêmes différences que dans les autres régions. Quelquefois il s'agit d'un cancer vrai, développé au-dessous des téguments; mais le plus souvent il s'agit d'un cancer cutané ou cancroïde se présentant sous la forme d'un bouton ulcéré (noli me tangere) ou sous celle d'un ulcère rongeant.

Les variétés qu'il importe le plus de distinguer sont les suivantes :

1° La tumeur est un bouton ulcéré, peu étendu, et éloigné du bord libre.

2° Elle est petite encore, mais rapprochée du bord libre.

3° Elle correspond au bord libre dans une grande étendue.

4° Elle est cutanée et superficielle, comme dans les cas précédents, mais occupe une grande étendue en hauteur.

5° Elle est profonde, c'est-à-dire que la dégénérescence, après avoir pris son origine dans la peau ou dans les autres éléments de la paupière, a envahi toute l'épaisseur de l'organe. Elle peut occuper alors une seule paupière dans sa totalité ou dans une partie seulement de son étendue, ou bien une des paupières et une moitié de l'autre, ou bien encore une moitié de chacune d'elles, ou enfin les deux paupières simultanément et dans toute leur étendue.

6° Le cancer se prolonge dans l'orbite.

Les *indications thérapeutiques* varient dans les divers cas qui viennent d'être énumérés :

Dans le premier, on a à choisir entre les caustiques et le bistouri. Les caustiques ne peuvent être employés aussi commodément que sur le nez, à cause de la mobilité de l'organe et parce qu'on a à craindre la destruction de la peau au delà des limites du mal. Le bistouri n'a pas les mêmes inconvénients.

Dans le deuxième cas, la tumeur étant rapprochée du bord libre, on doit la circonscrire entre les deux branches d'une incision en **V** et réunir par des points de suture. Si le mal correspondait à la commissure externe, le V serait dirigé horizontalement, la pointe en dehors.

Dans le troisième cas, une partie considérable du bord libre étant envahie sans que le mal occupe une grande étendue en hauteur, on ne pour-

rait plus circonscrire la tumeur entre deux incisions
en V, à moins de faire une perte de substance
trop considérable. Il vaudrait mieux saisir la tumeur
avec une pince à griffe ou une érigne, l'éloigner
du globe oculaire et l'enlever avec des ciseaux
courbes que l'on ferait agir parallèlement au bord
libre. Une portion considérable de ce bord serait
enlevée avec les cils, d'où une difformité irrémédiable ; mais la portion restante de la paupière
suffirait à la protection de l'œil.

Dans le quatrième cas, c'est-à-dire lorsqu'il
s'agit d'un ulcère cancéreux cutané, mais occupant
toute la surface d'une paupière, on ne peut pas
employer la cautérisation, à cause de la mobilité de
l'organe et de la crainte qu'on devrait avoir de
laisser tomber du caustique dans l'œil. M. Velpeau, il est vrai, paraît s'être servi avec succès de
la pâte de Canquoin dans quelques cas de ce genre,
mais il nous paraît encore préférable de recourir
au bistouri et d'enlever tout le mal en laissant la
conjonctive. On a ensuite à déterminer si on aban-
donnera la plaie à elle-même ou si on la recou-
vrira immédiatement d'un lambeau autoplastique.
En abandonnant la plaie, on simplifie l'opération,
mais on s'expose à un renversement de la conjonctive ou à un raccourcissement nuisible de l'organe. En restaurant de suite, on corrige la difformité, mais à la condition de prolonger les souffrances et d'augmenter la gravité de l'opération.
Entre ces deux partis, nous choisissons le premier, parce qu'il n'est pas démontré que les seuls
efforts de la nature ne produiront pas avec la
conjonctive restante une restauration suffisante.
Si plus tard on reconnaît un renversement ou une
brièveté nuisible de la paupière, il est temps de
se décider à faire la blépharoplastie.

Dans le cinquième cas, c'est-à-dire lorsque la tumeur occupe toute l'épaisseur des paupières, il y a contre-indication si le mal s'étend au loin dans les régions voisines. L'opération, au contraire, est indiquée si le mal est limité à la région palpébrale. Elle doit consister en une ablation de la totalité de l'organe, avec la précaution d'inciser au delà des limites du mal dans les parties saines. Faut-il faire ensuite la blépharoplastie? Ici cette opération nous paraît indiquée; car, la conjonctive n'existant plus, on n'a pas lieu d'espérer, autant que dans le cas précédent, une réparation suffisante par les seules forces de la nature. On cite, il est vrai, un cas dans lequel, Lisfranc ayant enlevé toute l'épaisseur de la paupière inférieure et n'ayant pas fait d'autoplastie, l'œil put encore être recouvert (*Gaz. des hôpit.*, 1845, p. 85); mais on peut regarder ce fait comme exceptionnel, car il est bien difficile qu'après l'ablation de la conjonctive palpébrale il s'établisse une cicatrice assez étendue pour protéger l'œil. Si l'on tient compte, d'autre part, des chances de guérison radicale que donne l'opération de la blépharoplastie, c'est une raison de plus pour se décider à cette opération.

Si le cancer occupait les deux paupières et qu'on fût obligé de les enlever toutes les deux en totalité ou en partie, devrait-on faire aussi la blépharoplastie? L'observation de M. Gerdy (*loc. cit.*) montre qu'à la rigueur la nature peut encore, en pareil cas, rétablir le moyen de protection du globe oculaire. Quoiqu'il ne faille pas compter habituellement sur ce résultat, il est prudent d'ajourner la blépharoplastie, parce qu'il faudrait la pratiquer en même temps sur les deux paupières, ce qui lui donnerait plus de gravité. M. Michon a fait une fois dans la même séance deux blépha-roplasties, à la suite de l'ablation d'un cancer qui comprenait toute la paupière inférieure et la moitié interne de la supérieure. Il prit sur la tempe le lambeau destiné à restaurer la première et sur le front celui de la seconde. Un érysipèle ne tarda pas à se développer. L'inflammation se propagea au globe de l'œil et à la cornée, qui devint opaque; puis les deux lambeaux se réunirent par leurs bords libres et formèrent un blépharo-phimosis. (*Rev. méd.-chir.*, t. IX, p. 225). Il serait mieux, pour éviter de semblables accidents, d'attendre quelque temps, de voir si, la cicatrice étant achevée, l'œil est encore ou n'est plus suffisamment protégé, et de se décider d'après ce qui serait advenu.

Dans le sixième cas, si le prolongement orbitaire était considérable et adhérait à l'orbite, comme cela arrive surtout à la suite des récidives de cancers palpébraux, aucune opération ne devrait plus être faite, et la maladie rentrerait dans la catégorie des cancers incurables.

CHAPITRE SIXIÈME.

Tumeurs diverses.

Les tumeurs des paupières sont, les unes inflammatoires, les autres non inflammatoires. Parmi les tumeurs inflammatoires, nous ne comprenons pas en ce moment les inflammations proprement dites, qui trouveront leur place à côté des inflammations du globe oculaire : c'est là que nous décrirons les abcès comme terminaisons de la blépharite phlegmoneuse. Nous ne nous occuperons ici que du furoncle ou orgeolet.

Les tumeurs non inflammatoires sont formées par l'œdème, l'emphysème, les verrues, les kystes,

les productions fibreuses ou fibro - celluleuses, et
les tumeurs érectiles.

Art. I. — Tumeur furonculaire ou orgeolet.

On a donné autrefois le nom d'orgeolet ou de
grain d'orge à une tumeur inflammatoire, dont le
volume et la forme rappellent imparfaitement l'objet que nous venons d'indiquer. Cette comparaison
est vicieuse, et la dénomination d'orgeolet devrait
disparaître, car on sait très-bien aujourd'hui que
ces tumeurs ne sont pas autre chose que des furoncles.

Cette maladie se montre de préférence chez les
sujets jeunes, sanguins, et surtout chez ceux qui sont
sujets aux furoncles. On l'observe cependant aussi
dans les autres conditions d'âge et de tempérament.
Elle a pour cause quelque prédisposition morbide
occulte, et a de la tendance à récidiver un certain
nombre de fois sur les paupières du même œil.
Nous connaissons plusieurs sujets qui ont eu, dans
l'espace de quelques années, une vingtaine d'orgeolets. La paupière supérieure n'est pas plus souvent atteinte que l'inférieure.

La maladie s'annonce par une démangeaison,
puis une cuisson vive et agaçante, sur la face cutanée et quelquefois sur le bord libre de la paupière. Bientôt un point rouge et dur apparaît, et
quelquefois en même temps une rougeur érysipélateuse et un œdème inflammatoire. Sur le point
le plus rouge, on ne tarde pas à apercevoir une
petite tache blanche, sorte de pustule semblable
à celle qui, dans les autres régions, précède souvent le furoncle. La douleur continue : elle n'est
pas des plus violentes et n'oblige pas le malade à
renoncer à toutes ses occupations ; mais elle est
fort gênante et prend surtout de l'intensité lors-

qu'on s'applique longtemps de suite à un travail qui exige une attention soutenue de l'esprit et des yeux, comme une lecture ou toute autre occupation de cabinet. En général, cette douleur est beaucoup moins vive lorsque les yeux sont fermés, particulièrement la nuit, dans l'obscurité : c'est sans doute parce que les mouvements nécessaires pour le clignement sont une cause d'irritation, et que le repos est favorable ici comme dans toutes les phlegmasies.

Un larmoiement assez considérable, qui est dû à une légère inflammation concomitante de la muqueuse, s'ajoute presque toujours aux symptômes précédents et augmente la gêne produite par la maladie. Quelquefois les petits ganglions lymphatiques placés au devant de l'oreille s'engorgent et deviennent douloureux.

La souffrance est plus ou moins vive suivant les individus et en même temps suivant le lieu où la tumeur prend son origine et son principal accroissement. Lorsque l'orgeolet proémine sur la peau, il est moins douloureux que s'il fait saillie sur le bord libre ou sur la muqueuse ; en effet dans ces deux points il touche la conjonctive oculaire et l'irrite pendant le clignement, en produisant une sensation semblable à celle que causerait un corps étranger.

Peu à peu le gonflement et la rougeur augmentent, le point blanc du sommet s'étend ; au quatrième, cinquième ou sixième jour, le petit abcès s'ouvre et laisse échapper du pus, un peu de sang, et un flocon de matière plastique ou bourbillon. Cette ouverture s'établit habituellement au niveau du bord libre ou de la surface cutanée; dans quelques cas exceptionnels, nous l'avons vue se former sur la face conjonctivale de la paupière.

A partir de ce moment, la douleur disparaît, la gêne diminue, la rougeur s'éteint, le gonflement s'affaisse, et quatre à cinq jours plus tard, c'est-à-dire huit ou dix jours après le début de l'affection, le malade est guéri, à moins qu'un second orgeolet ne se développe de suite, ainsi qu'on l'observe souvent.

La terminaison par suppuration et par issue d'un bourbillon est la plus fréquente. Dans quelques cas rares, l'orgeolet ne suppure pas et se termine par résolution; mais celle-ci est lente, et la petite tumeur reste souvent pendant plusieurs semaines avec sa rougeur et sa dureté. En pareil cas, la récidive est plus fréquente encore que lorsqu'il y a suppuration. D'autres fois la terminaison a lieu par induration, et le malade conserve pendant longues années, et même indéfiniment, une tumeur dure qui, pour divers auteurs, constitue une variété de chalazion ou grêlon.

Les paupières sur lesquelles plusieurs orgeolets se sont formés successivement conservent quelquefois une inflammation chronique glandulo-ciliaire. Outre les petites indurations que peut laisser le furoncle lui-même, on trouve alors sur le bord libre des croûtes, des adhérences entre les cils, et de petites excoriations caractéristiques. Ce mode de terminaison, qui est dû à la propagation de la phlegmasie vers les follicules de Meïbomius et les bulbes pileux, se voit de préférence chez les sujets prédisposés par leur constitution à la blépharite glandulo-ciliaire.

L'orgeolet n'est pas une maladie grave et ne réclame pas de *traitement* énergique. Le repos des yeux, des lotions réfrigérantes ou des applications légèrement astringentes, spécialement celles de

pomme cuite, suffisent ordinairement. On peut y
ajouter quelques pédiluves et une purgation. Ce
serait en vain que l'on essaierait de faire avorter
le furoncle par des émissions sanguines locales et
générales : la terminaison la plus naturelle est la
suppuration, et il vaut mieux ne pas l'entraver par
des moyens inutiles. Si l'ouverture tardait trop à
se faire et que cependant l'orgeolet fût arrivé à
maturité, on pourrait l'ouvrir avec la pointe d'une
lancette ou d'un bistouri.

Art. II. — Œdème.

L'œdème des paupières arrive dans l'anasarque
et coïncide avec celui des autres parties de la
face. On remarque seulement qu'aux paupières la
tuméfaction est plus considérable que dans les régions voisines, à cause des conditions spéciales
du tissu cellulaire.

Il se montre quelquefois sans infiltration générale, chez les personnes délicates et chez celles qui
sont affaiblies par une longue maladie ou par des
excès. Dans ce cas, il est peu prononcé et constitue
seulement ce qu'on appelle la bouffissure des paupières. Il ne gêne pas alors les fonctions visuelles
et ne doit occuper le praticien que comme étant
la manifestation symptomatique d'un état général
peu satisfaisant.

Lorsque l'œdème est considérable, il empêche
les mouvements des paupières, en s'opposant aux
plissements de la peau ; mais cet état est ordinairement passager, et l'on ne tarde pas à voir, au
bout de quelques jours, une diminution qui permet
de mettre l'œil à découvert. Si pourtant on n'obtenait pas ce résultat, on pourrait faire quelques
mouchetures, quelques scarifications, ou même au
besoin quelques excisions.

Art. III. — Emphysème.

L'emphysème des paupières arrive à la suite des fractures du nez ou du sinus frontal, lorsqu'elles s'accompagnent d'une lésion de la muqueuse qui permet le passage de l'air dans le tissu cellulaire de la région. Quelquefois il se montre immédiatement après l'accident. D'autres fois il survient beaucoup plus tard, et apparaît instantanément pendant un effort que fait le malade pour se moucher. L'un de nous, M. Gosselin, a eu l'occasion de voir cet emphysème tardif sur un malade de l'Hôtel-Dieu qui avait eu dix ans auparavant une fracture du nez. L'accident a été attribué au détachement d'une esquille tertiaire de la fosse nasale ou du sinus et à la déchirure de la muqueuse pendant l'effort, ou bien simplement à ce que cette déchirure s'était opérée dans un point où l'os offrait depuis longtemps une perforation.

L'emphysème s'annonce par une tuméfaction indolente, sans changement de couleur à la peau, tuméfaction qui occupe les deux paupières. Son aspect extérieur est celui de l'œdème, mais on l'en distingue facilement par son apparition brusque et par la crépitation caractéristique.

Le *traitement* est des plus simples, parce que l'air infiltré disparaît ordinairement de lui-même au bout de quelques jours. Il suffit d'employer quelques résolutifs et une légère compression. Pour cela, on applique sur la région palpébrale une compresse pliée en plusieurs doubles et imbibée d'une solution de chlorhydrate d'ammoniaque, que l'on maintient avec un bandeau ou avec le bandage appelé monocle.

Art. IV. — Verrues et poireaux.

On peut trouver sur la peau des paupières les deux

variétés de productions que nous avons décrites ailleurs sous les noms de verrues et poireaux.

I. Les *verrues* sont de petites saillies nées de la partie la plus superficielle du derme, aplaties, quelquefois coniques, ordinairement allongées, ce qui leur a valu, de la part de Maître-Jan, le nom de *verrues pendantes*. On en trouve habituellement plusieurs et parfois un grand nombre sur l'une et l'autre paupières, des deux côtés ou d'un seul. Ces saillies ne gênent en rien les fonctions visuelles et ne contrarient que par la petite difformité qu'elles produisent.

Elles peuvent disparaître spontanément. Si cette disparition n'a pas lieu et que le malade préfère en être débarrassé, le meilleur mode de traitement est l'excision, que l'on pratique avec des ciseaux courbes, en saisissant préalablement le petit corps avec des pinces à griffes. C'est une opération très-simple, que cependant il vaut mieux ajourner pendant les épidémies d'érysipèle ou lorsque les malades sont mal disposés.

II. Les *poireaux* forment des tumeurs plus larges, moins saillantes que les précédentes, souvent fendillées à leur surface, offrant quelquefois un aspect qui a été comparé à celui de la tête du vrai thym blanc de Candie : de là le nom de *verrue thymale*, qui lui est donné par les anciens et encore par Maître-Jan. Ils ne sont pas plus gênants que les verrues ; mais, dans quelques cas et en particulier chez les sujets avancés en âge, la tumeur se fendille davantage, saigne de temps en temps, et devient le siége de démangeaisons ou de fourmillements : d'où le nom de fourmilière, qui a été employé autrefois. On peut craindre alors que la tumeur ne se transforme en *noli me tangere*.

Tant que les poireaux n'occasionnent que de la difformité, on peut les abandonner à eux-mêmes : l'opération qu'il faudrait faire pour les enlever serait un peu plus sérieuse que dans le cas précédent et donnerait une plaie assez étendue pour que l'on pût craindre un érysipèle de la face ou un renversement consécutif de la paupière. Mais, lorsque les démangeaisons arrivent, il vaut mieux ne pas attendre que la transformation en tumeur maligne ait eu lieu, et il faut débarrasser les malades à l'aide d'un caustique ou de l'instrument tranchant. Le premier de ces procédés est le moins avantageux, car il serait quelquefois difficile, à cause des mouvements de la paupière, de limiter exactement à la tumeur l'action du caustique, ou bien on serait obligé d'employer un caustique très-faible, dont il faudrait renouveler souvent et pendant longtemps l'application. Le bistouri est plus sûr et plus prompt : on circonscrit le mal entre deux incisions semi-elliptiques dirigées transversalement, afin que la cicatrice se perde dans les plis de la paupière ; puis on dissèque, en ayant soin de ne pas aller trop profondément et de ne pas entamer la conjonctive ; on réunit enfin avec un ou deux points de suture ou avec des serres fines. Cette précaution n'est cependant pas indispensable : si l'on éprouve trop de difficulté à placer les moyens unissants, il vaut mieux s'en passer et laisser suppurer la petite plaie.

Art. V. — Kystes dermoïdes ou loupes.

Ces sortes de tumeurs ne sont pas rares sur les paupières. Celles qui apparaissent sur le bord libre diffèrent de celles qui occupent l'épaisseur même de l'organe.

I. Les *kystes du bord libre* se présentent sous

l'aspect de petites saillies grosses comme des grains
de millet ou de chènevis, qui s'avancent entre les
cils en proéminant plutôt du côté de la peau que
du côté de la conjonctive. Quelquefois ils sont
jaunâtres, parce que le liquide qu'ils renferment
est séreux. D'autres fois ils sont gris ou blanchâtres, parce le contenu est de la matière sébacée
plus ou moins altérée. Le nom de *millet*, donné
par les anciens auteurs à ces kystes, s'explique par leur volume et leur couleur qui rappellent souvent la graine de ce nom. D'autres leur ont
trouvé une analogie avec les grains de la grêle, et
ont préféré les appeler *chalazions* ou *grélons*.
D'autres encore avaient imaginé, pour les cas dans
lesquels la matière sébacée est durcie et concrète,
les noms de *lapis palpebrarum, lithiasis.* Aujourd'hui que les dénominations empruntées aux
caractères anatomiques prévalent, ces expressions
sont à juste titre bannies du langage habituel de
la chirurgie.

L'origine de ces kystes n'est pas expliquée
de la même manière par tous les auteurs. Le
grand nombre, et parmi eux Scarpa, les ont considérés comme une production spéciale du tissu
cellulaire de la région ; mais il est beaucoup plus
rationnel de les attribuer à l'oblitération du goulot d'un follicule et de voir simplement en eux de
petits kystes dermoïdes. Cette opinion, qui ne
saurait être contestée pour les cas dans lesquels
le contenu est de la matière sébacée, pourrait
l'être pour ceux dans lesquels le contenu est séreux. Cette région n'est cependant pas la seule
dans laquelle des follicules oblitérés peuvent fournir un liquide séreux : nous en avons vu des
exemples au cuir chevelu, et l'on comprend en
effet que la sécrétion puisse être modifiée par

la lésion qui a entraîné la disparition du goulot du follicule.

Cette maladie n'occasionne, dans la plupart des cas, aucune douleur ni aucune gêne. Abandonnée à elle - même, elle reste souvent stationnaire ou peut disparaître entièrement. Quelquefois cependant nous avons vu la petite tumeur s'accroître, arriver au volume d'un gros pois, et gêner davantage en se portant un peu du côté de la conjonctive, qu'elle irritait pendant le clignement.

Le *traitement* est des plus faciles : lorsque les malades sont ennuyés ou gênés par la présence de la tumeur, il faut l'enlever. Les parties étant trop ténues pour que l'on puisse inciser et disséquer comme on le fait dans les autres régions, il suffit de saisir la petite saillie avec une pince à griffes ou un ténaculum et de couper en arrière de cet instrument avec de petits ciseaux courbes. S'il reste une portion un peu considérable du fond de la poche, on y porte de l'azotate d'argent ; mais cette précaution n'est pas habituellement nécessaire pour empêcher la récidive.

Si le malade était trop pusillanime pour se soumettre à l'opération précédente, on pourrait recourir au procédé suivant, indiqué par M. Carron du Villards (t. 1er, p. 272) : on remplit de poudre de Vienne humectée la cannelure d'une aiguille à inoculation, que l'on enfonce ensuite au centre de la tumeur, en lui imprimant un mouvement de rotation.

II. Les kystes *qui occupent l'épaisseur même des paupières* sont formés par de petites poches, contenant de la matière sébacée plus ou moins épaisse, et dues à l'oblitération d'un follicule sébacé ordinaire ou de l'un des grains glanduleux qui concourent à la formation des glandes de Meïbomius. Les parois de cette poche sont habituellement minces, et le contenu est une matière grasse semi-liquide, dans laquelle se trouvent mélangés des lamelles d'épithélium et souvent des poils très-fins. Quelquefois les parois ont pris une grande épaisseur, et la quantité de matière sébacée est peu abondante ou bien cette matière est devenue très-dense. Ces dispositions expliquent la dureté que présente en pareil cas la tumeur.

Ces kystes peuvent se développer dans l'une ou l'autre paupière; mais la supérieure en présente plus souvent que l'inférieure. Il peut y en avoir un seul ou plusieurs à la fois. Leur situation et leurs connexions sont variables : les uns sont placés sous la peau, entre elle et le muscle orbiculaire; les autres sont placés sous la conjonctive entre elle et le même muscle. Quelques-uns n'ont aucune adhérence importante; d'autres adhèrent au cartilage-tarse. L'origine et l'évolution de la maladie expliquent très-bien ces variétés. Supposez un kyste formé aux dépens d'un follicule sébacé ordinaire, il sera sous-cutané, mais pourrait à la rigueur se diriger vers la conjonctive à travers les fibres minces et écartées de l'orbiculaire, et même comprimer, chemin faisant, le cartilage tarse, le détruire ou l'échancrer, en amenant un travail d'absorption. Supposez la tumeur formée aux dépens d'une glandule de Meïbomius, elle pourra se développer aussi bien du côté de la peau que du côté de la muqueuse, et l'on comprend en ce cas que des adhérences puissent s'établir entre elle et le cartilage.

Boyer fait remarquer, et nos observations sont d'accord avec les siennes, que les loupes de la paupière supérieure font plus souvent saillie du côté de la peau que du côté de la muqueuse, et que celles de la paupière inférieure s'avancent plus souvent sous la conjonctive. Scarpa a eu le tort d'établir d'une manière générale que tous les kystes des paupières proéminent sous la conjonctive : ceci est vrai pour ceux de l'inférieure ; mais, comme ceux de la paupière supérieure sont ordinairement sous-cutanés et qu'en définitive ils sont plus fréquents, la doctrine de Scarpa est inexacte pour plus de la moitié des cas.

L'*étiologie* est aussi obscure que celle de la plupart des loupes ; on remarque seulement que la maladie est quelquefois congénitale, et c'est particulièrement dans cette circonstance qu'elle renferme des poils.

Symptômes. —Les kystes *sous-cutanés* forment des saillies apparentes à l'œil, arrondies, indolentes, sur lesquelles la peau glisse avec facilité, et qui ont une fluctuation difficile à constater, parce qu'il n'y a pas de point d'appui en arrière. Arrivés au volume d'un gros pois, ils cessent ordinairement de s'accroître, et alors trois choses peuvent arriver : ou bien ils restent indéfiniment dans le même état sans se modifier, ou bien ils diminuent peu à peu et disparaissent spontanément, ou bien leurs parois s'épaississent et ils finissent par ressembler à des tumeurs fibreuses. Il faudrait regarder comme exceptionnels les cas dans lesquels la petite poche viendrait à suppurer. La première de ces terminaisons est la plus fréquente. La seconde s'observe plus souvent dans cette région que partout ailleurs. Scarpa et d'autres auteurs ont déclaré que la disparition spontanée des loupes est impossible, mais l'expérience nous a démontré que cette opinion n'est pas exacte, et Demours a bien dit aussi qu'il en était souvent autrement.

Peut-être cependant ce dernier auteur est-il allé trop loin en disant que 25 fois sur 100 la disparition spontanée a lieu.

Les kystes *sous-conjonctivaux* ne se voient pas toujours à travers la peau et ne se reconnaissent de ce côté qu'au moyen de la pression, qui permet de sentir un petit noyau dur, anormal ; ils deviennent cependant visibles lorsqu'ils sont arrivés à un certain volume. Pour les bien voir, il faut renverser fortement la paupière avec un ou deux doigts, qui exercent des tractions dans le sens opposé au bord libre. Si les doigts glissent, on les enveloppe d'un linge sec. Lorsque la tumeur est mise à découvert, on trouve souvent la conjonctive injectée et rouge à son niveau. Abandonnés à eux-mêmes, ils peuvent, comme les précédents, rester indéfiniment stationnaires, ou bien s'épaissir et devenir comme fibreux, ou enfin disparaître spontanément. La disparition peut s'opérer de deux manières, ou bien il y a absorption lente de la matière contenue et diminution graduelle de la poche, comme cela arrive pour les kystes sous-cutanés, ou bien la tumeur s'ouvre du côté de la conjonctive. On voit alors apparaître sur la face interne de la paupière une saillie rouge, fongueuse, parfois légèrement bosselée, formée par la surface interne exubérante du kyste, et au centre de laquelle se trouvent une dépression et une ouverture. Cet état persiste pendant quelques semaines ; puis peu à peu les fongosités s'affaissent, la rougeur diminue, la cavité s'efface, et tout disparaît sans laisser de traces. Les choses se sont passées du moins de cette manière sur deux malades que l'un de nous a pu suivre attentivement. Il n'est pas impossible cependant qu'à la suite de cette ouverture spontanée les végétations fongueuses manquent et que même une récidive ait lieu.

Traitement. — Comme les kystes des paupières sont peu incommodes et qu'ils peuvent disparaître sans opération, le chirurgien ne doit pas se hâter de proposer cette dernière, et surtout il ne doit pas la présenter comme une ressource absolument indispensable ; car si, en temporisant, le malade voyait sa tumeur guérir, il serait disposé à accuser d'ignorance le chirurgien qui n'aurait pas prévu et indiqué la possibilité de cette terminaison. Lorsqu'après avoir exposé les chances douteuses, quoique réelles, d'une guérison sans opération, le malade préfère attendre, il est bon de prescrire l'usage des résolutifs. Ce n'est pas que nous ayons une grande confiance dans leur efficacité, mais nous ne pourrions démontrer non plus qu'ils sont absolument inutiles, et leur emploi donne toujours aux malades une certaine satisfaction. Les auteurs nous ont transmis beaucoup de formules de ces pommades dont les anciens étaient si prodigues dans le traitement des maladies externes. Chacun a la sienne à laquelle il donne la préférence. Morgagni conseille surtout l'eau régale; Maître-Jan, l'emplâtre oxycroscum, l'emplâtre de Vigo ; Boyer, l'emplâtre de savon; M. Carron du Villards, la pommade d'hydrochlorate d'or. Aujourd'hui nous préférons de petites frictions faites matin et soir sur la tumeur avec l'onguent mercuriel ou avec une pommade d'hydriodate de potasse ou d'iodure de plomb ; nous avons plusieurs fois vu disparaître des loupes à la suite de ces derniers moyens. Quoiqu'il ne faille peut-être voir là qu'une coïncidence, nous les prescrivons cependant lorsque la tumeur est peu volumineuse et que les malades redoutent une opération.

Si ce traitement, continué pendant cinq ou six semaines, ne donne aucun résultat, ou lorsque les malades sont décidés à ne pas attendre, on en vient à une opération qui est presque toujours sans danger. L'incision simple suffirait à la rigueur, si le kyste était très-petit ; mais, dans les autres cas et même quelquefois dans ceux-là, il y a à craindre une récidive : il vaut donc mieux pratiquer l'ablation complète ou la cautérisation.

Ablation. On peut la faire en incisant la conjonctive ou en incisant la peau. Le premier de ces procédés a pour avantage de ne pas laisser de cicatrice apparente; mais il expose à un entropion. Le second laisse une cicatrice, mais qui est ordinairement peu visible, parce qu'elle se perd dans les plis de la région. Scarpa et Mackenzie sont partisans presque exclusifs du premier mode. Le plus grand nombre des chirurgiens anciens et modernes donnent la préférence à l'un ou à l'autre, suivant les cas. La règle est, suivant nous, d'opérer du côté où la tumeur est le plus proéminente et le plus superficielle : ce sera donc plus souvent du côté de la peau à la paupière supérieure, du côté de la conjonctive à l'inférieure.

1° Pour opérer du côté de la peau, les instruments indispensables sont : un petit bistouri convexe, une érigne, une pince à disséquer, une éponge et de l'eau. Le malade est assis et a la tête maintenue contre la poitrine d'un aide, dont l'une des mains tend la commissure externe et est prête à saisir au besoin l'érigne ou l'éponge. La manœuvre est un peu plus difficile que dans les autres régions, à cause de l'absence de point d'appui par derrière, de la mobilité de l'organe, et de la laxité de la peau. La commissure étant tendue par le doigt de l'aide, le chirurgien fixe la tumeur avec deux doigts de sa main gauche et fait une incision transversale, en prenant soin de ne pas aller trop profondément, afin de ne pas ouvrir la poche. Il saisit ensuite les deux lèvres de la plaie et les dissèque. Ce temps de l'opération est délicat, parce que la paupière se meut à tout moment et qu'il est difficile de l'immobiliser ; les deux mains du chirurgien étant employées pour la dissection occupent d'ailleurs trop de place pour que les doigts de l'aide puissent être utilisés. Une fois que la tumeur est mise à découvert, on l'accroche avec une érigne que l'on confie à l'aide, et on continue la dissection, en se servant des doigts de la main gauche pour écarter les bords de la plaie et faire saillir davantage le kyste. Au moment où l'on arrive à la face profonde, il faut porter l'instrument avec précaution, afin de ne pas entamer la conjonctive. Si l'on trouve la poche trop adhérente au cartilage tarse, il vaut mieux en laisser une partie que d'entamer ce dernier : l'opération n'est plus alors qu'une ablation partielle. Si, dans la première incision ou pendant la dissection, l'on avait ouvert le kyste involontairement et que l'évacuation de la matière sébacée empêchât de continuer la dissection, il y aurait à choisir entre deux partis : ou bien saisir chacune des moitiés de l'enveloppe avec une pince, et l'enlever moitié par dissection, moitié par arrachement ; ou bien laisser le kyste en place et cautériser sa surface interne. La tumeur une fois enlevée, on réunit avec un morceau de taffetas d'Angleterre.

Les suites sont ordinairement très-simples : la cicatrice se fait sans suppuration, sans douleur, et sans gonflement notable de la paupière. Dans quelques cas seulement, les parties se gonflent, et la réunion se fait après suppuration. On pourrait voir, à la suite de cette opération, deux accidents exceptionnels : la perforation de la paupière, et une fistule des canaux excréteurs de la glande lacrymale. La perforation a lieu lorsqu'on a entamé la conjonctive. Cette lésion ne laisse ordinairement aucune trace ; mais, dans deux cas, cités, l'un par Dupuytren, l'autre par M. Velpeau (*Dict. de méd.*, article *Paupières*, p. 29), la réunion ne s'est pas faite, les bords se sont cicatrisés isolément, et une ouverture est restée. La fistule des canaux excréteurs pourrait à la rigueur arriver si, la tumeur occupant la partie externe de la paupière supérieure, on avait entamé un ou plusieurs de ces conduits pendant l'opération. Nous ne pourrions en citer aucun exemple ; mais, comme on a observé cette fistule à la suite des plaies accidentelles, il n'est pas impossible qu'elle arrive après une plaie faite par le chirurgien. On évitera le premier de ces accidents, en multipliant les soins et les précautions pendant l'opération. Nous n'avons aucun moyen pour éviter le second. S'il avait lieu, on se comporterait comme nous l'indiquerons plus loin.

L'opération que nous venons de décrire n'a pas toujours été exécutée de cette manière. On s'est surtout préoccupé de moyens destinés à soutenir et immobiliser la paupière. Dans ce but, on plaçait autrefois en arrière d'elle une capsule en plomb ou en argent. Chopart et Desault se servaient d'une plaque en or ou en cuir. D'autres ont conseillé d'introduire le doigt indicateur. Tous ces moyens ont pour inconvénient d'irriter douloureusement la muqueuse oculaire, dont on connaît la vive sensibilité, et de provoquer des efforts de contraction qui gênent l'opérateur. On peut s'en passer sans inconvénient. M. Velpeau fixe en même temps la paupière et la tumeur avec une pince à griffes implantée à travers les téguments, et il circonscrit entre deux incisions, pour l'enlever, la petite portion de peau embrassée par la pince. Enfin M. Desmarres a fait faire une pince-anneau, dont une des lames, plane, est glissée derrière la conjonctive et sert de soutien, tandis que l'autre , disposée en anneau, vient appuyer sur la peau autour de la paupière. L'usage de cet instrument est encore douloureux ; il est d'une application difficile pour les tumeurs qui ne correspondent pas exactement à la moitié de la paupière; il est enfin inutile, parce que les petites difficultés de l'opération sont bientôt surmontées par ceux qui ont assez l'habitude de la chirurgie pour se servir efficacement de leurs doigts et des instruments ordinaires.

2° Pour opérer du côté de la conjonctive, le malade et le chirurgien étant encore assis l'un vis-à-vis de l'autre, on saisit la paupière avec la main gauche, en plaçant le pouce sur le bord libre, et le doigt indicateur sur la peau, au niveau de la tumeur, qu'il presse et refoule. Le kyste étant ainsi rendu saillant, on incise transversalement la muqueuse, on place l'érigne que l'on confie à un aide, et on achève l'opération comme il a été dit tout à l'heure. On abandonne ensuite la plaie à elle-même, et la cicatrisation s'opère rapidement. Ce procédé est plus douloureux que le précédent, et, si l'on fait une trop large incision et que la plaie suppure, il peut y avoir consécutivement un entropion, comme M. Velpeau en a vu deux exemples (*loc. cit.*, p. 292). Cependant, l'opération faite par cette voie étant plus expéditive et ne laissant pas de cicatrice, il convient de lui donner la préférence dans les cas où la tumeur est sous-conjonctivale.

Cautérisation. Cette opération se compose
de deux temps : 1° incision de la peau et du
kyste, 2° cautérisation de l'intérieur de la poche.
Pour inciser, on fixe la partie aussi solidement
que possible, et on y plonge la pointe du bistouri
tenu en quatrième ou cinquième position, en traversant du même coup la peau et la paroi de la
tumeur ; on relève ensuite le manche, et on incise
transversalement. Il faut avoir soin que la pointe
n'aille pas assez profondément pour atteindre la
conjonctive. Quelquefois, malgré la fixité donnée
à la peau, celle-ci glisse sur la tumeur, et la pointe
pénètre au-dessus ou au-dessous. Dès qu'on s'en
aperçoit, on fixe de nouveau les téguments, ou,
ce qui vaut mieux, on incise d'abord la peau et
ensuite le kyste mis à découvert. Pour le second
temps, on porte dans l'intérieur de la poche un
crayon pointu d'azotate d'argent, que l'on promène
exactement sur toute sa surface interne. Il n'y a pas
de réunion à faire; on place seulement un petit
pansement protecteur. Cette opération est assez
douloureuse, et ses suites sont plus longues et plus
compliquées que celles de l'extirpation. Au deuxième
ou troisième jour, la paupière est rouge, tuméfiée,
œdémateuse, et la suppuration s'établit. Le kyste
doit tomber en gangrène et se détacher, ou bien
s'oblitérer par l'adhésion des boutons charnus qui y
prennent naissance. Or ces phénomènes ne peuvent
être accomplis qu'au bout de quinze ou vingt jours
au moins. Pour ces raisons, et malgré l'appui que
donne à ce procédé l'autorité de Maître-Jan et de
Dupuytren, nous le regardons comme inférieur à
l'extirpation. Nous le réservons pour les cas dans
lesquels cette dernière n'aurait pu être terminée
heureusement, et en particulier pour ceux dans
lesquels une adhérence trop forte au cartilage tarse

obligerait à laisser une portion considérable du kyste.

La cautérisation après incision du côté de la conjonctive est encore plus désavantageuse ; car, malgré la précaution qu'indique M. Velpeau de ne lâcher la paupière qu'après avoir bien abstergé la plaie et enlevé toutes les parcelles du caustique, il est difficile que la conjonctive oculaire ne soit pas irritée très-douloureusement et enflammée par le contact de la plaie cautérisée. Sans doute cet accident n'aurait pas ordinairement de suites fâcheuses ; mais il est inutile d'y exposer le malade, puisque l'ablation n'offre pas cet inconvénient et est au moins aussi sûre dans ses résultats.

Ces diverses opérations, comme toutes celles que l'on fait dans la région oculo-palpébrale, se compliquent souvent d'une syncope : il faut y songer à l'avance et avoir sous la main tous les moyens propres à y remédier. Si l'on n'avait pas autour de soi assez de personnes pour donner, en pareil cas, les secours nécessaires, ce serait un motif pour opérer le malade couché plutôt qu'assis.

S'il y avait deux tumeurs sur la même paupière, ou bien une sur l'inférieure et une sur la supérieure, on pourrait sans inconvénient les opérer dans la même séance. S'il y en avait à droite et à gauche, il vaudrait mieux ne pas opérer le même jour des deux côtés, afin de ne pas priver le patient de ses deux yeux, dans le cas où un gonflement considérable arriverait. On pourrait d'ailleurs s'en rapporter sur ce point au désir du malade.

En résumé, l'extirpation est la méthode générale : on la fait du côté de la peau, lorsque la tumeur y proémine le plus ; du côté de la muqueuse, lorsque la tumeur y est plus saillante. La cautérisation est réservée pour les cas dans lesquels l'extirpation ne peut être complète. L'incision simple, de même que l'acupuncture conseillée par Tyrrell, doit être rejetée à cause des récidives.

Si le kyste s'était ouvert spontanément sur la conjonctive et que des fongosités s'élevassent de son fond, une cautérisation faite de temps à autre avec l'azotate d'argent suffirait pour accélérer la guérison, qui a de la tendance à se faire spontanément.

Art. VI. — Tumeurs fibreuses ou hypertrophiques.

On trouve quelquefois dans l'épaisseur des paupières de petites tumeurs dures, concrètes, qui présentent dans leur volume et leurs rapports avec la peau et la muqueuse les mêmes variétés que les kystes sébacés. Elles sont décrites par les anciens sous le nom de *chalazions*, en même temps que les petites tumeurs enkystées du bord libre. Lisfranc et M. Carron du Villards les ont considérées, dans ces derniers temps, comme des productions du tissu cellulaire, et les ont appelées *tumeurs inflammatoires chroniques ou indurées* (Lisfranc, *Clinique chirurgic.*, t. 1er, p. 363), *tumeurs hypertrophiques du tissu palpébral* (Carron du Villards, t. 1er, p. 286).

Parmi ces tumeurs, les unes sont tout à fait pleines et formées par un tissu solide, dense, fibreux ; les autres, et celles-ci sont les plus fréquentes, ont une petite cavité dans leur intérieur. Quelquefois cette cavité aboutit à la conjonctive palpébrale par un orifice ; d'autres fois elle est fermée et contient une très-petite quantité de matière sébacée.

L'origine de ces tumeurs est simple, et cependant n'a pas été suffisamment indiquée. Celles s qui sont pleines ont pour point de départ un orgeçeolet à marche lente, qui n'a pas suppuré et s'est t terminé par induration et hypertrophie du tissu c cellulaire. Celles qui sont creuses sont formées p par des follicules sébacés, dont les parois, consiéidérablement épaissies, ont effacé presque entièrement la cavité. Les follicules ainsi altérés ppouvant à une certaine époque s'ouvrir comme le fefont les kystes ordinaires, on comprend le trajet fistuléeux qu'ont indiqué, sans pouvoir l'expliquer, Lisfrranc et M. Carron du Villards. Ces auteurs ont eu le titort de donner ce trajet comme constant ; il est au ccontraire exceptionnel, et nous avons eu plusieeurs fois l'occasion de trouver de ces tumeurs concrèetes qui n'en présentaient aucun vestige.

Le traitement est le même que celui des kysftes. On essaie d'abord les résolutifs, et s'ils ne rééussisseut pas, on pratique l'extirpation, en suivvant les règles précédemment indiquées.

Art. VII. — Tumeurs érectiles.

Les tumeurs érectiles des paupières ne sont ppas rares. La forme veineuse est celle qu'on y oobserve le plus fréquemment. Plusieurs faits de ttumeurs artérielles ou mixtes ont été rapportés ppar Travers, Dalrymphe, Wardrop, et Warren.

I. Les *tumeurs veineuses* présentent, dans leeur position, trois variétés : les unes sont cutanéecs et restent souvent à l'état de taches ; les autres sont sous-cutanées, mais ne dépassent ppas l'épaisseur de la paupière ; les dernières sont souscutanées, mais se prolongent en même temps pllus ou moins profondément dans l'orbite. Elles sont par conséquent orbito-palpébrales.

Les premières et les secondes se présentent avec les caractères généraux indiqués dans notre Compendium de chirurgie, tome 1er, page 626. Elles occupent tantôt une des paupières, tantôt les deux à la fois, comme cela a lieu surtout pour celles qui apparaissent dans le voisinage des commissures. Il n'est pas rare qu'elles se prolongent en même temps dans les régions voisines. Lorsqu'elles sont peu volumineuses, elles ne gênent pas les mouvements ; lorsque leur saillie est considérable, elles empêchent l'œil de s'ouvrir.

Les dernières ou orbito-palpébrales se distinguent des précédentes par une couleur moins foncée, par la sensation comparable à celle de paquets variqueux qu'elles donnent au doigt, par l'impossibilité de sentir leur limite en arrière, enfin quelquefois par l'exophthalmie et la présence de varicosités sur la conjonctive oculaire. Dans la plupart des cas, il est difficile de reconnaître à quelle profondeur elles s'avancent, soit parce que la tuméfaction des paupières empêche celles-ci de s'écarter et s'oppose à l'exploration de l'œil, soit parce que, l'exophthalmie et les varicosités de la conjonctive manquant, on n'a aucun moyen pour apprécier rigoureusement les limites de la maladie.

Cette région est une de celles dans lesquelles les tumeurs veineuses ont le moins de tendance à guérir par les seuls efforts de la nature. Tant qu'il s'agit seulement de taches, on peut attendre et espérer encore une disparition spontanée ; mais, du moment qu'il y a tumeur, on ne doit pas temporiser, car, en grossissant, celle-ci deviendrait plus difforme, gènerait davantage les mouvements et serait plus difficile à guérir. D'ailleurs il s'agit ordinairement d'enfants à la mamelle, et chez eux les opérations réussissent bien.

Nous examinerons le *traitement* 1° dans les cas de tumeurs veineuses palpébrales, 2° dans ceux de tumeurs veineuses orbito-palpébrales.

1° Parmi les moyens que nous avons décrits ailleurs pour les tumeurs veineuses cutanées et sous-cutanées, il faut choisir ceux qui n'obligent pas à faire une perte de substance étendue aux téguments, car on aurait à craindre un raccourcissement de la paupière ou un ectropion. Si la tumeur était pédiculée, ce qui est le plus rare, on pourrait l'extirper avec un bistouri; mais, comme il y aurait à craindre un écoulement sanguin excessif, la ligature serait préférable.

Si la tumeur était sessile, on ne devrait songer ni à l'extirpation ni à la cautérisation avec la pâte de Vienne, puisqu'on ne doit pas faire de perte de substance; il faudrait choisir un des procédés qui modifient le tissu morbide sans enlever de peau. On pourrait commencer par la vaccination, si l'enfant n'avait pas encore été vacciné. Parmi les autres opérations, celles qui nous paraissent les plus sûres sont les aiguilles en permanence (procédé de M. Lallemand) ou les sétons multiples, auxquels A. Bérard donnait volontiers la préférence dans les cas où la cautérisation avec la pâte de Vienne était contre-indiquée.

L'indication de ménager la peau serait encore satisfaite par la ligature sous-cutanée, telle que nous l'avons vu pratiquer dans un cas de tumeur érectile de la paupière supérieure par Blandin. Pour l'exécuter, ce chirurgien avait traversé la peau avec une aiguille armée d'un fil ciré qu'il avait poussée sous les téguments, à la périphérie de la tumeur, jusqu'à ce qu'il cessât de pouvoir la faire tourner; il avait alors fait sortir la pointe; puis, la rentrant par la même ouverture, il l'avait conduite un peu plus loin sous la peau : il l'avait ainsi fait sortir et rentrer alternativement jusqu'à ce que, les deux chefs sortant par le même orifice, il pût étreindre toute la base de la tumeur, sans comprendre la peau dans la ligature. Les deux chefs furent noués sur un rouleau de diachylon, au moyen d'une rosette, et serrés tous les deux jours. Au cinquième ou sixième jour, la suppuration sortit par les piqûres circonférentielles, entraînant avec elle des détritus de la tumeur, qui peu à peu s'affaissa et finit par disparaître. Ce procédé est ingénieux ; mais il peut occasionner, comme toutes les ligatures, une douleur et une inflammation vive qu'il importe d'épargner aux enfants. Le séton multiple d'A. Bérard n'a pas le même inconvénient et donne des résultats aussi certains.

2° Pour les tumeurs veineuses orbito-palpébrales, les opérations qui n'agissent que superficiellement seraient insuffisantes : en vain emploierait-on la vaccination, les aiguilles de M. Lallemand, la ligature sous-cutanée. On pourrait songer à la cautérisation sous-cutanée avec une pointe de fer rougie, d'après le procédé imaginé par A. Bérard et M. Lenoir ; mais ne doit-on pas craindre les inflammations consécutives de la région orbitaire ? et, d'un autre côté, comment être sûr d'arriver aux limites du mal ? A la rigueur, les sétons pourraient encore être employés en conduisant les mèches profondément avec une aiguille courbe ; mais il serait certainement très-difficile de traverser toute l'étendue de la production morbide, dont on ne connaît pas les limites. Ces sortes de tumeurs sont en définitive à peu près impossibles à guérir, et le malade est condamné à les conserver comme une infirmité.

On doit regarder comme exceptionnelle l'opération et le succès d'Allan Burns dans un cas que Mackenzie rapporte longuement (*loc. cit.*, p. 131). Le malade était un adulte. La tumeur recouvrait environ un tiers de l'extrémité temporale de la paupière supérieure et en même temps toute la paupière inférieure. Vers le grand angle de l'œil, elle était interposée entre la conjonctive et la sclérotique. Elle s'étalait en outre dans les régions malaire et parotidienne. Comme elle faisait des progrès continuels, M. Burns se décida à l'opérer. Il détacha d'abord la paupière inférieure dans toute son étendue; ensuite il disséqua la partie de la tumeur qui adhérait à la sclérotique et celle qui adhérait à la paupière supérieure. Il disséqua enfin dans les régions malaire, parotidienne et temporale, où la production morbide envoyait des prolongements, et fut obligé d'emporter une portion du muscle temporal et de lier plusieurs artères volumineuses. Le malade guérit, mais avec des adhérences entre la paupière inférieure et l'œil et une grande diminution des mouvements de cet organe. Il faut également regarder comme exceptionnel et comme ne devant pas être imité un autre cas emprunté par Mackenzie à Wardrop, cas dans lequel ce dernier chirurgien avait cru devoir faire la ligature de la carotide primitive pour une tumeur veineuse orbito-palpébrale.

II. Les *tumeurs érectiles artérielles* et celles qui sont tout à la fois *veineuses et artérielles* sont très-rarement limitées aux paupières; elles sont presque toujours orbito-palpébrales et s'étendent même aux autres régions de la face. Nous comprendrons ce qui a rapport à leur traitement dans la description des tumeurs érectiles de l'orbite. Il est cependant un cas dans lequel la tumeur ne parais-

sait pas se prolonger dans l'orbite; c'est celui de
Warren, cité longuement par Mackenzie (p. 134).
La tumeur, pulsatile, occupait le grand angle de l'œil,
le front, et la racine du nez. Après avoir essayé en
vain de l'affaisser par la ligature des branches de
l'ophthalmique, de la faciale, et de la temporale,
Warren se décida à lier la carotide primitive et
obtint un succès complet.

SECTION III.

VICES DE CONFORMATION ET DIFFORMITÉS
DES PAUPIÈRES.

Les vices de conformation et difformités des
paupières consistent en : 1° leur absence, 2° leur
brièveté (*lagophthalmie*), 3° l'étroitesse de
leur ouverture (*phimosis palpébral*), 4° leur
hypertrophie partielle (*épicanthus*), 5° leur division anormale (*colobôma*), 6° l'union plus ou
moins complète de leurs bords libres (*ankyloblépharon*), 7° leur adhérence au globe oculaire
(*symblépharon*); 8° certaines déviations des
cils (*trichiasis*) ou des paupières, portées soit
en dedans (*entropion*), soit en dehors (*ectropion*).

CHAPITRE PREMIER.

Absence des paupières.

L'absence congénitale des paupières est excessivement rare. Elle a été observée principalement
sur des fœtus monstrueux, et n'a pas, à notre connaissance, exigé jusqu'à présent l'intervention de
l'art.

L'absence accidentelle a été quelquefois observée à la suite de destructions par gangrène, puis

tule maligne, brûlure ou ulcération , ou consécutivement à des opérations faites pour des cancers. Il est remarquable que cette absence est rarement complète , et que le travail réparateur naturel, en attirant la peau des régions voisines et utilisant la conjonctive, finit souvent par ramener au devant de l'œil , non pas une paupière naturelle , mais une certaine portion de téguments qui peut jusqu'à un certain point remplacer cette dernière. On n'observe donc en réalité ce vice de conformation et ses conséquences que dans les cas où la cicatrisation d'une perte de substance ne peut être obtenue à cause de la malignité du mal et dans ceux où cette cicatrisation laisse l'œil complétement à découvert.

Nous reviendrons sur ces faits à propos de chacune des maladies qui peuvent entraîner la perte des paupières. Ici il suffit de faire observer que les principales conséquences de l'absence de ces organes sont l'inflammation chronique de l'œil par suite de son exposition continuelle à l'air, le ramollissement , l'ulcération , l'obscurcissement de la cornée , et par conséquent au bout d'un temps plus ou moins long la perte de la vision.

On ne peut remédier que très-incomplétement à l'absence des paupières : la seule ressource est la blépharoplastie que nous décrirons et dont nous exposerons plus loin les résultats.

CHAPITRE DEUXIÈME.

Brièveté des paupières ou lagophthalmie.

- La brièveté des paupières est un vice de conformation, lorsqu'elle est portée assez loin pour empêcher le contact des bords palpébraux pendant le clignement et pendant le sommeil. Cette maladie pourrait à la rigueur être congénitale, cependant on n'en cite pas d'exemple. Ordinairement elle est acquise et due à une perte de substance par suite de l'une des maladies indiquées tout à l'heure, et spécialement par suite de la brûlure ou de la pustule maligne.

Le raccourcissement se présente sous deux formes. Dans la première, qui est de beaucoup la plus fréquente, il est plus prononcé du côté de la peau que du côté de la muqueuse, et il en résulte un renversement ou ectropion, maladie qui sera décrite un peu plus loin dans un chapitre spécial. Dans la seconde, les paupières ne changent pas de direction ; elles restent seulement éloignées, et l'œil ne peut être entièrement recouvert. L'un de nous, M. Gosselin, a eu l'occasion d'en observer un exemple à l'hôpital des Cliniques, en 1848. Le raccourcissement avait lieu sur la paupière supérieure, qui avait été brûlée pendant l'enfance de la malade. Il en était résulté que cette paupière, dont la hauteur avait diminué de moitié ou des trois quarts, ne pouvait plus se mettre en contact avec l'inférieure, et que le globe de l'œil semblait avoir un volume trop considérable, en même temps qu'il était habituellement le siége d'une congestion sanguine. Cette dernière forme, la seule dont nous ayons à nous occuper ici, est celle à laquelle la plupart des auteurs donnent le nom de *lagophthalmie* (œil de lièvre), quoique plusieurs aient aussi employé ce mot pour indiquer le renversement de la paupière supérieure.

On peut se demander pourquoi la même cause, une perte de substance, produit dans le plus grand nombre des cas un renversement, et dans quelques-uns une brièveté simple sans ectropion. Faut-il l'attribuer à ce que, dans ces derniers cas, des soins particuliers ont été pris pendant la cicatrisation, ou bien à ce que la destruction a porté sur la muqueuse aussi bien que sur la peau, à ce qu'elle a été moins étendue? Nous ne saurions le dire; car les observations sont muettes sur ce point, et les malades ne peuvent pas donner de renseignements précis sur l'accident primitif, qui remonte ordinairement à une époque éloignée de celle à laquelle on se préoccupe de la difformité.

Il peut se faire que la destruction ait eu lieu du bord libre vers le bord adhérent, et qu'en conséquence les cils aient été détruits. Mais, dans la plupart des cas, la destruction s'est faite en sens inverse; le bord libre existe encore, seulement il est situé plus loin du grand diamètre de l'orbite que dans l'état naturel.

Les principaux inconvénients de cette maladie sont dus à la diminution des mouvements. Les paupières ne pouvant arriver au contact et se trouvant plus éloignées l'une de l'autre qu'à l'état normal, l'œil paraît trop volumineux; d'autre part, il n'est pas suffisamment abrité, et s'enflamme de temps en temps. Il est vrai cependant que, dans les cas où une seule paupière est raccourcie, l'autre peut à la rigueur la suppléer. On observe à cet égard, entre la supérieure et l'inférieure, une différence : la première est beaucoup plus suscep-tible que la seconde d'un allongement qui lui per-met de remplacer l'autre pour la protection de l'œil.

Il faut en outre distinguer les cas dans lesquels le muscle orbiculaire a été détruit avec les tégu-ments de ceux dans lesquels ce muscle existe en-core. Les premiers sont les plus mauvais; car la portion restante de la paupière n'exécute alors au-cun mouvement, et, si l'on pratique une opération dans le but de l'allonger, on ne peut lui rendre en même temps sa mobilité.

Le raccourcissement des paupières peut être abandonné à lui-même chez la plupart des malades; car les meilleurs résultats des opérations autoplastiques laissent encore après eux des irrégularités, et celle que cause la brièveté palpébrale n'est pas tellement grande que l'on doive chercher à lui en substituer une qui le serait un peu moins. On ne doit réellement songer à une opération que si, le raccourcissement étant très-considérable, le globe de l'œil est compromis, ou si la difformité est trop choquante. Tel était le cas de la malade que nous avons observée à la Clinique. Tel était aussi celui de l'enfant que M. Huguier a présenté à la Société de chirurgie (*Bulletin*, t. 1ᵉʳ, p. 253 et 341).

On ne peut remédier à cette maladie que par une opération autoplastique. Celle-ci est pratiquée, comme nous le verrons plus loin, suivant la méthode indienne ou suivant la méthode française. M. Huguier a fait à sa malade une opération qui appartient à la deuxième méthode, mais en y ajoutant la fusion temporaire des paupières, telle que nous l'indiquerons un peu plus loin. Après avoir avivé les deux bords libres, il a fait sur la joue trois incisions profondes et horizontales qui permirent de remonter les téguments destinés à allonger la paupière inférieure raccourcie. Il a ensuite réuni les deux paupières par trois points de suture. La fusion ne s'est établie qu'aux deux extrémités et a manqué à la partie moyenne; néanmoins la plaie résultant de la dissection a pu se cicatriser sur place, sans entraîner le bord libre. Au bout de quatre mois et demi, lorsque M. Huguier a présenté pour la seconde fois la malade à la Société de chirurgie, le résultat était assez satisfaisant; car la paupière nouvelle, quoique peu mobile, recouvrait et protégeait l'œil sans nuire à la vision.

CHAPITRE TROISIÈME.

Phimosis palpébral.

On a donné le nom de phimosis palpébral ou de *blépharophimosis* à l'étroitesse de l'ouverture interceptée par les deux paupières. Ce vice de conformation, qui est assez rare, n'est pas de nature à préoccuper beaucoup le praticien. En effet, si le phimosis est congénital, il coïncide ordinairement avec une petitesse ou un arrêt de développement de l'œil, et, en aucun cas, il n'apporte à la vision un obstacle assez grand pour justifier une opération qui ne remédierait jamais qu'incomplétement à la difformité. Si le phimosis est acquis, il est ordinairement causé par des solutions de continuité qui ont produit en même temps un renversement ou des adhérences anormales. Il complique donc l'ectropion ou le symblépharon, et ajoute par lui-même peu de chose aux symptômes et aux indications thérapeutiques. L'opération imaginée par M. Ammon, et qui consiste à placer un lambeau de conjonctive entre les deux lèvres d'une plaie faite à la commissure externe, ne peut donc trouver ici son application. D'ailleurs, s'il était nécessaire de la discuter, nous montrerions qu'elle ne réussirait sans doute qu'à la condition d'établir un symblépharon partiel qui ne serait pas sans inconvénient.

CHAPITRE QUATRIÈME.

Épicanthus.

L'épicanthus (des deux mots grecs επι, sur, et κάνθὸς, coin de l'œil) est un vice de conformation congénital, qui consiste dans la présence, au grand angle de l'œil, d'un pli cutané anormal qui s'avance au devant de la caroncule et peut masquer une partie du globe oculaire.

Cette maladie est peu fréquente, et paraît avoir été décrite pour la première fois par Shon dans un ouvrage allemand publié en 1828. Cet auteur ne lui avait cependant pas donné de nom spécial. Le mot d'épicanthus a été imaginé par M. Ammon, qui en a fait, dans ces derniers temps, une description complète. M. Sichel a publié en outre sur ce sujet, dans le 20ᵉ volume des Annales d'oculistique, un travail assez étendu, dans lequel il a consigné plusieurs faits nouveaux.

Caractères anatomiques et physiologiques. — L'épicanthus est constitué par un repli de la peau dont les faces regardent l'une en avant, l'autre en arrière, dont le bord adhérent se continue avec la peau de la racine du nez, dont le bord libre est tourné en dehors et représente un croissant. Les extrémités de ce dernier se continuent avec la peau des paupières. A un degré peu prononcé, le bord libre ne dépasse pas la caroncule ; la difformité est à peine visible et pourrait échapper à l'attention d'un observateur non prévenu. Tel était le cas rapporté par M. Cornaz (*Annales d'oculist.*, t. xxiii, p. 27) : le pli cutané recouvrait la caroncule de chaque côté, mais n'occasionnait aucune gêne. Si l'on tirait la peau du grand angle en dehors, on déterminait une saillie plus grande de l'épicanthus ; si on la tirait en dedans, il disparaissait complétement. La peau de l'enfant présentait une coloration qui se rapprochait beaucoup de celle des albinos.

A un degré plus prononcé, le repli couvre entièrement le grand angle et les points lacrymaux, qui du reste n'en sont nullement altérés dans leur conformation ou dans leurs fonctions. Il arrive seulement, dans ce cas, que l'espèce de cul-de-sac limité par l'épicanthus devient le siége d'excoriations, à cause du séjour et de la décomposition des larmes, du mucus, ou de la matière sébacée.

Dans un troisième degré, le bord libre du repli cutané dépasse les points lacrymaux, couvre une partie du globe de l'œil, et peut s'avancer jusqu'à la circonférence de la cornée, comme dans la quatrième observation de M. Sichel. On n'a jamais vu le pli recouvrir une portion considérable de la cornée, dans les moments où l'œil était fixe et regardait directement en avant. La vision est notablement gênée lorsque le malade fixe les objets rapprochés, parce que la pupille, se portant alors en dedans, est en partie recouverte par le bord externe de l'épicanthus. Si l'on regarde de côté, la vision se fait avec un seul œil, celui qui se dirige en dehors ; l'autre, venant se cacher derrière l'épicanthus, ne peut y prendre part. Enfin les extrémités du bord libre venant se perdre dans les paupières, il en résulte une certaine gêne pour ces organes et une diminution de leur mobilité, qui est beaucoup moins frappante dans le premier et le deuxième degrés. Cette diminution était assez prononcée sur la paupière supérieure de l'œil gauche, chez un des malades de M. Sichel (obs. 4), pour constituer une variété de ptosis ou prolapsus.

La maladie existe habituellement des deux côtés. On cite cependant une observation de Græfe, dans laquelle elle était unilatérale. Quand elle est double, il peut arriver qu'elle soit très-peu prononcée d'un côté et beaucoup plus de l'autre.

L'épicanthus présente à tous ses degrés un caractère remarquable, c'est qu'on le déplisse et qu'on le fait disparaître en pinçant la peau de la racine du nez entre les deux replis anormaux.

Étiologie. — Cette affection est congénitale, et, comme toutes les difformités de ce genre, échappe aux explications étiologiques. Quelquefois elle est héréditaire : M. Sichel en cite un cas fort curieux (obs. 1). Le père était atteint d'un épicanthus congénital double, compliqué de ptosis incomplet ; cinq fils et une fille présentèrent le même vice de conformation à des degrés divers ; un des fils eut une fille qui en fut également atteinte. Ce vice de conformation coïncide souvent avec une difformité de la région nasale ; et même, selon M. Sichel, le nez est constamment aplati et élargi à sa racine. Cet auteur pense que les individus de la race mongole y sont plus sujets que les autres, en raison de la conformation spéciale de cette région chez eux.

Nous ne connaissons pas d'exemple d'épicanthus acquis. M. Desmarres a publié sous ce nom, et même sous celui d'épicanthus temporaire, l'observation d'un enfant chez lequel, au déclin d'une ophthalmie purulente, on vit se former au grand angle de l'œil un repli semi-lunaire, qui, dans l'espace de quelques jours, après s'être avancé vers la cornée, rétrograda peu à peu de manière à disparaître complétement vingt jours après son apparition. Il nous paraît difficile de voir dans ce fait un véritable épicanthus : ce n'est autre chose, selon nous, qu'une forme particulière du gonflement inflammatoire qui accompagnait l'ophthalmie.

Traitement. — Abandonnée à elle-même, cette difformité a de la tendance à diminuer par les progrès du développement de la face. Elle peut même disparaître entièrement avec l'âge, lorsqu'elle est au premier ou au deuxième degré ; c'est pourquoi l'on n'a pas d'opération à tenter. Mais l'épicanthus du troisième degré ne guérirait pas sans l'intervention de l'art, et il est bon que cette intervention ait lieu de bonne heure, afin d'éviter des complications qui surviennent quelquefois plus tard, savoir le strabisme et l'entropion.

Deux opérations ont été proposées. La première fut exécutée par Græfe, pour un cas d'épicanthus unilatéral : il excisa simplement le repli cutané avec des ciseaux courbes, et fit un pansement ordinaire ; au bout de quelques jours, le malade fut guéri. La même opération serait applicable aux cas semblables ou à ceux dans lesquels l'épicanthus, très-peu prononcé du côté opposé, n'y exigerait pas d'opération spéciale. La seconde, proposée par M. Ammon, convient particulièrement aux cas dans lesquels l'épicanthus est double et prononcé également des deux côtés. Cet auteur admet que la maladie a pour origine principale un excédant de peau entre les deux yeux ; se fondant en outre sur cette circonstance, qu'un plissement de la peau, correspondant pour son étendue à la saillie des deux épicanthus, fait disparaître ces derniers, et rend en même temps les mouvements des paupières plus libres et plus étendus, il conseille l'excision d'une portion ovalaire ou ellipsoïde de la peau de la racine du nez. Cette perte de substance peut être faite avec le bistouri ou avec les ciseaux courbes. On réunit ensuite la plaie au moyen de la suture. Cette opération peut suffire pour guérir toutes les complications, et en particulier l'excoriation du grand angle, le ptosis, l'entropion ; cependant, si elle était insuffisante, on devrait recourir à l'une des opérations usitées pour ces affections. C'est ce qui arriva à M. Sichel (obs. 4). Il s'agissait d'un enfant de dix ans, atteint d'épicanthus double, avec entropion de la moitié interne des deux paupières inférieures, et ptosis des paupières supérieures plus prononcé à l'œil gauche. L'opération de l'épicanthus guérit complétement cette affection, ainsi que l'entropion et même le ptosis de la paupière supérieure droite ; mais, à gauche, le ptosis, bien qu'un peu moins considérable, persistait à un degré gênant pour le malade : un mois après la première opération, on fit l'excision d'une portion de la peau de cette paupière, ce qui suffit pour donner une guérison radicale.

CHAPITRE CINQUIÈME.

Colobôma.

Le colobôma est une difformité quelquefois congénitale, mais le plus souvent accidentelle, qui consiste en une fente verticale des paupières, comparable à celle qui aux lèvres porte le nom de bec-de-lièvre.

Caractères anatomiques et variétés.—Cette affection peut occuper l'une ou l'autre paupière. Elle paraît un peu plus fréquente sur l'inférieure que sur la supérieure. La hauteur de la fente varie : quelquefois elle ne dépasse pas le niveau du cartilage tarse ; d'autres fois, elle le dépasse, et s'étend à une distance plus ou moins grande du bord adhérent. L'écartement qui existe entre les deux lèvres est en rapport avec la hauteur : dans le colobôma peu étendu, la portion restée intacte du cartilage tarse s'oppose à l'écartement ; dans celui qui est très-étendu, aucun obstacle ne vient combattre l'action du muscle orbiculaire qui tend à séparer les deux lèvres. Dans le premier, la solution de continuité figure une encoche du bord palpébral ; dans le second, elle représente un V ou un triangle dont la base est tournée du côté du bord libre et le sommet du côté du bord adhérent.

La conformation des deux lèvres de la fente n'est pas la même, lorsque la maladie est accidentelle et lorsqu'elle est congénitale. Dans le premier cas, la peau et la muqueuse palpébrale sont réunies par une substance intermédiaire cicatricielle; dans le second, le bord libre présente la conformation de celui de la paupière, c'est-à-dire est formé par une muqueuse qui se modifie insensiblement pour se continuer avec la peau. On y voit même quelquefois des poils. Tel était le cas rapporté par M. Cunier dans les Annales d'oculistique (t. vii, p. 10). Il s'agissait d'un enfant de trois ans. La fente anormale était bordée de chaque côté par une rangée de cils. L'écartement des deux bords était de 4 millimètres. La conjonctive palpébrale était rouge, la paupière supérieure un peu tombante. On fit l'avivement, puis la réunion au moyen de deux points de suture; la guérison fut promptement obtenue. Des faits analogues sont rapportés par Seiler dans ses Recherches sur les difformités congénitales de l'œil, et par M. Ammon (*Annales d'oculistique*, t. iii). Ce dernier auteur a même observé sur un fœtus de trois mois une complication remarquable: il y avait ankyloblépharon en même temps que colobôma à la paupière supérieure; l'œil n'était donc mis à découvert que par une fente triangulaire verticalement dirigée.

Étiologie. —Les plaies accidentelles non réunies, celles que peut être appelé à pratiquer le chirurgien pour l'ablation de certaines tumeurs cancéreuses ou pour le symblépharon, sont les causes les plus ordinaires du colobôma accidentel. Nous ne savons rien touchant les causes du colobôma congénital.

Les *symptômes* sont très-simples. Lorsque la

solution de continuité est petite, elle ne constitue qu'une difformité légère. Lorsqu'elle est grande, la difformité est plus disgracieuse ; en outre, une partie du globe de l'œil se trouvant constamment exposée à l'air, cet organe peut s'enflammer et la cornée s'obscurcir. M. Velpeau cite, dans l'article *Paupières* du Dictionnaire de médecine, le cas d'un jeune homme de quinze ans, qui portait un colobôma depuis plusieurs années, et qui perdit la vue par suite de la kératite rebelle dont il fut atteint.

Traitement.— L'indication thérapeutique, dans ce cas, est bien simple : il faut aviver les lèvres de la division dans toute leur étendue, puis les maintenir dans un contact suffisamment prolongé pour que l'adhésion s'établisse. L'avivement peut se faire, soit avec le bistouri, soit avec une paire de ciseaux droits assez forts. On a soin de tendre préalablement la paupière, en saisissant l'angle de la division avec une pince ou mieux avec la pointe d'un ténaculum. Si les bords sont pourvus de cils, on devra enlever la peau qui les supporte, afin de ne point laisser ces poils sur une région qui n'en présente pas à l'état normal. Il faut en outre avoir soin que le point de jonction des deux lèvres de la division soit enlevé ; sinon, la réunion ne se ferait pas en cet endroit, ainsi que M. Desmarres l'a observé sur un garçon boucher : la réunion du bord libre et des lèvres du colobôma était parfaite, mais au sommet du triangle on remarquait, sous un petit repli que formait la peau en cet endroit, une ouverture oblongue qui permettait à une grosse sonde de pénétrer jusque dans la cavité muqueuse. Pour que le bord libre ait une forme régulière, il faut affronter exactement l'arête qui le termine, et par conséquent placer le premier point de suture vers ce bord et assez près de lui.

Si on commençait par l'angle de la plaie, les deux lèvres pourraient ne pas présenter exactement la même longueur, d'où une irrégularité plus ou moins prononcée du bord libre. Il faut encore que les épingles dont on se sert soient minces et qu'elles embrassent une épaisseur suffisante de tissus. La peau de la paupière en effet est très-mince, et, si elle était comprise seule dans la suture, elle pourrait céder au tiraillement occasionné par l'étranglement; d'où son ulcération et la non-réussite de l'opération. On doit, en suivant ces principes, appliquer deux ou trois points de suture entortillée ; puis le malade est soumis au repos, et la plaie est recouverte d'une compresse imbibée d'eau fraîche. On ne devra pas enlever les points de suture trop tôt, car la contraction du muscle orbiculaire pourrait détruire une adhérence peu solide : il faudra donc attendre au moins le quatrième jour. Pour les mêmes raisons, on retirera les épingles avec les plus grandes précautions et sans secousses. Après leur ablation, l'œil doit rester couvert d'un bandeau et la paupière être condamnée à l'immobilité pendant quelques jours, jusqu'à ce que la cicatrice soit bien solide.

CHAPITRE SIXIÈME.

Ankyloblépharon.

L'ankyloblépharon est caractérisé par l'union anormale des deux paupières par leurs bords libres.

Variétés. — Cette maladie présente quelques variétés anatomiques importantes à signaler.

D'abord elle est complète ou incomplète, suivant que l'adhérence occupe la totalité ou une partie seulement des bords palpébraux. L'ankyloblépharon complet est très-rare. M. Carron du

Villards en cite une observation (t. 1er, p. **259**).
Il y est question d'un jeune garçon qui eut les
paupières brûlées, surtout vers leurs commissures,
par la déflagration de la poudre à canon : cette
blessure, n'ayant pas été pansée convenablement,
fut suivie d'un ankyloblépharon complet, qui plus
tard fut opéré avec succès. L'ankyloblépharon incomplet, quoique rare encore, s'observe cependant
plus souvent que le précédent, et présente lui-même
des différences de siége. Il est plus commun au
niveau de la commissure externe que dans les autres points, et la raison en est simple : les bords,
étant dans l'état normal très-voisins l'un de l'autre
en cet endroit, sont dans des conditions favorables
à une réunion, lorsqu'ils sont avivés par une plaie
ou une ulcération. Weller cite un exemple remarquable d'ankyloblépharon qui occupait la commissure interne : un malade portait en cette région
une ulcération du bord libre des paupières ; dans
le but de favoriser la cicatrisation en immobilisant
les organes, on appliqua sur l'œil un bandage
qui maintenait les bords en contact ; l'ulcère
guérit bien à la vérité, mais les deux bords palpébraux s'agglutinèrent, et il en résulta un ankyloblépharon qui couvrait la moitié interne du globe
de l'œil. Le malade ne pouvait apercevoir les objets
placés du côté du nez. Pour guérir complétement
cette lésion, Weller fut obligé de couper à deux
reprises les adhérences des bords libres, bien
qu'après la première opération il eût eu soin de
tenir les lèvres de la plaie écartées (t. 1er, p. **148**).
On peut regarder comme exceptionnel un cas cité
par Demours (t. 1er, p. **113**), dans lequel la fusion s'était établie à la partie moyenne des
bords palpébraux, une fente étant restée au niveau
de chacune des commissures. Cette maladie était

survenue à la suite d'une brûlure par une liqueur corrosive, et, comme l'œil était détruit, on pensa qu'il était inutile de chercher à corriger la difformité.

L'ankyloblépharon est simple ou compliqué. Les complications les plus fréquentes sont : 1° l'atrophie et la perte des fonctions du globe oculaire, l'accident qui a causé la lésion ayant en même temps produit de graves désordres du côté de cet organe; 2° le symblépharon, les mêmes causes amenant, dans certains cas, des adhérences entre les paupières et le globe de l'œil en même temps qu'entre les deux paupières. Nous nous occuperons de cette dernière variété dans l'article suivant. La maladie peut exister d'un seul ou des deux côtés.

Enfin la disposition du tissu au moyen duquel s'établit l'adhérence présente des variétés. Le plus souvent il est très-dense, très-court, et maintient les bords palpébraux dans un contact immédiat. D'autres fois il est lâche et constitue une sorte de membrane intermédiaire bien distincte : c'est ce qu'on observe surtout dans l'ankyloblépharon congénital.

Étiologie.—L'ankyloblépharon est congénital, accidentel, ou artificiel.

L'ankyloblépharon congénital est très-rare. Wenzel en cite deux exemples dans lesquels la difformité existait des deux côtés (*Manuel de l'oculiste,* t. II, p. 155); mais, dans le premier, l'adhérence s'étendait à tout le bord libre; tandis que, dans le second, elle était incomplète, et se trouvait établie par une membrane muqueuse anormale placée en arrière des deux rangées de cils. L'incision de cette membrane fut suivie d'une guérison complète au bout de quelques jours.

M. Rognetta cite un cas à peu près semblable. Il s'agit d'un nouveau-né chez lequel les muqueuses palpébrales étaient réunies de manière à former devant la cornée un voile muqueux très-mobile. Les bords palpébraux restaient éloignés de deux à trois lignes, et tenaient ensemble par cette espèce de bande muqueuse. Un petit pertuis existait à l'angle externe par où les larmes coulaient. La membrane muqueuse ayant été fendue, l'œil fut trouvé sain en dessous et la guérison fut complète. La difformité, dans ces cas, est sans doute produite par la permanence d'un état ordinairement transitoire chez le fœtus : en effet, jusqu'à la fin du troisième mois de la vie intra-utérine, les paupières sont maintenues en contact par une substance glutineuse, qui peut à la rigueur s'organiser et se transformer en membrane intermédiaire.

L'ankyloblépharon accidentel peut arriver à la suite de plaies, de brûlures, ou d'ulcérations qui ont avivé les bords libres des paupières. Une condition indispensable pour que l'adhérence s'établisse est le repos, et c'est parce que le plus souvent, à la suite de ces accidents, les paupières retrouvent leurs mouvements au bout d'un petit nombre de jours, que la maladie est en définitive assez rare. Si au contraire la solution de continuité s'étend à la fois à la surface interne des paupières et au globe de l'œil, un gonflement inflammatoire arrive, qui condamne les paupières au repos favorisé d'autre part par le symblépharon qui ne tarde pas à s'établir ; c'est pourquoi les deux maladies s'observent souvent ensemble.

Quelquefois la solution de continuité a été faite par le chirurgien et suivie malgré lui de l'établissement des adhérences. M. Rognetta rapporte un cas dans lequel l'ankyloblépharon survint après l'excision d'un trichiasis. **M.** Michon en rapporte un autre, qui fut consécutif à une blépharoplastie double, et dont nous avons eu l'occasion de parler déjà. Les deux paupières avaient été enlevées, et l'opérateur n'avait pu conserver intact que le tiers externe de la supérieure. On prit les lambeaux dans les régions temporale pour la paupière inférieure et frontale pour la supérieure. Une mèche cératée fut interposée entre les portions du lambeau qui devaient former l'ouverture des paupières. Or, après quelques accidents dont le malade put heureusement triompher, il quitta l'hôpital avec une fente palpébrale qui n'avait que l'étendue de la portion du bord libre de la paupière supérieure qui avait pu être conservée; dans les autres points, les bords libres s'étaient réunis.

La maladie est artificielle, lorsque les solutions de continuité ont été produites volontairement par le chirurgien pour obtenir l'adhérence des paupières. Nous verrons que c'est une opération complémentaire dans certains procédés destinés à guérir l'ectropion.

Symptômes. — Ils sont très-simples, et consistent surtout dans l'impossibilité d'écarter les paupières et de mettre l'œil à découvert. La vision est totalement empêchée, lorsque l'ankyloblépharon est complet; elle peut encore s'accomplir, mais avec une certaine difficulté, s'il correspond à l'une des commissures. Lorsque la lésion est congénitale, les bords ciliaires peuvent s'écarter un peu et laisser voir la bande muqueuse étendue de l'un à l'autre et qui les réunit; le malade peut distinguer la lumière et même certains objets à travers cette membrane. Lorsque la lésion est accidentelle, on ne voit pas de membrane intermédiaire, et la cécité est plus complète ; cependant, si l'œil est intact, le malade peut encore distinguer le jour d'avec la nuit.

Traitement. — Il n'y a pas nécessité d'opérer l'ankyloblépharon , quand il est partiel et placé de manière à ne pas gêner la vision, ni lorsque, partiel ou général, l'œil est perdu. Il y a au contraire indication dans les cas où, l'œil étant conservé, la vision est empêchée par l'adhérence.

L'opération la plus usuelle est celle que l'on trouve indiquée dans Celse, et qui consiste à couper transversalement l'adhérence. Pour l'ankyloblépharon incomplet, on se sert de ciseaux mousses, ou d'un bistouri que l'on conduit sur la sonde cannelée, ou d'un petit bistouri boutonné. S'il s'agit d'un ankyloblépharon complet et qu'il n'existe en aucun point correspondant à la fente oculo-palpébrale d'orifice par lequel on puisse introduire un instrument, on soulève les paupières en avant du globe de l'œil et on y détermine un pli, dont l'une des extrémités est confiée à un aide. L'opérateur incise ce pli et fait, dans la direction de la fente palpébrale, une boutonnière qui lui permet d'agir ensuite comme dans le cas précédent. Mais là ne se borne pas le rôle du chirurgien. S'il se contentait d'inciser, les surfaces saignantes, placées dans un contact immédiat au moins pendant le temps du sommeil, seraient exposées à contracter de nouvelles adhérences. Pour éviter ce résultat, des soins consécutifs sont nécessaires : Celse recommandait au malade de tenir les yeux ouverts aussi longtemps que possible. Certains auteurs ont, dans ce but, donné le conseil d'opérer le matin , afin que le besoin du sommeil ne se fît sentir que longtemps après. D'autres ont placé près du patient une personne chargée de l'empêcher de dormir. On a conseillé encore d'enduire les bords palpébraux avec des corps gras ou certains onguents dessiccatifs, de cautériser les surfaces avivées avec l'azotate d'argent, d'interposer entre les paupières des corps étrangers, tels que linge cératé, tentes, etc., de placer ces corps étrangers, après avoir mis préalablement entre l'œil et les paupières la lame de verre convexe dont se servaient A. Bérard et Lhommeau pour la kératite chronique. Enfin on a maintenu quelquefois les paupières écartées avec des anses de fil qui les traversaient ou avec des bandelettes de taffetas d'Angleterre. Nous donnerions la préférence à ce dernier procédé, et mieux encore à des bandelettes de linge rendues emplastiques à l'aide du collodion. Il faut mettre en usage l'un ou l'autre de ces moyens, mais ne pas trop compter sur un résultat parfait, car on voit souvent malgré leur emploi l'adhérence se rétablir, non pas à la partie moyenne, mais au niveau des commissures et particulièrement de l'externe, où le contact des surfaces avivées est si difficile à empêcher. Le malade guérit alors, mais en conservant un phimosis palpébral.

C'est pour éviter cet inconvénient que M. Ammon a proposé d'appliquer ici l'autoplastie par inflexion, pratiquée seulement au niveau de l'angle externe des paupières : après avoir fait l'incision ordinaire, il dissèque et décolle la muqueuse, la renverse en dehors, et l'affronte à la peau par un point de suture. Il paraît avoir exécuté plusieurs fois avec succès cette modification (*Journal d'ophth.*, t. II, p. 145).

Mackenzie a fait connaître encore un nouveau procédé opératoire imaginé par le Dr Schindler. Ce chirurgien a, dans un cas, compris les adhérences entre deux ligatures assez serrées, qui, au bout de trois jours, se détachèrent. Ce procédé n'offre aucun avantage sur le précédent.

CHAPITRE SEPTIÈME.

Symblépharon.

Le symblépharon est l'adhérence anormale des paupières au globe de l'œil. Cette maladie est, comme la précédente, peu commune et difficile à traiter.

Variétés. — Le symblépharon est complet ou total, lorsque les paupières adhèrent dans toute leur étendue et que la cavité de la conjonctive est entièrement effacée. Cette variété est excessivement rare et peut offrir cependant deux différences principales : tantôt il y a en même temps ankyloblépharon et symblépharon, et alors l'adhérence a lieu, non-seulement au niveau de la sclérotique, mais aussi sur la cornée ; tantôt il n'y a pas d'ankyloblépharon, et alors une partie, sinon la totalité de la cornée, peut rester libre.

Il est incomplet ou partiel, lorsque, l'adhérence n'ayant lieu que par places, la conjonctive conserve dans les autres points sa disposition naturelle. Cette adhérence est formée par un tissu de cicatrice dans lequel se confondent les feuillets palpébral et oculaire de la membrane, et présente de nombreuses différences quant au siége, à la forme, à l'étendue et au nombre.

Siége. — Le symblépharon incomplet peut occuper tous les points du contour de la cavité oculo-palpébrale ; il n'a pas de siége de prédilection, par la raison qu'étant consécutif à une solution de continuité accidentelle il se forme là où cette solution de continuité a eu lieu. Le plus souvent, l'adhérence est établie entre l'une des paupières et la conjonctive scléroticale, mais quelquefois c'est entre la paupière et la cornée, ou bien le tissu de cicatrice correspond tout à la fois à la sclérotique et à la cornée. Dans ce cas, la cornée est souvent opaque autour de l'adhérence et à son niveau.

Forme. Lorsque l'adhérence est constituée par un tissu très-court et inextensible, elle n'a pas une forme qui puisse recevoir de dénomination spéciale : on dit seulement qu'elle est serrée, ou que la paupière est trop étroitement unie au globe de l'œil pour pouvoir s'en écarter. Pour peu qu'en pareil cas le tissu de cicatrice se soit rétracté, il entraîne en arrière et renverse la paupière, ce qui produit une variété d'entropion ; mais, si le tissu qui forme l'adhérence est assez long et assez lâche pour permettre encore à la paupière de s'éloigner de l'œil, la lésion se présente sous la forme d'une bride qui offre elle-même des différences de longueur et de forme faciles à prévoir. Parmi ces différences, la plus importante est celle-ci : tantôt, et le plus souvent, la bride adhère tout à la fois par ses extrémités à la paupière et à l'œil et par un de ses bords au cul-de-sac oculo-palpébral, en sorte qu'un seul de ses bords est libre ; tantôt, comme dans un cas cité par Fabrice de Hilden, la bride n'adhère que par ses deux extrémités et est libre par toute sa circonférence, en sorte qu'on peut la contourner avec un stylet ou une sonde cannelée.

Étendue. Le tissu de cicatrice peut occuper sur la paupière et l'œil une étendue de quelques millimètres seulement, ou bien une étendue de plusieurs millimètres, d'un ou de deux centimètres. Il suffit d'indiquer ces différences pour les faire comprendre.

Nombre. On trouve une seule bride, ou bien

deux ou trois, séparées par des intervalles où la conjonctive est saine.

On peut, dans tous les cas, observer les mêmes complications que dans l'ankyloblépharon et particulièrement des opacités de la cornée ou l'atrophie du globe oculaire.

Étiologie. — Le symblépharon n'est jamais congénital, ou du moins nous n'en connaissons pas d'exemple. Il est causé par des solutions de continuité qui intéressent tout à la fois les deux feuillets de la muqueuse ou l'un d'eux seulement dans une grande étendue et qui sont le résultat d'un accident ou d'une opération chirurgicale. Dans le cas cité par Fabrice de Hilden, il fut causé par un coup d'épée. Dans un autre dont parle M. Desmarres (p. 34), ce fut un coup de poignard. L'excision du ptérygion, lorsqu'il est très-étendu ou lorsque le chirurgien a fait à tort une trop grande perte de substance, a quelquefois été suivie d'un symblépharon, qui, comme dans les cas précédents, était partiel. Le fait rapporté par Demours (t. II, p. 61) paraît se rapporter à cette catégorie. M. Hays et M. Pétrequin en ont fait connaître aussi chacun un exemple.

Souvent, et surtout lorsqu'il était complet, le symblépharon a été consécutif à des brûlures, soit par des corps en ignition, soit par des agents chimiques. Il avait été produit, dans un cas de M. Cunier (*Annales d'oculist.*, t. XI, p. 270), par un fer rouge lancé dans l'œil ; dans celui de M. Chassaignac, par un charbon incandescent (*Bulletin de la Société de chirurgie*, t. II, p. 560) ; dans ceux de M. Brulet, de Dijon, par de la chaux vive (*Annales d'oculist.*, t. XIX, p. 37) ; dans celui de A. Petit, par de l'acide nitrique projeté dans les deux yeux (*Observ. cliniq.*, p. 181) ; dans

un de ceux de **M.** Carron du Villards, par une explosion de fulminate d'argent (t. 1, p. 265). Il est
très-rare que de pareils agents laissent au globe de
l'œil son intégrité, que surtout la cornée ait conservé sa transparence. Certaines ophthalmies purulentes s'accompagnent d'ulcérations de la conjonctive, qui peuvent encore laisser à leur suite
des adhérences anormales.

Symptômes. — Le symblépharon complet
a pour symptôme la perte du mouvement des
paupières et de l'œil. Cette perte est entière et
absolue lorsque les adhérences sont serrées. Si
elles sont lâches, le globe de l'œil exécute encore
quelques mouvements, et l'on peut avec les doigts
plisser les paupières et les éloigner de l'œil. Si la
maladie n'est pas compliquée d'adhérences entre
les bords libres ou de perte de l'œil, la vision s'accomplit, mais l'œil se fatigue promptement, parce
qu'il n'est plus lubréfié. Le symptôme principal du
symblépharon incomplet est encore la gêne apportée aux mouvements. Lorsqu'une seule paupière est
adhérente, l'autre continue bien à se mouvoir, mais
l'œil ne peut changer de position, à moins que la
bride ne soit lâche et pourvue d'une certaine extensibilité. On reconnaît à quel degré l'adhérence est
serrée, si l'on peut écarter la paupière et examiner
le tissu intermédiaire à celle-ci et au globe de l'œil.
Lorsqu'il existe une bride, on reconnaît qu'elle est
adhérente du côté du cul-de-sac, si, en écartant
le bord libre autant que possible, on la voit se
continuer de chaque côté avec la muqueuse ou si
le stylet ne peut la contourner dans toute sa circonférence.

Pronostic. — Le symblépharon est toujours
une maladie fâcheuse, parce qu'il gêne la vision et
entretient une difformité. Le complet est plus grave

que l'incomplet, parce qu'on y remédie plus difficilement et qu'il se complique presque toujours de
lésions graves du globe oculaire. L'incomplet qui
occupe toute l'étendue d'une paupière est plus
grave que celui qui n'en occupe qu'une partie. Ce qui
donne d'ailleurs une certaine gravité à toutes les
variétés, c'est qu'il est très-difficile de faire disparaître les adhérences et que le tissu nouveau a,
comme celui de toutes les cicatrices, la plus fâcheuse
tendance à se reproduire lorsqu'on l'a incisé. Sous
ce rapport cependant, les brides minces et libres
dans tout leur contour sont moins graves que les
brides larges et adhérentes par une partie de leur
circonférence.

Traitement. — Cette maladie ne peut être guérie que par une opération. La facilité des récidives
fait présumer qu'un certain nombre de procédés
et de modifications doivent avoir été conseillés. Il
est nécessaire d'indiquer à part le traitement du
symblépharon complet et de l'incomplet.

A. Dans le *symblépharon complet,* l'opération
est formellement indiquée, lorsque l'œil a conservé
sa faculté visuelle, ce qui est facile à constater
dans les cas où la cornée n'est pas recouverte, et
ce que l'on reconnaît dans les autres par la faculté
que possède le malade de distinguer la lumière à
travers les voiles palpébraux. Mais, lorsque l'œil
est positivement perdu, que doit-on faire? L'opération ne peut être que palliative, et a seulement
pour objet de faire une place suffisante pour poser
un œil artificiel. C'est là un bien faible avantage;
mais, si le malade le demande, il est permis de le
satisfaire, car cette opération de complaisance
n'expose à aucun danger et n'a d'autre inconvénient que d'échouer quelquefois par la reproduction
des adhérences. L'opération se fait par incision,

et se compose de deux temps principaux : dans le premier, on coupe tous les moyens d'union ; danns le second, qui est de longue durée, on combat lla tendance à une nouvelle réunion. Pour le premierr, on commence, s'il y a ankyloblépharon, par sépaarer à l'aide d'une incision faite avec précautioon les deux bords libres ; puis on agit comme dans lees cas où l'ankyloblépharon n'a pas lieu : on écartte le plus possible, avec une pince, l'une des paupières du globe de l'œil, on porte entre ces partioes un petit bistouri ou des ciseaux fins, et l'on coupee, en ayant soin que l'instrument agisse plutôt du côtté de la paupière que du côté de l'œil, qu'il importte de ménager. Lorsque les adhérences sont serréess, cette opération est longue et laborieuse ; lorsquee les adhérences sont lâches, elle se fait plus vite eet plus facilement. Pour le second temps, c'est-à-dirœe pour obtenir la cicatrisation isolée des deux surfaces saignantes, on a employé un grand nombrœe de moyens : tantôt les injections, tantôt les onguents dessiccatifs, la déchirure de la cicatrice à mesure qu'elle se forme, la cautérisation des surfaces avec l'azotate d'argent, pratique qu'ont employée avec succès MM. Cunier (*Ann. d'ocul.*, t. XI, p. 272) et Carron du Villards (t. I) ; enfin l'interposition de corps étrangers, tels que charpie, tentes (Demours, t. II, p. 61), œil artificiel (Petit, Mackenzie), plaque d'ivoire ramollie, feuille de cuir ou de métal, etc. Outre l'irritation que causent ces corps étrangers, outre les accidents inflammatoires auxquels ils peuvent donner lieu, ils ont encore l'inconvénient d'être quelquefois repoussés par les bourgeons charnus, et cependant il est indispensable d'en faire usage. L'œil artificiel est celui de ces moyens auquel nous donnerions la préférence.

Nous citerons comme exemple des difficultés qu'on peut rencontrer dans le traitement de cette maladie l'observation suivante, rapportée par A. Petit : « Un chirurgien, du nom de Gagnain, eut les deux yeux brûlés par de l'acide nitrique, échappé d'un ballon de verre qui fit explosion. La vue ne fut pas perdue immédiatement, mais, à mesure que les eschares se détachèrent, les paupières supérieures descendirent, et s'agglutinèrent aux inférieures en même temps qu'aux yeux : il y eut donc des deux côtés symblépharon, compliqué d'ankyloblépharon. A. Petit essaya d'abord de séparer l'une de l'autre les paupières de l'œil droit : l'opération fut faite avec beaucoup de difficulté, mais enfin assez heureusement; seulement la cornée, dans toute son étendue, était comme charnue. Je ne pus espérer, dit Petit, de la rendre transparente. L'opération fut faite alors sur l'œil gauche, et avec plus d'espoir, la cornée étant altérée seulement par une légère opacité. L'opération, qui fut dès plus pénibles, dura une heure. A. Petit employa contre la reproduction des adhérences les injections sous les paupières, les onctions avec le cérat de Galien, les mouvements du globe de l'œil. Les cautérisations ne parvinrent pas à détruire les chairs fongueuses de la cornée, qui se renouvelaient avec une incroyable facilité et qui s'étendirent même bientôt sur le point de la cornée qui avait conservé un reste de transparence, de sorte qu'en s'unissant à celles que fournissait la membrane interne des paupières elles reproduisirent bientôt toutes les adhérences. Peu de jours après, une deuxième opération fut entreprise sur l'œil gauche. Celle-ci fut bien plus douloureuse que la première : les chairs, plus dures, criaient sous le couteau; cependant elles furent parfaitement disséquées, et furent tenues éloignées du globe par un œil d'émail , large et peu profofond. Le malade put le supporter ; mais bientôt les clchairs qui s'élevaient du fond de l'orbite s'augmentètèrent par degrés, repoussèrent l'œil d'émail, et, r réta- blissant ainsi le contact entre les surfaces malalades, reproduisirent les mêmes adhérences. Ce malllheu- reux chirurgien subit une troisième opérationn que lui fit un oculiste : celle-ci manqua le faire pőérir, et fut suivie de la fonte de l'œil et du rétablisseement des adhérences. »

B. Pour remédier au *symblépharon parrtiel,* l'incision se fait comme dans le cas précéddent, en ayant soin de mettre la bride à découuvert au moyen de tractions aussi-fortes que posssible exercées sur la paupière. Si cette bride était libre partout et distincte du cul-de-sac, si,, par exemple, elle unissait une des paupières et la ccor- née, on pourrait n'avoir pas de récidive, ett les mouvements de clignement ou l'interposition ďd'une plaque d'ivoire, d'un verre concave, suffiraaient pour empêcher une nouvelle agglutination des csur- faces saignantes; on pourrait d'ailleurs, pour plus de sécurité, faire une excision. Mais, si la lbride se prolongeait jusqu'au cul-de-sac de la conjconc- tive, il y aurait beaucoup plus à craindre la ci- catrisation de proche en proche et le retour dle la maladie. Pour l'éviter, un des moyens les moins défectueux serait la destruction journalière du tissu de cicatrice au fond de la solution de continuité, suivant le précepte donné par M. Amussat pour d'autres cicatrices. Malgré cette précaution, qui ne laisse pas que d'être assez désagréable pour les malades, on a souvent encore une repro- duction au moins partielle.

Pour se mettre à l'abri de cet inconvénient, M. Brûlet, de Dijon, a eu l'idée d'appliquer au symblépharon partiel le procédé ingénieux conseillé par Rudtorffer pour les brides qui unissent les doigts. Dans un premier cas, il s'agissait d'un symblépharon consécutif à une brûlure par la chaux vive : l'adhérence occupait la paupière inférieure, et s'étendait aux deux tiers inférieurs de la cornée. Il opéra d'abord par la section des brides, en ayant soin d'interposer un corps étranger, une plaque d'ivoire, mais sans succès. Il employa ensuite le procédé de M. Pétrequin, dont nous parlerons tout à l'heure, avec le même résultat. Il résolut alors, avant de couper la bride, d'établir préalablement une cicatrice au cul-de-sac de la conjonctive, et il procéda de la manière suivante : Un aide relevant la paupière opposée à celle sur laquelle on opérait, le chirurgien, placé du côté de l'œil malade et armé de l'aiguille-lance, traversa la base de la cicatrice aussi profondément que possible, parallèlement à la direction de la gouttière palpébrale. L'instrument retiré, je lui substitue, dit M. Brulet, un fil d'argent d'un millimètre et demi de diamètre, dont je réunis les extrémités ; je laisse cet anneau à demeure pendant quinze jours ou trois semaines. A cette époque, le trajet est cicatrisé, et l'adhérence est changée en une bride libre par toute la circonférence. On coupe alors le pont inodulaire, après avoir préalablement appliqué une ligature qui reste quelques jours attachée au moignon palpébral. Cette opération a été faite deux fois avec succès.

La *ligature* a été pratiquée par Fabrice de Hilden pour un cas de bride libre par toute sa circonférence (cent. VI, observation 7). Dans cette circonstance, la lésion était la suite d'un coup d'épée : le globe de l'œil et la paupière étaient adhérents au niveau de la cornée,

6

le cul-de-sac était libre, l'adhérence potouvait être contournée avec un stylet. Cet instrumment, recourbé dans une direction convenable, , servit à conduire un fil au delà de l'adhérerence ; les deux extrémités, pendantes au dehors's sur la joue, furent liées et modérément serrées. N Mais Fabrice de Hilden ne s'en tint pas là : jugigeant à propos d'exercer une traction constante susur la cicatrice, afin de la détruire plus rapidemennt, il suspendit à son fil un morceau de plomb du p poids de quelques grammes. La nuit, on se mettaitit en garde contre les mouvements trop brusques du 1 malade par la suppression momentanée du plomb, 4, et le fil était fixé sur le bonnet. Le malade guérit aassez rapidement. Si l'on se décidait à mettre ce pprocédé à exécution, il vaudrait mieux renoncer au poids, car son utilité n'est pas grande et il il est fort gênant pour le malade. La ligature a été mise en usage aussi pour des brides qui se prolongeaàient jusqu'au cul-de-sac conjonctival ; mais ici con a beaucoup plus à craindre la récidive, commee le prouve une observation consignée au tome XXXIII des Annales d'oculistique : le symblépharon, pproduit par de la chaux vive chez un maçon, éétait assez étendu ; on parvint à le détruire au mooyen de la ligature, mais on fut obligé de renouveler celle-ci plusieurs fois, les adhérences s'étant pplusieurs fois reproduites.

M. Pétrequin a imaginé un autre procédé de ligature qui porte le nom de ligature double. Voici en quoi il consiste : on passe un fil double autour de l'adhérence, et l'on pratique deux ligaturíes, l'une serrée fortement, du côté de l'œil, l'autre peu serrée, du côté de la paupière. La constriction exercée par les fils étant très-inégale, les ligaturres ne tombent pas en même temps : celle qui répond à l'œil, étant la plus serrée, se détache la première, et sa plaie a le temps de se cicatriser avant la chute de la seconde, qui, moins serrée, doit se détacher plus tard. En outre, lorsque les adhérences occupent une grande hauteur, M. Pétrequin fait l'opération en deux temps : dans le premier, il place les fils autour des parties superficielles ; dans le second, qui se pratique au moment où les plaies sont cicatrisées, il embrasse les parties profondes avec deux autres ligatures. L'auteur rapporte, dans la Gazette médicale de 1842 (p. 147), deux observations dans lesquelles ce procédé a été appliqué sans accident ; mais il ne ressort pas évidemment de la lecture de ces observations que les malades n'ont pas eu de récidive.

Autoplastie. Trois procédés différents d'autoplastie ont été employés dans des cas de symblépharon par MM. Hays, Ammon, et Dieffenbach. Ces trois chirurgiens ont eu pour but principal d'empêcher, après la section des adhérences, le contact des surfaces avivées, et de s'opposer ainsi à la récidive.

1° *Procédé de M. Hays.— Autoplastie par glissement.* Il s'agissait d'un individu de quarante-six ans qui portait une adhérence de la partie interne de la paupière inférieure droite à l'œil : elle datait de huit ans, et était consécutive à l'ablation d'un ptérygion étendu. L'œil, fixé en dedans, ne pouvait être porté en dehors. M. Hays souleva l'adhérence avec la sonde cannelée et la coupa avec des ciseaux : il produisit par cette section une large plaie triangulaire, qui s'étendait de la paupière à l'œil, il saisit ensuite les deux lèvres de la conjonctive sur la portion oculaire seulement de cette plaie, les fit glisser l'une vers l'autre; et les réunit par trois points de suture. Une réunion immédiate ayant été obtenue, la plaie palpébrale n'eut pas ses bourgeons en contact avec ceux de la plaie oculaire, et la récidive put ainsi être évitée.

2° *Procédé de M. Ammon.* Il se rattache aussi à l'autoplastie par glissement, et ressemble à l'opération que l'auteur a conseillée pour l'ectropion adhérent. M. Ammon commence par faire à la paupière une perte de substance au moyen de deux incisions qui, partant du bord libre, viennent se réunir en V, et circonscrire entre elles la partie adhérente; il respecte cette dernière, et la laisse en rapport avec l'œil. Le deuxième temps a pour but la réparation de cette perte de substance. Si elle n'a pas été très-étendue, il rapproche au-dessus du lambeau adhérent les deux bords de la plaie triangulaire, qu'il fait glisser l'un vers l'autre. Si elle a été considérable, il fait des incisions, des décollements dans les parties voisines, pour faciliter le rapprochement. La plaie de la paupière, mise en contact avec le lambeau cutané, se cicatrise. Plus tard, le chirurgien enlève le lambeau qui avait été laissé adhérent à l'œil : cette dernière plaie, en contact avec une paupière complétement guérie, se cicatrise de même isolément, et la guérison se complète. Ce procédé se rapproche beaucoup de celui que Guérin avait conseillé dans les cas de symblépharon étendu : il fallait, selon lui, fendre la paupière verticalement de manière à former une espèce de bec-de-lièvre, et les deux lambeaux devaient être maintenus écartés, afin qu'on pût faire cicatriser séparément les surfaces bulbaire et palpébrale. La cicatrisation achevée, il ne resterait qu'à rétablir la paupière par la suture (*Ann. de la Société de méd. prat. de*

Montpellier, t. II, p. 281). Ce mode de traitement n'a pas été appliqué.

3° *Procédé de Dieffenbach.—Autoplastie par inflexion.* Cette opération a été employée pour des symblépharons occupant la totalité d'une paupière. Après avoir incisé les adhérences dans toute leur étendue, Dieffenbach rase les cils et replie en dedans une portion de peau qui doit former la face interne de la paupière. Pour rendre possible cette opération, il faut détacher la paupière à ses extrémités par deux incisions verticales qui limitent un lambeau quadrilatère : celui-ci est ensuite disséqué dans une assez grande étendue pour qu'on puisse le replier en dedans et assujettir cette espèce d'entropion par deux ou trois points de suture. Lorsque la plaie du globe de l'œil est cicatrisée, on peut dédoubler la paupière et rendre aux parties leur disposition normale sans craindre de nouvelles adhérences. On pourrait opérer successivement les deux paupières, en sorte que ce procédé serait applicable aussi bien au symblépharon général qu'au symblépharon partiel.

Appréciation. Pour les cas de symblépharon partiel, consistant en brides libres de tous côtés à l'exception des extrémités, l'incision simple ou l'incision suivie d'excision est de beaucoup préférable à tous les autres procédés.

Pour les brides adhérentes du côté du cul-de-sac conjonctival en même temps que par leurs extrémités, nous accepterions difficilement les opérations de MM. Ammon et Dieffenbach, parce qu'elles sont trop compliquées. La première échouerait d'ailleurs à peu près infailliblement, si l'adhérence avait quelque étendue. On doit choisir d'abord la méthode la plus simple, c'est-à-dire l'incision, que l'on fait suivre de la destruction journalière du travail de cicatrisation au fond de la plaie. Si ce moyen échoue, on a à choisir entre ceux de MM. Brulet, Pétrequin, et Hays. En théorie, celui de M. Brulet nous paraît le plus ingénieux et le plus sûr, mais les faits sont encore trop peu nombreux pour que nous puissions assurer qu'il est toujours préférable, et les cas d'ailleurs sont trop variés pour que l'on puisse déclarer un procédé applicable en toute circonstance.

CHAPITRE HUITIÈME.

Entropion.

L'entropion est le renversement en dedans du cartilage tarse, du bord libre de la paupière, et des cils.

Ses *causes* sont prédisposantes ou occasionnelles.

Parmi les premières, on signale : 1° l'enfoncement congénital ou acquis du globe oculaire, 2° l'âge des malades. 1° Lorsque la disposition anatomique indiquée existe, la paupière a derrière elle un espace libre dans lequel elle ne trouve que peu d'obstacle au renversement. 2° Chez les vieillards, la peau de la paupière supérieure, relâchée par l'atrophie des tissus sous-jacents, forme un repli qui peut dans certains cas, surtout si l'œil est profondément situé par suite d'un amaigrissement rapide, presser sur le bord libre et en même temps attirer en bas par son poids le bord adhérent du cartilage tarse. L'entropion qui serait produit par cette cause seule prendrait le nom d'*entropion sénile ;* mais Middlemore a eu tort de regarder cette variété de renversement comme très-fréquente : si on l'observe en effet quelquefois, elle est en général trop peu prononcée pour occasionner des accidents et nécessiter l'intervention de l'art. Seulement, si une phlegmasie se développait, cette disposition permettrait au renversement de se produire avec plus de facilité sous l'influence des autres causes dont nous allons parler.

Celles-ci, qui sont les causes occasionnelles, peuvent être partagées en deux ordres : les unes traumatiques, les autres inflammatoires.

Les causes traumatiques sont : 1° des plaies dont la cicatrisation entraîne à leur suite des brides ou une rétraction de la conjonctive palpébrale devenue dès lors trop courte comparativement à la peau ; 2° des brûlures par les acides ou par la chaux, qui ont produit des eschares et raccourci la muqueuse ; 3° des cautérisations répétées trop souvent, dans le but de faire disparaître une blépharite granuleuse chronique ; 4° l'ablation des tumeurs enkystées par la face interne des paupières, lorsque, sans le vouloir ou sciemment, on a enlevé une portion trop considérable de la conjonctive palpébrale.

Les inflammations oculo-palpébrales, causes plus fréquentes que toutes les autres, agissent de diverses manières. L'inflammation est quelquefois aiguë, comme à la suite de l'opération de la cataracte. Elle occasionne alors un gonflement considérable du tissu cellulaire sous-cutané ; la muqueuse ne s'allongeant pas en proportion, le bord libre de la paupière est refoulé par le gonflement en arrière, puis en bas, surtout si le globe de l'œil est enfoncé dans l'orbite ; ou bien la phlegmasie s'accompagne d'un blépharospasme, et la contraction spasmodique de l'orbiculaire exerce sur le cartilage tarse une pression qui finit par le renverser. Peut-être cette action est-elle favorisée par une disposition anatomique congénitale ou acquise, celle dans laquelle les fibres de l'orbiculaire sont accumulées en grand nombre au devant du cartilage. D'autres fois l'inflammation est chronique ; et alors, ou elle s'accompagne d'ulcérations successives du bord libre, qui, en se cicatrisant, diminuent l'étendue et l'extensibilité de la conjonctive, ou elle modifie le tissu de cette membrane, le rend plus dense, le rétracte et le raccourcit. L'inflammation peut d'ailleurs agir suivant plusieurs de ces modes à la fois : ainsi, il n'est pas rare que la contraction spasmodique coïncide avec le boursouflement de la peau ; ou bien le spasme qui a existé pendant la période aiguë a donné au cartilage tarse une nouvelle forme et une nouvelle direction, qu'il conserve après la résolution de l'ophthalmie ; ou bien ce même spasme a produit un commencement d'entropion, que les cicatrices ou la rétraction de la conjonctive augmentent pendant la période chronique.

Caractères anatomiques. — On n'a pas assez souvent disséqué les paupières renversées en dedans pour connaître tous les changements qui peuvent être survenus dans leur structure; mais il est certaines modifications extérieures que nous croyons utile de faire ressortir. D'abord, quant au siége, l'entropion peut occuper l'une ou l'autre paupière, ou toutes les deux d'un seul côté, ou même celles du côté droit et du côté gauche en même temps. Il est plus commun à la paupière inférieure qu'à la supérieure.

En outre, le renversement peut occuper toute la largeur de la paupière ou une partie seulement de cette largeur, d'où la distinction en entropion total et entropion partiel. Ce dernier correspond plus souvent à la partie externe qu'aux autres points de la paupière. Il faut encore établir une distinction entre les cas dans lesquels le bord libre renversé est dégarni de cils et ceux dans lesquels les cils existent. Enfin le renversement est plus ou moins prononcé, ce qui permet d'établir trois degrés : dans le premier, qui est le plus fréquent, le cartilage tarse a pris une direction à peu près horizontale, en sorte que les cils viennent s'appliquer verticalement sur le globe de l'œil ; dans le second, le cartilage est entièrement culbuté, et l'extrémité des cils, qui tout à l'heure regardait en bas, se tourne en haut ; dans le troisième, qui est le plus rare, et dont M. Cunier (*Annales d'oculist.*, t. iv, p. 82) et M. Desmarres citent des exemples, le contournement est devenu tel que les cils se trouvent enroulés dans un pli de la paupière, dont la surface cutanée est venue se mettre en contact avec la cornée.

Symptômes, marche, terminaison. — Les symptômes principaux sont d'abord une douleur et une sensation de corps étranger produite par la présence des cils sur le devant de l'œil. Bientôt la conjonctive s'injecte ; la cornée s'enflamme, s'ulcère, se ramollit ou se vascularise, peut même à la longue s'infiltrer de pus et se perforer. Ces symptômes présentent des différences suivant les causes et les dispositions anatomiques établies plus haut. Ceux de l'entropion symptomatique d'une ophthalmie aiguë, et que nous appelerons volontiers à l'exemple de Mackenzie *entropion aigu,* se confondent avec ceux de l'inflammation qui existait antérieurement. On voit quelquefois ces derniers prendre tout à coup une plus grande intensité par le fait du renversement ; il y a alors entre l'affection primitive et l'affection secondaire une relation réciproque de cause à effet. L'inflammation détermine le renversement, en provoquant la tuméfaction du tissu cellulaire sous-cutané ou la contraction spasmodique de l'orbiculaire, et le renversement, une fois produit, devient à son tour une cause d'inflammation ; il augmente celle qui existait, l'entretient, la prolonge, la fait passer à l'état chronique. Dans ces cas, le blépharospasme peut être porté à un point tel que la peau, en s'enroulant, enveloppe tout à fait les cils (3° degré) : l'irritation alors n'est plus aussi grande, parce que le contact de la peau est plus facilement supporté par la conjonctive que celui des poils.

Les symptômes de l'entropion chronique sont en général moins violents : il semble que l'œil s'habitue peu à peu au contact des corps étrangers ; et si, de temps à autre, la phlegmasie prend une plus grande acuité, on ne saurait dire si on doit l'attribuer plutôt à l'entropion qu'à la persistance de la cause primitive de l'ophthalmie.

Lorsque les cils manquent depuis longtemps, les accidents sont moins prononcés, car il ne faut pas perdre de vue que ces accidents sont dus principalement à l'irritation occasionnée par le frottement des poils sur la conjonctive oculaire.

Abandonnée à elle-même, cette maladie se termine différemment suivant qu'elle est aiguë ou chronique. L'entropion aigu disparaît ordinairement avec l'inflammation qui lui a donné naissance. L'entropion chronique persiste indéfiniment, parce qu'il est entretenu par une altération organique, le raccourcissement de la muqueuse, qui ne peut disparaître spontanément. On remarque seulement que l'ophthalmie concomitante n'a pas toujours la même intensité, et que la gêne produite par les cils n'est pas la même chez tous les sujets ni sur un même sujet à tous les moments de la vie. Ces différences s'expliquent, d'abord par l'habitude que peut prendre la conjonctive de supporter plus faci-

lement le contact des corps étrangers, et aussi
parce que l'entropion peut devenir de temps à
autre plus considérable, passer, par exemple, du
premier au deuxième degré par l'addition passagère d'un blépharospasme qui n'existait pas d'abord
ou par l'augmentation du gonflement sous-cutané.

Diagnostic. — L'entropion inflammatoire
échappe à l'attention dans un bon nombre de cas,
parce que la douleur et les autres symptômes sont
rapportés à l'ophthalmie antérieure. Pour découvrir la déviation, qui dans ces cas occupe de préférence la paupière inférieure, il faut d'abord relever quelque peu la supérieure : on reconnaît que
la rangée ciliaire inférieure n'est pas à sa place et
que la paupière est limitée en haut par un repli
ou bourrelet cutané ; il suffit alors d'abaisser avec
un doigt la paupière inférieure pour la retourner,
voir apparaître les cils, et apprécier l'étendue et
le degré du renversement. Lorsque la contraction
spasmodique est très-intense, elle empêche de relever la paupière et de reconnaître l'entropion, et
l'on n'y parvient que dans les moments où le spasme
est moins considérable.

L'entropion chronique est toujours facile à distinguer, parce qu'il ne s'accompagne que passagèrement de spasme. Dans celui du premier degré,
on voit la rangée verticale des cils sur le devant
de l'œil. On apprécie ceux du deuxième et du troisième, en attirant la peau de la paupière dans
le sens opposé au bord libre. Cette exploration
permet en même temps de reconnaître que la muqueuse est raccourcie. Pour arriver sur ce point à
une notion satisfaisante, on examine le côté sain
et le côté malade, et on apprécie la hauteur com-
parative des deux surfaces muqueuses pendant
que les paupières sont tenues renversées.

Traitement. — Le traitement de l'entropion consiste, soit dans l'emploi des antiphlogistiques, soit dans l'application de la médecine opératoire. Il varie suivant que l'affection est aiguë ou chronique.

A. Dans l'*entropion aigu*, le traitement antiphlogistique combiné avec les narcotiques doit être employé, dans le but de combattre, non pas le renversement, mais l'ophthalmie intense qui l'occasionne et l'entretient. Si l'entropion est au premier degré et que les douleurs ne soient pas trop vives, on peut s'en tenir là ; mais, s'il est au second degré, et si, les douleurs étant très-violentes, on est autorisé à les attribuer à la présence des cils, il faut ramener d'abord la paupière déplacée à sa position naturelle à l'aide des doigts, puis glisser au-dessous des cils et au niveau du rebord orbitaire de petites compresses placées en travers, que l'on maintient avec des bandelettes de diachylon imbriquées en divers sens ou avec du taffetas d'Angleterre.

Un traitement chirurgical n'est pas nécessaire dans ces cas, parce qu'on a tout lieu d'espérer la disparition du renversement sans ce moyen. On réserve les opérations pour les cas dans lesquels, la maladie étant passée à l'état chronique, les antiphlogistiques et les pansements sont devenus insuffisants.

B. Pour l'*entropion chronique*, le traitement chirurgical est le seul qui puisse réussir ; cependant il ne faut pas le mettre en usage dans tous les cas indistinctement. Il y a contre-indication lorsque le renversement n'occasionne que peu de douleurs, comme par exemple chez les vieillards, ou lorsque l'œil s'est habitué au contact des cils, ou bien lorsque, les cils manquant, la peau vient seule toucher le globe oculaire. Il y a indication lors qu'une ophthalmie entretenue par la présence des cils a résisté à tous les moyens, et que par sa persistance elle occasionne une gêne notable et compromet la vision.

Les opérations proposées pour remédier à l'entropion peuvent se partager en quatre méthodes, dont les trois premières, fondées sur cette idée que la maladie est due à l'excès de longueur de la paupière et surtout à la disproportion de la peau et de la muqueuse, l'une trop longue, l'autre trop courte, se proposent soit de raccourcir la peau, soit d'allonger la muqueuse, soit d'écourter toute la paupière; tandis que la dernière, déduite de cette hypothèse que la contraction spasmodique de l'orbiculaire prend la plus grande part à la production du mal, consiste essentiellement dans la section des fibres de ce muscle. On verra en outre que quelques-unes de ces opérations sont mixtes, c'est-à-dire qu'elles ont pour but de remplir à la fois plusieurs des indications signalées.

1re méthode. *Opérations par lesquelles on se propose surtout de raccourcir le tégument externe.* — Un assez grand nombre de procédés appartiennent à cette méthode, qui compte parmi ses moyens l'excision, la cautérisation, la compression, le séton.

a. *Procédés par l'excision.* — Ils sont assez variés et diffèrent suivant le sens de l'excision, qui peut être transversale, verticale, cruciale, multiple.

1° *Procédé de Celse.* — *Excision transversale de la peau.* Cette opération se compose de trois temps : 1° mesurer l'étendue de la peau qu'il faut retrancher, afin de n'en ôter ni trop ni

peu, mais juste assez, comme dans la blépharoptose;
2° exciser, 3° panser. Pour mesurer l'étendue à
donner à l'excision, on fait un pli transversal avec
les doigts, et on l'allonge jusqu'à ce que le bord
libre ait repris sa position normale ; lorsque l'étendue de ce pli paraît suffisante, on le maintient
pendant quelques instants, afin de s'assurer qu'il
n'y a pas erreur, et on trace à sa base deux lignes
d'encre, l'une supérieure, l'autre inférieure. Il est
bon d'avoir répété plusieurs fois cette petite manœuvre avant l'opération. Quelques oculistes ont conseillé une pince spéciale pour mesurer exactement la
portion de peau à ôter : on peut s'en servir si on
l'a sous la main, mais il est aussi très-facile de s'en
passer. Pour le deuxième temps, on pratique une
incision sur chacune des deux lignes tracées à l'encre; on circonscrit ainsi un lambeau dont la largeur
est la même que celle de la paupière, puis on le
dissèque et on l'enlève. On pourrait, au lieu du
bistouri, employer des ciseaux portés en arrière
de la pince qui maintient le pli; mais les ciseaux
ne coupent jamais la peau aussi nettement que le
bistouri. Pour le troisième temps, on fait trois
points de suture entortillée, afin de réunir les bords
de la plaie, et l'on place sur la partie des compresses mouillées d'eau froide. On pourrait également
employer les serres fines à cet usage. Plusieurs
chirurgiens, et en particulier M. Velpeau et A.
Bérard, ont donné le conseil de placer les fils
avant l'excision. Ce procédé est plus commode
et dispense de tracer les lignes avec de l'encre, la
position des fils étant suffisante pour guider le
chirurgien. On a encore donné le conseil de ne
pas réunir et de laisser suppurer la plaie. On obtient de cette façon le même résultat définitif, mais
au bout d'un temps plus long; c'est pourquoi le

procédé par réunion est plus avantageux. Cette opération est en général suivie de succès ; nous verrons cependant en terminant qu'elle ne convient pas et ne réussit pas dans tous les cas.

2° *Procédé de M. Janson.— Excision verticale de la peau.* L'exécution ressemble à celle de la méthode précédente ; seulement on fait un pli vertical, au lieu d'un pli transversal, de manière à diminuer la largeur de la paupière et non sa hauteur. Comment s'expliquer l'utilité de cette opération, à laquelle Lisfranc, suivant M. Carron du Villards, accordait volontiers la préférence? ne semble-t-il pas qu'une perte de substance qui diminue l'étendue transversale de la paupière doit favoriser plutôt que redresser une déviation en arrière? Nous verrons qu'un procédé semblable a été exécuté par MM. Gensoul et Bonnet contre l'ectropion, cas dans lequel il paraît en effet convenir davantage. Cependant, si la perte de substance produite par cette opération s'étendait jusqu'au muscle orbiculaire, il serait à la rigueur possible que la section de ce muscle favorisât le redressement ; mais ni M. Janson, ni Lisfranc, ni M. Carron du Villards, n'ont parlé d'excision du muscle en même temps que de la peau.

3° *Procédé de Segon.—Excision cruciale.* Cette opération, qui paraît n'avoir été exécutée qu'une fois, consiste à exciser un pli transversal, comme dans le procédé de Celse, et un autre vertical, comme dans celui de Janson. Les deux plaies ainsi produites doivent se rencontrer à leur partie moyenne, de manière à figurer une croix. On réunit ensuite par des points de suture.

4° *Procédé de M. Carron du Villards.— Excisions multiples sur le bord libre.* Ce chirurgien a pratiqué sur l'ouverture palpébrale une opération analogue à celle de Dupuytren pour le prolapsus du rectum. Le bord ciliaire étant ramené dans sa position, il a saisi successivement du côté de sa surface cutanée cinq ou six petits plis verticaux et les a excisés avec des ciseaux courbes, dans l'espérance que les cicatrices consécutives s'opposeraient au renversement ultérieur. Le succès a justifié cette prévision; cependant il est douteux que ce procédé suffise habituellement, car il ne satisfait pas aux deux indications principales, qui sont de diminuer la hauteur de la portion cutanée et d'agir sur le tarse dévié et déformé.

b. *Procédés par la cautérisation.* — Le fer rouge était déjà autrefois employé par Celse, Albucasis et A. Paré, dans le trichiasis, et vraisemblablement aussi dans l'entropion. Delpech règle ainsi la manœuvre opératoire : après avoir déterminé l'étendue de la perte de substance qu'il juge nécessaire de produire, il couvrait la fente palpébrale d'une compresse mouillée, afin de protéger l'œil, et passait transversalement une spatule rougie à blanc. On pourrait se servir avec autant d'avantage d'un cautère ovalaire ou myrtiforme. Après la chute de l'eschare, la rétraction des tissus pendant la suppuration ramène en dehors le bord libre, et la cicatrice l'y maintient définitivement.

Quelques auteurs modernes ont préféré les caustiques. Helling et Quadri ont surtout conseillé l'acide sulfurique, qu'ils appliquent avec un pinceau d'amiante ou une baguette de verre. Ce procédé n'a sur le précédent que l'avantage de moins effrayer les malades. Il a l'inconvénient d'être plus lent; car il faut souvent cautériser à deux ou trois reprises, et à plusieurs jours d'intervalle, avant d'obtenir une eschare suffisante. Le résultat définitif est d'ailleurs le même qu'après la cautérisation au fer rouge.

c. Procédé par la compression. — Il n'est pas nécessaire de nous arrêter longtemps sur ce procédé, qui agit, comme le précédent, en déterminant la formation d'une eschare. On cherche à obtenir la mortification par la compression d'un pli de la peau serré entre deux branches ou deux plaques réunies par une charnière. Bartisch, de Nuremberg (1686), a attaché son nom à cette opération, qui, n'offrant aucun avantage, n'est pas restée dans la pratique.

d. Procédé par le séton. — M. Flarer paraît avoir réussi deux fois, pour des entropions peu considérables, en employant le séton. Dans l'un des cas, il a placé un fil dans l'épaisseur de la paupière, l'a fixé sur le front, et l'a laissé jusqu'à ce que la peau fût complétement coupée. Dans l'autre, il enleva le fil aussitôt que la suppuration fut établie et sans attendre la section de la peau. L'auteur croit que ce moyen a réussi en modifiant ou diminuant la contraction spasmodique du muscle orbiculaire; mais il nous paraît plus probable qu'il a agi en déterminant l'inflammation du tissu cellulaire sous-cutané, et, par suite, sa rétraction et le raccourcissement de la paupière.

2ᵉ méthode. Opération par laquelle on se propose surtout l'allongement des couches internes de la paupière. — Cette méthode ne compte qu'un seul procédé, celui de Crampton. Ce procédé, qui n'est pas indiqué partout de la même manière, a été décrit par son auteur dans une monographie spéciale (*Essay on the entropion or inversion of the eyelid*, 1806), qu'il ne nous a pas été possible de nous procurer. Nous en empruntons la description à M. Stœber (*Ma-*

nuel d'ophthalmol., p. 109), dont les citations sont habituellement exactes. On commence par pratiquer une incision verticale qui comprend toute l'épaisseur de la paupière à droite et à gauche. Ces deux incisions étant faites, on les réunit par une incision transversale pratiquée sur la conjonctive, pendant que la paupière est renversée en dehors. Le cartilage tarse est-il ou non compris dans cette dernière incision? Nous ne saurions le dire. Le redressement est en outre maintenu avec des fils passés par le bord libre et fixés, au front pour la paupière supérieure, à la joue pour la paupière inférieure.

On peut modifier l'opération de Crampton, en ne faisant que les incisions verticales et supprimant l'incision transversale de la conjonctive, comme paraît l'avoir fait Guthrie, ou bien en remplaçant cette dernière incision par l'excision cutanée de Celse, comme l'a fait Mackenzie, ou bien en faisant tout à la fois l'incision transversale de la conjonctive et l'excision de la peau, suivant la description que donne M. Desmarres. Warthon Jones, cité par Mackenzie, p. 169, a modifié encore autrement l'opération de Crampton ; il a fait l'incision verticale de toute l'épaisseur de la paupière d'un seul côté (auprès de l'angle externe), a enlevé ensuite une portion de la peau, et maintenu la paupière en dehors avec des fils, à la manière de Crampton. Il est évident que, parmi les modifications de l'opération de Crampton, celles qui ne conservent que les incisions verticales en changent entièrement le caractère et la signification.

3° *méthode. Opérations qui ont surtout pour effet de diminuer la longueur de la paupière.* — Cette méthode compte plusieurs procédés.

1° *Procédé de Saunders.*—*Extirpation du cartilage tarse.* Ce chirurgien a pensé que le meilleur moyen d'obtenir le redressement était de supprimer la partie dont il est le plus difficile de changer la direction. Il incise donc la peau transversalement, la dissèque, met à nu le cartilage tarse, et l'excise en entier.

2° *Procédé de Schreger et de M. Gerdy.*— *Excision de tout le bord libre.* Ces deux auteurs conseillent, pour les cas rebelles, de saisir avec des pinces le bord libre et de l'emporter tout entier, c'est-à-dire d'exciser tout à la fois la peau, le cartilage tarse, et les bulbes ciliaires. Jœger et Flarer, cités par M. Velpeau (*Méd. opérat.*, t. III, p. 358), ont donné le conseil d'exciser, non pas tout le bord libre, mais seulement sa portion cutanée et les bulbes ciliaires, en laissant à sa place le cartilage tarse.

4° *méthode. Myotomie, opération ayant pour but de remédier au spasme musculaire.* — Dans ces derniers temps, les ophthalmologistes se sont spécialement préoccupés de la contraction de l'orbiculaire et ont essayé de la combattre en coupant ce muscle. A. Key a d'abord proposé la section à l'air libre : il excisait verticalement une portion de peau et avec elle une portion du muscle, au voisinage du bord ciliaire. Plus récemment, MM. Cunier et Pétrequin ont fait la myotomie sous-cutanée. L'opération s'exécute de la manière suivante : dans un premier temps, on cherche à tendre la paupière, soit avec les doigts seulement placés vers les commissures, soit avec ces derniers et en même temps avec une pince que l'on place sur le bord libre et que l'on confie à un aide. Dans un second temps, on fait une ponction à la peau, au voisinage du rebord de l'orbite, vers le milieu de la paupière. Dans un troisième, on glisse sous la conjonctive, à travers l'ouverture résultant de la petite ponction, un ténotome mousse, que l'on fait arriver jusque près du bord libre. On retourne alors le tranchant vers la peau, et on coupe le muscle des parties profondes vers les superficielles, en ayant soin de ne pas entamer la peau. L'opération est ordinairement suivie d'une ecchymose sans importance, et guérit rapidement. Au lieu de couper le muscle des parties profondes vers les superficielles, M. Blackmann a essayé de le couper en sens inverse, c'est-à-dire qu'après avoir fait glisser le ténotome entre la peau et le muscle, il a retourné le tranchant vers ce dernier. Il a en outre fait la ponction dans le voisinage de la commissure externe, afin de pouvoir pratiquer la section alternativement sur la moitié supérieure et sur la moitié inférieure du muscle. Ce mode opératoire a l'inconvénient de ne pas assurer la section entière et complète. Les fibres de l'orbiculaire sont trop minces, trop peu soutenues en arrière, et trop difficiles à bien tendre, pour que l'on puisse être sûr de les avoir toutes divisées.

Appréciation. Il est remarquable que toutes les opérations dont nous venons de parler paraissent avoir donné de bons résultats, et il semble qu'à ce titre on pourrait choisir l'une ou l'autre indifféremment; mais il faut noter que chacune d'elles ne compte qu'un petit nombre de succès, et que les auteurs n'ont sans doute pas publié les faits dans lesquels ils n'avaient pas réussi. Comme pourtant on ne peut jamais avoir à cet égard de certitude absolue; il en résulte qu'une appréciation générale est fort difficile. Au milieu de ces opérations, celle de Celse nous paraît cependant offrir les plus grandes chances de succès; elle nous a réussi plusieurs fois, et c'est à elle que nous donnons la préférence dans tous les cas d'entropion chronique, avec relâchement de la peau et diminution de hauteur de la muqueuse. Si la conjonctive était très-rétractée, manifestement cicatricielle, si surtout elle avait contracté quelques adhérences anormales avec le globe de l'œil, le procédé de Crampton avec l'incision transversale interne devrait être mis en usage.

Si l'emploi de l'une ou l'autre de ces méthodes était suivi de récidive, l'excision du bord libre serait le moyen le plus convenable.

Quant à la section du muscle orbiculaire, les observations ne sont pas assez précises pour qu'on puisse savoir si des guérisons définitives ont eu lieu. Dans les cas où on a obtenu une amélioration momentanée, il n'est pas démontré que celle-ci ait été due à la section du muscle plutôt qu'à l'inflammation et à l'induration consécutive du tissu cellulaire. Pour ces raisons, en même temps qu'à cause de la difficulté et de l'incertitude que présente l'exécution de l'opération, il est douteux que cette méthode soit appelée à prendre un rang définitif dans la thérapeutique oculaire.

CHAPITRE NEUVIÈME.

Trichiasis.

On appelle trichiasis le renversement des cils vers le globe de l'œil. Cette maladie n'a pas été séparée de l'entropion par les anciens auteurs, qui ont décrit toutes les déviations en arrière des cils sous le nom de trichiasis Quelques auteurs modernes, et en particulier Boyer et Demours, ont encore adopté cette manière de voir; mais le plus grand nombre ont fait deux maladies différentes de l'entropion et du trichiasis : le premier étant caractérisé par la déviation de tout le bord palpébral et surtout du cartilage tarse, le second par le simple changement de direction des cils, sans que le cartilage tarse ait perdu lui-même sa position naturelle. Cette distinction, justifiée par les faits, est d'autant plus importante qu'elle entraîne des différences dans la thérapeutique.

Le trichiasis, ainsi défini, présente des *variétés*. Quelquefois il est général, c'est-à-dire formé par le renversement de toute une rangée ciliaire ; d'autres fois, et beaucoup plus souvent, il est partiel et limité à quelques cils placés dans le voisinage de l'une des commissures.

Lorsqu'il est général, il peut occuper une seule rangée de cils (*trichiasis proprement dit*) ou bien occuper deux ou trois rangées placées les unes au devant des autres (*districhiasis, tristrichiasis*). Dans ces derniers cas, il y a toujours une rangée de cils dirigés naturellement, tandis qu'une ou deux autres rangées ont une direction vicieuse. Ces variétés peuvent s'expliquer par la présence d'un trop grand nombre de bulbes pileux dans les paupières : plusieurs d'entre eux, ne trouvant pas de place sur la portion cutanée du bord libre, s'implantent sur la portion muqueuse et se trouvent placés de manière à diriger en arrière le produit de leur sécrétion. Il se peut aussi, comme l'indique Mackenzie, qu'une seule rangée existant d'abord, il s'en établisse de surnuméraires par la déviation d'un certain nombre de bulbes pileux qui primitivement étaient dans une situation convenable.

Le trichiasis partiel, au lieu d'être produit par un poil du bord palpébral vicieusement dirigé, peut être causé par un ou plusieurs poils implantés anormalement très-loin de ce bord. On lit, par exemple, dans les Annales d'oculistique, l'observation d'un individu chez lequel un poil, né de la conjonctive palpébrale, tout près du cul-de-sac oculaire, irritait la surface de l'œil et entretenait une ophthalmie dont on ne découvrit la cause que tardivement. D'autres fois les poils dirigés sur l'œil proviennent non pas de la paupière, mais de la caroncule lacrymale.

Les poils renversés ont quelquefois leur aspect et leur consistance naturels ; mais il n'est pas rare de les trouver moins rigides, plus faciles à enrouler, plus pâles, plus minces, et plus courts que les cils naturels. Ces circonstances expliquent pourquoi l'on éprouve souvent de la difficulté à les apercevoir et pourquoi il faut une grande attention pour les découvrir. Cette maladie se rencontre plus souvent sur la paupière inférieure que sur la supérieure.

Causes.—Les causes sont inconnues, lorsqu'il s'agit de bulbes surnuméraires ou de bulbes normaux dont la direction est vicieuse dès l'origine : le trichiasis tient alors à un vice de formation dont la cause première nous échappe.

D'autres fois, le trichiasis est inflammatoire ou cicatriciel. Il est simplement inflammatoire, lorsqu'à la suite de blépharites prolongées sont survenues des tuméfactions partielles ou des rétractions qui ont amené dans les bulbes ciliaires un changement de direction. Il est cicatriciel, lorsqu'à la suite de brûlures ou d'ulcérations spontanées les cicatrices ont produit le même résultat.

Symptômes. — Le trichiasis étendu et général donne lieu aux mêmes symptômes et aux mêmes accidents que l'entropion du premier degré, dont il ne diffère que par la position du cartilage tarse. Le trichiasis partiel n'occasionne pas toujours des accidents ; mais le plus souvent il produit une gêne, une sorte de démangeaison, ou même une irritation, semblable à celle que causerait un corps étranger. A la longue, il peut entretenir une ophthalmie chronique ou faire naître une kératite. Ces inconvénients sont plus prononcés si plusieurs cils sont déviés que s'il n'y en a qu'un, si les poils sont durs et roides que s'ils sont devenus souples et flexibles.

Diagnostic. — Le diagnostic est facile, lorsque le trichiasis est général ou qu'un bon nombre de poils sont renversés : il suffit d'y regarder avec une certaine attention, ce qu'on doit toujours faire dans les ophthalmies chroniques, car il est constant que beaucoup d'entre elles sont entretenues par quelque déviation des cils.

Le diagnostic est plus difficile, lorsqu'il n'y a qu'un ou deux cils déviés, parce que leur pâleur et leur ténuité empêchent qu'on les distingue. Pour les apercevoir, il faut renouveler souvent l'exploration, se servir d'une loupe, moyen qui convient surtout pour le trichiasis de la caroncule lacrymale, et faire attention aux tractus muqueux qui se portent de la paupière à l'œil, car ces tractus sont souvent produits par l'agglutination du mucus autour du cil dévié.

Pronostic. — Il n'est fâcheux que parce que la maladie est difficile à guérir ou du moins très-exposée aux récidives. Parmi les moyens de traitement, il en est peu qui ne soient pas suivis, au bout d'un certain temps, de la reproduction des cils avec leur déviation primitive.

Traitement. — L'indication à remplir est, ou de ramener les cils à une bonne direction, ou de les supprimer.

A. On ramène très-difficilement les cils à une bonne direction ; quelques moyens ont cependant été proposés dans ce but. Le principal est celui qui consiste à attacher avec un fil les poils déviés et à fixer ce fil, soit aux cils voisins, soit au front ou sur la joue. Ce procédé, qui paraît avoir été employé par Sanson et par Riberi, ne saurait dans la plupart des cas être mis à exécution. Comment attacher un fil à chacun des poils si fins et si minces qui sont renversés dans le trichiasis? Comment en nouer plusieurs ensemble? Comment empêcher que les mouvements des paupières n'amènent dans l'appareil un dérangement qui compromet le résultat?

B. On peut faire disparaître les cils, en les arrachant ou en détruisant leurs bulbes.

I. *Arrachement simple*. Pour faire cette petite opération, on renverse la paupière, on saisit avec de bonnes pinces à disséquer chacun des poils déviés le plus près possible de sa racine, et on l'arrache en exerçant une traction comme pour enrouler le poil. On est quelquefois obligé d'y revenir à plusieurs reprises, parce que le poil glisse et échappe, ou parce qu'il se casse loin de sa racine. Ce procédé n'est ordinairement que palliatif: les follicules pileux restés en place ne manquent pas de reproduire au bout d'un certain temps les poils et la maladie; il faut donc arracher ceux-ci de nouveau. Il arrive cependant qu'après trois ou quatre arrachements le poil cesse de se reproduire, soit parce que le bulbe finit par être emporté, soit parce que le follicule, se resserrant et diminuant à chaque opération, finit par s'atrophier et devient impropre à une nouvelle sécrétion.

II. *Destruction des bulbes*. On peut obtenir la destruction des bulbes ciliaires par la cautérisation ou par l'excision.

a. *Cautérisation*. Cette méthode comporte plusieurs procédés : dans les uns, on arrache d'abord les cils, puis on essaye de cautériser l'intérieur des follicules ; dans les autres, on cherche à faire cette même cautérisation, en laissant en place les poils, qui tomberont plus tard.

1° Procédé d'A. Paré , remis en honneur par M. Champesme. A la première de ces catégories., appartient le procédé d'A. Paré, qui, après avoir arraché les cils, renversait la paupière et portait successivement dans chaque follicule la pointe d'un petit cautère en bec d'oiseau. Le cautère de M. Champesme est tout à fait semblable à celui d'A. Paré. Ce procédé est assurément très-avantageux, en ce sens qu'il met à l'abri de la récidive, lorsqu'on est assez heureux pour entrer dans la cavité des follicules ; mais il doit arriver souvent que la pointe du cautère ne pénètre pas dans ces cavités, et alors le but de l'opération est manqué.

M. Solera (*Archiv. gén. de méd.*, 1re série, t. XXI', p. 418) s'est servi de potasse caustique, au lieu de fer rouge; mais cette modification n'offre aucun avantage réel.

2° Procédé de M. Carron du Villards. Il appartient à la deuxième catégorie, c'est-à-dire aux procédés de destruction sans arrachement préalable du poil. En outre, M. Carron du Villards a eu pour but de cautériser à la fois tous les bulbes qui en avaient besoin. Pour cela, il place dans chacun d'eux une épingle d'entomologiste à la profondeur convenable, réunit ensuite toutes les épingles avec un fil d'argent bien recuit, et saisit tout le groupe avec un fer à papillotes rougi à blanc : immédiatement les épingles rougissent et cautérisent les parties qu'elles touchent. Le globe de l'œil est protégé pendant l'opération par un linge ou par du papier mouillé, que l'on maintient avec une cuiller ou une lame de bois. Ce procédé est plus sûr que le précédent, car on introduit plus aisément les épingles qu'une pointe de fer rougie, dont l'approche effraye les malades et provoque des mouvements qui ôtent au chirurgien la sécurité dont il aurait besoin.

b. *Excision*. Pour exciser les bulbes ciliaires, on peut emporter avec le bistouri une partie des téguments ou seulement les bulbes eux-mêmes.

Premier procédé. — Procédé de Jœger et de M. Gerdy. La paupière étant convenablement tendue sur une plaque de cuivre, Jœger incise la peau à 2 ou 3 millimètres du bord libre, dissèque jusqu'au niveau de ce bord un petit lambeau qu'il détache ensuite, lambeau dans lequel sont compris les bulbes ciliaires ; le cartilage tarse et la conjonctive ne sont pas intéressés.

M. Gerdy préfère exciser toute l'épaisseur du bord libre, ainsi que nous l'avons dit à l'occasion de l'entropion.

Deuxième procédé. — Procédés de Vacca Berlinghieri et de Flarer. Vacca Berlinghieri, au lieu de faire à la peau une perte de substance qui pourrait exposer à un ectropion, pratique deux petites incisions verticales et une transversale, à 1 millimètre de distance du bord libre ; il dissèque ensuite en relevant la peau sur ce bord, et excise chacun des bulbes à mesure qu'il se présente. Vacca avait imaginé ce procédé pour le trichiasis partiel : on comprend qu'il soit à la rigueur exécutable dans cette condition ; mais cependant il doit être très-difficile, parce que les bulbes peuvent parfaitement échapper à l'investigation au milieu du sang. M. Flarer paraît avoir appliqué ce procédé à des trichiasis étendus ; mais nous n'avons pas bien compris la manœuvre qu'il exécute, et dont nous n'avons eu connaissance que par les descriptions insuffisantes de M. Carron du Villards (t. I, p. 368) et de M. Pétrequin (*Gazette médicale*, 1838, p. 5).

Appréciation. — Le choix du moyen de traitement le plus convenable dans le trichiasis est à peu près indiqué par les détails qui précèdent ; il dépend surtout de l'étendue de la lésion.

Lorsque le trichiasis est partiel, on ne doit pas recourir de prime abord aux opérations sanglantes : l'arrachement du poil ou des poils est ce qu'il y a de plus simple et de plus convenable ; on préviendra seulement le malade qu'il sera nécessaire d'y revenir. Si ce procédé répété plusieurs fois ne réussit pas, il faut en venir à l'excision partielle du bord libre telle que la pratique M. Gerdy. Le procédé de ce chirurgien nous paraît plus rapide, plus facile, et donne en définitive le même résultat que celui de Jœger.

Lorsque le trichiasis est général, il ressemble tellement à l'entropion, que l'on pourrait songer aux moyens employés dans le traitement de cette dernière maladie ; mais, si l'on considère que dans le trichiasis il n'y a pas renversement du cartilage tarse, on sera conduit naturellement à cette conclusion, que les opérations ayant pour objet de raccourcir la peau afin que la cicatrice ramène le cartilage à sa position seraient ici sans objet. L'arrachement simple pourrait encore être mis en usage : sans doute ce serait un traitement fort long et incertain ; mais on devrait l'essayer, si le malade avait assez de patience pour s'y soumettre. S'il n'en était pas ainsi, ou si l'arrachement, déjà employé, avait échoué, l'excision de toute l'épaisseur du bord libre serait encore le meilleur parti à prendre : on substituerait à la vérité une difformité à la maladie première, mais cette difformité serait après tout préférable aux inconvénients d'un trichiasis persistant et rebelle.

CHAPITRE DIXIÈME.

Ectropion.

L'ectropion consiste dans le renversement des paupières en dehors. On l'a encore appelé *éraillure des paupières*, *lagophthalmie*, ou *œil de lièvre*, parce que l'une des conséquences de cette déviation est d'obliger l'œil à rester ouvert pendant le sommeil, comme cela paraît avoir lieu chez les lièvres. Tout le monde n'a pas appliqué de la même manière ce mot de lagophthalmie : les uns l'ont employé, ainsi que nous l'avons indiqué plus haut, pour la simple brièveté des paupières ; les autres, pour le renversement de la paupière supérieure ; d'autres encore, pour le renversement de l'une et de l'autre paupières.

L'ectropion est une des maladies de la face les plus repoussantes et les plus difficiles à guérir : aussi en est-il peu qui aient fait naître un aussi grand nombre de procédés opératoires. Pour comprendre le but et les résultats de ces procédés, il est nécessaire de bien saisir toutes les variétés que la maladie peut offrir. Nous aurons donc soin de distinguer les uns des autres les principaux cas qui se présentent dans la pratique, et d'abord nous décrirons séparément l'ectropion de la paupière inférieure, celui de la supérieure, et celui qui occupe les deux paupières en même temps.

Art. Iᵉʳ. — Ectropion de la paupière inférieure.

Variétés anatomiques. — L'ectropion de la paupière inférieure est de beaucoup le plus fréquent. Ses principales différences proviennent de l'étendue en largeur et en hauteur du renversement, et des changements survenus dans la structure de l'organe.

L'étendue en largeur a fait établir les deux distinctions suivantes : 1° l'ectropion est *général*, lorsque le renversement correspond à toute l'étendue transversale de la paupière ; 2° il est *partiel*, lorsqu'il correspond à une partie seulement de cette étendue. Dans ce dernier cas, il peut correspondre à la partie moyenne ou à l'une des extrémités de la paupière.

L'étendue en hauteur est indiquée par le renversement plus ou moins considérable du cartilage tarse ; elle sert de base à la distinction de l'ectropion en trois degrés. Dans le premier degré, le cartilage est seulement déjeté en avant, de telle façon que le bord libre de la paupière s'écarte du globe de l'œil et permet d'apercevoir une partie de la conjonctive palpébrale. Dans le second, le cartilage tarse est devenu horizontal : son bord libre regarde directement en avant, une partie de la face postérieure de la paupière est devenue supérieure et présente la conjonctive à découvert. Dans le troisième, le cartilage tarse a complétement basculé, et la face postérieure de la paupière est devenue tout à fait antérieure. Le renversement peut d'ailleurs être au troisième degré dans un point et au premier ou au second dans les autres. Si l'on fait attention à ces combinaisons et à celles que forment les variétés en largeur avec les variétés en hauteur, on se rendra déjà compte des nuances nombreuses que peut offrir ce vice de conformation.

De toutes les modifications survenues dans la structure des paupières, la principale est un changement de proportion entre la peau et la muqueuse. La première est devenue trop courte comparativement à la seconde, tantôt, et le plus souvent, parce que la peau a été détruite et remplacée par un tissu de cicatrice, tantôt parce que la muqueuse s'est boursouflée, sans que la peau ait rien perdu de sa substance. Quelquefois il n'y a, à proprement parler, ni perte de substance de la peau, ni exubérance considérable de la conjonctive ; mais la paupière est maintenue renversée par une bride ou un tissu de cicatrice qui occupe la joue ou la région malaire et qui s'est formée à la suite d'une perte de substance dans ces régions. Dans tous les cas, la conjonctive, placée au contact de l'air et des objets extérieurs, a perdu sa finesse, son poli et sa couleur ; elle est devenue épaisse, inégale, rouge, et comme fongueuse. Le cartilage tarse a changé non-seulement de direction, mais encore de longueur et de consistance : en général il s'est allongé, surtout lorsque l'ectropion est partiel, en même temps qu'il est devenu plus mou et moins élastique, ce qui est un obstacle au redressement et une source de difficultés dans les opérations. Quelquefois le bord libre de la paupière a conservé sa conformation naturelle ; les poils existent encore et sont seulement dirigés en bas. D'autres fois la perte de substance a détruit ce bord, et les cils manquent entièrement. Enfin la peau ou le tissu de cicatrice peut adhérer au maxillaire supérieur dans le voisinage du rebord orbitaire ou n'avoir aucune connexion avec les os.

Étiologie.—L'ectropion reconnaît trois causes principales : l'inflammation oculo-palpébrale, la paralysie de l'orbiculaire, et les solutions de continuité avec perte de substance.

1° L'inflammation donne lieu à l'ectropion par un mécanisme dont il n'est pas toujours facile de se rendre compte. On suppose généralement que, dans certaines ophthalmies aiguës ou chroniques, la conjonctive palpébrale, se tuméfiant et se boursouflant, dépasse en longueur les limites de la peau: la doublure devient plus longue que l'étoffe, suivant l'ingénieuse comparaison de Louis, dans les remarques qu'il a placées à la suite du mémoire de Bordenave (*Acad. de chirurg.*, t. v, in-4°). Il semble dès lors que la conjonctive gonflée repousse et fasse basculer en avant le bord libre de la paupière et le cartilage tarse. Il faut convenir que cet effet mécanique ne se comprend pas très-bien. Tout le monde a observé d'ailleurs des blépharites avec gonflement considérable de la conjonctive qui n'étaient pas suivies d'ectropion. Mackenzie fait intervenir dans l'explication de ce mécanisme l'action de l'orbiculaire; il suppose que la contraction spasmodique de ce muscle renverse la paupière et produit une sorte d'étranglement de la conjonctive, d'où résulte le boursouflement de cette membrane. Cette explication est elle-même obscure et en désaccord avec la physiologie; car, ainsi que nous l'avons dit dans l'un des articles précédents, le spasme de l'orbiculaire n'est pas susceptible de renverser la paupière en dehors, ou bien il faudrait admettre, avec Chelius, qu'une portion déterminée du muscle serait seule contractée, opinion qu'aucun fait ne justifierait. D'ailleurs on n'est pas autorisé à voir un étranglement dans une pression qui n'est pas circulaire et qui est exercée par un muscle assez faible.

Ne serait-il pas possible de combiner l'explication mécanique des anciens avec l'explication physiologique de Mackenzie, et d'admettre que, la

conjonctive étant préalablement gonflée au voisinage du bord libre et les conditions normales étant
ainsi changées, le spasme de l'orbiculaire renverse
l'organe en dehors ; puis que le renversement, une
fois commencé, s'achève par l'augmentation du boursouflement conjonctival, qui résulte lui-même de la
persistance de la phlegmasie et peut-être de son
augmentation sous l'influence de l'irritation produite par l'air atmosphérique sur une surface qui
n'était pas destinée à son contact continuel.

2° La faiblesse ou la paralysie de l'orbiculaire,
lorsqu'elle dure depuis un certain temps , est quelquefois suivie d'un ectropion ; en effet , puisque
l'action incessante du muscle a pour effet de maintenir la paupière inférieure relevée , la diminution
ou la cessation de cette action doit permettre le
renversement. Ainsi se produit l'ectropion léger dont
sont affectés les vieillards débilités, et celui qui arrive
chez les individus atteints depuis longtemps de
paralysie faciale.

3° L'ectropion cicatriciel est le plus fréquent.
Il est la conséquence des cicatrices qui se forment
à la suite des solutions de continuité avec perte
de substance de la région palpébrale et des régions
voisines. Une des conséquences de la mobilité et
du défaut de fixité des paupières, c'est qu'elles
peuvent être attirées et déviées par la rétraction
du tissu inodulaire. C'est surtout à la suite des
brûlures au quatrième degré qu'on voit se former
les ectropions de ce genre ; et, comme les brûlures
de la face sont fréquentes dans l'enfance, il en résulte qu'un bon nombre d'ectropions cicatriciels da-
tent de cette époque de la vie. D'autres succèdent à
la pustule maligne , aux ulcères syphilitiques tertiaires, à la variole confluente, au cancer, aux plaies
accidentelles, aux suppurations symptomatiques de

carie. La condition essentielle pour que l'ectropion ait lieu, c'est que la perte de substance n'aille pas jusqu'à la conjonctive palpébrale, et que cette membrane reste trop longue pour la peau ou les téguments cicatriciels qui remplacent celle-ci. On comprend d'ailleurs que l'ectropion soit partiel ou général, avec persistance ou abolition du bord libre, suivant que la perte de substance a été plus ou moins considérable.

4° L'ectropion est quelquefois d'origine mixte, c'est-à-dire tout à la fois inflammatoire et cicatriciel. Voici en pareil cas de quelle manière les choses se passent : la cicatrice, consécutive à une perte de substance peu étendue des téguments, produit un ectropion du premier degré; puis la muqueuse, irritée par le contact de l'air, se gonfle, se boursoufle, augmente le poids de la paupière et la fait descendre assez pour que la maladie arrive au deuxième ou au troisième degré. Scarpa a beaucoup insisté sur ce mode de formation, qui explique la réussite de l'excision de la conjonctive dans quelques faits d'ectropions cicatriciels, particulièrement dans ceux dont parle Bordenave.

Symptômes. — Il y a deux symptômes communs à toutes les variétés d'ectropion, savoir : la déformation, et l'écoulement des larmes. La déformation résulte de la présence d'une surface rouge et comme fongueuse à la place que devrait occuper la peau : cette surface appartient à la conjonctive palpébrale, dont le tissu s'est modifié par l'inflammation chronique et l'exposition à l'air. L'écoulement des larmes tient à trois causes : d'abord à la facilité qu'elles ont à s'échapper, l'obstacle naturel apporté à leur issue par le bord libre n'existant plus; ensuite à la déviation du point lacrymal, qui n'est plus situé convenablement pour l'absorption

du liquide; et enfin à l'augmentation de la sécrétion, par suite de la phlegmasie oculo-palpébrale
qui accompagne le renversement. La quantité des
larmes qui tombent sur la joue est plus grande à
l'air et pendant les temps froids que dans l'intérieur des appartements et pendant la saison chaude.

Ces symptômes diffèrent suivant les variétés
que nous avons indiquées tout à l'heure. Dans l'ectropion partiel, la difformité est moins considérable que dans l'ectropion général. La surface
rouge représente un demi-ovale ou un triangle,
dont le contour, formé par le bord ciliaire, se
relève insensiblement pour devenir horizontal sur
les limites de la difformité. Pour peu que le renversement ne soit pas trop grand, les larmes peuvent
encore cheminer vers le grand angle de l'œil et ne
pas tomber sur la joue. L'œil, étant d'ailleurs recouvert suffisamment, ne s'enflamme pas, et la
maladie est assez supportable. Dans l'ectropion
général du premier degré, le bord libre de la
paupière n'étant qu'éloigné du globe de l'œil, ou
ne voit qu'un liséré rouge, au lieu d'une large surface boursouflée et fongueuse; les larmes s'accumulent derrière la paupière et ne tombent pas incessamment sur la joue; l'œil est encore assez
protégé pour ne pas s'enflammer par le contact de
l'air. Dans celui du deuxième degré, la déformation et le larmoiement sont plus prononcés. Dans
celui du troisième, la difformité est aussi repoussante que possible : toutes les larmes tombent sur
la joue, et l'œil, qui n'est plus lubréfié et dont une
partie est incessamment à découvert, finit par s'enflammer.

Complications. — Lorsqu'il est incomplet et
peu prononcé, l'ectropion ne s'accompagne d'aucune autre maladie de l'appareil oculo-palpébral,

ou, s'il existe un trouble de la vision, il est dû à quelque lésion antérieure ou indépendante. Cependant les malades sont plus exposés que d'autres à des conjonctivites pendant les temps froids et humides, ou bien ils ont la conjonctive oculaire habituellement injectée au niveau du renversement, ce qui augmente encore l'aspect disgracieux propre à cette lésion.

Lorsque le renversement est complet, il peut coïncider encore avec une perte ancienne de la vision, due à une opacité de la cornée ou à une atrophie de l'œil, survenue à la même époque et par la même cause que l'ectropion lui-même. Dans les cas où le globe de l'œil était d'abord resté intact, l'ectropion finit ordinairement par se compliquer d'ophthalmie chronique rebelle. Incessamment exposé aux intempéries de l'atmosphère, au contact des corps étrangers, privé de l'humidité que devraient lui donner les larmes, l'œil s'enflamme. C'est d'abord la conjonctive qui se prend, ou dont la phlegmasie habituelle s'exaspère de temps à autre ; plus tard la cornée, attaquée à son tour, devient opaque, s'ulcère, se vascularise, se transforme en pannus, et présente ainsi successivement plusieurs des formes de la kératite chronique : c'est pourquoi les malades sont sujets à des incommodités fréquentes, longtemps prolongées, et qui se terminent après un certain nombre d'années par la perte de la vue.

Dans d'autres cas, avec ou sans les lésions de la cornée dont il vient d'être question, la paupière supérieure devient malade, et présente, au niveau de son bord libre, les signes de la blépharite ciliaire, ou, sur sa face postérieure, des granulations.

Les voies lacrymales peuvent s'enflammer aussi par propagation, et offrir les signes de la tumeur lacrymale à sa première ou à sa seconde période, c'est-à-dire l'issue de matière muqueuse par les points lacrymaux au moment où l'on presse le grand angle de l'œil.

On peut regarder comme une complication l'existence de tissus cicatriciels très-abondants autour de l'ectropion, car ils augmentent la déformation et apportent quelquefois des difficultés dans le traitement.

Diagnostic. — L'ectropion non cicatriciel est caractérisé par la possibilité de redresser momentanément la paupière : on lui rend sa position naturelle en la relevant et attirant avec les doigts la peau des régions voisines, puis elle retombe aussitôt qu'on cesse de la soutenir. L'ectropion inflammatoire se reconnaît à l'absence de cicatrice, aux symptômes concomitants d'une ophthalmie intense, et aux commémoratifs. Celui qui est causé par une paralysie de l'orbiculaire se distingue par l'absence des signes d'une inflammation intense, par la lenteur ou la suppression des mouvements de la paupière supérieure, souvent par les autres symptômes de la paralysie faciale.

L'ectropion cicatriciel a pour signe principal l'impossibilité de relever complétement la paupière. On voit en outre le tissu de cicatrice, qui tantôt est largement étalé au-dessous du bord libre, tantôt forme une bride saillante plus ou moins large, tantôt est libre d'adhérence avec les os, tantôt leur adhère dans une étendue variable.

On soupçonne enfin que l'ectropion est d'origine mixte, si le boursouflement de la conjonctive est considérable et si l'étendue de la cicatrice est trop petite pour expliquer celle du renversement.

Pronostic. — Quoique cette maladie ne compromette jamais la vie, elle a une certaine gravité, due à deux circonstances principales, la difformité et l'altération de l'œil. La difformité est d'autant moins grande, et par conséquent le pronostic d'autant moins fâcheux, que l'ectropion est moins prononcé. Les troubles de la vision arrivent surtout dans les ectropions généraux et complets. Sous ce rapport, les ectropions partiels et incomplets sont encore les moins graves.

L'ectropion cicatriciel est plus fâcheux que l'ectropion non cicatriciel, parce qu'il réclame des opérations plus sérieuses, et que ces opérations, dans un grand nombre de cas, ne remédient qu'imparfaitement à la difformité.

Traitement. — Il varie suivant l'espèce et les degrés de la maladie.

A. L'ectropion symptomatique d'une inflammation de la conjonctive doit être traité par des moyens qui agissent sur cette membrane, en laissant la peau intacte. Ces moyens varient suivant l'ancienneté et le degré du renversement.

Lorsqu'il est récent et lié à une ophthalmie encore actuellement existante, il faut soumettre cette ophthalmie au traitement ordinaire, auquel on peut ajouter la cautérisation de la conjonctive palpébrale, tous les trois ou quatre jours, avec l'azotate d'argent ou le crayon de sulfate de cuivre. On voit souvent, en pareil cas, le gonflement disparaître avec le reste de l'inflammation, et la paupière revenir peu à peu à sa situation naturelle.

Si le renversement est ancien et persiste après la disparition complète de l'ophthalmie, on doit recourir à un traitement chirurgical qui a pour but, soit de changer la vitalité de la conjonctive boursouflée, soit de l'enlever.

On peut modifier la vitalité de la membrane par de petites saignées capillaires répétées tous les trois ou quatre jours. Ce procédé, qui n'est plus aujourd'hui mis en usage, est resté seulement dans l'historique de l'ophthalmologie. Il paraît que, du temps d'Hippocrate, on faisait saigner les paupières avec une feuille de chardon ou bien au moyen de frictions faites avec la laine. Du temps de Celse, on frottait la paupière avec une feuille de figuier, ou on la scarifiait, ou enfin on la grattait avec la pointe d'un instrument tranchant. Paul d'Égine se servait d'un scarificateur spécial. Woolhouse faisait cette même saignée, au XVIIIe siècle, avec un pinceau formé de huit à dix brins d'une espèce de seigle dont les barbes sont garnies de pointes fort aiguës. On a aussi employé la cautérisation : Guy de Chauliac parle de poudres corrosives et du fer rouge que l'on employait de son temps ; il incline pour le dernier de ces moyens, en donnant seulement le conseil de garantir les parties voisines contre l'action de la chaleur. On a renoncé depuis longtemps à ces traitements énergiques, pour en venir seulement à des cautérisations avec la pierre infernale. Ces cautérisations doivent être faites avec précaution : pour éviter que le globe de l'œil ne soit touché par le caustique, on abaisse et on fixe, autant que possible, la partie renversée ; on l'essuie même avec un linge avant de l'abandonner de nouveau à elle-même.

On enlève la conjonctive boursouflée par l'opération de l'excision. Cette opération, dont on trouve à la rigueur l'origine dans les procédés anciens du grattage et de la scarification, et qui paraît même avoir été pratiquée par Hippocrate et Antylus, a été préconisée par Paul d'Égine, Marc-Aurèle Séverin, et surtout par Bordenave, qui lui a consacré un mémoire spécial, ainsi que par Scarpa. Pour l'exécuter, les anciens soulevaient la par-

tie tuméfiée avec une anse de fil, passée au-
dessous d'une aiguille qui séjournait dans les tissus, ou simplement engagée dans l'épaisseur
de la conjonctive ; ils coupaient ensuite avec les
ciseaux ou le bistouri, en arrière de l'aiguille
ou du fil. Aujourd'hui l'on a reconnu que ces
moyens d'élévation allongent inutilement l'opération, et l'on se sert tout simplement de pinces à
griffes ou même de pinces ordinaires. Il faut avoir
soin de ne pas enlever une portion trop considérable de la conjonctive, afin de n'avoir pas consécutivement un entropion.

Le choix à faire entre les procédés qui précèdent dépend de l'ancienneté de la maladie. Lorsqu'elle est récente, les cautérisations suffisent.
Lorsqu'elle est ancienne, on peut encore réussir
par la cautérisation ; mais il faudrait la continuer
longtemps, et il y aurait encore une grande proba-
bilité d'insuccès, parce que les changements éprou-
vés par la conjonctive et le tissu cellulaire sous-
jacent sont trop complets pour que la vitalité se
modifie promptement et par un moyen aussi simple.
L'excision est donc alors plus avantageuse. Quant
aux scarifications, au grattage et aux incisions, ce
sont des moyens insuffisants et généralement abandonnés. L'excision elle-même est loin de réussir à
coup sûr : quelquefois elle est suivie d'une complète
récidive ; souvent elle ne donne qu'une guérison
incomplète, ainsi qu'on peut le constater en lisant
les observations de Bordenave. Ces résultats s'expliquent sans doute par l'allongement du cartilage
tarse. Si une récidive a lieu, on peut en venir à
l'opération d'Antylus ou d'Adams, dont nous parlerons tout à l'heure (p. 140), ou à l'opération
suivante, décrite par Weller.

On commence, dans le procédé de ce chirur-

gien, par enlever une portion de la conjonctive;
puis on excise, par la face interne et au milieu de
la paupière, un fragment du cartilage tarse de la
longueur de quelques millimètres, en ayant soin de
ne pas intéresser l'arête externe du bord libre de
la paupière. On relève ensuite la paupière, et on
la maintient avec des bandelettes de diachylon qu'on
renouvelle tous les jours. Les bords du cartilage,
en se rapprochant, doivent le raccourcir et rendre
son renversement plus difficile.

Nous avons passé sous silence certains pansements, imaginés à diverses époques pour redresser la
paupière. Fabrice d'Aquapendente plaçait transversalement des bandelettes de diachylon imbriquées,
entre lesquelles il enchevêtrait deux fils verticalement dirigés : le même appareil était appliqué
sur la paupière supérieure et sur l'inférieure, et il
suffisait d'attacher les fils du haut avec ceux du
bas pour que les paupières fussent tenues rapprochées. Scarpa employait quelquefois une sorte de
bandage unissant, qui remplissait la même indication. Ces moyens ne sont pas restés dans la pratique, à cause de la gêne qu'ils occasionnent et de
leur insuffisance.

*B. L'ectropion qui se lie à une paralysie
faciale* doit être attaqué par les moyens propres à
combattre la paralysie elle-même; mais le renversement est presque toujours incurable, parce
qu'il arrive longtemps après le début de la paralysie et à une époque où celle-ci est au-dessus des
ressources de l'art. Il faut s'en tenir alors à un
traitement palliatif, faire des lotions fréquentes,
couvrir l'œil soit avec un bandeau noir, soit avec
des lunettes bleues, si le malade peut les supporter. L'opération qu'a exécutée deux fois M. A.
France, et qui consiste à rafraîchir le bord libre

des deux paupières dans le sixième externe de leur étendue et à les réunir, afin que les mouvements communiqués au globe de l'œil par le releveur de la paupière supérieure puissent se transmettre à la paupière inférieure, nous paraît tout à fait inutile et inopportune (*Gazette médicale*, 1851, p. 121).

C. L'*ectropion cicatriciel*, qui est le plus fréquent, est celui pour lequel on a le plus modifié les procédés chirurgicaux, tant à cause de la difficulté d'obtenir une guérison qu'à cause de la variété des cas.

Les opérations sont rarement indiquées par des accidents pressants. L'ectropion total du premier degré, celui qui consiste en un simple éloignement du bord ciliaire, doit même être abandonné à lui-même, parce qu'il n'occasionne qu'une très-légère difformité et que la plupart des opérations n'y remédieraient pas complétement.

L'ectropion total du second degré et l'ectropion partiel ne compromettent ni la santé ni la vision, et ne contrarient les malades que par la difformité qu'ils occasionnent. L'opération, quelle qu'elle soit, est donc subordonnée à la volonté du patient, et c'est toujours une opération de complaisance. Si le malade s'y décide, il faut choisir pour la pratiquer le moment où la santé générale est bonne et où les conditions atmosphériques sont satisfaisantes. On doit s'en abstenir chez les très-jeunes enfants, d'abord parce que la difformité peut se corriger avec l'âge par les progrès du développement, et ensuite parce qu'il est bon que le malade désire être débarrassé et soit en état de supporter patiemment la douleur et les suites de l'opération.

L'ectropion du troisième degré exposant à une ophthalmie chronique et à la perte de l'œil, on n'est pas autorisé à attendre aussi longtemps : on doit presser davantage les malades, en leur faisant entrevoir les dangers de leur affection, sans pourtant leur promettre qu'on rétablira les choses dans l'état naturel. Pour les enfants, on peut se décider avant qu'ils aient atteint l'âge de raison.

Afin d'éviter la confusion, nous supposons et nous examinons successivement cinq cas principaux : 1° L'ectropion est total et au deuxième degré, sans boursouflement de la conjonctive; 2° l'ectropion est total et au deuxième degré, avec un boursouflement notable de la conjonctive; 3° l'ectropion est total et au troisième degré, c'est-à-dire que la perte de substance de la peau est très-considérable; 4° l'ectropion est partiel; 5° l'ectropion est fixe ou avec adhérence à l'os maxillaire.

1er cas. *Renversement incomplet, sans boursouflement.* — Pour remédier à cette difformité, le chirurgien peut choisir entre les cinq opérations suivantes :

1° *Incision transversale de la peau, ou procédé de Celse.* — Cette opération consiste à inciser transversalement la peau de la paupière, ou plutôt le tissu de cicatrice qui la remplace, suivant la direction d'une ligne courbe dont la convexité est tournée en haut et les extrémités sont dirigées en bas : les lèvres de la plaie s'écartent, et permettent au bord libre de remonter à sa place. S'il n'y arrive pas complétement, on coupe le tissu cellulaire sous-cutané, et on dissèque jusqu'à ce que la restitution soit devenue possible. Ce procédé, qui a été longtemps employé concurremment avec les scarifications et le fer rouge, est abandonné assez généralement aujourd'hui, à cause de son insuffisance. La reproduction de la difformité après la cicatrisation est en effet à peu près infaillible, parce que la plaie suppure nécessairement, et que la suppuration ne peut avoir lieu sans qu'un travail de rétraction entraîne de nouveau le bord libre en bas. On a conseillé, il est vrai, des pansements contentifs plus ou moins analogues à celui de Fabrice d'Aquapendente, mais ils sont insuffisants en même temps que très-incommodes. Les modernes ont bien encore proposé de rendre l'incision plus fructueuse, en réunissant temporairement l'un à l'autre les bords libres des deux paupières; mais cette modification est un peu trop compliquée pour les cas assez simples dont il est question en ce moment, et sa valeur n'est pas d'ailleurs établie par un assez grand nombre de succès pour qu'on soit autorisé à en faire un essai aventureux.

2° *Excision en V d'une partie du bord libre, ou procédé d'Antylus et d'Adams.* — Cette opération, qu'on attribue à Antylus, mais qui a été remise en honneur, au commencement de ce siècle, par Adams (*Practical observations on ectropion*), se fait de la manière suivante. On pratique une incision oblique, de quelques millimètres de hauteur, sur la paupière renversée, à partir de son bord libre et au niveau de la partie moyenne; puis on en fait une seconde, oblique en sens inverse, qui vient rencontrer la première à 5 ou 6 millimètres du bord libre; ces deux incisions comprennent toute l'épaisseur de la paupière, et par conséquent produisent une perte de substance en forme de V, dont la base, large de 5 à 6 millimètres, est tournée en haut et correspond au bord de la paupière renversée. On réunit ensuite les bords sanglants à l'aide de deux points de suture séparés. Le but de ce procédé est de diminuer une partie de la largeur du bord libre, dans la pensée que le cartilage tarse, devenu plus long, plus flexueux, que dans l'état normal, ne pourrait reprendre sa position si on n'en excisait pas une partie. Un reproche qu'on pourrait adresser ce procédé, c'est qu'il ne satisfait pas à une autre indication non moins importante, celle de remédier au raccourcissement de la paupière.

3° *Excision en V, combinée avec une incision circonvoisine sur la joue; procédé de Græfe.* — Voici ce que fit, dans un cas, Græfe, cité par Mackenzie : il enleva un fragment en V de la paupière, comme dans le procédé d'Adams ; puis divisa la peau de la joue, dans l'étendue de 4 centimètres, par une incision concentrique au bord de l'orbite. Il eut soin de laisser au fil de la suture entortillée deux longs chefs, qu'il attira en haut et fixa au front avec des bandelettes agglutinatives. Les bords de la plaie de la joue furent en outre maintenus écartés par une lame de plomb.

4° *Autoplastie par glissement; procédés de Warthon Jones, Sanson, et A. Bérard.* — Ce procédé, qui est un des plus ingénieux et des plus importants, paraît avoir été imaginé en 1836 par Warthon Jones, qui l'avait pratiqué seulement à la paupière supérieure. Sanson et A. Bérard l'ont employé pour l'inférieure, et l'ont fait mieux connaître. Pour l'exécuter, on fait deux incisions qui, partant de chacune des commissures, se réunissent en V à 1 centimètre environ au-dessous du bord de la paupière. Ces incisions ne comprennent que la peau et le tissu cellulaire sous-cutané ; on dissèque ensuite un peu, afin de relâcher davantage et de faciliter le redressement et la réascension de la paupière. Lorsque ce résultat est obtenu, on a, dans la région malade, une plaie qui représente un Y. On réunit successivement par quelques points de suture la branche verticale et les deux branches obliques de cet Y. Quand la réunion immédiate a lieu, les parties conservent leur nouvelle position, ou du moins, si elles se déplacent, elles ne reproduisent pas la maladie au même degré. Lorsqu'au contraire la réunion immédiate n'a pas lieu et que les plaies suppurent, il y a beaucoup de chances pour que le renversement se reproduise.

Cette opération est plus rationnelle que celle d'Adams, parce qu'elle relève et allonge en même temps la paupière, tandis que l'autre la relève, mais sans l'allonger. Cependant on observe encore assez fréquemment des récidives, soit à cause de la suppuration, soit parce que la déformation et l'allongement du cartilage tarse ne lui permettent pas de rester dans sa position naturelle.

5° *Suture du cartilage tarse avec la peau; procédé de Dieffenbach.* — On commence par une incision transversale, faite du côté de la peau, dans le point qui paraît correspondre au bord inférieur du cartilage tarse; on divise couches par couches tous les tissus, jusque et y compris la conjonctive; on redresse le cartilage tarse, et on saisit le bord supérieur de la plaie de la conjonctive, que l'on réunit par des points de suture entortillée au bord inférieur de la plaie cutanée; on fait ensuite un pansement simple (*Bulletin de Férussac*, t. XXVI, p. 97).

Le but de cette opération est de diminuer la longueur excédante de la conjonctive, et surtout de fournir au cartilage tarse un point d'insertion fixe sur la peau, afin de prévenir son renversement ultérieur; mais elle ne remédie pas suffisamment à la brièveté de la paupière. Elle n'a, du reste, été faite que dans un petit nombre de cas.

Appréciation. Les procédés de Græfe et de

Dieffenbach n'ont été employés qu'exceptionnelle-
ment. On ne pourrait songer à les mettre en usage
qu'après avoir exécuté inutilement l'un des trois
autres procédés, qui sont plus simples et aussi efficaces. Celui de Celse ne devrait être accepté définitivement que si l'on avait trouvé le moyen de
maintenir les paupières rapprochées pendant un
temps suffisant. Celui d'Adams conviendrait aux
cas dans lesquels, le renversement et la brièveté
de la peau étant peu considérables, le cartilage
tarse serait devenu trop long et présenterait une
altération profonde dans sa texture. Ces cas étant
les plus rares, et, quand ils se présentent, ne pouvant pas toujours être parfaitement analysés, il en
résulte que le procédé de Jones est, malgré les imperfections que nous avons signalées, celui qui offre
habituellement le plus d'avantages.

2ᵉ cas. *Renversement au second degré,
avec boursouflement de la conjonctive.* — Il y
a, comme dans le cas précédent, une perte de
substance à la peau ; mais la brièveté qui en résulte n'est pas la seule cause du renversement, et
le gonflement de la conjonctive y contribue pour
une certaine part. Les procédés suivants peuvent
alors être mis en usage.

1° *Procédé de Bordenave ; excision de la
conjonctive.* — Il est bon de noter que, quoique
l'opération de Bordenave convienne surtout aux
ectropions non cicatriciels, cependant ce chirurgien
ne cite à l'appui de ses idées que trois exemples
d'ectropions, qui étaient justement tous trois consécutifs à des brûlures. L'excision peut donc être
faite dans ces cas. Cette opération, qui a l'avantage de remettre la muqueuse de niveau avec la
peau et de remédier ainsi à la déviation, est, d'un
autre côté, insuffisante contre la brièveté de la

paupière, de sorte qu'il y a lieu de craindre des résultats incomplets. Bordenave répète en effet, à propos de ses trois malades, que la guérison n'a pas été parfaite, que des améliorations très-grandes ont eu lieu, mais que cependant la paupière est restée écartée du globe de l'œil ou qu'elle tendait à se renverser de nouveau ; l'un d'eux même a dû être opéré deux fois.

2° *Combinaison des procédés de Celse et de Bordenave.* — Dzondi et Lisfranc, cités tous deux par M. Carron du Villards (t. 1er, p. 343), ont excisé d'abord la conjonctive, suivant les règles ordinaires ; ensuite ils ont fait l'incision transversale ou plutôt semi-lunaire du côté de la peau, et ont disséqué de manière à faire remonter le bord libre, en obtenant un écartement des bords de la plaie. Lisfranc disséquait en outre le bord inférieur de la division et le faisait glisser de bas en haut pour le mettre en contact avec le supérieur, sur lequel il essayait de le maintenir avec une bandelette de diachylon disposée en fer à cheval.

3° *Combinaison des procédés de Celse, de Bordenave, et d'Adams.* — Mackenzie décrit, en l'attribuant à Adams, une opération qui se compose tout à la fois de l'incision cutanée transversale, de l'excision de la conjonctive, et de l'excision du cartilage tarse. Dans le premier temps, on divise la cicatrice, au niveau de l'os maxillaire, au moyen d'une incision parallèle au bord de la paupière renversée, et on dissèque par quelques coups de bistouri ; dans le second, on excise la conjonctive palpébrale ; dans le troisième, afin de remédier à l'allongement morbide du bord libre, on en excise une portion triangulaire, et, après avoir affronté les lèvres du V résultant de l'excision, on les maintient au moyen de deux points de suture.

On peut combiner encore les procédés de Bornenave et de Jones, c'est-à-dire exciser d'abord le bourrelet conjonctival, puis tailler, pour le faire remonter ensuite, un lambeau triangulaire de la paupière.

Appréciation. Dans les cas de ce genre, il est indiqué de commencer toujours par l'excision de la conjonctive; cette excision étant faite, on voit si l'on doit s'en tenir là ou s'il est nécessaire de faire quelque chose de plus. On s'en tient là, lorsque le bord libre remonte assez pour se mettre en contact avec celui de la paupière supérieure. Lorsqu'au contraire après l'excision le renversement persiste et que la paupière reste trop courte, il faut ajouter l'excision d'Adams si le cartilage tarse paraît trop déformé, et le procédé de Jones dans les autres cas.

3e cas. *L'ectropion est au troisième degré; la perte de substance a été très-considérable.*— Les faits qui appartiennent à cette catégorie étaient autrefois regardés comme incurables. Les efforts des chirurgiens de notre époque ont puissamment contribué à reculer sur ce point les limites de l'art. Le plus grand nombre des procédés imaginés ont eu pour but de restaurer la paupière avec un lambeau emprunté aux régions voisines, et conséquemment se rapportent à l'autoplastie; ils seront étudiés plus spécialement à l'article Blépharoplastie. Quelques-uns cependant, étant une modification d'opérations déjà décrites, doivent nous occuper ici.

1° On pourrait encore essayer le *procédé de Jones,* en plaçant beaucoup plus bas l'angle du V formé par la rencontre des deux incisions. C'est ce que fit M. Houston sur une jeune fille de dix-sept ans, qui avait eu un ectropion produit par une cicatrice de brûlure. Les deux incisions vinrent se rencontrer au-dessous du niveau de la racine du nez ; le lambeau triangulaire, formé exclusivement de tissu de cicatrice, fut disséqué jusqu'au niveau du cartilage tarse ; puis des sutures furent appliquées (*Annales d'oculistique*, t. XIII, p. 214). Il est difficile qu'à la suite de cette opération le renversement ne se soit pas reproduit en partie et que la paupière ait pris une hauteur suffisante.

2° *Procédés de MM. Gensoul, Bouchacourt, et Bonnet, de Lyon.* — MM. Gensoul et Bouchacourt avaient proposé de circonscrire par quatre incisions un lambeau losangique à grand diamètre vertical, de l'exciser, et de réunir d'un côté à l'autre au moyen d'une suture verticale, ce qui devait, suivant eux, remonter le bord libre. Ce procédé ne peut réussir, car il produit une perte de substance là où déjà il y en a une trop considérable, et nous n'en ferions pas mention si ce moyen d'allonger verticalement la paupière n'avait conduit M. Bonnet à une modification qui, quoique encore insuffisante, est cependant plus rationnelle. Dans deux cas publiés par la Gazette médicale (1847, p. 629), ce chirurgien a commencé par inciser en travers en élevant le bord libre avec une pince, ce qui lui a donné un écartement de 1 centimètre. Il a réuni ensuite verticalement, et sans faire de perte de substance, les deux côtés de la plaie, ce qui a augmenté encore l'allongement de la paupière. Le bord libre de celle-ci, étant alors devenu trop large pour le reste de l'organe évidemment rétréci, a formé une sorte de pli avec saillie angulaire en avant : M. Bonnet a dès lors avivé la partie interne de ce pli, et a placé un ou deux nouveaux points de suture. On voit que cette combinaison, en diminuant partout l'étendue transversale de la paupière, peut à la rigueur remédier au renversement; mais il nous semble que la paupière doit rester encore plus courte qu'à la suite de l'opération de Jones. Quand la destruction est extrêmement considérable, l'auteur pense qu'il est nécessaire de faire deux incisions, deux plis, et deux sutures, sur la même paupière.

3° *Procédé de Celse, avec union temporaire des paupières.* — Dans ces derniers temps, on a conseillé de réunir l'une à l'autre les deux paupières, afin de les fixer pendant la cicatrisation et d'éviter ainsi la reproduction par retrait du tissu inodulaire. Cette opération, dont la première idée paraît avoir été conçue par Lisfranc, a été recommandée par M. Maisonneuve, qui en a fait l'objet d'une communication à la Société de chirurgie, et a été mise en pratique par M. Mirault, d'Angers (*Annales d'oculist.*, t. xxv, p. 121), et par notre collègue M. Huguier (*Bulletins de la Société de chir.*, t. 1er, p. 253 et 341). Elle comprend nécessairement deux temps principaux. Dans le premier, on fait l'incision transversale à la manière de Celse, et on dissèque de façon à obtenir entre les deux lèvres de la plaie un écartement suffisant pour que le bord libre puisse remonter à sa place. Si les choses étaient ainsi abandonnées à elles-mêmes, le renversement se reproduirait sans aucun doute par le retrait de la cicatrice. Le second temps a pour but de prévenir cet inconvénient : il consiste à réunir les deux bords palpébraux par trois points de suture séparée ou enchevillée. Ici il y a deux procédés distincts : dans l'un on fait la suture sans avivement préalable ; dans l'autre on fait un avivement, et on se propose d'obtenir entre les paupières une fusion, qu'on fait disparaître plus tard, lorsque, la cicatrice étant complète et solide, on n'a plus à craindre de rétraction. Le premier de ces procédés est certainement insuffisant, car les moyens de réunion ne peuvent rester longtemps en place : si on laissait les fils pendant plus de sept ou huit jours, ils auraient bientôt coupé les parties et tomberaient en laissant une fente au niveau de chacun d'eux. Il faut donc les enlever à un moment où la cicatrice n'est pas complète, et abandonner les parties au travail de rétraction, c'est-à-dire s'exposer aussi sûrement à une récidive que si l'on avait fait l'opération pure et simple de Celse. Le second, s'il réussit, s'oppose efficacement à la récidive ; mais il peut échouer, au moins en partie, et ne donner qu'une réunion limitée aux angles. Dans les cas où l'on obtient la fusion entière, il a l'inconvénient de priver les malades de l'œil pendant un temps qui doit être long ; car, pour que la cicatrice déjà formée ait cessé de se rétracter, il faut attendre douze, quinze et dix-huit mois, pendant lesquels le malade reste borgne si l'autre œil est sain, ou aveugle, s'il est perdu. Il est vrai, d'un autre côté, que si l'œil correspondant à l'ectropion est lui-même impropre à la vision par suite d'un leucôma ou d'une atrophie, le même inconvénient n'existerait pas.

Les faits sont trop peu nombreux pour qu'une appréciation rigoureuse de ces procédés puisse être faite. M. Gosselin a fait une fois lui-même, en 1848, à l'Hôtel-Dieu, l'incision transversale chez un homme qui avait un ectropion produit par la cicatrice d'une pustule maligne. Trois points de suture enchevillée avaient été placés pour réunir, sans avivement préalable, les bords palpébraux : ces points sont restés sept jours, au bout des-

quels, la plaie n'étant pas cicatrisée, on a lutté
contre la tendance au renversement avec un pansement compresseur. La déviation s'est reproduite.
M. Mirault, d'Angers, a rapporté deux cas dans
lesquels il a cherché à obtenir la fusion temporaire des paupières après avivement : l'un de ces cas
étant relatif à un ectropion double, nous en repar-
lerons un peu plus loin ; l'autre est relatif à un
ectropion inférieur. Dans ce dernier, le renversement était des plus considérables ; le bord libre
atteignait la partie supérieure de la joue. M. Mirault modifia l'opération de la manière suivante :
l'incision transversale à convexité supérieure ayant
été faite à 1 centimètre et demi au-dessous du
bord libre, le chirurgien disséqua la peau jusqu'aux cils, de manière qu'elle pût se renverser de bas en haut, en même temps que l'allongement des tissus sous-jacents permettait la réascension de la paupière. Ensuite il fit à la peau
de la paupière supérieure, immédiatement au-dessus
des cils, trois pertes de substance séparées, en
enlevant dans chaque point un petit pli cutané
qu'il saisissait avec des pinces. Dans un troisième
temps, il renversa de bas en haut et d'avant en arrière les téguments disséqués de la paupière inférieure, et réunit le bord saignant aux trois petites
plaies de la paupière supérieure à l'aide d'une suture
entortillée. Les deux bords ciliaires étaient donc
maintenus en contact par le lambeau relevé au
devant d'eux en manière de rideau. On termina
par un pansement contentif. La réunion fut obtenue au niveau des trois sutures. Au bout de vingt
jours, le travail de cicatrisation commençait à tirailler les adhérences ; au cinquantième jour, la
bride externe céda. Les deux autres brides, qui
s'allongèrent peu à peu, furent coupées par le chi-

rurgien treize mois après l'opération. La paupière restaurée resta plus courte que celle du côté opposé et légèrement écartée du globe oculaire au côté externe, mais le renversement ne se reproduisit pas et l'œil fut suffisamment abrité. La malade, revue cinq ans après, était à peu près dans le même état.

Nous avons une fois, d'après l'indication qui en avait été donnée par M. Hairion (*Gazette des hôpitaux*, 1849), essayé de tenir les paupières réunies par du collodion. L'ectropion était au deuxième degré plutôt qu'au troisième et avait été causé par une pustule maligne. Après avoir pratiqué les incisions de Jones, nous avons enduit les bords palpébraux et les cils d'une couche épaisse de collodion, que nous avons renouvelée tous les jours et plusieurs fois à deux reprises dans la journée. Nous avons remarqué : 1° que l'application du collodion causait de la douleur et provoquait une inflammation de la conjonctive ; 2° que vers le cinquième jour, époque où les parties de la plaie qui ne s'étaient pas réunies commençaient à suppurer, les paupières s'écartaient en surmontant l'obstacle apporté par le collodion, malgré la précaution qu'on avait d'en mettre deux fois par jour. Ce moyen contentif enfin n'a pas été aussi efficace que le serait une suture après avivement. Il est bon néanmoins d'y recourir lorsque l'on ne se décide pas à ce dernier moyen, qui n'a pas encore été assez souvent employé pour que sa valeur soit denue incontestable, car l'agglutination imparfaite ou passagère obtenue par le collodion est préférable à l'absence de tout moyen contentif et peut contribuer pour sa part au succès de l'opération.

4e cas. *L'ectropion est partiel et limité à la partie moyenne ou à l'une des extrémités.* —

Cette variété est une de celles que l'on abandonne le plus souvent à elles-mêmes, parce qu'elle est moins difforme et compromet moins la vision que les autres. Cependant, lorsque les malades désirent une opération, celle qu'on doit choisir varie encore suivant la disposition du tissu de cicatrice.

1° Si l'on a affaire à une bride étroite et inextensible, on peut choisir entre les procédés principaux qui se présentent partout où les difformités sont dues à une bride : 1° excision de la bride et réunion immédiate (procédé de Delpech); 2° incisions transversales multiples (procédé de Dupuytren); 3° incision entre la bride et les tissus sains avec un bistouri porté sous la partie inférieure de la cicatrice et qui coupe de haut en bas en même temps que des parties profondes vers les superficielles. Les deux premiers procédés ne conviennent pas ici, l'un parce qu'il ne rendrait pas à la paupière la hauteur qui lui manque, l'autre parce qu'il serait infailliblement suivi d'une récidive. Le troisième est sans contredit le plus avantageux, à la condition de faire la section assez étendue pour que le bord de la paupière puisse remonter et de réunir la plaie par quelques points de suture. Cette opération ressemble en définitive à celle de Jones.

2° Lorsqu'il a affaire à un tissu de cicatrice large et étalé, le chirurgien peut avoir recours à quelques-uns des procédés précédemment indiqués. Celui de Bordenave peut être employé, s'il y a un boursouflement considérable de la conjonctive; mais, seul, il ne saurait suffire, car il ne remédierait pas à la brièveté de la paupière. Il en est de même de celui d'Adams : il ne serait indiqué que dans le cas où le bord libre aurait pris une trop grande étendue, et alors on n'y viendrait que consécutivement. L'opération qui trouve le plus

souvent son application est encore celle de Jones
On circonscrit entre deux incisions représentant
un V toute la partie renversée, on dissèque, puis
on fait une suture au-dessous et de chaque côté. Si
plus tard on reconnaît que le succès n'est pas
complet, que le bord se renverse encore ou s'é-
loigne du globe oculaire, on peut compléter par
l'excision en V d'Adams, ou par une nouvelle opération de Jones ; mais ici, comme dans tous les
autres cas d'ectropion, il ne faut pas trop attendre de ces opérations : quoi qu'on fasse, la paupière renversée ne reprend jamais l'aspect et les
fonctions de l'état normal. Il ne faut donc pas
rechercher une régularité impossible à obtenir. Le
but principal est atteint, lorsque l'œil est recouvert et que les larmes ne s'écoulent plus sur la
joue.

On peut encore, dans le cas dont il est ici
question, utiliser le procédé de M. Bonnet ; cependant, comme il n'a pas fait ses preuves aussi souvent que le précédent, nous ne lui donnerions pas
la préférence.

5e cas. L'ectropion est adhérent ou fixe,
c'est-à-dire que la cicatrice s'est réunie aux os
consécutivement à une carie ou à une brûlure qui a
détruit toute l'épaisseur des parties molles. Pour
comprendre les différences qui existent entre les
procédés conseillés en pareil cas, il faut se souvenir que l'adhérence se présente sous deux formes
principales : circonscrite, ou étendue.

Circonscrite, l'adhérence pourrait à la rigueur
être détruite par une seule incision faite à son
niveau ; mais, comme dans bien des cas l'incision
ne suffirait pas et qu'une dissection longue et
laborieuse serait nécessaire pour détacher toute
la cicatrice, le procédé conseillé par M. Ammon

est préférable : il consiste à porter le bistouri tout autour de l'adhérence, à laisser la cicatrice en contact avec l'os, et à rapprocher au-dessus d'elle, par quelques points de suture, les bords de la plaie saignante, en donnant à cette plaie et à la cicatrice une direction verticale qui rende à la paupière la hauteur qu'elle a perdue.

Si la cicatrice adhère au maxillaire supérieur dans toute l'étendue transversale de la paupière, on comprend que la plupart des procédés indiqués précédemment, et en particulier ceux de Bordenave, d'Adams, et de Jones, seraient presque toujours insuffisants, car les adhérences s'opposeraient à l'ascension et aux glissements latéraux qui sont nécessaires pour restaurer, ne fût-ce qu'à peu près, l'organe renversé. Il faut bien remarquer en effet que nous avons à lutter ordinairement non-seulement contre l'adhérence, mais aussi contre la brièveté de la paupière déviée. On a donc à choisir entre trois partis : ou bien faire une incision transversale au niveau de la cicatrice, disséquer et décoller, comme dans l'opération de Celse, puis établir la fusion entre les paupières ; ou bien faire la même incision et combler la perte de substance avec un lambeau pris dans les régions voisines (blépharoplastie indienne) ; ou bien enfin pratiquer une blépharoplastie par la méthode française, en circonscrivant par trois incisions un lambeau quadrilatère que l'on fait remonter. Ce dernier procédé appartient à M. Ammon : nous y reviendrons à propos de la blépharoplastie. Si l'on se décidait pour cette opération, qui nous paraît la plus avantageuse, il serait bon encore de réunir temporairement les deux paupières.

Art. II. — Ectropion de la paupière supérieure.

L'ectropion est plus rare à la paupière supérieure qu'à l'inférieure ; on y observe cependant les mêmes variétés.

L'ectropion inflammatoire ne s'y produit presque jamais spontanément, mais il peut être la conséquence de manœuvres intempestives. Mackenzie fait remarquer que, chez les enfants atteints d'ophthalmie scrofuleuse, on renverse quelquefois la paupière supérieure pour la nettoyer ou l'examiner : l'enfant, irrité, pousse des cris et contracte son muscle orbiculaire, ce qui augmente le renversement. Si, pour éviter de la douleur, on attend quelque temps, la conjonctive se tuméfie davantage, le renversement augmente, et l'on éprouve de grandes difficultés à remettre la paupière à sa place. Nous n'avons jamais, pour notre part, été témoins d'un accident semblable. S'il se produisait, il faudrait tâcher de retourner la paupière au moyen de pressions faites avec prudence et dans une direction convenable : si l'on n'y parvenait pas ou que, comme l'indique encore Mackenzie, le renversement se reproduisît, il faudrait faire l'excision de la conjonctive.

Si l'ectropion cicatriciel est rare, c'est sans doute parce que la paupière supérieure, étant plus longue, peut éprouver une perte de substance d'une certaine étendue sans se renverser. Les plaies déchirées et à lambeaux qui sont négligées, la brûlure, et la pustule maligne, en sont les causes les plus habituelles. Il peut, comme celui de la paupière inférieure, être général ou partiel, adhérer ou ne pas adhérer aux os.

Traitement. — S'il y a boursouflement de la conjonctive, il faut toujours commencer par l'excision de cette membrane : on se comporte ensuite différemment suivant les cas. Lorsque l'ectropion est partiel, on peut recourir au procédé de Jones, en disposant le V en sens inverse de ce qu'il était pour la paupière inférieure ; on y ajouterait l'excision du cartilage tarse, si celui-ci paraissait être devenu trop long.

Pour l'ectropion général et non adhérent, le procédé de Jones peut encore être utile, lorsque la perte de substance n'a pas été très-considérable. S'il y a eu une grande perte de substance, ce qui est ordinaire, on a, comme pour la paupière inférieure, à choisir entre une blépharoplastie et une incision suivie de l'union temporaire des paupières. Dans l'état actuel de la science, la blépharoplastie nous paraît plus avantageuse.

Il en serait de même pour l'ectropion largement adhérent. L'ectropion avec adhérence limitée serait traité, comme à la paupière inférieure, par l'incision ordinaire ou par celle d'Ammon.

Si l'œil était tout à fait perdu et que la disposition des parties s'y prêtât, on pourrait substituer une difformité moins repoussante à celle qui résulte de l'ectropion, en cherchant à obtenir un prolapsus permanent de la paupière. Pour cela, on aurait à inciser la cicatrice, le muscle orbiculaire, et surtout le releveur, et à tenir les bords de la plaie écartés. Cette opération a été exécutée par M. Guthrie dans un cas rapporté par la Gazette médicale de 1837 (p. 329).

Art. III. — Ectropion double ou des deux paupières.

L'ectropion qui occupe simultanément les deux paupières est toujours causé par une cicatrice. Il peut être partiel ou général. Lorsqu'il est partiel, il occupe la commissure externe ou l'interne. Avons-nous besoin d'ajouter que la difformité présente encore des différences importantes, suivant le degré et l'étendue du renversement, soit dans le sens vertical, soit dans le sens transversal?

Traitement. — 1° Si l'ectropion double correspond à la partie externe seulement, on peut à la rigueur pratiquer sur les deux paupières successivement l'une des opérations qui ont été indiquées plus haut; mais l'opération suivante, exécutée par Walther, de Munich, et nommée par lui *tarsoraphie*, est plus spécialement applicable. On circonscrit une partie de la cicatrice entre deux incisions en V, dont le sommet regarde en dehors, et qui toutes deux commencent sur le bord libre des paupières; on fait une perte de substance qui avive tout à la fois ce bord dans le quart de son étendue et une petite portion des téguments voisins; on réunit ensuite par deux ou trois points de suture (Græfe et Walther, *Journal de chirurgie*, t. IX, p. 86; 1826).

2° Si l'ectropion double correspondait à la commissure interne, ce qui est la variété la plus rare de toutes, on pourrait imiter la conduite de Ledran (*Acad. de chirurgie*, t. 1er, p. 140, in-4°), dont l'opération est analogue à celle de Walther. Ledran eut affaire, il est vrai, à un ectropion partiel de la paupière inférieure seule plutôt qu'à un ectropion double; mais son procédé serait applicable aux cas dont il s'agit actuellement. Il aviva, en dedans du point lacrymal inférieur, le bord de la paupière correspondante jusque sur le côté du nez, aviva de même la paupière supérieure à l'aide d'une incision qui vint rencontrer la précédente, enleva tout le tissu de cicatrice compris entre ces deux incisions, et réunit la plaie saignante par deux points de suture auxquels il ajouta de petits tampons et des bandelettes agglutinatives.

3° Si l'ectropion double occupe toute l'étendue des deux paupières, on peut quelquefois se contenter d'opérer celle dont la déviation est le plus prononcée ; puis, si cela ne suffit pas, on agit plus tard séparément sur l'une et sur l'autre, en exécutant, à des intervalles plus ou moins éloignés, une des opérations déjà décrites ou une blépharoplastie. C'est ici que la réunion ou la fusion temporaire nous paraît offrir quelques avantages et des chances de succès : nous pouvons en citer deux exemples qui lui sont assez favorables. Le premier est dû à M. Mirault, d'Angers (*loc. cit.*). Il a pour sujet une jeune fille de vingt-huit ans, qui avait été brûlée à l'âge de six mois. Les deux paupières du côté droit étaient renversées ; le bord de la supérieure était confondu avec le sourcil, celui de l'inférieure avec la joue ; aucun effort de traction ne pouvait effacer la difformité. M. Mirault excisa d'abord les deux bourrelets conjonctivaux ; ensuite il fit une incision courbe à quelques millimètres de chaque paupière, et détruisit les adhérences jusqu'à ce qu'il pût mettre les bords en contact ; puis, comme ces bords se trouvaient avivés par l'excision de la conjonctive, il les réunit par deux points de suture entortillée. Le cinquième jour, les deux paupières étaient soudées dans toute leur étendue, excepté à la partie la plus interne. Les deux plaies, supérieure et inférieure, ne tardèrent pas à se cicatriser, et les choses restèrent en cet état une année entière, pendant laquelle l'œil gauche servit seul pour la vision. Ce fut seulement au bout de ce temps que le chirurgien incisa les adhérences des deux paupières. L'œil, qui continuait d'être sain, a repris ses fonctions ; les paupières nouvelles ont pu se rapprocher et exécuter quelques mouvements. Huit années après, époque à laquelle M. Mirault publia l'observation, le renversement ne s'était pas reproduit.

L'autre fait, qui a été communiqué à la Société de chirurgie par M. Guersant (*Gaz. des hôp.*, 1847, p. 301 et 389), est un exemple de réunion sans avivement. L'ectropion double avait encore été consécutif à une brûlure étendue. Cette fois le chirurgien eut recours sur l'une et sur l'autre paupières au procédé de Jones, c'est-à-dire qu'il circonscrivit une partie considérable des téguments entre deux incisions en V, et disséqua jusqu'à ce qu'il pût faire descendre la paupière supérieure et remonter suffisamment l'inférieure. Il réunit alors par des points de suture les portions verticales des deux Y, et plaça deux points de suture enchevillée sur les bords palpébraux, afin de les maintenir rapprochés : ces derniers points de suture restèrent en place pendant huit jours. Il y eut une nouvelle rétraction, et cependant l'état de la malade parut avoir été amélioré, quoique les deux lambeaux triangulaires formassent un bourrelet assez difforme. Il nous semble que, dans ce cas, l'opération aurait pu, sans la suture palpébrale, donner le même résultat ; car les paupières sont restées unies pendant un temps très-court et qui n'est pas celui pendant lequel la rétraction était le plus à craindre.

SECTION IV.

DE LA BLÉPHAROPLASTIE.

Les opérations qui se pratiquent sur les paupières sont habituellement simples et ont été indiquées à propos de chacune des maladies qui les réclament ; nous n'avons donc à traiter ici que de la blépharoplastie.

Le mot de *blépharoplastie* et l'opération qu'il désigne sont de date récente. Jusqu'à notre époque, on n'avait guère songé à restaurer les paupières autrement que par l'incision transversale de Celse, et la plupart des difformités étaient abandonnées à elles-mêmes. La blépharoplastie n'a été instituée qu'à partir du moment où l'on essaya de refaire la paupière avec un lambeau emprunté aux régions voisines. Ce fut en 1818 que MM. Græfe et Dzondi pratiquèrent pour la première fois cette opération, le premier ayant taillé un lambeau dans la région malaire, pour restaurer la paupière inférieure, le second ayant pris son lambeau sur la joue, au-dessous du grand angle de l'œil, et l'ayant fait remonter pour combler une perte de substance qui correspondait environ aux deux tiers internes de la paupière inférieure. En 1829, Fricke, de Hambourg, a fait ensuite la blépharoplastie pour la paupière supérieure, et Jungken pour l'inférieure. MM. Jobert et Blandin sont les premiers qui l'aient pratiquée en France, en 1835. A cette époque, on connaissait peu les opérations exécutées en Allemagne, et il est incontestable que les deux chirurgiens français que nous venons de nommer ont beaucoup contribué à vulgariser et à perfectionner cette variété d'autoplastie.

On connaît les cas qui peuvent réclamer la blépharoplastie : ce sont des pertes de substance récentes ou depuis longtemps cicatrisées, avec ou sans ectropion, qui occupent toute l'étendue ou une partie seulement de l'étendue des paupières.

Lorsque la restauration a pour objet de rétablir seulement une partie de la largeur de la paupière, elle prend le nom de blépharoplastie partielle. Il en a été question déjà à propos de l'ectropion. En pareil cas, l'on n'a pas à choisir entre la méthode française et la méthode indienne. La première seule est praticable, car la perte de substance n'est pas assez grande pour qu'il soit nécessaire de tailler un lambeau et de l'amener en le contournant sur la partie préalablement avivée. Le procédé de Jones est, ainsi que nous l'avons dit plus haut, celui qui convient le plus souvent.

Lorsque la paupière est détruite dans toute ou presque toute sa largeur, il y a une distinction importante à établir. La destruction peut affecter deux formes : 1° Le bord libre de la paupière, le cartilage tarse, et la conjonctive, existent encore, mais la peau manque, soit parce qu'elle a été détruite, soit parce qu'elle a été attirée vers la joue par une cicatrice de cette région ; 2° il ne reste plus de bord libre, la peau et tous les éléments de la paupière ayant été détruits.

1ᵉʳ cas. *Le bord libre et la conjonctive existent encore, mais la peau est remplacée par du tissu de cicatrice.*—Nous supposons d'abord qu'il s'agit de la paupière inférieure. L'indication à remplir est de remonter le bord libre. On peut y parvenir, soit par la méthode française, soit par la méthode indienne.

A. *Méthode française* (glissement sans torsion ni rotation du pédicule). Nous avons déjà fait mention de plusieurs procédés qui se rapportent à cette méthode.

1° Le *procédé de Jones* en particulier est si souvent applicable à l'ectropion que nous n'avons pu nous dispenser de le décrire à côté de cette maladie. Il y a deux choses à distinguer dans ce procédé : une véritable blépharoplastie, puisqu'on se propose de restaurer la paupière par le déplacement des téguments placés au-dessous, et une suture verticale qui doit empêcher la rétraction consécutive en amenant une réunion immédiate. Cette suture complémentaire est d'une grande importance ; car, si la réunion n'est pas obtenue et si la suppuration arrive, le lambeau se rétracte presque toujours et la difformité se reproduit. C'est une des raisons pour lesquelles ce procédé ingénieux manque quelquefois son but, et offre plus de chances de succès quand les plaies sont peu étendues, comme dans l'ectropion partiel, que dans les conditions opposées.

2° *Procédé d'Ammon.* Il diffère du précédent en ce qu'on donne au lambeau la forme d'un quadrilatère, au lieu de celle d'un V. Une incision transversale étant faite sur la joue, deux incisions verticales, qui partent des extrémités de la première, sont conduites, de bas en haut, jusqu'au niveau des commissures ; les téguments sont ensuite disséqués jusqu'à ce que le bord libre puisse remonter. L'auteur propose spécialement cette opération pour les cas de cicatrice largement adhérente aux os.

3° *Procédé de Dieffenbach.* Il se rapproche du procédé général de Franco, par dissection des lambeaux. La cicatrice étant incisée transversalement ou excisée, s'il en est besoin, le chirurgien taille au côté externe un lambeau quadrilatère à l'aide de deux incisions : l'une horizontale, qui se continue avec la commissure externe des paupières, l'autre verticale ou un peu oblique. Le lambeau ainsi formé a son extrémité interne ou libre au niveau de la plaie d'avivement, et son extrémité externe ou adhérente dans la région malaire, à une distance plus ou moins grande suivant l'étendue de la perte de substance qu'il s'agit de combler. Une fois que la dissection est terminée, on fait glisser ce lambeau de dehors en dedans, et l'on réunit sa partie interne et ses deux bords aux bords correspondants de la plaie d'avivement.

4° *Procédé de M. Baudens.* Au lieu de prendre le lambeau en dehors, dans la région malaire, M. Baudens l'a pris une fois en bas, sur la joue, en lui donnant toujours une forme quadrilatère. Une première incision transversale a été pratiquée au-dessous des cils; deux incisions verticales, partant des deux extrémités de la première, ont été conduites de haut en bas sur la joue jusqu'au-dessus du niveau des narines; le lambeau a été disséqué, et, quand il a été suffisamment détaché, le chirurgien l'a fait remonter et a réuni, à l'aide de points de suture séparés, son bord supérieur avec la lèvre supérieure de la plaie. Un bandage légèrement compressif a ensuite été mis en usage. (*Gaz. des hôp.*, 1845, p. 230.)

B. *Méthode indienne.* Cette méthode se compose de deux temps : 1° incision transversale au-dessous du bord libre, et dissection qui permet de remonter ce bord; 2° circonscription d'un lambeau qu'on taille dans une des régions voisines, et interposition de ce lambeau entre les deux lèvres de la plaie précédente.

Les préceptes généraux de l'autoplastie, et particulièrement celui qui prescrit de donner au lambeau une étendue supérieure d'un tiers à celle de la perte de substance, trouvent ici leur application. Les procédés diffèrent les uns des autres sous le triple rapport : 1° du lieu où on prend le lambeau; 2° de la disposition et de la torsion du pédicule; 3° des moyens de réunion.

1° MM. Jungken et Jobert ont pris leur lambeau sur la joue, dans la région malaire, en le

taillant verticalement ou obliquement, et lui donnant assez de longueur pour que le pédicule retourné
pût passer comme un pont au-dessus des téguments
restés intacts au côté externe de la plaie d'avivement. Plus tard, Blandin a taillé le lambeau dans
la région temporale en laissant le pédicule en bas,
au lieu de l'avoir en haut, comme dans les opérations précédemment indiquées.

2° Dans les premières opérations, le pédicule
avait à son côté interne des téguments non incisés : en conséquence il était nécessaire de le couper au bout de quelques jours, ainsi qu'on le faisait alors pour toutes les autoplasties par la méthode indienne. Une modification importante, adoptée d'abord par Fricke, et ensuite par Blandin et
par A. Bérard, est celle qui consiste à placer le
bord interne du pédicule sur l'extrémité de la plaie
d'avivement, de telle sorte que cette plaie représente la branche horizontale d'un L dont la branche
verticale est formée par le lambeau. Cette modification, que nous avons fait connaître ailleurs sous le
nom de procédé par simple rotation, a deux avantages, savoir : 1° de ne pas obliger à tordre autant
le pédicule, 2° d'éviter la section complémentaire de ce dernier. Aujourd'hui personne ne songe-
rait plus à pratiquer autrement la blépharoplastie.

3° On emploie encore assez généralement des
points de suture entrecoupés pour maintenir le
lambeau en contact ; mais il n'est pas nécessaire
de les multiplier beaucoup, car l'appareil extérieur qui complète le pansement doit exercer une
certaine compression qui favorise l'agglutination.
Blandin s'était contenté une fois, en 1835, de
bandelettes agglutinatives pour maintenir le lambeau. Une autre fois A. Bérard s'était servi seulement de charpie et des autres pièces de l'appa-

reil. Quoique ces procédés aient été suivis de succès, nous n'en conseillons pas l'emploi, car il est possible que le bandage se relâche ou se déplace, et qu'ainsi le lambeau quitte sa position. On pourrait encore faire usage des serres fines, mais elles permettent difficilement l'emploi du bandage extérieur, ce qui est un inconvénient; car il est bon que toute la surface saignante du lambeau soit exactement appliquée contre celle de la plaie et maintenue dans le contact le plus intime avec les parties sous-jacentes.

A la paupière supérieure, la blépharoplastie peut être faite suivant les mêmes méthodes et les mêmes procédés. Ceux qui appartiennent à la méthode française s'exécuteraient de la même manière. Celui de Jones est à peu près le seul qui ait été employé : l'auteur lui-même ne l'a exécuté que dans cette région. Pour la méthode indienne, on prendrait le lambeau dans la région frontale, comme l'a fait Blandin en 1838, dans la région temporale, ou dans la région malaire. Lorsqu'on a la liberté du choix, M. Velpeau veut qu'on le taille de préférence dans le dernier de ces endroits : il espère que la cicatrice de la plaie du lambeau, attirant et maintenant ce dernier en bas, s'opposera à un nouveau renversement. Mais souvent on n'a pas cette liberté du choix, et deux autres considérations doivent préoccuper le chirurgien, savoir : 1° la qualité des tissus que l'on prend pour former le lambeau et 2° la difformité consécutive. Si les téguments sont cicatriciels partout, excepté au front, c'est ce point qu'il faut choisir; si la peau n'est dans son état normal que sur la région malaire, c'est là qu'on doit porter l'instrument de préférence. La difformité consécutive est moindre à la tempe que partout ailleurs, parce que la cicatrice peut y être cachée par les cheveux ou par la coiffure. Cette considération, à laquelle beaucoup de malades attachent de l'importance, peut obliger le chirurgien à prendre son lambeau dans la région temporale plutôt qu'ailleurs, lorsque l'état des téguments ne fournit pas de contre-indication.

Suites et accidents. Les suites de la blépharoplastie sont ordinairement simples. Au troisième ou quatrième jour, on ôte les moyens de réunion, et on continue le pansement extérieur, qui a pour objet de soutenir le lambeau et d'empêcher son recoquevillement. Il faut toujours avoir soin, surtout à la suite de la méthode indienne, que la pression ne soit pas trop considérable, car on a à craindre une gangrène.

L'érysipèle et la gangrène sont les principaux accidents qu'on peut observer. Cette dernière arrive surtout à la suite de la blépharoplastie indienne; et, suivant qu'elle occupe la totalité ou seulement l'extrémité du lambeau, elle compromet entièrement ou en partie le résultat. D'autres fois, lors même qu'il n'y a pas eu gangrène, le lambeau se rétracte peu à peu et la difformité se reproduit; ou bien le lambeau demeure trop long et recouvre trop le globe oculaire : dans ce dernier cas, on est obligé d'en exciser une portion. En général on ne doit pas s'attendre à tout finir en une séance, et il est bon de savoir qu'un résultat définitif n'est souvent obtenu qu'après plusieurs opérations.

Résultats généraux. — Appréciation. En supposant que l'opération a réussi après une ou plusieurs séances, elle est encore loin de donner des résultats aussi complets sous tous les rapports qu'on pourrait le désirer. Il faut considérer dans ces résultats la situation, les mouvements, la régularité, et les fonctions de la paupière nouvelle.

1° Quant à la situation, on obtient presque toujours la rectitude de la paupière : elle cesse de se renverser et de présenter au dehors sa surface muqueuse. Ce résultat, quoique satisfaisant, est rarement complet, car cette paupière redressée ne s'applique pas sur le globe de l'œil : entre les deux parties, un espace reste où les larmes s'accumulent, ce qui ne laisse pas que de produire encore une certaine difformité.

2° Les mouvements manquent souvent dans la nouvelle paupière ou sont du moins fort incomplets. Il peut n'en pas être ainsi lorsque le muscle orbiculaire a été conservé ; mais, dans la plupart des cas, il a été détruit avec la peau, et alors cette paupière nouvelle ne se meut plus que par l'impulsion qui lui est communiquée par la paupière supérieure : de là résulte un défaut d'harmonie entre les deux moitiés du visage, en même temps que les larmes stagnent et finissent par tomber sur la joue.

3° Il résulte déjà des considérations précédentes que la paupière nouvelle n'a pas la régularité de l'état normal. En outre, la peau, qui souvent n'est que du tissu de cicatrice, n'a pas les plis transversaux, la finesse, et la couleur de l'état normal. L'irrégularité augmente d'ailleurs au bout d'un certain temps, parce que le lambeau devient boursouflé, exubérant, et repousse le bord libre en arrière. Nous avons rencontré plusieurs individus qui avaient ainsi vu disparaître par degrés l'amélioration obtenue dans les premiers temps, et chez qui le larmoiement, après avoir été d'abord peu considérable, avait augmenté plus tard, par suite du déplacement progressif du bord libre en arrière.

4° Parmi les fonctions des paupières, il en est

une importante que la blépharoplastie rétablit suffisamment, c'est la protection du globe oculaire,
qui, recouvert de nouveau, n'est plus exposé,
comme avant l'opération, aux inflammations rebelles et aux lésions graves qui peuvent se terminer par la perte de la vision. Quant à la fonction
d'étaler les larmes sur l'œil, elle manque à peu
près complétement, parce que la paupière n'a pas
recouvré assez de mobilité pour que le clignement
s'accomplisse librement.

De tout ce qui précède, on peut conclure que la
blépharoplastie n'a point tous les avantages que lui
ont attribués quelques auteurs. Ce n'est pas une
raison pour la rejeter; car les difformités sont si
désagréables dans cette région que les opérations
qui les amoindrissent sont encore acceptables, et,
d'un autre côté, les fonctions de l'œil sont tellement importantes que les opérations qui les conservent ou les rétablissent, même incomplétement,
rendent encore de grands services. Ici seulement,
comme pour la rhinoplastie, le chirurgien ne doit
pas s'exagérer à l'avance l'importance des résultats, et il est de son devoir de prévenir le malade
que la chirurgie n'ayant pas le pouvoir de refaire
une paupière aussi parfaite que la paupière naturelle, il faut savoir se contenter d'un demi-succès.

Laquelle doit-on choisir, de la méthode française ou de la méthode indienne? En général nous
donnons la préférence à la première, parce qu'elle
est moins compliquée, parce qu'elle fournit une
surface traumatique moins étendue, et qu'elle res-
taure la paupière avec des téguments moins différents de ceux des parties voisines. Il faut bien
considérer en effet que, dans les cas où la région palpébrale et toutes les régions environnantes
sont couvertes de tissus cicatriciels, la paupière

nouvelle serait plus disgracieuse avec une peau non cicatricielle rapportée qu'avec une cicatrice semblable à celle des parties voisines. Parmi les procédés de la méthode française, nous préférons celui de Jones, pour les raisons que nous avons plusieurs fois indiquées, et tout en reconnaissant qu'il n'a pas autant de chances de succès que dans la blépharoplastie partielle et qu'il expose à des résultats incomplets ou même nuls. La méthode française est même appelée à un usage encore plus général, si l'expérience vient démontrer que l'occlusion temporaire des paupières est avantageuse et n'expose à aucun danger. On ne peut d'ailleurs poser de règle absolue pour le choix, certains cas exigeant à peu près nécessairement la méthode indienne : ainsi, lorsque l'ectropion est au troisième degré, que le bord libre de la paupière est descendu très-bas, qu'il ne reste plus du tout de téguments à la place de la paupière, le procédé de Jones serait nécessairement insuffisant, même en secondant son action par l'opération de la fusion palpébrale. Peut-être celui de Dieffenbach serait-il applicable? Il serait cependant difficile que le lambeau externe pût être attiré assez loin pour combler une perte de substance qui occuperait, comme nous le supposons toujours, toute l'étendue transversale de la paupière. Ce sont là les cas auxquels convient particulièrement la méthode indienne.

2e cas. *Le bord libre n'existe pas ; la paupière a été détruite dans toute sa hauteur et dans toute sa largeur.* — Ici les procédés de la méthode française ne sauraient être mis en usage, et on ne pourrait même pas songer à s'aider de la fusion temporaire des paupières. Il est de toute évidence que l'on devrait, ou abandonner le malade à lui-même, ce qui l'exposerait à perdre l'œil presque infailliblement, ou appliquer la méthode indienne, qui aurait pour but et pour résultat, si elle réussissait, non pas de rétablir une paupière avec sa régularité, ses mouvements, ses fonctions, mais seulement de placer au devant du globe oculaire un lambeau protecteur, moins difforme que l'ectropion sans doute, mais toujours disgracieux. Ce résultat est encore assez important pour qu'on décide le malade à se soumettre à l'opération. Celle-ci se compose d'ailleurs de trois temps principaux : 1° avivement du bord de la perte de substance, 2° circonscription du lambeau, 3° réunion à l'aide de points de suture ou de serres fines. Le bord inférieur du lambeau reste libre et forme le bord de la paupière nouvelle.

Après l'ablation des cancers palpébraux, il est rare qu'on puisse faire la blépharoplastie par glissement, parce que la perte de substance est en général trop étendue. Il faut donc remplacer les parties absentes en rapportant un lambeau que l'on emprunte aux régions voisines. L'opération est la même que dans le cas précédent, si ce n'est qu'il n'y a pas de temps spécial pour l'avivement. Les résultats se ressemblent également : il ne reste ni bord libre que l'on puisse conserver, ni surface conjonctivale pour doubler et soutenir le lambeau ; et la paupière nouvelle, créée par cette opération, peut bien à la vérité servir à protéger l'œil, mais ne possédera jamais ni la régularité de forme ni la liberté de mouvements qui caractérisent l'organe qu'elle ne remplace que d'une manière très-imparfaite.

LIVRE TROISIÈME.

MALADIES DES VOIES LACRYMALES.

Les voies lacrymales se composent de la glande lacrymale et de ses canaux excréteurs, des points et des conduits lacrymaux, du sac lacrymal et du canal nasal. Nous décrirons leurs maladies dans autant d'articles. La caroncule pourrait à la rigueur ne pas être comprise dans les voies lacrymales; cependant, comme elle est placée dans une dépression, dite du lac lacrymal, où les larmes s'arrêtent avant de s'engager dans les points et les conduits lacrymaux, on a coutume de décrire les lésions qu'elle peut offrir en même temps que celles des voies lacrymales. Un article sera donc consacré à ces lésions dans le présent chapitre.

A. Maladies de la glande lacrymale.

Avant de commencer la description des maladies de l'appareil sécréteur des larmes, nous avons besoin de rappeler que cet appareil se compose, non-seulement de la glande lacrymale proprement dite, glande orbitaire, logée à la partie supérieure et externe de l'orbite, et pourvue de deux conduits excréteurs, mais aussi d'un amas de glandules, éparses dans la paupière supérieure et se déchargeant à la surface de la conjonctive par sept à huit petits conduits, glandules palpébrales, qui sont à la glande orbitaire ce que les glandules molaires sont à la parotide. Nous devons faire observer aussi que l'histoire pathologique des conduits excréteurs précités est inséparable de celle des glandes ou glandules dont ils dépendent.

Les maladies de l'appareil sécréteur des larmes sont : 1° de simples lésions fonctionnelles ; 2° l'inflammation, la suppuration, et les abcès de la glande lacrymale ; 3° la rétention des larmes dans les conduits excréteurs des glandes, soit orbitaire, soit palpébrales, et la fistule résultant de l'ouverture de ces conduits ; 4° les tumeurs liquides ou solides : d'une part, les kystes ; de l'autre, l'hypertrophie, le cancer, etc.

CHAPITRE PREMIER.

Troubles fonctionnels.

La sécrétion de la glande lacrymale peut offrir des modifications dans sa quantité (diminution, augmentation) ou dans ses qualités.

1° La *diminution de la sécrétion lacrymale* constitue, pour Mackenzie, une variété de xérophthalmie, affection qui aurait, d'après lui, deux formes : l'une, caractérisée par la suppression des larmes, avec conservation de la sécrétion conjonctivale; et l'autre, par la suppression simultanée des larmes et du mucus. Il attribue la première de ces formes à une lésion particulière de la glande lacrymale. Il est bien possible à la vérité que, sous l'influence d'une phlegmasie de cet organe ou par suite d'un dérangement de l'action nerveuse, les larmes ne soient plus sécrétées en aussi grande abondance qu'à l'état normal, mais nous ne saurions voir là une maladie réelle : les sujets chez qui se manifeste ce phénomène n'accusent aucun malaise, et la sécheresse de l'œil dont parle Mackenzie ne devient pas assez grande pour appeler l'attention du praticien. Pour notre compte au moins, nous n'avons jamais observé de fait de ce genre qui méritât le nom de maladie et exigeât un traitement spécial. La disposition anatomique des organes sécréteurs nous rend bien compte de cette innocuité ; car, en admettant qu'il existe en effet une lésion de la glande proprement dite capable de suspendre la sécrétion, on comprend aussi que toutes les glandules accessoires ne soient pas atteintes en même temps et que le liquide qu'elles fournissent humecte assez le devant de l'œil pour que le malade n'éprouve aucun accident fâcheux ou qui lui paraisse à lui-même digne d'une attention particulière.

2° *L'augmentation de la sécrétion lacrymale* produit, pour peu qu'elle soit considérable, l'épiphora ou larmoiement, c'est-à-dire la chute des larmes sur la joue ; mais ce dérangement dans le cours des larmes peut aussi être dû à une autre cause, savoir à l'obstruction des conduits excréteurs. Mackenzie donne même à ce phénomène un nom différent, suivant qu'il procède de l'une ou de l'autre cause ; il l'appelle épiphora quand il dépend d'une hypersécrétion, et larmoiement lorsqu'il est la conséquence d'un obstacle ou d'un embarras dans la circulation du fluide lacrymal. Toutefois ces dénominations n'ont pas été admises, et, dans le langage ordinaire de la pratique, on emploie comme synonymes les mots épiphora et larmoiement.

Le larmoiement par hypersécrétion coïncide presque toujours avec une ophthalmie : nous le verrons se présenter comme symptôme dans les blépharites, les conjonctivites, les kératites, les ulcères de la cornée, etc. Il y a, dans tous ces cas, irritation de la glande lacrymale de proche en proche, et par suite augmentation dans la quantité des larmes : devenues trop abondantes pour pouvoir s'engager toutes, en un temps donné, dans les points et les conduits lacrymaux, elles débordent, franchissent le bord de la paupière inférieure impuissant à les contenir, et tombent sur la joue qu'elles irritent par leur contact.

Quant au larmoiement par obstacle dans les voies excrétoires, c'est un des symptômes principaux de la tumeur et de la fistule lacrymales ; nous aurons à en parler plus longuement ailleurs.

3° Il y a *modification dans les qualités du liquide*, lorsqu'il devient chaud, âcre et irritant, ainsi qu'on le voit dans beaucoup d'ophthalmies, où les larmes rougissent et excorient la peau des paupières et des joues. Ce changement s'explique par la participation de la glande à la phlegmasie, et il contribue à augmenter ou à entretenir la conjonctivite ; car le contact des larmes brûlantes sur l'œil doit y produire une irritation aussi vive que celle qu'il excite sur les téguments.

Dans quelques cas exceptionnels, la sécrétion paraît être devenue sanguinolente. Clopton Havers et Rosas pensent en avoir vu des exemples, l'un sur une femme ictérique, l'autre sur un enfant scorbutique ; mais il n'est pas prouvé, ainsi que le remarque judicieusement Mackenzie, que, dans ces cas, l'écoulement ait été fourni par la glande lacrymale plutôt que par la conjonctive.

CHAPITRE DEUXIÈME.

Inflammation, suppuration, abcès.

L'inflammation de la glande lacrymale peut être considérée comme une maladie rare ou du moins se traduisant rarement à l'extérieur par des symptômes appréciables; aussi ne pouvons-nous, en lisant les descriptions circonstanciées des auteurs modernes, nous défendre de la pensée que l'imagination y a plus de part que l'observation sévère des malades. C'est à cette inflammation, compagne ordinaire et ordinairement méconnue des ophthalmies, que Tood rapporte les douleurs frontales et temporales, et surtout le larmoiement. Il est probable, en effet, que la glande lacrymale participe, au moins dans les ophthalmies violentes, à l'inflammation de toutes les parties situées autour de l'œil et au-dessous de la conjonctive; mais c'est aller au delà de ce qui est prouvé que d'attribuer à son inflammation particulière les principaux phénomènes. Il n'est pas impossible non plus que l'inflammation arrive d'emblée dans la glande lacrymale ou s'y développe à la suite de quelque blessure et qu'elle se termine, soit par résolution, soit même par suppuration; mais on n'en voit pas d'exemple dans la pratique. On a parlé quelquefois d'abcès qui venaient s'ouvrir à la partie externe de la paupière supérieure, et qui laissaient à leur suite une dénudation de l'os et une fistule : il n'est pas du tout certain que ces abcès avaient pour origine la glande lacrymale, et l'on serait tout aussi fondé à croire qu'ils provenaient de l'os lui-même.

M. Todd a décrit en outre une inflammation chronique de la glande lacrymale, qui aurait lieu chez les individus scrofuleux et serait caractérisée par une tumeur avec gonflement œdémateux de la paupière supérieure. Cet auteur n'est même pas éloigné de penser que l'ophthalmie scrofuleuse est causée par la sécrétion morbide de la glande ainsi engorgée. Il faut encore que les faits de ce genre soient très-rares, car nous n'en avons pas observé, et Mackenzie, qui cite volontiers les faits insolites dont il a été témoin, n'en rapporte aucun exemple et ne fait que reproduire les idées de M. Todd.

Du reste, si une inflammation arrivait dans la glande lacrymale, on la reconnaîtrait à son siége, et le traitement consisterait dans l'emploi de cataplasmes, de quelques sangsues, des moyens antiphlogistiques généraux. Si un abcès se formait, on devrait l'ouvrir aussitôt son existence bien constatée, afin de prévenir l'extension de la collection du côté de la cavité orbitaire. Quant au pansement, il n'offrirait rien de particulier.

CHAPITRE TROISIÈME.

Tumeur et fistule lacrymales externes (dacryops de Schmidt).

Schmidt, dans un traité spécial sur les maladies des organes lacrymaux, a décrit une variété de la tumeur lacrymale inconnue jusqu'alors, et qui est due à l'accumulation des larmes sur le trajet des canaux excréteurs de la glande lacrymale, par suite d'une oblitération de ces canaux. Beer a observé six cas du même genre, et M. Jarjavay en a récemment fait connaître deux exemples. Schmidt a donné à cette maladie le nom de *dacryops ;* c'est elle que nous décrivons ici sous le nom de tumeur et fistule lacrymales externes, à cause de l'analogie qui existe entre ces affections et les tumeur et fistule lacrymales ordinaires.

Le dacryops présente deux variétés : l'une, sans fistule ; l'autre, avec fistule. Le dacryops non fistuleux forme une tumeur grosse comme un pois ou une noisette, située à la partie externe de la paupière supérieure, indolente, sans changement de couleur à la peau, ayant pour caractère principal d'augmenter de volume si le malade vient à pleurer. Lorsque cette tumeur prend un développement un peu considérable, elle refoule la conjonctive palpébrale en l'amincissant, et apporte dans les mouvements de l'œil en haut et en dehors une gêne que l'on fait cesser en relevant la paupière supérieure. La cause de cette tumeur est inconnue. Schmidt suppose qu'elle est due à l'oblitération d'un des conduits excréteurs et à l'accumulation des larmes dans ce conduit, de la même manière, ajoute-t-il, que l'accumulation de la salive dans le canal de Warthon peut donner naissance à la grenouillette. Beer a pensé qu'au lieu d'une distension c'est une rupture qui a lieu, et que les larmes s'épanchent dans le tissu cellulaire ; mais il serait, dans l'état actuel de la science, également difficile d'établir solidement l'une ou l'autre de ces deux opinions.

Le dacryops fistuleux présente encore deux variétés : dans l'une, il y a tout à la fois tumeur et fistule; dans l'autre, il y a fistule sans tumeur. La première variété peut se montrer à la suite d'une rupture de la tumeur précédemment décrite, ou après son ouverture par le bistouri. Elle peut encore être consécutive à une plaie de la paupière, ainsi que M. Jarjavay en a fait connaître récemment un exemple dans un mémoire lu à la Société de chirurgie. La seconde est le plus souvent produite par des plaies accidentelles. M. Rognetta (*Ophthalmologie*, p. 696) rapporte un cas dans lequel Tyrrell l'a observée à la suite d'un abcès. Elle pourrait aussi survenir après l'ablation de quelque tumeur située dans cette région. Les symptômes sont très-simples : orifice anormal, ordinairement très-petit, caché dans les plis de la paupière, issue habituelle par cet orifice d'un liquide transparent, dont la quantité augmente lorsque le malade pleure ; du reste, point de souffrances, et trouble peu considérable des fonctions,

Si le diagnostic des affections qui nous occupent en ce moment est facile, il n'en est pas de même de la détermination de leur siége et de leur point de départ : une tumeur existe sur le trajet des canaux excréteurs de la glande lacrymale; mais qui prouve que le liquide occupe un de ces canaux plutôt qu'une des glandules accessoires transformées, ou même qu'un des lobules de la glande? L'inspection anatomique au moins n'a pas démontré jusqu'ici une ampliation positive des canaux, non plus que l'oblitération des orifices. De même, dans les cas de fistule, il est toujours facile de reconnaître que des larmes s'écoulent, mais on ne sait pas si elles sont versées par un conduit ou par des glandules. Cette partie du diagnostic n'a pas, à vrai dire, une grande importance pour la pratique; encore était-il nécessaire pourtant de montrer que ce sujet n'est pas aussi bien connu que pourraient le faire croire les formes arrêtées de la description donnée par Schmidt et répétée par la plupart des auteurs contemporains.

Le traitement diffère suivant qu'il s'agit d'une tumeur ou d'une fistule.

Pour la tumeur, si l'on se contentait d'inciser, on aurait consécutivement une fistule : il vaut donc mieux faire l'ablation complète de la tumeur, comme s'il s'agissait d'un kyste ordinaire.

Pour la fistule, on pourrait recourir à des injections astringentes ou iodées, poussées avec une seringue d'Anel, ou à des cautérisations avec l'azotate d'argent; mais ces moyens ne produiraient vraisemblablement la guérison qu'après un temps assez long, et leur emploi est assez difficile et expose, à cause du voisinage de la conjonctive et de l'œil, à des inconvénients sérieux : aussi serions-nous disposé à imiter Beer, qui porta jusqu'au fond de la fistule une aiguille à tricoter rougie au feu, et obtint ainsi, au bout de cinq jours, l'occlusion complète de la fistule. M. Jarjavay s'était proposé d'appliquer, dans le cas qu'il a observé, une méthode opératoire analogue à celle qui est employée dans la cure des fistules du conduit de Stenon, de traverser la paupière de part en part au niveau de la fistule, c'est-à-dire de placer un séton en vue d'établir une fistule interne à la place de la fistule externe; mais le malade a refusé de se soumettre à une opération.

CHAPITRE QUATRIÈME.

Kystes.

Des kystes peuvent, dit-on, se former, soit aux dépens de la portion palpébrale, soit aux dépens de la portion orbitaire de l'appareil sécréteur des larmes.

Les premiers se trouvent implicitement compris dans la description de la tumeur lacrymale externe. Nous avons fait remarquer, à ce propos, que l'anatomie n'a pas encore éclairé la question de savoir si cette tumeur est formée par une distension des conduits ou simplement par un kyste développé dans les granulations. Que la tumeur ait l'une ou l'autre de ces origines, les symptômes et le traitement seront au reste les mêmes, et nous n'avons par conséquent rien à ajouter à ce qui a été dit plus haut.

Les seconds, ceux qui se développent dans la portion orbitaire de la glande lacrymale, ont été décrits pour la première fois par Schmidt, qui les appelle hydatides de la glande lacrymale, dénomination évidemment fautive, puisqu'il s'agit là non pas d'hydatides véritables, mais de poches contenant un liquide transparent ou citrin. Nous ne connaissons qu'un seul cas d'autopsie, qui est rapporté par Schmidt. La tumeur occupait la partie supérieure et externe de l'orbite, répondait en dehors à la voûte orbitaire du frontal, en dedans au globe de l'œil, qu'elle repoussait, en avant à la paupière supérieure ; sa partie externe était en outre recouverte par des granulations dissociées de la glande lacrymale. Il n'est pas démontré que, dans ce cas, le kyste s'était développé dans une ou plusieurs des granulations plutôt que dans le tissu cellulaire placé à la partie supérieure et externe de l'orbite. La même incertitude se présente pour les cas qui n'ont été observés que sur le vivant. Sans doute il ne répugne pas d'admettre que des kystes puissent avoir leur origine dans les canalicules de la glande ; mais encore faudrait-il que la preuve anatomique de cette origine eût été donnée pour qu'on fût autorisé à l'accepter aussi facilement que l'ont fait Schmidt et Mackenzie. Pour nous, sans nier absolument l'existence de ces kystes glandulaires, nous désirons pourtant que des recherches anatomo-pathologiques en démontrent l'existence mieux que cela n'a été fait encore, et, jusqu'à ce que cette démonstration ait été donnée, nous conserverons des doutes sur l'origine précise des kystes dont il est ici question.

Quoi qu'il en soit, les symptômes qu'on leur attribue sont : au début, une douleur sourde et gravative dans l'orbite ; plus tard, l'impossibilité de porter l'œil en haut et en dehors, et le gonflement de la paupière supérieure avec fluctuation ; plus tard encore, le strabisme ou même l'exorbitisme, résultant de ce que l'œil est refoulé en avant et en bas. Cette exophthalmie s'accompagne quelquéfois de la perte de la vision. Dans une des observations de Mackenzie, il est survenu une ophthalmie, et les désordres sont allés jusqu'à la fonte de l'œil et à la transformation fongueuse de la conjonctive. Abandonnés à eux-mêmes, ces kystes ne cessent pas de s'accroître. En conséquence, la difformité augmente, et avec elle les chances de pertes de l'œil.

L'opération la plus propre à remédier radicalement au mal serait l'ablation complète de la tumeur ; mais cette opération n'est pas toujours praticable, à cause du volume du kyste, de la profondeur et de l'inextensibilité de la cavité orbitaire. Les autres méthodes opératoires à mettre en usage sont l'injection iodée et l'incision. L'injection iodée doit être employée d'abord : sa réussite n'est pas certaine, mais elle n'offre aucun inconvénient. L'incision doit être faite parallèlement aux plis de la paupière : le liquide une fois évacué, on remplit la poche de charpie, afin de la faire suppurer. La guérison définitive n'a lieu qu'après plusieurs semaines de suppuration. Si la tumeur proéminait sensiblement sous la conjonctive, pourrait-on l'ouvrir de ce côté ? Malgré le succès obtenu par Rudtorfer dans un cas rapporté en détail par Mackenzie, nous ne donnerions pas la préférence à ce procédé, car il ne permettrait pas les pansements et l'introduction journalière de la charpie qui sont nécessaires pour exciter la suppuration et empêcher l'occlusion prématurée de l'ouverture.

CHAPITRE CINQUIÈME.

Tumeurs solides, hypertrophie, cancer, etc.

On n'a guère observé le cancer véritable de la glande lacrymale que dans les cas où il y avait eu propagation vers cet organe d'un cancer de l'œil ou de l'orbite. Dans les faits publiés comme des exemples de cancer isolé de la glande lacrymale, on n'est pas certain que la dégénérescence était réellement cancéreuse. M. Roux a depuis long-temps élevé des doutes sur la réalité de cette af-fection (*Mélanges de chirurgie,* art. *Cancer*). Mackenzie a fait remarquer que les tumeurs ré-putées cancéreuses de la glande lacrymale ont pour caractères : 1° d'attaquer les enfants aussi bien que les adultes, 2° d'affecter rarement les ganglions lymphatiques, 3° de ne pas s'ulcérer, 4° de ne pas récidiver après l'extirpation. Ce ne sont pas là assurément les caractères pathologi-ques des affections malignes et cancéreuses, et comme, d'un autre côté, l'anatomie pathologique des tumeurs qui nous occupent n'a pas été faite jusqu'ici d'une manière rigoureuse, il y a des doutes à concevoir sur la véritable signification des faits publiés par les auteurs sous les titres de cancer, squirrhe, engorgement cancéreux, engorgement squirrheux de la glande lacrymale. Il nous paraît, quant à nous, probable que, dans la plupart de ces observations, il s'agissait soit de l'altération aujourd'hui désignée sous le nom de tumeur fibro-plastique, soit d'une hypertrophie glandulaire. Du moins cette dernière lésion a-t-elle été positive-ment constatée depuis quelques années, et nous pourrions en citer trois exemples, l'un qui a été présenté à la Société de chirurgie, au mois d'oc-tobre 1851, par M. Chassaignac, et les deux au-tres qui ont été insérées dans les Annales d'ocu-listique (t. XIX, p. 246, et t. XXIII, p. 146).

Dans un de ces trois cas, l'hypertrophie, ob-servée sur un enfant de cinq ans et demi, datait de la naissance, et la tumeur, extirpée par M. Cunier, présentait deux substances dans lesquelles un examen attentif fit reconnaître, d'une part, les granulations, et, d'une autre part, les conduits de la glande lacrymale. La première de ces substances paraissait en effet formée de vésicules du volume d'une tête d'épingle, d'une couleur jaune blanchâtre, disposées par groupes, et dont la face interne était tapissée par des cellules épithéliales qui devenaient visibles sous un fort grossissement. L'autre se décomposait en un certain nombre de canaux subdivisés, lisses, d'un rouge pâle, arrondis, ayant, après leur section, une ouverture centrale de 2 à 6 millimètres de diamètre, et présentant plusieurs dilatations en ampoule. Dans les deux autres cas, l'hypertrophie n'était point congénitale ; mais les caractères anatomiques, constatés avec le plus grand soin, furent exactement les mêmes.

Une autre variété de tumeur fort singulière, également observée dans l'épaisseur même de la glande lacrymale, se distingue par la coloration verdâtre et la consistance comme cartilagineuse du tissu malade, ainsi que par le développement simultané de tumeurs analogues à la surface de la dure-mère crânienne. Nous avons signalé dans notre Compendium de chirurgie pratique (t. II, p. 721) les tumeurs vertes de la dure-mère observées par MM. Balfour et Durand-Fardel : dans le cas de M. Balfour, les deux orbites étaient remplis en même temps par une substance analogue. Dans deux autres faits rapportés par Mackenzie et par Allan-Burns, on trouva les glandes lacrymales hypertrophiées et vertes, en même temps que des fongus semblables existaient sur divers points de la dure-mère. Quelques auteurs ont donné à cette forme de maladie le nom de *chlorôme*.

Les tumeurs solides de la glande lacrymale donnent lieu à des symptômes qui peuvent être rapportés à quatre périodes. Dans la première, il y a de l'épiphora et une sensation de chaleur à la partie externe de l'orbite, sans tumeur appréciable. Dans la seconde, une tumeur dure et bosselée vient occuper la paupière supérieure, et on observe quelques troubles dans la vision, tels que des bluettes, des étincelles, la diplopie, un affaiblissement notable. Dans la troisième, la tumeur, en se développant, chasse l'œil de l'orbite. Dans la quatrième, l'exophthalmie augmente, la vision s'altère davantage et finit par se perdre ; quelquefois l'œil s'enflamme, s'ulcère, prend l'aspect fongueux. En même temps, les parois de l'orbite sont écartées, résorbées par place, et déformées. La tumeur envoie dès lors des prolongements dans les régions temporale et frontale ; elle peut même, en détruisant la voûte orbitaire, arriver dans le crâne, et déterminer des accidents mortels, ainsi que Mackenzie en rapporte un exemple.

Le diagnostic n'est pas possible avant que la tumeur soit devenue palpable, et alors il reste encore à en déterminer la nature. Est-ce bien une tumeur solide, et non pas un kyste ; et, dans l'hypothèse d'une tumeur solide, s'agit-il d'une simple hypertrophie ou d'une affection de mauvaise nature ? L'absence de la fluctuation indiquera une tumeur solide ; mais la présence de ce signe n'autorisera pas absolument à conclure que la tumeur est purement liquide, car il y a des productions mixtes dans lesquelles une partie est liquide et une autre partie solide. L'indolence de la tumeur, la lenteur de son développement, le bon état de la santé générale, feront incliner vers l'idée d'une hypertrophie ou tout au moins d'une production de bonne nature. On devra au contraire, dans les conditions opposées, redouter une altération cancéreuse.

Quoique la compression des organes voisins, la suppuration et la fonte de l'œil, soient de fâcheux accidents, la mort est rarement la conséquence de ces sortes de tumeurs, et, quand les soins de la chirurgie sont administrés assez tôt, il y a lieu d'espérer une guérison sans récidive.

L'extirpation de la tumeur est la seule ressource, et il faut la pratiquer le plus tôt possible, afin de ne pas laisser à la lésion le temps de comprimer les parties voisines, de troubler la vision, de chasser l'œil hors de l'orbite, ou d'en produire l'ulcération et la fonte purulente. L'apparition de ces accidents ne devrait pas cependant empêcher de recourir à l'opération : bien que celle-ci fût alors pratiquée avec des chances moins favorables, elle n'en serait pas moins indispensable pour arrêter les progrès du mal, et il ne serait pas impossible même que, sous son influence, l'œil reprît sa place, sa forme, son apparence et ses fonctions.

L'ablation de la glande lacrymale altérée paraît avoir été pratiquée autrefois par Daviel, et elle a été faite dans ces derniers temps en Angleterre, par MM. Todd, O'Beirn, Lawrence, et en France, par M. Jules Cloquet (*Archives gén. de méd.*).

Dans le fait de M. Todd, l'œil était refoulé en avant et en bas et tellement abaissé que la cornée était sur la même ligne que le bord de l'aile du nez; la vue était complétement abolie. Le chirurgien fit une incision transversale sur la paupière supérieure, se servit alternativement du manche du bistouri et de l'extrémité mousse de la sonde cannelée pour décoller les adhérences de la glande, et du bistouri boutonné pour les couper. L'organe enlevé était gros comme une noix. Les suites furent simples. L'œil reprit peu à peu sa position, mais ses fonctions restèrent à jamais perdues.

Dans celui de O'Beirn, l'exophthalmie était moins prononcée, mais la vision était double, et il n'y avait pas une appréciation exacte de la distance. La tumeur fut enlevée comme dans le cas précédent ; elle était dure et cartilagineuse. L'œil reprit sa posititon, et la vue fut notablement améliorée.

Dans celui de Lawrence, il y avait exophthalmie, inflammation de l'œil et de la conjonctive ; la cornée était terne et ulcérée dans un point. Pour enlever la tumeur, le chirurgien fit une incision transversale sur la paupière supérieure, et deux autres verticales, qui lui permirent de tailler un lambeau qu'il releva vers le front. La glande, qui était encore dure et cartilagineuse, fut enlevée entièrement. L'œil reprit sa position, la phlegmasie disparut, la cornée redevint transparente.

Dans celui de M. Cloquet (*Archives gén. de méd.*, 3ᵉ série, t. VII, p. 90), la vision, qui avait été double pendant quelque temps, ne se perdit pas entièrement. Il y avait eu récidive après une première ablation, et le malade éprouvait des douleurs lancinantes presque continuelles. L'ablation fut faite au moyen d'une incision pratiquée le long du bord orbitaire, et l'œil fut conservé avec toutes ses fonctions. On ne sait pas s'il y a eu une troisième récidive.

Lorsque la paupière supérieure a été fortement allongée, on pourrait craindre qu'elle ne restât trop longue après l'opération. Il faudrait alors en enlever une partie au moyen de deux incisions semi-elliptiques.

Il est remarquable que, dans la plupart de ces opérations, après l'ablation de la glande, l'œil du côté opéré était lubréfié et humide comme avant l'opération. Nous attribuons ce résultat, d'une part, à la sécrétion muqueuse de la conjonctive, d'autre part, à la sécrétion fournie par les glandules palpébrales qui n'avaient pas été enlevées, et dont le produit est versé par des canaux et des orifices distincts, sur lesquels l'un de nous, M. Gosselin, a appelé l'attention dans un mémoire particulier. Mais, quoique, dans l'état habituel, l'œil reste aussi humide que celui du côté opposé, il a perdu la propriété de répandre des larmes sous l'influence des émotions tristes. On a même remarqué, sur le malade de M. J. Cloquet, que le besoin de pleurer occasionnait des douleurs vives et insupportables dans l'orbite, à la place occupée autrefois par la glande lacrymale. Nous aurons occasion de faire voir, dans le chapitre consacré à la tumeur lacrymale, le parti que la chirurgie a su tirer de ces faits et l'application heureuse qu'elle en a fait à la thérapeutique.

B. Maladies du lac ou sinus lacrymal.

Le lac ou sinus lacrymal est cette dépression du grand angle de l'œil où arrivent et stagnent les larmes avant de s'engager dans les points lacrymaux. Son pourtour est formé en dedans par la commissure interne des paupières, en dehors par le repli semi-lunaire de la conjonctive, et de son fond s'élève la caroncule, organe glanduleux composé d'un amas de follicules qui sécrètent une humeur visqueuse destinée à retenir les corps étrangers charriés par les larmes.

Dans cette région, s'observent deux sortes de maladies : 1° l'inflammation; 2° des tumeurs de natures diverses, comprises sous la dénomination commune d'*encanthis*.

CHAPITRE PREMIER.

Inflammation.

L'inflammation n'est le plus souvent qu'une extension de la phlegmasie générale de la conjonctive ; d'autres fois, elle a son point de départ dans le sinus lacrymal lui-même et s'y localise.

Les causes les plus fréquentes en sont alors les corps étrangers, plus irritants que les poussières habituellement arrêtées dans cet endroit. Ces corps étrangers peuvent d'ailleurs être amenés par les larmes ou venir de dehors. Dans un cas rapporté par M. Cunier, c'était une paillette de fer (*Annales d'oculistique,* t. vii, p. 9). Dans un autre, observé par M. Desmarres, c'était une pointe de marron d'Inde. On l'a vu naître aussi sous l'influence d'une irritation occasionnée par un cil détaché et engagé dans le point lacrymal supérieur, de telle sorte que sa partie libre, dirigée en bas, venait frotter contre la caroncule.

Les principaux symptômes sont : le gonflement et la rougeur de la membrane semi-lunaire et de la caroncule, suivi bientôt de l'œdème des paupières ; la sécheresse d'abord, puis la sécrétion et l'écoulement sur les joues d'un liquide âcre et irritant ; un sentiment de tension ou même une douleur aiguë, comparable à celle que causerait une épine ou un fer rouge enfoncé dans les parties malades. La terminaison la plus ordinaire est la résolution. Il peut se faire cependant qu'il y ait suppuration, formation d'un abcès, et destruction plus ou moins complète de la caroncule.

Cette petite maladie réclame les antiphlogistiques, les réfrigérants, les purgatifs. On peut espérer de la faire avorter en employant, dès le début,

la glace ou les irrigations froides. Si elle est entretenue par un corps étranger, l'extraction de
ce corps doit être faite. Les abcès seront ouverts
avec le bistouri.

CHAPITRE SECOND.

Tumeurs diverses de la caroncule lacrymale, ou encanthis.

Le mot *encanthis* n'a pas, au point de vue ana-
tomo-pathologique, une signification très-rigou-
reuse. Les anciens l'ont employé pour indiquer
toute tumeur développée dans le grand angle de
l'œil, et, le plus souvent, sur la caroncule lacrymale. Les modernes ont reconnu que cette tumeur
peut résulter de la présence d'un kyste, d'une
hypertrophie partielle de la caroncule, du développement de quelque production polypeuse, fongueuse, cancéreuse, ou mélanique de cet organe.
Scarpa employa même le mot *lipome* pour désigner la nature de quelques-unes de ces productions. L'extrême rareté de ces affections explique
l'obscurité qui enveloppe encore leur histoire.

La tumeur présente des caractères variables,
suivant sa nature, son ancienneté, la période de
développement à laquelle elle est parvenue. On la
voit ordinairement grosse comme une lentille, un
pois, une cerise. Elle est cependant plus grosse
dans certains cas : on cite des exemples de ces tumeurs qui pesaient jusqu'à 750 grammes, et qui
avaient le volume d'une orange. Purmann raconte,
dans son livre intitulé *Chirurgia curiosa*, p. 133,
l'observation d'un encanthis qui était gros comme
le poing et pendait sur la joue. Scarpa fait observer avec raison que, dans ce fait, l'origine de
la production morbide sur la caroncule lacrymale

n'est pas démontrée par la relation de l'auteur. Quelquefois la tumeur est sessile, d'autres fois elle est pédiculée. Le plus souvent, elle n'a qu'une seule racine sur la caroncule lacrymale et en même temps sur le repli semi-lunaire. Elle peut en avoir plusieurs, ou plutôt la racine principale peut envoyer des prolongements dans la paupière supérieure, dans l'inférieure, sur l'œil même, jusqu'au niveau de la jonction de la sclérotique avec la cornée. Sa surface est tantôt lisse, tantôt garnie d'aspérités qui la font ressembler à une mûre, ou bien elle présente des découpures ou franges. Elle est plus ou moins dure, quelquefois molle, friable, et saignante.

Les symptômes principaux sont : une démangeaison, des élancements, un sentiment de gêne habituel, et surtout un larmoiement, qui est dû, soit à la déviation des points lacrymaux refoulés en avant par la production morbide, soit à la disparition du sinus dans lequel les larmes séjournent avant de parcourir le reste des voies lacrymales. Lorsque la tumeur est un peu volumineuse, elle empêche les paupières de se rapprocher, fait naître et entretient une ophthalmie rebelle.

En général, cette maladie n'est pas grave. Dans le cas seulement où la tumeur serait de nature cancéreuse, elle pourrait s'étendre aux parties voisines, à l'orbite et à l'œil, s'ulcérer, verser du sang, et occasionner en un mot la série des accidents redoutables qui caractérisent les affections cancéreuses.

Les tumeurs du grand angle de l'œil doivent en général être traitées par l'extirpation. La ligature ne conviendrait que dans le cas, très-rare d'ailleurs, où la tumeur serait pédiculée et où le malade, très-pusillanime, se refuserait absolument à l'emploi de l'instrument tranchant. Quant aux caustiques, il est trop difficile de limiter leur action pour qu'on puisse sans danger les appliquer dans un voisinage si rapproché de l'œil.

L'opération est des plus simples : la tumeur, soulevée, soit avec des pinces, soit avec des érignes, est disséquée à l'aide d'un petit bistouri bien tranchant et de ciseaux à pointes émoussées, pendant que de temps en temps un aide absterge le sang avec de petites éponges fixées à l'extrémité d'un long bâtonnet et nettoie la plaie en y lançant de l'eau froide à l'aide d'une petite seringue. Si la tumeur envoyait des prolongements sous la conjonctive oculaire et dans l'épaisseur des paupières, il faudrait, comme Scarpa en donne le conseil, inciser successivement et disséquer sur chacun de ces points, afin d'enlever toutes les racines du mal en ménageant autant que possible les parties importantes au milieu desquelles il s'est développé. Toutefois, si la tumeur paraissait évidemment cancéreuse, il ne faudrait pas hésiter à l'enlever dans son entier, dût-on pour cela emporter avec elle tout ou partie de l'organe de la vision.

Si l'on constatait, quelques jours après l'opération, la présence de fongosités qui parussent indiquer une repullulation prochaine, on les réprimerait avec le crayon d'azotate d'argent ou de sulfate de cuivre.

Après une opération qu'on n'a pu achever qu'à l'aide d'une dissection étendue, il peut arriver que la cicatrice fixe l'œil à la partie interne de la grande circonférence orbitaire. M. Riberi a cité deux exemples de ce genre dans lesquels les malades ne pouvaient porter l'œil en dehors, et se trouvaient affectés de diplopie toutes les fois qu'ils voulaient regarder quelque objet placé de ce côté.

C. Maladies des points et des conduits lacrymaux.

Les points et les conduits lacrymaux sont si étroitement unis, tant par leur voisinage que par la communauté de leurs fonctions, que les uns sont rarement malades sans que l'altération s'étende aux autres ; toutefois, comme la chose est possible, et que d'ailleurs il y a quelques lésions qui sont propres à chacune de ces parties, nous avons jugé utile d'exposer à part : 1° les maladies des points lacrymaux, et 2° celles des conduits du même nom.

CHAPITRE PREMIER.

Maladies des points lacrymaux.

Les points lacrymaux peuvent être oblitérés, déviés, ou privés à un degré plus ou moins prononcé de l'espèce de tonicité ou de contractilité qui leur est propre.

Art. 1er. — Oblitération des points lacrymaux.

Elle survient quelquefois après une inflammation simultanée des paupières et des voies lacrymales, qui a été suivie d'ulcération et de cicatrice à l'entrée d'un seul conduit ou même des deux conduits lacrymaux. Elle peut être produite encore par la cicatrisation de petits ulcères du bord palpébral, comme il s'en forme surtout dans la blépharite ciliaire, ou par des cicatrices consécutives à la brûlure et à la pustule maligne. Le même effet peut résulter de l'accumulation et du dépôt d'écailles épidermiques qui se détachent dans le cours de certaines blépharites. Il est difficile, si l'on n'est pas prévenu de ce phénomène, de reconnaître la cause de l'obstruction ; mais la présence de pellicules sèches, rugueuses et ridées, doit mettre sur la voie, et, dès qu'on est parvenu à déplacer l'obstacle, on retrouve l'orifice, puis l'on peut, à l'aide d'une injection, s'assurer que celui-ci est encore libre et perméable. Si un de ces petits kystes du bord palpébral, que nous avons signalés précédemment (page 51) se développait au voisinage d'un des points lacrymaux, on comprend qu'il pourrait devenir l'occasion d'une compression d'abord, puis d'une oblitération.

Lorsqu'un seul point lacrymal est oblitéré, il n'en résulte ordinairement aucun inconvénient : tout au plus survient-il un peu d'épiphora dans certains moments où les larmes, sécrétées en plus grande abondance, ne peuvent toutes s'engager assez vite par le point lacrymal restant. Si au contraire les deux points lacrymaux sont oblitérés, un larmoiement habituel a lieu, larmoiement qui est plus prononcé à l'air et pendant les temps froids que dans les conditions opposées.

On ne peut guère remédier qu'à l'oblitération produite par les écailles épidermiques : pour cela, on enlève de temps en temps ces écailles avec la pointe d'un instrument aigu et on cherche à modifier la surface au moyen de pommades au précipité rouge, au calomel, ou d'attouchements avec la pierre infernale. Dans les autres cas, la lésion est incurable. On a conseillé d'inciser la cicatrice et de rétablir l'ouverture avec des corps dilatants ; mais il paraît très-difficile d'éviter la récidive, et d'ailleurs l'oblitération se continue presque toujours trop profondément dans les canaux eux-mêmes pour que la perméabilité puisse être rétablie. On pourrait encore songer au procédé de M. Bowman, dont il sera question plus loin ; mais le plus souvent la maladie reste au-dessus de ressources de l'art.

Art. II. — Déviation des points lacrymaux.

Les points lacrymaux peuvent être déviés de leur direction dans deux sens : en arrière, ou en avant. La déviation en arrière coïncide avec un entropion général ou avec un renversement limité à la partie interne du bord libre. De même, la déviation en avant coïncide ordinairement avec l'ectropion et tient aux mêmes causes que cette maladie, surtout à des cicatrices. Il est possible cependant que la déviation se borne au point lacrymal seul, ou du moins à la petite portion du bord palpébral qui le supporte, le reste de la paupière n'ayant éprouvé aucun changement. Ce résultat s'observe quelquefois à la suite des blépharites, la cicatrice des petits ulcères entraînant l'orifice en avant ou en arrière de sa situation normale. Cette disposition peut s'accompagner de la transformation en peau de la muqueuse du bord libre, ce qui explique le mot de *cutisation* des points lacrymaux employé par M. Bowman. Cette dernière lésion n'expliquerait pas du reste, à elle seule, la perte des fonctions, et le déplacement du point lacrymal nous paraît en être la cause.

Le symptôme principal de ces déviations est encore le larmoiement. Ce phénomène se produit surtout dans les déviations en avant, parce que les points lacrymaux ne se trouvent plus sur le trajet des larmes. Les déviations en arrière ne s'accompagnent pas aussi nécessairement de ce symptôme, les points lacrymaux entraînés en ce sens étant encore à portée des larmes et pouvant aspirer celles-ci : cependant, pour peu que la déviation soit considérable, l'orifice est obstrué, parce qu'il vient s'appliquer sur l'œil.

Cette affection n'est pas grave par elle-même, et beaucoup de malades la supportent sans se plaindre; seulement elle coïncide souvent avec des restes de blépharite ou d'ophthalmie qui ajoutent leurs inconvénients à ceux de l'épiphora.

Le traitement est celui de l'ectropion ou de l'entropion, lorsque la déviation se lie à l'une ou à l'autre de ces maladies. Les cas qui ne se lient point à ces maladies, et ce sont les plus rares, doivent presque toujours être abandonnés à eux-mêmes. M. Bowman a proposé pour eux une opération qui consiste à ouvrir le canal lacrymal à une certaine distance de son orifice, dans un endroit où le bord libre ait conservé sa position et sa structure normales, au moyen d'une incision verticale faite sur la face interne de la paupière et sur la partie la plus postérieure du bord libre, puis à détruire tous les jours la cicatrice et les adhérences avec un stylet. Son intention était d'établir ainsi une ouverture fistuleuse qui correspondît au sac lacrymal et par laquelle les larmes pussent être absorbées. L'auteur assure avoir pratiqué trois fois cette opération avec succès. Elle ne nous inspire pas néanmoins une grande confiance, car nous doutons que l'orifice artificiel, à supposer qu'il s'établisse, présente les conditions de structure convenable pour que l'absorption des larmes s'opère; et, d'un autre côté, il nous paraît peu problable que l'établissement de cet orifice puisse être obtenu, au moins dans la majorité des cas, et nous pensons qu'on aura presque toujours à redouter une oblitération, ainsi qu'on l'observe à la suite des plaies accidentelles.

Lorsque la déviation est tout à fait partielle, on pourrait, à ce qu'il nous semble, redresser le point lacrymal et même la portion du bord palpébral qui le supporte, en faisant éprouver une petite perte de substance, soit avec le bistouri, soit à l'aide de la cautérisation, à la membrane muqueuse dans le cas où le renversement aurait lieu en avant, à la peau dans le cas où il aurait lieu en arrière.

Art. III. — Atonie ou paralysie des points lacrymaux.

Cette lésion n'est pas très-rare : elle consiste en une sorte d'atonie des points lacrymaux, qui se dilatent au point de doubler ou de tripler de volume et cessent d'être excitables et contractiles au degré suffisant pour aider le passage des larmes dans le sac lacrymal. De là résulte un épiphora plus ou moins prononcé. Cette altération s'observe le plus souvent chez les vieillards. On l'a vue accompagner la paralysie de la face. Mais il est plus ordinaire qu'elle succède à des ophthalmies anciennes ou à des engorgements des voies lacrymales ayant nécessité l'introduction fréquemment répétée des sondes ou des canules.

Cette maladie se reconnaît facilement par les antécédents, par l'examen direct, et aussi par l'exploration avec le stylet oculaire : si l'on touche les points lacrymaux avec cet instrument, on voit en effet qu'ils ne se contractent pas.

Ancienne et portée à un certain degré, la maladie est presque toujours incurable. Au début et chez les sujets jeunes, d'ailleurs bien portants, elle peut être avantageusement combattue par l'emploi de collyres astringents, de douches, ou de frictions excitantes sur les paupières.

CHAPITRE SECOND.

Maladies des conduits lacrymaux.

Les maladies des conduits lacrymaux qui méritent une mention particulière sont : 1° l'inflammation et ses conséquences, telles que les abcès et les fistules ; 2° l'absence, l'oblitération, le rétrécissement ; 3° les polypes ; 4° les corps étrangers, spécialement les concrétions calculeuses.

Art. Ier. — Inflammation, abcès, et fistules des conduits lacrymaux.

Les conduits lacrymaux participent à l'inflammation dans la plupart des ophthalmies et des coryzas, sans qu'il en résulte de phénomènes particuliers ; mais il arrive quelquefois aussi, quoique la chose ne soit pas très-commune, qu'il se forme sur le trajet même des conduits un abcès, dont l'ouverture, soit du côté de la peau, soit du côté de la muqueuse, devienne la cause d'une fistule. M. le Dr Desmarres a observé un exemple de ce genre sur un jeune homme scrofuleux, depuis quelque temps affecté d'une tumeur lacrymale. Une inflammation étant survenue, on vit paraître dans la région du conduit lacrymal inférieur une tumeur fluctuante, dont la compression avait pour effet de faire saillir le mamelon lacrymal légèrement dilaté et de chasser au dehors par son orifice une assez grande quantité de pus mêlé de larmes, en même temps qu'une partie de ces liquides s'échappait à travers une fistule capillaire placée au niveau du bord inférieur de l'orbite. L'eau poussée avec une seringue d'Anel par la fistule ou par le point lacrymal rendait à la tumeur son volume primitif. Une incision fut faite ; la plaie se cicatrisa ainsi que la fistule, mais le canal resta oblitéré malgré toutes les précautions prises pour empêcher ce résultat.

Art. II. — Absence, oblitération, rétrécissement des conduits lacrymaux.

En parcourant les écrits des observateurs, on trouve quelques exemples d'absence des conduits lacrymaux, observés sur des individus qui ne portaient aucune trace d'affection antérieure des paupières. S'agissait-il là d'un vice de conformation? C'est ce qui n'a point été suffisamment déterminé; mais, quoiqu'il en soit, il est évident qu'une semblable lésion est au-dessus des ressources de l'art.

L'oblitération complète ou le simple rétrécissement peuvent se produire dans les conduits en même temps que dans les points lacrymaux et par les mêmes causes. Ces lésions peuvent aussi être consécutives à des blessures, ou occasionnées, soit par l'hypertrophie et l'induration des parties constituantes du grand angle de l'œil, soit par la tuméfaction de la membrane muqueuse propre des conduits. Dans ce dernier cas, qu'on observe à la suite des ophthalmies scrofuleuse ou blennorrhagique, l'affection se complique de granulations conjonctivales, et la muqueuse hypertrophiée donne naissance, en s'échappant par l'orifice du point lacrymal, à une saillie exubérante, comparable sur une petite échelle au bourrelet que forme la muqueuse intestinale dans les chutes de la partie inférieure du rectum.

Lorsque l'altération s'étend aux deux conduits, elle a pour symptôme principal le larmoiement. Si elle en occupe un seul, ce phénomène n'a pas nécessairement lieu et manque même le plus souvent; en sorte que les troubles fonctionnels ne

diffèrent pas de ceux qui appartiennent à l'ophthalmie chronique concomitante.

On établit le diagnostic au moyen du cathétérisme. Si le stylet oculaire arrive facilement dans
le sac, c'est la preuve que le canal est libre ;
s'il n'y arrive que très-difficilement, c'est l'indice d'un rétrécissement ; si enfin il n'y parvient pas et se trouve invariablement arrêté dans
le même point, quelque délié que soit le bouton
terminal, il y a lieu de penser qu'il s'agit d'une
oblitération complète.

Le traitement consiste en deux ordres de
moyens : 1° le cathétérisme et le séjour plus ou
moins prolongé de stylets très-fins dans le conduit malade ; 2° l'injection forcée faite dans le
même conduit à l'aide de la seringue d'Anel ; mais
on conçoit qu'il n'y a aucune chance de succès et
par conséquent rien à tenter, si l'oblitération est
complète : les cas de rétrécissement sont les seuls
qui se prêtent à l'emploi des moyens indiqués.
Dans les cas d'oblitération, la chirurgie n'est pas
entièrement désarmée. J.-L. Petit conseille le cathétérisme forcé avec un stylet aigu et le passage
d'une petite sonde déliée laissée à demeure : il
réussit à guérir un malade sans larmoiement. Dans
un cas où cependant il n'avait débouché qu'un seul
conduit, G. Pellier fit deux fois avec un succès égal
la perforation des points lacrymaux pour remédier à une oblitération complète suite de la variole. Monro allait encore plus loin, car il con-
seillait d'ouvrir le sac lacrymal, de percer avec
une aiguille ronde et courbe sur chaque point lacrymal et dans la direction du conduit, de manière que l'aiguille ressorte par l'incision du sac,
puis enfin de laisser dans le trajet un fil ciré, sorte
de séton destiné à entretenir le conduit artificiel.

Pour se résoudre à pratiquer une telle opération,
il faudrait que le larmoiement fût assez prononcé
pour gêner beaucoup le malade et lui faire ardemment désirer une guérison par quelque moyen que
ce fût.

Art. III. — Polypes des conduits lacrymaux.

On a vu une production polypeuse prendre son
origine dans un des conduits lacrymaux et sortir
par le point lacrymal, sous forme d'une tumeur
rougeâtre, grosse comme un grain de chènevis ou
de millet, qu'il ne faudrait pas confondre avec
cette hypertrophie de la muqueuse dont il vient
d'être question dans le précédent paragraphe. De
la présence de cette petite tumeur, résulte une
certaine difformité et une irritation du bord palpébral.

Si le pédicule n'est pas profond, on peut arracher la tumeur avec une pince à disséquer, et, s'il
en reste, cautériser tous les deux ou trois jours
avec la pierre infernale. Demours rapporte un
exemple de succès par ces moyens (t. II, p. 92).
On pourrait aussi le détacher à l'aide de petits
ciseaux courbes à pointes mousses. Mais si le
pédicule était profond, il serait plus difficile de
l'arracher au niveau de son insertion. Dans un
cas de ce genre, après avoir essayé la torsion,
qui ne produisit qu'une déchirure du polype,
M. Desmarres se fraya un chemin vers le lieu
d'implantation en suivant le conduit avec un bistouri dirigé du côté de la peau, et put alors facilement enlever la plus grande partie de la tumeur, puis cautériser le reste. N'ayant pu suivre
la cure jusqu'à la fin, il ne saurait dire si le canal
s'est bien rétabli, mais il incline à penser qu'il a
dû rester imperméable après la cicatrisation.

Art. IV. — Corps étrangers et calculs des voies lacrymales ou dacryolithes.

Les conduits lacrymaux peuvent être plus ou moins complétement obstrués et en même temps irrités par divers corps étrangers venus du dehors, tels qu'un cil, un cheveu, une barbe de plume, un épi de blé, quelque parcelle de métal, etc., qui peuvent occasionner une ophthalmie dont il est facile de méconnaître la cause. L'indication est d'extraire ces petits corps à l'aide d'une pince, aussitôt que leur présence a pu être constatée.

On trouve sur le trajet des larmes des concrétions qui paraissent y avoir pris naissance et auxquelles on a donné le nom de *dacryolithes*, qui signifie littéralement *pierres lacrymales*.

Ces concrétions, extrêmement rares et dont l'histoire repose sur un très-petit nombre d'observations, résultent de la déposition de certains sels inorganiques qui entrent dans la composition des larmes, car tous ceux qui les ont observées les ont trouvé formées de carbonate de chaux et de phosphate de chaux et de magnésie, et, dans une analyse faite avec soin par M. Bouchardat, on voit que la proportion de ces deux sels était de 60 pour 100 environ, les 40 autres parties consistant en albumine concrète (25) et matière muqueuse (18). Krimer parle cependant d'une concrétion tirée par lui du sac lacrymal, qu'il considère, sans déduire ses motifs à la vérité, comme une masse de mucus épaissi.

Les calculs lacrymaux varient en nombre depuis un seul jusqu'à trente ou quarante. Leur volume ne dépasse jamais celui d'un pois ordinaire, et il peut être beaucoup moindre. Tantôt ils sont lisses et réguliers, tantôt raboteux et inégaux à leur surface, quelquefois durs et résistants, d'autres fois friables et faciles à réduire en une poussière sablonneuse et grasse. Ils sont ordinairement d'une couleur grisâtre ou blanchâtre, qu'ils doivent à la présence des sels calcaires. On en a cependant trouvé dont la coloration plus foncée se rapprochait du rouge ou de l'orangé. Ils peuvent se rencontrer dans plusieurs points : 1º dans l'un des conduits lacrymaux ; 2º dans le sac lacrymal, à l'entrée du canal nasal ; 3º à la surface de la conjonctive, dans quelques-uns des culs-de-sac déterminés par les replis de cette membrane. On n'en a point observé jusqu'ici, soit dans les granulations, soit dans les conduits excréteurs de la glande lacrymale.

Il importe d'étudier à part ceux qui occupent l'angle interne de l'œil et ceux qui en occupent l'angle externe.

Les calculs de l'angle interne ont été observés par Césouin, Sandifort, Tuberville, Krimer, le Dr Desmarres. Ils siégent, ou dans le sac lacrymal, ou dans l'un des conduits lacrymaux. Leur présence s'annonce par une petite tumeur rouge et indolente à la pression qui fait ordinairement refluer par les points lacrymaux une matière séro-purulente. Le cours des larmes est intercepté, et elles tombent sur la joue. Le sac s'enflamme et peut s'ulcérer. Par cette ulcération, on a vu sortir un ou plusieurs calculs ; puis s'est établi une fistule lacrymale, qu'il a fallu traiter par les moyens ordinaires. Dans le cas rapporté en détail par M. Desmarres, une petite sonde cannelée, introduite par le point lacrymal inférieur, servit à guider des ciseaux, à l'aide desquels fut faite, dans la direction du conduit et du côté de la conjonctive, une incision assez large pour donner issue au calcul. Cette observation montre ce qu'il faudrait faire en pareille occurrence.

Les calculs de l'angle externe ont été plus rarement observés encore. La manière dont ils se manifestent et la marche des accidents sont vraiment choses singulières. Dans l'un des yeux, survient une sensation de piqûre et de brûlure, comparable à la douleur causée par un corps étranger. L'examen fait découvrir en effet, vers l'angle externe, une concrétion blanche, du volume d'un grain de millet à un pois, placée entre l'œil et la paupière, soit supérieure, soit inférieure, dans le repli oculo-palpébral de la conjonctive. Malgré l'ablation de ce petit corps, de nouvelles douleurs se montrent, une ophthalmie très-vive survient, et l'on ôte, trois jours après, un second calcul semblable au premier. Le lendemain, les accidents inflammatoires prennent une grande intensité, et l'on ôte un troisième calcul. Les jours suivants, l'inflammation s'accroît encore, au point même de rendre la saignée nécessaire, et, à la place indiquée plus haut, se montrent des concrétions plus volumineuses encore et plus rapidement formées, puisqu'on en enlève jusqu'à deux et trois par jour. Alors les accidents commencent à s'amender ; il ne se forme plus qu'une concrétion dans les vingt-quatre, puis dans les quarante-huit heures, et enfin une simple poudre blanche en prend la place. Mais, tandis que la maladie décroît d'un côté, elle se développe dans l'autre œil, et y suit exactement la même marche, les calculs se formant de plus en plus rapidement, en même temps que l'inflammation s'accroît, jusqu'à ce que survienne, pour les deux ordres de phénomènes, la période d'amélioration : telle se montra cette bizarre affection dans les deux cas rapportés par Mackenzie. Mais ce n'est pas tout : dans l'un de ces cas, observé par Walther, la maladie reparut quelques années après, aux deux yeux successivement, et avec le même ensemble de phénomènes.

Cette persistance de la maladie et la marche même des accidents indiquent une disposition générale, une sorte de diathèse calculeuse, dont la cause première nous échappe, mais qui doit être prise en considération dans le traitement. Les calculs se sont-ils formés dans le lieu même où on les a trouvés ? se sont-ils développés dans les conduits excréteurs, d'où ils se sont ensuite échappés avec douleur pour tomber à la surface de la conjonctive, où leur présence a occasionné de l'ophthalmie ? La seconde hypothèse, qui est généralement admise, paraît effectivement la plus probable.

Quoi qu'il en soit, le traitement comporte deux indications : 1° retirer le calcul aussitôt que sa présence a été constatée, et combattre par les moyens ordinaires l'inflammation qu'il a provoquée ; 2° modifier la disposition générale, ce qui est beaucoup plus difficile, mais ce que l'on peut pourtant essayer, en administrant à l'intérieur les diverses préparations alcalines, telles que le carbonate de potasse, l'eau de Vichy, etc.

D. Maladies du sac lacrymal et du canal nasal.

Ces maladies sont l'inflammation, la tumeur et la fistule lacrymales.

CHAPITRE PREMIER.

Inflammation du sac lacrymal.

L'inflammation du sac lacrymal, à laquelle les auteurs modernes ont donné le nom de *dacryo-*

cystile, arrive dans deux circonstances différentes, savoir : 1° lorsque le cours des larmes vers la fosse nasale est libre ; 2° lorsqu'il est intercepté.

1° Une inflammation des fosses nasales ou de la conjonctive se propage fréquemment par continuité de tissu vers le sac lacrymal, et les symptômes qui se manifestent de ce côté sont habituellement masqués par ceux du coryza ou de la conjonctivite. Si le larmoiement a lieu dans ce cas, il est dû non pas à un obstacle mécanique, mais à une augmentation dans la sécrétion. Cette inflammation disparaît au bout de quelques jours et en même temps que celle dont elle dépend ; elle ne réclame aucun traitement spécial, et ne mérite d'être signalée que parce que son retour fréquent et sa longue durée peuvent devenir causes de tumeur et de fistule lacrymales.

2° L'inflammation du sac qui coïncide avec un obstacle au cours des larmes est, si l'on veut, le premier degré des maladies que nous décrirons un peu plus loin sous les noms de tumeur et de fistule lacrymales ; on la confond même souvent avec ces dernières dans le langage habituel, mais c'est à tort : les symptômes et les indications thérapeutiques diffèrent en effet notablement, suivant qu'il y a inflammation simple, sans tumeur ni fistule, ou inflammation avec l'une ou l'autre de ces lésions.

Caractères anatomiques. — Ils ressemblent à ceux qu'on observe dans toute phlegmasies quelle qu'elle soit ; il y a en outre à rechercher quelle est la lésion matérielle dont la présence s'oppose à la descente des larmes. Est-ce une oblitération du canal nasal, au niveau de l'un de ses orifices ou dans sa longueur ? ou bien est-ce un repli valvulaire ? Ces questions, qui sont encore incertaines, seront examinées à propos de la

tumeur lacrymale (voyez p. 215). Quant à savoir
si l'inflammation a précédé et produit l'obstacle
mécanique ou si elle lui a succédé, c'est un autre
point fort obscur et que ne peuvent décider absolument ni les recherches cliniques ni les études
anatomiques. Le raisonnement permet de regarder
les deux choses comme possibles et de penser que
les deux états pathologiques s'entretiennent réciproquement, c'est-à-dire que la phlegmasie se
prolonge par la persistance de l'obstacle, comme
cela arrive dans presque tous les cas où des conduits vecteurs sont rétrécis ou oblitérés, et qu'en
se prolongeant elle augmente le gonflement et l'é-
paississement qui produisent l'obstacle.

Symptômes. — Ils sont tous fonctionnels : on
ne voit ordinairement ni rougeur ni tuméfaction,
et, si l'on trouve de temps à autre un peu de rougeur sur la peau ou le long du bord palpébral,
cet état est dû à l'influence du froid et n'est pas
de longue durée.

Le symptôme principal est l'épiphora, qui présente des variétés nombreuses en rapport avec
les conditions atmosphériques et les impressions
morales. Pendant les temps chauds ou même pendant l'hiver, si l'on reste enfermé dans une chambre, le larmoiement existe à peine. Il peut cesser
entièrement si l'on émigre d'un pays froid et humide vers un pays où la température est très-élevée : nous connaissons plusieurs observations de ce
genre. Pendant les temps froids, surtout lorsque le
visage est exposé à l'air, les larmes sont plus abondantes, et, pour éviter qu'elles s'écoulent sur la
joue, le malade est obligé de s'essuyer à tout moment. Les impressions vives, sans qu'elles soient
nécessairement tristes, l'application à lire, à dessiner, à regarder ou à étudier de petits objets,

et toutes les excitations, en un mot, qui font affluer le sang vers la tête, agissent de la même manière que le froid et obligent à porter souvent le mouchoir vers le grand angle de l'œil. Une pression exercée sur cette région par le doigt indicateur fait refluer par les deux points lacrymaux, et quelquefois par l'inférieur seul, un liquide blanchâtre, visqueux, et parfois purulent, qui est composé de larmes mélangées au mucus ou au pus. Rien n'est plus facile à expliquer que ces phénomènes : le canal nasal étant oblitéré, les larmes ne peuvent tomber dans la fosse nasale et s'accumulent dans le sac, où elles se mélangent avec le liquide fourni par la muqueuse. Dans certains moments, ce liquide est simplement muqueux ; dans d'autres, il devient purulent, parce que la phlegmasie, qui coïncide presque toujours avec le rétrécissement du canal nasal, a pris un peu plus d'intensité.

Abandonnée à elle-même, cette affection a de la tendance à persister longtemps : on voit des sujets qui en sont atteints depuis plusieurs années sans que les symptômes aient notablement changé ; cependant elle peut offrir dans sa marche deux modifications importantes, sur lesquelles nous devons donner ici quelques détails.

Souvent l'inflammation passe tout à coup à l'état aigu et prend le caractère phlegmoneux : le grand angle de l'œil rougit et se gonfle, une douleur vive, lancinante, et pongitive, s'y déclare ; la tuméfaction s'étend aux paupières, dont la peau devient, comme celle du grand angle, rouge et luisante ; quelquefois un mouvement fébrile se développe et l'on croirait qu'un érysipèle de la face va survenir, mais on reconnaît bientôt que la rougeur ne s'étend pas au delà des régions indiquées et que la tumeur proémine de plus en plus au niveau même du sac lacrymal. Au bout de cinq ou six jours, cette tumeur devient fluctuante, s'ouvre, et laisse sortir une certaine quantité de pus ; après quoi le malade éprouve un soulagement notable. L'ouverture ainsi établie reste quelquefois fistuleuse et fait communiquer le sac lacrymal avec l'extérieur : la dacryocystite s'est alors changée en une fistule lacrymale. D'autres fois l'ouverture se ferme et ne laisse aucune trace ; ce qui peut tenir à ce que le pus, au lieu de venir de l'intérieur même du sac, s'est formé sous la peau par suite de l'extension de la phlegmasie au tissu cellulaire sous-cutané. Nous avons du reste observé des cas dans lesquels l'abcès s'est terminé sans laisser de fistule, quoique le pus vînt positivement du sac lacrymal, ainsi que nous nous en étions assurés au moyen d'une injection faite par l'ouverture accidentelle et dont le liquide avait reflué par les points lacrymaux, ce qui prouve incontestablement qu'il traversait le sac. Ce mode d'exploration est le seul qui puisse faire connaître précisément le siége de l'abcès ; mais il ne faut le mettre en usage qu'à l'époque où, l'inflammation ayant déjà diminué, on n'a plus à craindre de réveiller ou d'augmenter la douleur. Son emploi n'est pas du reste indispensable, car la manière dont se comporte l'abcès au bout de quelques jours fait assez voir s'il doit ou non se terminer par une fistule lacrymale.

D'autres fois, sans que l'inflammation ait pris à aucune époque le caractère aigu, la maladie se transforme en tumeur lacrymale, c'est-à-dire que les parois du sac, après avoir résisté pendant un certain temps, se laissent distendre peu à peu par l'accumulation du mucus et des larmes. Ce mode de terminaison est rare, et nous aurons à rechercher plus loin pourquoi on l'observe dans certains cas et non dans les autres.

Pronostic. — Il n'est pas très-grave ; il n'a de fàcheux que la longue durée de la maladie et sa résistance habituelle aux moyens thérapeutiques.

Traitement. — Quelques praticiens combattent cette affection par les émissions sanguines et par les purgatifs. Les émissions sanguines devraient être locales et consister dans l'application, toutes les semaines ou tous les quinze jours, de deux ou trois sangsues sur le sac ou dans l'intérieur du nez. Ce moyen ne pourrait être avantageux qu'à la condition d'être employé pendant longtemps ; mais les malades n'en ont pas la patience, ou refusent, à cause des cicatrices, s'il est question de sangsues au devant du sac, à cause de la douleur, si on veut les placer dans le nez. D'un autre côté, le chirurgien ne peut pas trop insister sur la nécessité des émissions sanguines, parce qu'il est possible qu'elles échouent, lors même qu'elles sont employées avec persévérance. Il ne faut donc pas compter sur elles pour obtenir une guérison définitive ; elles sont seulement utiles comme moyen palliatif, chaque écoulement sanguin étant ordinairement suivi d'une amélioration et d'une diminution dans la sécrétion purulente.

On a conseillé encore les fumigations et les injections.

Les fumigations, préconisées surtout par Louis et par Boyer, se font de la manière suivante : on place au fond d'un vase en faïence des fleurs de mauve ou un mélange de plantes aromatiques, on y verse de l'eau bouillante, et on le couvre d'un entonnoir qui s'y adapte exactement ; la petite extrémité de cet entonnoir est placée dans la narine, où elle amène la vapeur qui sort du vase. On continue l'opération pendant cinq minutes, et on la répète deux ou trois fois par jour. Les fumigations ne sont encore le plus souvent qu'un moyen palliatif : elles font tomber l'inflammation ou arrêtent ses progrès, mais ne sont guère susceptibles de donner des guérisons complètes. En effet, il ne faut pas perdre de vue qu'il y a dans cette affection deux éléments distincts : une inflammation, et un obstacle mécanique. Les fumigations, de même que les émissions sanguines, peuvent bien diminuer la première, mais n'ont pas assez d'efficacité pour amener la résolution de l'engorgement qui forme l'obstacle, et, celui-ci persistant, l'inflammation, qui s'était d'abord amoindrie, ne tarde pas à reparaître. Si des guérisons ont été obtenues par ces moyens, elles peuvent être considérées comme exceptionnelles, et nous avons plusieurs fois nous-mêmes conseillé les fumigations sans en obtenir autre chose que des améliorations temporaires.

Les injections, qui ont été vantées par Anel, se pratiquent de la manière suivante. C'est par le conduit lacrymal inférieur que l'injection est poussée, et l'on se sert, pour tenir la seringue, de la main droite, si l'on agit sur l'appareil lacrymal gauche, et réciproquement de la main gauche, si l'on opère sur le côté droit. Le malade étant assis au grand jour, vis-à-vis d'une fenêtre, le chirurgien abaisse légèrement, avec les doigts indicateur et médius de l'une de ses mains, la paupière inférieure, pour mettre en saillie le point lacrymal ; avec la main qui opère, il conduit dans cet orifice la canule droite ou courbe et très-déliée de la petite seringue, dite seringue d'Anel, tenue comme une plume à écrire, et fait pénétrer cette canule de quelques millimètres dans le canal, en se souvenant que le conduit lacrymal se dirige d'abord de haut en bas, puis de dehors en dedans. Si l'on a la précaution de faire attirer par un aide tout le bord libre en dehors en même temps qu'en bas, on redresse la portion verticale, et l'on peut faire entrer le tube en le conduisant simplement en bas et en dedans.

Il est souvent difficile de faire entrer le siphon dans le point lacrymal, à cause de l'étroitesse de celui-ci et de sa position sur un mamelon saillant, ou bien parce que le malade remue. Pour faciliter la manœuvre, il est bon que la tête soit solidement assujettie contre la poitrine d'un aide, et que la main qui renverse et tend la paupière soit placée de manière à fournir un point d'appui à celle qui tient la seringue.

Le liquide qu'on injecte peut être de l'eau tiède simple ou une solution très-légère de sulfate de zinc, d'azotate d'argent. Dès que ce liquide remplit le sac, il s'écoule par le point lacrymal supérieur, tombe sur la conjonctive et sur la joue. Son passage sur la conjonctive cause une angoisse qui oblige le malade à s'agiter et le chirurgien à s'arrêter pour recommencer au bout de quelques minutes. Il est bon d'y revenir ainsi à trois ou quatre reprises. Cette opération ne laisse de douleurs à sa suite que lorsqu'on s'est servi de l'azotate d'argent, même à très-faible dose.

Le chirurgien doit s'habituer à ces injections et y accoutumer les malades, parce qu'elles servent au diagnostic en même temps qu'au traitement. En effet, si le liquide revient tout entier par les points lacrymaux et ne passe pas du tout dans la fosse nasale, on a la preuve que le canal nasal est entièrement obstrué; s'il passe au contraire par la fosse nasale, c'est une preuve que l'obstruction n'est pas complète et qu'il y a plus de chance de guérison.

Comme moyen thérapeutique, les injections ont un double avantage : 1° elles entraînent tout le liquide qui séjourne et dont la présence dans le sac ne peut qu'entretenir l'inflammation ; 2° elles modifient quelquefois heureusement la muqueuse et diminuent ainsi la sécrétion purulente. Pour peu que l'obstacle mécanique ne soit pas complet, elles peuvent procurer une guérison entière, surtout si on les emploie pendant longtemps. Dans la plupart des autres cas, elles ne sont que palliatives, parce qu'elles ne peuvent faire disparaître le rétrécissement; mais elles ont certainement plus d'efficacité que les moyens précédents et doivent être conseillées de préférence. On peut d'ailleurs les employer concurremment avec les autres moyens et ajouter quelques onctions sur le grand angle de l'œil avec l'onguent mercuriel ou une pommade iodurée.

De tout ce qui précède, résulte que la dacryocystite est une maladie que les moyens thérapeutiques simples améliorent et rendent plus supportable, mais dont ils triomphent rarement. Ne serait-il pas sage dès lors de recourir à l'une des opérations qui ont pour but de désobstruer le canal et dont nous parlerons un peu plus loin? Nous ne le pensons pas; car ces opérations, si heureux qu'en soit le résultat, laissent ordinairement subsister un larmoiement semblable à celui dont il est ici question. Ce serait donc sans bénéfice que les malades se soumettraient dans cette circonstance à l'emploi d'un moyen qui peut avoir des inconvénients, et il vaut mieux le réserver pour les cas où l'affection est passée à l'état de tumeur ou de fistule lacrymale.

CHAPITRE SECOND.

Tumeur lacrymale.

On désigne sous ce nom une tumeur située au grand angle de l'œil et formée par l'accumulation dans le sac lacrymal des larmes et du mucus ou du mucus seul.

La tumeur lacrymale offre quelques variétés que nous ferons connaître, après avoir préalablement tracé l'histoire de la maladie telle qu'elle se présente dans l'immense majorité des cas.

Symptômes, marche, terminaisons. — Le plus ordinairement, la tumeur lacrymale est, comme nous venons de le dire dans l'article précédent, la suite et la conséquence de l'inflammation du sac. Aussi s'annonce-t-elle au début par des phénomènes semblables à ceux de la dacryocystite simple : larmoiement habituel augmentant sous l'influence du froid, de l'application, des émotions ; séjour des larmes dans le grand angle de l'œil ; issue par les points lacrymaux d'un liquide muqueux ou purulent, plus ou moins abondant, lorsqu'on presse sur le sac ; sécheresse, non constante, de la fosse nasale du côté correspondant à la maladie.

A ces troubles fonctionnels succèdent, au bout d'un temps très-variable, tantôt après quelques semaines seulement, tantôt après plusieurs mois ou même plusieurs années, des altérations physiques se rapportant à la formation d'une tumeur au niveau du sac lacrymal. Au commencement, cette tumeur, peu saillante, s'annonce seulement par un très-léger relief, qui remplace la petite dépression naturelle située au-dessous du tendon de l'orbiculaire et tend à masquer ce tendon. La maladie est encore obscure à cette époque ; mais, plus tard, la tumeur augmente et devient grosse comme

un pois, une noisette, une petite noix, rarement
davantage. Elle est alors allongée de haut en
bas, molle, fluctuante, quelquefois partagée en
deux par un sillon horizontal qui lui donne la
forme d'une petite gourde et correspond au tendon de l'orbiculaire. La matière qui la remplit est
formée par un mélange de larmes et de mucus,
que le malade ou le médecin chasse en se mouchant ou par la pression, et qui s'écoule en totalité ou en partie par un seul ou par les deux points
lacrymaux; plus rarement en passe-t-il quelques
gouttes par la fosse nasale. On a souvent répété
que la tumeur se remplit pendant la nuit, de sorte
qu'on la trouve plus grosse le matin au réveil que
dans la journée, et l'on a proposé diverses explications de ce phénomène; mais c'est précisément
le contraire qu'on observe, et l'on trouve généralement affaissée le matin une tumeur lacrymale
qui dans le jour est susceptible d'un assez grand
développement.

Parvenue à ce degré, la maladie peut rester
stationnaire, parce que, d'une part, la résistance
des parties s'oppose à une plus grande distension,
et que, d'un autre côté, les pressions exercées
sans cesse par les malades vident la poche et en
préviennent le développement excessif. Mais, de
temps en temps, la tumeur s'engorge, les conduits s'obstruent, et il devient impossible de faire
écouler la matière, soit par les points lacrymaux,
soit par le canal nasal; la peau rougit alors, et le
gonflement augmente et s'étend aux paupières.
Ces sortes de bouffées inflammatoires se terminent
quelquefois par résolution et laissent ensuite à la
maladie son aspect habituel; d'autres fois elles occasionnent la formation d'un abcès. Celui-ci est-il
sous-cutané, il peut s'ouvrir au dehors et guérir

sans laisser de traces ; mais s'il perce du côté des voies lacrymales, ou si, occupant la cavité du sac, il se fait jour à travers ses parois, il devient la cause d'une fistule.

Rarement une tumeur lacrymale existe-t-elle depuis quelque temps sans exciter dans les parties voisines une irritation d'où résultent diverses complications, telles que sécrétion abondante de chassie, agglutination des paupières au réveil, blépharite, conjonctivite palpébrale, érysipèle partiel de la face, etc.

On ne doit pas se flatter de voir une semblable maladie guérir spontanément, quoique Maître-Jan ait rapporté l'observation d'une dame chez laquelle une tumeur lacrymale, datant déjà de trois années, disparut complétement à la suite d'une suppuration du sac, dont le produit fut évacué par le canal nasal. La fistule est le terme plus ou moins rapproché, mais à peu près constant, de la tumeur lacrymale, tellement que la plupart des auteurs embrassent dans une seule description les deux affections, qu'ils considèrent comme les phases d'une même maladie. Mackenzie, résumant en quelque sorte ces idées, partage toute la maladie en cinq périodes successives qu'il désigne par les titres suivants : 1° larmoiement, 2° blennorrhée, 3° abcès, 4° fistule, 5° carie.

Caractères anatomiques. — L'anatomie pathologique de la tumeur lacrymale est encore peu avancée. Quelques dissections récentes ont cependant fixé l'attention sur ce sujet. Les lésions occupent, soit le canal nasal, soit le sac lacrymal.

1° Du côté du canal nasal, existe un rétrécissement qui s'oppose au passage des larmes et dont le siége varie. Ainsi Demours a trouvé l'orifice inférieur oblitéré par une membrane (t. 1er, p. 34),

M. Auzias a fait connaître un cas semblable (*Mém. de la Soc. de chirurgie de Paris*, t. II), et M. Sichel un autre (*Gaz. des hôp. de Paris*, 1852, p. 389). D'un autre côté, M. Taillefer a observé, vers la partie moyenne du canal nasal, un rétrécissement produit par une valvule dont le bord libre était dirigé en haut (*Thèses de Paris*, 1820, n° 201). M. Sichel a rencontré aussi un rétrécissement vers la partie moyenne du canal nasal (*loc. cit.*). Avant ces auteurs, Janin avait parlé d'un resserrement placé vers le milieu du conduit, resserrement qu'il attribuait à un sphincter musculaire. Enfin M. Béraud nous a fait voir trois pièces sur lesquelles le rétrécissement, occupant la partie supérieure du canal nasal, au niveau de sa jonction avec le sac, était formé par la membrane muqueuse hypertrophiée et disposée en un repli valvulaire qui s'avançait vers le centre du conduit et l'obstruait complétement à la manière d'un diaphragme. De ces faits, résulte que le rétrécissement peut occuper la partie inférieure, la partie moyenne, ou la partie supérieure du canal nasal, et être produit par une de ces valvules dont MM. Hirschfeld et Béraud ont signalé l'existence fréquente à l'état normal, ces valvules s'hypertrophiant sans doute par suite d'un travail phlegmasique habituel ou souvent répété. On a trouvé quelquefois aussi des rétrécissements du canal osseux, particulièrement chez des individus porteurs de tumeurs lacrymales anciennes et longtemps négligées. M. Malgaigne a rapporté trois autopsies démontrant ces faits, qui étaient déjà connues et avaient été signalées par Richter, Boyer, Dubois, M. Velpeau.

Il s'en faut que l'on trouve toujours sur le cadavre ces rétrécissements, et, d'un autre côté, lorsqu'ils existent en effet, ils sont rarement assez prononcés pour rendre compte à eux seuls de la rétention des matières et de la dilatation du sac. Quelle est cependant la cause de ces phénomènes? Faut-il en accuser un gonflement inflammatoire de la membrane muqueuse, dont les traces auraient disparu après la mort? Faut-il croire, avec Méjan, Anel, Louis, Demours, Boyer, à une obstruction des conduits par les mucosités épaissies? Ce sont là des suppositions plausibles plutôt que des faits bien démontrés.

L'oblitération du canal nasal dans toute sa hauteur, par suite d'un gonflement circulaire ou d'une hypertrophie générale de la membrane muqueuse, est une lésion exceptionnelle. Nous en dirons autant de l'oblitération par l'effet de cicatrices ou de brides consécutives à des ulcérations.

2° Du côté du sac lacrymal, les caractères de l'inflammation se retrouvent sur la membrane muqueuse; et les couches fibreuses qui composent la paroi antérieure sont amincies, distendues, et rejetées en dehors. Quelquefois, au niveau de l'embouchure des conduits lacrymaux, le gonflement a donné à la muqueuse la forme d'une valvule dont la disposition se prête à l'entrée des liquides dans le sac, mais empêche plus ou moins complétement leur sortie, circonstance qui contribue à produire et qui aide à comprendre quelques-uns des phénomènes précédemment exposés.

Causes et mode de formation. — L'inflammation joue le rôle principal dans la production de la tumeur lacrymale, soit qu'elle débute par le sac même, soit qu'elle se montre d'abord au nez, à la conjonctive, aux paupières, pour s'étendre ensuite aux voies lacrymales, soit qu'elle envahisse en même temps ces diverses parties.

Rien de plus commun que de voir la maladie se déclarer à la suite de coryzas répétés, et particulièrement de ceux qui succèdent à la variole, à la scarlatine, à la rougeole, ou chez les enfants et les jeunes gens mous, lymphatiques, scrofuleux, dont les narines et les lèvres sont déformées par des croûtes ou des ulcérations, dont la conjonctive et les paupières sont affectées d'inflammation chronique. Telle est même la fréquence de rapport entre la tumeur lacrymale et la blépharite, que Scarpa, regardant les deux affections comme rattachées l'une à l'autre par un lien étroit et constant, décrit la première sous le nom de *flux palpébral puriforme.* Pour comprendre cette coïncidence, est-il besoin d'invoquer, à l'exemple du célèbre chirurgien de Pavie, le passage dans le sac lacrymal du mucus sécrété par les paupières malades et l'obstruction du canal nasal par cette matière épaissie? N'est-il pas plus naturel de penser que l'inflammation se propage facilement dans une membrane muqueuse qui se continue sans interruption du nez et des paupières aux voies lacrymales, et qui est d'ailleurs soumise tout entière et simultanément à l'action des mêmes influences morbides? Ces influences sont tantôt des coups ou des chocs, des pleurs abondants, tantôt l'action prolongée du froid humide, tantôt celle des vices dartreux ou scrofuleux, qui est propre, non pas seulement à faire naître, mais encore à perpétuer et à entretenir à l'état chronique, l'inflammation de la muqueuse naso-palpébrale.

Aux causes qui viennent d'être indiquées s'adjoignent encore parfois certaines circonstances qu'on peut considérer comme des causes prédisposantes : telle est l'étroitesse congénitale du canal nasal, parce qu'une phlegmasie, même légère, entraîne alors plus facilement l'obstruction des voies lacrymales et la gêne ou l'arrêt du cours des larmes. Peut-être est-ce pour cette raison que la tumeur lacrymale est plus fréquente chez les enfants que chez les adultes ou les vieillards, chez les jeunes filles que chez les jeunes garçons. On peut rapprocher de cet ordre de causes tout ce qui tend à rétrécir, à embarrasser ou à boucher le canal : ainsi le développement d'une tumeur dans son voisinage, une exostose de ses parois, un polype ou un cancer du sinus maxillaire ou des fosses nasales, une déviation de la cloison ou du cornet inférieur, la déformation des os à la suite de fractures avec enfoncement, la présence de calculs analogues à ceux que Sandifort et Callisen ont trouvés à la partie inférieure du sac, etc. Mais ce ne sont là, qu'on se le rappelle bien, que des circonstances adjuvantes, incapables ordinairement de produire par elles-mêmes autre chose qu'un simple larmoiement. Pour qu'il y ait dilatation, tumeur lacrymale, il faut davantage. Il faut, non pas seulement obstacle au cours des larmes, mais encore et surtout inflammation des parois du sac, qui en change les conditions et les fonctions et leur donne une certaine mollesse, en même temps qu'elle altère les qualités et la consistance de la matière sécrétée. C'est cette lésion inflammatoire, bien plutôt que l'obstruction du canal nasal, qui est la partie essentielle de la maladie et qui en forme le trait caractéristique ; car le canal peut être plus ou moins obstrué, nous l'avons déjà fait remarquer, sans qu'il y ait dilatation des parois du sac, et, d'un autre côté, on a vu la tumeur se former dans des cas même où le canal était resté perméable.

Il faut en convenir du reste, l'étiologie de la tumeur lacrymale présente encore bien des obscurités. Pourquoi, par exemple, vient-il un moment où le sac lacrymal perd la force de résistance qu'il avait longtemps conservée et se laisse enfin distendre après avoir résisté pendant des mois ou des années? Pourquoi, dans des circonstances en apparence semblables, avec une inflammation qui paraît égale et une difficulté équivalente dans la circulation des liquides à travers le canal nasal, observe-t-on, tantôt une simple dacryocystite sans dilatation du sac, et tantôt une véritable tumeur lacrymale? La cause de cette différence serait-elle dans l'inégale résistance des parois du sac, molles, minces et faibles, chez les sujets lymphatiques et scrofuleux, épaisses, solides et fortes, chez les individus bien constitués? Faut-il la chercher dans les qualités du mucus plus ou moins abondant, plus ou moins épais et visqueux, ou, comme le pense M. Béraud, dans la disposition de la valvule placée à l'embouchure des conduits lacrymaux dans le sac, laquelle, suivant qu'elle sera plus ou moins longue, empêchera d'une manière plus ou moins efficace le reflux du liquide et favorisera par conséquent plus ou moins aussi la dilatation des parois? Toutes ces questions sont indécises aujourd'hui et le resteront peut-être longtemps encore.

Variétés. — 1° La tumeur lacrymale existe ordinairement d'un seul côté. On l'a cependant quelquefois vue double, particulièrement chez des sujets d'une constitution molle et lymphatique.

2° Il peut arriver que le sac s'éraille, se rompe, ou s'ulcère à sa paroi antérieure, sans que les téguments communs soient intéressés : les matières passent alors de la cavité du sac dans une poche accidentelle qui s'établit au-dessous de la peau, entre elle et la tunique fibreuse, et il se forme là une sorte de *fistule lacrymale borgne interne*, ainsi que l'ont appelée quelques auteurs. Cet accident est fort rare, et la connaissance en est plus curieuse que véritablement utile, puisqu'il ne modifie en rien les indications thérapeutiques.

3° Dans une variété de tumeur lacrymale plus importante, qui a été désignée par quelques auteurs sous le nom spécial de *hernie*, et que Mackenzie a décrite sous le titre de *relâchement* du sac lacrymal, c'est en effet l'atonie des parois du sac qui paraît être le phénomène principal et la cause de la maladie. Les conduits lacrymaux sont ordinairement perméables et le canal nasal est toujours libre : ce n'est point par conséquent l'obstruction des voies qui entretient la rétention des matières. La tumeur, d'un volume médiocre, est indolente, sans changement de couleur à la peau, molle et dépressible. Le sac ayant perdu son ressort, le malade est obligé d'accomplir avec le doigt ce qui devrait se faire régulièrement par le jeu naturel des parties : il faut donc qu'il évacue plusieurs fois par jour le sac par la pression. Celle-ci fait sortir les matières par les points lacrymaux ou par le canal nasal, suivant la direction qu'on lui donne. Quelquefois pourtant les matières ne peuvent s'échapper que par cette dernière voie. Après l'évacuation du sac, la tumeur disparaît presque entièrement, et la peau reste plissée, jusqu'au moment où, la cavité se remplissant de nouveau, la tumeur se reproduit et se présente sous les mêmes apparences que nous venons d'indiquer. Le liquide chassé du sac est tantôt jaunâtre, opaque, purulent, quand la muqueuse est affectée d'inflammation catarrhale, tantôt, et plus souvent, transparent, abondant, et mêlé de quelques stries blanchâtres, quand l'inflammation a fait place à une hypersécrétion du mucus avec relâchement du sac.

4° Une dernière variété se distingue par des caractères tout opposés. Les conduits lacrymaux et le canal nasal étant devenus imperméables par suite de leur oblitération ou de leur obstruction complète, le mucus, sécrété par les parois du sac, ne peut plus être ni évacué ni délayé par les larmes; il s'accumule donc dans la cavité lacrymale comme dans un kyste fermé de toutes parts et y forme une tumeur qui présente, à cause de cette circonstance, un aspect particulier.

Cette variété, indiquée par Beer, Demours, Weller, observée par M. Velpeau, qui lui applique le nom d'*hydropisie du sac*, et qui a pu en constater les caractères anatomiques par la dissection, n'a été étudiée par personne mieux que par Mackenzie. Dans un chapitre spécial consacré à cette forme de tumeur, qu'il appelle *mucocèle*, il établit qu'elle succède, comme la tumeur lacrymale ordinaire, à la dacryocystite. Elle s'accroît lentement, s'arrête quelquefois au volume d'une amande, dont elle présente aussi la forme, mais peut atteindre la grosseur d'un œuf de pigeon sans se rompre. Tantôt elle est fluctuante ou tout au moins souple et élastique, tantôt dure et résistante, ce qui dépend de la quantité et de l'épaisseur du mucus qu'elle renferme, et quelquefois aussi de l'épaississement des parois du sac, devenues comme cartilagineuses et craquant sous le doigt, ainsi que l'a vu Janin; mais, quelle que soit sa consistance, elle ne s'affaisse pas sous la pression et ne se vide ni du côté des paupières ni par la narine. La peau qui la recouvre est ordinairement d'une couleur livide, ce qui lui a valu de la part de quelques auteurs le nom, assez impropre d'ailleurs, de *varice du sac*. Quand la tumeur est volumineuse, elle fait une saillie très-désagréable du côté de la face et très-gênante du côté de l'orbite, tient les paupières dans un état de tension, et entrave le jeu de ces parties. Elle s'accompagne aussi d'épiphora et de sécheresse de la narine. Elle peut du reste demeurer longtemps stationnaire et indolente jusqu'au moment où quelque inflammation intercurrente s'empare d'elle et y suscite un travail de ramollissement. Cette affection intéressante n'est pas aussi rare que pourrait le faire penser le petit nombre des faits rapportés par les auteurs, et il est peu de chirurgiens qui n'aient eu occasion d'en observer quelques exemples.

Diagnostic. — Il est facile, en tant qu'il se borne à la constatation de la maladie, car il n'y a que cette affection qui donne lieu à un larmoiement avec tuméfaction circonscrite dans le grand angle de l'œil et issue de liquide muco-purulent par le canal nasal ou par les points lacrymaux. Les petites tumeurs adipeuses, fibreuses, ou autres, observées quelquefois au devant du sac lacrymal, l'anchylops ou abcès du grand angle de l'œil, s'en distinguent par leur indépendance du sac lacrymal. Mais ce n'est pas tout que d'avoir constaté l'existence d'une tumeur lacrymale; il est nécessaire aussi de reconnaître à quelle variété elle appartient, et de savoir jusqu'à quel point les conduits lacrymaux et le canal nasal sont restés perméables. Pour le premier point, on se rappellera les descriptions données tout à l'heure; pour le second, on aura recours aux injections poussées par le point lacrymal inférieur suivant le procédé exposé précédemment (p. 209). Si rien ne passe dans le nez ou dans la gorge, quelle que soit la force employée pour pousser le liquide, c'est un indice que le canal nasal est obstrué. Si le liquide revient par le point lacrymal supérieur, c'est la preuve que les conduits lacrymaux sont libres. Dans le cas contraire, la conclusion est directement opposée.

Lorsqu'on voit le malade pour la première fois pendant un accès d'inflammation aiguë et que le gonflement et la rougeur dépassent les limites de la région lacrymo-palpébrale, le diagnostic peut offrir des difficultés, car la maladie ressemble à un phlegmon ordinaire, et les pressions sont trop douloureuses, les points lacrymaux trop masqués par le gonflement, pour que l'on puisse rechercher et découvrir le signe pathognomonique fourni par l'issue des larmes et du mucus au moment où l'on presse sur le grand angle de l'œil. On n'a pour se guider que les commémoratifs et les injections ; mais les commémoratifs sont souvent incomplets, et les injections ne peuvent être faites , parce qu'elles seraient trop douloureuses. On est donc le plus souvent obligé d'attendre que l'inflammation soit dissipée pour arrêter définitivement le diagnostic. Heureusement cette hésitation n'a rien de préjudiciable au malade, car les indications thérapeutiques sont les mêmes, quelle que soit la lésion.

Il est une circonstance dans laquelle on comprend la possibilité d'une erreur, c'est lorsque le chirurgien se trouve en présence d'une de ces formes de tumeur lacrymale désignées sous le nom de mucocèle. La coloration foncée de la peau, jointe à la dureté et au volume de la tumeur, peut

écarter la pensée d'une affection des voies lacrymales et faire croire, comme dit l'avoir vu Mackenzie, à quelque altération de mauvaise nature.
L'étude des antécédents et l'indolence habituelle
de la tumeur suffiraient pour éclairer un chirurgien instruit et attentif.

Pronostic. — Il n'est pas très-grave en ce
sens qu'il s'agit d'une affection qui ne compromet
ni la vie, ni la santé générale, ni même l'intégrité
de l'œil; mais il est fâcheux en ce que l'on obtient
difficilement une guérison complète, les opérations
produisant seulement une amélioration et laissant
presque toujours à leur suite, lors même qu'elles
font disparaître la tumeur, un larmoiement plus
ou moins marqué. D'un autre côté, si la maladie
est abandonnée à elle-même, comme on pourrait
à la rigueur le faire, surtout dans les cas où elle
est encore récente et légère, elle trouble la régularité du visage, gêne la vision par la présence
d'une trop grande quantité de larmes sur le passage des rayons lumineux, expose à des blépharites symptomatiques et à des abcès inflammatoires pendant lesquels les malades sont exposés à
des inconvénients et même à des dangers, si, par
exemple, l'inflammation s'étend à la peau sous la
forme érysipélateuse.

Le pronostic varie d'ailleurs suivant les cas.
On conçoit qu'il sera plus grave si la tumeur est
double, si elle est ancienne, si elle s'est déjà plusieurs fois enflammée, si le canal est très-rétréci,
si la constitution du malade est faible ou ruinée,
s'il se trouve sous l'influence de quelque cause
générale, telle que le virus syphilitique, les vices
dartreux et scrofuleux. A plus forte raison, le
sera-t-il encore dans les cas où la tumeur lacrymale est symptomatique de quelque lésion des par-

ties voisines, telle qu'une exostose, un polype, une tumeur des fosses nasales ou du sinus maxillaire. Certaines dispositions anatomiques paraissent défavorables : il est d'observation que la tumeur lacrymale guérit plus difficilement chez les individus à nez aplati.

Traitement.— Deux idées principales dominèrent tour à tour et à diverses époques la thérapeutique de la tumeur lacrymale, savoir : 1° combattre l'inflammation du sac, 2° rétablir la liberté des voies lacrymales; et suivant que l'une ou l'autre de ces idées fut plus en faveur, le traitement inclina davantage vers les moyens médicamenteux, c'est-à-dire vers la médecine, ou vers les moyens mécaniques, c'est-à-dire vers la chirurgie. On pense généralement aujourd'hui que chacune de ces indications a son importance, et qu'il faut satisfaire à toutes deux dans une mesure convenable. En conséquence, le traitement peut se diviser en deux sections, selon qu'il est médical ou chirurgical; et l'on conçoit en outre qu'il doit, quelle que soit sa direction générale, subir certaines modifications en rapport avec les indications particulières tirées des dispositions individuelles, de la période de la maladie, des complications, de l'état de la région affectée, etc.

I. *Traitement médical.* — Il se compose de moyens locaux et de moyens généraux, et est dirigé principalement, soit contre l'inflammation du sac, soit contre la disposition constitutionnelle qui cause ou entretient la maladie.

L'inflammation est combattue, ainsi que nous l'avons vu dans le chapitre précédent, par l'application fréquemment renouvelée d'un petit nombre de sangsues sur le sac ou dans la fosse nasale, par des lotions d'eau fraîche ou de liquides astringents, par des frictions résolutives sur la tumeur, par des fumigations et par des injections, soit tièdes et émollientes, soit froides, astringentes, ou même légèrement caustiques. Aux injections, qui étaient beaucoup employées autrefois, plusieurs chirurgiens ont substitué avec avantage les collyres, qui avaient déjà été mis en usage par Ledran. Ces collyres peuvent être au sulfate de zinc (30 à 40 centigrammes pour 30 grammes de véhicule), à l'azotate d'argent (20 centigrammes pour 100 grammes), à l'hydrochlorate d'ammoniaque (5 à 10 centigrammes pour 100 grammes). Quelques gouttes sont versées dans le grand angle de l'œil, le malade étant couché horizontalement, après que le sac a été évacué aussi complétement que possible par la pression; et le liquide, absorbé par les points lacrymaux, est porté directement sur la membrane muqueuse du sac. A ces moyens locaux, les partisans du traitement médical, Demours, Lawrence, Gama, Mackenzie, conseillent d'ajouter l'emploi des saignées générales, des pédiluves sinapisés, du calomel, des laxatifs, des exutoires, tels que vésicatoires, séton à la nuque, emplâtre stibié derrière les oreilles.

Un tel mode de traitement séduit au premier abord les médecins, parce qu'il n'y est pas question d'opération; mais, ainsi que le fait remarquer avec raison notre collègue M. le professeur Velpeau, cette médication, incertaine dans ses effets et très-pénible dans son emploi, exige beaucoup de temps et altère à la longue la santé générale. On ne devrait donc y avoir recours qu'avec réserve et modération ou dans des circonstances particulières, lorsque, par exemple, il existe au moment où l'on est consulté une inflammation aiguë des voies lacrymales. Encore faudrait-il éviter les émissions sanguines ou les purgations trop abondantes.

Un soin que ne doit jamais omettre le malade, qu'il suive ou non un traitement, c'est celui de presser souvent sur la tumeur et de la vider aussitôt qu'elle commence à se remplir, afin d'éviter la distension et par suite le relâchement de la paroi antérieure du sac. Il peut aussi tirer parti des mouvements respiratoires, en se mouchant, par exemple, de temps en temps avec force et pressant aussitôt après sur le sac, ou encore en fermant la bouche et le nez, et faisant en même temps de fortes inspirations, afin d'attirer l'air atmosphérique dans les voies lacrymales. On ne saurait croire quelle peut être l'efficacité de moyens en apparence si simples, lorsqu'ils sont employés avec persévérance : le Dr Jacob rapporte l'observation en quelque sorte merveilleuse d'un jeune enfant guéri par le dévouement de sa nourrice, qui exerçait sans relâche des succions sur l'ouverture nasale.

Janin dit avoir obtenu la guérison sur dix malades, en leur tenant les yeux fermés, d'après cette observation que la tumeur lacrymale ne se remplit pas la nuit pendant le sommeil. C'est un moyen simple, qui nous paraît sans inconvénient, et que l'on pourrait employer facilement chez les malades qui auraient le temps et la patience d'en essayer.

Les moyens propres à relever une constitution détériorée ou à lutter contre une disposition générale funeste appartiennent, suivant les cas, aux toniques, aux antiscrofuleux, aux antisyphilitiques : telles sont les préparations martiales, les bains froids, salins, sulfureux, les tisanes amères, le sirop antiscorbutique, l'iode, le quinquina, le mercure, sous leurs diverses formes. L'usage de ces moyens ne suffirait pas pour guérir la tumeur lacrymale, mais, en corrigeant les dispositions vicieuses de la constitution, il diminue les chances de récidive après que la cure a été accomplie par l'emploi de remèdes plus efficaces.

A peine est-il besoin de dire que, s'il existe dans le voisinage quelque altération qu'on puisse considérer soit comme cause, soit comme effet de la tumeur lacrymale, on devra l'attaquer directement. Ainsi on enlèvera les polypes du sinus maxillaire; on en fera autant pour les exostoses qui seraient opérables; on traitera par les collyres ou par les pommades excitantes les blépharites chroniques, les éruptions croûteuses du nez ou de la lèvre, etc.

II. *Traitement chirurgical.* — Il comprend un très-grand nombre de méthodes et de procédés opératoires, qui ont pour but commun de remédier mécaniquement au désordre survenu dans les voies lacrymales, et que l'on peut ranger en quatre classes, selon qu'ils correspondent à l'une des indications suivantes : 1° rétablir la voie naturelle des larmes; 2° créer aux liquides une voie artificielle; 3° fermer la voie naturelle d'écoulement; 4° tarir la source des larmes.

1re classe. — *Moyens chirurgicaux propres à rétablir la voie naturelle des larmes.* — Ils agissent de diverses façons, soit qu'ils se bornent à désobstruer le canal nasal, comme la compression, les injections et le cathétérisme seuls ou combinés ensemble, soit qu'ils le dilatent, comme les sondes, les canules, le séton, etc., soit qu'ils détruisent et fondent la muqueuse exubérante, comme la cautérisation.

A. *Compression.* — Elle agit en soutenant la paroi antérieure du sac lacrymal, en empêchant celui-ci de se distendre, et par conséquent elle aide les liquides à prendre leurs cours vers la partie inférieure du sac; mais, il faut en convenir, son efficacité comme agent propulseur des liquides est bien faible. Il est d'ailleurs difficile de la maintenir d'une manière exacte et continue sans exposer les malades à des douleurs et à des inflammations fort incommodes, qui aggravent la maladie, au liou d'y apporter quelque soulagement. Aussi a-t-on généralement renoncé à ce moyen, et n'y a-t-on recours aujourd'hui que dans un seul cas, celui où existe un relâchement du sac lacrymal. Nous verrons plus loin quelles règles doivent alors présider à l'emploi de la compression.

B. *Injections et cathétérisme seuls ou combinés.* — Nous ne reviendrons pas sur ce qui a été dit précédemment des injections (p. 209), si ce n'est pour recommander de soutenir, au moment où on les fait, la paroi antérieure du sac, afin qu'elle ne soit pas distendue par le liquide, dont l'introduction deviendrait alors plus nuisible qu'utile. La pratique du cathétérisme est à peu près la même. L'instrument dont on se sert est un petit stylet d'argent, arrondi et lisse, mais non renflé, à sa pointe. C'est par le conduit lacrymal supérieur qu'on l'introduit. Pour cela on le dirige d'abord directement de bas en haut jusqu'à ce qu'il ait atteint l'angle du canal, puis on élève son extrémité libre vers l'apophyse orbitaire externe, de manière à porter sa pointe en bas et en dedans, on le pousse doucement, et on arrive dans le sac lacrymal. Elevant alors de plus en plus la main qui tient le stylet jusqu'à rendre celui-ci à peu près vertical, on essaye de l'engager dans cette nouvelle direction et de pénétrer à travers le canal nasal. C'est ici qu'il faut redoubler de précautions, retirer à propos le stylet, et l'incliner en divers sens suivant les résistances qu'il rencontre. Un léger chatouillement de la pituitaire ou le choc de l'instrument contre le plancher des fosses nasales avertit que l'instrument a franchi l'obstacle , ce qui a lieu assez promptement, à moins que l'obstruction du canal ne soit considérable.

Anel est l'inventeur de cette méthode, qu'il a fait connaître dans plusieurs écrits publiés à Turin en 1714, 1716, 1717, et qu'il employait d'ailleurs concurremment avec les injections. Il commençait par celles-ci, et, lorsque le liquide injecté n'arrivait pas dans la fosse nasale, il passait au cathétérisme. Immédiatement après l'avoir pratiqué, il tentait de nouveau l'injection, qui réussissait ordinairement parce que le liquide trouvait le chemin préparé, et qui pouvait entraîner les mucosités. L'opération devait être renouvelée chaque jour jusqu'à ce que le canal fût devenu libre. Ce mode de traitement était lent, difficile, pénible pour le malade, presque toujours insuffisant, et rarement couronné de succès ; c'est pourquoi, malgré le témoignage d'Heister, qui dit avoir ainsi guéri plusieurs malades en quelques jours seulement, la méthode d'Anel ne s'est pas maintenue dans la pratique. Les injections sont restées, soit comme moyen de diagnostic, soit comme adjuvant des autres méthodes Quant au cathétérisme, si l'on y a quelquefois recours, ce n'est guère que pour explorer le canal nasal.

Le cathétérisme du canal nasal a été aussi pratiqué de bas en haut, mais ce que nous aurons à dire de cette opération sera mieux placé dans le paragraphe suivant, relatif à la dilatation.

C. *Dilatation.*—Les travaux d'Anel avaient fait prévaloir cette opinion que la cause principale de la tumeur lacrymale est dans l'obstruction du canal nasal. Partant de là, la plupart des chirurgiens comparaient la maladie aux rétrécissements de l'urèthre, et cherchaient à lui appliquer le même traitement, c'est-à-dire à rendre au conduit obstrué sa perméabilité à l'aide de corps dilatants.

Les moyens de dilatation portés dans le canal nasal y ont été introduits tantôt par les ouvertures naturelles, tantôt par une ouverture artificielle faite au sac lacrymal, ce qui constitue deux variétés : la dilatation simple, et la dilatation après incision préalable du sac.

a. Dilatation faite au moyen d'instruments introduits par les voies naturelles.— Cette méthode opératoire diffère suivant que les moyens de dilatation sont introduits par en haut, c'est-à-dire par les points lacrymaux, ou par en bas, c'est-à-dire par le canal nasal.

1° Dilatation par les points et les conduits lacrymaux. — Procédé de Méjan. Dans un premier temps, Méjan faisait entrer par le point lacrymal supérieur un stylet fin, analogue à celui d'Anel, long de 20 à 25 centimètres, terminé d'un côté par un bout arrondi et de l'autre par un trou ou chas dans lequel était engagé un long fil de soie, et l'instrument était conduit dans une direction telle qu'il pût franchir le sac, puis le canal, et arriver dans la fosse nasale. Le second temps consistait à chercher l'extrémité du stylet sous le cornet inférieur et à l'amener au dehors. Pour cela, l'opérateur se servait d'une sorte de sonde cannelée, percée d'un trou à son extrémité. Il conduisait cette sonde dans la fosse nasale, et essayait d'engager sur la cannelure, puis dans le trou, l'extrémité du stylet qu'il faisait glisser avec précaution de haut en bas et de bas en haut alternativement. Lorsqu'averti par une résistance, il reconnaissait que le stylet était entré dans le trou de la sonde, il tournait celle-ci en dedans afin de tordre le bout du stylet, et amenait le tout au dehors. A la sonde cannelée trouée, destinée à ramener le bout du stylet, on a substitué de petites pinces à anneaux, une sonde creuse également trouée. Cabanis, chirurgien de Genève, avait proposé deux petites palettes mobiles l'une sur l'autre, dont la supérieure était percée de trous qui traversaient toute son épaisseur, tandis que ceux de l'inférieure ne la traversaient pas entièrement (*Acad. de chir.*, tom. II, p. 197). L'inutilité aujourd'hui reconnue de la plupart de ces instruments nous dispense d'en donner une description plus circonstanciée.

Le fil une fois amené au dehors, l'un de ses bouts sortait par le nez, l'autre par le point lacrymal supérieur. Ces deux bouts étaient attachés ensemble, puis collés sur la joue avec un emplâtre. Les choses restaient dans cet état pendant trois jours, au bout desquels on dénouait les deux bouts, et l'on attachait à l'inférieur une mèche composée de trois ou quatre brins de coton, en ayant soin de laisser un bout du fil de soie dépasser la mèche de quelques centimètres. Enfin cette mèche était graissée, et on la ramenait de bas en haut dans le canal nasal jusqu'au sac lacrymal, en tirant sur le bout supérieur du fil de soie, que l'on pelotonnait ensuite, et que l'on fixait par un moyen quelconque sur le front ou au milieu des cheveux. On renouvelait le pansement tous les jours, en retirant la mèche par le nez au moyen du fil inférieur et la remplaçant par une autre dont on augmentait le volume tous les deux ou trois jours.

Après six semaines ou deux mois, le traitement était considéré comme terminé; mais on

était souvent obligé de continuer plus longtemps
l'emploi des mèches. Encore arrivait-il souvent
qu'après un traitement qui avait duré plusieurs
mois la guérison n'était point permanente. Le
procédé opératoire présente d'ailleurs de grandes
difficultés, soit pour introduire le stylet dans le
canal, soit pour le saisir dans la fosse nasale. Il
est douloureux, exposé à des fausses routes, à
des déchirures de la membrane muqueuse, à l'inflammation et à l'ulcération du point lacrymal,
irrité par la présence continuelle du fil qui le
traverse, à sa cicatrisation et à son oblitération, ou
à sa paralysie consécutive.

Diverses tentatives ont été faites pour remédier aux inconvénients signalés. C'est ainsi que
Pallucci substituait au stylet une canule très-fine,
dans laquelle il faisait glisser, après l'avoir introduite à la façon ordinaire, une corde à boyau
déliée, qui arrivait dans le méat inférieur, et que
le malade chassait par la narine en se mouchant
ou en éternuant. C'est évidemment là une complication plutôt qu'une simplification du procédé de
Méjan. D'autres (Guérin, de Lyon, Desgranges,
Care) avaient imaginé 1° d'aller chercher le stylet
dans la fosse nasale avec une petite érigne mousse,
ce qui peut en effet présenter quelque avantage;
2° d'amener la mèche jusque dans le conduit et
le point lacrymal, ce qui est loin d'être aussi utile,
puisque la mèche, agissant principalement sur des
parties saines, au lieu de porter son action sur
le point malade et rétréci, produit, ainsi que l'at-
teste M. Velpeau après avoir deux fois employé
ce procédé, la déformation et la paralysie des
points et des conduits lacrymaux sans avoir en
aucune façon modifié l'obstacle au cours des
larmes.

2° Dilatation par le canal nasal. — Procédé de Laforest et d'Allouel. Persuadés de l'utilité du cathétérisme et des injections, mais frappés aussi de la difficulté et des inconvénients inhérents aux manœuvres opératoires d'Anel et de Méjan, deux chirurgiens français, Allouel et Laforest, songèrent à conserver ces méthodes thérapeutiques en les rendant plus facilement applicables, c'est-à-dire en introduisant directement les moyens de dilatation par l'orifice inférieur du canal nasal. Les instruments dont se servait Laforest étaient des sondes, soit pleines, soit creuses, recourbées en arc de cercle, et terminées à leur extrémité libre par un pavillon garni d'un petit anneau latéral. Il commençait par la sonde pleine, dont l'introduction se faisait en engageant sa pointe sous le cornet inférieur, la concavité de la courbure tournée en haut, tandis que le pavillon était au contraire porté en bas, et en essayant ainsi de rencontrer l'ouverture inférieure du conduit. Si la première tentative ne réussissait pas, il recommençait la même manœuvre. La sonde enfin arrivée dans le sac, ce qui se reconnaît à la liberté de ses mouvements et à sa saillie sous la peau vers l'angle interne de l'œil, il la fixait avec des rubans passés dans son anneau latéral. Après l'avoir laissée pendant cinq à six jours, il la remplaçait par une sonde creuse, qui servait à faire des injections et qu'on laissait à demeure, s'il était possible, jusqu'à la fin du traitement.

Le procédé de Laforest avait donc pour but principal, comme celui d'Anel, la désobstruction du canal par les injections, et, si nous l'avons placé à côté du procédé de Méjan, c'est que nous pensons qu'il agissait surtout, quelles que fussent d'ailleurs les intentions de l'auteur, en produisant la dilatation.

Des modifications avantageuses ont été, dans des temps rapprochés de nous, apportées à ce procédé par MM. Gensoul et Pirondi.

Le premier donna à l'extrémité nasale de l'instrument une direction mieux appropriée à la forme des parties, en la courbant à angle presque droit , ne lui laissant que 2 centimètres de longueur, et lui imprimant une courbure latérale dont la convexité regarde en dehors lorsque l'instrument est en place. Pour employer la sonde de M. Gensoul, le malade étant assis sur une chaise, la tête solidement fixée par un aide, l'instrument, tenu par le pavillon entre le pouce et l'indicateur de la main gauche , si l'on opère sur le côté droit , et de la main droite, si l'on opère sur le côté gauche, est conduit dans la fosse nasale, la convexité de la courbure tournée en haut, la concavité en bas, la partie rectiligne de la sonde dirigée verticalement. Au moment où l'on se sent arrêté par la commissure postérieure de la narine , on fait exécuter à tout l'instrument, et particulièrement au pavillon qui se trouve à l'extrémité du levier, un mouvement de rotation de dedans en dehors et de bas en haut autour de la portion plongée dans la narine, laquelle portion tourne elle-même sur son propre axe, en même temps que le doigt indicateur de la main libre maintient la sonde à l'entrée du nez pour l'empêcher de se déplacer. Quand le pavillon est arrivé, en vertu de ce mouvement de révolution, à la hauteur de l'œil du patient, la convexité de la courbure générale de l'instrument est en bas, sa concavité en haut, sa convexité latérale en dehors, et sa pointe dans le méat inférieur, en dehors du cornet correspondant. Il ne reste plus alors qu'à abaisser doucement le pavillon en le portant en avant pour faire pénétrer la pointe dans le canal. Une fois introduite, la sonde peut être laissée en place comme moyen de dilatation, servir à porter des injections, ou à faire des cautérisations, comme se l'était proposé M. Gensoul, ainsi que nous le verrons plus loin.

Quant à M. Pirondi, il s'est appliqué à rendre les instruments moins durs, moins irritants, et d'un emploi plus facile, en les faisant fabriquer avec une tige de gomme élastique garnie de métal à ses deux extrémités seulement.

Malgré les perfectionnements apportés soit dans la forme et la matière des sondes, soit dans le manuel opératoire, l'introduction des instruments par la partie inférieure du canal nasal exige une grande dextérité, beaucoup de prudence, de douceur, de légèreté dans la main, et présente des difficultés telles que Mackenzie a pensé que ce moyen n'agissait guère que par l'hémorrhagie nasale qu'il provoque et le dégorgement qui en est la suite; cette introduction est quelquefois même rendue impossible par la disposition du cornet inférieur : aussi le procédé de Méjan n'a-t-il jamais pu et ne pourra-t-il probablement jamais passer dans la pratique générale, où il est cependant capable de rendre quelques services en favorisant l'administration des injections.

3° *Combinaison des procédés de Méjan et de Laforest.* — Cabanis, et plus tard M. Bermond, de Bordeaux, ont pensé qu'on faciliterait le passage des sondes par l'orifice inférieur du canal, en les guidant avec un fil introduit préalablement de haut en bas par le point lacrymal et attaché à leur extrémité nasale. C'est là une combinaison assez malheureuse des procédés de Méjan et de Laforest, dans laquelle on trouve réunis, sans avantage bien apparent, à peu près tous les inconvénients des deux procédés.

b. *Dilatation faite au moyen d'instruments introduits par une ouverture artificielle.—Méthode de J.-L. Petit.* L'insuffisance et les difficultés d'application des procédés qui viennent d'être passés en revue avaient porté les chirurgiens à ouvrir aux larmes une voie artificielle à travers l'os unguis perforé, lorsque J.-L. Petit, peu satisfait à son tour des résultats obtenus de cette dernière opération, contre laquelle il dirigeait d'ailleurs des objections théoriques qui seront examinées plus loin, pensa que l'on pourrait revenir avec utilité à la désobstruction ou à la dilatation des voies naturelles si l'on donnait aux procédés opératoires plus de sûreté. C'est ce qu'il fit en pratiquant d'abord sur le sac lacrymal une large incision au moyen de laquelle les instruments peuvent être facilement introduits. Cette modification, en apparence si simple, eut une influence très-grande sur le traitement de la tumeur lacrymale, et l'on verra la foule des procédés, imaginés auparavant ou depuis et encore employés aujourd'hui, se rattacher à la méthode de J.-L. Petit comme des membres se relient au tronc.

L'opération, telle que la pratiquait ce grand maître, se composait de deux temps principaux, destinés, l'un à ouvrir le sac, l'autre à introduire les corps dilatants. Dans le premier temps, il coupait couche par couche la peau, le tissu cellulaire sous-cutané, et la membrane fibreuse du sac, avec un bistouri dont la lame présentait près du dos une cannelure, placée sur l'un ou l'autre côté suivant qu'on opérait à droite ou à gauche. Dans le second temps, il faisait glisser le long de la rainure et introduisait ainsi dans le canal nasal une bougie, qu'il laissait à demeure en la changeant néanmoins tous les jours ou tous les deux jours. Il n'en cessait l'usage qu'au bout de cinq ou six semaines, lorsqu'il jugeait que la suppuration du canal nasal était tarie; il abandonnait alors à elle-même la plaie du sac, qui ne tardait pas à se cicatriser. (Voyez *Mémoires de l'Académie des sciences*, années 1734, 1740, 1743, 1744.)

Les nombreuses modifications qui se groupent autour de la méthode de J.-L. Petit se rapportent, les unes à la manière d'inciser le sac lacrymal, les autres au mode de dilatation du canal nasal.

1° *Modifications relatives à l'incision du sac lacrymal.* — A ce chef correspondent les procédés de Monro, de Pouteau, de Jurine, de Jourdan, et enfin celui qui est généralement employé de nos jours et qu'on pourrait appeler le procédé ordinaire.

En même temps que J.-L. Petit créait sa méthode, Monro, s'occupant de son côté du même sujet, arrivait par d'autres raisons à une opération à peu près semblable quant au fond, quoique différente par le mode d'exécution. Ce qu'il se proposait en ouvrant le sac, c'était moins d'introduire les instruments dilatateurs que de dégorger les voies lacrymales et de procurer un écoulement facile au pus, aux larmes, et aux mucosités. Comme il craignait de toucher avec le bistouri la paroi interne du canal et de mettre ainsi les os à nu, ce qui lui paraissait dangereux, il se servait d'un conducteur, c'est-à-dire d'une petite sonde analogue à celle d'Anel, qu'il introduisait par le point lacrymal supérieur et qu'il confiait à un aide en lui recommandant de soulever la paroi antérieure du sac. Avec un bistouri pointu et bien tranchant il coupait d'abord les téguments jusqu'à ce qu'il aperçût ou sentît la sonde, puis il agrandissait l'incision en haut et en bas à l'aide de ciseaux. Il est évident que le procédé de Monro est plus compliqué que celui de J.-L. Petit. Le soulèvement de la paroi antérieure du sac à l'aide d'un stylet glissé par un des conduits lacrymaux est en effet une pratique bien incommode pour remédier à un accident à peu près imaginaire et d'ailleurs sans danger.

Afin d'éviter la petite cicatrice qui succède à l'ouverture du sac, dans une circonstance où il opérait sur une jeune dame, Pouteau porta le bistouri entre la caroncule lacrymale et la paupière inférieure et conduisit par cette voie des bougies semblables à celles de J.-L. Petit. Ce procédé n'est pas resté dans la pratique usuelle, à cause de l'irritation que produisent sur la conjonctive le voisinage et le contact des corps dilatants. On pourrait cependant y avoir recours dans les cas où, comme dans celui qui en a suggéré l'idée à Pouteau, le malade se refuserait absolument à une opération qui devrait laisser à sa suite une cicatrice apparente.

D'autres, parmi lesquels il faut citer Jourdan (*Journal complémentaire des sciences médicales*), ont dans le même but conseillé d'ouvrir le sac lacrymal dans toute sa longueur derrière la commissure interne des paupières, en dedans de la caroncule lacrymale ; mais la difformité résultant de l'incision cutanée est vraiment trop peu de chose pour qu'on s'expose, afin de l'éviter, à inciser à la fois le muscle de Horner et l'extrémité des conduits lacrymaux.

Jurine supprimait l'incision du sac et la remplaçait par une simple ponction faite de haut en bas avec une espèce de trois-quarts fabriqué pour cet usage; mais c'est une pratique plus douloureuse et qui expose aux fausses routes. Nous parlerons plus tard de la ponction de bas en haut proposée par M. Manec.

Le procédé généralement employé de nos jours pour l'incision du sac, qui constitue le premier temps de la plupart des opérations de tumeur lacrymale, est soumis aux règles suivantes :

Le malade étant assis sur une chaise, un aide, placé derrière, lui assujettit la tête, et tire en même temps avec le doigt indicateur de la main qui correspond au côté malade sur la commissure externe des paupières de manière à l'attirer en dehors, afin de tendre le tendon de l'orbiculaire et la peau environnante. Le chirurgien place le doigt indicateur de la main gauche, s'il opère sur le côté gauche, et de la main droite, s'il opère sur le côté droit, au bas de la tumeur, pour tendre davantage la peau et préciser le point où le bistouri doit entrer. Il faut que ce doigt appuie sur la lèvre antérieure de la gouttière lacrymale et à quelques millimètres au-dessous du tendon de l'orbiculaire. Il est vrai que, lorsque la tumeur est un peu grosse, on ne peut ni voir ni sentir ces deux points de repère; mais, pour reconnaître approximativement leur situation, il suffit d'examiner avec soin le côté sain et d'appliquer par la pensée les résultats de cet examen au côté déformé. Le tendon de l'orbiculaire est toujours placé sur le prolongement d'une ligne qui se porterait transversalement d'une des commissures

palpébrales à l'autre : or c'est à **2** ou **3** millimètres de cette ligne, au-dessous et un peu eu
dedans de la commissure interne, que doit être
plongé l'instrument. Celui-ci consiste en un bistouri pointu, à lame assez étroite et sans cannelure. On le tient de la main opposée au côté sur
lequel on opère, comme une plume à écrire dont
la pointe serait dirigée en bas; puis cette pointe
est appliquée sur la tumeur dans le point indiqué, le dos de la lame tourné vers la racine du
nez, le tranchant en dehors, le manche croisant
sous un angle presque droit la tête du sourcil,
et distant de l'arcade orbitaire de **1** à **2** centimètres. Le bistouri, ainsi placé, est alors poussé
dans la direction de son axe, c'est-à-dire en bas,
en dedans, et en arrière. Une sensation de résistance vaincue et l'issue d'un liquide blanc ou jaunâtre avertissent qu'on a divisé la paroi antérieure
du sac et pénétré dans sa cavité. Reportant alors
le manche de l'instrument en arrière et en dedans, de manière à l'appliquer sur le point de
jonction de l'arcade sourcilière et du nez, en
même temps que l'on continue à pousser en bas,
on engage dans le canal nasal sa pointe, qui n'y
entre pas très-profondément, à cause de la largeur croissante de la lame.

Tel est le procédé le plus généralement employé. Cependant quelques opérateurs, Lisfranc
en particulier, conseillent de tenir le bistouri dans
une direction perpendiculaire au fond de la gouttière lacrymale, puis de le pousser directement,
comme si l'on voulait perforer l'os unguis. Avant
toutefois que la pointe soit arrivée jusqu'à cet os,
on relève le manche en faisant basculer l'instrument autour de la partie engagée dans le sac, puis
on pousse en bas de manière que le dos de l'in-

strument entre dans le canal nasal en longeant sa
paroi interne. Cette manœuvre réussit parfaitement lorsqu'elle est bien exécutée ; mais elle exige
une connaissance approfondie de la disposition des
parties osseuses et elle expose à perforer l'os unguis. Pour éviter cet inconvénient, M. Denonvilliers se sert d'un bistouri à lame étroite, dont le
dos est assez épais et coupé à angle obtus près de
la pointe.

Cette petite opération présente quelquefois des
difficultés que les exercices d'amphithéâtre ne font
pas prévoir et n'apprennent pas à éviter, parce
que sur le cadavre la région lacrymale n'est pas
déformée par la présence d'une tumeur.

Dans certains cas, la pointe de l'instrument
vient s'arrêter sur un os et ne peut aller au delà :
c'est en vain qu'on la fait remonter et redescendre
un certain nombre de fois, elle rencontre toujours
le même obstacle, et on ne voit pas sortir le liquide muqueux ou purulent dont la présence doit
indiquer l'ouverture du sac. Ce contre-temps dépend ordinairement de ce que le chirurgien, ne
tenant pas un compte suffisant de la présence
d'une tumeur qui reporte les téguments en avant,
n'a pas dirigé la pointe du bistouri assez en arrière, de sorte qu'au lieu de s'engager dans le canal nasal elle est venue se heurter contre l'apophyse montante de l'os maxillaire. Pour remédier
à cet accident, il faut retirer tout à fait le bistouri et le faire pénétrer soit par la même incision, soit par une incision voisine, en observant
de lui donner une direction plus convenable.

D'autres fois l'instrument pénètre facilement et
vite à une grande profondeur sans rencontrer aucune partie résistante ; on pourrait même, si l'on
continuait à le pousser en bas, faire entrer 5 et

6 centimètres de la lame. L'opérateur serait assez disposé d'abord à s'applaudir de ce résultat, qui peut lui faire croire qu'il est arrivé d'emblée dans le sac; mais il n'en est rien, la tumeur ne se vide pas, et la pression continue à faire refluer le liquide par les points lacrymaux. Si l'on fait alors attention à la direction du bistouri, on reconnaît qu'elle est à peu près verticale et qu'en conséquence l'instrument a cheminé au devant du maxillaire supérieur dans les parties molles. Nous avons été deux fois témoin d'une erreur de ce genre : le chirurgien croyait avoir ouvert le sac, et l'extrémité du stylet qu'il avait mis à la place du bistouri faisait saillie au-dessous de la muqueuse labiale. L'erreur reconnue, on y remédie en dirigeant mieux l'instrument.

Les praticiens peu habitués à la manœuvre opératoire feront bien d'ouvrir la tumeur lacrymale comme un abcès, ou même en deux temps, ainsi que le faisait J.-L. Petit, c'est-à-dire en incisant d'abord la peau et ensuite le sac. Ce procédé, quoique moins élégant, est après tout le plus sûr et peut-être le meilleur.

2° *Modifications relatives à la dilatation du canal nasal.*—La dilatation se fait au moyen de corps de diverse nature que l'on introduit dans le canal nasal et qui peuvent être, ou laissés à demeure et pour toujours dans ce canal (*dilatation permanente*), ou changés à des époques plus ou moins rapprochées, puis enlevés définitivement au bout d'un certain temps (*dilatation temporaire*). C'est à l'aide de canules qu'on obtient la dilatation permanente. Quant à la dilatation temporaire, elle se fait avec des instruments pleins, tels que stylets, clous, bougies, cordes à boyau, mèches ou sétons, et diffère suivant que ces instruments sont introduits de haut en bas par l'ouverture du sac lacrymal ou attirés de bas en haut au moyen d'un fil préalablement passé dans le canal nasal.

Dilatation temporaire. — *Instruments introduits de haut en bas.* Ces instruments sont des bougies, des mèches, des tiges métalliques, des cordes à boyaux.

J.-L. Petit se servait, ainsi que nous l'avons vu, de *bougies*, qu'il glissait soit sur la cannelure de son bistouri, soit sur une sonde cannelée, qu'il changeait tous les jours, et qu'il n'ôtait que quand il croyait la surface du canal bien cicatrisée. Scarpa employait aussi les bougies, dans des cas déterminés, lorsqu'il pensait que le canal nasal était ulcéré et embarrassé par des fongosités. Les bougies dont il se servait avaient une longueur de 4 centimètres; elles étaient enfoncées entièrement dans le canal nasal, leur extrémité inférieure appuyée sur le plancher des fosses nasales et dirigée du côté du pharynx, leur extrémité supérieure maintenue au niveau de la partie inférieure du sac lacrymal au moyen d'un fil collé au front par un morceau de diachylon. Le but de cette pratique était : 1° que l'instrument fût solidement fixé dans sa position; 2° qu'il agît sur le canal nasal seul, et laissât libre le sac lacrymal, dont la cavité largement ouverte était pansée avec un petit bourdonnet de charpie chargée de pommade au précipité rouge. La bougie était enlevée tous les jours ou tous les deux jours, et n'était replacée qu'après l'injection dans le canal de quelque liquide excitant ou même caustique.

Monro donnait la préférence aux *mèches de charpie*, qu'il introduisait également de haut en bas, après avoir préalablement débouché le canal

nasal, soit avec une sonde ordinaire, soit avec une
sonde pointue analogue à une alène de cordonnier,
si l'obstruction était considérable. Lecat employait
également le séton passé de haut en bas.

Les tiges métalliques, sous la forme de *stylets*
ou de *clous*, ont été fort en faveur, et peuvent
en effet rendre quelques services. Ware eut le
premier le mérite de remarquer que le larmoiement diminue sensiblement et cesse même quelquefois complétement lorsqu'on laisse à demeure
dans le canal une tige métallique, ce qu'il attribuait avec raison au passage des larmes entre le
stylet et la muqueuse, de la même façon que les
urines coulent le long de la sonde entre elle et les
parois de l'urèthre. Mackenzie, partisan de ce
moyen, en expose parfaitement le mode d'application. Le stylet qu'il emploie est long de 4 centimètres environ, à tige fine terminée par un bouton
arrondi. Il l'introduit à travers un petit morceau
de taffetas d'Angleterre, qui sert à le fixer pendant les quatre ou cinq premiers jours, c'est-à-
dire jusqu'à ce que les bords de l'ouverture se
soient rapprochés au point d'embrasser la tige
métallique. Alors il retire celle-ci tous les matins,
pour injecter le canal, soit avec de l'eau tiède, soit
avec quelque solution astringente faible; puis il la
replace et la maintient à l'aide d'une tête vernie
et peinte de la couleur de la peau. Il est difficile
de dire combien de temps l'instrument doit être
conservé pour que la guérison soit assurée, et
l'on a vu le mal se reproduire après un traitement
de plusieurs mois. Au reste, le stylet est si facile
à supporter que Mackenzie cite des malades et
même des dames qui ont voulu le garder plutôt
que de s'exposer au retour de la tumeur en le
supprimant. Pour voir si cette suppression est

possible, on tâte en quelque sorte l'état du canal, ce qui se fait en raccourcissant graduellement le stylet. Si l'écoulement anormal ne se reproduit pas, c'est que le canal est sain, et le stylet peut être retiré; s'il se reproduit au contraire, c'est que la muqueuse est toujours malade, et le moment de cesser le traitement n'est pas encore arrivé.

La matière du stylet est variable. Ceux qu'emploie Mackenzie sont d'or ou d'argent ou tout au moins dorés ou argentés, afin qu'ils ne s'oxydent pas. Scarpa préférait le plomb, parce que ce métal joint à une assez grande solidité une flexibilité qui lui permet de s'accommoder à la forme et à la direction du canal nasal, et les sondes qu'il avait fait construire ressemblaient à des clous à tête large et plate. D'autres se contentaient d'un fil de plomb, dont ils recourbaient l'extrémité supérieure.

Les tiges métalliques agissent de deux façons : 1° en refoulant mécaniquement la muqueuse tuméfiée ; 2° en excitant dans cette membrane un travail de sécrétion qui a pour conséquence son dégorgement. Afin qu'elles aient toute l'efficacité désirable, on en augmente graduellement la grosseur. Elles ne sont pas toujours bien supportées et peuvent, comme tous les corps étrangers, donner lieu à un mouvement inflammatoire. Celui-ci se calme ordinairement assez vite, avec l'aide de quelques applications émollientes. S'il acquérait une grande intensité ou s'il survenait de l'érysipèle, il faudrait retirer le corps dilatant et traiter les complications par les moyens ordinaires. Mackenzie a vu un stylet trop long occasionner une hémorrhagie nasale abondante et prolongée, mais c'est là un accident des plus rares.

Becr employait les *cordes à violon* ordinaires, qui agissent avec d'autant plus d'énergie qu'une fois introduites elles se pénètrent d'humidité et se renflent sur place. Il commençait par la corde *mi*, qui est la plus petite, et passait successivement aux cordes *la* et *ré*. Le jour de la première introduction, il faisait descendre dans la narine 12 à 15 centimètres de corde, qui s'y ramollissaient, et que le malade chassait alors du nez par une forte expiration, puis il tirait chaque matin sur cette portion sortie, afin de renouveler la partie plongée dans le canal, et cela jusqu'à épuisement de toute la longueur de la corde. Le sac était tamponné avec de la charpie sèche maintenue par un morceau de taffetas d'Angleterre. Tous les jours, au moment du pansement, le canal était injecté avec un liquide plus ou moins astringent ou même légèrement caustique, et la corde à boyau était enduite d'une pommade plus ou moins active suivant le degré d'épaississement de la muqueuse : c'était l'onguent mercuriel, l'onguent citrin, la pommade au précipité rouge, etc. La dilatation, pour être durable, doit être graduellement et lentement opérée, de sorte que le traitement exige plusieurs mois.

M. Desmarres, qui fait usage aussi des cordes à boyaux, a remarqué que leur introduction donne souvent lieu, dans les premiers temps, à des accidents, tels que douleurs, crises nerveuses, fièvre, insomnie, découragement ; il rappelle qu'on a même vu le tétanos se déclarer. Aussi n'emploie-t-il qu'un simple bout de corde de la longueur du canal nasal, qu'il glisse sur une sonde cannelée, qu'il maintient à l'aide de deux petites ailes ou arêtes formées en mâchant la corde, et qu'il se tient prêt à remplacer par un stylet au cas où les accidents viendraient à se montrer. Il fait aussi tous les deux jours des injections, tant dans le canal nasal que dans les conduits lacrymaux.

Avant de retirer définitivement le corps dilatant et de fermer l'ouverture du sac lacrymal, il faut s'assurer pendant plusieurs jours de suite, au moyen d'injections colorées, que le canal nasal est et reste perméable, ce qui a lieu lorsque le liquide injecté sort facilement et à plein jet par l'ouverture de la narine. Pendant ce temps, le sac est maintenu ouvert au moyen de petits bourdonnets de charpie introduits dans sa cavité.

Pour obtenir l'occlusion de l'incision faite au sac lacrymal, il suffit quelquefois d'enlever tout corps étranger et de faire un pansement simple ou de cautériser légèrement les lèvres de la petite plaie; mais, dans beaucoup de cas, malgré la liberté du canal nasal, les larmes prennent leur cours par la solution de continuité du sac, et une fistule lacrymale tend à s'établir : c'est là un des inconvénients propres à la dilatation faite avec les instruments introduits de haut en bas. Le contact et la pression continuels de ces instruments, surtout du stylet à tête de Scarpa, outre qu'ils enfoncent les téguments du côté du sac, peuvent causer des suppurations étendues, des abcès, des pertes de substance, un amincissement de la peau, qui rendent plus tard la cicatrisation difficile. On prévient ces fâcheux accidents par une surveillance attentive, en ayant soin que la tête du stylet ne porte pas sur la peau, en ôtant le corps dilatant dès la première menace d'inflammation, en le remplaçant par un instrument de plus petit calibre. On y remédie par la cautérisation fréquente avec l'azotate d'argent, ou par la dissection et l'avivement des bords de la plaie. Malgré les soins les mieux entendus, la fistule peut persister : nous verrons plus loin ce qu'il y aurait à faire en pareil cas. D'autres fois, elle se guérit, mais avec une dépression désagréable ou même avec une oblitération du sac lacrymal.

Il peut arriver aussi, dans cette méthode, que le petit éperon placé à l'embouchure des conduits lacrymaux dans le sac se développe ou se déplace par l'effet de la pression et apporte au libre passage des larmes un obstacle infranchissable. Une injection de liquide coloré dans le lac lacrymal permettra de reconnaître l'état des choses : si ce liquide ne vient pas se présenter à l'ouverture du sac, c'est que le passage est obstrué, et l'indication est de forcer la valvule à l'aide de la sonde d'Anel poussée dans le canal lacrymal avec une force suffisante.

Dilatation temporaire. — Instruments introduits de bas en haut. — Traitement par le séton. Rien de plus naturel et de plus facile que de combiner l'incision de J.-L. Petit avec le procédé de Méjan, en se servant de l'ouverture artificielle pratiquée au sac pour aller à travers le canal nasal chercher et attirer de bas en haut la mèche destinée à en produire la dilatation; et cependant il se passa bien du temps avant que cette combinaison si simple fût introduite dans la pratique.

Desault est l'auteur de ce perfectionnement; c'est lui qui eut le mérite de régler et de faire accepter le traitement par le *séton.* Son opération se compose de plusieurs temps : 1° ouvrir le sac; 2° conduire sur la face antérieure de la lame du bistouri une sonde cannelée, qu'on introduit avec précaution dans le canal nasal, en même temps qu'on retire l'instrument tranchant; 3° glisser dans la cannelure de la sonde un stylet spécial, très-solide, à l'aide duquel on travaille à désobstruer le conduit; 4° faire pénétrer une canule, en la glissant sur le stylet, qui en forme l'axe ou le conducteur, et est ensuite retiré; 5° introduire dans la canule un fil non ciré et replié sur lui-même, qui tombe dans la fosse nasale ou qu'on y pousse avec un stylet simple ou bifurqué, et que le malade chasse en se mouchant avec force en même temps qu'il ferme la bouche ainsi que la narine du côté opposé; 6° se servir de ce fil pour conduire de bas en haut dans le canal nasal une mèche de charpie bien graissée, dont la grosseur est proportionnée au diamètre du canal et que l'on a soin de ne faire arriver que jusqu'au bas du sac lacrymal, de façon que le fil seul passe entre les lèvres de la plaie.

L'introduction du fil présente des difficultés. Elles peuvent tenir à ce que la canule est trop enfoncée et vient toucher le plancher de la fosse nasale; il suffit quelquefois alors de la soulever pour que le fil se dégage. On évite au reste cet inconvénient en taillant en bec de flûte l'extrémité nasale de la canule conductrice. Le fil que le malade n'a pu chasser immédiatement de la narine peut sans dommage y être laissé vingt-quatre heures, et, au bout de ce temps, il s'est tellement imbibé de liquide qu'il est facilement expulsé. On peut encore essayer de l'entraîner à l'aide d'une injection poussée de haut en bas dans le canal nasal, ou l'accrocher avec une érigne, un stylet recourbé, ou quelque autre instrument du même genre. Desault se servait quelquefois d'une petite bougie sur laquelle un fil plusieurs fois replié était fixé au moyen d'une couche de cire. Pellier, et plus tard Fournier, de Lempdes, attachaient à l'extrémité du fil un petit morceau de plomb qui se précipite en vertu de son poids, de sorte que le malade n'a qu'à se pencher en avant pour le faire sortir de la narine ainsi que le fil qu'il traîne à sa suite. Bichat trouvait plus facile de faire passer d'abord un fil de plomb, à l'extrémité supérieure duquel il attachait ensuite le fil de lin (*OEuvres chirurgicales de Desault*, t. II, p. 149). Mais le procédé le plus ingénieux pour cette partie de l'opération est sans contredit celui qu'ont imaginé Giraud et Pamard, d'Avignon. Il nécessite deux instruments particuliers : 1° une sonde terminée en cul-de-sac à son extrémité inférieure et pourvue d'une ouverture latérale à quelques millimètres de cette extrémité; 2° une sorte d'aiguille qui joue dans cette canule et consiste en un ressort de montre, terminé d'un côté par un petit bouton arrondi et de l'autre par un châs dans lequel est engagé le fil. La canule est introduite de haut en bas et poussée jusqu'à ce qu'elle touche la paroi inférieure de la fosse nasale, l'ouverture latérale tournée en avant, afin qu'elle se trouve libre dans le méat inférieur. L'aiguille-ressort, glissée alors dans la canule, la concavité en avant, tend à se redresser en vertu de son élasticité, de sorte que son bouton, arrivé au niveau de l'ouverture de la canule, s'y engage, en sort, et se montre vers la partie inférieure de la fosse nasale, où il est très-simple d'aller le saisir, soit avec les doigts, soit avec une pince. Cet instrument, analogue à la sonde de Belloc et fonctionnant de la même façon, peut se trouver entravé dans son action si le ressort n'a pas justement le degré de force nécessaire, parce que, suivant qu'il se détendra trop ou trop peu, le bouton viendra arc-bouter contre la paroi supérieure du méat ou contre le plancher de la fosse nasale.

M. Manec a, dans ces dernières années, proposé une modification qui change toute l'opération. Cette modification consiste à introduire de bas en haut dans le canal nasal une sonde de la forme de celle qu'employait Gensoul pour le cathétérisme inférieur et à en mener l'extrémité jusque dans le sac lacrymal, puis à pousser dans cette sonde un dard qui traverse la paroi antérieure du sac et à l'aide duquel on entraîne, en le retirant, le fil qu'il a reçu dans un trou pratiqué près de sa pointe. La difficulté de cette opération l'empêchera toujours de passer dans la pratique.

Avec ou sans les modifications relatives au passage du fil, le procédé de Desault se distingue par le grand nombre des instruments et la multiplicité des manœuvres qu'il exige : aussi doit-il être simplifié. L'auteur avait déjà lui-même supprimé tantôt la sonde, tantôt le stylet. On pourrait sans inconvénient se passer de l'un et de l'autre et glisser de suite sur le bistouri la canule chargée du fil conducteur.

Une fois placée, la mèche est laissée pendant vingt-quatre heures ; on la retire alors en la tirant par en bas à l'aide d'un bout de fil qu'on a laissé pendre de ce côté, puis on en rattache et on en remonte dans le canal une autre grossie d'un fil de charpie, et la même manœuvre est répétée chaque jour, de sorte que le volume du séton est graduellement augmenté et que la dilatation du canal se fait d'une manière insensible. S'il survient quelque accident, de l'inflammation, par exemple, on a recours aux antiphlogistiques et l'on s'abstient de la mèche pour quelque temps. Lorsque le séton a atteint un volume égal au diamètre normal du canal, qu'il glisse facilement, que la suppuration est remplacée par une sécrétion muqueuse et que la petite plaie extérieure tend à se fermer, on supprime la mèche, mais en laissant encore le fil jusqu'au moment où le rétablissement du cours naturel des larmes prouve l'efficacité du traitement : on retire alors le fil, et la petite plaie se ferme d'elle-même. Plusieurs mois sont nécessaires pour arriver à ce résultat ; quelquefois deux ou trois suffisent, mais il en faut souvent davantage, et Desault cite un cas dans lequel il n'a obtenu la guérison qu'après avoir laissé le fil jusqu'au quinzième mois.

Le grand avantage du séton attiré par en bas est de ménager la plaie faite au sac lacrymal, et d'éviter tous les inconvénients attachés à l'introduction des moyens dilatants de la partie supérieure vers l'inférieure, c'est-à-dire le renversement en dedans des bords de la plaie, leur écartement, leur compression, leur irritation, ainsi que le refoulement de la membrane muqueuse, laquelle peut venir former au bas du canal nasal un bourrelet propre à gêner ultérieurement le cours des larmes.

Dilatation permanente. — Canules. Ce mode de dilatation s'établit au moyen d'instruments destinés à séjourner dans le canal nasal, sinon durant toute la vie, du moins pendant un temps indéterminé toujours très-long. Ces instruments sont des canules ou tubes métalliques ouverts à leurs deux extrémités, destinés à maintenir écartées les parois du canal, tout en offrant aux liquides une voie d'écoulement par leur conduit central.

La première idée des canules laissées à demeure dans le canal nasal appartient à Foubert, qui paraît d'ailleurs s'être inspiré de la pratique suivie par Woolhouse après la perforation de l'os unguis. Indiquée par Bell et par Richter, mentionnée par Lafaye comme d'un usage général, cette méthode ne fut jamais complétement abandonnée malgré les critiques dirigées contre elle par Louis; mais il faut convenir qu'elle était du moins tombée dans un certain discrédit jusqu'au moment où elle fut réhabilitée par Dupuytren et adoptée par plusieurs chirurgiens des hôpitaux de Paris, parmi lesquels nous citerons notre ami le professeur A. Bérard.

Les canules sont en or, en argent, ou en platine. Ces dernières sont les plus solides, mais en même temps les plus dispendieuses; les autres ont l'inconvénient de s'altérer plus promptement. Celles qu'on employa d'abord étaient à peu près rectilignes et sans renflement: on ne tarda pas à reconnaître qu'elles se déplaçaient souvent de bonne heure. Pellier fit donc construire des canules avec un bourrelet en haut et un autre vers le milieu : le premier devait empêcher le tube de descendre, et le second l'empêcher de monter. Dupuytren supprima le bourrelet inférieur, fit tailler l'extrémité nasale du tube en bec de flûte, disposition qu'il trouvait mieux appropriée à celle de l'orifice du canal, et ajusta au tube une rainure circulaire intérieure destinée à en favoriser l'extraction dans les cas où cela paraîtrait nécessaire. Voyant que les canules modifiées de Dupuytren remontaient assez souvent, quelques chirurgiens, Taddei, M. Brachet, de Lyon, revinrent à la modification de Pellier; seulement ils placèrent le bourrelet inférieur à des places différentes. D'autres proposèrent de cribler la canule de trous ou de lui donner un ventre, afin d'en prévenir le déplacement. Un élève de la Faculté de Paris,

M. Grenier, persuadé que la canule ne s'échappe que parce qu'elle cesse d'être serrée par le canal nasal, proposa dans sa thèse inaugurale la fabrication d'un tube élastique, qui puisse se rétrécir quand on le comprime au moment où on l'introduit et s'élargir aussitôt qu'on l'abandonne à lui-même après son introduction. Cette idée a été réalisée par M. Lenoir, chirurgien de l'hôpital Necker. Notre collègue se sert de canules composées, à leur extrémité inférieure, de trois lames ou valves qui, réunies au moment de l'opération et circonscrivant alors un tube étroit, se séparent dès que l'instrument est en place et donnent ainsi un calibre plus considérable. Ces canules exigent un mandrin spécial, qui, lorsqu'il est placé dans leur intérieur, maintient les valves rapprochées, et, lorsqu'il s'échappe au moyen d'un ressort, laisse ces dernières s'écarter.

La longueur des canules varie entre 20 et 25 millimètres. M. Bourjot-Saint-Hilaire proposa de les raccourcir ; mais cette modification, fondée sur des données anatomiques peu exactes, n'a pas été acceptée. Peut-être ferait-on bien d'adapter la longueur des canules à celle du canal nasal chez les différents individus, ce qui peut se mesurer assez facilement en prenant la distance qui existe entre le point où se fait l'incision et le sillon placé à la partie supérieure de la narine. Des remarques du même genre sont applicables au calibre de l'instrument. A. Bérard, qui avait porté son attention sur ce point, pensait que l'on trouverait là la solution du problème de la réascension des canules, réascension qu'il attribuait à ce que, chez la plupart des sujets, le canal nasal n'est pas exactement rempli. En conséquence, il commençait par dilater le canal pendant une quinzaine de jours, puis il faisait construire la canule sur le dernier corps dilatant mis en usage. De cette façon, il donnait au tube, avec une longueur semblable à celle qu'avait adoptée Dupuytren, un calibre plus considérable et qui variait suivant les circonstances.

On voit qu'en définitive la plupart des modifications apportées à la construction des canules ont eu pour but principal d'assurer leur séjour dans le canal nasal. Le nombre de ces modifications fait prévoir combien ce but est difficile à atteindre. Aujourd'hui encore, il est incontestable que toutes les canules peuvent se déplacer au bout d'un certain temps; peut-être celles d'A. Bérard sont-elles susceptibles d'un plus long séjour, mais elles ne sont pas encore irréprochables sous ce rapport, et elles ont l'inconvénient d'exiger une fabrication spéciale pour chaque malade. Les canules de M. Lenoir sont bien combinées pour ne pas remonter, mais elles peuvent tomber dans le pharynx comme celles de Dupuytren, et, d'un autre côté, il n'est pas impossible que la muqueuse du conduit, se gonflant et s'hypertrophiant, vienne s'engager entre les valves de l'instrument et l'oblitérer. En conséquence, les canules de Dupuytren sont encore celles que l'on préfère généralement. Elles ont l'avantage d'être toutes préparées à l'avance. On en fait d'ailleurs de plusieurs numéros, qu'il faut toujours avoir à sa disposition, et parmi lesquels on choisit celui qui convient le mieux à l'âge et aux conditions particulières du malade. M. Velpeau leur a fait subir une légère modification, consistant en ce que leur extrémité inférieure, au lieu d'être taillée en bec de flûte, est coupée net et régulièrement circulaire.

Pour introduire la canule, on se sert d'un mandrin d'acier, sorte de levier coudé à angle presque droit, dont la partie verticale, arrondie et moulée sur la forme de la canule, est limitée par un épaulement peu saillant, tandis que le manche ou portion horizontale est aplati et long de 8 à 10 centimètres. Le sac ayant été incisé suivant les règles ordinaires, la lame du bistouri est tournée légèrement sur son axe, afin d'entr'ouvrir la plaie; puis le mandrin, chargé de la canule et tenu de la main restée libre, est porté dans la solution de continuité et poussé de haut en bas le long du bistouri que l'on retire en même temps. Une pression assez forte exercée sur le mandrin fait descendre la canule jusqu'au bas du canal nasal, et l'on est averti qu'elle a suffisamment pénétré par la résistance que l'on éprouve au moment où l'épaulement du mandrin vient appuyer sur la gouttière lacrymale. On retire alors le mandrin, et l'on fait souffler le malade en même temps qu'il ferme la bouche et qu'on lui pince le nez : si l'on voit sortir par la plaie des bulles d'air mêlées de sang, c'est la preuve que la canule a pénétré dans la fosse nasale. Dupuytren faisait cette petite opération avec une prestesse merveilleuse, mais il lui arrivait quelquefois de placer la canule ailleurs que dans le canal. Pour éviter l'erreur, quelques chirurgiens ont conseillé d'introduire d'abord un stylet qui sert de guide à la canule, puis de le remplacer par le mandrin, avec lequel on achève de pousser celle-ci dans la bonne direction. Ce mode d'exécution, moins brillant que le premier, est plus sûr et doit être préféré, surtout par les chirurgiens qui n'ont pas l'habitude que peut seule donner une pratique très-étendue.

A. Bérard n'avait recours à l'introduction de la

canule qu'après avoir préalablement dilaté le canal. Il commençait donc par faire la voie avec un stylet, puis il dilatait avec une corde à boyau, une sonde de gomme élastique, une tige de plomb. C'est au bout de douze à quinze jours seulement, après s'être assuré une dernière fois, soit avec le stylet, soit avec une injection, de l'établissement d'une libre communication entre le sac et la fosse nasale, qu'il plaçait définitivement la canule. Les professeurs J. Cloquet et Velpeau sont partisans de ce mode opératoire, moins rapide sans doute, mais plus propre à garantir contre le retour de la maladie dans le cas où la canule viendrait à se déplacer de bonne heure.

Après cette opération, aucun pansement n'est nécessaire : une mouche de diachylon ou de taffetas d'Angleterre est placée sur la petite plaie, qui se ferme en quelques jours. Que se passe-t-il cependant dans la profondeur des parties? Ceux qui font usage de la canule pensent qu'elle joue le rôle d'un canal d'épuisement par lequel les larmes sont infailliblement transmises dans les fosses nasales à mesure qu'elles arrivent dans le sac lacrymal; mais, s'il en était ainsi, la guérison devrait être absolue, au moins dans les premiers moments, et il ne devrait pas rester d'épiphora : or il est habituel qu'il persiste, même dans les cas les plus heureux, un peu de larmoiement. Il nous paraît bien plus probable que la canule agit en tenant le canal nasal ouvert et en provoquant dans ses parois un travail vital qui en favorise le dégorgement, comme pourrait le faire un corps plein de même calibre, comme le fait une bougie dans un rétrécissement de l'urèthre, de sorte qu'au bout d'un certain temps le canal est libre et sain : c'est du moins ce qui nous paraît résulter de l'observation des changements subis par la canule. Celle-ci devient en effet assez promptement mobile dans le canal qui ne l'avait d'abord admise qu'avec peine, et mobile à ce point qu'elle remonte vers le sac dans tous les efforts pour tousser, pour se moucher, etc., qu'elle peut descendre sur la voûte palatine et la perforer, ou tomber dans la bouche et être avalée sans même que le malade s'en aperçoive. Elle est aussi sujette à s'obstruer, soit qu'elle se remplisse d'une sorte de mastic noirâtre dont la couleur semble indiquer la présence du sulfure d'argent, soit qu'elle s'engorge de mucosités, de concrétions pierreuses, de tabac, soit que des replis membraneux ou des végétations nées de la muqueuse bouchent son orifice inférieur. Enfin elle s'altère assez vite au contact des liquides, qui semblent la corroder, la dissoudre, et finissent par la réduire en fragments minces et dissociés ; si bien qu'au jugement de M. Velpeau (*Dictionn. de méd. et de chir.,* t. XVII, p. 405) il est peu de sujets, même parmi ceux qu'on peut considérer comme guéris, chez lesquels la canule puisse, après deux ou trois années, être retrouvée en place et intacte.

Les suites immédiates de l'opération sont ordinairement fort simples : les malades s'aperçoivent à peine qu'ils ont été soumis à une manœuvre chirurgicale et retournent immédiatement à leurs occupations. Dans quelques cas cependant, l'inflammation s'empare du sac, des lèvres de la plaie, et des téguments du voisinage, mais il est rare que cette complication présente rien de sérieux : presque toujours la résolution survient, ou, s'il y a suppuration, elle est peu considérable et donne lieu seulement à quelques petits abcès sans conséquences.

Dans certains cas, sans qu'il y ait eu d'inflammation, on s'aperçoit au bout de quelques jours que la maladie n'est pas modifiée, que la tumeur se reproduit, ou même que l'ouverture du sac a de la tendance à devenir fistuleuse. Ces phénomènes tiennent ordinairement à la mauvaise position de la canule, qui, ayant été placée dans l'épaisseur de la joue ou dans le canal nasal entre les os et la muqueuse, ne peut conduire ou guider les larmes dans la fosse nasale. On reconnaît ces positions défectueuses, en explorant avec le doigt, qui sent si l'extrémité de la canule est saillante sous la muqueuse gingivale, ou en poussant par en haut une injection, colorée qui apprend si les liquides passent ou non du sac dans le nez. Dès que le fait est bien constaté, on doit retirer la canule.

Les suites éloignées de l'opération sont quelquefois aussi favorables que possible, c'est-à-dire que la tumeur ne se reproduit pas, que la pression ne fait plus refluer de liquide par les points lacrymaux, et que le larmoiement n'existe plus, du moins au même degré. Dans beaucoup de cas, la guérison est incomplète, et, quoique la tumeur ait disparu, le larmoiement revient de temps à autre. On doit alors pratiquer des injections exploratrices. Si le liquide ne passe pas malgré l'emploi réitéré du moyen, c'est un indice que le tube est obstrué par des mucosités ou par un gonflement de la pituitaire au-dessous de l'orifice inférieur, et il y a indication de la retirer, à moins que les inconvénients de la maladie ne soient très-légers ; si le liquide passe bien, il est évident que la maladie est due à une autre cause que l'obstruction du canal, et il faut par conséquent songer à substituer à la canule quelque autre moyen thérapeutique.

D'autres fois, la guérison se complète ; mais,

après un certain temps durant lequel elle avait
paru devoir être définitive, on voit reparaître
de l'épiphora, du gonflement, et parfois de la rougeur au grand angle de l'œil; un abcès et une fistule peuvent même s'y former. Ces phénomènes
peuvent tenir à des causes variées : tantôt au déplacement de la canule remontée ou descendue, tantôt à son obstruction; tantôt à l'irritation que produit sa présence, soit qu'elle existe encore toute
entière, soit qu'elle ait été érodée et réduite en
fragments plus ou moins considérables ; tantôt enfin, c'est la maladie primitive qui se renouvelle à
l'occasion de quelque cause fortuite, en l'absence
même de la canule déjà tombée. Il importe de savoir à laquelle de ces causes sont dus les accidents.
Quelquefois l'exploration du grand angle de l'œil
faite avec le doigt permet d'y constater la présence
d'un corps dur, qui n'est autre chose que l'extrémité supérieure de la canule remontée. On essaye
alors de la repousser par une simple pression. Si
l'on n'y parvient pas, ou si, malgré cette précaution, la canule remonte toujours, il y a indication
de la retirer. Lorsque le doigt n'a rien fait découvrir, il faut explorer la fosse nasale à l'aide d'un
stylet ou d'une sonde, afin de s'assurer si la canule
n'est pas descendue, et, le cas échéant, de la retirer par cette voie. Quand enfin cette dernière
exploration est demeurée inutile, on est autorisé
à ouvrir le sac et à en faire l'examen à l'aide d'un
stylet d'acier. Pour peu que l'on constate dans le
canal la présence d'un corps métallique qui ne
fonctionne pas régulièrement comme tube conducteur des larmes, on en pratique l'extraction. Si
au contraire on ne trouve rien dans le canal, il
est évident que la maladie se reproduit, et il faut
recommencer à la traiter en se guidant pour cela

sur les circonstances et en plaçant une canule nouvelle ou en employant tout autre mode de traitement qui paraîtra mieux remplir les indications qui se présentent. Il ne paraît pas que l'examen du canal nasal ait toujours été fait avec le soin suffisant, puisque A. Bérard retira un jour en même temps deux canules invaginées l'une dans l'autre.

La nécessité de retirer la canule peut se faire sentir peu de temps après l'opération, lorsque l'on reconnaît, par exemple, séance tenante, ou bien le lendemain ou le surlendemain, que l'instrument est dans une fausse route. Cette nécessité peut au contraire ne devenir évidente que longtemps après, au moment où se montrent des accidents dépendants du déplacement ou de l'érosion de la canule.

Dans le premier cas, l'on se sert de l'incision qui a été faite pour l'opération même et l'on conduit par cette ouverture l'instrument qui doit ramener la canule. Une pince ordinaire à disséquer suffit lorsque l'extrémité supérieure du tube s'avance dans le sac ; mais, s'il n'en est pas ainsi, et c'est le cas le plus ordinaire, l'espace est trop étroit pour que les deux branches puissent s'appliquer sur le corps étranger, et l'on est obligé de recourir à un instrument spécial. Celui de Dupuytren représente une pince dont chaque branche se termine par un petit crochet recourbé en dehors. Si l'on écarte les branches après les avoir introduites dans le tube et qu'on ramène la pince en haut, les crochets viennent se placer dans la rainure intérieure de la canule et l'entraînent. Il est clair que cet instrument n'est applicable que dans les cas où la canule est construite sur le modèle de celles de Dupuytren.

Le professeur J. Cloquet se sert d'une tige d'a-

cier arrondie, recourbée, élastique, et terminée en
bas par un petit crochet saillant du côté de la concavité, à la façon des hameçons. Si l'on engage
cette lame dans la cavité de la canule, et qu'on
la fasse descendre jusqu'au-dessous de l'orifice
inférieur, en vertu de son élasticité elle se courbe
davantage, en sorte qu'au moment où on veut la
retirer le crochet s'engage sous le bord de la canule, et, si l'on continue à tirer, les deux instruments arrivent ensemble. On n'entraîne pas toujours la canule du premier coup, parce que
l'hameçon, malgré l'élasticité de la lame métallique, rentre dans l'intérieur du tube, ou parce
que celui-ci n'est pas entier : on est donc obligé
d'y revenir plusieurs fois avant que la manœuvre
réussisse.

M. Charrière a proposé une pince à pression
continue, dont les branches présentent sur leur
face externe une série d'aspérités qui les empêchent de glisser. Fermé, l'instrument représente
un mandrin dont on peut se servir à la rigueur
pour placer la canule. Lorsqu'il s'agit de retirer
celle-ci, on l'introduit également fermé, et on le
fait glisser de haut en bas. Dès qu'on le suppose
arrivé dans le tube, on l'ouvre en pressant sur le
manche, et on le retire de bas en haut en continuant d'appuyer sur le manche.

Dans le second cas, c'est-à-dire lorsque l'opération est faite depuis longtemps et qu'il n'y a pas
d'ouverture au sac, on se conduit différemment
suivant que la canule a monté, est restée à la
même place, ou est descendue. Lorsqu'elle est
remontée et qu'on la sent à travers la peau, on
incise le sac et on la ramène aisément avec une
pince à disséquer. Lorsqu'elle est restée à sa
place, on se sert d'un des instruments indiqués

tout à l'heure. Ici l'on ne doit pas oublier que la canule qu'on suppose être encore dans les voies lacrymales peut être tombée dans le pharynx depuis un certain temps. On croit quelquefois à sa présence, parce que les os touchés par le stylet donnent à peu près la même sensation qu'un corps métallique. Si cependant on avait à plusieurs reprises introduit les instruments extracteurs sans rien amener, il faudrait faire une nouvelle exploration plus attentive, et, si l'on n'obtenait pas très-nettement le bruit particulier résultant du choc de deux corps métalliques ou la sensation du déplacement d'un corps étranger mobile, on serait autorisé à conclure que la canule ne se trouve plus dans le canal et qu'on s'était trompé d'abord. Nous avons vu plus d'une fois des chirurgiens habiles tomber dans cette erreur et ne la reconnaître qu'après avoir multiplié infructueusement les tentatives d'extraction. Enfin, lorsque le corps étranger est descendu, on doit aller le chercher là où il proémine : si c'est dans la bouche, on le saisit avec des pinces et on l'attire assez facilement ; si c'est dans la fosse nasale, on a plus de difficultés, à cause de l'étroitesse de la cavité et de la rigidité du corps étranger qui ne lui permet pas de s'infléchir aisément. On doit cependant le saisir avec des pinces à pansement et faire des tractions dans diverses directions : la canule finit par se plier et sortir ; seulement la manœuvre est douloureuse et souvent de longue durée.

D. Cautérisation. — La lecture des auteurs de chirurgie montre que, de tout temps, soit avant, soit après la découverte des fonctions de l'appareil lacrymal, la cautérisation tant avec les escharotiques qu'avec le fer rouge a été employée dans le traitement de l'affection qui nous occupe, et nous avons vu, dans le cours de cet article, que les mèches ont été souvent employées dans le but de porter des caustiques dans le canal autant que dans l'intention d'en obtenir la dilatation. Cependant c'est surtout au commencement de ce siècle, à l'époque où le traitement de Ducamp était en vogue pour les rétrécisssements de l'urèthre, que cette méthode fut fortement recommandée et mise en pratique par plusieurs chirurgiens, parmi lesquels nous citerons Harveng, Deslandes, Bermond, et Gensoul. Les deux premiers cautérisaient de haut en bas; les deux autres, de bas en haut.

1° *Cautérisation de haut en bas.* Après avoir ouvert le sac, M. Harveng (*Arch. gén. de méd.*, 1re série, t. ii, p. 290) introduit une canule qui sert à conduire un petit cautère rougi à blanc ou une mèche enduite de pommade à l'azotate d'argent, et il répète l'opération un certain nombre de fois jusqu'à ce que l'amélioration ait été obtenue. M. Deslandes (*Revue médicale*, t. ii, p. 197) prépare d'abord la voie avec un mandrin ordinaire, puis il se sert, pour cautériser, d'un autre mandrin pourvu de deux cannelures garnies de nitrate d'argent, mandrin qu'il fait tourner sur son axe, afin que toute la circonférence du canal soit touchée par le caustique.

2° *Cautérisation de bas en haut.* M. Bermond, de Bordeaux, appliquant à la cautérisation le procédé de Méjan, conduit par le point lacrymal supérieur un fil qu'il fait sortir par la narine et à l'aide duquel il entraîne de bas en haut, d'abord une mèche enduite de cire qui lui sert à prendre l'empreinte du canal, puis plus tard une autre mèche chargée de pommade caustique. Ce procédé est passible de toutes les objections adressées déjà à la pratique de Méjan, mais l'on évite-

rait les inconvénients qui lui sont propres en ouvrant le sac lacrymal et passant le fil par l'incision. Au reste, il a été beaucoup moins employé
que les précédents et surtout que celui qui nous
reste à faire connaître, c'est-à-dire que le procédé
de M. Gensoul, lequel convient particulièrement à
la tumeur lacrymale, tandis que les autres trouvent plutôt leur application dans les cas de fistules.

C'est pour pratiquer cette opération que M. Gensoul a fait construire, sur le modèle de moules
pris sur nature avec le métal fusible de d'Arcet, les
cathéters dont nous avons parlé plus haut (p. 235).
Après avoir exploré et dilaté le canal nasal avec
un de ces cathéters introduit de bas en haut, sans
qu'il soit par conséquent nécessaire d'inciser le
sac lacrymal, il en conduit aussi par en bas un
autre, de même forme, garni d'une rainure ou
d'une cuvette remplie d'azotate d'argent, qui sert
à faire la cautérisation, laquelle est répétée autant de fois qu'il est nécessaire.

La cautérisation agit non-seulement en détruisant les couches superficielles et par conséquent
en augmentant le diamètre du canal, mais encore
en excitant dans les parties sous-jacentes un mouvement vital qui change leur manière d'être et
tend à amener la résolution de l'inflammation.

2ᵉ *classe.— Moyens chirurgicaux propres
à ouvrir aux liquides une voie artificielle.*
— La méthode qui consiste à ouvrir aux larmes
une voie artificielle est très-ancienne, car on
trouve mentionnée dans Celse comme une opération usuelle l'extirpation du sac et la cautérisation de l'os unguis. Il en est question dans les
livres des Arabes et des arabistes, et c'est elle
qu'avaient adoptée Guillaume de Salicet et Jean
de Vigo; mais elle était tombée en désuétude,

lorsqu'elle fut, dans le xviie siècle, réhabilitée par Woolhouse, au point que c'était presque la seule manière de traiter la fistule lacrymale avant les travaux de J.-L. Petit et de Méjan.

La voie artificielle peut être établie soit avec l'instrument tranchant, soit avec le cautère actuel, soit avec le fer et le feu combinés, et on la fait passer tantôt à travers l'os unguis, de manière à faire arriver les larmes dans le méat moyen, tantôt à travers la partie postérieure de la gouttière lacrymale, de façon à les conduire dans le sinus maxillaire, tantôt à travers l'os maxillaire, dans la direction même du canal oblitéré, afin de reconstituer artificiellement celui-ci.

Le procédé de Woolhouse comprend plusieurs temps. Après avoir ouvert le sac par une large incision intéressant le tendon du muscle orbiculaire ou l'avoir même extirpé complétement, le chirurgien anglais faisait un pansement avec de la charpie et ne complétait l'opération que le lendemain ou le surlendemain en perforant l'os unguis à sa partie inférieure avec une sorte de poinçon enfoncé de haut en bas, de dehors en dedans, et d'avant en arrière. Il plaçait ensuite dans l'ouverture, pour l'empêcher de se fermer, d'abord une mèche, puis plus tard une canule d'or pourvue à sa partie moyenne d'un léger étranglement destiné à prévenir son déplacement, canule qui a été depuis, comme nous l'avons vu, appliquée à la dilatation du canal; et ce n'était qu'au bout d'un certain temps, quand le trajet artificiel paraissait solidement établi, qu'il s'occupait de la cicatrisation de la plaie faite au grand angle de l'œil.

Plusieurs modifications ont été apportées à ce procédé. Saint-Yves conseille d'éviter les grandes incisions, et particulièrement la section de l'orbiculaire, dont il conteste l'utilité, qui laissent à leur suite une cicatrice désagréable, et qui peuvent même entraîner une déviation plus ou moins prononcée des paupières. Il pratique d'ailleurs la perforation avec le cautère rougi à blanc, et il a été imité en cela par Dionis, Wiseman, Scarpa, Delpech, qui préservent les parties voisines à l'aide d'une épaisse canule. Après avoir fait la perforation avec un trois-quarts, à l'imitation de Monro, Nicod portait le fer rouge dans l'ouverture, afin de lui donner plus d'étendue et d'en assurer la persistance. C'est dans le même but que Ravaton brisait l'os unguis et en enlevait les fragments avec une pince recourbée; que Warner fracturait également cet os et enlevait entièrement le sac lacrymal; que Hunter conseilla l'usage de l'emporte-pièce agissant sur l'os unguis soutenu par une petite plaque de corne glissée dans la fosse nasale, instruments bien difficiles à appliquer sur le vivant, quoique Bichat nous apprenne qu'ils l'ont été par Desault, et que MM. Talrich et Montain essayèrent de remplacer depuis par une sorte de compas ou de pince, dont une des branches, percée, s'introduit dans la fosse nasale, tandis que l'autre, perforante, s'applique au niveau du grand angle de l'œil entre les lèvres de l'incision extérieure. Le même esprit inspirait sans doute M. Gerdy, lorsqu'il proposa une opération nouvelle, consistant à détruire toute la paroi interne du canal nasal et une partie de celle du sac, à l'aide d'un instrument tranchant recourbé, dont il conduit le crochet terminal jusqu'au bas du canal nasal, pour le ramener ensuite en haut avec force en divisant toute l'épaisseur de la paroi, de manière à ouvrir aux larmes du côté des fosses nasales une voie plus large que la voie naturelle et formée en partie aux dépens de celle-ci.

Le second procédé est dû à M. Laugier. Ce chirurgien conduit sur la partie postérieure du canal nasal, à sa jonction avec le sac lacrymal, un trois-quarts coudé, court, mais fort, à l'aide duquel il perfore d'avant en arrière et de haut en bas la cloison osseuse assez mince qui sépare les voies lacrymales du sinus maxillaire, dans lequel les larmes peuvent alors tomber librement.

Enfin le troisième et dernier procédé, conseillé par Wathen et mis en pratique par Dupuytren, consiste à tarauder avec un foret ou plutôt avec une sorte de petit trépan l'os maxillaire supé-rieur dans la direction du conduit naturel, afin de rétablir celui-ci ou de lui rendre ses dimensions normales.

A chacun de ces procédés peuvent être adres-sées des objections particulières, et ils ont en outre des inconvénients communs. Les caustiques et le cautère actuel, appliqués si près de l'or-gane de la vision, peuvent occasionner des oph-thalmies plus ou moins graves et l'inflammation des parties voisines; S. Cooper raconte avoir vu une carie qui s'étendit à tous les os de la face, et en occasionna la destruction: aussi n'hésite-t-il pas à en condamner l'emploi. Dans le procédé de M. Laugier, qui n'a d'ailleurs été expérimenté qu'un petit nombre de fois, les larmes tombant dans le sinus maxillaire, il est à craindre qu'elles n'en puissent pas facilement sortir, qu'elles s'y accumulent, s'y altèrent, et deviennent le principe d'une maladie nouvelle, d'autant plus que l'ou-verture de ce sinus est naturellement étroite. Le procédé de Dupuytren aurait peut-être l'avantage de créer un canal vertical, favorable à l'écoule-

ment des larmes ; mais il est d'une exécution difficile, hasardeuse, et le trajet du conduit nouveau
est trop long pour qu'il n'y ait pas à craindre qu'il
s'engorge et se comble très-vite. La perforation de
l'os unguis est une opération plus simple, qui
cause moins de dégâts, mais qui n'est pas beaucoup plus efficace. L'expérience avait déjà fait
reconnaître à J.-L. Petit combien sont rares les
exemples de succès. Les raisons qu'il a données
de ce phénomène et l'assimilation qu'il faisait des
voies lacrymales à un siphon ne seraient plus
acceptables aujourd'hui, mais ses observations
n'en subsistent pas moins : quelque large, quelque
directe que soit l'ouverture pratiquée dans l'os
unguis, il est constant que les larmes ne s'y en-
gagent qu'avec difficulté ou incomplétement, de
sorte que l'épiphora ne tarde pas à se reproduire
chez la plupart des malades. Peut-être cela dé-
pend-il, dans ce cas particulier, de la situation
trop élevée de l'ouverture, qui permet aux liquides
de s'amasser au-dessous d'elle ; c'est du moins ce
qu'on serait tenté de croire lorsque l'on considère
qu'il y a des personnes chez lesquelles, à la suite
de la perforation de l'os unguis, on voit le larmoiement se produire lorsqu'elles sont debout et cesser lorsqu'elles viennent à se coucher. Au reste,
ce n'est pas là un inconvénient particulier à ce
procédé ; il existe également dans tous, et tient à
la tendance naturelle que présentent à se fermer
toutes les ouvertures accidentelles établies dans
cette région, quels qu'en soient d'ailleurs le siége
et le mode de production.

Il est important néanmoins de ne pas oublier
que, malgré ses imperfections, la méthode consistant à créer aux larmes une voie artificielle a
réussi plusieurs fois, entre les mains d'Heister et

de Monro, si complétement qu'il n'est pas resté de larmoiement, et cela dans les cas les plus déplorables, ceux où la maladie datait de la première enfance.

3e classe. — Moyens propres à fermer la voie naturelle d'écoulement des larmes. — Pour atteindre ce but, les chirurgiens ont pratiqué la cautérisation soit des points lacrymaux seuls, soit du sac ou plutôt des voies lacrymales tout entières : de là deux ordres d'opérations.

1° La *cautérisation des points lacrymaux,* dans le but d'en obtenir l'occlusion, paraît avoir été faite pour la première fois dans le cours du siècle dernier, par Quesnel, de Saint-Malo, qui obtint le résultat désiré et guérit ainsi son malade. Cette opération fut ensuite adoptée par Busche, de Lyon (Thèses de Montpellier, 1783), dont le procédé consistait à introduire dans chaque point lacrymal l'extrémité d'un crayon d'azotate d'argent taillé très-fin. Serra, de Bologne, employait dans la même intention une aiguille chauffée au rouge blanc.

M. le professeur Velpeau essaya deux fois, mais en vain, l'*excision des points lacrymaux :* les larmes n'en prirent pas moins leur cours habituel.

2° La *cautérisation du sac lacrymal,* pratiquée aussi en vue de son oblitération, remonte à plus d'un siècle et peut être rapportée à Nannoni, de Florence, qui plaçait dans le sac une boulette de charpie enduite d'une pommade d'alun et de précipité rouge et qui cautérisait en outre avec l'azotate d'argent. Elle fut depuis reprise et érigée en méthode par Biangini, qui opérait de la même façon que Nannoni (*Journal de la Société de médecine de Bordeaux*), ainsi que par Delpech , qui substitua à la pommade un petit morceau d'azotate d'argent et cautérisa aussi l'embouchure des conduits lacrymaux. Il paraît qu'il obtint quelques succès, puisque M. Caffort, de Narbonne, put affirmer à M. Velpeau que neuf malades opérés de cette façon avaient été guéris. Toutefois , dans la seule tentative que fit ce dernier, il échoua complétement. A une époque plus rapprochée de nous (1850), M. le D' Magne publia , sur le même sujet , un mémoire dans lequel il rapporte quatre observations propres à montrer les avantages de cette opération. Son procédé se compose de plusieurs temps : 1° ouvrir largement le sac au moyen d'une incision verticale ; 2° absterger sa cavité avec une boulette de charpie ; 3° écarter les lèvres de la plaie au moyen d'un instrument dilatateur, office qui pourrait être rempli par une pince à pansement ordinaire ; 4° introduire jusqu'au fond du sac une petite éponge modérément imbibée de beurre d'antimoine et liée sur un porte-caustique formé par une tige d'argent mince et flexible. Le pansement consiste en une boulette de charpie, laissée dans le sac pendant deux ou trois jours , puis remplacée par de petits plumasseaux. Les phénomènes d'inflammation tant locaux que généraux , assez vifs dans les premiers jours , se calment cependant facilement ; vers le huitième jour, se détache une eschare de la forme d'un dé à coudre , puis paraissent les bourgeons charnus, et la cicatrisation est définitivement achevée vers le vingt-cinquième ou trentième jour.

S'il fallait choisir entre ces deux ordres d'opération, savoir la cautérisation des points lacrymaux et celle du sac, nous donnerions certainement la préférence à la dernière, puisque l'on a

vu des tumeurs lacrymales s'établir chez des individus dont les points lacrymaux avaient cessé
d'être perméables ; mais, si la cautérisation profonde du sac lacrymal peut faire espérer la destruction de celui-ci, l'oblitération des voies lacrymales, et la guérison radicale sans retour
possible de la tumeur, n'est-il pas aussi à redouter,
d'un autre côté, que le larmoiement, c'est-à-dire le
symptôme le plus incommode de la maladie, ne se
continue, l'organe sécréteur ayant été conservé
tandis que la voie d'écoulement est supprimée ? Ce
résultat, qui paraît infaillible, n'a pourtant pas été
observé s'il faut en croire les auteurs des opérations dont il est ici question : le larmoiement existe
bien dans les premiers temps, mais il devient
chaque jour moins considérable et finit par disparaître complétement ou presque complétement.

Comment, dans l'hypothèse d'une oblitération des
voies lacrymales, concevoir un phénomène si contraire aux notions physiologiques ? et n'est-il pas
par lui-même propre à faire douter de cette oblitération ? Usitée dans le traitement de la tumeur
lacrymale depuis la plus haute antiquité jusqu'à
nos jours, la cautérisation a été employée dans
des vues très-diverses et, il faut bien en convenir,
assez mal déterminées. C'était, entre les mains des
anciens, un agent modificateur de la carie. Plus
tard, on l'a mis en usage pour détruire les fongosités, pour modifier la muqueuse enflammée et
rendre au canal nasal son diamètre normal, pour
brûler et détruire localement les parois de ce canal,
et ouvrir aux larmes un nouveau passage. Les
partisans de l'occlusion des voies lacrymales con-
testent ces effets de la cautérisation et prétendent
qu'elle n'a agi, à l'insu et contre l'intention de
ceux qui l'employaient, qu'en déterminant une

oblitération plus ou moins complète du sac et du canal nasal ; mais, d'un autre côté, Scarpa, examinant les opérations pratiquées par Nannoni, se montre peu persuadé de cette oblitération et très-disposé à admettre que, dans les cas heureux, le succès est dû précisément à ce que, le sac n'ayant été détruit qu'en partie, sa cavité s'est conservée, ou bien à ce que, l'action du caustique s'étant étendue jusqu'à l'os unguis et à la membrane pituitaire, une voie nouvelle s'est trouvée ouverte contre le vœu et, pour ainsi dire, à la honte de l'opérateur. Que conclure, au milieu d'un tel conflit d'opinions, quand surtout aucune autopsie bien faite n'existe à l'appui des unes ou des autres ? Ce qui paraît constant toutefois, c'est que, dans un certain nombre de cas, le larmoiement s'est trouvé, contre toute prévision, à peu près nul, tandis qu'il a d'autres fois persisté. Faut-il rapporter ces différences à des différences correspondantes dans le mode d'action des caustiques ? faut-il les attribuer, avec J.-L. Petit, à ce que l'appareil lacrymal jouissait, chez les divers malades soumis à l'opération, d'une force sécrétoire très-inégale ? Quelque jugement qu'on porte sur cette question, toujours est-il qu'aucune inquiétude n'existerait plus sur la possibilité de reproduction d'un des symptômes les plus incommodes et les plus opiniâtres, c'est-à-dire du larmoiement, si l'on possédait un bon moyen de diminuer ou de supprimer la sécrétion des larmes : de là une méthode thérapeutique nouvelle.

4ᵉ classe.—*Moyens chirurgicaux propres à tarir la source des larmes.*—L'ablation de la glande lacrymale et de ses granulations palpébrales peut seule remplir l'indication avec chance de succès durable. Mais une telle opération ne présente-t-elle pas une certaine gravité, et la suppression de la sécrétion lacrymale n'est-elle pas capable d'entraîner la sécheresse de la conjonctive, l'altération de l'œil et des fonctions visuelles, et quelques autres accidents, plus graves que le larmoiement auquel il s'agit de remédier ? L'observation prouve qu'il n'en est rien : nous avons vu précédemment (page 183) que l'extirpation de la glande lacrymale altérée dans sa texture n'a point les conséquences fâcheuses que le raisonnement pourrait faire redouter, et il ne semble pas que l'ablation de la glande saine doive y exposer davantage. Au reste, la question a été jugée par l'expérience. Sur un malade affecté depuis dix ans d'un larmoiement opiniâtre attribué à une tumeur lacrymale, puisqu'une canule avait été plusieurs fois placée dans le canal, M. le Dr Paul Bernard pratiqua l'ablation de la glande palpébrale, qu'il trouva hypertrophiée, et l'effet de cette ablation fut non pas la suppression, mais seulement la diminution du larmoiement; de telle sorte que pour obtenir une guérison radicale, il fut forcé, deux mois après, d'enlever la glande orbitaire. Le succès fut alors complet, le larmoiement fut supprimé, et néanmoins la conjonctive ainsi que la surface de l'œil demeurèrent humides.

Appréciation. A ne considérer que le nombre des méthodes et des procédés opératoires, il n'est aucune affection chirurgicale dont le traitement soit aussi riche que celui de la tumeur lacrymale ; mais, si l'on a égard à l'incertitude de tous ces moyens, il n'en est aucun peut-être où le luxe apparent de la thérapeutique cache une indigence plus réelle. Malgré les innombrables tentatives de tous les âges, malgré cette multitude de travaux poussés dans des directions si diverses, la tumeur lacrymale fait encore, il faut bien l'avouer, le désespoir des praticiens sérieux. C'est ce qu'il est bon de redire aux débutants, afin qu'ils ne s'étonnent pas trop de leurs premiers insuccès et ne promettent pas aux malades plus que ne peut tenir la chirurgie.

Entre tant de moyens divers, il est difficile de faire et d'indiquer un choix, parce que, d'une part, un certain nombre sont d'origine encore trop récente pour qu'on ait pu se former sur leur valeur une opinion légitime, et que, d'un autre côté, il n'en est presque aucun, parmi ceux qui ont subi l'épreuve du temps, qui n'ait été tour à tour vanté ou dénigré à outrance, et qui n'ait en quelque sorte justifié ce jugement contradictoire par quelques succès et beaucoup de revers. Aussi la question n'est-elle pas, à nos yeux, de choisir une de ces méthodes, un de ces procédés, à l'exclusion des autres ou de préférence à eux. De tous les moyens précédemment indiqués, aucun sans doute n'est souverainement efficace, tous peuvent échouer, mais tous aussi ou du moins presque tous peuvent rendre des services, s'ils sont employés à propos. C'est donc à saisir les vraies indications que doit surtout s'appliquer le praticien.

Si le malade près duquel on est appelé est affecté d'un simple larmoiement, avec tumeur lacrymale légère et passage facile des larmes dans le nez sous l'influence d'une douce pression, il n'est pas nécessaire de recourir à l'opération : de simples lotions avec de l'eau fraîche, quelques collyres astringents, l'évacuation fréquente du sac par la pression, suffisent ordinairement, et nous avons vu des personnes chez lesquelles la maladie s'est ainsi maintenue au même degré pendant des nnées sans faire de nouveaux progrès.

Lorsque la tumeur est bien formée, que les larmes passent difficilement dans les fosses nasales, que la narine est habituellement sèche, que le larmoiement est considérable, il est nécessaire de recourir aux injections ou au cathétérisme, afin de reconnaître l'état du canal nasal. A plus forte raison, faut-il le faire si le liquide qui s'écoule est chargé de mucus et de pus, si, en un mot, au larmoiement a succédé la blennorrhée, et, dans ce dernier cas, on est autorisé à faciliter l'exploration par l'ouverture préalable du sac lacrymal.

Nous avons parlé assez longuement (p. 209 et 229) des injections et du cathétérisme suivant la méthode d'Anel pour n'avoir pas à y revenir en ce moment. Le cathétérisme, après ouverture du sac, peut être fait avec un instrument plus fort que le stylet d'Anel : c'est ordinairement la sonde cannelée qu'on emploie à cet usage. On l'introduit en la faisant tourner sur son axe, et l'on ne doit pas, à la première résistance, se figurer qu'il existe un obstacle infranchissable; mais il faut l'incliner en divers sens, la pousser avec plus de force, quoique sans violence, la retirer pour lui donner une légère courbure conforme à celle du canal, puis la réintroduire de nouveau, et, si elle ne pénètre pas alors, la remplacer par un instrument plus petit. L'on juge de cette façon du degré de rétrécissement et de perméabilité du canal, ainsi que de l'état de la membrane muqueuse, qui peut être saine ou malade, fongueuse, saignante, ou au contraire plus ou moins indurée.

Plusieurs cas peuvent se présenter : 1° le stylet ou la sonde passe librement dans le canal; 2° la sonde passe dans le canal avec plus ou moins de difficulté; 3° la sonde ne peut traverser le canal.

Dans le premier cas, surtout s'il n'y a pas d'inflammation et peu ou point de suppuration, on est encore autorisé à essayer les collyres, les injections, les fumigations, les douches, l'occlusion des paupières du côté malade. Si, au bout d'un certain temps, ces moyens n'ont produit aucun effet salutaire, la maladie rentre dans le second cas.

Ce second cas comprend plusieurs degrés, suivant que l'engorgement du canal est plus ou moins prononcé, et que la lésion, plus ou moins profonde, paraît se borner aux parties molles ou s'étendre jusqu'aux os. Mais, quel que soit le degré de l'obstruction, il n'y a plus lieu d'hésiter, et il est indiqué de recourir de suite à l'emploi des moyens qui peuvent la faire cesser et l'empêcher de se reproduire, tant en affaissant les parties tuméfiées qu'en produisant leur dégorgement et modifiant leur vitalité, c'est-à-dire qu'il faut choisir parmi les pratiques chirurgicales propres à rétablir la voie naturelle. La cautérisation, si usitée autrefois, est aujourd'hui, malgré quelques tentatives récentes, considérée comme très-inférieure à la dilatation, au concours de laquelle elle a peut-être dû ses succès apparents : en conséquence, elle n'est plus employée. Restent les bougies, les cordes à boyau, les tiges métalliques, d'une part, et, d'une autre part, le séton ou la canule. Les premiers de ces moyens ont l'avantage de pouvoir être facilement changés, renouvelés et gradués; mais ils sont visibles, entretiennent la plaie, peuvent même l'aggraver et la rendre fistuleuse : aussi ne les fait-on généralement servir que dans les premiers temps, pour frayer la voie au séton ou à la canule. C'est entre ces deux agents de dilatation que se partagent les chirurgiens français. Le séton est considéré par quelques personnes comme un moyen

sans relâche, et augmentée graduellement. C'est ce qu'on peut obtenir, non pas au moyen d'appareils mécaniques spéciaux, qui gênent pendant le jour et se dérangent la nuit, mais à l'aide d'un simple bandage composé de compresses graduées surmontées d'un petit coussin de cuir et soutenues par une bande étroite appliquée autour de la tête. Les astringents doivent agir aussi bien à l'intérieur qu'à l'extérieur du sac. Ce sont des liquides, tels que la solution d'alun, de feuilles de noyer, d'écorce de chêne, qu'on injecte dans le sac et qu'on applique sur lui au moyen de compresses qu'on en imbibe. J.-L. Petit avait aussi recours à des applications de glace et à des instillations d'eau glacée dans les cas de ce genre. Si ces moyens échouaient, ce qui arrive quelquefois malgré le soin avec lequel on en a dirigé l'administration, on pourrait mettre le sac à découvert et retrancher une partie plus ou moins considérable de sa paroi antérieure, ainsi que l'ont fait avec succès Boyer, M. Velpeau, et quelques autres chirurgiens.

Quand il s'agit de cette autre forme de tumeur lacrymale à laquelle M. Mackenzie a donné le nom de *mucocèle* et que nous avons décrite plus haut (p. 221), ce qu'il y a de mieux à faire, c'est d'ouvrir la poche par une incision verticale dans laquelle on tâche de ménager le tendon de l'orbiculaire et les conduits lacrymaux, de vider le sac au moyen d'une injection ou avec des pinces ; puis, après s'être assuré de nouveau de l'obstruction des conduits lacrymaux et du canal nasal, d'essayer d'obtenir l'oblitération du sac, en en retranchant une partie s'il est devenu très-vaste, et en cautérisant le reste de la façon qui a été précédemment indiquée.

Toutes les fois que la tumeur lacrymale se complique d'occlusion des conduits lacrymaux ou après qu'elle a été traitée par l'oblitération du sac, il se peut, comme nous avons eu occasion de le dire plus haut, que l'œil demeure sec ou modérément humecté; mais il est possible aussi qu'il s'établisse un larmoiement considérable et continuel. La même chose peut avoir également lieu, quoique nous ne saisissions pas du tout la raison de ce phénomène, dans des circonstances où le canal nasal est pourtant resté libre et perméable aux injections. C'est dans les cas de cette sorte, et si le larmoiement était à la fois irremédiable et très-gênant, qu'on serait autorisé à pratiquer, à l'exemple de M. Paul Bernard, l'ablation de la glande lacrymale, afin de tarir définitivement la source d'un écoulement insupportable.

En résumé donc, nous ne condamnons d'une manière absolue que les méthodes de Méjan et de Laforest, dans lesquelles on cherche à faire pénétrer les instruments de dilatation par les voies naturelles, méthodes qui ont été définitivement abandonnées depuis que J.-L. Petit a fait prévaloir l'incision du sac. Tous les autres moyens peuvent être utiles, mais à des degrés divers et suivant les cas, soit qu'on les associe entre eux, soit qu'on les emploie isolément ou successivement. La méthode la plus généralement usitée, celle qui convient le plus souvent, c'est le rétablissement des voies naturelles au moyen de la dilatation. La création de voies nouvelles, la suppression absolue des voies naturelles, l'ablation de la glande lacrymale, la compression, et la cautérisation, sont autant de moyens exceptionnels, auxquels on ne doit avoir recours que dans les cas particuliers qui viennent d'être déterminés, ou, en désespoir de cause,

quand tout le reste a échoué. Quant au cathétérisme et à l'injection des voies lacrymales, l'un
n'est presque jamais qu'un procédé d'exploration,
l'autre qu'un palliatif ou un adjuvant. C'est un palliatif, en ce sens que, si le malade ne veut pas se
décider à une opération sanglante ou si la guérison n'a pas été obtenue par cette opération, l'injection diminue quelques-uns des inconvénients de
la tumeur lacrymale, en entraînant tout le pus et
modérant l'irritation habituelle. C'est un adjuvant,
en ce sens qu'employée pendant quelques semaines après le séton, elle entraîne le mucus, qui
pourrait en s'amassant dans le conduit l'obstruer de nouveau, qu'employée après la canule
elle l'empêche également de se boucher et fait
reconnaître si elle fonctionne convenablement. A
ce titre, il serait avantageux d'en continuer fort
longtemps l'usage à la suite des opérations destinées à rétablir les voies naturelles ; mais peu de
malades y consentent, et la plupart, satisfaits de
leur position dès que la tumeur a disparu et que
les larmes ne coulent plus sur la joue, renoncent
à se confier encore pendant plusieurs mois de suite
aux soins de la chirurgie.

CHAPITRE TROISIÈME.

Fistule lacrymale.

La fistule lacrymale est un trajet accidentel,
ulcéreux, communiquant avec le sac lacrymal, et
versant à l'extérieur les larmes mêlées d'une matière muqueuse puriforme.

Étiologie. — Il est facile, d'après cette définition, d'apercevoir la liaison qui existe entre cette
affection et celle qui a fait l'objet de l'article précédent. La fistule lacrymale succède en effet ordi-

nairement à la tumeur du même nom, et forme la seconde série des accidents déterminés par l'inflammation des voies lacrymo-nasales; mais elle peut survenir aussi sans qu'il y ait eu préalablement tumeur lacrymale, soit qu'elle ait eu pour origine l'ouverture d'un abcès du grand angle de l'œil étranger d'abord aux voies lacrymales, soit qu'elle ait été occasionnée par une ulcération cancéreuse ou autre de la face, ou qu'elle soit la conséquence d'une plaie. Elle peut encore s'établir, ainsi que nous l'apprennent Mackenzie et M. Desmarres, à la suite des opérations de tumeur lacrymale, particulièrement de celles dans lesquelles on a employé les stylets et les tiges métalliques pourvus d'une tête inflexible et plus ou moins volumineuse.

Symptômes.—Tantôt la fistule apparaît à l'extérieur sous la forme d'un pertuis très-ténu, tantôt, et le plus souvent, sous celle d'un ulcère placé au-dessous du tendon de l'orbiculaire et pouvant s'étendre sur la joue et le nez. Dans l'un comme dans l'autre cas, la maladie est caractérisée par la sortie d'un liquide muco-purulent, beaucoup plus abondant que ne le comporte l'étendue de la solution de continuité et presque toujours aussi mêlé de larmes. Le trajet accidentel est plus ou moins large, plus ou moins direct, quelquefois irrégulier, anfractueux. La peau peut être amincie, décollée, détruite même dans une certaine étendue. Le sac peut aussi avoir subi une perte de substance. Des fongosités peuvent s'élever des bords ou de la surface de l'ulcère. Les os peuvent être dénudés, cariés ou nécrosés ; et cette altération peut s'étendre à l'unguis, à l'ethmoïde, au maxillaire supérieur, et pénétrer plus ou moins loin dans les fosses nasales.

Diagnostic.—Il est presque toujours très-facile. Le siége de l'ulcération, la nature et la quantité du liquide versé à la surface, l'observation des circonstances dans lesquelles elle est survenue et de la manière dont elle s'est formée, suffisent pour faire reconnaître la maladie. Si pourtant il restait quelque doute sur la communication de l'ouverture avec les voies lacrymales, si l'on pensait qu'il s'agit d'un abcès simple ou symptomatique d'une carie, ouvert à l'extérieur et non dans le conduit lacrymo-nasal, on s'assurerait de la vérité en injectant un liquide coloré par les points lacrymaux ou en pratiquant par la même voie le cathétérisme avec le stylet d'Anel.

Pronostic. — Pas plus que la tumeur lacrymale, la fistule n'est susceptible de se guérir spontanément, et il y aurait encore plus d'inconvénient à l'abandonner à elle-même, parce que, les liquides étant entièrement détournés du canal nasal, celui-ci, privé de ses fonctions, subirait presque nécessairement une contraction considérable ou même une oblitération complète, et que d'ailleurs la cicatrice extérieure deviendrait, par suite des progrès du mal, plus difficile à obtenir, plus apparente, et plus disgracieuse. Mackenzie rapporte cependant (p. 203) l'observation d'une dame qui, ayant conservé, après avoir été traitée par le stylet, une fistule avec inflammation chronique et relâchement du sac, se refusa à toute opération, et trouvait commode de chasser par cette voie le mucus qui se rassemblait dans le sac lacrymal; mais c'est là un de ces faits exceptionnels qui ne sauraient infirmer les règles générales.

Traitement. — Il repose sur les mêmes bases que celui de la tumeur lacrymale; car la fistule n'est, pour ainsi dire, qu'un accident de la maladie principale, et, celle-ci guérie, la fistule devra disparaître. Toutefois quelques indications particulières découlent de la présence du trajet accidentel, et ces indications sont variables comme la disposition même de celui-ci. Est-il simple, large, direct, et placé sous le tendon de l'orbiculaire au devant de la partie inférieure du sac, l'incision suivant la méthode de J.-L. Petit devient inutile, et les moyens de dilatation peuvent être introduits par la fistule. Est-il au contraire étroit, tortueux, dirigé dans un sens qui n'est pas celui du canal nasal, il faut absolument l'agrandir, le redresser, ou pratiquer sur lui une incision assez large faite au lieu d'élection. La même pratique doit être suivie quand la fistule se complique de sinus ou de clapiers, ou lorsqu'elle a des orifices multiples, à moins cependant qu'il n'y en ait un qui présente les conditions convenables pour le passage des instruments.

L'existence d'une carie ou d'une nécrose bornée aux parois du sac lacrymal ou étendue à plusieurs os voisins, complication fâcheuse, heureusement très-rare, retarde beaucoup la marche de la maladie, mais ne change rien aux indications, car l'affection des os se comporte là comme partout ailleurs et n'exige pas d'autres soins. Il faut donc laisser la plaie ouverte, faire les pansements convenables ainsi qu'un traitement général bien approprié, et attendre jusqu'à ce que les parties nécrosées se soient détachées, que la carie se soit arrêtée, et que le fond de la plaie soit bien net et couvert de bourgeons charnus. On s'occupe alors de l'exploration des points lacrymaux et du canal nasal, et l'on traite la maladie principale suivant les indications qui se présentent, tout comme s'il ne s'agissait que d'une simple tumeur lacrymale.

Assez souvent les incisions qui ont été faites et les soins dirigés contre l'affection du conduit lacrymonasal suffisent pour améliorer sensiblement la fistule, et l'on voit celle-ci marcher rapidement vers la guérison; mais il faut, autant que possible, ne la laisser se fermer complétement qu'après s'être assuré de la perméabilité du canal nasal et du bon état des voies lacrymales, ou bien après avoir, si l'on a jugé la chose nécessaire, ouvert une voie artificielle aux liquides ou au contraire obtenu l'oblitération complète des voies naturelles.

Quand ce moment est venu, et on conçoit que cela varie suivant la nature de l'affection principale et celle des moyens auxquels il a fallu recourir, on dirige contre la fistule elle-même les efforts de la thérapeutique. Si la fistule est simple, des pansements ordinaires, aidés d'une compression légère, peuvent suffire. S'il existe des sinus ou des clapiers, ceux-ci doivent être recherchés et mis à découvert, au moyen d'incisions qui s'étendent jusque vers leur fond, et, s'il est possible, dans tout leur trajet. Quand il y a plusieurs orifices, il faut tâcher de les réunir en un seul. L'amincissement et le décollement de la peau nécessitent parfois l'excision des bords de l'ulcère. Les injections vineuses ou iodées peuvent aussi être utiles pour modifier et déterger les parois des trajets fistuleux. Mais tous ces moyens peuvent échouer, s'il y a en même temps perte de substance aux téguments, amincissement et adhérences de la peau. La conduite du chirurgien variera alors suivant les circonstances.

Si la perte de substance n'est pas trop considérable, il semble qu'il suffit d'en exciser les bords de façon à donner à la plaie la forme d'une feuille de myrthe dont le grand axe serait vertical, de disséquer ensuite la peau dans une certaine étendue, et enfin de rapprocher les lèvres saignantes de la solution de continuité et de les maintenir en position au moyen de quelques points de suture ; mais Dieffenbach , qui a plusieurs fois employé ce procédé, ne l'a jamais vu réussir, et il ne pense pas que d'autres chirurgiens aient été beaucoup plus heureux que lui : aussi conseille-t-il de modifier ainsi l'opération.

Après avoir excisé toute la surface de l'ulcère et donné à la plaie la forme d'un losange allongé de haut en bas, il fait parallèlement à cette plaie, à quelque distance d'elle et du côté du nez, une incision égale en longueur, puis il détache des parties profondes les téguments compris entre cette incision et la plaie, en les laissant toutefois se continuer par en haut et par en bas avec ceux du sourcil et du nez. De cette façon, il a, au côté interne de l'ulcère, avivé un lambeau en forme de pont, bien nourri, et qu'il est cependant facile d'attirer en dehors, de manière à affronter son bord externe avec celui de la plaie, à le retenir là au moyen d'une suture, et à couvrir ainsi l'ouverture du sac. Pour éviter que ce lambeau soit soulevé et détaché par les liquides sécrétés par les parois du sac ou versés dans sa cavité, il introduit par le côté interne du lambeau, dans l'ouverture du sac et jusque dans le canal nasal, un fil de plomb assez délié, qu'il enlève au bout de quelques jours, lorsque les adhérences contractées par le lambeau paraissent solides et qu'il n'y a plus à redouter de le voir se détacher. Une légère compression et quelques cautérisations, aidées de pansements convenables, suffisent ensuite pour produire la cicatrisation et l'occlusion définitive de la plaie. Si un seul lambeau ne paraît pas assez pour réparer la perte de substance et que les parties soient tiraillées, on peut s'en procurer un second en pratiquant en dehors une incision semblable à celle qu'on a déjà faite du côté du nez. Ce procédé, que Dieffenbach désigne sous le nom prétentieux et compliqué de *dacryo - cysto - syringo-katakleisis,* est du reste bien conçu et combiné de manière à offrir des garanties de succès. On comprend toutefois qu'il y ait des cas difficiles où la brèche soit si considérable que les lambeaux latéraux n'offrent pas assez de matière pour la combler, et où il devienne nécessaire de recourir à quelque autre procédé autoplastique plus efficace.

Dans un cas de ce genre, voici ce que fit M. Chassaignac (*Mémoires de la Société de chirurgie,* t. III, p. 26). Après avoir assuré, par une dilatation faite avec soin et pendant un certain temps, le passage des larmes à travers une perforation de l'os unguis qu'on avait dû pratiquer jadis pour remédier à une oblitération complète du canal nasal, il excisa toute la surface de l'ulcère de manière à avoir une plaie dont le grand diamètre était plutôt transversal que vertical; puis il fit, dans une direction perpendiculaire à cette plaie, et au niveau de son extrémité interne, une incision profonde qui la dépassait en haut et en bas de plus d'un centimètre et qui portait sur la tête du sourcil et sur le nez. Il circonscrivit ainsi deux lambeaux triangulaires adhérents par leur base, qu'il disséqua jusqu'à cette base, en les détachant avec le bistouri du périoste sous-jacent, ce qui lui permit de les faire glisser à la rencontre l'un de l'autre et de recouvrir ainsi les surfaces avivées. Il termina enfin en les assujettissant dans cette position au moyen d'un nombre suffisant de

17

points de suture. Le succès répondit à l'attente de notre collègue : le malade fut guéri à la fois de sa fistule et d'un larmoiement considérable et opiniâtre qui le tourmentait depuis son enfance et lui rendait l'existence insupportable. De l'opération pratiquée pour obtenir ce beau résultat, il ne conserva au reste d'autres traces qu'une cicatrice légèrement déprimée et un peu plus de largeur de l'angle de l'œil.

Quelque mode de réunion qu'on ait employé, il est très-important que le malade s'abstienne, au moins pendant les premiers jours, de parler, de chanter, de faire des efforts et surtout de se moucher, actes pendant lesquels l'air, chassé de bas en haut dans le canal nasal avec plus ou moins de force, peut soulever, déplacer les lambeaux, et rompre les adhérences qui commencent à s'établir.

On conçoit, sans qu'il soit besoin d'y insister, que si la fistule n'était pas liée à une affection des voies lacrymales, si, par exemple, elle avait été occasionnée par une blessure, on n'aurait à s'occuper que de la fistule elle-même, et que par conséquent le traitement serait plus simple et le pronostic plus favorable.

LIVRE QUATRIÈME.

MALADIES DU GLOBE OCULAIRE.

Nous divisons ces maladies en trois sections :
1° lésions traumatiques, 2° lésions vitales et organiques, 3° vices de conformation et difformités.

SECTION I.

LÉSIONS TRAUMATIQUES DU GLOBE OCULAIRE.

Ces lésions, assez nombreuses, sont la commotion, la compression, la contusion, la rupture de l'œil ; les plaies, soit simples, soit par armes à feu ; les corps étrangers, les déplacements et l'arrachement, les brûlures et les cautérisations.

CHAPITRE PREMIER.

Commotion.

Le mot *commotion* n'exprime pas une lésion matérielle spéciale ; il indique seulement un mécanisme particulier, suivant lequel peuvent se produire des lésions physiques ou fonctionnelles variées. Ce mécanisme est celui de l'ébranlement.

De même que le cerveau, l'œil présente dans sa structure des conditions favorables aux lésions par ébranlement : dans sa coque extérieure, résistante, sont enfermés des liquides et des membranes molles qu'une secousse violente ébranle facilement, et la délicatesse des tissus explique comment cette secousse peut les tirailler, les déchirer, troubler leur nutrition et leur vitalité.

Il y a commotion de l'œil lorsqu'un corps vulnérant lancé avec force vient tomber sur le front, la tempe, la région sous-orbitaire, la racine du nez, ou bien lorsqu'on fait une chute sur quelqu'une de ces parties du corps, ou qu'on vient à les heurter contre un objet résistant. Il y a également commotion lorsque les corps vulnérants agissent directement sur l'œil; mais, comme alors l'œil est en même temps contusionné, les conséquences de l'ébranlement ne sont plus aussi évidentes. MM. Cunier et Heyfelder (*Annales d'oculistique*, t. xiii) pensent que des dérangements peuvent survenir dans les yeux à la suite de chutes sur les pieds et les fesses ou après de grands efforts pour éternuer et vomir. Nous sommes disposés à admettre cette proposition; car, ainsi que nous l'avons déjà dit précédemment (pag. 128), l'un de nous, M. Denonvilliers, a observé deux fois dans le cours de l'année 1848, à l'hôpital Saint-Antoine, une amaurose incomplète survenue à la suite d'une chute sur l'épaule qui avait occasionné en même temps une fracture de la clavicule.

Désordres occasionnés par la commotion. — Ils sont matériels ou fonctionnels. On ne devrait, à la rigueur, rapporter à la commotion que les derniers, les premiers se rapprochant davantage, par leur nature, des plaies et des contusions; cependant leur mode de production nous autorise à en dire aussi quelques mots.

1° Les *désordres fonctionnels* sont variables. Quand la commotion a été légère, le malade ressent un trouble momentané de la vue, tel que vision passagère de lumières brillantes, éblouissement, etc.; quand elle a été plus forte, elle peut entraîner une amaurose ou une mydriase. 1° L'*amaurose* est due sans doute à quelque lésion de la rétine; mais on n'a pas encore eu l'occasion de constater sur le cadavre la nature de cette lésion, et peut-être serait-elle aussi difficile à déterminer que l'est celle qui affecte le cerveau à la suite des ébranlements de cet organe. L'amaurose dont il s'agit ici est ordinairement immédiate ; cependant M. Heyfelder pense qu'elle peut ne survenir que consécutivement, et qu'elle se produit alors à la suite de la rétinite provoquée par la commotion. Elle peut être complète ou incomplète, et, dans ce dernier cas, consister seulement en une hémiopie ou une diplopie. Nous n'en dirons pas davantage sur ces troubles de la vision, qui doivent être décrits plus loin. 2° Quelquefois, à la suite de l'ébranlement de l'œil, la pupille perd ses mouvements et reste dilatée sans que la rétine soit paralysée ni la vision perdue. Cette lésion fonctionnelle, qui porte le nom de *mydriase traumatique*, est-elle causée par la déchirure de quelques-uns des nerfs iriens, par le simple ébranlement de ces nerfs, ou par celui du tissu de l'iris ? Il est impossible de répondre aujourd'hui à ces questions. En tout cas, il est rare que la mydriase persiste indéfiniment : la pupille reprend presque constamment, au bout de deux ou trois semaines, ses dimensions et sa mobilité.

2° Les *désordres matériels* qui succèdent à la commotion oculaire coïncident souvent avec l'amaurose et par conséquent avec la perte de la vision. Ils peuvent aussi à la rigueur se produire sans elle. Ce sont l'hémophthalmie ou épanchement de sang dans l'œil, le décollement de l'iris, et diverses lésions de l'appareil cristallinien.

L'*hémophthalmie* est rare à la suite d'un ébranlement simple, elle arrive plutôt à la suite de la contusion : aussi en parlerons-nous avec plus de détails à propos de cette dernière.

Les ébranlements de l'œil ont quelquefois pour effet le *décollement de l'iris* au niveau de sa grande circonférence, et plutôt vers sa partie supérieure que dans les autres points : alors la membrane se plisse et s'enroule en s'éloignant du cercle ciliaire, et laisse un espace libre dont la couleur est noire comme celle de la pupille ; c'est en réalité une pupille artificielle. Une déchirure peut s'ajouter au décollement, s'étendre en rayonnant de la circonférence vers le centre, arriver jusqu'à la pupille normale, et déterminer ainsi une large perforation.

Les lésions du cristallin, suites de la commotion oculaire, sont des déchirures de la capsule cristalline et des déplacements.

Les *déchirures de la capsule cristalline* ne sont pas suivies du déplacement de la lentille, lorsqu'elles ont lieu dans une étendue peu considérable. Lorsqu'elles sont un peu étendues au contraire, un *déplacement* a lieu. Celui-ci est incomplet, lorsque le cristallin conserve des rapports avec la pupille, et alors tantôt il s'abaisse seulement un peu, en gardant sa position verticale, de sorte qu'à l'ouverture pupillaire correspond la partie supérieure de sa circonférence ; tantôt il se porte en arrière dans le corps vitré, sans s'éloigner tout à fait du champ de la pupille ; tantôt enfin il se porte en avant et s'enchâsse dans cette ouverture. Le déplacement est complet, lorsque le cristallin n'a plus aucun rapport avec la pupille et la chambre postérieure : il passe ordinairement alors dans la chambre antérieure. Ces déplacements s'expliquent-ils par une déchirure de la capsule qui permettrait au cristallin de s'échapper, comme dans l'opération de la cataracte, ou bien sont-ils dus à ce que la capsule, demeurée intacte, perd ses connexions naturelles avec la zone ciliaire ? Les recherches que nous avons faites sur ce sujet nous ayant montré que les connexions de la capsule avec la zone ciliaire sont beaucoup plus résistantes que la membrane elle-même, nous en concluons que les déplacements arrivent plutôt par le premier des modes qui viennent d'être indiqués.

Marche des accidents, complications, terminaisons. — L'ébranlement léger de l'œil est ordinairement sans conséquence. L'ébranlement considérable, quels que soient ses résultats immédiats, peut être suivi d'une inflammation profonde qui occupe spécialement les tissus intéressés, et cette inflammation peut se terminer par la perte de la vision, quand bien même celle-ci aurait subsisté après l'accident. Chacune des lésions que nous venons de faire connaître imprime d'ailleurs un caractère particulier à la maladie.

L'épanchement de sang dans les chambres n'entraîne le plus souvent par lui-même aucune suite fâcheuse : il se résorbe spontanément au bout de quelques jours, d'autres fois après plusieurs semaines, et, s'il n'existe pas d'autre complication, la vue peut se conserver. Il n'en serait plus de même si une inflammation interne, spécialement une iritis, s'était déclarée avant que la résorption du sang fût opérée : ce liquide pourrait alors agir comme corps étranger et entretenir ou même augmenter la phlegmasie oculaire.

Le décollement et la déchirure de l'iris sont suivis d'une iritis, mais celle-ci est rarement très-intense. Une grande différence existe en effet dans les lésions de cette membrane, suivant qu'elles sont produites par une commotion ou par un instrument qui a traversé l'enveloppe fibreuse de l'œil et donné accès à l'air extérieur. Dans ce dernier cas, les suites sont habituellement plus graves, parce que l'inflammation se termine plus souvent par suppuration. Dans le premier, les symptômes sont parfois tellement légers et il y a si peu de douleurs que les malades conservent à peine le souvenir de l'accident : nous avons vu plusieurs fois, à la consultation du Bureau central, des individus, porteurs de pupilles artificielles par déchirure de l'iris, qui ne pouvaient nous indiquer ni la nature ni l'époque de l'accident qui avait occasionné cette lésion.

Les déplacements du cristallin et les déchirures de sa membrane n'augmentent pas non plus beaucoup l'intensité des phénomènes inflammatoires, mais nuisent d'une autre façon, en disposant les parties à perdre leur transparence au bout d'un temps plus ou moins long. Cette lésion du cristallin forme une variété de ce qu'on appelle *cataracte traumatique*. On l'explique différemment suivant l'idée qu'on se fait du mode de nutrition du cristallin. Pour ceux qui pensent que la nutrition de ce corps s'accomplit au moyen du sang transporté par les vaisseaux de la choroïde et du corps vitré vers la capsule cristalline, c'est la déchirure de ces vaisseaux sous l'influence de l'ébranlement imprimé à l'œil qui est la cause du mal, la lentille ne recevant plus le liquide réparateur en quantité suffisante. Pour ceux qui croient au contraire, avec Henle, que les matériaux nutritifs, au lieu de provenir directement des vaisseaux sanguins, se dégagent tout formés des procès ciliaires et de la choroïde, le mal résulte du trouble survenu dans les connexions des parties constituantes de l'œil, trouble qui ne permet plus à ces matériaux d'arriver convenablement à leur destination. Dans l'un et l'autre cas, on ne saurait déterminer rigoureusement pourquoi ce changement dans la nutrition est suivi d'une opacité, mais on comprend qu'il doit occasionner une diminution de volume. Une troisième explication a été proposée par M. Heyfelder. Ce chirurgien suppose que, la capsule antérieure se déchirant et le liquide de Morgagni s'épanchant, l'humeur aqueuse vient se mettre en contact avec la lentille cristalline, qu'elle rend opaque. Il ajoute que l'humeur aqueuse peut ensuite dissoudre le cristallin qu'elle avait d'abord rendu opaque, et en conséquence procurer une guérison spontanée. On sent qu'une pareille opinion est de tous points hypothétique, mais les faits qu'elle cherche à expliquer n'en sont pas moins réels.

Les cataractes consécutives à la commotion sont ordinairement mobiles et peu volumineuses, à cause de l'évacuation du liquide de Morgagni et de l'atrophie dont nous parlions tout à l'heure. Elles n'occupent pas tout le champ pupillaire, sont quelquefois situées profondément en arrière, ou au contraire portées en avant de manière à remplir en partie la pupille.

Dans le cas particulier où le cristallin est tombé d'emblée dans la chambre antérieure, il peut arriver, ou qu'il y cause une inflammation violente, ou qu'il s'y résorbe sur place, ou qu'il reste indéfiniment dans sa nouvelle position en donnant lieu de temps à autre à des retours d'inflammation.

On a quelquefois observé, comme conséquence tardive d'une commotion de l'œil, un déplacement ultérieur du cristallin sous l'influence d'un effort léger ou d'une secousse peu violente. Voici en pareil cas de quelle manière les phénomènes se succèdent. A la suite d'un premier ébranlement, la capsule se déchire ou ses connexions avec les parties voisines s'affaiblissent : aucun symptôme n'indique ces désordres, et la transparence de l'appareil cristallinien se conserve. Mais plus tard, sous l'influence d'une nouvelle secousse, la déchirure augmente, et le cristallin quitte sa place. Ainsi s'expliquent beaucoup de déplacements de cet organe, qui paraissent au premier abord spontanés ou dus à une cause très-légère.

De tout ce qui précède résulte que la commotion violente de l'œil expose le malade à des accidents, divers par leur nature et l'époque de leur apparition, dont le plus grave est la paralysie de la rétine, et qui tous peuvent se compliquer d'une inflammation consécutive plus ou moins violente.

Traitement. —Il consiste avant tout à prévenir et à combattre l'inflammation. Quant aux lésions diverses mentionnées dans le cours de cet article, chacune d'elles exige des soins particuliers. Tout ce qui se rapporte à la paralysie de la rétine sera exposé plus loin, à propos de l'amaurose. Le traitement de l'épanchement sanguin sera indiqué dans l'article suivant, qui traite de la contusion de l'œil ; il ne nous reste donc à parler ici que des indications fournies par les lésions de l'iris et du cristallin.

Le décollement et la déchirure de l'iris, disposant à la fois à l'hémorrhagie et à l'inflammation, rendent plus nécessaires encore l'emploi des antiphlogistiques et des calmants, ainsi que le repos absolu de l'organe et même de tout le corps, au moins dans les premiers jours et jusqu'à ce qu'on n'ait plus lieu de redouter ces deux complications. Le malade sera donc tenu couché, la tête assez élevée, dans une chambre obscure ; l'œil sera couvert de compresses imbibées d'eau fraîche, souvent renouvelées ; la nourriture sera réduite à quelques potages ; et, pour peu qu'il survienne de la céphalalgie ou des douleurs, soit dans l'œil, soit autour de l'orbite ou dans la région frontale, il sera pratiqué une ou plusieurs émissions sanguines, locales ou générales, et l'on administrera à l'intérieur quelque préparation opiacée.

Dans les déplacements du cristallin, la question qui se présente est celle de savoir si la lentille déplacée doit être laissée dans l'œil ou s'il vaut mieux l'extraire. Nous préférons en général, et sauf indications contraires, la laisser dans l'œil, parce que : 1° s'il est vrai qu'elle devient ordinairement opaque, il est aussi d'observation que ce résultat n'est pas constant, et qu'elle a pu, dans certains cas, séjourner dans sa place nouvelle en conservant sa transparence et sans grand dommage pour la vision ; 2° la période d'opacité est assez souvent suivie d'un travail d'absorption, pendant lequel le champ de la pupille se nettoie, et dont l'effet est de rendre au malade l'usage de la fonction quelque temps entravée. Il y a donc avantage à attendre : cela nous paraît incontestable pour les cas où la vue s'est conservée malgré le déplacement ; incontestable aussi pour ceux où la vue est plus ou moins profondément troublée, car il n'est pas certain que ce trouble ne soit pas dû à quelque autre complication, telle que la paralysie de la rétine, contre laquelle l'opération ne pourrait rien. Il y a avantage à attendre, puisque le temps dissipera ces incertitudes, éclaircira ces problèmes à la solution desquels se rattachent les vraies indications. Mais le peut-on toujours ? Non, il est des circonstances où le cristallin doit être extrait. C'est lorsque sa présence dans certains points de l'œil détermine de l'irritation ou cause des douleurs très-vives. Il y aurait alors inconvénient grave à attendre et à différer une opération qui peut soulager immédiatement le malade et conjurer le danger d'une inflammation profonde en en faisant disparaître la cause.

La position la moins défavorable que puisse prendre le cristallin déplacé est celle qui l'éloigne peu de sa position naturelle, celle par conséquent où il reste derrière l'iris. Il ne s'ensuit pas qu'on doive considérer comme absolument mauvais, et surtout comme suffisant pour indiquer une opération, le passage de la lentille dans la chambre antérieure : on a vu l'absorption du cristallin se faire dans ce lieu ; néanmoins, si on pouvait le replacer dans la chambre postérieure, nous pensons qu'il y aurait avantage. Or on peut sans inconvénient essayer d'obtenir ce résultat en soumettant l'œil à l'action locale des préparations belladonées, qui ont, comme on le sait, pour effet de dilater fortement la pupille, et en tenant en même temps pendant plusieurs jours le malade couché sur le dos, la tête sur le même plan horizontal que le reste du corps. La même pratique devrait être suivie quand le cristallin est resté enclavé dans l'ouverture pupillaire, et si l'on ne pouvait parvenir à le dégager par ce moyen, peut-être devrait-on voir dans la persistance de cette position une indication suffisante d'opération ; car, à supposer qu'en de telles circonstances une iritis pût être évitée, on conçoit difficilement comment il ne s'établirait pas des adhérences dont la conséquence serait un rétrécissement ou même une oblitération de la pupille.

Lorsqu'on a jugé convenable de temporiser, on doit surveiller attentivement ce qui se passe dans l'œil et insister sur l'emploi des moyens propres à favoriser l'absorption ainsi qu'à prévenir des adhérences fâcheuses et le développement d'une inflammation profonde. Si pourtant, au bout de plusieurs mois, la résorption du cristallin ne s'était pas opérée, et si sa présence donnait lieu à des phénomènes inflammatoires ou à des douleurs névralgiques, il faudrait se décider à l'extraire. La même opération serait indiquée dans le cas où il serait devenu et resté opaque, comme aussi dans celui où il aurait contracté cette opacité par le fait seul de l'ouverture de sa capsule et sans avoir quitté sa place; mais ce sont là des points qui se rattachent de trop près à l'histoire de la cataracte pour en être séparés et que nous discuterons en conséquence dans l'article consacré à l'histoire de cette importante maladie.

CHAPITRE DEUXIÈME.

Compression.

Lorsque les yeux sont soumis à une pression prolongée, des dérangements peuvent survenir dans leur organisation et leurs fonctions. Les cas de ce genre sont extrêmement rares. Nous n'en connaissons qu'un seul exemple, qui a été cité par Beer et reproduit par Mackenzie : il nous a paru assez curieux et assez instructif pour que nous ayons cru devoir le consigner ici sous un titre spécial. Un homme, qui jusque-là avait eu la vue très-bonne, eut tout à coup les deux yeux serrés et comprimés par la main d'un autre individu, qui voulait, en vertu d'une plaisanterie très-usitée quoique très-mauvaise, lui faire, comme on dit, deviner qui était là. Le patient faisant effort pour retirer la main qui le gênait, l'autre appuyait davantage. Lorsqu'enfin les mains furent retirées, le malade ne voyait plus, et il resta depuis complétement aveugle.

CHAPITRE TROISIÈME.

Contusion.

Il y a contusion des yeux lorsqu'un corps vulnérant, animé d'une certaine vitesse, atteint ces organes et les blesse, sans toutefois opérer de solution de continuité, du moins dans leur enveloppe extérieure. Parmi les causes les plus fréquentes, il faut ranger les chocs de fragments de pierre ou de métal lancés avec force, un coup de fouet, un coup de queue de cheval, un violent coup de poing, un soufflet, etc. L'accident arrive encore assez souvent pendant les promenades ou les excursions dans les bois, lorsque celui qui marche devant écarte une branche d'arbre, qui vient, en reprenant sa place, frapper au visage une des personnes qui se trouvent derrière.

En vertu de leur vitesse et de la manière dont ils agissent, ces corps vulnérants impriment nécessairement à l'œil un ébranlement, en sorte que les effets de la commotion se combinent habituellement avec ceux de la contusion.

Les conséquences immédiates de la contusion sont variables suivant que c'est la cornée ou la sclérotique qui a été frappée. Si c'est la cornée, elle peut avoir été érodée superficiellement : cela a lieu dans les cas, assez rares à la vérité, où les paupières ne se sont pas rapprochées assez vite pour protéger l'œil. Si c'est la sclérotique, elle est presque nécessairement protégée par les paupières : aussi l'un des premiers effets est-il l'ecchymose sous-conjonctivale, qui peut être circonscrite ou occuper toute l'étendue de la conjonctive oculaire, former un bourrelet chémosique autour de la cornée ou seulement une tache rouge peu saillante.

Que l'instrument contondant ait agi sur la cornée ou sur la sclérotique, un autre effet immédiat possible est l'épanchement de sang intra-oculaire, appelé aussi *hémophthalmie*. Cet épanchement peut occuper seulement la chambre antérieure : il se reconnaît alors à la présence, derrière la cornée, d'une tache rouge qui correspond à la partie inférieure et masque la moitié correspondante de l'iris. Cependant la pupille est saine, et, s'il n'y a pas d'autre complication, la vue peut encore s'accomplir. Les deux chambres peuvent être occupées en même temps et presque entièrement remplies. Dans ce cas, comme dans le précédent, le sang est fourni par les vaisseaux de l'iris. D'autres fois l'épanchement, situé plus profondément, est placé dans le corps vitré ou même dans l'espace intermédiaire à ce dernier et à la rétine ou à la rétine et à la choroïde. Cette lésion, désignée plus particulièrement sous le nom d'*apoplexie oculaire*, s'accompagne ordinairement d'une perte complète de la vision, et le diagnostic est difficile, parce que, le fond de l'œil et la pupille conservant leur coloration noire, on ne peut savoir si la cécité est due à la présence du sang épanché ou bien à une amaurose.

Les autres résultats immédiats de la contusion de l'œil sont le décollement et la déchirure de l'iris, les lésions du cristallin et de sa capsule, l'amaurose. En effet si, comme nous l'avons vu plus haut, l'ébranlement transmis à l'organe par les régions voisines peut produire ces lésions, à plus forte raison seront-elles déterminées par le choc direct de l'agent vulnérant sur le globe oculaire.

L'inflammation qui suit les contusions de l'œil est plus grave que celle qui succède à la commotion et a plus de tendance à se terminer par suppuration. Nous avons soigné, il y a quelques mois, à l'hôpital des Cliniques, un homme qui avait reçu un fragment de pierre sur la cornée gauche. Il eut consécutivement une iritis et un hypopion pour lequel l'œil dut être ponctionné : l'œil ne s'affaissa pas, et la cornée resta transparente, mais la vision fut perdue. Dernièrement encore, nous avons vu un malade qui avait une iritis et un hypopion à la suite d'une contusion de l'œil par une branche d'arbre.

L'épanchement de sang dans la chambre antérieure se résorbe toujours assez rapidement quand il ne survient pas d'inflammation suppurative. Si celle-ci a lieu, le pus et le sang se mélangent ou plutôt forment dans la chambre antérieure deux couches assez distinctes, l'une inférieure sanguine, l'autre supérieure purulente. L'épanchement de sang ne fournit par lui-même aucune indication spéciale et n'a pas besoin d'être évacué, à moins cependant que l'œil ne soit extrêmement tendu et que cette tension ne donne lieu à des douleurs violentes : une incision de quatre à cinq millimètres, faite à la partie inférieure de la cornée, suffira alors pour procurer une évacuation des chambres et une déplétion salutaire du globe de l'œil. Lorsque l'épanchement est très-abondant, comme, par exemple, lorsqu'il remplit les deux chambres oculaires, il doit faire porter un pronostic grave; car, si la cause vulnérante a été assez puissante pour déterminer un grand épanchement, outre que celui-ci sera difficilement résorbé et pourra donner lieu à une sécrétion plastique, cette cause aura pu souvent aussi produire en même temps, du côté de la rétine, des désordres qui rendent la cécité irrémédiable. Quant à l'épanchement de sang profond, il est beaucoup plus grave et semble altérer pour toujours la transparence du corps vitré : c'est cependant un point qui n'a pas été étudié suffisamment, et sur lequel il est prudent de faire ses réserves.

Les lésions du cristallin, l'amaurose, l'atrésie consécutive de la pupille, se produisent de la même manière qu'à la suite de la commotion, et nous n'avons rien de particulier à en dire ici.

Le traitement des contusions des yeux doit être antiphlogistique. Le repos absolu de l'organe, les saignées répétées, les réfrigérants, les purgatifs, en formeront la base et devront être employés concurremment.

CHAPITRE QUATRIÈME.

Rupture.

Les contusions très-fortes de l'œil, particulièrement celles qui sont produites par une chute sur quelque objet saillant, par le choc d'un corps lancé avec violence, comme une pierre, une balle de paume, par un coup de poing, par un coup de corne de bœuf, etc. etc., peuvent amener la rupture de quelque partie des enveloppes oculaires. Cette rupture peut encore être causée par l'abominable pratique, usitée en certaines contrées dans les combats des gens du peuple, et qui consiste à presser fortement sur l'œil des vaincus avec le pouce enfoncé dans l'orbite. Le plus souvent, la cornée et la conjonctive échappent à la rupture : la première à cause de sa résistance, la seconde à cause de sa laxité. La sclérotique, la choroïde et la rétine, sont les parties les plus susceptibles de se rompre, et cette rupture s'opère ordinairement au devant de l'insertion des muscles droits, du côté interne plutôt que du côté externe, non pas que l'œil soit là plus mince que partout ailleurs, mais probablement parce que, à cause de la disposition de l'orbite, c'est la partie externe de l'organe qui est presque toujours frappée, de sorte que, la pression s'exerçant directement de dehors en dedans, c'est vers ce dernier point que son action se fait le plus énergiquement sentir.

Lorsque la rupture correspond à la cornée, une évacuation immédiate de l'œil en est la conséquence à peu près nécessaire ; mais, quand elle correspond à la sclérotique, qui est, comme on sait, doublée par la conjonctive, cette dernière membrane s'oppose à la sortie des humeurs. Voici alors ce qui se passe : si la choroïde n'est pas déchirée en même temps que la sclérotique, elle est poussée au dehors par la pression des liquides intérieurs, et forme une saillie noirâtre, sorte de staphylome, qui le plus souvent n'arrive pas à des dimensions considérables ; si elle est déchirée, ainsi que la rétine, l'humeur aqueuse et le cristallin sont expulsés à travers la déchirure et viennent s'arrêter près de la conjonctive. C'est ce déplacement que Mackenzie décrit sous la dénomination de *luxation sous-conjonctivale*, dénomination à laquelle nous préférons celle de *déplacement sous-conjonctival du cristallin,*

La rupture du globe oculaire se complique presque toujours de la déchirure ou du décollement de l'iris, ainsi que d'un épanchement sanguin intra-oculaire et sous-conjonctival, qui empêche, dans les premiers moments, de se rendre bien compte des lésions auxquelles on a affaire. Si pourtant on examine avec attention, on découvre, au milieu de l'ecchymose conjonctivale, à la partie interne et quelquefois supérieure du globe oculaire, entre la caroncule lacrymale et la circonférence de la cornée ou à la jonction de celle-ci et de la sclérotique, une petite tumeur fixe, ordinairement rouge à sa base et jaunâtre à son sommet, reproduisant quelquefois la forme et le volume du cristallin qui la constitue, quelquefois plus grosse et arrondie, à cause de la présence d'une certaine quantité de l'humeur aqueuse. On a deux fois trouvé cette tumeur transparente ou tout au moins demi-transparente, de telle sorte qu'on a pu, dans l'un de ces cas observé par le docteur John France (*Guy's hospital reports,* 1851, t. VII, p. 246), apercevoir, à travers le cristallin déplacé, la déchirure de la sclérotique par laquelle il s'était échappé. Si l'on fait une incision sur la tumeur, on en voit sortir le cristallin, tantôt intact et encore enveloppé de sa membrane, tantôt altéré dans sa couleur et sa transparence, et converti en une sorte de gelée blanchâtre ou plus ou moins ambrée, différences qui paraissent dépendre de l'ancienneté de la lésion.

Dans la plupart des faits cités jusqu'à ce jour, on n'a bien apprécié la nature de la lésion qu'au moment où l'incision a été faite. On pourra désormais la reconnaître et la signaler à l'avance, au moyen de deux signes que M. Gosselin a fait connaître ailleurs (*Gazette des hôpitaux de Paris,* 1853), et qui sont empruntés à la déformation et à la dépressibilité de la cornée. Dans l'état normal, cette membrane est circulaire et bombée; mais, si une partie des milieux est évacuée, elle s'affaisse et conserve la forme que lui a donnée la pression exercée par le corps vulnérant. Cette forme est allongée dans le sens vertical ou transversal, au lieu d'être circulaire. On sait également que, chez la plupart des sujets, la cornée ne se laisse pas aplatir lorsqu'on appuie sur elle avec

un doigt par l'intermédiaire des paupières ; mais,
que la quantité du liquide contenu dans la chambre antérieure vienne à diminuer, la membrane se
laisse déprimer plus facilement qu'avant l'accident.

L'observation suivante, dont un de nous,
M. Gosselin, a été témoin, est un exemple remarquable de cette sorte de lésion. Une femme de
soixante ans, jusque-là bien portante et douée
d'une bonne vue, éprouva, le 22 juillet 1852,
l'accident suivant. En se baissant pour ramasser
quelque chose à terre, elle rencontra l'extrémité
d'une canne, sur laquelle vint frapper son œil
gauche. Elle croit, sans pouvoir l'affirmer, que le
choc porta sur la partie inférieure du globe oculaire par l'intermédiaire de la paupière. Apportée
immédiatement à l'Hôtel-Dieu, elle ne fut examinée
que le lendemain. Nous trouvâmes à l'angle interne de l'œil gauche une ecchymose et même en
plusieurs points un véritable épanchement de sang.
Il y avait, de plus, dans la chambre antérieure
un épanchement analogue qui cachait l'iris. La
cornée était transparente dans toute son étendue,
mais elle était allongée de haut en bas, et la pression exercée à travers la paupière la déprimait et
l'aplatissait beaucoup plus que du côté opposé. Au
bout de quelques jours, l'épanchement de sang
intra-oculaire ayant diminué, on put constater un
décollement et une déchirure de l'iris. La vision
ne se rétablissait pas; il restait, en haut et en dedans du globe oculaire, au-dessus de la cornée,
une tumeur arrondie, semi-transparente, et paraissant contenir un liquide. Une ponction faite avec
la lancette donna issue à un jet de liquide transparent, et, bientôt après, à un corps mollasse que
l'on reconnut être le cristallin. La déchirure de la

sclérotique était fermée ; mais la cicatrice, très-mince, laissait apercevoir par transparence la couleur de la choroïde.

Des faits semblables ont été observés par Mackenzie (p. 272), Middlemore (t. II, p. 44), Hunt (*Med. gaz.*, t. IX; 1831), M. Rivaud-Landreau (*Gaz. méd. de Lyon*, 1849, p. 34), M. Barrier (*Annales d'oculistique*, t. XXIV). Ces faits et quelques autres, observés surtout par des chirurgiens anglais et allemands, Frank, Walker, Chadwick, Pope, France, Dixon, ont été réunis par M. Follin dans le numéro de février 1853 des Archives générales de médecine. Tous se ressemblent, sous ce double rapport que la déchirure occupait la partie supérieure et interne et que les accidents inflammatoires n'ont pas été intenses. La vision ne s'est rétablie chez aucun malade ; chez quelques-uns, elle a été entièrement perdue ; chez d'autres, elle a été affaiblie à des degrés divers : ainsi les uns voyaient à se conduire avec des lunettes à cataractes et pouvaient même reconnaître les grosses lettres à l'aide d'une loupe, tandis que les autres distinguaient à peine le contour des objets. Cette altération de la vision a du reste toujours paru tenir moins à l'inflammation de l'œil qu'aux altérations survenues, au moment de l'accident, dans les parties constituantes de l'organe, telles que déchirure de l'iris, épanchement sanguin, ébranlement de la rétine, etc. La pupille est aussi restée déformée dans quelques cas, soit qu'elle ait été entraînée du côté de la rupture scléroticale, soit qu'elle ait été agrandie par la déchirure de l'iris, ou doublée par le décollement partiel de cette membrane.

Si un cas pareil se présentait, le premier soin devrait être de favoriser la résorption du sang épanché et de prévenir l'inflammation par les moyens dont nous avons déjà parlé. Quant au cristallin, il faudrait tôt ou tard le faire sortir par une incision ; mais on n'y devrait songer que deux ou trois semaines après l'accident, afin de laisser à la sclérotique le temps de se cicatriser, et de ne pas s'exposer à la pénétration de l'air dans l'œil et à l'issue du corps vitré, accident observé par John France dans un cas où il avait incisé la tumeur quelques jours seulement après la rupture.

Il est à la rigueur possible que, la conjonctive restant encore intacte, la sclérotique, la choroïde, et la rétine, soient rompues et laissent passer non plus le cristallin, mais le corps vitré, qui vient ainsi faire hernie sous la conjonctive. Les faits de ce genre sont très-rares. On en trouve, dans la thèse de M. Force (1846, n° 48), un exemple, qui a été observé dans le service de M. Velpeau. La tumeur, dont la coloration était verdâtre, avait un centimètre de diamètre et autant d'épaisseur. Cinquante jours après l'accident, qui avait consisté en un coup de manche de couteau dans l'angle interne de l'œil, M. Velpeau pensa que la plaie de la sclérotique était cicatrisée et cautérisa fortement avec le nitrate d'argent. La tumeur s'affaissa bientôt et disparut complétement ; la vision fut conservée.

CHAPITRE CINQUIÈME.

Plaies.

Les plaies du globe de l'œil peuvent être distinguées en plaies par armes à feu et plaies ordinaires, c'est-à-dire faites par toute espèce d'instruments piquants, tranchants, ou contondants ordinaires.

Art. 1ᵉʳ. — Plaies ordinaires.

Les instruments qui produisent ces sortes de plaies sont le plus souvent pointus, comme les aiguilles, les épingles, les ciseaux, les canifs, les fourchettes, les fragments de verre, etc. Ceux qui sont tranchants ont ordinairement une pointe, de sorte qu'ils pénètrent d'abord à la manière des instruments piquants. Enfin les instruments contondants sont presque toujours des fragments de bois, de pierre ou de métal, lancés avec plus ou moins de force. Parmi ces instruments, les plus aigus pénètrent au moyen d'une pression modérée ; d'autres, plus épais ou moins affilés, ne blessent qu'à la condition d'être poussés avec une certaine force, ce qui ébranle l'œil et peut ajouter aux dangers de la plaie ceux de la commotion.

Lorsque la conjonctive seule est intéressée, quelles que soient l'étendue et la direction de la plaie, celle-ci est dite non pénétrante. Il en est de même si la cornée ou la sclérotique ne sont intéressées que dans une partie de leur épaisseur. Ces sortes d'égratignures s'observent sur les moissonneurs, qui se heurtent contre les barbes des épis, et chez les nourrices, qui sont blessées par les ongles des petits enfants qu'elles portent sur les bras.

Les plaies pénétrantes, c'est-à-dire celles dans lesquelles toute l'épaisseur de la coque fibreuse de l'œil a été traversée, correspondent tantôt à la cornée, tantôt à la sclérotique.

Les blessures de la cornée peuvent être des contusions, des piqûres, ou des coupures, plus ou moins nettes, plus ou moins grandes, plus ou moins directes, plus ou moins rapprochées du centre. Rarement ce sont des déchirures, plus rarement encore des plaies à lambeau. Après avoir traversé la cornée, l'instrument peut blesser l'iris, soit qu'il pique seulement, qu'il coupe, ou qu'il décolle cette membrane. S'il pénètre plus loin, il peut ouvrir la capsule du cristallin, toucher celui-ci, le diviser plus ou moins profondément, et atteindre ensuite le corps vitré; il n'est même pas impossible qu'il traverse l'œil de part en part dans le sens antéro-postérieur. On conçoit qu'un instrument très-aigu, poussé directement dans l'axe de l'œil, pourrait produire les mêmes lésions en traversant l'ouverture pupillaire et sans intéresser l'iris.

L'instrument qui pénètre à travers la sclérotique opère, suivant sa forme et son mode d'action, une piqûre, une coupure, une déchirure, ou une plaie à lambeau. La choroïde et la rétine, le cercle et les procès ciliaires, sont ensuite atteints, traversés ou décollés, et enfin la lésion peut s'étendre, comme dans le cas précédent, jusqu'à l'appareil cristallinien et au corps vitré.

La plaie peut toujours être compliquée de la présence du corps vulnérant ou de quelqu'une de ses parties, complication qui sera plus amplement étudiée dans l'article suivant.

Symptômes, marche, terminaisons. — Les symptômes diffèrent beaucoup, suivant la profondeur de la lésion, le nombre et l'espèce des parties intéressées.

Les plaies non pénétrantes bornées à la conjonctive donnent souvent lieu, dès le début, à une infiltration de sang dans le tissu cellulaire sous-conjonctival, infiltration sans gravité et dont la résolution ne se fait pas attendre, de sorte que la guérison est rapide et facile, et qu'il n'en reste même, au bout de quelque temps, aucune marue apparente.

Il en est ordinairement de même des égratignures et des plaies superficielles de la sclérotique et de la cornée; cependant ces dernières peuvent, si elles sont négligées ou mal soignées, donner lieu à une inflammation avec ramollissement de la membrane et à un staphylome ou à une perforation de l'œil. Walther et Mackenzie s'accordent à reconnaître que, dans un seul district d'Écosse qu'ils nomment, les érosions de la cornée par les épis de blé, au moment de la moisson, coûtent annuellement la vue à cinquante ou soixante personnes (Mackenzie, *Mal. des yeux*, p. 175).

Les contusions de la cornée, produites par de petits projectiles qui tombent immédiatement après avoir heurté violemment l'œil, ne sont pas exemptes de danger, parce qu'elles excitent une inflammation qui souvent se transmet à la conjonctive, à la sclérotique et à l'iris, et se termine par l'ulcération de la partie frappée ou par une infiltration de pus entre les lamelles de la cornée.

Dans les plaies pénétrantes, quand la cornée seule a été divisée, il est assez ordinaire que l'humeur aqueuse s'écoule, au moins en partie, et que la membrane perforée perde sa convexité et s'affaisse plus ou moins; cependant, s'il n'y avait qu'une plaie très-étroite ou à trajet très-oblique, ce phénomène pourrait manquer. Les petites piqûres de la cornée, celles, par exemple, que se font quelquefois avec leur aiguille les fillettes qui apprennent à coudre, laissant à peine écouler un peu d'humeur aqueuse, exemptes de toute complication, se réunissent ordinairement par première intention et sans laisser de trace. Un peu plus étendues, les plaies de la cornée peuvent encore guérir sans suppuration, quoique le suintement de l'humeur aqueuse ait duré plusieurs jours ou même plusieurs semaines : une fois la solution de continuité fermée, l'humeur aqueuse se reproduit, et, s'il reste quelque trace de la blessure, c'est une tache blanche, à peine apparente dans la plupart des cas, et qui diminue d'ailleurs dans les jours suivants, de manière à disparaître complétement ou presque complétement. Très-larges enfin et comprenant une grande partie du diamètre ou tout le diamètre de la cornée, elles laissent, à la vérité, écouler librement toute l'humeur aqueuse, et exposent, dans le premier moment, à l'évacuation d'une partie des humeurs de l'œil, et plus tard à une synéchie, c'est-à-dire à une adhérence de l'iris avec les bords de la division cornéale ; mais on observe qu'elles se compliquent rarement d'inflammation, de douleurs ou d'autres accidents, que la réunion s'en opère en général avec facilité et sans qu'il reste d'autre vestige de la lésion qu'une cicatrice linéaire. En somme, les plaies de la cornée, pourvu qu'elles soient nettes et qu'on ne les néglige pas, sont susceptibles d'une heureuse terminaison. Ce résultat n'est pourtant pas constant, et il est possible qu'à l'occasion de la piqûre la plus légère, comme de la division la plus étendue, les lèvres de la plaie suppurent et se ramollissent, que l'inflammation s'étende à la conjonctive ou se propage dans l'œil, qu'une fistule cornéale s'établisse, que la guérison ne survienne qu'après de longs délais, avec une cicatrice opaque, qui gêne plus ou moins la vision suivant sa place et son étendue, ou bien avec une irrégularité de la cornée, d'où résulte une grande obscurité de la vue et même de la diplopie lorsqu'on se sert seulement de l'œil blessé pour regarder les objets.

Une conséquence possible et fréquente des perforations de la cornée, c'est la *hernie de l'iris*. Cet accident résulte de ce que le diaphragme irien, cessant d'être soutenu par suite de l'évacuation de l'humeur aqueuse et flottant au milieu des chambres à demi vidées, est facilement entraîné vers la plaie par le courant du liquide qui s'y porte. Il se produit avec facilité, surtout dans certaines conditions, lorsque, par exemple, la plaie est de grandeur moyenne et voisine du point d'union de la sclérotique et de la cornée. Si au contraire la solution de continuité est très-petite ou placée vers le centre de la cornée, c'est-à-dire vis-à-vis de l'ouverture pupillaire, la hernie ne peut se produire. Il est également rare qu'elle se forme dans les cas où la division de la cornée est très-étendue, quoiqu'il soit moins facile de donner les raisons de ce fait : ainsi on l'observe moins souvent dans les grandes plaies à lambeau pratiquées pour l'extraction de la cataracte que dans les petites incisions qui servent à pratiquer certaines opérations de pupille artificielle.

Le hernie est plus ou moins considérable, et formée soit par le bord pupillaire de l'iris, soit par la partie de cette membrane qui se rapproche de son bord ciliaire ; ce qui dépend beaucoup de la situation de la plaie. La pupille est déformée dans les deux cas, mais d'une manière différente pour chacun : dans le premier, elle est le siége d'un rétrécissement proportionné à l'étendue de la marge de l'iris engagée dans la plaie et qui peut aller jusqu'à l'oblitération complète si la marge toute entière y passe; dans le second, elle est seulement attirée vers le point hernié, et par suite déplacée, allongée, quelquefois agrandie, du moins suivant un de ses diamètres. Il faudrait que la hernie fût bien considérable, dans ce dernier cas, pour qu'il en résultât un rétrécissement et surtout un effacement de l'ouverture pupillaire. La hernie de l'iris ne peut se former sans entraîner des désordres dans l'intérieur même de l'œil. Les chambres diminuent d'étendue, l'antérieure s'efface presque complétement, et toutes deux deviennent irrégulières par suite du changement de position de l'iris, qui, au lieu d'être tendu verticalement d'un côté à l'autre, se dirige d'arrière en avant pour aller gagner la division cornéale.

Les phénomènes qui surviennent ultérieurement sont ceux qu'on observe dans tout étranglement, quel que soit son siége. La petite tumeur se gonfle d'abord par l'effet de la stase et de la congestion sanguines qui s'y établissent, et non, comme le prétend Chelius, par l'accumulation de l'humeur aqueuse derrière la partie herniée. Si ce dernier phénomène a jamais eu lieu, ce n'a été que par exception. Ce gonflement est accompagné d'une réaction plus ou moins vive, de photophobie, de larmoiement. Peu à peu cette inflammation se modère; la tumeur se flétrit, diminue, puis s'efface entièrement : c'est que la partie exubérante, étranglée à sa base et privée de nourriture, s'est lentement mortifiée. Pendant ce temps, le travail de la cicatrisation s'accomplit et ferme la division de la cornée en établissant des adhérences entre elle et la portion de l'iris qui la traverse. Ainsi se trouve guérie la blessure, mais perpétuée la déformation pupillaire qui en est la conséquence. Telle est la terminaison la plus heureuse de l'accident qui nous occupe; mais il arrive parfois que la tumeur, jouant le rôle de corps étranger, détermine une inflammation violente de la conjonctive ou de la cornée, que l'iris lui-même s'enflamme, que la cornée se ramollit ou suppure, qu'un abcès se forme dans les chambres, et que la vue se perde ou s'altère considérablement. Sans que les choses en viennent à ce point, il se peut que l'iris se trouve de plus en plus attiré vers la plaie, et que par conséquent on voie augmenter la déformation, le rétrécissement, ou le déplacement de la pupille.

Un autre accident bien singulier, et d'ailleurs fort rare, a été mentionné par Mackenzie à l'occasion des plaies pénétrantes de la cornée situées tout près du point d'union de cette membrane avec la sclérotique, dans un lieu par conséquent où elle est tapissée par la conjonctive. Celle-ci se cicatrisant plus facilement que le tissu propre de la cornée, la plaie se trouve fermée à la surface avant d'être réunie dans son fond ; de sorte que l'humeur aqueuse, filtrant à travers l'ouverture cornéale, repousse la conjonctive et la soulève sous forme d'une vésicule transparente. Si l'on coupe cette vésicule avec des ciseaux, il s'écoule une certaine quantité de liquide clair, la cornée s'affaisse, la chambre antérieure se vide, et l'on peut constater, à l'aide d'un stylet, l'existence, au fond de la poche ouverte, d'un pertuis fistuleux communiquant avec la chambre antérieure.

Soit qu'elles s'établissent de cette façon, soit qu'elles succèdent, ce qui est beaucoup plus ordinaire, à une inflammation avec ramollissement et suppuration, les *fistules traumatiques* sont encore une des conséquences des plaies pénétrantes de la cornée. Elles sont ordinairement très-petites et ne donnent passage qu'à une faible quantité d'humeur aqueuse ; néanmoins celle-ci suinte à mesure qu'elle se reproduit et peut d'ailleurs s'écouler en masse à l'occasion de quelque choc ou de quelque pression accidentelle. Il arrive aussi quelquefois que, les bords de l'ulcéraration se réunissant momentanément, l'écoulement reste suspendu pendant quelque temps, puis, comme cette cicatrice est peu résistante, le moindre effort reproduit la fistule, et le liquide recommence à couler. Les chambres passant par ces alternatives de vacuité et de distension, on voit tour à tour la cornée ridée ou rénitente, l'œil affaissé ou plein, l'iris collé derrière la cornée ou tendu à sa place. Lorsque la fistule est un peu plus large et l'écoulement du liquide continuel, la surface de l'œil est habituellement humide, et cet organe reste mou dans son ensemble, au point que les muscles peuvent modifier sa forme en se contractant et imprimer de légers sillons sur la sclérotique. Cette lésion peut avoir une très-longue durée, et, comme la plupart des fistules, elle n'a qu'une très-faible tendance à guérir.

Les blessures de l'iris se distinguent aux caractères suivants : 1° épanchement de sang dans les deux chambres, à cause de la grande vascularité de l'organe ; 2° déformation de la pupille résultant de la force rétractile inhérente au tissu de l'iris ; 3° intensité de l'inflammation et fréquence des adhérences dépendant de la texture vasculaire, des connexions de cette membrane, et de la facilité avec laquelle elle produit la matière plastique. Lors même qu'il n'y a que simple piqûre, la pupille se resserre, et il se forme, ordinairement du côté blessé, un angle rentrant qui peut devenir permanent. Les coupures étendues jusqu'au bord pupillaire donnent lieu à la déformation et à l'agrandissement de la pupille. Les plaies avec perte de substance établissent dans le diaphragme irien une ou plusieurs ouvertures supplémentaires. Celles à lambeaux ont le même résultat et exposent de plus aux synéchies et à la formation de fausses membranes propres à embarrasser les chambres et à obstruer la pupille. Avec la blessure de l'iris, peut coïncider la hernie de cette membrane.

Lorsque l'instrument vulnérant pénètre jusqu'à l'appareil cristallinien, s'il est très-aigu, comme une aiguille, par exemple, il est possible qu'aucun phénomène particulier ne se produise ; mais une issue aussi heureuse n'a été que bien rarement observée. Presque constamment, dans les cas même de simple piqûre, à plus forte raison dans ceux de coupure du cristallin et de sa capsule, il y a opacité du cristallin ; c'est ce qu'on nomme *cataracte traumatique*. Cette opacité peut être et rester partielle. Elle peut s'étendre aussi à la totalité de la lentille, transformée en une masse d'un blanc bleuâtre, uniforme, sans stries, assez molle d'ailleurs, et du volume de l'organe ou même un peu inférieure. C'est ordinairement ainsi que les choses se passent quand la plaie est petite. Lorsqu'elle est large, au contraire, l'on voit des flocons blancs se séparer de la masse, tomber dans la chambre antérieure, et s'y dissoudre. Le même phénomène s'accomplissant également du côté des parties restées en place, il en résulte que la pupille s'éclaircit et qu'à l'opacité succède une transparence plus ou moins parfaite des milieux de l'œil. Il arrive encore quelquefois que, le travail de la résorption étant demeuré incomplet, le cristallin, réduit à un petit noyau, demeure enfermé dans sa capsule plissée et doublée peut-être de matière plastique, constituant ainsi une des variétés de cataractes capsulo-lenticulaires connue sous le nom de *cataracte aride siliqueuse.* Toutes ces modifications ne s'accomplissent guère sans qu'il y ait inflammation de l'iris et par suite établissement d'adhérences anormales.

Les blessures du cristallin occasionnent aussi son déplacement, auquel les ophthalmologistes ont donné le nom impropre de luxation. Le lieu que l'organe déplacé occupe dans l'œil et la position qu'il affecte peuvent varier à l'infini. Tantôt il est resté derrière l'iris, tantôt il a passé au devant de lui dans la chambre antérieure; tantôt il conserve sa position verticale, tantôt il est plus ou moins incliné ou couché dans une direction presque horizontale. Comme la capsule a été largement ouverte, le critallin peut, ou devenir opaque, ou se résorber, ou subir successivement ces deux changements, ou même se charger de dépôts pseudomembraneux ou calcaires. Il est possible aussi, quoique beaucoup plus rare, qu'il conserve pendant longtemps, dans la position anormale qu'il a prise, son volume et sa transparence. Mackenzie, Græfe, Chelius, Ammon, citent des cas dans lesquels il est resté pendant plusieurs années dans la chambre antérieure sans y avoir subi d'altération sensible. Enfin on le voit, quand il n'a été qu'incomplétement résorbé et seulement diminué dans son volume, passer facilement, sous l'influence de certaines pratiques, d'une des chambres dans l'autre. Si le cristallin blessé a pu, dans un certain nombre de cas que l'on cite, séjourner impunément hors de sa place au milieu des membranes délicates de l'œil, on conçoit que ce sont là des exceptions; presque toujours il joue le rôle d'un corps étranger, et son contact avec la rétine et l'iris, outre qu'il entraîne la perte de la vue, détermine des inflammations profondes très-graves.

Si la plaie de la cornée est assez large, le cristallin, poussé vers elle par le retrait des membranes, et surtout par l'action musculaire, peut y rester engagé, ou même la franchir, soit seul, soit avec des lambeaux de l'iris et avec une portion plus ou moins considérable du corps vitré. Chez les sujets affaiblis, les vieillards, les individus blessés dans un état d'ivresse, les contractions musculaires étant peu énergiques, il sort peu de chose ; tandis que, chez les sujets vigoureux et bien musclés, il y a au contraire plus de chances pour qu'une quantité considérable d'humeur vitrée s'échappe. L'œil, perdant subitement de son volume, s'affaisse, se plisse, et la vision est immédiatement perdue, tant par l'évacuation d'une partie des humeurs que par l'ébranlement de la rétine et par l'aplatissement de la cornée. Les mouvements des paupières irritant d'ailleurs la plaie, le malade préfère les tenir rapprochées. Dans ces lésions si profondes et si graves, il survient ordinairement une ophthalmie des plus intenses, qui peut mettre la vie en danger et qui se termine trop souvent par la suppuration et l'évacuation complète de l'œil, converti désormais en un moignon complétement incapable de servir à la vision.

Les plaies pénétrantes de la sclérotique, moins fâcheuses en apparence que celles de l'iris, parce qu'elles n'intéressent pas les parties situées sur le passage des rayons lumineux, sont pourtant en réalité très-graves, plus généralement graves même que les précédentes. En effet, comme la sclérotique recouvre dans toute son étendue le cercle ciliaire, la choroïde, la rétine, le corps vitré, sans en être séparée par aucun intermédiaire, il est évident que tout instrument dirigé contre cette membrane doit, s'il pénètre à une profondeur de 1 à 2 millimètres seulement, c'est-à-dire à une profondeur minime, blesser à la fois plusieurs de ces parties, si importantes, soit par la quantité des vaisseaux et des nerfs qui les pénètrent, soit par le rôle qu'elles jouent dans la fonction de la vision.

Les plaies pénétrantes de la sclérotique s'accompagnent d'ecchymose sous-conjonctivale, surtout quand elles ne sont pas très-étendues, et donnent presque constamment lieu à un écoulement de sang abondant, à cause de la blessure de la choroïde. Les plus petites peuvent entraîner des dangers : Mackenzie dit avoir vu une simple piqûre de la partie antérieure de la membrane donner lieu au tremblement de l'iris et à une amaurose incomplète. Peut-être y avait-il eu, dans ce cas, lésion d'un des nerfs ciliaires ? La blessure d'une des artères ciliaires longues pourrait occasionner une hémorrhagie et donner lieu à la formation d'un épanchement ou d'une infiltration de sang dans le corps vitré. Si la division est un peu plus large, il y a presque nécessairement hernie de la choroïde, hernie moins grave à la vérité que celle de l'iris et presque toujours susceptible de se réduire d'elle-même. Quant à la plaie de la sclérotique, elle guérit avec assez de facilité, mais en laissant une cicatrice apparente, parce que l'intervalle des bords de la division est comblé par de la matière plastique qui s'y organise sous forme de membrane. Il est quelquefois arrivé que la plaie de la sclérotique soit restée ouverte, tandis que celle de la conjonctive s'était cicatrisée, de telle sorte qu'au-dessous de cette dernière membrane intacte existait une hernie de la choroïde.

Pour peu que la solution de continuité ait d'étendue, le corps vitré se présente, poussant au devant de lui des lambeaux de la rétine et de la choroïde, et apparaît sous la forme d'un fongus infiltré de sang. Avec lui sort ou non le cristallin, suivant que la blessure a pénétré jusqu'à l'appareil cristallinien. Une quantité de sang plus ou moins considérable prend quelquefois dans l'œil la place des parties sorties. De tels désordres ne surviennent guère sans s'accompagner d'une violente inflammation intérieure ; cependant on a vu celle-ci manquer, particulièrement dans des cas où l'évacuation de l'œil avait été abondante, comme si la sortie d'une grande quantité d'humeur vitrée avait produit un dégorgement favorable. Quoi qu'il en soit, la déformation de l'œil n'est pas une conséquence nécessaire de son évacuation, et l'on a vu la plaie se fermer et l'œil se distendre sous la pression excentrique d'un fluide aqueux de nouvelle formation. D'autres fois, l'œil demeure atrophié : c'est ce qui a toujours lieu lorsque le corps vitré s'est échappé tout entier ou en très-grande partie, ou quand l'inflammation s'est emparée du globe oculaire et que celui-ci est devenu le siége d'une suppuration intérieure. Quant à la vue, elle est toujours perdue.

Il peut encore arriver, à l'occasion de ces plaies profondes, et plus ou moins longtemps après, que des matières plastiques, déposées dans le fond de l'œil, y deviennent l'origine de quelque tumeur intra-oculaire, ou que l'humeur vitrée, livrée à une sorte de liquéfaction et mêlée au liquide nouveau, détermine une hydropisie de l'œil avec gonflement de cet organe et staphylôme de la sclérotique. A peine est-il nécessaire de dire que le cristallin peut, comme à la suite des plaies pénétrantes de la cornée, se déplacer ou devenir opaque, si l'action de l'instrument vulnérant s'est étendue jusqu'à lui. On conçoit aussi que plusieurs des accidents dont chacun a été décrit à part peuvent se trouver réunis, lorsque, par exemple, la blessure intéresse à la fois la sclérotique et la cornée.

Quand l'œil a été traversé de part en part, presque toutes les parties constituantes de l'organe ayant été intéressées, il se forme un épanchement sanguin intra-oculaire, et il survient une inflammation générale, qui amène la fonte purulente de l'organe ou tout au moins son atrophie.

De tout ce qui précède, résulte que l'intensité de l'inflammation augmente en général avec la profondeur de la plaie, mais ce n'est pas là la seule circonstance capable d'exercer de l'influence sur la marche du mal. Les inflammations oculaires, même de cause traumatique, ont plus d'intensité en hiver et dans les temps pluvieux. Elles sont plus vives encore lorsque, malgré la blessure, le malade continue à s'exposer à l'air et à travailler. Les conséquences en sont plus graves, toutes choses égales d'ailleurs, chez les sujets scrofuleux et chez certains individus naturellement prédisposés, peut-être par une faiblesse native de l'organe, aux phlegmasies oculaires. L'inflammation peut du reste, quand elle est légère, se terminer sans laisser de trace, et entraîner au contraire, quand elle est grave, la perte complète de la vision et même de l'œil. Entre ces degrés extrêmes, se placent de nombreux intermédiaires : les cas, par exemple, dans lesquels subsiste une tache indélébile de la cornée, avec ou sans adhérence de l'iris; ceux dans lesquels le cristallin demeure cataracté; ceux à la suite desquels reste un déplacement, une déformation, une oblitération de l'ouverture pupillaire. Certains malades conservent pendant longtemps des douleurs intermittentes à forme névralgique. Enfin on voit assez souvent, et la chose doit être notée comme un phénomène ordinaire dans les affections de l'organe visuel, on voit, disons-nous, assez souvent l'inflammation s'étendre de l'œil blessé à celui qui n'a pas été touché.

Diagnostic. — On peut être appelé à porter un diagnostic avant ou après le développement de l'inflammation.

Avant l'inflammation, l'examen est ordinairement facile, parce que le malade supporte assez le jour pour qu'on puisse écarter les paupières. On voit aisément alors si la plaie est bornée à la conjonctive ou si elle est pénétrante. Les blessures de la cornée sont encore assez faciles à constater, de même que la hernie de l'iris, qu'on reconnaît aux changements survenus dans la chambre antérieure, et surtout à la saillie noirâtre, de volume variable, que forme la partie herniée entre les lèvres de la plaie cornéale. Il faut toutefois se défier des petites plaies contuses de la cornée, qui peuvent être plus profondes et plus dangereuses qu'on ne serait tenté de le croire au premier abord.

Les plaies de la sclérotique sont plus difficiles à reconnaître, à cause de l'ecchymose sous-conjonctivale qui les masque. Il en est de même des blessures de l'iris cachées quelquefois par l'épanchement du sang dans la chambre antérieure.

L'aplatissement de la cornée et sa déformation, la diminution et la mollesse générale du globe oculaire, altérations qu'on peut apprécier par la comparaison avec l'œil du côté opposé, font soupçonner que l'œil, largement ouvert, a perdu une partie de son contenu, et l'on apprécie par le degré de ces altérations, ainsi que par l'inspection directe de la blessure, si c'est l'humeur aqueuse seule ou une portion plus ou moins considérable du corps vitré qui s'est échappée. On n'est sûr que le cristallin est déplacé ou sorti que si on l'aperçoit dans l'une des chambres, si on le retrouve entre les lèvres de la plaie, ou si le malade l'a recueilli et le représente.

Quant à déterminer si la rétine est paralysée par suite de la commotion qu'elle a éprouvée, de son contact avec le cristallin déplacé, ou de la blessure qu'elle a reçue, il est très-difficile, pour ne pas dire impossible, d'y arriver, car on n'aurait, pour se guider dans cette partie du diagnostic, que l'altération même de la fonction et la dilatation de l'iris; mais, ces phénomènes pouvant provenir du trouble causé par la seule évacuation de l'humeur aqueuse, on ne doit pas trop se hâter de les rapporter à une amaurose. Ce n'est que plus tard, c'est-à-dire au moment où l'œil a échappé aux accidents inflammatoires sans que la vision soit rétablie, qu'on est autorisé, s'il n'existe pas d'ailleurs de cause apparente de la cécité, à admettre une paralysie de la rétine.

Une fois l'inflammation développée, il est beaucoup plus difficile de constater les lésions superficielles ou profondes du globe oculaire; car le malade ne peut supporter la lumière, et il y aurait imprudence à multiplier les explorations et à se livrer à un examen long et minutieux. Ce qui importe d'ailleurs en ce moment, c'est moins de connaître les particularités de la blessure que d'apprécier l'intensité, le siége, et l'étendue de la phlegmasie. Or, on y arrive par le rapprochement de certains signes faciles à obtenir sans fatigue pour le malade : tels sont les douleurs oculaires

et circumorbitaires, la rougeur et le boursouffle-
ment de la conjonctive, l'infiltration de la cornée,
la déformation de la pupille, etc. etc.

Pronostic. — Il se déduit de ce qui a été dit
précédemment sur les symptômes et la marche du
mal : aussi aurons-nous peu de choses à ajouter. Toute blessure de l'œil, si petite qu'elle
soit, présente une certaine gravité, parce qu'on
ne peut jamais être assuré qu'il ne surviendra pas, à
son occasion, une inflammation consécutive d'une
grande violence. Cependant ou peut dire, d'une
manière générale, que la gravité de ces blessures
est en rapport avec la profondeur à laquelle a pénétré l'instrument et avec le nombre et l'importance des parties intérieures qui ont été lésées. Ce
qui fait surtout cette gravité, c'est l'altération ou la
perte possibles de la vision et de l'organe même de
la vue, ces tristes conséquences pouvant du reste
survenir de plusieurs façons : par l'opacité de la
cornée ou du cristallin; par le déplacement de
celui-ci ; par la déformation, le déplacement, ou
l'oblitération de la pupille; par la paralysie de la
rétine ; par l'atrophie ou par la fonte purulente
du globe oculaire.

L'observation des faits nous autorise pourtant à
présenter ici une remarque qui n'est pas sans intérêt, c'est que souvent les plaies accidentelles
sont moins graves que celles qu'on pratique pour
la cataracte, et qu'elles ont donné parfois des
guérisons inattendues et presque miraculeuses,
dans des cas même où il ne semblait pas qu'il y
eût lieu d'espérer un semblable résultat, quoique,
par exemple, la plaie de la cornée fût irrégulière,
que l'iris eût été lésé, que le cristallin se fût
échappé, et que le malade eût négligé les premiers
soins. Que de fois au contraire ne voyons-nous

pas, après l'opération la mieux faite, une inflammation suppurative se développer, malgré la régularité de la plaie et les soins prodigués immédiatement! Pourquoi cette différence? Tient-elle à ce que les conditions d'âge ne sont pas les mêmes, les blessures ayant lieu plutôt sur des individus jeunes, et les opérations de cataracte étant pratiquées sur des individus avancés en âge? ou bien serait-ce que l'opacité spontanée du cristallin suppose certaines aptitudes pathologiques de l'œil, parmi lesquelles se trouverait la disposition aux inflammations graves?

Traitement. — Il comprend plusieurs indications : la première, commune à tous les cas, est de prévenir le développement de l'inflammation ou de la combattre quand elle a éclaté ; les autres, variables suivant les circonstances, sont relatives aux lésions et aux accidents qui compliquent si souvent les plaies, comme la présence de corps étrangers, l'épanchement sanguin, la hernie de l'iris, de la choroïde ou du corps vitré, les déplacements et l'opacité du cristallin, les fistules de la cornée.

Le meilleur moyen peut-être pour calmer les douleurs et prévenir l'inflammation, c'est l'application de compresses imbibées d'eau froide et même d'eau glacée, qui doivent être placées sur l'œil blessé et renouvelées tous les quarts d'heure. Le malade est en outre condamné au lit, tenu dans une chambre obscure, et soumis à un régime sévère. Une saignée du bras, particulièrement s'il est jeune et pléthorique, doit en même temps être faite; et, dans le cas où les douleurs seraient très-vives, si surtout il y avait des nausées et des vomissements, il faudrait joindre à l'emploi de ces moyens l'opium à l'intérieur.

Des frictions sur les paupières et le pourtour de l'orbite avec l'onguent mercuriel belladoné (4 gr. d'extrait de belladone pour 20 à 30 gr. d'onguent) sont utiles dans presque tous les cas de plaies pénétrantes et nécessaires dans ceux où l'iris a été divisé; car il y a à redouter ici, bien plus que dans les cas de simple contusion, l'inflammation de la membrane, et cette inflammation expose aussi bien davantage à des adhérences, attendu que, les chambres s'étant vidées plus ou moins complétement, les lambeaux de l'iris ne sont plus soutenus par l'humeur aqueuse et viennent s'appuyer, soit sur la capsule cristalline, soit sur la face postérieure de la cornée.

Pendant les jours qui suivent, on continue le même traitement, et l'on revient, si la chose paraît nécessaire, à la saignée générale ou à des applications de sangsues, soit au devant de l'oreille, soit dans la région mastoïdienne. On administre en même temps quelques purgatifs, tels que l'eau de Sedlitz ou de Pullna, la limonade magnésienne, etc. L'œil tombe-t-il en suppuration, il n'y a plus à insister sur les antiphlogistiques, et l'on doit s'attacher davantage à combattre les douleurs au moyen des narcotiques. Nous verrons plus loin ce qu'il y aurait à faire s'il se formait un abcès dans les chambres ou dans l'intérieur de l'œil.

Ce qui a rapport aux corps étrangers sera exposé dans un article spécial (voy. p. 341).

Nous avons eu occasion de nous expliquer sur l'épanchement sanguin (p. 304). Il nous reste seulement à ajouter que, dans les cas de plaie pénétrante, l'indication de respecter l'épanchement n'est plus aussi absolue. Si le sang occupe les chambres et que la blessure soit disposée d'une manière favorable, loin de s'opposer à l'issue de ce liquide, le chirurgien doit y aider.

Lorsqu'il existe une hernie de l'iris, si l'on est appelé immédiatement ou même quelques heures après l'accident, on recommande de pratiquer avec la paupière des frictions légères et circulaires sur la partie herniée, frictions que l'on continue pendant quatre à cinq minutes et auxquelles on fait succéder l'exposition subite de l'œil à la lumière dans le but de réveiller la contractilité de l'iris. Il faut, selon Mackenzie, ne renoncer à cette manœuvre qu'après l'avoir essayée plusieurs fois, et l'on peut aussi la seconder par l'emploi d'un stylet, avec lequel on écarte les lèvres de la plaie ou l'on presse doucement sur la partie déplacée; mais cette dernière pratique est douloureuse et peut déchirer la membrane sans la réduire. Les deux moyens réunis échouent d'ailleurs le plus souvent, ou, si la hernie se réduit, elle se reproduit bientôt après. Aussi donne-t-on généralement la préférence aux préparations belladonées, qui déterminent la rétraction de l'iris d'une manière plus durable et sans fatiguer cette membrane. On se contente ordinairement d'étendre une couche d'extrait de belladone sur le sourcil et les paupières, et de faire tomber sur le globe de l'œil quelques gouttes de solution filtrée de la même substance : au bout de vingt à trente secondes, la belladone agit sur l'iris, qui peut, en se contractant, ramener la portion déplacée à sa position naturelle. Cette pratique est imparfaite en ce qu'elle néglige un élément important, l'inflammation. M. Desmarres a insisté avec raison sur ce point et sur la nécessité de réduire la tuméfaction inflammatoire en même temps qu'on sollicite l'action rétractile de l'iris. Pour cela, il fait coucher le malade sur le dos, la tête basse, lui tient appliquées sur l'œil des compresses légères imbibées du liquide suivant : infusion de belladone et de jusquiame, 50 grammes de chaque pour un litre d'eau, avec addition d'extrait de belladone, 20 grammes. Ces compresses sont entourées de glace et changées tous les quarts d'heure, et l'on profite de ce moment pour infiltrer entre les paupières une goutte du même liquide. Ce traitement peut et doit être continué pendant trois ou quatre jours, et il n'y a lieu qu'après ce laps de temps de désespérer de son efficacité. Après la réduction, il faut continuer les instillations de belladone (une goutte toutes les trois ou quatre heures) jusqu'à la cicatrisation de la plaie, afin que l'iris soit maintenu à distance de la solution de continuité et ne puisse, ni s'y engager de nouveau, ni se coller contre elle et lui adhérer.

Tous les cas ne sont pas également favorables à l'emploi de la belladone, et il en est où il est formellement contre-indiqué. Toutes les fois que la hernie comprend la marge pupillaire de l'iris et que la plaie se rapproche du centre de la cornée, il y a grande chance de succès et grande utilité des préparations belladonées. Lorsqu'au contraire la perforation est très-voisine de la circonférence de la cornée, le succès est plus douteux et l'utilité moins évidente. Si enfin la portion herniée est intermédiaire aux bords ciliaire et pupillaire de l'iris, la rétraction de cette membrane pourrait amener la marge de la pupille et la pupille elle-même au niveau de la plaie et jusque dans la division, ce qui serait à la fois grossir la hernie et la rendre plus fâcheuse par la nature des parties engagées: l'usage de la belladone serait donc nuisible dans de telles circonstances.

Quand la réduction n'a pas pu être obtenue à l'aide de la belladone, il y a lieu de craindre que le travail d'inflammation adhésive déjà accompli n'empêche définitivement la rentrée des parties herniées. Cependant M. Desmarres pense que ces adhérences récentes peuvent encore être rompues, si l'on exerce sur un autre point de l'œil une violente action révulsive : or, c'est ce qu'il fait en cautérisant fortement avec l'azotate d'argent, dans deux ou trois points, au voisinage de la hernie, soit la conjonctive oculaire, soit la cornée elle-même. L'œil est ensuite baigné avec de l'eau froide, et les instillations de belladone continuées avec persévérance. Cette cautérisation peut être sans inconvénient renouvelée plusieurs fois à deux jours d'intervalle. Il est arrivé une fois à M. Desmarres de ne réussir qu'après une huitième cautérisation ; mais ordinairement la réduction s'obtient, dit-il, dès la première, la deuxième ou la troisième, et c'est un moyen dont il a trop souvent éprouvé les bons effets pour ne pas le recommander fortement. Une autre pratique a été indiquée par Mackenzie : elle consiste à faire sur la partie herniée une ponction ou à y pratiquer une excision avec des ciseaux, afin que l'humeur aqueuse puisse s'écouler, et que l'iris, sollicité par la belladone et cessant d'être retenu par la partie engagée dans la plaie, puisse reprendre sa position naturelle. C'est là une manœuvre qui ne nous paraît pas exempte d'inconvénients, mais qu'on pourrait adopter dans le cas particulier où la hernie de l'iris succéderait à la blessure de cette membrane.

Si, malgré l'usage de tous ces moyens, la hernie persiste, on peut, ou exciser avec des ciseaux la portion exubérante, ou la laisser se contracter lentement et disparaître, en aidant son retrait par des cautérisations avec l'azotate d'argent renouvelées tous les jours ou tous les deux jours. L seconde méthode est la plus généralement employée. La cautérisation est pratiquée avec un crayon d'azotate d'argent, taillé en pointe, afin de ne toucher que la hernie ; et les paupières, fixées préalablement par un aide et par le chirurgien, ne sont abandonnées à elles-mêmes qu'après qu'on a fait tomber à la surface de l'œil un filet d'eau froide qui emporte l'excédant du caustique et l'empêche de se répandre sur les parties voisines. Sous l'influence de la cautérisation, la hernie adhère à la cornée, se resserre graduellement, et disparaît à la fin, laissant à sa suite une cicatrice solide et une déformation permanente de la pupille. Quelques praticiens, entre autres Mackenzie, donnent la préférence à l'excision, parce que, disent-ils, la hernie, laissée en place, peut se tuméfier, entraîner de nouvelles portions de l'iris, jouer le rôle d'un corps étranger et entretenir une inflammation de la conjonctive, devenir enfin la base d'une cicatrice étendue et saillante. Nous pensons néanmoins que cette pratique devrait être réservée pour les cas où la portion herniée est très-volumineuse et tend à former en se tuméfiant une tumeur anormale. La compression à travers les paupières, recommandée par quelques personnes, nous paraît un moyen infidèle et dangereux, à cause de la douleur qu'il peut occasionner et de la chaleur qu'il entretient dans les parties souffrantes.

La hernie de la choroïde a beaucoup moins d'importance que celle de l'iris. Elle se retire ordinairement d'elle-même et peu à peu, sans qu'il soit nécessaire d'employer d'autre précaution que celle de tenir les paupières fermées et l'œil couvert de compresses imbibées d'eau froide soutenues par un bandeau médiocrement serré ; mais la cicatrice est toujours assez large.

L'espèce de fongus que forme, dans les grandes plaies de la sclérotique, le corps vitré échappé à travers les lèvres de la division doit être excisé avec des ciseaux ; puis l'œil est maintenu à l'aide d'une compression méthodique et condamné à une immobilité absolue. Cette indication se présente toutes les fois que la plaie a une certaine étendue. Pour y satisfaire, on pourrait, comme il a été dit, se contenter d'un bandeau, ce qui permet d'employer en même temps les topiques et particulièment les réfrigérants ; mais, quand l'œil est en partie vidé, il est préférable de recourir à un moyen plus efficace et de tenir les paupières réunies à l'aide de bandelettes de diachylon ou de taffetas d'Angleterre.

Nous avons fait voir, dans l'article consacré à la contusion de l'œil, comment on doit se conduire lorsqu'il y a déplacement du cristallin. Les mêmes questions se représentent ici et les mêmes règles doivent être suivies. Ajoutons seulement que, comme l'inflammation de l'iris et la formation d'adhérences anormales sont, dans le cas actuel, beaucoup plus imminentes, l'usage des préparations belladonées est parfaitement indiqué et doit être uni à celui des antiphlogistiques les plus énergiques ; mais nous ne croyons pas, avec quelques praticiens, qu'il faille, dans la crainte d'accidents qui peuvent manquer ou être conjurés, extraire de suite tout cristallin blessé et déplacé : cette opération doit être, suivant nous, réservée pour les cas où le cristallin se présente entre les lèvres de la plaie, ou encore pour ceux dans lesquels il est placé dans la chambre antérieure et ne peut être ramené en arrière de l'iris, la plaie de la cornée étant d'ailleurs assez grande et assez favorablement disposée pour qu'un léger coup de ciseau ou de bistouri permette de livrer passage à la lentille déplacée.

Les fistules de la cornée sont, ainsi qu'on l'a vu précédemment, difficiles à reconnaître et non moins difficiles à guérir : aussi est-il important d'en prévenir la formation. C'est ce qu'on s'efforce de faire en conduisant le traitement avec méthode, et en ayant soin d'exciter la plaie de la cornée par des cautérisations avec l'azotate d'argent fréquemment renouvelées.

Art. II. — Plaies par armes à feu.

Aux plaies par armes à feu proprement dites, nous joignons les lésions produites par l'explosion de la poudre à canon et par celle des capsules fulminantes. Nous aurons donc à traiter des plaies produites : 1° par la poudre à canon, 2° par les grains de plomb, 3° par les balles, 4° par les éclats de capsules

1. *Plaies produites par la poudre à canon.* — Lorsque la déflagration de la poudre a lieu tout près de l'œil, il peut en résulter des lésions dont la gravité est proportionnée à la quantité de grains enflammés. S'ils sont nombreux, ils peuvent, sans pénétrer la cornée, y provoquer une vive inflammation ; s'ils sont en petit nombre, l'inflammation est moins intense et plus facile à arrêter dans ses progrès, lors même qu'ils auraient pénétré dans l'épaisseur de la membrane. On a vu des grains isolés se recouvrir d'une couche de substance nouvelle et rester pendant toute la vie, sous la forme de points noirâtres, incrustés dans la cornée, sans donner naissance à aucune irritation nouvelle. Quelquefois les grains de poudre enflammée traversent la cornée, se logent dans l'iris, perforent cette membrane, et, y laissant une perte

de substance appréciable, arrivent même jusqu'au cristallin. De là, des inflammations profondes, une iritis plus ou moins grave, la sécrétion et le dépôt de fausses membranes, l'opacité du cristallin, et la formation de ces cataractes traumatiques, vraies ou fausses, dont nous aurons à nous occuper plus tard. On conçoit que les moyens qui conviennent ici sont les lotions froides et le traitement antiphlogistique le plus énergique.

II. *Plaies produites par les grains de plomb.* — Lorsque l'arme à feu est chargée avec du plomb, les effets de la blessure présentent les variétés suivantes.

A. Les grains de plomb ne pénètrent pas, mais touchent seulement la cornée et la sclérotique. L'œil conserve son aspect naturel, et pourtant il peut y avoir perte instantanée de la vision par ébranlement de la rétine et du nerf optique. De même qu'après toutes les contusions, il peut survenir une ophthalmie interne, dont les suites sont quelquefois simples, mais qui occasionne souvent une atrésie de la pupille, une fausse cataracte, et finalement la perte de la vue.

B. Les grains de plomb entrent dans la sclérotique, mais ne la traversent pas et restent fixés dans son épaisseur. Les cas de ce genre sont excessivement rares. Demours en rapporte un, dans lequel deux grains de plomb soudés ensemble vinrent frapper l'œil : l'un d'eux s'implanta dans la sclérotique, l'autre resta en rapport avec la conjonctive. Demours, ne supposant pas une pareille disposition, crut qu'en saisissant avec une pince le corps étranger qu'il voyait, il allait l'extraire facilement ; mais il éprouva beaucoup de difficultés, et ne parvint à le retirer qu'après plusieurs tentatives. Ce fut seulement lorsque l'extraction fut

faite qu'il reconnut la forme du corps vulnérant
et la nature de la lésion. La vue fut conservée.
(T. II, p. 504.)

C. Les grains de plomb traversent la cornée ou
la sclérotique et la choroïde, et arrivent dans
l'intérieur de l'œil. Les accidents varient, suivant
qu'un grand nombre ou quelques-uns seulement
ont pénétré. S'il y en a un grand nombre, ils produisent une désorganisation immédiate de l'œil et
consécutivement une gangrène et une suppuration
à laquelle peut participer le tissu cellulaire de
l'orbite. Le cerveau et les méninges y prennent
même quelquefois part. L'un de nous a soigné à
en 1847, à l'Hôtel-Dieu, un malade qui s'était
tiré à bout portant un coup de pistolet chargé à
plomb dans la région frontale gauche. L'œil correspondant avait été immédiatement dilacéré. Le
quatrième jour, survint un frisson, qui se répéta
les jours suivants et s'accompagna bientôt de délire et de prostration. Le malade mourut, et nous
trouvâmes à l'autopsie une méningite suppurée du
lobe gauche du cerveau : cependant aucun grain
de plomb n'était entré dans le crâne, la dure-
mère n'avait même été touchée nulle part; seulement la voûte orbitaire était fissurée, l'orbite était
rempli de pus, et il y en avait aussi entre la dure-
mère et la bosse orbitaire du frontal. Sans doute
l'inflammation suppurative s'était propagée de l'intérieur de l'orbite à la cavité encéphalique.

Si un seul ou deux grains de plomb ont pénétré,
ils font ordinairement une ouverture étroite qui
s'efface promptement et disparaît, en sorte qu'on
reste longtemps incertain sur la circonstance de la
pénétration. Il est remarquable que cette complication n'entraîne pas nécessairement une suppuration intra-oculaire; mais elle cause, dans la plu-

part des cas, une ophthalmie interne grave, qui se termine par une atrésie de la pupille et une cataracte. Le corps étranger peut ensuite séjourner indéfiniment dans l'œil, sans provoquer aucun accident. D'autres fois il donne lieu seulement de temps à autre à un retour d'inflammation. Demours cite un fait dans lequel, après être resté longtemps caché, le grain de plomb vint se mettre en rapport avec l'iris. Dans quelques cas assez rares, la présence du corps étranger dans le fond de l'œil, et peut-être au voisinage du nerf optique, occasionne des douleurs rebelles et violentes à forme névralgique, dont on ne peut débarrasser le malade que par une opération. Mackenzie rapporte à ce sujet un fait plein d'intérêt.

Un individu avait reçu à la chasse un grain de plomb dans l'œil gauche. Pendant les trois années qui suivirent l'accident, il éprouva parfois des douleurs si violentes dans l'œil et dans la tête qu'il était obligé de renoncer à toute espèce d'occupation. Une cataracte traumatique s'était formée, et la vision était complétement perdue. Le malade s'aperçut que, dans les moments où ces douleurs étaient le plus vives, l'œil opposé se troublait, et que, même dans les intervalles, il s'affaiblissait sensiblement. Craignant de perdre entièrement la vue, il voulut qu'on allât à la recherche du corps étranger. Vainement essaya-t-on à deux reprises différentes. Il ne resta plus comme ressource que l'extirpation de l'œil, qui fut aisément acceptée par le malade. En disséquant cet organe, on trouva un grain de plomb si solidement fixé dans le nerf optique, au niveau de sa jonction avec la rétine, que le chirurgien, M. Butter, dut faire beaucoup d'efforts pour le détacher de l'excavation où il séjournait. Au bout de quarante-sept jours, époque à laquelle le malade paraît avoir été perdu de vue, l'œil droit gagnait tous les jours en force, et les douleurs névralgiques allaient en diminuant.

Un autre malade, que nous avons eu l'occasion de voir, a reçu un ou plusieurs grains de plomb dans l'œil droit à la fin de l'année 1851. Une inflammation consécutive violente est survenue, après laquelle sont restées des douleurs très-vives qui s'exaspèrent par l'exercice de l'autre œil, par la lecture ou par toute autre occupation, et par les secousses qui ont lieu nécessairement dans la marche et en voiture. Aujourd'hui encore, plus de deux ans après l'accident, le malade est tourmenté souvent par le retour des douleurs, et ne peut se livrer à aucune occupation sérieuse. L'œil gauche s'affaiblit sensiblement.

III. *Plaies produites par les balles.* — Les désordres varient suivant que le projectile atteint l'œil par sa partie antérieure ou qu'il intéresse les parties latérales en pénétrant dans l'orbite. Dans le premier cas, il y a déchirure et désorganisation complète de l'organe, et, si le malade n'est pas emporté par une blessure concomitante du cerveau, les débris de l'œil tombent nécessairement en gangrène et sont entraînés par la suppuration. Lorsque le projectile pénètre entre l'œil et l'orbite, il peut arracher ce dernier organe et l'expulser de sa place. Ces cas sont très-rares et n'offrent que peu d'intérêt pratique, parce que toute la gravité de la blessure est dans la lésion à peu près inévitable de l'encéphale.

IV. *Plaies produites par les éclats de capsules.* — Les capsules fulminantes peuvent blesser l'œil, soit lorsqu'on s'amuse à les faire partir avec un marteau, soit lorsque l'on tire un fusil à percussion.

Les effets se rapprochent beaucoup de ceux qui résultent de l'action des grains de plomb.

Si le corps vulnérant ne pénètre pas, il peut néanmoins occasionner une cécité par commotion ou une ophthalmie grave.

S'il pénètre, et que le fragment soit peu considérable, il reste implanté dans la cornée et devient le point de départ d'une kératite purulente, ou bien il tombe dans la chambre antérieure, et, dans les deux cas, à quelque époque que l'on soit appelé, l'indication est toujours de le retirer, dût-on même inciser la cornée pour arriver jusqu'à lui.

Lorsque le fragment de capsule se loge dans le cristallin, il détermine des phénomènes auxquels tout autre corps étranger pourrait sans doute donner lieu, mais qui ont été étudiés d'une manière spéciale par M. Sichel (*Annales d'oculistique*, t. XIII). Le premier effet de la présence d'un de ces fragments de capsule, c'est l'inflammation et l'opacité du cristallin ; puis l'inflammation se dissipe, et le cristallin opaque commence alors à se résorber, de telle sorte que le corps étranger se trouve mis en liberté. Un moment arrive donc où ce dernier, après avoir été quelque temps emprisonné, tombe dans une des chambres de l'œil, où il peut occasionner de nouveaux troubles et une nouvelle inflammation. C'est pourquoi M. Sichel donne le conseil de ne pas trop attendre et de pratiquer l'extraction aussitôt que la position du fragment métallique peut être bien reconnue et qu'il commence à devenir mobile.

Si le fragment de capsule était plus profondément situé, les choses se passeraient comme on l'a vu pour les grains de plomb, c'est-à-dire que le plus souvent la suppuration n'aurait pas lieu, et que la plaie d'entrée se cicatriserait sans laisser aucune trace. Une ophthalmie interne, douloureuse et chronique, surviendrait et se terminerait par une opacité du cristallin et une atrésie de la pupille. Elle pourrait de plus laisser à sa suite les douleurs intermittentes à forme névralgique dont il a été fait mention précédemment.

Le traitement qui convient dans ce cas particulier et les règles à suivre pour l'extraction des fragments demeurés dans l'œil seront indiqués dans l'article suivant.

CHAPITRE SIXIÈME.

Corps étrangers.

Quelque diversité qu'ils présentent, ils peuvent se ramener à deux grandes classes : ceux qui pénètrent dans l'œil, et ceux qui n'y pénètrent pas.

Art. 1ᵉʳ. — Corps étrangers non pénétrants.

Nous appelons ainsi, par opposition aux corps étrangers pénétrants, non pas seulement ceux qui restent à la surface de la conjonctive ou du globe oculaire, mais encore ceux qui s'incrustent, soit dans la conjonctive et dans le tissu cellulaire sous-conjonctival, soit même dans la coque fibreuse du globe oculaire, mais sans en franchir l'épaisseur.

Variété de ces corps étrangers — Les corps qui appartiennent à cette première catégorie sont variables à l'infini sous le rapport de leur origine, de leur nature, de leur matière, de leur forme, de la manière dont ils sont poussés à la place qu'ils occupent. Tantôt ce sont des cils qui se détachent et tombent entre les paupières ; tantôt des objets légers apportés par le vent, comme des poussières et des poudres diverses, sable, plâtre, cendre, farine, tabac, sciure de bois, barbes de plumes, petits fragments de paille, portions dures d'insectes, débris de substances végétales, fragments de coque d'avoine, de chanvre, de millet, graine de houx, etc.; quelquefois des insectes entiers, des mouches ou des moucherons, qui se précipitent en volant à la rencontre de l'œil ; d'autres fois des piquants de marron, qui restent dans la plaie qu'ils ont faite ; des rognures d'ongles ou de plumes, qui sont projetées vers l'œil au moment où on les taille ; de petits morceaux de charbon ou de bois enflammé, qui sont lancés par le feu ; des parcelles de fer incandescent, qui s'échappent de l'enclume ; des copeaux d'acier, de fer, de cuivre, que lancent au loin le tour ou la lime ; des fragments de silex, qui jaillissent de la pierre qu'on brise ; des éclats de verre, qui se détachent d'un vase fracassé. On ne doit pas s'étonner, après cette énumération, si ces corps étrangers s'observent de préférence chez les individus placés dans certaines conditions, comme les gens de la campagne, les plâtriers, les casseurs de pierre, les forgerons, les tourneurs sur métaux, les serruriers, les mécaniciens.

Les corps étrangers s'introduisent quelquefois dans des circonstances moins ordinaires : ainsi des femmes et des enfants, soufflant dans la mangeoire ou dans la cage d'oiseaux privés, afin d'y faire la propreté, se sont envoyés eux-mêmes dans les yeux diverses ordures et particulièrement des fragments de coque de millet. C'est de la même façon, en soufflant sans précaution dans une poudrière ou une tabatière, que quelques personnes se sont blessées. On a vu des insectes piquer la conjonctive et y laisser leur aiguillon. Il est arrivé enfin que certaines mouches ont déposé leurs larves à la surface de la conjonctive, et que, celles-ci étant écloses dans ce lieu, il y a paru de petits vers : il n'est pas nécessaire pour cela, comme on pourrait le croire, que le sujet soit surpris pendant son sommeil ; le dépôt peut se faire instantanément par une mouche qui vient étourdiment se jeter contre l'œil ouvert d'une personne placée dans les conditions ordinaires de la vie, ainsi que le prouvent quelques faits recueillis dans ces derniers temps (voyez *Annales d'oculistique*, t. xv, p. 133).

Les corps étrangers non pénétrants peuvent donc, ainsi qu'on le voit, appartenir aux trois règnes. Ils sont généralement petits et assez légers, mais présentent cependant des différences sous ce rapport. Tantôt ils sont uniques, tantôt très-multipliés, comme cela a lieu pour les poudres et les poussières. Quelquefois ils sont solubles, plus souvent non. Enfin il y en a qui sont arrondis, lisses, inertes, tandis que d'autres sont irritants, soit par leur forme anguleuse ou par l'irrégularité de leur surface, soit par le calorique qu'ils contiennent, soit par leurs propriétés chimiques.

Siége. — Le point précis occupé par les corps étrangers est, ainsi que nous l'avons vu déjà, susceptible de varier : tantôt ils répondent à la conjonctive palpébrale et oculaire, tantôt à la cornée. Ceux qui sont en rapport avec la première de ces membranes peuvent y être implantés ou simplement arrêtés. Ceux qui sont en rapport avec la seconde y sont ordinairement implantés, parce qu'elle est trop lisse pour les retenir à sa surface. Ce sont ordinairement les corps légers et apportés par le vent qui séjournent à la surface de la membrane muqueuse sans la percer. Les corps plus pesants, lancés avec une certaine force ou incandescents, se creusent une dépression sur les membranes et s'y incrustent en quelque sorte. On observe ceux-ci sur la conjonctive comme sur la cornée, plus souvent pourtant sur la seconde, parce que, d'une part, elle se présente plus directement au centre des paupières et dans le point de leur plus grand écartement, et que, d'une autre part, en vertu de sa texture, elle oppose une certaine résistance et ne cède pas sous le choc.

Symptômes, marche, terminaisons. — Ils varient, comme on pouvait le prévoir, suivant la nature des corps, leur volume, leur forme, leur température, leurs propriétés chimiques, leur état d'adhérence ou de liberté, leur siége sur la conjonctive ou sur la cornée.

Inertes, légers et mobiles, ils ne nuisent que par leur contact. Leur présence détermine de suite une douleur agaçante, accompagnée de rougeur, de larmoiement, d'un besoin irrésistible de frotter les paupières, et se calmant par instants pour reprendre bientôt après avec plus d'intensité. Entraînés par les larmes, poussés par les mouvements naturels des paupières et par les clignements répétés qu'excite leur présence vers la caroncule lacrymale, ces petits corps sont presque toujours expulsés assez vite par le frottement de la main ou des doigts qui les rencontrent dans ce point.

Il est possible néanmoins qu'ils séjournent dans quelque point de la cavité conjonctivale, et, neuf fois sur dix, c'est derrière la paupière supérieure; soit qu'ils se collent à la surface de la muqueuse, comme cela arrive pour les poussières; soit qu'ils se trouvent retenus par la tuméfaction des tissus circonvoisins qui les enchâssent en quelque sorte, ainsi qu'on le voit pour des fragments irréguliers de paille, de graines, de semences, d'insectes; soit qu'ils prennent position dans un des angles ou des sinus de la conjonctive, comme on l'a observé pour des morceaux de bois, des épines, des portions assez étendues de la tige des graminées. Les symptômes sont alors ceux de l'inflammation conjonctivale : élancements et douleur, sensation de gravier ou de déchirement, injection et rougeur, chaleur vive et cuisante, larmoiement, photophobie. Cette inflammation est très-vive, très-douloureuse, et générale, dans le cas où le corps étranger occupe la partie postérieure des cartilages; plus modérée et plus localisée, si le corps étranger est unique et retiré dans une des anfractuosités de la conjonctive : Scarpa, Mackenzie, ont rapporté des exemples de corps assez volumineux qui ont séjourné ainsi dans le cul-de-sac oculo-palpébral supérieur, sans donner lieu à une grande réaction et sans qu'on ait soupçonné leur présence, laquelle ne fut découverte qu'au moment où on les emporta, sans le vouloir et sans le savoir, en excisant des fongosités de la muqueuse qui s'étaient développées autour d'eux et les avaient dérobés à la vue.

Ceux qui possèdent quelque propriété irritante, comme le tabac ou le poivre, donnent lieu à une réaction plus vive, à un larmoiement plus abondant, mais se comportent du reste de la même façon que les précédents.

Aigus et lancés avec une certaine force, les corps étrangers peuvent, avons-nous dit, atteindre et blesser, soit la conjonctive, soit la cornée.

Si c'est la conjonctive qu'ils touchent, ils peuvent y pénétrer et même la traverser, poussés qu'ils sont, tantôt par l'impulsion qu'ils ont reçue, tantôt par la pression même des paupières, tantôt par les deux forces réunies. Lorsque le corps étranger déborde la surface de la membrane, sur tout s'il est dur et anguleux, il détermine une inflammation très-intense, irrite la cornée par le frottement, et cause des douleurs qui deviennent quelquefois excessives pendant les mouvements et forcent le malade à garder l'œil continuellement et spasmodiquement fermé. Si le corps étranger est enseveli sous la conjonctive, la réaction inflammatoire est peu prononcée et s'apaise assez facilement. Le corps étranger peut s'enkyster dans le tissu cellulaire sous-conjonctival et y demeurer oublié : Wardropp a trouvé après la mort un fragment de graine de houx, ainsi renfermé dans un kyste, chez une personne qui le portait, sans en soupçonner l'existence, depuis dix ans, date de l'accident qu'il avait éprouvé à l'œil. Il arrive même quelquefois que le corps étranger, quand il est situé en haut, se déplace et se porte vers les points déclives, en cheminant, d'abord entre la conjonctive et la sclérotique, puis entre les lames de la cornée ; et cela, sans donner lieu à aucuns accidents ni troubles autres que ceux qui résultent de sa présence même : c'est encore Wardropp qui rapporte, d'après le journal de Loder, l'observation d'un prêtre sur qui fut faite l'extraction d'un morceau noirâtre de l'aile d'un insecte, parvenu en quelques années, par une migration lente et progressive, jusqu'au centre de la cornée.

Les corps étrangers fixés dans la cornée s'y implantent plus ou moins profondément. A peine l'accident est-il arrivé que la conjonctive s'injecte, les larmes coulent, le globe oculaire devient brillant, la lumière du jour ne peut plus être supportée, et l'œil se cache opiniâtrement derrière les paupières. Quelques heures après, le corps étranger se trouve circonscrit par une zone d'un gris jaunâtre, qui indique le commencement du travail éliminatoire, et qu'entoure elle-même une vive injection conjonctivale et scléroticale. Peu à peu les parties jaunes se ramollissent, plus rapidement si le corps était en ignition au moment de l'accident, parce qu'elles sont alors converties en escbares, puis elles tombent entraînant avec elles le corps cause des accidents. Si c'était une paillette de fer, il peut rester une tache brunâtre, due à la présence d'un peu d'oxyde, qui se détache plus tard et tombe à son tour. A cette chute succède une ulcération, qui se ferme plus ou moins vite et se trouve remplacée par une cicatrice opaque. L'inflammation suscitée par le corps étranger est plus ou moins vive, suivant les circonstances. S'il est petit, arrondi, profondément entré dans la cornée, il est possible que l'irritation se calme promptement, et que la réparation de la membrane se fasse au-dessus de lui, de sorte qu'il y demeure incrusté, comme nous l'avons vu arriver pour des grains de poudre. S'il est dans des conditions opposées, il cause de vives douleurs, des contractions spasmodiques, une inflammation locale et même générale très-intense : du pus s'infiltre entre les lames de la cornée et se dépose dans les chambres de l'œil, de sorte qu'il y a à la fois onyx et hypopion ; l'iris s'enflamme, la pupille se déforme ou s'oblitère ; la cornée se ramollit, s'ulcère, se perfore ; l'œil se vide ; la fonction se perd, et l'organe lui-même est gravement compromis. Ces déplorables conséquences sont à redouter, lorsque des tentatives mal dirigées sont faites pour l'extraction des corps étrangers par des personnes peu instruites ou qui ne sont pas du métier.

Diagnostic. — Il semblerait qu'il dût être en général facile, puisque les commémoratifs mettent le chirurgien sur la voie ; mais le malade peut n'avoir pas conscience de l'introduction d'un corps étranger, et répondre négativement aux questions qui lui sont adressées à ce sujet. Il faut savoir cela et examiner toujours avec la pensée d'un corps étranger possible les individus qui, n'ayant eu jusque là aucune affection des yeux et n'y paraissant point prédisposés, ont été pris tout à coup d'une ophthalmie aiguë. Il y a d'ailleurs manière de faire les recherches nécessaires pour constater la présence et la position de ces corps, et bien des fois leur présence a été, faute d'habitude ou de méthode, méconnue par des praticiens d'ailleurs estimables.

Il faut, si l'on veut faire un examen sur lequel on puisse compter, examiner successivement tous les points de la cavité conjonctivale, en commençant par la cornée, puis passant à la conjonctive oculaire, à la conjonctive palpébrale, inférieure et supérieure, et enfin aux divers culs-de-sacs de cette membrane. Sur la cornée, le corps étranger se présente sous l'apparence d'un point noirâtre ou brun, entouré d'une aréole jaunâtre. Pour qu'il soit bien vu, il ne faut pas qu'il se trouve placé entre l'œil de l'observateur et la pupille, car il se détacherait mal sur le fond noir de cette ouverture. Il faudra donc, pour le trouver, que le chirurgien regarde de côté ou de haut en bas, et fasse au besoin varier la direction de l'œil. On pourra aussi quelquefois s'aider d'une loupe, qui rend plus visibles en les grossissant les petits objets de la nature de celui qu'on recherche. Si l'on ne trouve rien sur la cornée, on explore la conjonctive oculaire, en écartant les paupières et faisant successivement porter l'œil du malade vers les extrémités des divers diamètres de l'orbite. Pour examiner la face interne de la paupière inférieure,

on la renverse vers le bas en pressant sur la peau
et sur son bord libre. L'inspection de la paupière
supérieure est plus difficile et pourtant plus importante, puisque c'est le siége de prédilection des
corps étrangers mobiles. On y procède en attirant
en avant la paupière au moyen d'un pli fait à la
peau ou des cils que l'on saisit entre les doigts,
renversant en même temps la tête du malade en
arrière et lui ordonnant de regarder en bas, ou
bien encore en retournant complétement la paupière; mais ce dernier procédé est moins avantageux, parce que la saillie formée par le cartilage
tarse renversé cache les parties situées au-dessus.
Les culs-de-sacs conjonctivaux sont également mis
à découvert par la traction en avant des paupières, en même temps qu'on commande au malade d'imprimer à son œil les mouvements nécessaires pour que la conjonctive se déplisse; et,
comme le supérieur est très-profond, on peut
compléter l'examen en y promenant une spatule, un pinceau, ou en y injectant un peu d'eau
tiède.

Une injection locale, une petite ecchymose,
peuvent mettre sur la voie et faire soupçonner
l'existence d'un corps étranger profond. Il faut
aussi se défier de ces fongosités de la conjonctive,
qui ont trompé les observateurs en masquant le
corps étranger et détournant leur attention de la
vraie cause du mal. Une erreur singulière, et contre
laquelle il importe de se tenir en garde est celle à
laquelle ont plusieurs fois donné lieu des frag-
mets de grains demi-sphériques fixés sur la conjonctive oculaire au voisinage de la cornée : leur
position, leur couleur souvent jaunâtre, leur aspect lisse, l'injection qui les entoure, les ont fait
confondre avec les pustules qui se développent

précisément dans ce lieu à l'occasion de certaines ophthalmies. Beaucoup d'attention, l'examen à l'aide d'une loupe, la percussion avec un stylet, feront reconnaître la véritable nature du mal. Nous en dirons autant de la présence de petits vers, accident rare et qu'on peut méconnaître faute d'y songer, ou encore de cette bizarre méprise qui faillit être commise par un chirurgien habile, tenté au premier coup d'œil de prendre pour une hernie de l'iris, conséquence d'ulcération de la cornée, ce qui n'était qu'une mouche arrêtée depuis huit jours entre la paupière supérieure et l'œil d'un jeune enfant. Il suffit de signaler de pareils faits pour qu'on ne les oublie plus et qu'on en tienne le compte nécessaire.

La présence d'un corps étranger constatée, reste à reconnaître, avant de l'attaquer, s'il est libre ou fixé, à quelle profondeur il se trouve, s'il pénètre ou non, s'il est ou non enterré sous les couches superficielles des membranes muqueuse ou fibreuse; ce qui se fera par l'inspection à la loupe et par l'exploration à l'aide d'un stylet délié ou d'une pince à mors très-fins.

Pronostic. — Après les détails dans lesquels nous sommes entrés à propos de la marche et des terminaisons de la maladie, il nous reste peu de choses à dire du pronostic. On conçoit, sans qu'il soit nécessaire d'y insister davantage, que celui-ci devra varier suivant que le corps étranger est fixe ou mobile, aigu ou arrondi, gros ou petit, fixé sur la sclérotique ou sur la cornée.

Traitement. — L'indication principale est de retirer le corps étranger; mais cette indication est plus ou moins facile à remplir.

Lorsque le corps étranger est léger, mobile, facile à découvrir, comme un cil, un brin de paille, un fragment d'insecte, un moucheron, on le retire aisément avec un instrument souple et effilé, tel qu'un pinceau, un papier roulé, une petite spatule d'argent ou de corne étroite et flexible, une curette, etc. S'il s'agit d'une poussière, surtout si elle est formée d'une substance irritante, on se sert avec avantage d'une injection d'eau tiède, qui calme l'inflammation en même temps qu'elle en entraîne la cause. C'est avec quelques gouttes d'huile que M. Armand Bouilhet a débarrassé ses deux malades des petits vers déposés à la surface de leur conjonctive.

Quand le corps étranger est fixé, l'opération est plus délicate. Il faut que la tête et l'œil sur lequel on agit soient tout à fait immobiles. Pour cela, on fait tenir la tête par un aide, ou, si l'on est sans aide, on l'appuie solidement sur un mur, sur une table, ou sur un matelas. On écarte ensuite les paupières avec le pouce et l'index de la main gauche, ou on les fait tenir écartées, quand on le peut. Enfin l'on engage le malade à porter son œil dans une direction qui découvre bien le point où se trouve le corps à enlever et à l'y maintenir en regardant fixement un objet quelconque. Le corps étranger fait-il saillie, on le saisit avec une pince et on essaie de l'arracher. Est-il de niveau avec la surface membraneuse, on glisse à côté de lui ou derrière lui une aiguille à cataracte ou la pointe d'un bistouri aigu, avec laquelle on tâche de le déloger et de le pousser dehors. Est-il incrusté dans la membrane ou retenu par elle, comme le sont les graines de millet par la conjonctive, il faut pratiquer un ou plusieurs débridements latéraux pour le dégager. Est-il enchâtonné, on est forcé, pour lui ouvrir une issue, de diviser ou d'exciser les couches membraneuses où les fongosités qui le recouvrent, soit qu'elles appartiennent à la cornée, soit qu'elles dépendent de la conjonctive. Est-il métallique et depuis quelque temps en place, on ôte l'oxyde qu'il a déposé autour de lui en grattant légèrement avec l'instrument, mais sans exciser les lamelles, ainsi qu'on l'a conseillé. On conçoit la difficulté de semblables opérations, pendant lesquelles, dès que l'instrument se fait sentir, les muscles se contractent, l'œil se déplace, et les paupières glissent sous les doigts impuissants à les retenir : aussi faut-il agir avec précision et rapidité, si l'on veut réussir; et encore le succès n'est-il souvent obtenu qu'après plusieurs tentatives. Nous n'avons parlé ni de la cire à cacheter ni de l'aimant, employés, dit-on, avec succès pour attirer les petits corps et les parcelles de fer ; c'est que nous croyons peu à l'efficacité de semblables moyens.

Lorsqu'on opère sur la cornée, on pourrait craindre de percer la membrane de part en part et de faire écouler l'humeur aqueuse ; mais il ne faut pas trop se préoccuper de cette difficulté, parce qu'il reste ordinairement derrière le corps étranger une assez grande épaisseur, et que, la perforation eût-elle lieu, elle serait, dans la plupart des cas, sans inconvénient, l'inflammation consécutive à une piqûre aussi légère étant à peu près nulle et l'humeur aqueuse se reproduisant très-vite. Une autre difficulté qui se présente quelquefois est celle de reconnaître si le corps étranger a été enlevé. Souvent ce corps, qui est très-petit, s'échappe de l'instrument qui l'a saisi et ne peut être retrouvé. Comment savoir alors si l'extraction a eu lieu ? On examine la place où il se trouvait et les parties voisines. Si l'on n'aperçoit plus aucun point noir, c'est déjà une raison de penser que l'opération a réussi. La sensation éprouvée par le malade peut encore servir de guide. A cet égard cependant, on se rappellera que, si la conjonctivite est franchement déclarée, la sensation de corps étranger peut rester, quoique l'extraction ait eu lieu. Au reste, si l'on concevait des doutes, de nouvelles explorations faites le lendemain et les jours suivants les feraient disparaître.

Si, au moment où l'on voit le malade pour la première fois, l'inflammation est très-intense et les paupières ainsi que les muscles de l'œil en proie à des contractions spasmodiques violentes, il est clair que la recherche et l'extraction des corps étrangers doivent être renvoyées à un instant plus opportun, et que le premier soin du praticien doit être de calmer cet état d'excitation au moyen des antiphlogistiques et des narcotiques.

Chez certains sujets qui ne sont pas assez maîtres d'eux-mêmes pour tenir la tête et l'œil suffisamment immobiles, on peut être forcé de fixer le globe oculaire à l'aide de pinces à griffe ou de petites érignes implantées dans la conjonctive, ou même de recourir à l'administration du chloroforme avant de commencer l'opération.

Quand celle-ci s'est heureusement terminée, le soulagement résultant de l'extraction du corps étranger survient plus ou moins promptement, le petit ulcère qu'il laisse à sa place se guérit en général bien, et l'opacité circonvoisine se dissipe. On aide cependant à la guérison en faisant immédiatement sur l'œil blessé des lotions froides, soit avec de l'eau simple, soit avec une solution légère d'opium, et en soumettant le malade à un traitement antiphlogistique dont l'énergie est proportionnée à l'intensité des phénomènes de réaction.

Art. II. — Corps étrangers pénétrants.

Ils ont en général plus de poids et de volume que les précédents, conditions nécessaires pour qu'ils possèdent une force d'impulsion qui suffise à les pousser à travers les enveloppes de l'œil. Aussi comprennent-ils presque exclusivement, outre les projectiles lancés par la poudre à canon, dont nous avons déjà parlé, des fragments plus ou moins anguleux et irréguliers de bois, de pierre, de verre, ou de métal.

Ces corps pénètrent à travers la sclérotique ou la cornée, plus souvent par cette dernière voie. Ils peuvent s'arrêter dans la chambre antérieure, rarement dans la postérieure, ou se fixer dans l'iris, le cristallin ou le corps vitré. On a vu des fragments métalliques allongés blesser à la fois toutes ces parties, tout en demeurant enclavés dans la cornée par une de leurs extrémités.

Symptômes, marche, terminaisons. — Les accidents que les corps étrangers pénétrants occasionnent dès les premiers instants sont l'épanchement de sang et l'ébranlement de la rétine, ce dernier plus rare quand le corps étranger a été mû par une force d'impulsion ordinaire que quand il a été lancé par la poudre à canon ou par la vapeur. Les accidents qu'ils déterminent plus tard se rapportent à l'inflammation, et peuvent se terminer par une suppuration intra-oculaire, résultat plus fréquent avec les fragments inégaux du bois ou de la pierre qu'avec les éclats de verre ou de métal. Quand cette suppuration manque, il est très-ordinaire de voir survenir une cataracte, vraie ou fausse, et une atrésie de la pupille.

La situation qu'occupent les corps étrangers influe du reste beaucoup sur la marche ultérieure de la maladie.

Ceux qui siégent dans la chambre antérieure en sortent ordinairement au bout d'un certain temps à travers la cornée, dont ils déterminent l'ulcération. On croirait que leur présence doit infailliblement causer une iritis ou une kératite ; on en a vu cependant, et même de volumineux, séjourner là impunément pendant huit à quinze jours ou davantage. Dans ce dernier cas, ils s'entourent, ainsi que l'a remarqué Mackenzie, d'une enveloppe pseudo-membraneuse. Il est arrivé plusieurs fois aussi que la pointe d'un couteau ou d'une aiguille à cataracte, brisée et tombée dans l'humeur aqueuse, s'y est dissoute et a fini par disparaître.

Ceux qui s'implantent dans l'iris en déterminent l'inflammation, d'où résultent des adhérences, la formation de fausses membranes, l'atrésie de la pupille, et la perte de la vue. Cependant, s'ils sont petits, comme les grains de poudre, les scories, les parcelles métalliques, ils peuvent y demeurer incrustés sans grands inconvénients. On y a même observé plus d'une fois un grain de plomb ; et M. Stœber a cité l'exemple d'un de ces corps qui, se déplaçant au bout d'un an de séjour dans cette membrane, vint se présenter sous la conjonctive après avoir déterminé l'ulcération de la sclérotique.

Ceux qui se logent dans le cristallin en amènent l'opacité, et quelquefois, comme nous l'avons dit à propos des capsules fulminantes, l'absorption. Si cette absorption est partielle, le cristallin devient mobile et avec lui le corps étranger. M. Sichel a fait connaître récemment un cas de ce genre dont les détails sont fort intéressants. Un fragment de métal, entré depuis longtemps par la sclérotique, ayant occasionné une iritis, puis une cataracte branlante avec tremblement de l'iris, voici ce qu'on observe dans l'œil. Tant que cet organe est immobile ou lorsqu'il se dirige en bas, on ne voit pas le corps étranger ; mais, lorsqu'il se porte en haut, ce corps vient au contraire traverser l'iris et se voit à travers la cornée. Ce phénomène est dû à ce que le cristallin, basculant alors en arrière, présente à l'iris sa partie inférieure, dans laquelle est logé le morceau de métal (*Gaz. des hôp. de Paris*, 1853). Il n'est pas impossible que, par suite de la résorption du cristallin, le corps étranger se déplace et tombe dans l'une des chambres oculaires, où il provoque une nouvelle inflammation aiguë.

Si enfin le corps étranger occupe le corps vitré ou quelque autre point de la surface interne de l'œil où il ait cessé d'être visible, plusieurs choses peuvent avoir lieu : ou bien il provoque une inflammation suppurative et est entraîné avec le pus, ou bien il occasionne ces douleurs interminables avec altération graduelle de la vue dont nous avons cité plus haut des exemples, ou bien il séjourne dans l'œil indéfiniment et sans inconvénient. Il arrive parfois qu'il se déplace et se rapproche assez de la cornée pour qu'on l'aperçoive longtemps après son introduction. Le fait suivant, rapporté par M. de Castelnau (*Arch. gén. de méd.*, 4e série, t. XV), en est un exemple remarquable.

Un malade avait reçu dans l'œil un fragment de fer représentant un prisme triangulaire, dont la base était de 5 millimètres, la longueur de 13, et le poids de 75 centigrammes. Comme phénomène immédiat, il y eut une plaie de la cornée, qui ne se cicatrisa qu'au bout de cinq semaines et donna pendant tout ce temps issue à un liquide aqueux. Comme phénomènes consécutifs, il survint une inflammation assez modérée et une perte de la vision. Personne ne put reconnaître la présence du corps étranger. Pendant deux ans, aucun accident ne se produisit. Au bout de ce temps, survinrent, pendant quatre jours, des douleurs violentes, qui disparurent sans qu'on vît davantage le corps étranger. Plus tard, c'est-à-dire environ trois ans et demi après l'accident, de nouvelles douleurs très-violentes se manifestèrent. Cette fois, M. de Castelnau aperçut sur la cornée une saillie, qu'il reconnut formée par un corps métallique. Ce corps fit tous les jours suivants une saillie plus grande, et M. de Castelnau put l'extraire en incisant de chaque côté la cornée, dont l'ulcération enchassait le morceau de métal à la manière de la monture d'une pierrerie. Les douleurs et l'inflammation disparurent bientôt, mais le malade resta privé de la vue.

Traitement. — L'indication générale est de retirer le corps étranger, mais on n'est pas toujours maître d'y satisfaire. Il faut d'abord distinguer les cas, suivant qu'on est appelé immédiatement après l'accident, pendant la période inflammatoire, ou longtemps après.

1er cas. *L'accident est tout récent.* — L'inflammation n'est pas encore développée ; la vue n'est pas perdue, ou, si elle l'est, c'est peut-être par une commotion ou un épanchement de sang qui peuvent se dissiper. En pareil cas, il faut toujours retirer le corps étranger lorsqu'on le voit, et quelle que soit sa position. 1° S'il dépasse la cornée, on le saisit avec une pince et on l'extrait en tirant sur lui dans la direction de son grand axe, en débridant même la cornée s'il en est besoin. 2° S'il occupe la chambre antérieure, l'ouverture d'entrée est-elle large, on s'en sert pour introduire de petites pinces ou un crochet à l'aide desquels on attire le corps étranger au dehors; est-elle moins large, on l'agrandit avec un couteau lancéolaire de Beer ou avec le couteau à cataracte ordinaire; est-elle tout à fait étroite, on fait à la cornée, à l'aide du couteau, une incision d'une étendue suffisante pour l'entrée des instruments avec lesquels on doit saisir le corps étranger, à moins qu'il ne sorte de lui-même, entraîné par l'humeur aqueuse, ainsi que cela arrive souvent. 3° S'il est enchâssé dans l'iris ou dans le cristallin, on incise encore la cornée, et on va le chercher avec de petites pinces, en y mettant toutes les précautions nécessaires et s'y reprenant, s'il le faut, à plusieurs fois, afin de ne pas augmenter le désordre en déchirant les membranes.

Il est clair qu'on doit s'abstenir lorsqu'on ne voit pas le corps étranger, à cause de sa position profonde ou à cause du sang qui le masque. En effet, les manœuvres pour le retirer seraient presque toujours inutiles, et d'ailleurs on n'a pas rigoureusement la certitude de sa présence. Les faits de ce genre étant assez communs, on n'a souvent pas autre chose à faire qu'à combattre les accidents inflammatoires par les moyens indiqués à propos des plaies. On devrait également laisser en position un corps étranger qui serait à la fois extrêmement petit et très-difficile à atteindre, parce que les tentatives faites pour l'avoir exposeraient à plus de dangers que n'en peut occasionner son séjour dans l'œil.

2e cas. *L'accident est encore assez récent, mais l'inflammation s'est déjà développée.* — Ici l'impossibilité d'examiner à loisir et de constater la nature de la lésion ne permet pas de songer à l'extraction, mais il est indiqué d'y procéder aussitôt que l'exploration peut être supportée et que l'on a reconnu la présence du corps étranger. L'existence du travail inflammatoire n'est pas une contre-indication ; car on a tout lieu d'espérer que, la cause une fois enlevée, cette inflammation se dissipera. Nous trouvons un exemple de la conduite à suivre en pareille circonstance dans une observation que contient la thèse de M. Force sur les blessures de l'œil (Thèses de Paris, 1846, n° 48).

Un malade était entré dans le service de M. Gerdy pour une ophthalmie violente qui s'était développée à la suite d'une blessure faite par un éclat de capsule. La violence des symptômes inflammatoires ne permettant pas l'examen de l'œil, M. Gerdy employa d'abord le traitement antiphlogistique. Ce fut seulement au bout de quinze jours, et lorsque la cornée était déjà devenue opaque en plusieurs points, que ce chirurgien put reconnaître le corps étranger, logé tout à la fois dans la cornée et dans la chambre antérieure. Il en fit l'extraction, et, à partir de ce moment, l'inflammation commença à diminuer ; la vue resta néanmoins affaiblie.

3ᵉ cas. *L'accident est ancien ; la vision est perdue par suite de l'ophthalmie interne.* — Il n'y aurait aucun avantage à retirer le corps étranger, s'il ne causait ni gêne ni désordre dans l'œil ; mais on doit songer à l'extraire lorsqu'il donne lieu à des retours fréquents d'inflammation où qu'il entretient des douleurs rebelles avec affaiblissement de la vue dans l'œil du côté opposé. Si ce corps étranger peut être aperçu, l'opération ressemble à celle que nous venons de décrire à l'instant ; si au contraire on ne peut le découvrir, ni par conséquent connaître sa situation, il est impossible de procéder de la même façon, et l'on a à choisir entre deux opérations plus graves, savoir : l'excision de la cornée, et l'extirpation de l'œil.

L'*excision de la cornée* est indiquée par Mackenzie comme ayant été faite dans des cas de ce genre par M. Barton, de Manchester. Le malade étant placé convenablement, ce chirurgien taille sur la cornée, avec un couteau à cataracte, un large lambeau, qu'il saisit ensuite avec des pinces et qu'il excise à sa base au moyen des ciseaux courbes; puis il administre une dose de laudanum, et fait appliquer des cataplasmes. Il ne recherche pas le corps étranger, parce que la douleur serait trop vive, mais attend qu'il se présente. Dans les faits cités par cet auteur, ajoute Mackenzie, le fragment de capsule fut trouvé, au bout de quelques jours, dans le cataplasme ou dans le caillot sanguin qui bouchait la plaie.

L'*extirpation de l'œil*, opération qui sera décrite plus loin, a été faite par M. Butter, dans un cas dont nous avons parlé précédemment, à propos des plaies d'armes à feu de l'œil (p. 233), et par A. Bérard, dans un autre cas qui a été inséré dans la Gazette des hôpitaux de Paris pour l'année 1844.

La première de ces opérations a l'avantage de permettre sûrement au malade l'usage d'un œil de verre, qui doit masquer la difformité; mais on ne peut être certain qu'elle serait suivie, dans tous les cas, de l'issue du corps étranger. La seconde débarrasse certainement le malade, et, si l'on exécute le procédé de M. Bonnet, elle permet également de porter un œil de verre. C'est donc à elle que nous donnerions la préférence, en reconnaissant cependant que les faits sont en trop petit nombre pour que la question puisse être jugée définitivement.

CHAPITRE SEPTIÈME.

Exophthalmie traumatique.

Nous entendons par là le déplacement de l'œil, chassé hors de l'orbite par l'effet de quelque violence extérieure.

L'exemple le plus célèbre de cette lésion est celui qui a été rapporté par Covillard dans ses Observations iatro-chirurgicales (observation 27, p. 232). « Guillaume Vincent, orfèvre à Montélimart, ayant reçu un coup de raquette si fort qu'il lui sépara toute la circonférence de l'œil de son orbite, un sien cousin avoit les ciseaux en main pour couper les parties par le moyen desquelles l'organe restoit attaché, lorsque Covillard, arrivant près du blessé, s'opposa à cette action, et remit l'œil à sa place, le plus proprement, dit-il, et le plus promptement qu'il lui fut possible, si bien que la guérison eut lieu sans que la vue fût aucunement diminuée. »

Cette observation donna lieu à une controverse assez vive. Elle fut d'abord révoquée en doute par Maître-Jan, qui regardait comme impossible que l'œil eût été ainsi chassé de sa cavité sans rupture de son nerf et de ses muscles moteurs, et qui proposait une interprétation du fait destinée à expliquer l'erreur de Covillard. Mais Louis, dans un travail sur les maladies du globe de l'œil (*Mémoires de l'Académie de chirurgie*, t. v, p. 113, in-8°), prit la défense du chirurgien de Montélimart, et s'efforça, après avoir rappelé que des faits semblables avaient été rapportés déjà par Lamzwerde et par Spigel, d'en démontrer la pos-

sibilité, la laxité des muscles et du nerf optique permettant l'issue de l'œil hors de l'orbite
sans que les attaches postérieures soient rompues.
Outre les faits rappelés par Louis, il existait déjà
dans la science quelques exemples de déplacement
de l'œil : ainsi, Pierre Borel en avait mentionné
deux cas dans ses observations (cent. 3, observation 54) ; une autre observation très-belle avait
été empruntée par Stalpart Van der Wiel(cent. II,
obs. 9) à Henri Van Heer ou de Heers (*Obs.
med.*, lib. II, obs. 4, fol. 49). Depuis il s'en est
produit plusieurs autres, rapportés par Flajani
(t. IV, obs. 35), White, de Manchester (*Case
in surgery*, p. 131), B. Bell (*Cours de chirurgie*, t. III, p. 211), Beer (*Maladies des
yeux*, t. I, p. 146), W. Jameson (*Gazette des
hôpitaux de Paris*, 1853, p. 121). Il ne saurait donc y avoir de doutes sur l'existence de cette
lésion.

Le nom que nous avons adopté pour la désigner n'a pas été universellement admis. Quelques
auteurs, entre autres Boyer, la décrivent sous le
titre de *chute* ou *procidence de l'œil*, réservant celui d'exophthalmie pour les cas où l'œil
est expulsé de sa cavité par quelque tumeur, qui
prend sa place et empêche qu'il puisse être réin-
tégré dans sa position naturelle ; mais il nous
semble que la dénomination à laquelle nous nous
sommes arrêtés est très-convenable et ne prête à
aucune ambiguïté.

Causes et mode de formation. — L'œil peut
être expulsé violemment de sa position naturelle
par plusieurs causes et suivant un mécanisme qui
n'est pas toujours le même. Tantôt c'est un corps
vulnérant, mû avec une force considérable, comme
une raquette, un bâton, une pierre, une balle

de paume, le pied d'un cheval, qui vient frapper vers la commissure externe des paupières, et qui, tendant à s'insinuer entre le rebord orbitaire et le globe de l'œil, assez découvert dans ce point, pousse nécessairement celui-ci en avant et tend à le chasser hors de sa cavité. Tantôt, c'est une tige plus ou moins longue, plus ou moins aiguë et résistante, comme un fleuret, un tuyau de pipe, un coin de fer, une clef, qui s'introduit dans l'orbite, soit par la partie externe, soit par la partie inférieure ou supérieure, de manière à se glisser entre la paroi osseuse et l'œil et à jeter cet organe dehors en agissant sur lui à la façon d'un levier. D'autres fois c'est un instrument recourbé, tel qu'un crochet de fer, ou même le doigt, qui pénètre dans l'orbite, circonscrit l'œil, et le ramène de force en avant.

Il paraît enfin que l'œil peut être jeté dehors par une forte secousse, par une espèce de contre-coup. Déjà Pierre Borel avait parlé d'une exophthalmie traumatique occasionnée par un coup du talon d'une hache porté sur l'occiput. Les mémoires de l'Académie de chirurgie mentionnent un fait non moins extraordinaire, observé par M. Gallait (*Mémoire de Quesnay sur le trépan dans les cas douteux*, t. I, p. 149, in-8°). Il s'agit d'un homme qui fit une chute de la hauteur d'environ 15 ou 16 pieds sur la tête, à la suite de laquelle il tomba dans l'assoupissement. Il avait une contusion considérable sur le pariétal droit, une fracture de la clavicule, et, de plus, son œil droit, sorti de l'orbite, pendait sur la joue. Cet œil se replaça de lui-même peu de temps après le coup; la connaissance ne revint au malade que le neuvième jour, et la guérison fut parfaite au bout d'un mois. Est-il bien certain, dans ce cas, que le côté externe de l'orbite n'avait pas porté sur quelque partie dure et inégale du sol?

Symptômes et complications. — L'œil, chassé de sa position, peut être jeté plus ou moins loin et dans différentes directions. Ordinairement c'est en avant et en bas, et il vient pendre sur la paupière inférieure et jusque sur la joue. On l'a cependant vu appuyé sur le nez et sur la paupière supérieure, dans deux cas où il avait été repoussé par des corps étrangers introduits de force dans la cavité orbitaire. Les deux paupières, placées en arrière et ne pouvant se toucher, tendent du moins à se rapprocher et forment ainsi une sorte de pédicule au globe de l'œil, autour duquel se voit la conjonctive distendue, injectée, ecchymosée, quelquefois déchirée. Le nerf optique, les muscles, les vaisseaux de l'orbite, sont plus ou moins tiraillés et allongés; ils peuvent être déchirés ou blessés, surtout lorsque le corps vulnérant a pénétré dans l'orbite. Quant à l'œil, le plus souvent il est sain : on conçoit néanmoins qu'il pourrait être contusionné, ou même crevé et en partie vidé. L'état de la vision est subordonné à celui de l'œil et du nerf optique. Elle est ordinairement perdue, pour le temps au moins que dure le déplacement. Elle s'était pourtant conservée dans le cas observé par Henri de Heers, et le blessé, qui avait eu l'un des yeux complétement retranché avec un couteau, voyait à se conduire avec l'œil déplacé : seulement les objets lui paraissaient agités de mouvements ondulatoires semblables à ceux que présente la surface des eaux agitée par le vent.

La lésion principale peut se compliquer de la présence d'un corps étranger resté dans l'orbite ou dans le voisinage, de la déchirure des paupières, de la fracture du rebord orbitaire, enfin de quelque blessure du cerveau, des fosses nasales, ou du sinus maxillaire.

Dans son degré extrême, la lésion qui nous occupe change, pour ainsi dire, de caractère, toutes les parties qui attachent l'œil au fond de l'orbite ayant été rompues ; et c'est d'une avulsion de l'œil qu'il s'agit plutôt que d'un simple déplacement. Les désordres sont rarement poussés à ce point : nous n'en connaissons que deux exemples, rapportés, l'un dans le premier volume du journal de Graeffe et Walther, l'autre dans les Annales d'oculistique (t. xxvi, 1851). Dans le premier cas, une roue de voiture avait passé sur le côté de la tête et chassé l'œil de l'orbite avec une longueur d'environ 15 millimètres du nerf optique. Les muscles de l'œil étaient restés dans l'orbite, qui n'eut aucune lésion, et le blessé, homme de soixante-quinze ans, se rétablit sans accidents fâcheux. Dans le second, dû à M. le Dr Verhaeghe, d'Ostende, il s'agissait d'un pêcheur qui, rentrant chez lui dans un état d'ivresse, tomba contre la porte d'entrée. L'anneau de la clef, fort aminci, divisa la paupière supérieure, entra dans l'orbite, et, agissant à la fois comme une curette et comme un levier, coupa toutes les adhérences de l'œil, qui fut lancé hors de l'orbite et alla rouler par terre. Il n'y eut pas d'hémorrhagie, et l'on remarqua, en examinant l'œil, que les muscles avaient été coupés à des distances variables et que le nerf optique était lui-même divisé à trois centimètres de son insertion oculaire. La plaie de la paupière fut réunie, et le malade guérit rapidement.

Diagnostic. — Il ne présente pas de difficulté quant à l'existence de la lésion ; mais il en est tout autrement, si l'on veut déterminer l'état des parties qui forment le pédicule du globe oculaire. Heureusement une détermination rigoureuse n'est, ainsi que nous le verrons tout à l'heure, que d'une médiocre importance pour le traitement.

Pronostic. — Il n'est pas aussi grave qu'on serait tenté de le croire d'abord. Aucun des malades dont l'observation nous a été transmise n'a perdu la vie, et, chez presque tous, les mouvements de l'œil et la vue se sont rétablis après la réintégration de l'organe dans sa position ordinaire. On comprend cependant que la guérison sera plus ou moins facilement obtenue et le retour des fonctions plus ou moins complet, suivant que la lésion principale sera simple ou compliquée de la présence d'un corps étranger ou de la blessure du globe oculaire, de son pédicule, des os voisins ou du cerveau. Il est clair aussi que l'avulsion de l'œil entraîne la perte non-seulement de la fonction, mais aussi de l'organe, attendu que l'œil est une partie trop compliquée pour qu'on puisse espérer de lui voir reprendre ses connexions.

Traitement. — Les indications sont de replacer l'œil dans sa position naturelle, de l'y maintenir, et de combattre les accidents inflammatoires qui peuvent survenir.

La réduction est d'autant plus facile que la lésion est plus récente : aussi faut-il la tenter le plus tôt possible. Si pourtant on était appelé tardivement et quand déjà s'est développée une inflammation intense, il faudrait d'abord combattre celle-ci et attendre qu'elle fût calmée pour procéder à la réduction. Cette opération, fort simple, se fait en écartant d'abord les paupières avec les doigts de la main gauche ou en les faisant écarter par un aide, puis en pressant d'une manière continue sur le globe oculaire et le poussant dans la direction de l'axe de l'orbite : on le sent céder tout à coup, et à peine a-t-il repris sa place que déjà la vue commence à se rétablir.

Il est important, avant de procéder à la réduction, de s'enquérir de la cause de l'accident ; car, si la lésion succède à l'introduction d'un corps étranger dans l'orbite, il faudra commencer par l'extraire, afin de faire place à l'œil, d'enlever l'obstacle qui pourrait s'opposer au retour de l'organe dans sa position naturelle, et aussi pour ne pas laisser dans la région souffrante une cause d'irritation. C'est ainsi que Beer fit d'abord, chez un jeune homme de dix-neuf ans, l'extraction d'un bout de pipe de deux centimètres de longueur ; que B. Bell, ayant débuté aussi par retirer un coin de fer fixé depuis un quart d'heure dans la partie inférieure de l'orbite, vit avec plaisir les fonctions de l'œil se rétablir à l'instant, avant même que celui-ci fût replacé. Il ne faudrait néanmoins désespérer ni de la réduction ni de la guérison, si le corps étranger n'avait pu être retiré : dans un cas où l'exophthalmie avait été causée par l'introduction violente d'un tuyau de pipe, qui s'était cassé après avoir produit le désordre et était resté caché dans la plaie sans qu'on pût le retrouver, White fit néanmoins la réduction avec facilité ; la vue se rétablit immédiatement et parfaitement, et le malade, incommodé seulement par une forte odeur de fumée de tabac, ne songeait presque plus à son accident, lorsque, deux ans après, il rendit, dans un accès de toux, d'abord un bout de tuyau de cinq centimètres, puis, plus tard, un autre de trois centimètres.

Si quelqu'une des parties constituantes du pédicule avait été déchirée, on n'en devrait pas moins réduire, car le diagnostic ne peut pas être posé avec assez de précision pour qu'on soit certain que la vue ne se rétablira pas , et les mouvements pourront rester seulement un peu gênés : dans un cas où le muscle droit externe avait été intéressé par le corps étranger, cause de l'accident, Beer ayant fait la réduction , la vue revint au bout de cinq semaines, et les mouvements de l'œil vers la tempe , d'abord nuls, reprirent ensuite sous l'influence de l'électricité la moitié environ de leur étendue naturelle. D'un autre côté, la vue demeurât-elle perdue , on n'aurait pas à se repentir d'avoir réduit, puisque du moins l'organe resterait. On devrait, pour des raisons semblables, suivre la même conduite, dans le cas où l'œil aurait subi une dilacération plus ou moins forte : le désordre peut être moins grand qu'il ne paraît d'abord , et d'ailleurs le moignon reste pour servir de support à un œil artificiel qui masque la difformité. L'extirpation doit être réservée pour les circonstances, très-rares, où le désordre est extrême et l'œil réduit en lambeaux dont la suppuration et la gangrène paraissent inévitables.

CHAPITRE HUITIÈME.

Brûlures et cautérisations.

Nous rassemblons , dans un même article , les lésions produites par le calorique et celles qui résultent de l'action des caustiques , à cause de leur grande analogie.

Les brûlures et les cautérisations de l'œil sont assez rares, vu la protection efficace fournie à cet organe par les paupières, qui se rapprochent, par un mouvement instinctif et rapide, aussitôt que leur face externe est touchée ; et , d'un autre côté, il est difficile, lorsque ces lésions surviennent, qu'elles n'intéressent pas à la fois le globe de l'œil et la conjonctive, soit oculaire, soit palpébrale, circonstance importante, ainsi qu'on le verra bientôt.

Les brûlures sont occasionnées : 1° par la flamme, lorsque, par exemple, on se trouve exposé à l'action de l'alcool ou de l'essence de térébenthine enflammés; 2° par des liquides chauds, comme l'eau bouillante, le suif, ou la poix, fondus ; 3° par des métaux en ignition ou en fusion. Les corps qui cautérisent sont tantôt des acides, comme le vinaigre ou l'acide sulfurique, tantôt des substances caustiques, telles que le beurre d'antimoine, le précipité rouge en poudre, des fragments de potasse ou d'azotate d'argent, la chaux ou le mortier, qui n'est qu'un mélange de chaux et de sable.

Les effets produits par ces corps sont en raison de leur quantité, de leur volume, de leur énergie, de la durée de leur application, de l'intimité de leur contact. Parmi les corps chargés de calorique, les plus redoutables sont les métaux en fusion. Viennent ensuite les substances grasses et adhérentes, comme le suif ou la poix fondus. Les métaux incandescents ont une action plus superficielle, parce qu'elle est passagère et que leur température s'abaisse rapidement. Les substances caustiques sont plus redoutables, leur propriété ne s'affaiblissant pas et se développant au contraire au contact des larmes, et, parmi elles, celles qui sont solides présentent en général plus de danger, parce que leur séjour est plus long que celui des liquides et qu'elles ne se dissolvent pas avec la même promptitude.

Les lésions varient un peu dans leur apparence, suivant la nature du corps qui les a produites et suivant qu'elles siégent sur la conjonctive ou sur la cornée, quoiqu'elles ne diffèrent pas essentiellement pour l'une et l'autre de ces membranes. Touchée par la chaux ou par l'acide sulfurique, la conjonctive blanchit, se tuméfie, et s'écaille : c'est là une sorte de décomposition qu'elle subit très vite et dont on ne peut la garantir, car l'effet est ordinairement produit avant qu'on arrive. La cornée devient subitement opaque au contact des acides. Quelquefois il se forme à sa surface des espèces de vésicules ou de phlyctènes. Lorsque les agents vulnérants sont très-énergiques ou sont demeurés longtemps en conctact avec l'une ou l'autre de ces membranes, ils y déterminent des eschares plus ou moins profondes, si profondes quelquefois qu'elles pénètrent dans le tissu cellulaire sous-conjonctival ou que l'œil est ouvert par la perforation de la cornée. Quelle qu'ait été la lésion primitive, il se développe consécutivement une inflammation qui, suivant les cas, reste superficielle ou s'étend soit à la paupière, soit au globe oculaire : celui-ci peut être détruit, la vue peut être plus ou moins lésée. Dans des cas moins graves, bien qu'encore fâcheux, des cicatrices opaques obscurcissent la cornée. La conjonctive devient ordinairement le siége d'une sécrétion muco-purulente abondante et prolongée, à la suite de laquelle s'établissent assez souvent des adhérences entre le globe oculaire et les paupières, c'est-à-dire qu'il se forme un symblépharon, maladie dont il a été question précédemment (p. 151). Enfin un des inconvénients propres à ces lésions, surtout quand elles ont été produites par les acides, c'est que l'œil semble s'affaiblir, qu'il reste plus sensible aux influences extérieures, qu'il contracte pour les causes les plus légères des inflammations souvent suivies de ramollissement ou de suppuration de la cornée et d'abcès dans la chambre antérieure.

Si la lésion est causée par un liquide, il faut laver à grande eau, soumettre même la cavité conjonctivale à un courant continu d'eau tiède : une solution de sous-carbonate de soude (4 grammes de sous-carbonate pour 30 grammes d'eau) conviendrait très-bien dans le cas où la substance caustique aurait été l'acide sulfurique. Les lotions seraient au contraire nuisibles s'il s'agissait d'un caustique solide et soluble, car elles auraient pour effet de le rendre plus actif. Tous les petits fragments qui peuvent être restés à la surface de la membrane muqueuse doivent être recherchés avec le plus grand soin en écartant les paupières de l'œil ou même en les retournant, et ce n'est qu'après les avoir enlevés jusqu'au dernier, soit avec une spatule, soit avec des pinces, qu'on doit faire des injections fréquentes. Certaines substances qui adhèrent aux parties qu'elles touchent, comme la poix fondue, par exemple, sont très-difficiles à retirer : on s'est quelquefois servi avec avantage de l'huile d'olive ou de l'huile d'amande douce pour les ramollir et les détacher. Après ces premiers soins, on rentre dans le traitement des ophthalmies traumatiques. Combattre énergiquement les accidents inflammatoires, et prévenir les adhérences en faisant exécuter de fréquents mouvements aux paupières : telles sont les deux indications que le chirurgien ne doit jamais perdre de vue.

SECTION II.

LÉSIONS VITALES ET ORGANIQUES DU GLOBE OCULAIRE.

Nous partageons cette importante section en trois divisions. La première comprend les inflammations oculo-palpébrales. Les suivantes traitent des maladies autres que l'inflammation, savoir : la deuxième, des maladies qui attaquent les divers éléments de l'œil séparément ; la troisième, des maladies qui attaquent tout le globe de l'œil.

PREMIÈRE DIVISION.

Inflammations oculo-palpébrales.

Nous réunissons dans un même chapitre l'inflammation de l'œil et celle des paupières, afin de ne pas laisser oublier qu'elles coïncident souvent et doivent leur origine à des causes analogues.

Les inflammations oculo-palpébrales présentent des variétés relatives à leur siége, à leurs causes, à leur manière d'être ou nature particulière. Jusqu'au XIXe siècle, les chirurgiens ne s'étaient pas beaucoup préoccupés de ces différences, ou du moins ne les avaient pas trouvées suffisantes pour motiver des divisions fondamentales, car ils embrassaient sous le titre commun d'ophthalmie et faisaient rentrer dans une description unique tout ce qui a rapport aux diverses formes d'inflammation du globe oculaire et de la conjonctive. Les chirurgiens de notre temps ont envisagé le sujet d'une façon toute différente, et les livres publiés depuis le commencement de ce siècle se distinguent par le luxe bien plus que par la sobriété des divisions.

Frappés des modifications imprimées à la marche et aux symptômes de l'inflammation par la nature même des parties qu'elle occupe, les uns, parmi lesquels il faut compter Boyer, ont, à l'exemple de Demours, distingué l'ophthalmie, suivant son siége, en superficielle ou extérieure et profonde ou intérieure, ou bien, allant plus loin encore dans cette voie, ils ont, comme Beer, en

Allemagne, et le professeur Velpeau, en France, étudié à part l'inflammation des divers éléments de l'œil, c'est-à-dire de la cornée, de la sclérotique, de l'iris, etc. D'autres, s'attachant plus particulièrement à l'influence des causes, de la constitution, des diathèses, sur la marche de l'inflammation oculaire, ont admis et décrit, à côté de l'ophthalmie ordinaire, des ophthalmies catarrhale, rhumatismale, arthritique, syphilitique, purulente, contagieuse, etc.

Ces distinctions, bien qu'elles n'aient pas toutes une égale importance, nous paraissent inspirées par un véritable esprit pratique, et nous aurons à en profiter; mais, pour en apprécier la légitimité, pour en juger la valeur, et faire un choix parmi elles, il est nécessaire de jeter d'abord un coup d'œil d'ensemble sur les inflammations oculo-palpébrales : cette marche nous permettra d'ailleurs de faire précéder l'histoire particulière de ces inflammations de considérations générales, applicables à toutes, et qui ne trouveraient point leur place ailleurs.

Considérations générales.

Siége. — L'inflammation occupe, ainsi que nous l'avons déjà fait remarquer, les paupières ou le globe de l'œil; mais, dans les paupières, existent plusieurs couches, la peau, la muqueuse, le tissu cellulaire, dont l'organisation et le mode de vitalité sont loin d'être identiques. Or, dans chacune de ces couches l'inflammation revêt une forme propre, en rapport avec son organisation particulière : ici, la forme érysipélateuse; là, la forme catarrhale ou phlegmoneuse. De même le globe oculaire se compose de plusieurs éléments, la cornée, la sclérotique, la choroïde, l'iris , etc. , très-différents par leur structure, non moins différents par la manière dont ils ressentent l'inflammation. De là, la nécessité de descriptions particulières pour ces inflammations , dont chacune a ses caractères et forme, pour ainsi dire, une maladie distincte ; de là, les dénominations de blépharite érysipélateuse, phlegmoneuse, muqueuse, de conjonctivite, de kératite, d'iritis , etc. Toutes ces divisions et tous ces mots adoptés par les observateurs les plus attentifs et les plus judicieux, tels que Beer, Sanson, A. Bérard, M. Velpeau, Mackenzie, témoignent de l'importance qu'on a justement attachée, dans ces derniers temps, à l'étude des modifications imprimées à l'inflammation par la texture même des parties qu'elle attaque ; mais , avant d'aller plus loin, il est bon de s'entendre sur la portée et sur le sens précis de ces divisions et de ces expressions.

De ce que l'inflammation affecte dans chacun des tissus, dans chacune des membranes de l'œil, une forme distincte , il ne s'ensuit pas qu'elle se limite rigoureusement, qu'elle se cantonne en quelque sorte dans l'un de ces tissus , dans l'une de ces membranes. Loin de là, les rapports qui lient entre elles les différentes parties de l'œil sont tellement étroits que l'une de ces parties ne peut guère être en souffrance sans que le mal retentisse sur plusieurs autres. C'est ainsi que l'inflammation des membranes superficielles affecte celles qui sont placées au-dessous et quelquefois même les tissus les plus profonds de l'organe, et que réciproquement celle des parties intérieures se communique aux enveloppes extérieures, de telle sorte qu'une portion plus ou moins considérable de l'œil peut se trouver envahie, chaque tissu obéissant d'ailleurs aux lois propres qui régissent ses actions morbides.

Ce serait donc s'exposer à présenter un tableau incomplet et infidèle de l'inflammation d'une des membranes de l'œil, et à peindre une maladie qui n'existe pas dans la nature, que de s'en tenir aux phénomènes qui se passent dans cette seule membrane en négligeant l'état des parties voisines. Une bonne description de l'iritis, par exemple, doit comprendre non-seulement les altérations propres de l'iris, mais encore les modifications que l'inflammation de cette membrane entraîne, par voisinage, par sympathies, par communication vasculaire, dans la manière d'être ou dans les fonctions de la capsule du cristallin, de la membrane de l'humeur aqueuse, de la rétine, de la sclérotique, de la conjonctive. Il en doit être de même pour l'inflammation de quelque autre élément de l'œil que ce soit, et c'est une partie essentielle de la description que la recherche et l'exposition des réactions de toute sorte qu'éveille cette inflammation dans les tissus circonvoisins.

Ces termes de conjonctivite, de kératite, d'iritis, de rétinite, etc., ne doivent donc pas être pris dans un sens trop rigoureux ; ils ne signifient pas l'inflammation exclusivement bornée à la conjonctive, à la cornée, à l'iris, à la rétine, mais bien une affection dans laquelle la conjonctive, la cornée, l'iris, la rétine, est le point de départ et le foyer principal des actions morbides, la partie dont les lésions fournissent les principales indications curatives et vers laquelle doivent être surtout dirigés les moyens de traitement.

Par opposition à ces inflammations partielles de l'œil, il en est d'autres qui ont un caractère plus général, non pas que le globe oculaire tout entier et sans aucune exception soit entrepris, mais parce qu'elles ont une tendance manifeste à se généraliser dans l'appareil oculo-palpébral, et à s'étendre, soit tout à coup, soit graduellement, mais avec rapidité, à plusieurs de ses éléments qui se trouvent affectés à la fois et à peu près au même degré les uns que les autres. C'est à ces dernières qu'on réserve presque exclusivement aujourd'hui le nom d'ophthalmies.

Étiologie. — Les causes des inflammations oculo-palpébrales sont prédisposantes ou occasionnelles.

Les causes prédisposantes principales sont l'âge, les professions, l'habitation, la constitution, le tempérament et les dispositions individuelles.

1° L'*âge*. Les enfants et les jeunes gens sont plus exposés à ces maladies que les adultes et les vieillards, probablement à cause du développement précoce de l'appareil oculo-palpébral et de la grande vascularité en même temps que de la délicatesse des membranes qui le composent à cette période de l'existence.

2° Les *professions*. Ce sont celles qui obligent à fatiguer beaucoup les yeux pour distinguer des objets très-fins; celles qui obligent à travailler près d'un foyer ardent ou enflammé, à vivre au milieu de poussières, de gaz, d'émanations miasmatiques ou irritantes. Aussi les inflammations oculaires sont-elles fréquentes dans certaines classes ouvrières, chez les cuisiniers, les forgerons, les verriers, les vidangeurs, les corroyeurs, les boulangers, les tailleurs de pierres, etc.

3° L'*habitation*. Ces maladies sévissent particulièrement dans certaines contrées, remarquables par l'ardeur de la température, par la présence d'un sable fin et blanc, qui vole dans les yeux ou réfléchit vivement les rayons solaires, par les variations brusques et considérables de la température. Ainsi s'explique le développement de l'ophthalmie d'Égypte. On les voit aussi attaquer les individus qui logent dans des lieux bas, humides, privés d'air et de lumière.

4° La *constitution*, le *tempérament*, les *dispositions individuelles*. Les scrofuleux sont si souvent atteints d'ophthalmie qu'on peut dire que les inflammations oculo-palpébrales forment une des manifestations les plus incontestables et les plus fréquentes de cet état de la constitution caractérisée par le nom d'état scrofuleux. Les enfants ou les jeunes gens mous et lymphatiques en sont aussi très-souvent attaqués, ainsi que ceux dont la peau du visage et des paupières est fine, blanche, transparente, lors même qu'ils sont d'un tempérament sanguin et d'une bonne constitution. Les auteurs considèrent encore comme prédisposant aux ophthalmies les diathèses rhumatismale, arthritique, scorbutique, la syphilis constitutionnelle, la variole, la rougeole et la scarlatine, le mauvais état des voies digestives, la constitution hémorrhoïdaire, etc. Il y a enfin des personnes chez lesquelles les ophthalmies naissent avec une extrême facilité, sous l'influence des causes les plus légères, ou même sans causes apparentes, et cela sans qu'on puisse découvrir en elles rien qui explique cette sorte d'idiosyncrasie.

Les causes prédisposantes peuvent à elles seules déterminer le développement des inflammations oculaires, soit qu'elles agissent à la façon des causes occasionnelles, comme, par exemple, lorsque les yeux sont tout à coup exposés au feu de la forge au moment où ils sont mal disposés à en supporter l'éclat, soit que plusieurs se trouvent réunies en un seul sujet : ainsi, qu'un enfant scrofuleux ou lymphatique soit obligé de travailler tard à la lumière ou de fatiguer ses yeux au soleil ou devant un feu ardent, l'inflammation des yeux pourra se déclarer sans l'intervention d'aucune autre circonstance. La mauvaise alimentation, les excès de fatigue, de veilles et de travail, concourent encore à la production de ces maladies, soit directement, soit indirectement, en augmentant la disposition scrofuleuse. C'est ce qui explique comment les maladies des yeux chez les enfants sont plus fréquentes et plus graves dans les classes pauvres que dans les classes aisées de la société.

Parmi les causes occasionnelles figurent les blessures de l'œil et les corps étrangers, dont nous avons traité précédemment avec trop de détails pour avoir à y revenir : mais, indépendamment des corps étrangers proprement dits, il y a des poussières extrêmement fines dont l'influence est d'autant plus dangereuse qu'on n'en soupçonne pas la présence ou qu'on ne la reconnaît pas assez tôt pour les enlever avant qu'elles aient pu nuire. Aucune circonstance n'a plus d'influence sur le développement des ophthalmies que l'action du froid, soit qu'il s'agisse d'une température froide et humide comme celle de l'automne, soit que les malades aient été exposés au froid pendant la nuit, comme cela a lieu pour les soldats dans leurs campements, pour les marins sur le pont de leur navire, soit que l'œil ait été frappé par un courant d'air.

L'étiologie a été pour les ophthalmologistes de notre époque, particulièrement pour Beer, Lawrence, Mackenzie, Sichel, l'occasion d'études sérieuses, et est devenue la base de classifications qu'on peut considérer comme l'expression et le ré-

sumé de leurs observations et de leurs recherches.
Toute cette doctrine étiologique repose sur les
considérations suivantes.

1º Si les inflammations oculo-palpébrales résident tantôt dans une des membranes de l'œil,
tantôt dans une autre, ces différences de siége ne
sont point l'œuvre du hasard; elles ne paraissent
pas non plus dépendre, du moins dans la majorité
des cas, de la faiblesse relative de la membrane
affectée : mais elles tiennent plutôt aux causes
mêmes de l'inflammation. Pour les causes traumatiques, cette proposition n'a besoin ni de confirmation ni d'explication : il est tout simple que les
parties offensées soient précisément celles qui deviennent malades. Pour les causes occasionnelles
d'un autre ordre et pour les causes prédisposantes,
la chose s'explique encore et doit peu surprendre
si l'on songe que dans la composition de l'œil
entrent, indépendamment de parties d'une structure spéciale, des membranes muqueuse , glanduleuse, fibreuse, séreuse, vasculaire, qui, faisant
partie de grands systèmes organiques, partagent
leurs vicissitudes pathologiques et sont, à ce titre,
soumises, comme le reste du système auquel elles
appartiennent, à certaines influences spéciales plus
ou moins bien définies. C'est ainsi, par exemple,
que l'action du froid, si funeste aux membranes
muqueuses, se fait particulièrement sentir à la
conjonctive; que le vice rhumatismal, qui sévit de
préférence contre le tissu fibreux, s'attaque à la
sclérotique; que le vice scrofuleux, ennemi des
organes glandulaires et du système absorbant, détermine les inflammations si opiniâtres de la cornée et des bords palpébraux riches en organes
glandulaires. L'ophthalmie, dans ces cas, n'est
plus en quelque sorte que la manifestation locale

d'une affection générale dont le principe est ailleurs, qu'un accident, localisé dans l'œil, du rhumatisme, de la scrofule, de la goutte, de la syphilis, etc.

2° Outre les différences qui viennent d'être mentionnées, les inflammations oculo-palpébrales en présentent d'autres qu'on ne saurait rapporter à la texture des parties affectées. La conjonctivite, la kératite, l'iritis, ne se rencontrent pas toujours semblables à elles-mêmes : loin de là, chacune de ces inflammations peut se manifester avec des caractères si variés, sous le rapport des lésions anatomiques et des troubles fonctionnels, de la marche, de la durée, de l'intensité, des terminaisons et des indications thérapeutiques, qu'on pourrait à peine croire qu'il s'agit de la même maladie. Or, l'observation apprend que ces dissemblances sont dans un rapport direct et constant avec les circonstances au milieu desquelles le mal s'est développé, c'est-à-dire que ces circonstances exercent sur le globe oculaire, ou du moins sur un ou plusieurs de ses éléments constitutifs, une influence particulière, d'où résultent des lésions à physionomie caractéristique, dont il suffit de constater la présence pour reconnaître, sans qu'il soit besoin de recourir à aucun autre examen, le cachet propre, la nature de la maladie, et la nécessité de l'attaquer par un traitement spécial.

Pour ceux qui admettent ces idées sans restriction, le principal rôle appartient aux causes, puisqu'elles déterminent non-seulement le siége, mais aussi la forme des manifestations symptomatiques, la marche de la maladie, son intensité, sa durée, son mode de traitement, et l'on conçoit que dans leurs classifications la notion étiologique doit primer toutes les autres. Il y a pour eux deux or dres d'ophthalmies : les ophthalmies simples, et les ophthalmies spécifiques. Les premières dérivent de causes toujours uniformes, dont l'action est irritante et locale, c'est-à-dire ne s'étend point au delà de l'organe malade : exemples, les blessures, les contusions, les brûlures. Les secondes, soit que les circonstances précitées interviennent ou non dans leur production, en reconnaissent encore d'autres d'un caractère plus général ou d'une nature spéciale, telles que le principe rhumatismal ou goutteux, la disposition hémorrhoïdaire, le virus syphilitique ou varioleux, etc. M. Sichel blâme le terme d'*ophthalmies spécifiques*, qu'il réserve exclusivement aux ophthalmies qui tirent leur origine d'un virus susceptible d'inoculation, et il divise les autres en *spéciales* et *combinées*, suivant qu'elles sont modifiées par les causes spéciales qui les produisent ou par leur combinaison avec quelque disposition pathologique générale de l'économie.

De cette distribution des ophthalmies, résulte la formation de deux groupes principaux, comprenant : l'un, les inflammations franches des diverses parties de l'œil, *conjonctivite*, *kératite*, *iritis*, etc.; l'autre, les inflammations spécifiques ou combinées, soit d'une seule, soit de plusieurs des parties de l'œil, sous les titres d'*ophthalmies catarrhale*, *blennorrhagique*, *contagieuse*, *érysipélateuse*, *varioleuse*, *morbilleuse*, *scarlatineuse*, *dartreuse*, *scorbutique*, *veineuse*, divisée en *abdominale* et *arthritique*, *rhumatismale*, *scrofuleuse*, *syphilitique*, etc. Ce n'est pas tout : comme plusieurs causes peuvent exercer en même temps leur influence pernicieuse sur le globe oculaire, il a paru nécessaire d'admettre des *ophthalmies mixtes* ou plutôt *com-*

plexes, telles que les *ophthalmies catarrho-rhumatismale*, *rhumatismo-catarrhale*, *catarrho-scrofuleuse*, *rhumatismo-scrofuleuse*, *scrofulo-catarrhale*, etc.

La classification qui vient d'être sommairement exposée repose sur un principe juste, mais dont il nous semble qu'on a beaucoup abusé. Que les circonstances étiologiques exercent sur le siége, la forme et la marche des ophthalmies, une certaine influence dont il faut tenir compte dans le diagnostic et dans le traitement, cela n'est douteux pour personne ; mais, que cette influence soit assez prononcée pour imprimer à la maladie un cachet particulier, une physionomie tranchée, pour en faire en un mot une espèce distincte, voilà ce qui nous paraît contestable. Il est des ophthalmies spéciales, à forme bien accusée, dont personne ne saurait nier l'existence, et qui exigent une description à part : telles sont les ophthalmies blennorrhagique, scrofuleuse, syphilitique. En est-il de même des ophthalmies dites érysipélateuse, catarrhale, abdominale, arthritique, rhumatismale, etc. ? Telle n'est pas notre opinion. Qu'on ouvre les livres des partisans de la classification étiologique, et l'on verra, dans leur description même, 1° par quelles faibles nuances ils distinguent entre elles les ophthalmies simples et les ophthalmies prétendues spécifiques ; 2° sur quels caractères douteux ils essayent d'établir cette spécificité. Admettre à titre d'espèces ces diverses inflammations, qu'on peut tout au plus considérer comme des variétés, serait donc, suivant nous, compliquer à plaisir une étude déjà assez pénible par elle-même et ajouter aux difficultés du sujet les embarras résultant d'une méthode vicieuse. Ce jugement sommaire nous suffit pour l'instant ;

on en trouvera la confirmation plus loin, soit lorsque, dans cet article même, nous jetterons un coup d'œil général sur les symptômes des inflammations oculo-palpébrales, soit lorsque, dans les articles suivants, nous étudierons chacune de ces inflammations en particulier.

Symptomatologie. — Dans l'appareil oculo-palpébral, ainsi que dans toutes les parties du corps susceptibles d'inflammation, ce qui caractérise essentiellement la maladie, c'est la rougeur, la chaleur, la tuméfaction et la douleur. Comme partout aussi, l'inflammation peut donner lieu à des altérations de sécrétion, à la production de la matière plastique et du pus, à des ulcérations, à la gangrène, et par suite à des adhérences anormales, à des opacités, à des perforations, à des cicatrices, à des indurations, à des ramollissements, à des hypertrophies ou à des atrophies. A ces altérations matérielles se rattachent des troubles fonctionnels divers, et quelquefois des phénomènes de réaction générale proportionnels à l'étendue et à l'intensité de l'inflammation. Parmi les phénomènes qui viennent d'être énumérés, les uns sont anatomiques, physiques, ou objectifs; les autres physiologiques, fonctionnels, ou subjectifs.

Il n'entre pas dans notre pensée de les passer tous en revue dans cet article général : nous devons nous borner à donner quelques notions sur ceux qu'on observe dans la plupart des ophthalmies, comme la rougeur, le gonflement, les altérations de sécrétion, la douleur, les troubles visuels, et la photophobie.

1° La rougeur appartient aux paupières et aux membranes superficielles de l'œil, c'est-à-dire à la conjonctive et à la sclérotique, mais elle n'existe pas seulement dans l'inflammation de ces membranes, elle peut se montrer aussi à l'occasion d'inflammations siégeant dans la profondeur de l'organe. La rougeur précède souvent l'inflammation proprement dite, car le premier phénomène, dans beaucoup d'ophthalmies, est la plénitude des vaisseaux sanguins.

Dans la conjonctivite, la rougeur est générale ou partielle. Si elle est générale, ses principaux caractères consistent en ce que, 1° les vaisseaux injectés forment un réseau superficiel, mobile comme la membrane elle-même, et susceptible de se déplacer par les mouvements des paupières et de l'œil; 2° ces mêmes vaisseaux semblent partir du cul-de-sac oculo-palpébral, où ils ont leur plus grand diamètre, et vont en diminuant à mesure qu'ils se rapprochent de la cornée ou du bord palpébral. Ces vaisseaux sont quelquefois volumineux et comme variqueux. Plus souvent ils se multiplient, grossissent, et se pressent les uns contre les autres, au point qu'on est surpris d'une telle vascularité dans un tissu dont les vaisseaux paraissent à l'état normal si ténus et si rares. Si la rougeur est partielle, elle a la forme de pinceaux ou de plaques. Dans l'un et l'autre cas, elle est d'un rouge plus ou moins vif, suivant le volume et l'abondance des vaisseaux injectés et les qualités particulières du sang du sujet. Nous ne pouvons admettre, comme certains ophthalmologistes, que l'apparence des vaisseaux injectés et les nuances de la rougeur soient dans un rapport constant avec l'origine spéciale de la maladie.

Dans la sclérotique, la rougeur prend un aspect particulier, qui dépend du siége et de la disposition des vaisseaux injectés. Ces vaisseaux, connus sous le nom de ciliaires antérieurs, proviennent des musculaires, rampent quelque temps

sous la conjonctive, et traversent la sclérotique
à une petite distance de la cornée, pour aller se
jeter dans l'iris et dans les procès ciliaires. C'est
au moment où ils percent ainsi la sclérotique qu'ils
abandonnent à cette membrane une foule de ramifications très-fines, courtes, droites, juxtaposées
les unes aux autres, et se dirigeant toutes en con-
vergeant vers le bord de la cornée. De là résulte,
lorsque ces ramifications vasculaires sont bien injectées, une sorte d'anneau ou de disque comparé
avec raison au disque radié de certaines fleurs,
que l'on ne voit bien que dans les cas où la conjonctive n'est pas elle-même assez injectée pour le
masquer, qui paraît immobile et profondément situé, auquel enfin M. le professeur Velpeau donne
le nom d'*anneau sclérotidien*, tandis qu'il a reçu
de Mackenzie celui d'*injection zonulaire*.

Quelquefois l'anneau sclérotidien ne s'étend
pas tout à fait jusqu'à la cornée, et il reste en
arrière et autour de cette membrane un espace
étroit au fond duquel on aperçoit la sclérotique,
lorsque la conjonctive n'est pas injectée. Cet espace a nécessairement la forme d'un anneau, intermédiaire à l'anneau sclérotidien et au pourtour
de la cornée. Les auteurs allemands lui ont donné
le nom de *cercle arthritique*, parce qu'ils ont
supposé qu'il se rencontre spécialement dans les
inflammations de cause arthritique; mais nous
avouons n'avoir jamais bien compris ce que ces
auteurs décrivent sous le nom d'ophthalmie arthritique. Quant au phénomène en question, il nous
paraît tout à fait indépendant de l'action des causes, et nous pensons qu'on doit l'attribuer à ce que,
l'injection zonulaire n'étant pas très-considérable,
les vaisseaux congestionnés n'arrivent pas jusqu'à
la cornée. Ce cercle indique donc non pas que

l'inflammation reconnaît telle ou telle cause déterminée, mais bien qu'elle n'a pas acquis une grande intensité.

Dans certains cas, au lieu de se présenter sous l'aspect d'un disque radié, résultat évident de l'injection des vaisseaux capillaires, l'anneau sclérotidien offre une teinte rosée, uniforme, qui paraît due à une certaine quantité de sang extravasé, comme si quelque vaisseau trop congestionné s'était rompu en laissant échapper son contenu. C'est là ce que M. Sichel appelle *cercle dyscrasique*, voulant indiquer par là que l'ophthalmie qui présente ce caractère est une de ces inflammations qui se rattachent à l'altération profonde de l'économie.

2º Le gonflement n'est bien apparent que dans les parties superficielles, comme la conjonctive et les paupières. Il est dû, soit à l'infiltration séreuse du tissu cellulaire, soit à la sécrétion de matière plastique, soit à la congestion sanguine des tissus. Dans les parties profondes, il existe sans doute et devient probablement une cause de douleur par suite de la résistance qu'oppose à la tuméfaction la coque fibreuse de l'œil distendu, mais il n'est guère possible d'en constater la présence.

3º Les sécrétions dont l'altération est le plus fréquente et le plus manifeste sont celles de la glande lacrymale, de la conjonctive, et des follicules de Meïbomius. Peut-être certaines modifications de couleur et de transparence des milieux de l'œil ont-elles aussi pour origine un trouble des sécrétions intérieures, mais nous n'avons à cet égard aucune certitude.

La sécrétion lacrymale est ordinairement augmentée, et les larmes, versées en plus grande abondance, sont en outre chaudes et irritantes,

Le larmoiement dépend, soit de l'inflammation propagée par voisinage jusqu'à la glande lacrymale, soit d'une névralgie concomitante des filets de la cinquième paire qui vont à cette glande. Il ne se montre habituellement qu'après deux ou trois jours de maladie, et n'a pas à tout moment la même intensité : il diminue ou cesse lorsque les paupières restent fermées et immobiles, reparaît lorsque les paupières s'écartent et que l'œil est exposé à la lumière. L'abondance de l'écoulement est d'ailleurs en rapport avec l'intensité de l'inflammation et avec certaines prédispositions individuelles.

La sécrétion conjonctivale peut être altérée dans sa quantité et dans ses qualités à des degrés divers : le liquide versé peut être, en effet, soit du mucus plus ou moins dénaturé, soit du pus ou du moins une matière muco-purulente dans laquelle la proportion des deux éléments composants est sujette à varier. De là deux ordres d'inflammation bien distinctes : celles qui sont purulentes, et celles qui ne le sont pas.

L'hypersécrétion n'existe pas à toutes les périodes de la maladie. Dans les ophthalmies non purulentes, elle ne se montre ordinairement qu'au bout de quelques jours, augmente graduellement, atteint son plus haut degré, puis diminue également d'une manière graduelle pour cesser enfin entièrement. D'abord clair et mêlé de beaucoup de larmes, le mucus s'épaissit ensuite et se concrète sous forme de filaments ou de petites lames grisâtres, qui souvent se placent au devant de la cornée, et feraient croire, si l'on n'y prêtait pas assez d'attention, à une opacité de cette membrane. On a de la peine à l'enlever à cause de sa viscosité, et il serait inutile de chercher à le faire, parce qu'il faudrait souvent employer des manœuvres dangereuses et que cette substance n'est pas assez irritante pour augmenter par sa présence l'intensité de la phlegmasie.

L'hypersécrétion muqueuse a été regardée comme un caractère distinctif de l'ophthalmie catarrhale. Nos observations nous permettent d'affirmer que cette altération n'appartient en propre à aucune ophthalmie d'origine ou de nature spéciale : elle indique une maladie de la muqueuse, et rien de plus. Si l'on voulait absolument voir en elle le symptôme propre de l'ophthalmie catarrhale, il faudrait admettre que toutes les conjonctivites sont catarrhales, au moins à certains moments, car nous n'en avons pas trouvé qui n'ait offert cette sécrétion à l'une de ses périodes; ou s'il fallait, pour qu'une ophthalmie fût catarrhale, que la sécrétion commençât dès le début et se continuât sans interruption jusqu'à la fin, aucune alors ne mériterait plus ce nom, puisqu'on n'en voit pas dans laquelle la sécrétion muqueuse ait lieu d'un bout à l'autre de la maladie. C'est là une preuve, entre mille, de la singulière facilité avec laquelle a été admise la doctrine de la spécificité des ophthalmies.

La sécrétion des follicules de Meïbomius et des glandes ciliaires est souvent activée dans les inflammations de la conjonctive et dans celles du bord palpébral. Elle a pour conséquences le collement des paupières et la formation de croûtes plus ou moins adhérentes.

4° La douleur, dans les inflammations oculopalpébrales, occupe tantôt l'organe enflammé, tantôt une des régions voisines, tantôt ces deux points en même temps.

La douleur qui correspond à l'œil est superficielle ou profonde. La douleur superficielle appartient spécialement à l'inflammation de la conjonctive : son caractère est tel que les malades la comparent presque toujours à la sensation que causerait un corps étranger interposé entre l'œil et les paupières. La douleur profonde, qui coïncide avec les ophthalmies internes, iritis, rétinite, etc., est en général plus cruelle que la précédente : le malade la compare à des élancements, à un déchirement, à une distension, ou à une pression violente qui serait exercée sur l'œil, et la rapporte, soit au fond même de l'organe, soit à la partie profonde de l'orbite.

Les douleurs qui apparaissent ailleurs que dans l'œil occupent le front, la tempe, la racine du nez, quelquefois le sommet de la tête ou la région sous-orbitaire, et paraissent suivre les rameaux de la cinquième paire : ce sont de véritables douleurs névralgiques, et elles s'expliquent par les connexions des nerfs de ces diverses régions avec ceux que le trijumeau fournit également dans l'œil et dans l'orbite. Ces douleurs, que l'on appelle encore *péri-orbitaires*, *circum-orbitaires*, appartiennent surtout aux inflammations profondes.

Dans un grand nombre de cas, on voit coïncider ou se succéder dans une même ophthalmie les douleurs oculaires et péri-orbitaires, ce qui annonce en général que l'inflammation occupe à la fois la conjonctive et les parties profondes de l'œil.

L'intensité de la douleur présente ici, comme dans les inflammations de tous les organes, des variétés individuelles, mais le plus souvent elle est en raison de la violence de la phlegmasie, et, quand elle acquiert beaucoup d'intensité, elle indique une résistance à la distension du globe de l'œil par son enveloppe extérieure et une tendance à la suppuration. Quelle que soit d'ailleurs son intensité, la douleur est habituellement moins vive lorsque l'œil est en repos et soustrait à l'action des rayons lumineux ; elle est au contraire exaspérée par les mouvements de l'œil et l'exposition brusque à la lumière. Elle est de plus sujette à des retours et à des exacerbations dont les causes échappent souvent, mais qui se montrent de préférence le soir et se prolongent jusqu'à une heure ou deux du matin. On a considéré ces douleurs nocturnes comme appartenant en propre aux ophthalmies d'origine syphilitique : c'est une erreur démontrée par l'observation journalière des malades atteints d'ophthalmies profondes, spontanées ou traumatiques.

5° Les troubles de la vision dépendent de causes diverses et sont en conséquence plus ou moins graves. Ils tiennent le plus ordinairement à la douleur que la lumière occasionne et qui ne permet pas de fixer les objets. D'autres fois ils sont dus à l'abondance des larmes ou du mucus qui se répandent ou se fixent à la surface du globe oculaire, à l'opacité de la cornée ou de quelques-uns des milieux de l'œil, à la présence de phlyctènes ou d'ulcérations, enfin à la paralysie ou à l'irritation de la membrane sensitive, c'est-à-dire de la rétine.

6° La photophobie est un symptôme fonctionnel tout voisin de la douleur, car elle consiste en une sensation extrêmement pénible, causée par l'impression de la lumière, sensation si insupportable qu'elle détermine un effort continuel involontaire et irrésistible pour soustraire les yeux à l'influence de cet excitant, lorsqu'ils y sont momentanément exposés.

Elle est directe ou sympathique : directe, lorsque la sensation douloureuse est produite par l'im-

pression de la lumière sur l'œil malade lui-même ;
sympathique, lorsqu'elle est produite par l'arrivée
de la lumière sur celui des yeux qui est resté sain,
quand un seul est malade. La photophobie sympathique est très-rare et ne s'observe guère que
dans les cas où l'œil enflammé l'est à un très-haut
degré et souffre lui-même de la photophobie directe la plus violente.

Il y a plusieurs degrés dans la photophobie.

Un premier degré est caractérisé par une certaine gêne que produit l'action de la lumière, mais
qui n'empêche pas d'ouvrir un peu l'œil et de regarder quelques instants. Il est vrai que la vision
est bientôt obscurcie par les larmes et par la douleur, en sorte que le malade ne tarde pas à rapprocher ses paupières, à rechercher l'ombre, à
placer sa main devant les yeux pour mettre obstacle à l'arrivée des rayons lumineux.

Dans un second degré, le contact de la lumière
est trop pénible pour qu'on puisse volontairement
ouvrir l'œil, et l'on recherche l'obscurité pour éviter jusqu'aux effets des rayons lumineux affaiblis
par leur passage à travers les voiles palpébraux.
Pourtant ceux-ci ne sont pas contractés spasmodiquement ; le chirurgien peut encore les écarter assez facilement et voir la surface de l'œil. Il est vrai
qu'une contraction spasmodique ne tarde pas à
survenir et qu'il devient alors impossible de tenir
l'œil plus longtemps ouvert : le malade échapperait
à ce supplice par les mouvements de la tête, si l'action de l'orbiculaire était insuffisante.

Dans le troisième degré, la photophobie est encore plus intense et s'accompagne de contraction
spasmodique permanente des paupières ou blépharospasme : tantôt celles-ci sont rapprochées et serrées, sans que leurs bords libres cessent de se

correspondre ; tantôt la contraction est telle que le bord de la paupière supérieure passe au devant de l'inférieure. En pareil cas, il est impossible au chirurgien d'ouvrir et d'examiner l'œil. Le malade recherche une obscurité continue : s'il est couché, il se tourne du côté opposé au jour et cache sa figure dans l'oreiller ; s'il est levé, il occupe le coin le plus obscur de la pièce, tient constamment sur l'œil un mouchoir, une compresse, sa main. Le moindre jour, même celui qui arrive au travers des paupières rapprochées, cause une vive douleur et paraît être un nouvel excitant pour l'inflammation. Cette photophobie extrême s'observe surtout sur les scrofuleux atteints de kératite chronique et dans les ophthalmies purulentes profondes.

Les ophthalmologistes ont longtemps négligé de rechercher l'explication de la photophobie, regardant comme un fait tout simple que l'impression produite sur l'organe de la vue devînt douloureuse lorsque celui-ci s'enflamme ; mais, depuis les efforts tentés pour la localisation des affections oculaires, on ne s'est pas borné à préciser le siége des maladies, et l'on a voulu déterminer aussi l'origine et le mode de production des symptômes importants comme l'est celui-ci. Les auteurs qui ont étudié la photophobie sont du reste bien loin de s'accorder sur l'explication de ce phénomène.

M. Velpeau pense qu'elle dépend des ulcérations de la cornée. Pour lui, c'est le contact de l'air sur les ulcérations, non celui des rayons lumineux, qui provoque les douleurs. Si le malade fuit la lumière, c'est parce qu'il ne peut s'y exposer sans recevoir en même temps l'impression de l'air extérieur. M. Velpeau invoque à l'appui de cette théorie deux arguments principaux, savoir :

1° que la photophobie est très-intense dans la kératite ulcéreuse ; 2° que, placés dans l'obscurité, les malades ferment encore spasmodiquement leurs paupières. On peut répondre à ces deux arguments : 1° que la photophobie existe souvent sans qu'il y ait d'ulcères sur la cornée ; 2° que beaucoup de malades ouvrent facilement les yeux dans l'obscurité, et qu'à cause de cela ils vont toujours la tête baissée, ce qui leur permet de distinguer les objets ; 3° que, si d'autres en effet continuent à fermer leurs yeux dans l'obscurité, c'est afin d'éviter les mouvements, qui provoquent eux-mêmes des douleurs. Il n'est pas impossible sans doute que dans certains cas, dans ceux d'ulcération de la cornée en particulier, l'impression de l'air extérieur contribue à occasionner des douleurs ; mais la cause principale, et souvent la seule, nous paraît être l'impression de la lumière.

D'autres ont pensé que l'organe souffrant est l'iris ou la choroïde ; mais il y a contre cette manière de voir une objection capitale, c'est que, la lumière n'ayant sur ces organes aucune action directe, il est difficile de comprendre comment ils peuvent intervenir dans la production de la douleur. Serait-ce, comme le pense M. Tavignot, en déterminant dans l'iris des contractions qui sont nécessairement douloureuses, comme celles de tout tissu contractile enflammé ? Mais l'iris n'est pas nécessairement enflammé dans tous les cas où il y a photophobie, et, dans ceux où il est enflammé, il a perdu la faculté de se contracter.

Le même auteur pense qu'on pourrait aussi attribuer dans la production de la photophobie une part à la névralgie des nerfs ciliaires, névralgie qu'exaspère l'impression de la lumière. Pour que cette opinion fût admissible il faudrait établir que les nerfs de sensibilité générale sont susceptibles de recevoir et de transmettre l'impression des rayons lumineux. Ne trouve-t-on pas d'ailleurs la photophobie chez des sujets qui n'ont pas les douleurs péri-orbitaires indiquant que les divisions de la cinquième paire participent à la maladie?

A. Bérard expliquait la photophobie par l'inflammation du cercle ciliaire, qu'il nommait *cyclite*. Les fibres circulaires de l'iris, en se contractant sous l'influence de la lumière, devaient, selon lui, exercer sur cet organe et sur les nerfs qui le traversent une certaine traction, qui ne peut être que douloureuse quand la membrane est enflammée. Mais, d'une part, l'existence de la cyclite est contestable, puisqu'elle n'a pas été démontrée anatomiquement; et, d'autre part, la photophobie a lieu dans des cas où l'iris ne peut exécuter aucun mouvement. Cette opinion n'est donc pas non plus admissible.

Dans une dernière théorie, soutenue par MM. Sichel et Gerdy, la photophobie est attribuée à la sensibilité exagérée de la rétine. Cette membrane participe en effet à l'inflammation dans un grand nombre d'ophthalmies, et il est assez naturel de penser que, par suite de cet état morbide, sa sensibilité s'exagérant, l'impression de son excitant naturel peut devenir douloureuse. C'est là une théorie qui se trouve d'accord à la fois avec la physiologie de la rétine et avec les lois générales de la physiologie pathologique: aussi nous paraît-elle mériter la préférence sur toutes les autres.

La photophobie, dans les inflammations oculo-palpébrales, indique par conséquent que la phlegmasie s'est étendue aux parties profondes de l'œil, sans impliquer qu'elle les occupe exclusivement ni même qu'elle ait pris dans la rétine une grande intensité. La structure nerveuse de cette membrane permet d'y concevoir, comme dans les nerfs atteints de névralgie, une exagération de la sensibilité sans que les caractères anatomiques de l'inflammation soient très-prononcés.

La photophobie, comme la douleur, dont elle n'est en définitive qu'une variété, présente beaucoup de différences individuelles. Bien que son intensité soit en général proportionnée à celle de l'ophthalmie, une photophobie prononcée accompagne quelquefois une ophthalmie légère, et il n'est pas démontré que celle du deuxième et du troisième degré coïncide avec une rétinite plus intense que celle du premier degré. Il en est en un mot de ce symptôme comme de tous ceux qui dépendent du système nerveux : sa présence et son intensité se lient à des conditions qui nous échappent et paraissent indépendantes des lésions matérielles. On peut donc avec raison le rapprocher de ceux qui appartiennent aux névralgies.

C'est à tort, suivant nous, que plusieurs auteurs ont considéré la photophobie comme exclusivement propre aux inflammations de cause scrofuleuse. L'ophthalmie scrofuleuse s'accompagne souvent à la vérité de photophobie intense ; mais on observe souvent aussi ce trouble fonctionnel dans certains cas d'iritis non scrofuleuses, à la suite d'opérations de cataracte, chez des sujets qui n'offrent aucune disposition aux scrofules. On ne peut donc pas dire que la photophobie intense soit un symptôme spécifique, et on le dirait encore moins de la photophobie du premier et du second degré, qui se rencontre plus souvent encore chez des sujets non scrofuleux et dans des cas d'ophthalmie simple.

Marche, durée, et terminaisons. — Les inflammations oculo-palpébrales présentent, comme toutes les autres, dans la succession de leurs phénomènes, trois périodes : une d'augmentation, une d'état, et une de déclin ou de résolution. Ces trois périodes se succèdent plus ou moins rapidement, ce qui permet d'établir des ophthalmies aiguës et des ophthalmies chroniques; mais il en est peu qui soient aussi franchement aiguës et parcourent aussi rapidement leurs périodes que le font beaucoup d'autres phlegmasies, le coryza, la bronchite, la pneumonie, par exemple. La période d'état se prolonge souvent sans changement pendant plusieurs semaines. La période de résolution a quelquefois la même lenteur. Dans certains cas, l'inflammation, après être restée stationnaire, reprend l'état aigu, peut redevenir encore stationnaire, ou marcher ensuite plus franchement vers la résolution. D'un autre côté, quand la maladie a eu dès l'abord une marche lente, il n'est pas rare qu'elle présente de temps à autre quelque recrudescence, si bien que les ophthalmies exclusivement chroniques sont aussi rares que les ophthalmies franchement aiguës. On leur donne ce dernier nom quand elles durent depuis une ou deux semaines jusqu'à deux ou trois mois, et le premier, quand elles se prolongent pendant cinq, six mois, ou, comme on le voit quelquefois, pendant une ou plusieurs années.

Ces alternatives, habituelles pendant le cours des ophthalmies, ont de tout temps frappé les observateurs : Scarpa et Richter ont particulièrement insisté sur le remplacement presque constant de l'inflammation aiguë par une atonie vasculaire, qui indique la substitution des excitants, ou tout au moins des astringents, aux antiphlogistiques, aux relâchants et aux émollients. M. Mackenzie a cru remarquer deux fois seulement, dans sa vaste pratique, une sorte de régularité dans les reprises de l'inflammation, ce qui l'a conduit à décrire une ophthalmie *intermittente*, mais, en lisant le récit des deux faits invoqués par l'auteur à l'appui de son opinion, on demeure convaincu qu'il ne s'agit pas là d'une maladie à type franchement intermittent; et, en effet, le quinquina échoua complétement dans l'un et l'autre cas.

La durée des inflammations oculo-palpébrales varie suivant leurs causes, l'irritabilité du sujet, et la constitution de l'œil affecté. Ainsi, suivant la remarque de Beer, les ophthalmies, surtout celles qui sont graves, marchent plus rapidement, au moins dans leur première période, chez les sujets faibles, irritables, et chez les enfants, que chez les hommes robustes, chez les individus à yeux gris ou bleus que chez ceux qui les ont bruns ou noirs.

Un des caractères de ces maladies est de se reproduire plusieurs fois sur le même sujet, à cause de la persistance de la prédisposition individuelle.

Tant que l'inflammation a respecté les milieux transparents et les parties nerveuses de l'œil, elle ne laisse pas à sa suite de troubles de la vision; mais lorsqu'elle a donné lieu à des opacités permanentes sur le trajet des rayons lumineux ou à une altération plus ou moins profonde de la rétine, elle a pour conséquence la diminution, quelquefois même la perte de la vue.

Diagnostic et moyens d'exploration. — Le diagnostic des inflammations oculo-palpébrales comprend la détermination du siége de la maladie et celle de ses causes.

Pour reconnaître la présence et déterminer le siége d'une de ces inflammations, il faut avoir égard aux symptômes fonctionnels et surtout aux altérations matérielles de l'organe malade. L'œil étant un organe superficiel, transparent, et accessible à nos sens dans presque tous les détails de son organisation intérieure, on conçoit combien son examen jette de lumière sur le diagnostic, combien par conséquent il est important que cet examen soit bien fait. Deux indications se présentent ici : 1° constater aussi exactement que possible l'état des parties, 2° éviter au malade des douleurs qui lui seraient préjudiciables en augmentant l'inflammation. La dernière de ces indications est trop souvent mise en oubli : l'on ne songe pas à la sensibilité extrême de l'œil enflammé et au danger d'un mouvement brusque, d'une pression trop forte, d'une exploration trop prolongée. Que de fois n'avons-nous pas vu, chez de pauvres malades soumis à un examen consciencieux, mais intempestif, le mal s'aggraver pendant toute la journée et toute la nuit suivante !

L'examen de l'œil se fait mieux sur un malade assis que sur un malade couché, parce qu'il est plus facile alors de modifier la position, de modérer ou d'augmenter l'intensité des rayons lumineux, de les faire tomber sur l'œil suivant la direction qu'on désire. Il est bon que l'observateur soit un peu plus élevé que le patient. La lumière naturelle est préférable à la lumière artificielle, moins irritante, moins sujette à vaciller et à donner des reflets qui peuvent gêner ou tromper. C'est à l'ombre qu'il faut placer le malade, de manière que le soleil ne puisse pas atteindre les parties affectées.

Une fois le sujet convenablement disposé, on examine d'abord les paupières, on voit si elles sont gonflées, si leurs mouvements sont libres, si, par l'exposition au jour, elles se rapprochent et se serrent davantage. Lorsque la douleur est modérée, on les attire avec les doigts comme pour les renverser, afin d'apercevoir leur surface interne.

On passe ensuite à l'étude du globe oculaire. L'exploration peut être faite à l'œil nu ou à l'aide d'instruments. Le premier mode est le seul qu'on puisse employer dans les ophthalmies violentes, le second exigeant trop de temps et causant trop de fatigue à l'organe affecté.

On commence par inviter le malade à ouvrir lui-même les paupières. Si l'écartement ainsi obtenu est suffisant, on en profite pour apprécier l'état des parties; mais souvent l'écartement ne dure qu'un instant et l'œil se referme presque aussitôt. Il faut alors le faire ouvrir de nouveau et tâcher chaque fois de saisir quelque chose des lésions qu'on veut reconnaître. La main placée comme un écran sur la tempe, du côté opposé à celui par lequel vient le jour, prévient les reflets et protége en même temps l'œil contre une lumière trop vive, tout en en laissant arriver assez pour permettre l'examen. Si la maladie est bornée à un seul côté, on recommande au malade d'écarter les paupières du côté sain, sur lesquelles la volonté a conservé son empire, et la sympathie entraîne dans le même mouvement celles du côté affecté.

Quand le malade ne peut parvenir lui-même à ouvrir l'œil, il faut que le chirurgien intervienne et se serve de l'extrémité des doigts placés sur les paupières, près de leurs bords libres, afin de les séparer l'une de l'autre en les tirant en sens inverse. Quelques auteurs recommandent d'agir alternativement sur l'une et l'autre paupière pour éviter un tiraillement trop considérable; mais ce précepte, très-bon s'il pouvait être suivi, est peu applicable, à cause de la contraction spasmodique qui survient et attire au devant de l'œil celle des paupières qui n'est pas retenue.

Il est des circonstances, particulièrement chez les enfants, où les doigts du chirurgien seraient impuissants à surmonter la résistance des paupières. On peut alors recourir à des instruments spéciaux, sortes de crochets métalliques, mousses, larges et recourbés, propres à élever la paupière supérieure et à abaisser l'inférieure, en s'appliquant sur la peau au niveau du bord adhérent du cartilage tarse, qu'ils entraînent à leur suite.

Quelque moyen qu'on emploie pour séparer les paupières, c'est avec beaucoup de douceur qu'il faut agir, en pressant le moins possible sur elles, en ne les écartant que de la quantité rigoureusement suffisante, et ne les tenant pas trop longtemps dans cet état violent. Aussi faut-il s'habituer à tout embrasser d'un coup d'œil rapide. Mieux vaudrait d'ailleurs répéter deux ou plusieurs fois la manœuvre que de s'obstiner à tout voir en une fois et de s'exposer ainsi à augmenter l'irritation de l'œil et l'injection vasculaire, ce qui donnerait une fausse idée de l'état des choses. On insiste au reste plus ou moins suivant la sensibilité de l'appareil visuel. Si la photophobie est modérée, on peut sans inconvénient répéter les explorations ; mais, si elle est assez forte pour que le moindre écartement produise une douleur violente à laquelle le malade essaye de se soustraire en se débattant et se livrant à des efforts désordonnés, il est plus prudent d'ajourner. Il n'est pas en effet rigoureusement nécessaire que le diagnostic soit porté dans tous ses détails pour que les premiers soins puissent être administrés, et il suffit le plus souvent d'avoir constaté l'existence d'une ophthalmie intense, accompagnée de photophobie excessive, pour que l'on puisse commencer le traitement.

Quelques manœuvres particulières sont nécessaires dans certains cas. Ainsi, par exemple, pour examiner la face interne de l'une ou l'autre paupière, il faut renverser complétement celle-ci, ce qui présente beaucoup plus de difficulté pour l'inférieure que pour la supérieure. Pour cette dernière, on engage le malade à regarder en bas ; puis, portant l'index de la main droite pour l'œil gauche, de la main gauche pour l'œil droit, sur la peau un peu au-dessus du bord adhérent du cartilage tarse, on pousse doucement et rapidement la paupière de haut en bas, de manière à la faire descendre en même temps que le cartilage tarse devient horizontal et que son bord libre se tourne en avant ; saisissant alors ce bord libre entre le pouce, porté directement sur la muqueuse palpébrale, et l'index resté à la place qu'il occupait d'abord, on achève le renversement. Pour la paupière inférieure, on fait porter l'œil en haut, puis avec l'ongle de l'index placé vers le bord adhérent du cartilage tarse, on presse graduellement d'avant en arrière, comme si l'on voulait pénétrer entre le plancher de l'orbite et le globe oculaire : le cartilage tarse prend ainsi une direction horizontale, que l'on transforme en un renversement complet en attirant en bas le bord libre saisi entre le pouce et l'index de l'autre main. Si l'on veut examiner l'intérieur de l'œil, on place les deux mains sur les côtés de la face du malade, au niveau de la région temporale, les pouces appuyés sur les paupières supérieures, afin de pouvoir à son gré les tenir ouvertes ou fermées, les ouvrir rapidement ou lentement, simultanément ou isolément.

Lorsque l'œil est découvert, soit par l'écartement volontaire des paupières, soit par les manœuvres chirurgicales, on examinera successivement toutes les parties accessibles à la vue. La conjonctive est-elle congestionnée ou injectée? en quels points? quelle est la disposition des vaisseaux congestionnés? offre-t-elle à sa surface du mucus, du pus, des granulations, des papules ou des pustules? l'anneau vasculaire sclérotidien existe-t-il? la cornée a-t-elle conservé sa transparence? L'a-t-elle perdue en totalité ou par place? est-elle infiltrée de pus? présente-t-elle des ulcérations, et, dans ce cas, quelle est leur profondeur, quelle est leur étendue? la chambre antérieure renferme-t-elle quelque liquide, du sang ou du pus, par exemple? l'iris est-il modifié dans sa couleur ou dans sa position? a-t-il contracté des adhérences avec les parties voisines? est-il le siége d'un abcès? est-il demeuré mobile? la pupille n'est-elle point rétrécie, élargie ou déformée? au delà de ce diaphragme, les milieux transparents se présentent-ils avec leur apparence naturelle? Pour constater tous ces détails, il est nécessaire de regarder tantôt de face, tantôt de côté et sous différents angles, d'engager le malade à porter l'œil dans diverses directions, de comparer l'œil malade à l'œil sain, dans le cas où un seul des deux organes serait affecté; mais, par-dessus tout, il faut bien se rappeler que, si l'exploration est trop douloureuse, il vaut mieux la laisser incomplète et en ajourner la suite que de s'exposer, par une obstination intempestive, à aggraver soi-même la maladie au lieu de la guérir.

L'examen direct doit être complété par la palpation des paupières et du globe oculaire, qui apprend quel est le degré de tension, de chaleur, et de sensibilité de ces organes.

Les instruments d'optique dont on peut se ser-

vir pour l'examen des yeux enflammés sont de
deux ordres, suivant qu'ils sont destinés à grossir
simplement les objets, et par conséquent à rendre
plus apparents des détails qui auraient pu échapper à cause de leur ténuité, ou à faire connaître
les altérations de parties qui, à cause de leur situation profonde, échappent complétement à l'investigation ordinaire.

A la première catégorie, appartiennent les loupes de toutes sortes. Les plus grossissantes sont
les meilleures. On se sert avec avantage de celles
à double lentille, qui ressemblent aux oculaires
des microscopes. L'emploi de ces instruments suppose que l'œil peut rester ouvert un certain temps :
ils ne sont donc applicables que dans les cas d'inflammation modérée. On les utilise surtout pour
l'étude des kératites chroniques, des iritis au premier degré et à marche lente.

Aux instruments de la deuxième catégorie se
rapportent les différents miroirs oculaires ou oph-
thalmoscopes, particulièrement ceux qui ont été
imaginés dans ces derniers temps par MM. Hel-
moltz et Follin (*Mémoires de la Société de chirurgie de Paris*, t. III, p. 377), et qui ont pour
destination d'éclairer l'intérieur de l'œil, de faire
voir les taches et opacités du cristallin, ainsi que
les lésions de la rétine. Ils exigent, comme les
précédents, que l'œil puisse s'ouvrir commodément : en conséquence ils ne conviendraient pas
chez les sujets qui auraient une inflammation aiguë et de la photophobie, et ne seraient guère applicables que dans les cas d'ophthalmies profondes,
à marche chronique. Ils sont d'ailleurs encore
trop nouveaux et n'ont pas été employés assez
souvent pour que leur valeur puisse être appréciée
dès à présent, mais nous devions pourtant appeler

sur ce moyen d'investigation l'attention des observateurs.

Le diagnostic de la cause s'établit par les commémoratifs et par l'observation des phénomènes concomitants. Les commémoratifs font savoir si la maladie est d'origine traumatique ou spontanée, si le sujet a eu antérieurement des manifestations scrofuleuses ou syphilitiques ou des rhumatismes. Les phénomènes concomitants sont les autres affections de même origine, dont le sujet peut être atteint en même temps. Ainsi, le gonflement des lèvres, les croûtes impétigineuses du nez, les engorgements et les abcès ganglionnaires, indiquent que l'ophthalmie est scrofuleuse. L'existence de douleurs rhumatismales ou de névralgie indique qu'elle peut avoir certaines relations avec le rhumatisme. La coïncidence d'une syphilide papuleuse fait reconnaître une origine syphilitique.

A cette double source de diagnostic, les partisans des ophthalmies spécifiques ajoutent encore l'inspection directe des tissus malades, qui, suivant eux, présentent dans chaque ophthalmie particulière un état caractéristique, suffisant à lui seul pour indiquer l'origine de celle-ci et faire connaître les prédispositions pathologiques du sujet. Ainsi, par exemple, la conjonctive oculo-palpébrale est-elle sillonnée de stries vasculaires ramifiées, dirigées des paupières vers la cornée ; y a-t-il en même temps sécrétion muqueuse abondante, agglutination des paupières au moment du réveil : l'ophthalmie est catarrhale. Voit-on sur la sclérotique, autour de la cornée, un anneau rouge, résultant de l'injection de petits vaisseaux parallèles, courts et très-déliés, marchant de la cornée vers la circonférence ; une phlyctène se forme-t-elle en même temps sur la cornée dans le cours de la maladie; y a-t-il écoulement sur la joue de larmes chaudes, brûlantes, qui corrodent la peau, photophobie et douleur lancinante, tantôt oculaire, tantôt péri-orbitaire : l'ophthalmie est due à une cause rhumatismale. Si la conjonctive oculaire est le siége d'une injection partielle, bornée à un petit nombre de vaisseaux réunis en faisceaux ou en paquets, avec peu de douleurs, sans augmentation de la sécrétion muqueuse, sans larmoiement, l'ophthalmie est scrofuleuse. Enfin, si ce sont les tissus fibro-séreux et vasculaires de l'œil qu'attaque l'inflammation ; si l'injection réside dans des vaisseaux volumineux, distincts les uns des autres, presque variqueux, non parallèles entre eux, placés dans le tissu cellulaire sous-conjonctival entre les membranes muqueuse et fibreuse; si la cornée devient à une certaine époque le siége d'un épanchement interlamellaire ; si la sécrétion muqueuse, âcre et corrosive, ressemble pour la couleur à une écume blanche qui s'amasse dans les angles et dans les plis de la conjonctive, ce qui lui a fait donner le nom d'écume arthritique, c'est qu'il s'agit d'une ophthalmie arthritique ou veineuse.

Si les inflammations oculaires se présentaient toujours, ou même souvent, avec des caractères aussi bien dessinés, peut-être serait-on autorisé à regarder chacun de ces groupes de symptômes comme l'expression d'une disposition particulière, d'un état spécial de l'organisation; mais qu'il est rare de trouver au lit du malade cet agencement de phénomènes si réguliers et si constants dans les livres! Souvent la sécrétion muqueuse de l'ophthalmie catarrhale coïncide avec la photophobie de l'ophthalmie rhumatismale, ou bien l'injection présente au début les caractères attribués à la première et à la fin ceux de la seconde. L'iris et la choroïde se prennent aussi bien dans l'ophthalmie rhumatismale que dans l'arthritique. L'injection occupe à la fois la sclérotique et la conjonctive. En un mot, rien n'est plus ordinaire que de trouver sur le même malade le mélange ou la succession des phénomènes ou des lésions attribués par les auteurs à des ophthalmies de nature différente. En présence de tels faits, on ne s'étonnera pas si ces auteurs eux-mêmes ne s'entendent pas sur la valeur séméiologique des symptômes que nous venons de rappeler et ne sont point d'accord dans la détermination et la description des mêmes espèces étiologiques.

Quelle conclusion tirer de toute cette discussion? Après avoir longuement médité sur ce sujet, après avoir contrôlé les assertions des ophthalmologistes par l'observation clinique, nous demeurons convaincus que les prétentions de la doctrine étiologique sont exagérées; que les causes peuvent avoir ici, comme dans toute autre partie du corps, une certaine influence sur les manifestations symptomatiques de l'inflammation, mais que cette influence, dont il faut tenir compte, n'est jamais ni assez prononcée ni assez constante pour qu'on puisse, à la seule inspection de l'œil, prononcer dans tous les cas et infailliblement sur l'origine et la nature de la maladie; que par conséquent il n'y a pas de raisons suffisantes pour admettre tant d'espèces, prétendues distinctes, qui ne diffèrent en réalité que par des nuances quelquefois à peine appréciables.

Traitement. — Écarter, neutraliser, ou du moins attaquer les causes, combattre l'inflammation, calmer les douleurs, s'opposer à la sécrétion du pus et de la matière plastique, et favoriser la résorption ou l'issue de ces matières : telles sont les indications principales.

Les moyens propres à remplir ces indications sont locaux ou généraux. Sans négliger les seconds, c'est aux premiers qu'il faut s'attacher surtout. Pour quiconque veut réussir dans le traitement des inflammations oculo-palpébrales, ce doit être une règle de diriger les moyens thérapeutiques d'abord contre les altérations locales, de donner aux médications topiques, qui ont une action directe et essentielle, le pas sur les médications générales, dont l'influence n'est qu'indirecte et ordinairement secondaire.

Parmi les causes, il en est dont il faut s'occuper de suite, avant même de traiter ou en même temps qu'on traite la maladie qu'elles ont occasionnée : tels sont les corps étrangers, les cils dirigés contre la surface de la conjonctive, l'influence d'une lumière excessive, qu'il est facile d'adoucir ou de supprimer, etc. D'autres causes, qui ont une action plus lente et moins immédiate, comme les diathèses, par exemple, peuvent être attaquées plus tard, après qu'on aura paré aux accidents plus pressants qui se rattachent à l'inflammation.

Pour combattre celle-ci, les moyens thérapeutiques ne diffèrent pas essentiellement de ceux qu'on emploie dans le traitement de toute maladie inflammatoire, mais ils doivent être modifiés en raison de la structure et des fonctions de l'organe malade.

En première ligne se placent les topiques propres à faire avorter l'inflammation : les répercussifs, particulièrement l'eau froide, appliqués sur les paupières à l'aide de compresses fréquemment renouvelées, ou administrés sous forme d'irrigations plus ou moins prolongées, ainsi que les astringents ou même les caustiques légers, tels que le sulfate de zinc et l'azotate d'argent, soit en collyres, soit en pommades. Les topiques chauds et émollients, recommandés jadis par Scarpa, Richter, Travers, favorisent l'infiltration, le ramollissement, et la tuméfaction des tissus, sont rarement utiles, et ont été généralement abandonnés de nos jours.

Les saignées locales, au moyen de sangsues ou de ventouses scarifiées, trouvent souvent leur application, mais il faut les placer dans la région temporale, à la base de l'apophyse mastoïde, quelquefois dans les fosses nasales, rarement sur les paupières mêmes ou à la surface de la conjonctive, à cause de l'irritation, de l'infiltration sanguine, et du gonflement qu'elles peuvent y produire et qui ont pour effets de tenir les paupières rapprochées, d'empêcher que l'œil puisse être examiné, et de retenir à sa surface les matières versées par la muqueuse enflammée. La saignée générale, moins souvent indiquée, est néanmoins employée avec avantage dans les cas d'inflammation profonde ou très-aiguë. L'artériotomie, conseillée par quelques chirurgiens, a l'inconvénient de nécessiter une pression assez forte qui gêne la circulation dans les vaisseaux de la tête et augmente la congestion oculo-palpébrale. Il en est de même de la phlébotomie pratiquée sur la veine jugulaire externe : aussi y a-t-on à peu près complétement renoncé. La saignée du bras est presque la seule qu'on mette en usage. On a pourtant quelquefois recours à la saignée du pied, employée comme moyen dérivatif. C'est dans le même but qu'on applique quelquefois des sangsues à l'anus, des ventouses dans la région dorsale ou aux extrémités inférieures.

Ces moyens sont secondés par l'emploi des révulsifs et des purgatifs. Aux révulsifs se rapportent les bains de pieds chauds et prolongés, les cataplasmes sinapisés, promenés sur les extrémités inférieures, les frictions stibiées, les vésicatoires à la nuque, aux tempes, ou sur le crâne, enfin le séton. Les pédiluves et les sinapismes peuvent être employés dans la période d'acuité. Les frictions stibiées et les vésicatoires doivent au contraire être réservés pour le moment où l'inflammation commence à s'apaiser. Le séton à la nuque convient dans le traitement des affections chroniques et opiniâtres mieux que les cautères et les moxas, qui sont tombés en désuétude. Les purgatifs agissent à la fois comme déplétifs, par les évacuations qu'ils déterminent, et comme révulsifs, par l'excitation qu'ils produisent dans la muqueuse intestinale. Les plus usités sont le sulfate de soude ou le sulfate de magnésie, l'eau de Sedlitz, le calomel, la teinture de semence de colchique. Quant aux émétiques, tels que le tartre stibié et l'ipécacuanha, ils sont indiqués dans les cas où la maladie se complique d'embarras gastrique ; mais, d'un autre côté, ils nuisent par les secousses et les efforts de vomissement qui retiennent et portent le sang vers la tête.

L'exaltation de la sensibilité, annoncée par la photophobie et par les douleurs oculaires, est combattue par l'administration de l'opium ou de la belladone, soit à l'extérieur en frictions, soit à l'intérieur sous forme de poudre ou d'extrait.

Un des points importants consiste à prévenir la formation et le dépôt ou à favoriser la résorption de la matière plastique, qui se produit avec facilité dans un organe aussi riche en vaisseaux que l'est l'organe de la vue, et dont la présence a là plus d'inconvénient que partout ailleurs, parce qu'il en résulte des adhérences anormales ou des opacités qui empêchent le passage des rayons lumineux. C'est dans cette vue qu'on administre les mercuriaux : il faut alors les donner à dose non purgative, prescrire, par exemple, 1, 2, 3, 4, 5 centigrammes de calomel préparé à la vapeur, seul ou associé avec l'opium. On fait aussi grand usage de frictions douces faites sur le pourtour de l'orbite avec l'onguent napolitain, mêlé ou non à une certaine quantité d'extrait de belladone.

Au début de l'inflammation, il faut soustraire l'œil au contact de la lumière, au moyen d'un bandeau noir ou d'une compresse flottante, et en tenant le malade dans une chambre obscure; mais il y aurait danger à prolonger trop longtemps ces précautions, parce que l'œil, déshabitué de son excitant naturel, fatiguerait beaucoup et risquerait de s'enflammer de nouveau au moment où on le rendrait à ses fonctions. Aussi doit-on, dès que l'inflammation est calmée, laisser pénétrer un peu plus de jour dans l'appartement et permettre à l'organe un exercice modéré. Il est utile aussi de soumettre le malade à un régime doux, de défendre l'usage du tabac, du café, et des spiritueux.

Outre ces indications générales, il en est d'autres plus particulières, qui se rapportent, soit à la sécrétion purulente, soit à la présence du pus dans les chambres de l'œil, soit à la perforation de la cornée, soit à la hernie de l'iris, soit aux adhérences contractées par cette membrane; mais ce n'est pas ici le lieu d'en parler, et ce qui s'y rapporte sera mieux placé dans l'histoire particulière de chaque inflammation.

CLASSIFICATION. — Après ce qui a été dit précédemment, il ne nous reste plus qu'à indiquer sommairement l'ordre que nous adoptons pour l'exposition des différentes formes de l'inflammation oculo-palpébrale.

Nous partageons tout le sujet en deux sous-divisions : la première, qui comprend les inflammations partielles ; la seconde, qui traite des inflammations complexes ou ophthalmies. Ce partage est à la fois naturel et favorable à l'étude, puisque, si compliquées qu'elles soient, les ophthalmies du second ordre ont pour éléments celles du premier, et que, dès qu'on connait bien celles-ci, rien n'est plus facile que de décomposer les autres par voie d'analyse et de se rendre un compte exact de ce qui les constitue. Comme caractères secondaires de division, nous prendrons, tantôt le siége précis de l'inflammation, tantôt sa nature ou ses causes.

1re SOUS-DIVISION.

INFLAMMATIONS PARTIELLES.

Tous les auteurs qui ont écrit de nos jours sur les maladies des yeux sont d'accord sur la nécessité d'étudier à part les effets de l'inflammation dans les paupières et dans l'œil, ainsi que dans les diverses parties constituantes de chacun de ces organes. Nous aurons donc à examiner successivement la blépharite, la conjonctivite, la sclérotite, la kératite, l'iritis, l'aquo-capsulite et l'hypopion, la capsulite et la cristallite, l'hyaloïdite, la choroïdite, la rétinite. Il s'en faut de beaucoup que toutes ces affections soient également bien déterminées, mais nous indiquerons à propos de chacune le point où en est arrivé la science.

CHAPITRE PREMIER.

Blépharite.

La blépharite ou inflammation des paupières est très-fréquente, et présente des variétés qui dépendent surtout de son siége anatomique. Les paupières ont en effet une structure complexe. On y trouve, dans leur partie moyenne ou corps, la peau, le tissu cellulaire sous-cutané, une couche musculaire, une couche tendineuse et aponévrotique, la membrane muqueuse ; au niveau de leur bord libre, le cartilage tarse et les follicules de Meibomius, les cils et les bulbes pileux qui les produisent, enfin une multitude de petits follicules sébacés situés autour des bulbes et ouverts dans leur cavité même. Or, l'inflammation peut attaquer un seul de ces éléments, s'étendre à plusieurs, ou les occuper tous à la fois. De là des variétés, dans chacune desquelles la maladie prend des caractères particuliers et nécessite des soins spéciaux, et qu'il convient par conséquent d'étudier à part.

Suivant que l'inflammation affecte plus particulièrement la peau, le tissu cellulaire, ou la membrane muqueuse, la blépharite est érysipélateuse, phlegmoneuse, ou muqueuse. Concentrée vers le bord libre, où se trouvent en si grand nombre les organes sécréteurs, elle forme une dernière espèce, la blépharite ciliaire.

La blépharite muqueuse peut se montrer sous les formes catarrhale, granuleuse, et purulente ; mais, quelle que soit la forme qu'elle affecte, elle a trop rarement une existence indépendante pour que nous en donnions une description particulière. C'est à propos de la conjonctivite, de la kératite, et des ophthalmies purulentes, que nous placerons ce qui a rapport à l'inflammation de la muqueuse palpébrale. Nous n'aurons donc à traiter ici que des blépharites érysipélateuse, phlegmoneuse, et ciliaire.

Art. Ier. — Blépharite érysipélateuse.

Étiologie. — Dans l'érysipèle de la face, la peau délicate des paupières participe presque toujours à la maladie. En outre, on voit quelquefois, sous l'influence de la malpropreté habituelle, à la suite d'écorchures, de piqûres d'insectes, de morsures de sangsues, d'opérations chirurgicales, cette région s'enflammer et devenir le siége d'un érysipèle qui ne s'étend pas plus loin.

Symptômes, marche, terminaisons. — L'inflammation se montre sous deux formes : tantôt la peau est chaude, sèche, rouge, luisante, sans gonflement notable des parties sous-jacentes; tantôt, et plus souvent, le gonflement domine par suite de l'infiltration du tissu cellulaire très-lâche de ces parties, et les paupières, extrêmement gonflées et comme boursouflées, ne peuvent plus s'écarter, de sorte que l'œil reste entièrement couvert. De petites phlyctènes se montrent parfois à la surface de la peau. Une seule paupière est quelquefois prise; mais il est plus ordinaire qu'elles soient toutes deux envahies, soit simultanément, soit l'une après l'autre.

La résolution est la terminaison la plus ordinaire. Elle se fait avec lenteur et laisse à sa suite un œdème, qui gêne pendant quelque temps les mouvements et cause une sorte de relâchement de la paupière supérieure. Il n'est pas très-rare de voir un ou plusieurs petits abcès se former, à la paupière supérieure surtout, dans les cas d'érysipèle facial, et ces petits abcès semblent avoir un caractère critique, car ils annoncent presque constamment la guérison.

Lorsque l'inflammation est intense, elle se propage à toute l'étendue de la conjonctive, qui prend une teinte jaunâtre, s'injecte légèrement, s'infiltre, devient le siége d'un chémosis séreux, et se couvre quelquefois de phlyctènes offrant une certaine analogie avec celles qui se montrent sur la peau enflammée : c'est la *conjonctivite érysipélateuse* de quelques auteurs, dans laquelle il nous est impossible de rien voir de spécifique. En pareil cas, les larmes sont ordinairement sécrétées en plus grande abondance et se troublent par suite de leur mélange avec la matière puriforme que fournit le bord libre des paupières.

Diagnostic. — De cet appareil symptomatique pourrait résulter une erreur de diagnostic pour un chirurgien peu attentif ou peu expérimenté, car le liquide trouble qui coule sur la joue ou séjourne entre les bords palpébraux a quelque ressemblance avec celui de l'ophthalmie purulente, dans laquelle il y a aussi gonflement ou rougeur érysipélateuse des paupières. L'exploration de l'œil, si toutefois elle est possible, et, à son défaut, l'écartement des bords palpébraux, suffira pour lever les doutes : s'il s'agit d'une ophthalmie purulente, on verra s'échapper le pus amoncelé derrière les paupières, tandis que, si c'est une ophthalmie simple, le liquide qui s'écoulera sera formé par des larmes opalines.

Traitement. — Dans la blépharite qui accompagne l'érysipèle facial, le traitement est celui de la maladie principale et sera exposé plus tard à l'occasion des maladies des joues. Notons seulement ici l'utilité de petites scarifications, dans le cas d'œdème très-prononcé, afin de prévenir la tension excessive des téguments et la compression de l'œil. Lorsque l'affection est circonscrite aux paupières, quelques fomentations astringentes ou émollientes, telles que l'eau de guimauve, l'eau de

sureau, ou l'eau blanche, suffisent ordinairement.
Les abcès sont ouverts avec la lancette. Si l'on
juge nécessaire d'appliquer des sangsues, elles
doivent être mises à la tempe ou derrière l'oreille,
mais non sur la paupière même, de peur d'augmenter encore l'inflammation en irritant la peau et la
tuméfaction en occasionnant une infiltration sanguine.

Art. II. — Blépharite phlegmoneuse.

Étiologie. — La blépharite est phlegmoneuse
lorsque l'inflammation occupe principalement le
tissu cellulaire palpébral et qu'elle y est assez
intense pour menacer de se terminer par suppuration. Elle prend assez souvent ce caractère à la
suite de l'érysipèle ou après la variole, durant la
convalescence de laquelle il n'est pas rare d'observer un ou plusieurs abcès des paupières. Elle a
aussi quelquefois pour point de départ une inflammation plus ou moins ancienne du sac lacrymal,
qui s'échauffe et s'étend, soit aux deux paupières,
soit à une seule; et alors c'est à l'inférieure de
préférence. Enfin elle survient quelquefois sans
cause appréciable.

Symptômes, marche, terminaisons. —
L'inflammation est tantôt circonscrite, tantôt diffuse, et quelquefois limitée au grand angle de l'œil,
où elle forme une tumeur que les anciens décrivaient sous le nom, aujourd'hui abandonné, d'*an-
kylops.*

L'inflammation circonscrite, inflammation phlegmoneuse proprement dite, à deux périodes. La
première, dont la durée est de cinq à six jours,
est caractérisée par le gonflement, la rougeur, la
douleur et l'immobilité, qui appartiennent aussi à
la blépharite érysipélateuse: seulement la rougeur

prend une teinte plus foncée, la douleur est plus tensive et plus violente. Dans la seconde période, la résolution s'opère, ou la suppuration arrive et la tumeur devient molle et fluctuante.

L'abcès, une fois formé, a plus de tendance à s'ouvrir du côté de la peau que du côté de la conjonctive. Lorsqu'il occupe le grand angle de l'œil, il se dirige quelquefois du côté du sac lacrymal et s'y ouvre. Le pus tombe alors dans le canal nasal et de là dans le pharynx; rarement il s'échappe par la narine. Ce mode de terminaison n'est pas toujours suivi de guérison : soit que l'ouverture n'ait pas assez de largeur, soit qu'elle occupe une mauvaise position, le pus continue à s'accumuler et à s'avancer vers la peau, et ce n'est qu'après une ouverture de ce côté par la nature ou par l'art que l'abcès se vide et guérit définitivement. Blandin et Mackenzie ont signalé plusieurs faits de ce genre, dont nous avons nous-mêmes observé des exemples.

Après les abcès, comme après les phlegmons non suppurés, les paupières peuvent conserver pendant un temps assez long un gonflement et une induration qui empêchent le glissement des diverses couches les unes sur les autres et occasionnent une gêne des mouvements. Ce résultat s'observe surtout à la paupière supérieure, dont la position est plus favorable à la stagnation des liquides.

La seconde forme d'inflammation, bien décrite par Lawrence, présente des caractères auxquels il est impossible de méconnaître le phlegmon diffus. La peau prend une teinte livide, le gonflement est considérable, la chaleur et la souffrance extrêmes; puis succède une sorte de ramollissement général de la paupière, qui fait éprouver au doigt la sensation d'une masse putrilagineuse. Alors, soit qu'on incise, soit que la peau s'ulcère d'elle-même, on voit sortir, au milieu d'un pus poisseux et jaunâtre, des lambeaux de tissu cellulaire mortifié, plus ou moins longs et irréguliers. Cette forme d'inflammation, beaucoup plus grave que la précédente, entraîne presque toujours une déformation consécutive de la paupière. Elle peut aussi se propager du côté de l'orbite, donner lieu aux symptômes les plus graves, suivis quelquefois de la mort. Elle est toujours accompaguée de phénomènes adynamiques et quelquefois de troubles du côté du canal digestif, et se montre de préférence chez des individus d'une mauvaise constitution ou épuisés par la misère ou les excès.

Diagnostic.— Il est rarement embarrassant. Dans la première période, on pourrait prendre pour de la fluctuation la sensation que donne le liquide infiltré dans les mailles celluleuses de la paupière; mais les parties sont encore tendues, rénitentes, et n'ont pas cette mollesse particulière des abcès placés superficiellement sous une peau mince.

Lorsqu'à la suite d'une blépharite s'est formé un abcès au grand angle de l'œil, on peut être embarrassé pour décider si le phlegmon est ou non dans la dépendance d'une maladie antérieure du sac lacrymal et s'il doit ou non se terminer par une fistule. Cette question peut être résolue par les antécédents qui font savoir qu'un épiphora existait depuis un certain temps, ou bien par une pression exercée sur le grand angle de l'œil qui apprend si des larmes et du pus accumulés dans le sac s'écoulent par les points lacrymaux. Mais les antécédents sont souvent mal donnés, et, d'une autre part, il est difficile d'exercer une pression suffisante sur des parties enflammées et douloureuses. On doit donc rester quelquefois dans le doute pendant les premiers jours. Plus tard, la persistance d'une fistule et l'emploi devenu possible de tous les moyens d'exploration éclaireront le diagnostic.

Traitement. — Dans la première période, et s'il s'agit d'un phlegmon circonscrit, on emploiera les lotions et les affusions émollientes. Quelques sangsues pourront aussi être appliquées, suivant les règles exposées plus haut (p. 408). Dans la seconde période, s'il s'est formé un abcès, on l'ouvrira au moyen d'une incision, à laquelle on donnera une direction horizontale, afin qu'elle se cache dans les plis de la paupière, et qu'on aura soin de ne pas faire trop profonde, de peur de transpercer la conjonctive et de blesser l'œil. L'ouverture d'un abcès dans le sac lacrymal ne modifie guère le traitement : quelques injections dans le sac avec de l'eau tiède ou de l'eau d'orge miellée seront utiles.

Dans les cas plus graves où l'on a affaire à un phlegmon diffus, on devra, sans hésiter et de bonne heure, pratiquer une incision transversale, qui s'étende d'un côté à l'autre de la paupière et divise la peau et le tissu cellulaire sous-cutané : c'est le seul moyen efficace de prévenir la mortification et d'arrêter les progrès du mal. Lawrence et Mackenzie conseillent de faire également à la paupière inférieure, entre l'œil et le plancher de l'orbite, une incision profonde qui pénètre jusque dans le tissu cellulaire, si l'on a des indices que la suppuration soit établie de ce côté. Quand même on ne rencontrerait pas de pus, l'opération ne serait pas inutile, car l'écoulement de sang auquel elle donne lieu procure un dégorgement salutaire. Des vésicatoires devraient aussi être appliqués,

soit à la nuque, soit derrière les oreilles, soit sur
les tempes. Les symptômes généraux, les antécédents, l'âge et la constitution du sujet, devront
être pris en considération, et indiqueront s'il convient de recourir à la saignée générale, à quelques purgatifs ou aux toniques : ces derniers et
particulièrement les préparations de quinquina,
trouveront leur application dans les cas de phlegmon diffus avec adynamie et prostration.

Art. III. — Blépharite ciliaire.

La blépharite reçoit le nom de ciliaire lorsqu'elle est limitée au bord libre des paupières ou
qu'elle a pris sur ce bord un développement plus
considérable que partout ailleurs. Cette espèce de
blépharite est la plus importante de toutes, à
cause de sa fréquence, des caractères particuliers
qu'elle doit à la multiplicité des glandules et des
follicules, tant pileux que sébacés, qui occupent
les points sur lesquels elle sévit, des altérations
nombreuses et graves qu'elle peut occasionner, du
côté de l'œil et des paupières, si elle n'est pas
traitée convenablement et de bonne heure.

Cette maladie a été décrite par les auteurs sous
des noms très-différents, empruntés à divers ordres
d'idées. Ainsi les anciens l'appelaient *gratelle*,
à cause des démangeaisons qu'elle occasionne souvent, *lippitudo*, à cause de la sécrétion chas-
sieuse qui l'accompagne. On l'a nommée *teigne* ou
gale des paupières, *psorophthalmie*, parce
qu'on supposait que la gale ou la teigne n'était pas
étrangère à son développement ; *blépharite scrofuleuse*, pour exprimer qu'elle a souvent pour
origine le vice scrofuleux. La plupart des auteurs
modernes ont paru se préoccuper surtout de préciser le siége de la maladie et d'indiquer les élé-

ments anatomiques auxquels s'attaque le mal. Ainsi, pour Beer, c'est la *blépharite glanduleuse*; pour Weller, l'*inflammation simple des glandes des paupières*; pour Demours, la *phlegmasie des glandes de Meïbomius*; pour Mackenzie, l'*ophthalmie tarsienne*; pour M. Desmarres, la *blépharite glandulo-ciliaire*. Pour M. Velpeau, elle se présente sous trois formes, qui lui ont valu les noms de *blépharite ciliaire*, *glanduleuse*, et *diphthéritique*. La dénomination de *blépharite ciliaire*, que nous avons adoptée, doit être entendue dans son sens le plus large, celui d'une inflammation occupant cette partie de la paupière qui supporte les cils.

Étiologie. — La blépharite ciliaire tire souvent son origine des diverses conjonctivites, purulentes ou non purulentes : toute la paupière était prise, la guérison s'opère pour le corps même de la paupière, mais le bord reste malade, sans doute parce qu'il est riche en petits organes anfractueux dans lesquels l'inflammation semble se retirer. On la voit aussi coïncider avec la kératite chronique, ce qui constitue l'une des formes sous lesquelles se présente l'ophthalmie scrofuleuse. Enfin elle survient d'emblée dans un certain nombre de cas. Mais, quelle que soit la manière dont elle s'établisse, la condition principale de son développement paraît être la constitution scrofuleuse ou tout au moins une constitution débilitée : aussi l'observe-t-on généralement sur des individus chétifs, blonds, lymphatiques, mal nourris, vivant dans la misère et la malpropreté, logés dans des lieux bas, humides, et malsains. Elle attaque de préférence les enfants, mais on l'observe aussi chez les adultes et les vieillards, car un de ses caractères est de se reproduire chez ceux qui en ont été une fois atteints. A cette époque de la vie, elle est souvent entretenue par l'abus du vin et des liqueurs alcooliques. On a remarqué qu'elle se montre aussi plus volontiers chez les individus dont les paupières ont été déformées par la variole ou par toute autre cause.

Symptômes, marche, complications, terminaisons. — La blépharite ciliaire s'établit quelquefois à droite et à gauche; mais le plus souvent elle occupe une seule paupière, et c'est presque toujours la supérieure. Quand les deux paupières sont prises en même temps, c'est encore la supérieure qui est ordinairement le plus malade. A quoi attribuer ce résultat? probablement à la situation déclive de son bord ciliaire.

Les éléments anatomiques sur lesquels l'inflammation exerce son influence sont les glandes de Meïbomius, les bulbes pileux qui produisent les cils, et les petites glandes ciliaires qui leur sont annexées, la membrane muqueuse et la peau jusqu'à une certaine distance du bord palpébral, et enfin, dans certains cas, le cartilage tarse lui-même. Toutes ces parties peuvent être affectées simultanément, soit au même degré, soit inégalement; il est au contraire possible que quelques-unes soient épargnées, tandis que les autres souffrent. De là dans les symptômes et la marche de la maladie quelques différences, qui seront signalées en leur lieu.

La blépharite ciliaire débute ordinairement par une démangeaison incommode sur le bord des paupières, démangeaison qui porte le malade à examiner et à faire examiner les parties. On voit alors sur le bord palpébral, à la base même des cils, en un seul point ou dans plusieurs places, des espèces de croûtes ou d'écailles luisantes, jaunes,

friables, plus ou moins épaisses, et difficiles à dé
tacher, parce qu'elles adhèrent aux cils et aux tissus sous-jacents. Ces écailles sont formées d'abord
par une matière glutineuse que versent les bulbes
pileux et les glandes ciliaires enflammés; mais bientôt il s'y mêle du pus, fourni par l'érosion des orifices glandulaires, ainsi que par un certain nombre
de petites pustules qui, paraissant sur le bord libre
de la paupière, se crèvent et se transforment en
ulcérations à fond rouge ou grisâtre. Autour des
points malades, la peau et la muqueuse ont pris
une coloration rouge livide et se sont injectées de
vaisseaux violacés. Pour peu que les altérations
occupent les deux paupières ou prennent de l'intensité sur une seule, le desséchement des matières
sécrétées et accumulées pendant le sommeil colle
ensemble les cils opposés, de sorte que, si l'on
veut, au moment du réveil, ouvrir les yeux brusquement et sans précaution, on ne le fait qu'en
arrachant un certain nombre de cils, ce qui augmente l'irritation. Pendant le jour, l'écartement et
la mobilité des paupières empêchent que ce phénomène se produise, du moins au même degré,
mais les cils se prennent et s'agglutinent de manière à former plusieurs pinceaux distincts.

Peu à peu la maladie fait des progrès et s'é-
tend suivant la longueur et l'épaisseur du bord
palpébral. Le gonflement augmente et devient général, mais non pas uniforme, car il est semé de
bosselures irrégulières. Il est des points vers lesquels la rougeur se prononce davantage, la commissure externe, par exemple, et il peut s'y former une ulcération. Les glandes de Meïbomius se
dessinent sous la forme de stries rougeâtres, quelques-unes sous celles de petites tumeurs remplies
de matière purulente, qui s'échappe, soit par l'o-

rifice naturel, soit par une ouverture accidentelle,
résultat de l'ulcération des parois. Les bulbes et
les glandes ciliaires suppurent aussi : de là, des ulcères et quelquefois de petits trajets fistuleux. Les
choses peuvent arriver à ce point que le bord palpébral entier soit caché par une croûte, dont la
chute laisse à découvert une série d'ulcérations si
rapprochées qu'elles semblent n'en former qu'une
seule et si profondes parfois qu'elles atteignent
et intéressent le cartilage. Les cils, mal nourris,
tombent d'eux-mêmes ou sont arrachés avec les
croûtes, puis repoussent dans une mauvaise direction ou hors de rang. Au bout d'un certain
temps et après plusieurs chutes successives, ils pâ-
lissent, s'étiolent, et finissent par tomber pour ne plus
repousser. La peau délicate de la paupière s'excorie et se couvre de concrétions croûteuses, et
cette altération s'étend jusqu'au tégument plus
ferme des joues, sur lesquelles s'écoule sans cesse
un mélange de larmes et de pus. Sous l'influence
de cette excitation continuelle, le derme se contracte, se resserre, se raccourcit, ce qui entraîne
le renversement graduel du cartilage tarse et la
formation d'un ectropion, léger d'abord et borné
à la partie centrale de la paupière, devenant ensuite de plus en plus prononcé, entraînant jusqu'aux points lacrymaux eux-mêmes, et laissant
apercevoir la muqueuse rouge et gonflée. Parvenue à ce point, la blépharite ciliaire peut se compliquer d'inflammation de la surface de l'œil, c'est-
à-dire de conjonctive oculaire et de kératite.
D'autres fois, ce sont les ulcérations de la face interne qui, en se cicatrisant, déterminent le renversement de la paupière du côté de l'œil, c'est-
à-dire l'entropion.

Les différents tissus qui entrent dans la composition du rebord palpébral ne prennent pas toujours une part égale à l'inflammation : tantôt c'est la face cutanée, avec ses bulbes et ses glandes ciliaires, tantôt la face muqueuse, avec ses follicules de Meïbomius, qui est plus particulièrement affectée. Dans le premier cas, la formation des croûtes, la chute des cils ou madarose, le trichiasis, ou le distichiasis, sont les phénomènes dominants. Dans le second, la conjonctivite palpébrale est plus constante, l'écoulement de pus plus abondant, l'établissement de petits abcès plus fréquent. C'est en s'appuyant sur ces différences, que M. le professeur Velpeau a distingué et décrit à part la blépharite ciliaire et la blépharite glanduleuse ; mais cette distinction, quoique justifiée par l'anatomie et par l'observation des faits, n'a pas une grande utilité pratique, attendu que, d'une part, les deux formes coexistent presque toujours avec simple prédominance de l'une sur l'autre, et que, d'une autre part, c'est à peu près le même traitement qui convient à toutes deux.

Il arrive parfois, dans le cours de la maladie, que le bord libre de la paupière se recouvre d'une exsudation pseudomembraneuse, qui forme derrière la rangée ciliaire une plaque d'un blanc d'argent. Cette plaque, très-adhérente, persiste longtemps ; cependant, lorsqu'elle se détache, elle laisse souvent à découvert une surface rouge de bonne apparence, et l'affection peut reprendre la marche et les caractères ordinaires de la blépharite ciliaire. C'est là ce qui constitue la troisième espèce de blépharite, établie par M. Velpeau, la blépharite diphthéritique, qui, sans différer essentiellement des deux autres, s'en distingue toutefois par un phénomène qui peut être considéré comme l'indice d'une disposition fâcheuse de la constitution et qui annonce en effet ordinairement que le mal sera plus rebelle et plus tenace qu'à l'ordinaire.

Les troubles fonctionnels consistent en une certaine roideur des paupières, accompagnée d'un sentiment de sécheresse, qui rend les mouvements difficiles, et en un picotement très-incommode qui pousse les malades à se gratter et à arracher les croûtes palpébrales. La vue n'éprouve d'ailleurs aucune altération, à moins qu'il ne soit survenu quelque complication du côté du globe oculaire. Il n'y a pas non plus de réaction fébrile, mais avec l'inflammation palpébrale coïncident souvent une conjonctivite palpébrale, soit simple, soit granuleuse, un gonflement de la lèvre supérieure ou du nez, un engorgement des ganglions cervicaux ou sous-maxillaires, un eczéma des oreilles, ou quelque autre de ces accidents qui forment le cachet de la constitution scrofuleuse.

La blépharite ciliaire est une maladie chronique, à marche lente et irrégulière. Sa durée varie de quelques mois à une et même à plusieurs années. Si on la néglige, elle s'enracine, et il devient très-difficile, quelquefois impossible, d'en délivrer les malades. Elle présente des alternatives fréquentes d'aggravation et d'amélioration, qui font varier sa physionomie et déroutent les débutants : un jour les croûtes étaient abondantes, quelques jours après elles sont rares ou presque nulles ; l'inflammation semblait éteinte depuis plusieurs semaines, à ce point qu'on s'attendait à la voir disparaître entièrement, elle se ranime tout à coup et reprend une acuité et une intensité nouvelles.

Les suites de la maladie varient suivant son étendue, son intensité, et sa durée. Elle peut se terminer par une guérison complète et sans laisser aucune trace, si elle n'a été ni trop profonde ni très-prolongée ; mais ce résultat est rare lorsqu'elle remonte à plusieurs années, lorsqu'elle s'est plusieurs fois reproduite, ou que l'inflammation a été forte et générale. Le bord palpébral demeure ordinairement, dans ces cas, rouge, luisant, épais, induré, déformé, et ses angles antérieur et postérieur, au lieu d'être taillés à vive arête comme dans l'état normal, sont émoussés et arrondis. Les glandes de Meibomius sont en partie atrophiées, en partie détruites, et leurs orifices oblitérés. Il en est de même des bulbes pileux : aussi les cils manquent-ils plus ou moins complétement, et ceux qui restent sont courts, faibles, mal plantés, poussés dans une direction vicieuse. Les cartilages tarses, plus ou moins renversés, laissent apercevoir la muqueuse, de sorte que l'ouverture palpébrale semble bordée par un tissu rouge, et que les larmes, mal retenues, tombent sur la joue. Les divers degrés de l'état que nous venons de décrire ont été désignés autrefois sous les noms de *tylosis*, d'*œil d'anchois*, de *lippitude*, lorsqu'il s'y joint un écoulement habituel de matière muqueuse, puriforme. Les altérations vont quelquefois plus loin encore : il s'établit un trichiasis, un entropion, ou un ectropion consécutifs. Les voies lacrymales elles-mêmes peuvent être envahies, ainsi que l'avait bien vu Scarpa, soit que les points lacrymaux aient été renversés, déviés, ou oblitérés, soit qu'une tumeur ou une fistule lacrymale ait succédé à l'inflammation.

Traitement. — Il présente des différences suivant la forme, la période, l'intensité de la maladie ; mais une indication domine ici toutes les autres, c'est celle de débarrasser le bord palpébral des croûtes qui s'y déposent et s'y attachent, et de prévenir, autant que possible, la formation de croûtes nouvelles : on arrive ainsi, par la seule influence des soins de propreté, à soulager les malades en supprimant ou en adoucissant les démangeaisons, à diminuer l'intensité de l'inflammation, à empêcher les effets fâcheux de l'agglutination des cils. Pour obtenir ce résultat, il faut recommander au malade de ne pas ouvrir les yeux le matin avant d'avoir remolli les croûtes à l'aide d'une éponge imbibée d'eau tiède, de quelques gouttes d'huile, ou d'un mélange de lait tiède et de beurre fondu; puis, le nettoyage est complété en achevant de détacher les croûtes et en les enlevant, soit avec l'ongle, soit avec des pinces ou une spatule. Pendant le jour, on fait plusieurs fois des fomentations tièdes avec une décoction d'eau de guimauve, de têtes de pavot, ou avec une infusion de camomille ou de fleurs de sureau. Le soir, on enduit les paupières et leurs bords d'une couche légère de cérat ou de cold-cream. On peut même, dans les cas graves, tenir les parties malades couvertes d'un cataplasme de farine de graine de lin, de mie de pain, de fécule de pomme de terre, de pomme cuite, etc.

Lorsque l'inflammation a été modérée par ces premiers soins, ainsi que par le repos des organes, l'usage des lunettes colorées, et l'abstinence des causes d'excitation générales ou locales, le moment est arrivé de recourir aux topiques, dont l'usage est ici d'une incontestable utilité. Ces topiques sont employés en général sous la forme de pommades, c'est-à-dire de médicaments ayant une certaine consistance, afin qu'ils demeurent, autant que possible, en contact avec les surfaces malades, et qu'ils ne s'étalent pas sur la conjonctive et sur la surface de l'œil. Les pommades les plus usitées sont celles de Saint-Yves, de Grandjean, du Régent, de Lyon, dont la partie active est le précipité rouge à des doses diverses, depuis 50 centigrammes jusqu'à 2 grammes pour 30 grammes d'axonge ou de beurre frais; celle de Janin, dans laquelle entrent le calomel, l'oxyde de zinc et le bol d'Arménie; celle de Desault, qui contient, avec le précipité rouge, de l'oxyde de zinc, de l'alun calciné, de l'oxyde de plomb et du deutochlorure de mercure; et diverses autres compositions résolutives, dans lesquelles le précipité rouge est remplacé par le calomel, par le précipité blanc, ou par l'azotate d'argent, à des doses à peu près semblables. Au reste, la force de ces pommades doit être appropriée à la susceptibilité particulière des sujets. Il est des personnes qui les supportent très-mal et pour lesquelles il convient d'en affaiblir l'effet en augmentant les proportions de l'excipient, ou en n'employant la pommade que tous les deux ou trois jours et en se servant dans l'intervalle de cérat simple, d'axonge, ou de beurre frais. Quelquefois on est forcé d'y renoncer entièrement et de se borner à des lotions avec l'eau fraîche et à des onctions, soit avec l'onguent mercuriel, soit avec une pommade sulfureuse, soit même avec du cérat opiacé. Mackenzie recommande encore de bassiner l'œil avec une solution de sublimé, à la dose de 5 à 10 centigrammes pour 250 grammes d'eau.

C'est ordinairement le soir que la pommade excitante est appliquée, afin qu'elle ne soit pas dérangée par les mouvements des paupières et qu'elle agisse pendant le repos de la nuit. Il est important de commencer par enlever avec soin toutes les croûtes et d'étaler à l'aide d'un pinceau le médicament le long du bord palpébral, afin qu'il se trouve dans un contact immédiat avec les surfaces malades et qu'il pénètre jusqu'au fond des petites ulcérations : c'est pour avoir négligé cette précaution que l'on a vu quelquefois échouer les topiques les mieux indiqués, auxquels il n'avait manqué que d'être convenablement administrés.

La maladie étant de longue durée et susceptible de passer par des alternatives de bien et de mal, on est obligé de modifier de temps à autre le traitement et d'employer à tour de rôle plusieurs des topiques indiqués. Une cautérisation tous les cinq ou six jours, avec l'azotate d'argent ou le sulfate de cuivre ou de fer, est avantageuse dans la plupart des cas. Cette cautérisation est particulièrement indiquée lorsque les bulbes ciliaires sont ulcérés : soit qu'on arrache d'abord les cils, comme le pratiquait Quadri, soit qu'on se dispense de cette précaution préliminaire, on se trouve très-bien de toucher les surfaces malades avec un crayon caustique pointu et de recommencer trois ou quatre fois en mettant quelques jours d'intervalle entre ces petites opérations; mais il importe de ne pas faire porter la cautérisation sur toute l'étendue du bord palpébral à la fois, dans la crainte d'exciter une inflammation trop vive. Les abcès, quand il s'en forme, sont ouverts avec la lancette, vidés, et cautérisés. Il en est de même des trajets fistuleux. Si l'inflammation vient à se raviver, on doit interrompre l'usage des pommades et recourir aux lotions et aux cataplasmes émollients, jusqu'au moment où la diminution de la phlogose permettra de revenir aux topiques excitants.

A la médication locale doit être joint, si la maladie est par trop opiniâtre, l'usage des révulsifs, tels que vésicatoires à la nuque, aux tempes, derrière les oreilles, cautère à la cuisse ou au bras, emplâtre stibié entre les deux épaules, purgatifs auxquels on revient de temps en temps. Il faut aussi travailler à modifier la constitution par l'emploi des altérants et des toniques, particulièrement du mercure, du quinquina, du sulfate de quinine, du sous-carbonate de fer, administrés avec persévérance. Les bains d'eau de mer chauds ou, à leur défaut, les bains de vapeurs, peuvent aider l'action des médicaments. Enfin le malade doit se livrer à un exercice régulier et modéré, se coucher de bonne heure, éviter les excès de table, s'abstenir de tout travail prolongé de nature à fatiguer les yeux, porter des lunettes à verres colorés, qui reposent la vue en diminuant l'intensité de la lumière et préviennent le clignement si pénible pour des paupières enflammées.

Lorsque la paupière se maintient dans un état de tuméfaction, M. Desmarres conseille de recourir à des ponctions multipliées du bord libre, répétées deux ou trois fois par semaine. Cette petite opération se pratique en tendant la paupière sur l'index, dont l'ongle correspond à la face interne du tarse, et en y faisant un certain nombre de piqûres avec l'extrémité d'un bistouri. Elle n'est pas très-douloureuse et amène presque sûrement, suivant l'auteur, la fonte de l'engorgement.

CHAPITRE DEUXÈME.

Conjonctivite.

Des diverses membranes de l'œil, il n'en est aucune qui soit aussi souvent que la conjonctive affectée d'inflammations, aucune non plus dont l'inflammation soit aussi anciennement et aussi bien connue. Ce n'est pas que les auteurs qui ont précédé notre siècle aient donné de description particulière de la conjonctivite ; mais comme , en raison de la position superficielle de la membrane muqueuse oculaire, ses altérations, tant matérielles que fonctionnelles , sont visibles et facilement appréciables, comme, d'un autre côté, elles sont très-communes et compliquent la plupart des affections des autres membranes de l'œil, il en résulte que dans les principaux traits de l'ophthalmie des anciens on retrouve ceux de la conjonctivite.

Cette maladie est aiguë ou chronique. Quant aux variétés admises par les auteurs et fondées sur des différences dans les causes, les symptômes, la marche , ou l'étendue des lésions , elles viendront après la description générale.

Étiologie. — La conjonctivite peut être occasionnée, soit par des contusions ou des plaies, soit par des corps étrangers, ainsi que nous avons déjà eu occasion de le faire voir : nous ajouterons seulement ici que l'inflammation qui est la conséquence d'une blessure est généralement plus légère que celle qui a pour origine l'irritation prolongée résultant du séjour d'un corps étranger.

La cause la plus fréquente de cette maladie se trouve dans les brusques variations atmosphériques : aussi l'observe-t-on au printemps et à l'automne, dans les pays où des nuits très-fraîches succèdent à des journées chaudes, dans les climats et dans les lieux à la fois humides et froids, chez les individus qui se trouvent la nuit et durant le sommeil exposés à un courant d'air, comme ceux, par exemple, qui laissent ouvertes les fenêtres de leur appartement, qui couchent près d'une porte inexactement jointe, ou qui voyagent dans une voiture mal close. Cette cause peut agir, soit en supprimant la transpiration, soit en déterminant le refroidissement général du corps, soit en exerçant

directement son influence sur la région oculo-palpébrale. La conjonctivite ressemble donc, quant à
son mode de production, au coryza et à la bronchite, qui sont, comme elle, des inflammations
muqueuses avec hypersécrétion d'un mucus plus
ou moins altéré, mais son développement dans les
circonstances indiquées n'est pas aussi constant
que celui de ces maladies; on peut même dire qu'il
est assez rare eu égard au nombre des individus
journellement exposés à des refroidissements, de
sorte qu'il y a lieu d'admettre, chez ceux dont la
conjonctive s'enflamme ainsi, une aptitude particulière, indéterminée sans doute, mais qui n'en
est pas pour cela moins réelle; et, en effet, certaines personnes sont tellement prédisposées à la
conjonctivite qu'elles en contractent une et quelquefois deux ou trois chaque année. Il est aussi
d'observation que les conjonctives qui ont été une
première fois affectées d'inflammation y restent
ordinairement sujettes, et qu'il suffit de la cause
la plus légère, du moindre refroidissement, d'un
excès de table, d'une fatigue oculaire, de quelque veille un peu prolongée, pour provoquer le
retour de la maladie.

Parmi les causes de conjonctivite figure également l'exposition de l'œil au vent, à la fumée, à
une lumière éclatante, aux émanations irritantes
de l'ammoniaque, de l'hydrogène sulfuré, de l'a-
cide carbonique : ainsi se produit la conjonctivite
que l'on observe chez les vidangeurs, les égoû-
tiers, les cureurs de puits, et les individus réunis
en grand nombre dans un espace trop étroit,
comme, par exemple, les malheureux qui passent
la nuit dans l'air vicié de certains garnis de nos
quartiers pauvres.

On a vu aussi la conjonctivite survenir à l'oc-

casion de maladies éruptives, telles que la rougeole, la scarlatine, la variole.

Enfin on a encore attribué son développement
au vice rhumatismal, à la suppression d'un ulcère
ancien, à l'arrêt de quelque écoulement pério-
dique, tel que celui des hémorrhoïdes ou des
menstrues, à un violent chagrin, à un excès de
colère, à un régime trop nourrissant, à un embarras ou à une irritation de l'intestin; mais nous devons avouer que nous n'attribuons à ces circonstances qu'une part très-faible, sinon douteuse,
dans la production de la conjonctivite.

Lorsque les causes vraiment efficaces de la maladie se trouvent disposées de manière à pouvoir sévir
à la fois sur un grand nombre de personnes, comme
cela a lieu, par exemple, pour les grandes influences atmosphériques, la maladie peut prendre
un caractère épidémique bien prononcé. C'est ainsi
qu'en 1792, plusieurs bataillons des troupes du
duc de Modène, qui étaient venus à Reggio pour
apaiser une émeute, ayant bivouaqué la première
nuit sous les vastes portiques d'un couvent tourné
au nord et situé dans la partie basse de la ville,
près des fossés de la citadelle, furent ravagés par
une conjonctivite des plus violentes. La même explication convient à ces épidémies de conjonctivite
qui sévissent sur une ville, une province, une contrée, à celles que l'on observe de temps en temps
à Paris, particulièrement dans les rues étroites et
humides qui avoisinent les bords de la Seine.

Il y a tout lieu de croire que le liquide fourni
par la conjonctive enflammée, s'il vient à être
porté sur la conjonctive saine d'une autre personne, pourra y faire naître une inflammation plus
violente encore, plus manifestement puriforme, et
plus dangereuse que l'inflammation primitive. Ce

fait explique comment les conjonctivites épidémi-ques revêtent presque toujours la forme purulente. Il doit engager aussi ceux qui vivent près des malades affectés de conjonctivite à prendre beaucoup de précautions et à éviter l'usage commun des éponges, des serviettes, et des autres objets de toilette.

Symptômes, marche, terminaisons. — La conjonctivite est rarement bornée à un seul côté. Les yeux se prennent, tantôt en même temps, tantôt successivement et à quelques jours d'intervalle. Dans certains cas, c'est après s'être longtemps arrêtée à un seul œil, et au moment où elle commence à s'apaiser, que la phlegmasie envahit l'autre, ou bien elle sévit alternativement et plusieurs fois sur les deux sans qu'on puisse par aucun moyen thérapeutique arrêter cette succession de récidives. Elle occupe toute l'étendue ou seulement une partie de la membrane muqueuse. Il faut l'étudier successivement à l'état aigu et à l'état chronique.

1º *État aigu.* L'inflammation se présente à la conjonctive avec des caractères analogues à ceux qu'elle affecte dans toute autre membrane muqueuse, et ses principaux symptômes sont là, comme dans la trachée, dans les fosses nasales, ou dans l'urèthre, la rougeur, la tuméfaction, l'altération de sécrétion, certaines sensations douloureuses, et divers troubles fonctionnels. Ces phénomènes offrent, du reste, dans leur intensité des différences qui permettent d'établir dans la maladie qui nous occupe des degrés, dont le nombre varie suivant les auteurs. Nous en établirons trois, correspondant, le premier à une inflammation légère, le second à une inflammation modérée, le troisième à une inflammation très-vive, et auxquels il sera facile de rattacher les degrés intermédiaires.

Le premier symptôme par lequel s'annonce ordinairement l'inflammation est une sensation de picotement ou de gêne incommode, que le malade compare à celle que produiraient des grains de sable placés sous les paupières. Celles-ci sont roides, difficiles à mouvoir au moment du réveil, et collées par un peu de mucus desséché, qui s'amasse à l'angle interne de l'œil et à la racine des cils. Si l'on examine la conjonctive, particulièrement celle qui revêt la face interne des paupières, on trouve qu'elle a pris une teinte rosée et qu'elle est parcourue par quelques vaisseaux parallèles entre eux et marchant dans une direction perpendiculaire au bord libre de la paupière. Telle est la conjonctivite à son premier degré. A peine ceux qui en sont atteints la regardent-ils comme une maladie, et elle se dissipe ordinairement d'elle-même ou sous l'influence d'une médication très-simple au bout de quelques jours. Dans certains cas pourtant elle passe à l'état chronique sans augmenter sensiblement, et alors elle est assez incommode aux malades pour leur inspirer de l'inquiétude.

Dans le second degré, l'injection vasculaire augmente : les vaisseaux, plus nombreux, plus rapprochés, et plus rouges, forment par leur croisement et leurs anastomoses un réseau inextricable et s'avancent sur la conjonctive oculaire jusqu'aux environs de la cornée; bientôt même la congestion est telle que toute la surface de la sclérotique est masquée par une teinte uniforme. La conjonctive, qu'on pouvait d'abord faire glisser sur le globe de l'œil en exerçant une pression sur l'une ou l'autre paupière, perd sa souplesse, se tuméfie, et devient tout à fait rigide. Le gonflement s'étend à la paupière.

La sensation de picotement est plus prononcée : quelques malades la comparent à celle que produirait de la cendre chaude ou du verre pilé accumulés sous la paupière ; quelques autres sont tellement convaincus de la présence d'un corps étranger qu'ils cherchent à le faire partir par des frottements répétés et qu'ils vont supplier le chirurgien de les en débarrasser. Lorsque cette sensation est due, comme cela a quelquefois lieu, à l'irritation produite par quelques cils, elle persiste opiniâtrement ; mais, le plus souvent, elle se rattache à la turgescence des vaisseaux de la conjonctive, et alors elle disparaît ordinairement au bout de trois ou quatre jours pour être remplacée par une cuisson ou par une douleur tensive qu'aggravent les mouvements des paupières.

Après avoir été ralentie ou même suspendue au début, au point que les malades accusaient une sorte de sécheresse de l'œil, la sécrétion muqueuse se rétablit et prend une activité nouvelle, de sorte qu'une certaine quantité de mucus est déposée sous forme de filaments grisâtres et mous au devant de la cornée, dans le cul-de-sac de la conjonctive, au bas de la paupière inférieure, ou sur le bord palpébral. Assez fluide, ce mucus s'écoule à mesure qu'il est sécrété et ne s'accumule jamais en grande quantité : aussi, ne le trouve-t-on pas à toutes les explorations. Il n'y a généralement pas de larmoiement, à moins cependant que l'inflammation, étendue aux voies lacrymales, n'ait occasionné la tuméfaction des conduits et interrompu le cours des larmes. La vision s'altère rarement : seulement les objets sont parfois aperçus vaguement et comme à travers un nuage, à cause de l'abondance des larmes ou du mucus arrêtés devant la cornée.

Il est assez ordinaire que les symptômes s'aggravent le soir, à la lumière, ou quand les malades veulent se livrer au travail, que le prurit se fasse alors sentir plus vivement, et que la vision se trouble passagèrement par suite de la turgescence vasculaire et de l'augmentation survenue dans la sécrétion. La nuit est néanmoins paisible, et le sommeil rend le calme aux malades; mais, dès le matin, l'exercice de la vue ramène la douleur et les autres symptômes.

Dans le troisième degré, les troubles fonctionnels ne diffèrent pas beaucoup de ceux qui viennent d'être décrits : seulement la sécrétion du mucus et le larmoiement sont plus considérables. Quant aux altérations anatomiques, elles ont pris un caractère nouveau : les vaisseaux s'avancent jusqu'au bord de la cornée. La rougeur et la vascularisation peuvent être remplacées par une infiltration sanguine et par une ecchymose générale ou partielle. Au gonflement modéré de la conjonctive succède une sorte de boursouflement de cette membrane, qui s'élève sous forme de saillie circulaire autour de la cornée et s'avance même un peu sur elle, de telle sorte que celle-ci paraît déprimée ou enfoncée, quoiqu'elle soit en réalité demeurée à sa place.

On donne depuis longtemps le nom de *chémosis* à cette altération, qui présente deux variétés principales. Dans l'une, *chémosis inflammatoire* ou *phlegmoneux*, la saillie circulaire est d'un rouge foncé, dure, peu mobile, et constituée par un lacis abondant de vaisseaux sanguins ainsi que par une couche de matière plastique déposée dans les mailles de la conjonctive et du tissu cellulaire sous-jacent. Dans l'autre, *chémosis séreux*, les paupières sont œdématiées ; la couleur du bourrelet est moins foncée, sa teinte est jaunâtre, son aspect gélatiniforme, et sa consistance molle. Il est constitué par une infiltration de sérosité dans les mailles celluleuses, avec injection vasculaire beaucoup moins abondante que dans le cas précédent, et peut être général ou local. Le chémosis phlegmoneux est le résultat d'une inflammation plus violente que le chémosis séreux : il s'accompagne de douleurs plus vives, d'une sécrétion muqueuse plus abondante, d'une tuméfaction notable des paupières, et quelquefois même il y a menace de suppuration. Entre les deux variétés, il est un certain nombre de formes intermédiaires que l'on a de la peine à classer, car l'élément vasculaire et l'élément séreux de la phlegmasie peuvent être combinés dans des proportions assez égales pour que le chémosis présente des caractères mixtes.

Dans les conjonctivites intenses, la vascularisation de l'ensemble de l'œil est augmentée, de sorte que toutes les membranes présentent une injection plus ou moins prononcée : ainsi peut s'expliquer l'apparition de divers troubles visuels, particulièrement de la photophobie, dans les cas extrêmes. Il est extrêmement rare qu'il y ait de la fièvre et des symptômes de réaction générale.

La marche de la conjonctivite est la même que celle de la plupart des phlegmasies : elle augmente pendant un certain nombre de jours, puis reste stationnaire, ensuite diminue et disparaît. Elle présente donc en général trois périodes, dont la durée est trop variable pour que l'on puisse assigner un terme rigoureux à chacune d'elles. La conjonctivite du premier degré se prolonge rarement au delà de deux ou trois septénaires. La période d'augmentation est ordinairement la plus rapide et ne va pas au delà de quatre ou cinq jours.

C'est tantôt la période d'état, tantôt celle de résolution, qui se prolonge le plus longtemps. D'ailleurs la marche de la maladie est quelquefois entravée par les irrégularités et les alternatives dont nous avons parlé plus haut (p. 396), ou bien sa guérison a été retardée par la nécessité dans laquelle se sont trouvés les malades de demeurer soumis à de pernicieuses influences. Que de fois n'avons-nous pas vu dans nos hôpitaux de malheureux ouvriers éprouver une amélioration rapide, sans avoir subi aucun traitement et par le fait seul d'avoir quitté l'habitation malsaine dans laquelle ils avaient contracté leur maladie et suspendu des travaux insalubres qu'ils n'auraient pas dû s'obstiner à continuer !

L'inflammation peut s'étendre, soit à la cornée, soit à la sclérotique, soit aux parties profondes, ce qui s'annonce par l'injection de la partie antérieure de cette dernière membrane et par l'apparition du cercle sclérotidien ; mais la terminaison la plus fréquente est la résolution, dont les progrès suivent une marche graduelle, qui s'opère ordinairement plus vite à la périphérie qu'au centre, en haut et en bas que sur les côtés, et que la présence d'un chémosis retarde sans y mettre un obstacle absolu.

2° *État chronique.* La conjonctivite peut, quel que soit son degré d'intensité, quitter l'état aigu pour passer à l'état chronique. On observe ordinairement, dans ce cas, le développement sur la membrane muqueuse de granulations rougeâtres, coniques, plus ou moins nombreuses, comparables pour la grosseur et pour l'aspect aux papilles de la langue, qui occupent particulièrement la face interne des paupières ou le repli oculopalpébral et paraissent dues à l'hypertrophie des villosités si abondantes dans cette partie de la conjonctive. L'inflammation peut persister en même temps sur la conjonctive oculaire, mais il est rare qu'elle se borne à celle-ci et que la conjonctive palpébrale ne soit pas pour quelque chose dans la maladie. Très-souvent, lorsqu'elle est passée à l'état chronique, la conjonctivite coexiste avec la kératite ou avec l'iritis, également chroniques, ou avec quelqu'une des variétés de la blépharite.

Les symptômes sont à peu près les mêmes que ceux de la conjonctivite aiguë, et n'en diffèrent que par leur intensité, qui est beaucoup moindre. Du reste la maladie est également sujette à des variations et à des alternatives de bien et de mal. Quand elle se prolonge, elle finit par se propager aux autres membranes et prend ainsi les caractères des ophthalmies complexes.

Parmi les individus exposés à cette forme de l'inflammation, on peut citer particulièrement ceux qui restent continuellement exposés à l'action de causes extérieures nuisibles, telles que les émanations miasmatiques, par exemple, ou ceux qui ont un eczéma du visage, chez qui la conjonctivite semble n'être qu'une extension vers la membrane muqueuse de l'irritation habituelle de la peau.

Diagnostic. — Il est facile. Du moment que l'inflammation n'est accompagnée ni de photophobie ni de douleurs frontales ou circumorbitaires, et qu'il n'y a ni cercle vasculaire sclérotidien, ni obscurcissement de la cornée, ni modifications dans l'ouverture pupillaire, il s'agit d'une conjonctivite, et la plus simple attention fait reconnaître à quel degré elle est parvenue. La présence de quelqu'un des phénomènes mentionnés indique une complication de kératite, d'iritis, ou d'inflammation profonde du globe oculaire,

Quant au diagnostic de la cause, il ne présente pas non plus de difficultés, et l'on en trouve, ainsi que nous l'avons établi plus haut (p. 404), les éléments dans les commémoratifs et dans l'observation attentive de certains phénomènes, indices de quelque diathèse ou de quelque disposition constitutionnelle.

Pronostic. — Cette inflammation est la plus bénigne de toutes celles qui peuvent attaquer l'appareil de la vision. Elle n'est grave, dans certains cas, que par sa durée, ses récidives, et la nécessité où elle place les malades de suspendre pendant un certain temps tout travail, toute étude, et toute occupation utile; mais elle ne compromet pas la vision elle-même, et, si cette fonction éprouve plus tard un dommage sérieux, c'est parce que l'altération s'est étendue à d'autres parties de l'appareil.

Traitement. — On comprend qu'il doit varier suivant les causes, le degré, ou la période de l'inflammation, suivant aussi que cette inflammation est à l'état aigu ou à l'état chronique.

Pour arriver à quelque résultat satisfaisant, il faut avant tout soustraire le malade aux causes qui entretiennent ou raniment l'inflammation, ménager les yeux, éviter la grande lumière, le vent, le froid, l'humidité, le travail du soir, les veilles, les fatigues, les excès de table ou les écarts de régime. Il n'est pas nécessaire de couvrir les yeux d'un bandeau, parce que la chaleur entretenue par l'appareil serait plutôt nuisible que favorable. Il est également inutile que la chambre du malade soit plongée dans une obscurité complète. Si la lumière est incommode, on recommande seulement l'usage des lunettes bleues et mieux d'un abatjour vert, qui diminue l'intensité des rayons lumineux et affaiblit leur impression sur la rétine. Le malade ne doit pas être condamné au repos dans le lit.

La station assise est plus avantageuse, parce qu'elle favorise le retour du sang veineux.

Les émissions sanguines, les révulsifs sur la peau et sur le canal intestinal, les lotions et les collyres, sont les moyens usités dans le traitement de la conjonctivite. Parmi ces moyens, les derniers sont les plus efficaces. Quant aux autres, on doit les considérer comme des accessoires propres à remplir les indications particulières qui peuvent se présenter, à aider la guérison plutôt qu'à la produire directement.

Les émissions sanguines conviennent surtout au début. Si le sujet est très-robuste et pléthorique, il peut être utile de prescrire une ou deux saignées générales. A part ce cas, on doit préférer, même dans les conjonctivites intenses, l'application des sangsues ou des ventouses. On choisit ordinairement et avec raison pour cette application les régions temporales ou mastoïdiennes. C'est à la dernière de ces régions qu'on donnera la préférence chez les femmes, afin que les cicatrices soient moins en vue. Il peut être avantageux de placer les sangsues à l'anus, dans les cas surtout où la conjonctivite coïncide avec la suppression des règles ou du flux hémorrhoïdal. Quant à l'application directe sur la conjonctive enflammée, pratique conseillée par Mackenzie, nous n'en sommes point partisans, parce qu'elle est incommode, et plus propre à exciter l'inflammation par la douleur qu'elle occasionne qu'à la calmer par le faible dégorgement qu'elle procure. Une seule émission sanguine suffit ordinairement : on peut néanmoins, quand l'inflammation est très-vive, y revenir une seconde et même une troisième fois.

Parmi les révulsifs cutanés, ceux qu'on emploie de préférence sont les pédiluves, qui conviennent pendant toute la durée de la maladie, et les vésicatoires, placés au bras ou mieux à la nuque, qu'on réserve pour la dernière période, surtout lorsque la phlegmasie a de la tendance à passer à l'état chronique. Parmi les révulsifs intestinaux, il en est peu qui n'aient été conseillés. Scarpa donnait l'émétique en lavage, après avoir fait une saignée. Les chirurgiens anglais préfèrent le calomel; quelques-uns même ont proposé de l'administrer en vue d'obtenir la salivation. Enfin l'eau de Sedlitz, l'eau de Pullna, l'huile de ricin, la limonade au citrate de magnésie, sont souvent mises en usage. Une purgation modérée est certainement utile dans l'inflammation de la conjonctive, et tous les moyens qui la produisent sont également avantageux; mais nous avons renoncé à donner le calomel jusqu'à salivation, parce que cette salivation est souvent incommode, quelquefois suivie de douleurs vives et d'affaiblissement, et que la maladie peut très-bien guérir par l'emploi de médicaments qui n'ont pas ces inconvénients.

De tout temps certaines eaux ont joui d'une grande réputation dans le traitement des maladies des yeux : cette réputation est due surtout à ce que, la conjonctivite étant fréquente et ayant de la tendance à guérir par le repos et les seules forces de la nature, les intéressés n'ont pas eu de peine à exploiter la crédulité publique en persuadant aux malades qu'ils devaient aux médicaments une guérison qui était l'œuvre de la nature.

De ces eaux, les unes, très-simples dans leur composition, servent seulement à laver les paupières ; les autres, plus compliquées, sont ordinairement destinées à être mises en contact avec la conjonctive. Les premières sont l'eau de roses, l'eau de laitue, l'eau de plantain, et l'eau de mélilot, auxquelles on peut ajouter l'eau de sureau et l'eau blanche. Elles sont émollientes ou légèrement astringentes, et, sans avoir autant d'utilité que le croient les personnes du monde, elles ne peuvent cependant pas être nuisibles. Les secondes sont les préparations pharmaceutiques connues sous le nom de *collyres*. Ce nom, qui paraît avoir pour étymologie deux mots grecs (χολλα, *colle*, et ουρα, *queue*), était autrefois attribué à des médicaments mucilagineux, sortes de pâtes auxquelles on faisait prendre une forme allongée, afin de pouvoir les introduire dans certaines cavités. Plus tard on s'en servit exclusivement pour désigner les médicaments employés dans le traitement des maladies des yeux, et l'on distingua dès lors des collyres liquides et des collyres secs, subdivisés eux-mêmes en solides et pulvérulents. On ne donne plus guère aujourd'hui le nom de collyres aux substances solides telles que le crayon de sulfate de cuivre ou d'azotate d'argent, et l'on réserve cette expression pour désigner des médicaments liquides assez compliqués pour que leur préparation soit confiée aux soins du pharmacien.

Les collyres présentent beaucoup de variétés. Les plus usités dans le traitement de la conjonctivite ont pour partie active le sulfate de zinc, le sulfate de cuivre, l'azotate d'argent, le laudanum, et pour excipient l'eau de roses ou de plantain. Les doses ordinaires sont de 10 à 30 centigrammes de sulfate de zinc, de 5 à 15 centigrammes de sulfate de cuivre ou d'azotate d'argent, de 6 à 15 gouttes de laudanum, pour 30 grammes de liquide. Souvent on associe le laudanum aux astringents.

Pour l'administration des collyres on se servait jadis d'un petit vase de forme arrondie et allongée, nommé *œillère*, qu'on remplissait du liquide et dans lequel on faisait baigner les paupières, que le malade devait entr'ouvrir à plusieurs reprises, afin de mettre la surface de l'œil en contact avec le médicament ; mais ce moyen manquait son but, parce que les malades, retenus par la crainte de la douleur, tenaient l'œil fermé et ne mettaient que la surface extérieure des paupières en rapport avec le collyre : aussi préfère-t-on aujourd'hui les instillations, qui consistent à laisser tomber ou à porter sur l'œil même, à travers les paupières entr'ouvertes, quelques gouttes du liquide médicamenteux. Pour cela, le malade étant couché ou assis, la tête renversée en arrière, les paupières sont tenues écartées par le chirurgien ou par un aide, puis on passe rapidement dans leur intervalle un pinceau chargé de liquide, ou bien on en laisse tomber sur la surface oculaire quelques gouttes ramassées dans une petite éponge ou dans un tuyau de plume ouvert à ses deux extrémités. Cette petite opération doit être renouvelée trois ou quatre fois dans les vingt-quatre heures.

Comment agissent les divers collyres? Il est plus difficile qu'on ne le pense généralement de donner à cet égard une réponse satisfaisante. On suppose que ceux qui sont composés seulement de laudanum ont une action sédative ; mais, s'ils produisent cet effet, du moins n'est-ce pas instantanément, car ils occasionnent presque toujours, à cause sans doute de l'alcool contenu dans le laudanum, une cuisson et même une douleur assez vive, qui se prolonge dix, quinze, vingt, trente minutes après l'instillation. Aux collyres astringents on attribue la propriété de resserrer les vais-

seaux sanguins dilatés et de mettre ainsi obstacle
à l'afflux des liquides et à la congestion inflammatoire ; mais, s'ils possèdent cette propriété, ce
n'est pas non plus de suite qu'ils la manifestent,
puisqu'ils produisent d'abord une irritation dont le
premier effet est un accroissement sensible du mouvement fluxionnaire. Ainsi se comportent surtout
les collyres à l'azotate d'argent : ils font d'abord
souffrir et augmentent la rougeur, puis le calme
renait et le malade est soulagé pendant quelques
heures. C'est pourquoi l'on peut expliquer leur
action par la théorie de la substitution, suivant
laquelle le médicament provoque une inflammation,
plus vive à la vérité que celle qui existait primitivement, mais plus franche et plus disposée à se
terminer par résolution.

A quel collyre doit-on en définitive donner la
préférence ? Ceci dépend de l'intensité de l'inflammation et de la période à laquelle est parvenue la
maladie. Quand l'inflammation est légère, de simples lotions émollientes peuvent suffire ; mais, lorsqu'elle a une certaine force, il faut recourir aux
collyres astringents. Employés pendant les premiers jours, c'est-à-dire pendant la période d'aug-
ment, ceux-ci peuvent, au lieu de favoriser la
résolution, augmenter inutilement la phlegmasie.
L'azotate d'argent en particulier produit quelquefois ce résultat : si donc on avait cru devoir le
conseiller, il faudrait en suspendre l'emploi dès
qu'on serait suffisamment averti par les plaintes et
les douleurs du malade. A ce moment les collyres
au sulfate de zinc légèrement laudanisés nous
paraissent meilleurs : encore en cessons-nous l'emploi dès que nous reconnaissons qu'ils sont par trop
excitants, et nous les remplaçons alors par les antiphlogistiques et les dérivatifs. Dans les périodes

suivantes, les collyres sont mieux supportés et aident la résolution : ceux d'azotate d'argent, à la dose de 5, 10, ou 15 centigrammes pour 30 grammes de véhicule, sont les plus avantageux. Seulement on ne doit pas oublier que l'azotate d'argent se décompose facilement, et que, si le liquide n'est pas dans un flacon noir ou si ce dernier n'est pas bien bouché, au bout de deux jours la solution ne renferme presque plus d'azotate d'argent, de sorte qu'il devient nécessaire de la renouveler.

Dans les cas où il y a un chémosis, on se comporte différemment suivant qu'il est phlegmoneux ou séreux. S'il est phlegmoneux, il faut employer avec vigueur les émissions sanguines, faire une ou plusieurs saignées générales, placer quelques sangsues tous les jours ou tous les deux jours sur le chémosis même, jusqu'à ce que le gonflement diminue, revenir aussi à plusieurs reprises aux purgatifs. Le collyre à l'azotate d'argent convient dès que l'inflammation se calme, et l'on doit porter la dose de l'azotate à 15, 20, 25 centigrammes pour 30 grammes d'eau de roses : ce collyre est ordinairement mieux supporté que dans les cas de conjonctivite simple. Enfin si le gonflement devient trop considérable, on peut faire quelques scarifications; mais elles sont rarement nécessaires, tant que l'inflammation ne devient pas suppurative. S'il s'agit d'un chémosis séreux, il n'est pas besoin de recourir à un traitement aussi actif : quelques purgatifs et des instillations avec un collyre légèrement astringent forment le fond du traitement, rarement est-on forcé de recourir aux scarifications ; mais la résolution est lente et ne s'obtient entièrement qu'au bout d'un temps assez long.

Lorsque l'inflammation est passée à l'état chronique, il faut : 1° employer successivement plusieurs collyres astringents, parce que l'efficacité de ces remèdes semble s'épuiser à la longue; 2° cautériser de temps en temps la conjonctive palpébrale avec le sulfate de cuivre, surtout s'il existe des granulations, mais en ayant soin de faire la cautérisation légère, afin de ne pas s'exposer à aggraver l'inflammation ; 3° insister sur les purgatifs, renouvelés tous les deux ou trois jours, si l'état du canal intestinal le permet; 4° appliquer à la nuque un vésicatoire ou plutôt un séton.

Variétés. — La conjonctivite présente des différences tirées du siége de la maladie, de ses causes, et de quelques-uns de ses symptômes. Au premier chef se rapportent les conjonctivites partielles, palpébrales, angulaires, etc. ; au second les conjonctivites miasmatique ou des vidangeurs, épidémique, contagieuse, érysipélateuse, morbilleuse, scarlatineuse, varioleuse ; au troisième enfin, les conjonctivites granuleuse, papuleuse ou pustuleuse, et phlycténoïde. Ce sont là de simples variétés, qui réclament seulement une mention particulière, et ne se distinguent pas par des caractères assez tranchés pour qu'on doive, à l'exemple de certains ophthalmologistes, les décrire comme des espèces distinctes.

1° La *conjonctivite palpébrale* s'observe dans deux circonstances opposées, savoir, au début et à la terminaison des inflammations de la muqueuse oculo-palpébrale. C'est en effet presque toujours la muqueuse palpébrale qui, probablement à cause de sa grande vascularité, ressent la première les effets de l'inflammation ; c'est encore elle qui, par la même raison sans doute, reste engorgée longtemps après que toute trace d'inflammation a disparu sur la conjonctive oculaire. Aussi le chirurgien doit-il porter son attention de ce côté, pour peu que persistent à la suite d'une conjonctivite quelques troubles fonctionnels, tels que larmoiement, picotement, hypersécrétion de chassie, agglutination des paupières, etc.

2° Après la conjonctivite palpébrale, l'inflammation partielle la plus commune est celle qu'on nomme *conjonctivite angulaire*, et qui occupe toute cette partie de la membrane bulbaire qu'on aperçoit, soit en dedans, soit en dehors de la cornée, dans l'ouverture que laissent entre elles les paupières écartées. La conjonctivite angulaire externe est plus fréquente que l'interne. Cette variété tient à quelque prédisposition particulière, car elle atteint ordinairement plusieurs fois le même individu ; mais de quelle nature est cette prédisposition ? Voilà ce qu'il serait difficile de dire.

La maladie s'annonce par une rougeur et une vascularisation très-prononcée du côté malade, tandis que du côté opposé la couleur blanche de la sclérotique persiste. Quelquefois cette rougeur forme une tache uniforme ; d'autres fois elle offre l'aspect d'un pinceau qui irait en s'élargissant à mesure qu'il se rapproche de la cornée. La phlegmasie n'est pas rigoureusement limitée à l'angle externe ou à l'angle interne : presque toujours la muqueuse palpébrale est en même temps injectée, et, si le reste de la conjonctive n'est pas enflammé, du moins plusieurs vaisseaux y apparaissent dans un état de congestion.

Cette maladie peut être passagère et disparaître en quelques jours ; mais elle persiste aussi quelquefois pendant des années, et, lorsqu'elle a cette ténacité, elle annonce une disposition aux inflammations profondes qui doit faire craindre de voir survenir d'un moment à l'autre une iritis ou une congestion de la choroïde.

3° Nous avons observé plusieurs fois une autre forme de *conjonctivite partielle*, qui n'est pas mentionnée dans les auteurs. Elle occupe le cul-de-sac supérieur ou inférieur de la conjonctive, ou l'un et l'autre en même temps, pendant que les autres parties restent saines. Les malades se plaignent d'éprouver des picotements et une gêne pendant les mouvements de l'œil ; les larmes viennent facilement, surtout au grand air, au froid, ou pendant les travaux qui nécessitent une application soutenue des yeux. On examine la face interne des paupières et on n'y voit qu'une rougeur insignifiante ; on regarde le globe de l'œil, on trouve la cornée intacte, et la sclérotique se voit bien à travers une conjonctive non vascularisée. On croirait tout d'abord que le malade se trompe ou veut en faire accroire à son chirurgien, ou qu'il est atteint de quelque affection des voies lacrymales ; mais, si l'on renverse la paupière inférieure ou plutôt si on l'écarte fortement du globe de l'œil, on voit dans l'espèce de rainure ou de cul-de-sac que forme la conjonctive en se réfléchissant une rougeur anormale et un peu de boursouflement produit par l'augmentation de volume du tissu cellulaire sous-jacent au cul-de-sac de réflexion.

Cette variété de conjonctivite n'est pas grave, et guérit assez vite une fois qu'elle est reconnue et traitée. Il suffit de prescrire une ou deux purgations et l'usage du collyre au sulfate de zinc ou à l'azotate d'argent (0,05 pour 30 grammes d'eau). Abandonnée à elle-même, elle passe à l'état chronique et peut gêner très-longtemps.

4° La *conjonctivite des vidangeurs*, que M. Furnari appelle *ophthalmie méphitique*, est connue par les ouvriers sous le nom de *mitte*. Signalée pour la première fois par Ramazzini dans son Traité des maladies des artisans, bien décrite depuis par Hallé et par Dupuytren, elle est aujourd'hui fort rare, grâce aux améliorations introduites, par suite des progrès de l'hygiène, dans la construction ainsi que dans la vidange des fosses. Les ouvriers lui assignent eux-mêmes trois périodes : la première, caractérisée par le larmoiement, et qu'ils nomment, pour cette raison, *mille humide ;* la deuxième, à laquelle la sécrétion muco-purulente qui s'établit à la surface de la membrane enflammée a valu la dénomination de *mille grasse ;* la troisième enfin, connue sous le nom de *mille indolente* ou *tardive*, souvent précédée ou accompagnée de ce que les ouvriers appellent *le fronton*, c'est-à-dire d'une céphalalgie sus-orbitaire, et qui n'est autre chose que la conjonctivite chronique avec développement de granulations. Rarement la vue souffre-t-elle quelque altération profonde et durable par l'effet de cette maladie, et dans les deux premières périodes, il suffit pour obtenir la guérison que les malades restent quelque temps éloignés de leur travail, s'abstiennent des boissons alcooliques, et couvrent l'œil de compresses imbibées d'eau fraîche. Quant à la mitte tardive, son traitement est celui de la conjonctivite chronique.

5° Nous avons indiqué déjà (p. 433) les circonstances dans lesquelles se développe la *conjonctivite épidémique*, et nous avons fait voir comment l'inflammation née dans ces circonstances prend un caractère de gravité et devient presque toujours *contagieuse* et purulente. Ce sujet sera donc repris plus tard à l'occasion des ophthalmies.

6° Nous ne reviendrons pas ici sur la *conjonctivite érysipélateuse,* n'ayant rien à ajouter à ce que nous en avons dit plus haut (p. 414).

7° Dans les affections exanthématiques, telles que la scarlatine, la rougeole, la variole, l'éruption cutanée est précédée d'une congestion plus ou moins marquée de la conjonctive, avec larmoiement et photophobie, congestion qui se lie manifestement à l'état de la peau ou de la muqueuse des fosses nasales, qui se dissipe ordinairement d'elle-même, et réclame seulement l'emploi de quelques précautions très-simples consistant à garantir les yeux contre une lumière trop vive et à les baigner de temps en temps. C'est là seulement ce qu'on pourrait appeler *conjonctivite scarlatineuse, morbilleuse, varioleuse,* si une affection aussi légère méritait le nom de conjonctivite. Dans certains cas, l'inflammation est beaucoup plus intense; mais, comme elle ne se borne pas alors à la membrane muqueuse, comme elle envahit à la fois les paupières, la conjonctive, la cornée, et quelquefois même les parties profondes de l'œil, ce n'est pas ici le lieu d'en parler, et nous devons renvoyer aux inflammations complexes ou ophthalmies ce que nous avons à en dire.

8° Le développement des granulations à la surface de la conjonctive est certainement un phénomène remarquable, qui modifie les indications thérapeutiques, ajoute à la gravité de la maladie, et lui donne une physionomie particulière; mais c'est un simple résultat de l'inflammation, et d'ailleurs un phénomène accidentel, qui peut manquer ou se montrer dans toute conjonctivite quelle qu'en soit la cause ou l'intensité. Il faut sans doute, lorsqu'il existe, en tenir grand compte; mais on ne saurait en faire le caractère d'une espèce d'inflammation distincte et spécifique, dont on traiterait à part sous le titre de *conjonctivite granuleuse,* et nous nous proposons de lui accorder une mention particulière dans la partie réservée à la description de l'ophthalmie purulente superficielle.

9° La *conjonctivite papuleuse* ou *pustuleuse*, appelée aussi *conjonctivite plastique* par quelques auteurs, forme une variété bien nette, caractérisée par le développement de petits boutons sur la conjonctive oculaire et par la disposition spéciale des vaisseaux injectés.

On l'observe surtout vers l'âge de douze à quinze ans, sur les enfants lymphatiques ou scrofuleux, quelquefois sur les jeunes filles mal réglées, rarement sur les adultes. Les deux yeux peuvent être pris, mais souvent il n'y en a qu'un seul d'affecté.

La maladie débute par une rougeur partielle, siégeant exclusivement sur la conjonctive oculaire, et due à l'injection d'un certain nombre de vaisseaux superficiels ou sous-muqueux, convergents, disposés, comme dans la conjonctivite angulaire, en un faisceau triangulaire, dont le sommet répond au pourtour de la cornée, tandis que sa base est excentrique. Le faisceau vasculaire est placé presque toujours en dedans ou en dehors, de telle sorte que sa base s'appuie sur l'une ou l'autre commissure des paupières, quelquefois cependant en haut ou en bas. Au bout de deux ou trois jours, paraît un petit point saillant, arrondi, d'un blanc grisâtre, tantôt solide et comparable à une papule, tantôt opalin, comme transparent, et se rapprochant davantage de l'apparence d'une pustule sans lui ressembler entièrement, variable, quant au volume, entre celui d'une tête d'épingle et celui d'un grain de millet, d'un grain de chènevis ou d'une lentille. Placée ordinairement vers le sommet du paquet des vaisseaux, cette sorte de papule occupe le voisinage de la cornée, et peut même s'avancer plus ou moins sur cette membrane. Il y a quelquefois plusieurs faisceaux vasculaires, et autant de saillies papuleuses ; d'autres fois, bien qu'il n'y ait qu'un seul faisceau, on compte plusieurs papules développées sur le trajet des vaisseaux. Quand il n'y en a qu'une seule, la rougeur n'est pas très-étendue, et la conjonctivite reste ordinairement partielle ; lorsqu'il y en a plusieurs, la conjonctivite peut devenir générale, mais il est rare qu'elle aille jusqu'au chémosis.

Les petits boutons propres à cette affection résident dans l'épaisseur même de la membrane muqueuse, et semblent résulter d'un dépôt de matière plastique : ce ne sont pas des aphthes, comme l'avaient pensé quelques observateurs. Ils disparaissent de deux façons, soit par la résorption de la matière qui les forme, soit par une sorte de fonte ou de ramollissement.

La marche de la maladie est simple. Au bout de quatre à cinq jours, et souvent plus tôt chez les enfants, la matière plastique commence à se résorber ou à se fondre, les papules diminuent graduellement, et, à mesure que ce travail salutaire s'accomplit, l'injection vasculaire pâlit et s'efface. Il peut cependant arriver que les vaisseaux persistent, et alors il n'est pas rare que la première papule soit remplacée par un ou plusieurs boutons nouveaux. Lorsque les papules se détruisent par voie de ramollissement, elles ne se creusent pas et ne laissent pas à leur place un foyer purulent ou une ulcération, mais leur sommet s'aplatit, et elles continuent même parfois à se dessiner en relief ; ce n'est pas du pus qui paraît à la surface, mais un détritus grisâtre, après l'élimination duquel la détersion s'opère.

Il n'y a ni photophobie, ni larmoiement, ni douleurs circumorbitaires, tant que les papules ne se développent que sur la conjonctive ; mais il en est autrement lorsqu'elles envahissent la cornée, ou lorsque l'affection primitive se complique de blépharite, de conjonctivite, ou de kératite.

De toutes les variétés de conjonctivite, il n'en est peut-être pas une dont la marche soit plus régulière, car, la papule une fois disparue, les autres symptômes disparaissent aussi. Le pronostic en serait très-favorable, si elle n'avait pas l'inconvénient de récidiver une ou plusieurs fois et de tendre à se transformer en ophthalmie scrofuleuse.

Les antiphlogistiques ne sont pas indiqués dans ce cas, et les émissions sanguines seraient plutôt nuisibles qu'utiles. Si la constitution est bonne, on se trouve bien de prescrire dès le début une ou deux purgations douces avec de la manne, de l'huile de ricin, de la limonade magnésienne, ou de l'eau de Sedlitz. Les collyres astringents sont inutiles, suivant quelques praticiens, et peuvent même donner à l'inflammation plus de vivacité : si l'on y a recours, du moins faut-il les choisir parmi les moins énergiques. Petites et uniques, les papules doivent être respectées. Si elles sont volumineuses et multipliées, on peut les toucher avec le crayon de sulfate de cuivre ou même d'azotate d'argent, afin d'en hâter et d'en assurer la disparition. Enfin il est très-important de modifier la constitution par l'usage d'un régime fortifiant et des toniques.

10° Peut-être sera-t-on surpris de ne trouver dans cet article ni la description ni le nom de la *conjonctivite catarrhale ?* Cette omission est volontaire, l'observation attentive des malades et la lecture des traités d'ophthalmologie nous ayant conduits à cette conclusion qu'il n'y a pas de différence essentielle entre la conjonctivite franche des auteurs et celle que la plupart des ophthalmologistes appellent catarrhale. Que l'on compare, comme nous l'avons fait, dans les livres mêmes de ceux qui admettent cette distinction l'histoire de l'une et l'autre variété, et l'on ne tardera pas à se convaincre qu'il y a là tout au moins un double emploi.

CHAPITRE TROISIÈME.

Kératite.

La cornée, membrane transparente, formant environ le cinquième antérieur de la coque de l'œil, est remarquable par sa structure sensiblement différente de celles des autres parties de l'organisme. Ce n'est ni une membrane muqueuse comme la conjonctive, ni une membrane fibreuse comme la sclérotique, ni une membrane vasculaire comme a choroïde; c'est un tissu tout à fait particulier et sans analogue. Plusieurs lames superposées et concentriques en constituent la charpente, et dans les espaces qui les séparent se trouve enfermé un liquide limpide, dont la présence entretient sa souplesse et sa transparence. Au devant de cette espèce de vitre oculaire, s'étale un prolongement de la conjonctive profondément modifiée dans sa texture, car elle est devenue translucide comme la membrane qu'elle recouvre, et, comme elle, dépourvue de vaisseaux sanguins : du moins les injections les plus pénétrantes ne peuvent-elles, dans l'état normal, en démontrer l'existence. Les nerfs y sont aussi très-peu apparents, et les dernières recherches de M. Bernard tendent à démontrer qu'ils appartiennent à la partie du système nerveux qui préside à la nutrition..

Il semblerait que, dans une membrane ainsi constituée, les mouvements de composition et de décomposition devraient être lents, la vie peu active, les altérations rares, et que la simplicité d'organisation de la cornée devrait la garantir contre le développement des lésions pathologiques. Il n'en est rien pourtant, et l'on y observe, avec une physionomie particulière, à la vérité, la plupart des désordres qu'on a coutume de rapporter à l'inflammation : savoir, les dépôts plastiques ou purulents, les phlyctènes, les abcès, les ulcères, les perforations, les fistules, etc. On y voit même des injections vasculaires plus ou moins étendues, soit que des vaisseaux trop petits pour être aperçus à l'état normal se soient, par suite de la maladie, hypertrophiés au point de devenir visibles, soit que des vaisseaux nouveaux aient pris naissance dans les tissus malades.

L'inflammation de la cornée a certainement été entrevue par les auteurs du siècle dernier : s'ils ne lui ont pas donné de nom particulier, ils ont du moins indiqué les principales lésions qui s'y rapportent, telles que les ulcères, les taches, le ramollissement, et le staphylome ; mais c'est aux chirurgiens du commencement de notre siècle, particulièrement à Vetch et à Wardropp, qui écrivaient en 1807 et en 1808, que sont dues les premières descriptions complètes et méthodiques de cette maladie. M. Mirault, d'Angers, a eu le mérite de fixer sur elle l'attention des chirurgiens français en adoptant, dans son travail publié en 1823 (*Arch. gén. de méd.*, 1re série, t. III), la dénomination de *kératite*, déjà employée par Hoffbauer, auteur d'une thèse sur ce sujet soutenue à Berlin en 1820. Les descriptions données depuis par les professeurs Sanson et Velpeau, ainsi que par Lhommeau, élève du professeur A. Bérard, ont achevé de faire connaître en France la maladie qui nous occupe.

Nous traiterons dans trois paragraphes successifs : 1° de la kératite aiguë, 2° de la kératite chronique, 3° des ulcères, des perforations et des fistules qui peuvent être les conséquences de l'une ou l'autre. Quant aux taches, au ramollissement et au staphylôme, il en sera question plus tard.

Art. Ier. — Kératite aiguë.

Les *causes* de la kératite aiguë sont externes ou internes. Les premières sont des blessures, des contusions, des brûlures. Les secondes, beaucoup plus obscures, ne diffèrent pas de celles qu'on attribue à la plupart des inflammations oculo-palpébrales. Le vice scrofuleux et la constitution lymphatique paraissent avoir ici une influence particulière : aussi observe-t-on cette maladie plus souvent chez les enfants et chez les femmes, quoiqu'il ne soit pas sans exemple qu'elle se montre sur des hommes adultes, surtout lorsqu'ils sont affaiblis par la misère, les privations ou les excès.

Symptômes, marche, terminaisons. — Les altérations anatomiques diffèrent suivant que l'inflammation envahit des couches plus ou moins profondes de la cornée : de là, l'utilité de diviser la *kératite* en *superficielle, interstitielle,* et *profonde.*

Dans la *kératite superficielle*, les lésions se présentent sous diverses formes. Tantôt la cornée est comme dépolie et couverte de petites taches ou de petites aspérités qui se voient à l'œil nu ou mieux encore à la loupe, et dans l'intervalle desquelles la membrane est restée transparente : c'est ce qui a été désigné, par quelques auteurs, sous le nom de *kératite ponctuée superficielle.* Tantôt on aperçoit à la surface de la membrane, près de

De là, beaucoup de variétés et des nuances sans nombre dans l'aspect de la maladie.

Les symptômes fonctionnels propres à la kératite sont le larmoiement, la photophobie, et le trouble de la vision. Ces symptômes, plus ou moins prononcés suivant les circonstances, ne sont pas toujours en raison directe les uns des autres. Ainsi le trouble de la vision, qui dépend principalement des infiltrations ou des dépôts plastiques, est d'autant plus marqué que ceux-ci sont plus nombreux, plus épais ou plus étendus; il domine dans les kératites interstitielles et profondes. La photophobie et le larmoiement, dus à l'influence des rayons lumineux sur les parties enflammées ou sur la rétine sympathiquement excitée, sont très-marqués dans les kératites superficielles, surtout quand elles sont vasculaires ou ulcéreuses, beaucoup moins dans les autres kératites, parce que l'infiltration plastique intercepte les rayons lumineux et atténue leur influence sur la membrane nerveuse. On voit aussi, et par les mêmes raisons, les symptômes fonctionnels varier aux diverses périodes de la maladie, en raison des modifications que subissent les altérations pathologiques.

La kératite existe rarement seule. Assez souvent elle est secondaire, c'est-à-dire qu'elle succède à l'inflammation de quelque autre membrane, particulièrement de la conjonctive. D'autres fois elle est primitive, c'est-à-dire que la cornée est prise d'emblée, mais l'inflammation ne tarde pas à s'étendre aux parties voisines, surtout encore à la conjonctive, de telle sorte qu'on peut dire que, quand la kératite ne précède pas la conjonctivite, elle la fait naître, ou, en d'autres termes, que ce qu'on observe presque toujours, c'est la *kérato-*

conjonctivite. Cette proposition est particulièrement vraie pour les kératites superficielles et interstitielles. La kératite profonde se complique, au contraire, plus souvent d'une inflammation interne, à marche lente, qui paraît s'étendre par continuité à la membrane des deux chambres, qui donne lieu à des dépôts fibro - albumineux, à des adhérences de l'iris, qui peut s'emparer de cette membrane elle-même, et qui est d'autant plus insidieuse que ses phénomènes et ses progrès sont masqués par l'opacité des milieux. On conçoit combien de telles complications doivent modifier les symptômes.

La durée de la kératite aiguë ne saurait être fixée d'une manière absolue : elle varie ordinairement entre quinze jours et deux mois.

Absorption plus ou moins complète des matières infiltrées ou déposées, suppuration ou au moins fonte de ces matières, ulcération et perforation de la cornée, ramollissement de cette membrane, cicatrisation avec ou sans opacité : tels sont les principaux phénomènes patho ogiques qui peuvent s'observer dans le cours d'une kératite, et qui tiennent sous leur dépendance beaucoup d'autres phénomènes d'un ordre secondaire.

La résolution s'annonce par la disparition de la conjonctivite concomitante et par la diminution des troubles nutritifs survenus dans la cornée. Toute trace de la maladie disparaît dans les kératites partielles ou superficielles, surtout si le malade est encore à cet âge où les mouvements de composition et de décomposition s'accomplissent avec facilité : on est souvent surpris de la rapidité avec laquelle s'effacent, chez les enfants, des opacités remarquables par leur épaisseur ou leur étendue. Dans les kératites générales ou ulcéreuses, à la suite des épanchements sanguins interlamellaires, il est plus rare de voir se résorber toute la substance étrangère : une partie de la matière plastique s'organise en se combinant avec le tissu normal, lui fait perdre sa transparence, et donne naissance à une tache plus ou moins opiniâtre, et qui prend, suivant l'intensité de sa teinte, les noms de *nuage*, d'*albugo*, ou de *leucoma*.

Il est une variété de kératite qui, bien que partielle, laisse ordinairement à sa suite des opacités étendues et de forme particulière; c'est la *hératite en fusée*, ainsi nommée par le professeur A. Bérard, qui l'a le premier décrite, à cause de sa marche singulière. Cette curieuse affection débute en effet par une petite vésicule qui occupe d'abord la circonférence de la cornée, mais qui ne tarde pas à se déplacer, comme si elle était poussée par le cône vasculaire au sommet duquel elle s'est développée, et à traverser, à la manière d'une fusée, le diamètre de la cornée, en laissant sur cette membrane une bande opaline, sorte de voie lactée, ordinairement indélébile. Plusieurs vésicules peuvent se succéder en accomplissant la même évolution et sillonnant de tractus blanchâtres les différents diamètres de la cornée.

La suppuration peut être partielle ou générale; superficielle, interstitielle, ou profonde; centrale ou périphérique; collectionnée ou diffuse.

Dans les kératites superficielles, elle se manifeste par de petits abcès, uniques ou multiples, simultanés ou successifs, qui s'ouvrent promptement à l'extérieur et laissent à leur suite une ou plusieurs ulcérations.

Dans la kératite profonde, la suppuration est beaucoup plus rare et donne lieu ordinairement à un seul abcès, qui s'ouvre quelquefois dans la chambre antérieure, mais qui peut aussi se faire jour à l'extérieur après avoir cheminé à travers la membrane.

Dans la kératite interstitielle, les résultats de la suppuration sont très-variables. Tantôt c'est un abcès unique qui se forme, et alors il s'annonce par une tache jaunâtre, arrondie, dont la nuance pâlit graduellement vers les bords. Tantôt on voit paraître en même temps plusieurs petits abcès, d'abord isolés, bientôt réunis en une seule collection, dont la matière s'infiltre entre les lames de la cornée, de sorte que la partie supérieure de cette membrane s'éclaircit, tandis que la partie inférieure prend les apparences d'une tache jaune, semi-lunaire, comparable à la lunule de l'ongle, et que pour cette raison sans doute on a nommée *onyx*. D'autres fois, le pus s'infiltre de suite entre les lames cornéales et apparaît sous la forme d'un anneau plus ou moins complet, qui va grandissant de la circonférence au centre et peut rapidement envahir la membrane tout entière. Dans ces divers cas, il ne se fait pas, comme dans les abcès des autres régions, une ouverture par laquelle se vide la collection, le pus est ici trop concret pour s'écouler en masse; mais les parties infiltrées se détruisent par une sorte de fonte ou de gangrène, qui a pour conséquence une perte de substance plus ou moins étendue et profonde : de là des ulcérations, si l'ouverture se fait en dehors; un hypopion, si elle se fait en dedans; une perforation, si elle se fait à la fois des deux côtés; et, suivant que cette perforation est plus ou moins large, il se peut qu'elle entraîne seulement un déplacement de l'iris, ou qu'elle permette l'évacuation de l'œil et sa conversion en un moignon difforme. Les suites de la suppuration ne sont pourtant pas toujours aussi funestes, car la matière purulente peut disparaître par voie de résolution ou s'organiser sur place, ce qui constitue une nouvelle espèce d'opacité.

Tantôt la suppuration a une marche très-rapide et s'accompagne de phénomènes de réaction, comme cela a lieu, par exemple, dans ces grandes fontes purulentes qui succèdent quelquefois, soit aux blessures accidentelles, soit aux opérations de cataractes, et qui détruisent en quelques heures une partie de la cornée ou cette membrane tout entière. Tantôt au contraire le travail de suppuration et de destruction est indolent, comme on le voit chez les enfants scrofuleux ; mais, dans ces cas mêmes, la vascularité, le larmoiement et la photophobie, augmentent, contrairement à ce qui s'observe pour les collections purulentes des autres régions, au moment où l'abcès vient de s'ouvrir, sans doute à cause de l'irritation produite par le contact de l'air sur les surfaces mises à découvert.

Dans certains cas de kératite interstitielle, la cornée, tout en s'infiltrant de substance plastique, se ramollit, et semble céder à la pression excentrique des liquides poussés par la contraction des muscles de l'œil : de là une saillie permanente et plus ou moins opaque de la membrane, lésion que nous étudierons ailleurs sous le nom de staphylôme.

Enfin il n'est pas rare de voir l'inflammation passer à l'état chronique, quels que soient d'ailleurs la période de la maladie et les accidents auxquels elle ait déjà donné lieu.

Pronostic. — Il varie suivant la profondeur, l'étendue, les causes, et la nature des lésions anatomiques, suivant l'âge et la constitution des malades.

La kératite superficielle, non ulcéreuse, est

peu grave, surtout si elle ne s'étend pas à toute la cornée, et la guérison a souvent lieu sans que la membrane perde rien de sa transparence. La kératite pustuleuse ou phlycténoïde guérit plus rarement sans laisser trace de son passage. Il en est de même de la kératite en fusée, et de la kératite ulcéreuse, à laquelle peuvent succéder des cicatrices opaques, difformes, et gênantes pour la vision malgré leur position superficielle.

La kératite interstitielle est plus fâcheuse, soit qu'elle ait été suivie de suppuration, d'ulcération, de perforation, de hernie de l'iris, de fistule, de ramollissement et de staphylôme, d'évacuation et de perte de l'œil, soit que la matière plastique infiltrée entre les lames de la cornée ait été seulement transformée en des taches profondes et indélébiles.

La kératite profonde est aussi très-grave, d'abord parce qu'elle est rebelle et difficile à attaquer, ensuite parce que l'inflammation se propage dans l'intérieur de l'œil et se complique presque nécessairement d'hypopion, d'iritis, de rétinite, de synéchie postérieure, d'amaurose plus ou moins complète.

L'inflammation traumatique de la cornée est redoutable, à cause de la rapidité extrême de sa marche et parce qu'elle entraîne habituellement la fonte purulente d'une partie plus ou moins considérable de la membrane.

Traitement. — L'usage d'un bandeau est indispensable, surtout lorsque la photophobie existe, parce que l'exposition de l'œil à la lumière augmenterait l'irritation de la rétine. Pour ne point échauffer les parties couvertes, on aura soin que le bandeau soit composé d'une compresse flottante, peu épaisse, en taffetas noir, cousue à un simple ruban fixé autour de la tête.

Les émissions sanguines ne doivent être employées que chez les sujets vigoureux, dans les kératites traumatiques, et dans les cas où la marche des symptômes fait redouter la propagation de l'inflammation aux parties profondes du globe oculaire. Chez les enfants faibles, lymphatiques ou scrofuleux, elles sont en général contre-indiquées, et, si l'inflammation paraît assez intense pour en commander l'emploi, on n'a du moins recours qu'aux saignées locales, aux sangsues et aux ventouses, employées avec une grande réserve.

Les purgatifs doux et fréquemment répétés sont très-utiles. On se trouve bien aussi d'onctions faites deux ou trois fois par jour sur la face externe des paupières et autour de la base de l'orbite avec l'onguent mercuriel auquel on ajoute une certaine proportion d'extrait d'opium ou de belladone. L'onguent mercuriel est destiné à favoriser la résorption des épanchements plastiques, l'opium à apaiser les douleurs péri-orbitaires, et la belladone, en même temps qu'elle agit comme calmant, doit prévenir les synéchies ou les déformations de la pupille en maintenant cette ouverture pendant toute la durée de la maladie. Quant au calomel donné à l'intérieur jusqu'à salivation, on y a généralement renoncé comme à une médication dont les avantages sont loin de compenser les inconvénients.

Les révulsifs cutanés, tels que vésicatoires volants promenés autour de l'orbite, séton à la nuque, pommade stibiée dans les régions temporale, mastoïdienne, cervicale postérieure, ne conviennent guère qu'au déclin de l'inflammation et lorsqu'elle tend à passer à l'état chronique. C'est un ordre de moyens auquel on est pourtant forcé de recourir dans les cas de kératite interstitielle ou profonde, qui échappent à l'action des topiques.

Les collyres et les pommades ophthalmiques doivent être réservés pour les kératites superficielles. Parmi ces médicaments, on préfère encore ceux dont la partie active est l'azotate d'argent ou le précipité rouge. Ce dernier convient particulièrement dans les kératites vasculaires. Quelques praticiens ont recommandé un traitement abortif par l'azotate d'argent à haute dose. Ce traitement consiste à instiller toutes les demi-heures, pendant un jour entier, entre les paupières, quelques gouttes d'un collyre où l'azotate d'argent entre dans la proportion de 30 à 40 centigrammes pour 10 grammes d'excipient. Le lendemain les instillations ne se font plus que toutes les heures ou toutes les deux heures. Les premières instillations causent des douleurs très-vives, mais les suivantes sont moins pénibles, et enfin elles finissent par être facilement supportées et l'inflammation s'éteint avec la douleur. Ce mode de traitement, insupportable pour certains malades chez lesquels il détermine des accidents convulsifs, est toujours excessivement douloureux, et, comme son efficacité est loin d'être certaine et constante, il n'a pas été généralement adopté.

Dans la kératite pustuleuse ou phlycténoïde, l'ouverture et la cautérisation peuvent être avantageuses, surtout si la pustule tend à se déplacer et à sillonner le champ de la cornée de ces tractus opaques si bien décrits par A. Bérard.

Les abcès ne doivent pas être ouverts, car, loin de prévenir la destruction de la cornée, cette opération ne ferait que l'accélérer et la rendre plus indispensable. Il n'est jamais certain d'ailleurs que la matière purulente ne sera pas résorbée ou ne s'organisera pas de manière à laisser à sa place une tache circonscrite, moins grave

que celle qui succéderait à une perte du substance.

Art. II. — Kératite chronique.

Elle succède quelquefois, comme nous l'avons
vu, à la kératite aiguë, mais elle peut aussi s'établir d'emblée.

Plus encore que l'inflammation aiguë de la cornée, l'inflammation chronique de cette membrane
est influencée par la diathèse scrofuleuse et par
toutes les circonstances qui peuvent faire naître
ou entretenir cette disposition, comme les mauvaises conditions hygiéniques, l'insuffisance de
l'aération ou de la nourriture, les excès de travail,
lorsque surtout les enfants y sont prématurément
condamnés.

Symptômes, marche, terminaisons.—Rarement la kératite chronique existe seule; presque
toujours elle est accompagnée d'une conjonctivite
ou d'une blépharite, soit ciliaire, soit granuleuse.

Les symptômes diffèrent suivant l'étendue et la
profondeur des lésions et surtout suivant qu'il s'est
ou non développé des vaisseaux dans le tissu de
la cornée : de là, deux formes principales de kératite chronique, l'une vasculaire, et l'autre non
vasculaire.

La kératite chronique non vasculaire présente
à peu près les mêmes phénomènes que la kératite
aiguë; c'est la durée qui la différencie. L'inflammation ne se concentre pas exclusivement dans
une des couches de la cornée; l'on voit simultanément ou successivement des ulcérations superficielles ou profondes, des taches plus ou moins
étendues, des infiltrations interlamellaires plastiques ou purulentes, des abcès, quelquefois un
ramollissement partiel, une perforation et une her-

nie de l'iris. Ces lésions s'accompagnent de photophobie et de trouble visuel, dont l'intensité varie comme celle de l'inflammation elle-même.

La kératite chronique vasculaire est caractérisée par le développement de vaisseaux, dont les uns, superficiels, se continuent avec ceux de la conjonctive, tandis que les autres, profonds, font suite à ceux de la sclérotique, ainsi qu'on peut s'en assurer par une inspection attentive. Leur nombre et leur volume sont très-variables : tantôt, fins et courts, ils occupent la circonférence de la cornée, au delà de laquelle ils s'avancent seulement de 2 à 3 millimètres, tantôt, plus volumineux et plus allongés, ils s'étendent jusque vers le centre de la membrane ; tantôt ils marchent isolés les uns des autres jusqu'à leur extrémité, tantôt ils contractent entre eux des anastomoses ; quelquefois ils naissent de tout le pourtour de la cornée, d'autres fois ils forment un ou deux faisceaux isolés.

La présence des vaisseaux ne trouble pas d'abord la transparence de la cornée, parce que, d'une part, ils sont assez rares, et que, d'une autre part, la membrane reste translucide dans leurs intervalles ; mais elle ne tarde pas à s'obscurcir, et l'on voit l'opacité survenir et s'accroître graduellement, parce que les vaisseaux se multiplient, qu'ils s'enveloppent d'une atmosphère de matière plastique qui fait ressembler chacun d'eux à une strie opaline, et qu'enfin la nutrition de la cornée se trouve à la fois accrue et pervertie, les matériaux nouveaux différant de l'état normal, non-seulement par leur abondance, mais encore par leur plasticité. Quand la maladie est parvenue à ce point, l'aspect des vaisseaux circulant au milieu des plaques de lymphe plastique rappelle celui d'un marbre veiné de blanc et de rouge.

Le nombre des vaisseaux peut s'accroître au point que la cornée en soit entièrement couverte, et qu'elle prenne une coloration rouge uniforme, comme si un drap de cette couleur était étendu au devant d'elle. De là, le nom de *pannus*, donné à cette lésion, qui présente deux formes : l'une dans laquelle la vascularité seule de la membrane est accrue ; l'autre, dans laquelle sa texture a en outre subi une modification qui la fait ressembler à la fibre musculaire. On dit, dans le premier cas, que le pannus est simple, dans le second, qu'il est charnu ou sarcomateux.

A peine est-il besoin d'ajouter qu'avec la vascularisation anormale de la cornée coïncident les autres lésions communes de la kératite, surtout les taches et les ulcères.

Souvent les paupières ont leur face muqueuse hérissée de granulations. Y a-t-il quelque relation de cause à effet entre cette altération et les désordres propres à la kératite ? Ceux-ci dépendent-ils des frottements rudes qu'exercent les granulations sur la surface délicate de la cornée ? Cette opinion, féconde en déductions pratiques, est d'ailleurs très-plausible, et s'appuie sur l'observation assez fréquente de kératites chroniques occupant surtout la moitié supérieure de la cornée et coïncidant précisément avec les granulations bornées à la paupière supérieure.

Qu'elle soit ou non vasculaire, la kératite chronique est sujette à de fréquentes alternatives de bien et de mal et n'arrive à guérir qu'après des fluctuations qui durent des mois ou des années et en laissant ordinairement à sa suite des taches indélébiles. Souvent même la guérison n'est que temporaire, et les accidents se reproduisent, au bout d'un temps variable, sous l'influence d'un refroidissement, d'une fatigue, d'un excès, ou sans autre cause que la persistance d'une mauvaise constitution. La kératite chronique est particulièrement dangereuse lorsqu'elle est accompagnée de blépharite granuleuse, de pannus, ou de vascularisation profonde.

Traitement. — Les émissions sanguines sont rarement utiles ; la faiblesse générale, ordinaire chez les sujets affectés de cette maladie, indique plutôt un régime fortifiant et une médication tonique et antiscrofuleuse, l'usage des amers, du quinquina et des ferrugineux.

Le repos des organes malades est indispensable. On l'obtient par l'usage de lunettes bleues garnies de goussets en étoffe de couleur, d'un bandeau flottant en taffetas noir, ou d'une visière verte, suivant que le malade supporte mieux l'un ou l'autre de ces moyens protecteurs ; mais, quelle que soit l'intensité de l'inflammation, il faut se garder de soustraire complétement le sujet à l'influence de la lumière en faisant fermer les rideaux et les volets et en couvrant les yeux d'un bandeau exactement appliqué sur ces organes, et cela pour plusieurs raisons : 1° parce que la privation de la lumière pourrait contribuer à débiliter de plus en plus la constitution ; 2° parce que les organes malades s'échaufferaient ; 3° parce que, la maladie devant être d'une longue durée, les yeux, habitués à une trop complète obscurité, ne pourraient plus, au moment de la convalescence, supporter la lumière, qui deviendrait pour eux un agent irritant et une cause de récidive. Il faut, pour les mêmes raisons, encourager les enfants à supporter un peu le jour et recommander aux parents de ne pas les laisser fuir la lumière aussi obstinément qu'ils ont de la tendance à le faire.

Les collyres astringents et les pommades excitantes conviennent ici, mais il ne faut pas perdre de vue que l'usage longtemps continué de l'azotate d'argent donne à la conjonctive une couleur jaune brunâtre ineffaçable. Comme d'ailleurs les divers agents médicamenteux semblent n'avoir qu'une action passagère, les tissus malades s'habituant assez vite à leur contact, il est bon de les varier et d'employer tour à tour l'azotate d'argent, le sublimé, le précipité rouge ou blanc, le sulfate de zinc ou le sulfate de cuivre. On peut aussi, à l'exemple de Dupuytren, appliquer sur les parties affectées une poudre composée de tuthie, calomel, et sucre-candi, à parties égales. Pour la faire pénétrer, on en met une pincée dans un tuyau de plume, que l'on approche de l'œil préalablement ouvert et dans lequel on souffle rapidement : cette manœuvre est répétée trois ou quatre fois dans la journée. C'est un moyen dont nous avons plusieurs fois usé avec avantage.

Les exutoires sont souvent mis en usage. Il est peu de malades qui, dans le cours d'une kératite chronique, n'aient pas eu un vésicatoire au bras ou à la nuque. Beaucoup de praticiens conseillent le séton à la nuque, et nous l'employons nous-mêmes volontiers, quoique, dans une maladie de si longue durée et si sujette à des alternatives de bien et de mal, il soit assez difficile d'apprécier rigoureusement l'effet de ces remèdes. M. le professeur Velpeau attaque les kératites rebelles par le vésicatoire appliqué sur les paupières. Sur plusieurs malades de l'hôpital de la Charité, traités par ce moyen et observés par nous, il nous a été possible de constater que la phlegmasie n'avait pas augmenté comme on aurait pu le craindre, mais nous n'avons pas trouvé non plus qu'il soit survenu d'amélioration sensible, et comme, d'un autre côté, le vésicatoire ainsi placé gêne les mouvements des paupières, détermine de l'œdème et empêche les explorations, nous ne voyons pas de raison pour le préférer aux autres exutoires ou pour ne pas l'appliquer à la partie postérieure du cou, dans la région mastoïdienne, autour de l'orbite.

Lorsque la kératite est vasculaire, on conseille d'attaquer directement les vaisseaux hypertrophiés ou anormaux en en pratiquant l'excision ou la cautérisation.

La cautérisation se fait de plusieurs façons. 1° Le plus souvent on se contente de porter l'extrémité d'un crayon d'azotate d'argent bien taillé sur un des vaisseaux dilatés, au point de jonction de la sclérotique et de la cornée, et l'ou recommence le jour même ou les jours suivants pour les vaisseaux voisins. Cette petite opération est douloureuse et difficile à bien faire. Quelque soin qu'on y mette, le crayon peut manquer le vaisseau, ou, quand il le touche directement, son contact détermine de la douleur et des contractions musculaires qui font fuir l'œil, de sorte que la cautérisation est trop superficielle pour déterminer la destruction ou même le retrait de la paroi vasculaire. 2° Sanson se servait pour cette opération d'un instrument particulier, sorte d'anneau aplati supporté par un manche creusé d'une cuvette circulaire dans laquelle on coule de l'azotate d'argent. L'instrument chargé de caustique devait être porté sur la face antérieure du globe oculaire et maintenu dans cette position pendant quelques instants, de manière à cerner la cornée et à cautériser d'un seul coup tous les vaisseaux ; mais ce procédé, plus douloureux encore que le précédent, ne produit non plus qu'une cautérisation superficielle et bornée d'ailleurs à une petite partie de la longueur des vaisseaux. 3° Frappé de ces inconvénients, A. Bérard avait conseillé, dans les derniers temps de sa vie, de cautériser largement avec le crayon d'azotate d'argent la face interne des paupières, particulièrement celle de la paupière supérieure, dans toute leur étendue. En abandonnant ensuite les parties à elles-mêmes, l'azotate d'argent vient nécessairement se répandre à la surface antérieure du globe oculaire. L'action du caustique se répartit donc d'une manière plus égale et plus complète, et il y a plus de chances pour le resserrement des vaisseaux. Cependant on n'obtient encore un résultat appréciable qu'après un certain nombre de cautérisations répétées tous les quatre ou cinq jours et dans l'intervalle desquelles on emploie le collyre à l'azotate d'argent ou quelque autre collyre astringent. Ce mode de cautérisation a d'ailleurs l'avantage de combattre en même temps les granulations palpébrales qui coïncident si souvent avec la kératite vasculaire.

Le sulfate de cuivre s'emploie aussi pour toucher la face interne des paupières. Moins douloureux, mais moins puissant, ce moyen convient lorsque les granulations ne sont pas très-prononcées et que les vaisseaux ne sont ni très-développés ni très-nombreux. Il est souvent bon de varier les caustiques et de toucher, par exemple, les parties malades tous les huit jours avec l'azotate d'argent et dans l'intervalle avec le sulfate de cuivre.

L'excision consiste à enlever, non pas dans

toute leur étendue, car la chose serait à peu près impossible, mais dans une longueur de quelques millimètres, les vaisseaux anormaux pris au voisinage de la cornée. On commence par les plus gros : on les saisit avec une pince à griffe, et on les coupe avec de petits ciseaux courbes. L'opération est faite en plusieurs séances, à chacune desquelles on excise autant de vaisseaux que peut le permettre la patience du malade. Ce qu'on se propose, c'est d'interrompre la continuité entre la portion conjonctivale et la portion cornéale du vaisseau, de sorte que cette dernière, cessant d'être parcourue par le sang, s'affaisse et disparaisse. Il s'en faut cependant qu'on obtienne toujours ce résultat, à cause des anastomoses qui peuvent rétablir la circulation et des difficultés inhérentes à l'opération. Les parties sur lesquelles on agit étant très-ténues, le moindre mouvement de l'œil ou du malade empêche de bien saisir les vaisseaux qui glissent facilement sous la conjonctive, en sorte que cette dernière seule est excisée. C'est pourquoi, sans proscrire absolument l'excision, nous donnons cependant en général la préférence à la cautérisation.

A peine est-il nécessaire de faire remarquer que ces deux opérations n'ont une efficacité positive que dans les cas où les vaisseaux sont superficiels. L'excision est impraticable quand ils sont profonds, parce qu'il faudrait pour arriver jusqu'à eux entamer la sclérotique et la cornée. La cautérisation palpébrale est néanmoins encore indiquée, parce que les modifications qu'elle détermine dans les tissus touchés par le caustique peuvent à la rigueur se propager jusqu'aux vaisseaux.

Lorsque la vascularisation occupe toute l'épaisseur et toute la surface de la membrane, comme dans les deux variétés de pannus, on peut encore essayer les moyens dont il vient d'être question, mais on doit compter moins que jamais sur leur réussite, et l'on finit, dans beaucoup de cas, par abandonner les malades à leur malheureux sort, avec une cécité plus ou moins complète contre laquelle l'art est impuissant. M. le professeur Jœger, de Vienne, a cependant proposé pour ces cas désespérés un mode de traitement nouveau, dont ont parlé M. Stout, de New-York, dans un travail spécial publié en 1842, et M. Dudgeon, dans les Annales d'oculistique (t. XIII, 1843). Ce mode de traitement consiste dans l'inoculation du liquide provenant d'une ophthalmie purulente, inoculation qui provoque une l'inflammation, quelquefois bénigne, le plus souvent intense et suppurative, à la suite de laquelle la cornée, si elle ne se détruit pas, peut retrouver sa transparence. Il paraît que plusieurs malades, traités de cette manière par Jœger et par Piringer, en Allemagne, par MM. Fallot et Hairion, en Belgique, ont retrouvé la vue. Les chirurgiens français n'ont pas eu foi jusqu'à présent dans ces résultats; nous ne connaissons du moins aucun cas dans lequel ils aient pratiqué l'inoculation. En effet, il est difficile de croire que l'inflammation purulente de l'œil puisse, en supposant qu'elle ne produise pas de désordres graves, amener le retrait et la disparition des vaisseaux anormaux, et nous comprenons qu'en vue d'un résultat douteux on refuse d'exposer le malade aux douleurs et à tous les inconvénients d'une maladie aussi grave que l'ophthalmie purulente. Nous craignons qu'il n'y ait quelque erreur dans les faits dont les auteurs allemands et belges font mention, et, en attendant que des observations plus probantes se soient produites, nous n'hésitons pas à rejeter ce mode de traitement.

Art. III. — Ulcères, perforation et fistules de la cornée.

Ces diverses lésions se lient étroitement à la kératite, dont elles sont les conséquences. Si nous en traitons dans un paragraphe spécial , ce n'est pas que nous les considérions comme des maladies à part ; c'est seulement parce qu'elles arrivent aussi bien dans la kératite aiguë que dans la kératite chronique , et aussi parce que nous aurions craint , en exposant les nombreux et minutieux détails que comporte leur description , de détourner l'attention du tableau de la maladie.

Les ulcères présentent , sous le rapport de leur origine , de leur position , de leur étendue , de leur profondeur, de leur forme , de leur aspect , etc. , des différences que les auteurs anciens avaient exprimées par des dénominations bizarres, telles que celles d'*achlys*, de *caligo*, de *néphélion*, de *bothrion*, d'*épicauma*, d'*encauma*, de *cœloma*, etc. , dénominations qui n'ont jamais pu passer dans le langage habituel de la clinique et dont il est inutile de charger sa mémoire.

Les ulcères de la cornée succèdent assez souvent, ainsi que nous avons eu occasion de le dire plus haut, soit à l'ouverture d'abcès plus ou moins profonds , soit au ramollissement, à la fonte, ou à la perforation de papules, de pustules, ou de phlyctènes cornéales. D'autres fois ils débutent d'emblée et se forment par un travail spécial d'ulcération. Quel que soit d'ailleurs leur mode de production, ils se distinguent des ulcères ordinaires par cette circonstance singulière que leur surface ne fournit pas de pus : la seule matière qui s'y dépose est de la substance plastique, encore est-elle peu abondante et ne la trouve-t-on pas dans tous les cas.

De même que les abcès, ils varient suivant qu'ils intéressent une épaisseur plus ou moins grande de la cornée et peuvent être divisés en superficiels et profonds.

Les ulcères superficiels sont tantôt uniques, tantôt multiples. 1° Lorsqu'ils sont multiples, ils se présentent sous deux aspects. Quelquefois en effet ils sont si petits et si rapprochés qu'ils sembleraient avoir été produits par la pointe d'une épingle : ils occupent ordinairement alors le centre de la membrane, et offrent une teinte nébuleuse. Ce sont les *ulcères pointillés*, qui succèdent à la kératite ponctuée superficielle. D'autres fois ils représentent une série de facettes planes, transparentes, se rencontrant sous des angles variables, et comparables à celles qu'on observe sur les yeux des insectes. Ces *ulcères à facettes* surviennent à la suite des kérato-conjonctivites aiguës. 2° Lorsqu'ils sont uniques, ils semblent résulter de la destruction de la lame conjonctivale et peut-être de la portion la plus superficielle de la cornée. C'est souvent après la rupture d'une vésicule ou d'une phlyctène qu'ils se montrent. Ils peuvent être transparents ou opaques, suivant que leur surface est ou non revêtue d'une couche de matière plastique.

Les ulcères profonds, c'est-à-dire ceux qui intéressent la moitié de l'épaisseur de la cornée ou davantage, siégent au centre ou à la circonférence. Dans le premier cas, ils ont habituellement une forme plus ou moins régulièrement arrondie. Quelquefois ils ont des bords nets et taillés à pic et un fond régulièrement excavé, de sorte qu'ils ressemblent à une petite coupe, ce qui leur a fait donner le nom d'*ulcères cupuliformes*. D'autres fois, leur surface est inégale et couverte de lamelles membraneuses irrégulières ou d'une sorte de détritus: c'est ce qui a lieu, par exemple, lorsqu'ils succèdent à la fonte d'une papule ou à l'ouverture d'un abcès. Ils peuvent, comme les ulcères superficiels, être et demeurer transparents, mais le plus souvent ils sont rendus opaques par la présence d'une matière blanchâtre, pulpeuse, plus ou moins abondante, qui leur a valu le nom d'*ulcères pulpeux*. Dans le second cas, c'est-à-dire quand les ulcères se rapprochent de la circonférence, leur figure est plus irrégulière et leur étendue plus considérable. C'est là qu'on observe les *ulcères semi-lunaires* ou *en coup d'ongle*, bien décrits par M. le professeur Velpeau. Remarquables par leur forme demi-circulaire et par leur situation plus habituelle en dedans ou en dehors qu'en haut ou en bas, ces ulcères sont effilés et superficiels vers leurs extrémités, larges et profonds vers leur centre, doucement inclinés par leur bord interne, qui se fond insensiblement avec la surface cornéale, taillés à pic par leur bord externe, qui est épais, rouge et vasculaire, souvent compliqués d'un chémosis séreux qui masque leur présence et ajoute quelques difficultés au diagnostic. Ils occupent presque toujours la circonférence de la cornée, se rapprochent rarement de la partie centrale, et sont plus fréquents sur les hommes que sur les femmes, sur les adultes que sur les enfants.

Entre les ulcères superficiels et les profonds existent des degrés intermédiaires. Si d'ailleurs certains ulcères demeurent superficiels pendant toute leur durée ou débutent de suite par être profonds, il en est qui passent par plusieurs états successifs et n'arrivent à être profonds qu'après avoir été superficiels. Leur étendue en largeur varie ordinairement de 1 à 4 ou 5 millimètres : il est rare qu'ils soient au-dessus ou au-dessous de ces dimensions.

Tantôt la cornée est saine et conserve sa transparence autour des ulcères ; tantôt elle est ramollie, altérée dans sa couleur, ou infiltrée de matière plus ou moins opaque. Assez souvent les ulcères sont dépourvus de vaisseaux, ou, s'il en existe, ils ne s'étendent guère au delà des bords. Il arrive cependant quelquefois que le fond présente une couleur rosée due à la présence d'un certain nombre de vaisseaux fins et déliés. De là, la distinction admise par quelques auteurs entre les *ulcères vasculaires* et les *ulcères non vasculaires*. Les ulcères peuvent aussi être accompagnés d'une injection de la conjonctive oculaire ou de la sclérotique, injection ordinairement partielle et bornée au voisinage de la lésion cornéale.

Les troubles fonctionnels sont l'altération de la vue, la photophobie, et le larmoiement. Ils sont variables et subordonnés à l'état d'opacité ou de transparence, d'acuité ou d'indolence de la maladie. Dans les ulcères transparents, aigus, ou récents, dominent la photophobie et le larmoiement. Dans les ulcères opaques, chroniques, ou anciens, ces symptômes sont peu prononcés, et la vue seule est altérée, soit que l'inclinaison des surfaces ulcérées détermine la déviation des rayons lumineux, soit que le défaut de transparence gêne leur passage.

La marche de la maladie est quelquefois si aiguë qu'il s'écoule à peine trente-six ou quarante-huit heures entre le début de l'ulcération et la perfora tion de la cornée. D'autres fois elle est lente et de longue durée, ou tour à tour aiguë et chronique. Voici comment les choses se passent dans ce dernier cas. Les symptômes de l'état aigu, tels qu'injection vasculaire, photophobie et larmoiement, s'apaisent; mais l'altération principale persiste à l'état de facette ulcéreuse, simple ou multiple. Le malade cependant se croit guéri, lorsque survient une recrudescence inflammatoire avec retour des accidents primitifs. Les accidents calmés de nouveau, l'état d'indolence peut se reproduire, mais pour faire place plus tard à une seconde rechute, car la persistance de l'ulcère est une cause permanente de récidive.

Les ulcères peuvent se cicatriser ou continuer leurs progrès et donner lieu à une série d'altérations consécutives.

La cicatrisation résulte, non pas du rapprochement des bords de l'ulcère, mais de la déposition à sa surface d'une couche de matière plastique qui comble la perte de substance. Cette matière se dépose sous forme de petits points opaques, qui se multiplient rapidement, finissent par se toucher, couvrent le fond et les bords de l'ulcère, et s'organisent en une membrane nouvelle, rétractile comme le tissu inodulaire, de sorte que, d'une part, la dépression est effacée et que, d'une autre part, la cicatrice se rétrécit graduellement. Pour peu que la perte de substance ait été considérable, la cicatrice reste plus ou moins opaque; mais, dans des conditions plus favorables, il est possible qu'elle soit peu différente du reste de la cornée. Certains ulcères, ceux à facettes, par exemple, guérissent sans que la transparence de la cornée soit aucunement altérée, et par un mécanisme particulier, différent de celui qui vient d'être exposé : il n'y a ni dépôt de matière plastique ni réparation de la perte de substance, qui subsiste tout entière et devient seulement moins sensible par l'effacement des bords.

Lorsque les progrès de l'ulcération se continuent, la solution de continuité peut devenir assez profonde pour qu'il ne reste au fond de l'ulcère qu'une lame très-mince de la cornée. Supposez l'ulcère étroit, cette lame pourra encore résister ; mais, s'il a une certaine largeur, elle sera refoulée par l'humeur aqueuse et poussée en dehors, de manière à faire paraître d'abord l'ulcère moins creux qu'il n'avait semblé jusque-là et à venir ensuite faire saillie entre les bords et à la surface sous la forme d'une petite tumeur, plus ou moins transparente, que l'on désigne sous le nom de *kératocèle*. A ce degré, le retrait de la tumeur et la cicatrisation peuvent encore être obtenus, mais le plus souvent la partie herniée se rompt et laisse échapper l'humeur aqueuse.

D'autres fois la perforation de la cornée a lieu, sans avoir été précédée de kératocèle, par l'extension continuelle de l'ulcère. Ce résultat n'est pas très-rare à la suite des ulcères en coup d'ongle. Quelques auteurs parlent de l'extension de ces ulcères à tout le pourtour de la cornée, ainsi que d'*ulcères annulaires*, circonscrivant la membrane tout entière et pouvant amener son détachement, sa chute complète, et l'évacuation de l'œil ; mais ces grands désordres, ordinairement consécutifs aux ophthalmies suraiguës ou complexes, nous semblent devoir être rapportés moins à l'ulcération qu'à la fonte purulente de la cornée. Nous en dirons autant des lésions décrites par Ware sous le nom d'*ulcères par abrasion*.

Quel qu'ait été d'ailleurs le mode de production de la perforation, elle s'annonce par les phénomènes suivants : le malade éprouve une douleur vive et subite et se sent tout à coup mouillé par un flot de liquide abondant et chaud, l'œil s'affaisse et se ride, les chambres disparaissent, et l'iris se rapproche de la cornée. Les suites de la perforation de la cornée diffèrent suivant qu'elle est plus ou moins large et placée près du centre ou près de la circonférence. Quand elle est étroite, elle guérit en général facilement et sans difformité, soit qu'elle se rapproche de la circonférence, parce qu'alors l'iris s'applique à l'ouverture, la bouche, empêche l'écoulement de l'humeur aqueuse, et fournit une base à la cicatrice, soit qu'elle avoisine le centre, parce que la détente de l'œil permet à ses bords de se rapprocher. Lorsqu'elle est large au contraire, elle guérit avec plus de difficulté, laisse à la suite une cicatrice apparente et expose à de fâcheuses complications, à la *fistule cornéale*, si elle occupe le centre, à la *hernie de l'iris*, si elle répond au bord libre de cette membrane. Nous n'insisterons pas d'ailleurs sur ces accidents, dont il a déjà été question plus haut (p. 315 et suivantes).

Diagnostic. — Il est en général facile. Cependant il faut se défier des ulcères transparents et taillés à facettes, que l'on ne voit bien qu'en examinant les yeux de côté. Si l'on ne prenait pas cette précaution, on pourrait en méconnaître la présence et rapporter à une affection des voies lacrymales ou à une amaurose des troubles de la vision dont la véritable cause resterait ainsi inconnue.

Pronostic. — Il est assez sérieux. Les ulcères laissent en effet souvent à leur suite des cicatrices opaques, qui constituent à la fois une difformité et un obstacle à la vision, et ils donnent quelquefois lieu à des accidents graves, tels que perforation de l'œil, issue des humeurs, fistule, hernie de l'iris, adhérences de cette membrane. Tous les ulcères ne sont pas également redoutables. Parmi les plus fâcheux, on doit ranger les ulcères pulpeux, les vasculaires, et les semi-lunaires ou en coup d'ongle.

Traitement. — Au début, le traitement est celui de la kératite aiguë. Lorsque les symptômes inflammatoires commencent à se calmer, les divers collyres astringents, au ratanhia, au tannin, au sulfate d'alumine, à l'azotate d'argent surtout, sont indiqués et suffisent ordinairement dans tous les cas où les ulcères sont superficiels. Lorsqu'ils ont une certaine profondeur, on peut avoir recours au crayon de sulfate de cuivre ou d'azotate d'argent, mais l'emploi de ce dernier agent exige beaucoup de précautions, particulièrement quand le fond de l'ulcère est formé d'une lame cornéale très-mince : il faut alors toucher légèrement la surface ulcérée, sur les bords seulement et non vers le fond, de peur de déterminer la perforation de la cornée. On ne doit pas non plus revenir trop souvent à la cautérisation, car elle a l'inconvénient de causer une perte de substance et de rendre par conséquent la cicatrice plus large. Les collyres à l'acétate de plomb doivent être bannis du traitement des ulcères, parce que la combinaison de cette substance avec la matière plastique donne lieu à des cicatrices d'un blanc mat et indélébiles.

Lorsque la cicatrisation est commencée, ce qui se reconnaît à l'apparition des points opaques dont nous avons parlé plus haut, le chirurgien n'a qu'à surveiller la marche du travail naturel. S'il paraissait trop lent, on pourrait le hâter par une excitation légère avec le sulfate de cuivre ou avec un collyre de force modérée. Si au contraire les matériaux réparateurs semblaient trop abondants, quelques injections d'eau tiède dirigées à l'aide d'une petite seringue sur la surface ulcérée suffiraient pour parer à cet inconvénient et pour prévenir une cicatrice difforme.

Toutes les fois que la perforation de la cornée est imminente, soit qu'il y ait ou non commencement de kératocèle, il faut faire à la surface de l'œil des instillations belladonées, afin de provoquer la rétraction de la pupille et de prévenir la hernie de cette membrane au cas où on n'aurait pas pu empêcher la perforation. On s'efforcera d'ailleurs d'éviter cet accident en tenant les paupières rapprochées avec deux bandelettes de taffetas d'Angleterre croisées, et en exerçant sur l'œil une douce compression au moyen d'un petit tampon de carde de coton et d'une bande ou d'une compresse, appareil qu'on aura soin de lever tous les jours pour juger de l'état des choses et renouveler les instillations de belladone.

Si le kératocèle était bien formé, ce traitement ne suffirait plus, et il faudrait, après avoir employé la belladone, se décider à cautériser la petite tumeur avec l'azotate d'argent ou à la perforer avec une aiguille à cataracte. Cette dernière opération aurait l'avantage de substituer à une rupture, qui peut être inégale et étendue, une plaie simple, petite, régulière, placée en un mot dans des conditions qui en rendent la guérison bien plus facile. Il ne resterait plus qu'à favoriser celle-ci par l'occlusion de l'œil. La même pratique devrait être suivie si la rupture n'avait pas pu être évitée.

Nous avons déjà eu précédemment (p. 317) l'occasion de parler des fistules cornéales. Elles sont, ainsi que nous l'avons dit, d'une guérison difficile et incertaine. Le repos dans la position horizontale, l'occlusion des paupières pendant plusieurs jours, la cautérisation légère avec un crayon délié d'azotate d'argent, sont les moyens les plus convenables à employer ; mais il faut prendre garde que le caustique ne pénètre dans l'œil : c'est pour cela que l'emploi des collyres est ici contre-indiqué. On pourrait aussi, dans les cas où la position de la fistule permettrait d'agir sans risquer de blesser l'iris, si, par exemple, la perforation occupait un point rapproché du centre de la cornée, inciser à droite et à gauche avec un couteau lancéolaire le trajet fistuleux de manière à le transformer en une plaie simple et récente bien plus disposée à se réunir et à se cicatriser.

Pour tout ce qui concerne les symptômes et le traitement de la hernie de l'iris, nous renvoyons à ce qui a été dit plus haut de cet accident (p. 315 et 330).

CHAPITRE QUATRIÈME.

Sclérotite.

La plupart des ophthalmologistes modernes ont décrit, sous le nom de *sclérotite*, une affection caractérisée par les phénomènes suivants.

La lésion anatomique principale est le cercle vasculaire sclérotidien que nous avons décrit ailleurs (p. 385) avec assez de détails pour n'avoir plus à y revenir ; et cette lésion peut être accompagnée de diverses autres altérations, variables dans leur siége et leur nature, telles que développement sur la cornée de petites élévations quelquefois converties en ulcérations, changement de couleur et immobilité de l'iris, contraction ou irrégularité de la pupille, dépôt plus ou moins opaque dans les chambres, œdème, injection ou coloration vineuse des paupières, etc... Les malades éprouvent des douleurs et comme un sentiment de tension dans les yeux, dont les mouvements sont devenus difficiles, pénibles, lents et lourds ; la vue se trouble, et l'on constate de la photophobie et des douleurs circumorbitaires. L'inflammation peut d'ailleurs être générale ou partielle, aiguë ou chronique, suivant que le cercle vasculaire sclérotidien est complet ou incomplet, que l'injection est d'un rouge vif ou d'une teinte brunâtre et foncée, que les désordres fonctionnels ont une intensité plus ou moins grande et les accidents une marche plus ou moins rapide. Les terminaisons possibles sont la résolution, le passage à l'état chronique, l'affaiblissement ou la perte de la vue.

La sclérotite reconnaît pour causes, outre les plaies du globe oculaire et la présence des corps étrangers, la scrofule, la goutte, la syphilis, la blennorrhagie (Travers), et surtout le vice rhumatismal. Telle est l'importance attribuée à cette dernière influence par l'école allemande qu'elle considère la sclérotite comme le type de l'*ophthalmie rhumatismale*. Mais le sens de cette dernière expression est loin d'être le même pour tous ceux qui l'emploient. Ainsi, tandis que la plupart voient toujours et invariablement dans l'inflammation de la sclérotique la manifestation d'une diathèse rhumatismale, d'autres, comme Middlemore, par exemple, distinguent deux sortes de sclérotite, l'une essentielle, et l'autre rhumatismale, qui diffère de la première en ce que, 1° le cercle sclérotidien est peu prononcé, 2° la maladie est erratique, c'est-à-dire qu'elle passe alternativement d'un œil à l'autre, 3° elle est accompagnée de douleurs circumorbitaires plus fortes la nuit que le jour, 4° elle s'est montrée l'hiver ou par un temps froid, sur un sujet affecté de goutte ou de rhumatisme. Enfin

Mackenzie réduit à bien peu de choses la valeur
de toutes ces distinctions, en reconnaissant, 1° que
l'inflammation de la membrane fibreuse de l'œil peut
se développer souvent chez des individus complétement exempts de rhumatisme, 2° qu'elle présente
des caractères semblables, quelles que soient d'ailleurs sa cause et la constitution du malade, et en
appliquant indifféremment à toute sclérotite la dénomination d'ophthalmie rhumatismale, qu'il serait
peut-être plus exact, ajoute-t-il, de remplacer par
celle de sclérotite idiopathique.

Sur ce point, nous sommes tout disposés à adopter l'opinion de Mackenzie et à nier la spécificité
de la forme d'ophthalmie décrite sous le nom de
sclérotite. Bien plus, nous nous demandons, avec
M. Velpeau, s'il existe en réalité une sclérotite,
c'est-à-dire une inflammation susceptible de débuter, sous l'influence de certaines causes, dans la
membrane fibreuse, de s'y localiser, et d'y parcourir ses diverses périodes. A cette question nous
n'hésitons pas à répondre par la négative. Dans
la description des auteurs, nous ne trouvons en effet
qu'un assemblage de phénomènes disparates et variables, que nous avons déjà signalés ou que nous
signalerons plus tard comme des symptômes de
l'inflammation de quelqu'une des membranes de
l'œil, de la conjonctive, de la cornée, de l'iris,
de la rétine, etc. Le cercle vasculaire sclérotidien
est la seule lésion qui appartienne en propre à la
sclérotique, et cette lésion ne prouve pas l'existence d'une inflammation : c'est une simple injection circonscrite à la portion de la membrane
fibreuse que traversent les branches des artères et des veines musculaires destinées à l'iris,
n'apparaissant jamais d'emblée, n'existant pas non
plus seule, mais coïncidant avec l'iritis, la con-

jonctivite ou la kératite, et s'expliquant très-bien par le mode de distribution des vaisseaux dans des membranes si différentes d'ailleurs par le reste de leur organisation.

Ceux qui admettent la sclérotite et qui la considèrent comme une manifestation de la diathèse rhumatismale préconisent l'emploi de moyens spéciaux dirigés contre la cause présumée de la maladie, moyens parmi lesquels figurent en première ligne les antimoniaux, les sudorifiques, les calmants, l'acétate d'ammoniaque, le gaïac, le camphre, la poudre de Dower, la teinture de semence de colchique, etc. Après ce qui précède, on prévoit le jugement à porter sur cette médication. Plusieurs de ces moyens peuvent être utiles, surtout dans les cas où la disposition rhumatismale se joint en effet à une inflammation oculaire, mais on se tromperait fort si on attribuait à leur ensemble une vertu spécifique.

CHAPITRE CINQUIÈME.

Iritis.

De toutes les membranes de l'œil, l'iris est sans contredit celle que l'énergie de sa vitalité, la richesse de son organisation, l'étendue de ses connexions, disposent le mieux à des inflammations intenses et sujettes à se propager avec facilité aux parties profondes du globe oculaire. Une couche assez épaisse d'un tissu complexe, dans lequel entrent en proportions indéterminées des fibres musculaires et des fibres contractiles, en constitue l'élément principal. Cette couche fondamentale est enfermée entre deux membranes minces, transparentes, comparables à des séreuses. Un enduit noir, qui porte le nom d'uvée, est appliqué à sa face postérieure et sur son bord pupillaire, et elle contient en outre dans son épaisseur même et à sa surface antérieure des parcelles de matière pigmentaire, d'étendue, d'épaisseur et de couleur variables. Enfin elle est animée par un assez grand nombre de filets nerveux émanés des nerfs ciliaires, et alimentée par une forêt d'artères volumineuses provenant de sources diverses, distribuées et anostomosées de manière à former deux et quelquefois trois cercles concentriques reliés entre eux par une quantité énorme de conduits juxtaposés. Par sa couche fondamentale, l'iris se continue immédiatement avec le cercle et le ligament ciliaires, et médiatement avec la choroïde. Par sa séreuse antérieure, qui fait partie de la membrane de Descemet, elle est mise en connexion avec la chambre antérieure et la cornée. Par sa séreuse postérieure, elle communique avec la capsule cristalline et avec la couche cellulovasculaire de la rétine. Ses vaisseaux, qui s'introduisent dans l'œil en perçant la sclérotique en deux points, autour du nerf optique d'abord, puis autour de la cornée, et qui abandonnent des branches plus ou moins nombreuses à la sclérotique, à la conjonctive et à la choroïde, établissent entre l'iris et ces diverses membranes une relation et une sorte de solidarité vasculaires, qui rendent parfaitement compte de certains phénomènes symptomatiques, tels que le chémosis et surtout l'apparition du cercle sclérotidien.

Les phénomènes propres à l'inflammation de l'iris ont été, jusqu'à la fin du dix-huitième siècle, non pas méconnus, mais confondus avec d'autres symptômes appartenant à l'inflammation de divers éléments du globe oculaire, sous la dénomination générale d'ophthalmie interne. C'est en 1799 et en

1801 que Beer et Schmidt donnèrent les premières descriptions de l'iritis considérée comme maladie distincte, et ils furent depuis suivis dans cette voie par Ware, Saunders, Wardrop, Travers, Muller, à l'étranger, par MM. Gimelle, Velpeau, Sichel, en France.

Parmi les auteurs qui ont traité de l'iritis, il en est qui semblent s'être complus à multiplier les variétés de cette maladie. Ainsi trouve-t-on indiquées, outre l'iritis aiguë et chronique, partielle et générale, primitive et secondaire, superficielle et profonde, les iritis rhumatismale, syphilitique, arthritique, scrofuleuse, mercurielle, scorbutique, pléthorique, congestionnelle, veineuse, laiteuse, nerveuse, typhoïde, etc. Toutes ces divisions ne sont propres qu'à embrouiller le sujet, et nous croyons devoir les réduire à trois, comprenant : 1° l'iritis aiguë, 2° l'iritis chronique, 3° l'iritis syphilitique.

Art. Ier. — Iritis aiguë.

Étiologie. — L'inflammation aiguë de l'iris peut succéder à une plaie pénétrante du globe oculaire, soit que cette membrane ait été intéressée, ainsi que la chose a souvent lieu dans les opérations de cataracte et de pupille artificielle, soit qu'elle n'ait pas été atteinte par l'instrument vulnérant. D'autres fois elle survient consécutivement à une conjonctivite purulente ou à une kératite ulcéreuse. Enfin elle se développe sans cause bien apparente, et c'est alors qu'on a cru pouvoir rapporter son apparition à diverses diathèses, auxquelles on a également attribué, sans raisons suffisantes, le pouvoir de modifier les caractères de l'inflammation et de lui donner, dans chaque cas particulier, une physionomie propre. Ce qui nous paraît positif, c'est que l'iritis est rare chez les enfants, qu'on l'observe plutôt chez les jeunes gens et les adultes, et qu'elle joue presque toujours un rôle dans l'ophthalmie des vieillards. Il est aussi d'observation que l'iris ressent beaucoup moins que les membranes superficielles de l'œil l'influence funeste de la diathèse scrofuleuse.

Symptômes, marche, terminaison. — L'inflammation aiguë de l'iris coïncide habituellement avec celle de la cornée, de la capsule cristalline, ou de la rétine, et rien n'est plus rare que de l'observer seule : c'est un phénomène dont nous avons donné plus haut les raisons.

Les deux yeux peuvent être affectés en même temps, mais il est plus ordinaire qu'il n'y en ait qu'un seul de pris, soit que la maladie doive rester bornée à lui, soit qu'elle doive plus tard s'étendre à l'autre.

Les symptômes peuvent être rapportés à trois périodes.

La première période débute par un trouble léger et une sorte de gêne dans la vision, quelques douleurs de tête, une sensation de chaleur et d'embarras dans l'œil. La lumière est mal supportée et détermine du larmoiement, mais les paupières ne se ferment pas involontairement et le besoin de l'obscurité ne se fait pas sentir d'une manière irrésistible. L'œil, d'abord lisse et brillant, perd bientôt de son éclat et de son expression par suite d'un léger trouble, d'une espèce de nuage ou de fumée, répandue dans la chambre antérieure. La conjonctive et la sclérotique offrent une injection plus prononcée autour de la cornée où elle forme l'anneau sclérotidien. L'iris présente une teinte mate et un aspect terne et comme dépoli. L'ouverture pupillaire, loin d'être nette comme à l'ordinaire, semble bordée par un tissu velouté. La pupille est encore régulière, mais légèrement rétrécie, et les mouvements de l'iris s'opèrent plus lentement et moins complétement, soit sous l'influence de la lumière, soit par l'effet des instillations belladonées.

Dans la seconde période, le nuage qui occupe la chambre antérieure est plus épais et le fond de l'œil paraît grisâtre ou blanchâtre, parce qu'à l'humeur aqueuse se mêle une certaine quantité de matière plastique molle, fournie par la membrane séreuse qui tapisse l'iris et les deux chambres. La cornée, examinée de profil, présente quelquefois une coloration pâle ou verdâtre, ou l'on aperçoit à sa face interne un pointillé blanchâtre qui annonce l'altération de sa lame profonde. Le cercle sclérotidien, plus prononcé, s'avance parfois sur la cornée, tandis que le plus souvent il s'arrête à la circonférence même ou à une certaine distance de cette membrane, de manière à laisser, dans ce dernier cas, autour d'elle un anneau blanc ou gris, désigné par quelques auteurs sous le nom de cercle arthritique. L'injection de la conjonctive s'est quelquefois généralisée et accrue au point de masquer celle de la sclérotique. L'iris est dans un état de tuméfaction et de turgescence remarquable. Sa surface est terne et villeuse, et semble quelquefois couverte d'une sorte d'exsudation. Sa couleur subit des modifications qui peuvent varier, 1° suivant la couleur naturelle de la membrane malade, 2° suivant la nature des liquides infiltrés dans son épaisseur : ainsi, tandis que la teinte nouvelle est pâle, jaunâtre ou verdâtre, lorsque l'iris est bleu et qu'il s'agit d'une infiltration plastique, elle est foncée et d'un rouge sale si l'œil est brun et si la membrane est infiltrée de sang. Dans certains cas, on voit se détacher sur le fond un ou plusieurs vaisseaux fortement injectés. D'autres fois c'est un réseau rougeâtre qu'on aperçoit, ou bien des taches brunes ou jaunes, disséminées çà et là ou disposées en plaques, et qui paraissent dues, soit à de petits épanchements de sang ou de sérosité sanguinolente, soit à de petites collections purulentes. L'iris, privé de sa contractilité, reste immobile et insensible à l'action même de la belladone. L'ouverture pupillaire est resserrée, inégale, frangée, souvent anguleuse et déformée, par l'effet d'adhérences contractées avec les parties voisines, de manière à offrir une figure ovalaire, triangulaire, ou losangique. Quelquefois son bord est renversé en arrière et représente une sorte de repli ou de bourrelet. Dans d'autres cas, la membrane tout entière est repoussée en avant ou en arrière, déplacement connu sous le nom de synéchie antérieure ou postérieure et dont la cause est encore peu connue.

La douleur oculaire est plus vive, et il s'y joint des douleurs circumorbitaires intenses, qui occupent le front, la tempe, la racine du nez, la joue, se propagent suivant le trajet des nerfs frontal, auriculo-temporal, nasal, et sous-orbitaire, et sont sujettes, comme les douleurs névralgiques, à des exacerbations souvent périodiques, dont le retour a lieu particulièrement le soir et la nuit. Il y a parfois de la photophobie et un larmoiement très-prononcé, qui nuisent à la vision; mais il est plus ordinaire de voir ces derniers symptômes diminuer en raison de la sécrétion plastique qui remplit les deux chambres et s'oppose au passage des rayons lumineux.

Dans la troisième période, les désordres, tant anatomiques que fonctionnels, s'aggravent encore. L'iris est dans une complète immobilité; sa couleur et son aspect sont altérés par des taches sanguines, des ecchymoses, des petits abcès uniques ou multiples. L'épanchement de matière plastique est plus abondant, et il en résulte, suivant sa disposition et son épaisseur, une fausse membrane opaque qui ferme complétement l'ouverture pupillaire, des flocons, des filaments ou un réseau qui ne l'obstruent qu'en partie, des brides qui attachent l'iris à la capsule cristalline, des petites masses irrégulières déposées sur cette capsule, dans les chambres, sur la face antérieure de l'iris. La lumière n'arrivant que difficilement et en petite quantité au fond de l'œil, la photophobie diminue ou cesse, et, par la même raison, la vue est troublée ou abolie. Les douleurs n'en sont pas pour cela moins aiguës, et les malades se plaignent, tantôt de pulsations, tantôt d'un sentiment de tension et de plénitude dans le globe oculaire.

L'inflammation ne reste pas concentrée dans l'iris, mais elle s'étend, comme on peut s'en convaincre par l'analyse des symptômes, à la membrane qui tapisse les chambres et à la capsule cristalline, à la cornée transparente, à la conjonctive et à la sclérotique, à la rétine elle-même; et, suivant que c'est l'une ou l'autre de ces complications qui domine, la physionomie de la maladie principale est modifiée.

Aux phénomènes locaux dont nous venons de tracer le tableau se joignent parfois des symptômes gastriques, et, quand la maladie passe aux deux derniers degrés et qu'elle a beaucoup d'intensité, de la fièvre, de l'insomnie, du délire.

Les trois périodes de l'iritis sont rapportées par quelques auteurs à la lésion d'éléments anatomiques différents. Ainsi, d'après Ammon (*Gazette médicale de Paris*, janvier 1840), la première période correspondrait à l'inflammation du feuillet séreux antérieur de l'iris, la seconde à celle du tissu propre de la membrane, la troisième à celle de sa couche séreuse postérieure, de sorte que l'iritis se diviserait naturellement en trois variétés : 1° l'iritis séreuse antérieure, 2° l'iritis parenchymateuse, 3° l'iritis séreuse postérieure. Nous ne pensons pas que, dans une membrane aussi mince et dont les éléments sont si intimement liés, l'inflammation puisse occuper une seule couche à l'exclusion des autres : toute l'épaisseur de la membrane est prise à la fois, mais elle l'est plus ou moins fortement, et c'est là ce qui rend compte de la succession des degrés ou périodes.

La maladie ne parcourt pas nécessairement ses trois périodes : elle peut s'arrêter à la première, passe souvent à la seconde, et va plus rarement jusqu'à la troisième. Le passage de l'une à l'autre est tantôt lent et graduel, tantôt rapide et insaisissable. Il n'y a pas non plus dans les manifestations symptomatiques une régularité absolue. C'est ainsi que les douleurs circumorbitaires sont très-violentes chez certains sujets, à peine appréciables chez d'autres, que la photophobie présente aussi des degrés variables, que la conjonctivite peut manquer entièrement ou prendre au contraire une grande intensité et donner lieu à la formation d'un chémosis, qu'on entend quelques personnes se plaindre d'élancements, de lueurs scintillantes, d'éclairs, qui semblent traverser l'œil, ou de sensations du même genre auxquelles la plupart des malades restent étrangers. Ces différences portent en général sur les phénomènes qui ne se rattachent qu'indirectement à l'iris et non sur ceux qui procèdent de cette membrane même, et elles dépendent, soit de susceptibilités individuelles, soit de complications, dont le siége, l'étendue, l'intensité, l'existence même, n'ont rien de fixe.

La durée de l'iritis aiguë est de vingt à trente jours : quand elle se prolonge davantage, elle a presque toujours perdu son caractère d'acuité et est passée à l'état chronique. Ce passage peut se faire, soit après que l'inflammation a parcouru ses trois périodes, soit avant qu'elle ait passé à la dernière ou même à la seconde, mais il est rare dans les cas où la maladie présente une grande intensité dès son début, et l'on observe que la marche de celle-ci est alors très-rapide.

L'iritis se comporte de diverses façons et donne lieu à des accidents variables suivant son intensité, sa durée, et surtout la période à laquelle elle est parvenue.

Tant qu'elle n'a pas dépassé la première période, elle est susceptible de résolution complète, et c'est même là sa terminaison ordinaire. L'anneau sclérotidien persiste bien à la vérité pendant quelque temps, l'iris conserve une certaine lenteur dans ses contractions, la vision reste indécise comme si elle s'effectuait à travers un nuage ; mais, au bout de quelques semaines, tous ces symptômes se dissipent entièrement, et l'appareil de la vue reprend son aspect et ses fonctions.

Lorsque l'iritis est arrivée à la seconde période, la résolution est encore possible, mais il reste habituellement quelque trace de la maladie. Outre que l'iris ne revient que très-lentement à sa couleur naturelle, la pupille demeure souvent déformée et anguleuse par suite d'adhérences établies entre son bord et la capsule cristalline. Quelquefois aussi le retrait de l'iris laisse apercevoir la face antérieure du cristallin couverte de taches brunes irrégulières et plus ou moins étendues, résultats du dépôt d'une certaine quantité de pigment au moment où l'iris était tuméfié au point de toucher le fond de la chambre postérieure. Il peut arriver que ce dépôt forme derrière le champ de la pupille une couche continue, assez épaisse pour gêner la vision : on l'appelle alors cataracte pigmentaire. C'est là sa forme la plus rare. Le plus souvent il représente un cercle jaunâtre interrompu de distance en distance ou une série de petits points de même couleur, qui gênent peu la vision et diminuent avec le temps.

L'iritis parvenue à sa troisième période laisse presque toujours à sa suite un épanchement plastique trop abondant pour être résorbé, du moins en totalité, et qui forme en s'organisant des pseudo-membranes, auxquelles on donne le nom de *fausses cataractes* quand elles se trouvent placées sur le trajet des rayons lumineux. Ces cataractes consistent tantôt en des filaments ou des points disséminés qui n'interceptent qu'incomplétement le passage de la lumière, tantôt en une sorte de réseau ou de membrane assez mince pour se laisser traverser, tantôt en un voile opaque et blanc qui obstrue entièrement la pupille, habituellement rétrécie en pareil cas, de manière à abolir la vue. D'autres fois la matière plastique se réunit en petites masses déposées à la surface de l'iris sous la forme d'indurations, de plaques, de végétations, ou bien elle établit des adhérences, souvent très-fortes et très-étendues, entre la capsule cristalline, d'une part, et, d'une autre part, le bord pupillaire ou la face postérieure de l'iris, ce qui entrave ou empêche les mouvements de cette membrane et nuit singulièrement à la vision. Le mélange du pigment avec la matière plastique vient encore quelquefois compliquer les résultats. Enfin on voit la pupille s'oblitérer complétement, de telle sorte qu'il est impossible de juger de l'état dans lequel se trouve la chambre postérieure.

Dans les cas où l'iris est le siége d'un dépôt sanguin ou purulent, il est possible que les liquides se fassent jour dans la chambre antérieure, où l'on voit alors une collection, soit de sang, soit de pus, soit de sang et de pus mélangés ou séparés en deux couches distinctes. Lorsque la guérison survient malgré ces complications, l'iris reste déformé, décoloré, quelquefois immobile, ou flasque et flottant dans la chambre antérieure. On dit avoir vu cette membrane perforée par un abcès ouvert à la fois dans l'une et l'autre chambre. Quelques auteurs ont aussi parlé de pupilles artificielles qui se seraient établies par l'effet du déchirement du bord pupillaire ou du décollement du bord ciliaire, ces lésions ayant elles-mêmes pour cause les tiraillements déterminés par les brides anormales qui unissent l'iris aux parties voisines.

A la suite des inflammations violentes de l'iris, il peut survenir une inflammation profonde et générale de l'œil, une ophthalmite, qui se termine elle-même par l'atrophie ou par la fonte de cet organe et par la perte complète de la vue.

Diagnostic. — L'iritis est en général facile à reconnaître, moins cependant dans la première période que dans les suivantes. On peut en effet la confondre au début avec une conjonctivite simple ; et il faut de l'attention et une certaine habitude pour reconnaître le trouble de l'humeur aqueuse et l'altération de couleur de l'iris qui forment alors les principaux caractères de la maladie. Si l'on conservait quelques doutes, on pourrait toutefois les lever au moyen des instillations de belladone ; l'effet de cette substance étant considérablement diminné par l'inflammation. L'iritis au second degré se distingue des autres phlegmasies oculaires par les douleurs circumorbitaires, le resserrement de la pupille, l'altération de couleur et l'immobilité de l'iris, la sécrétion de matière plastique dans les chambres. L'organisation de cette matière, la formation de dépôts apparents et de pseudomembranes, l'intensité croissante des troubles fonctionnels, rendent le diagnostic encore plus facile dans la dernière période.

Quant à reconnaître à la seule inspection des symptômes l'origine et la nature de l'affection, c'est une prétention qui nous paraît insoutenable. Le prétendu cercle arthritique indique seulement que l'injection symptomatique de la sclérotique est peu prononcée, et non pas, comme pourrait le faire croire le nom imposé à ce phénomène par certains ophthalmologistes, que l'inflammation s'est développée sous l'influence d'une diathèse goutteuse. L'allongement dans tel ou tel sens de la pupille déformée n'est point, comme on l'a avancé, le signe d'une inflammation de telle ou telle nature, arthritique, rhumatismale, scrofuleuse, ou autre ; car on sait parfaitement aujourd'hui que les irrégularités sont dues, soit à des adhérences accidentellement établies entre quelques points de l'iris et la membrane cristalline, soit à l'intensité plus grande de la congestion inflammatoire dans une partie de la membrane que dans les autres : prétendre que telle ou telle de ces irrégularités se rapporte invariablement à une diathèse particulière, ce serait donc prétendre, contre toute vraisemblance, que chaque diathèse a la propriété de congestionner un point déterminé de l'iris à l'exclusion de tous les autres. On peut d'ailleurs se convaincre, par l'examen de ce qu'ont écrit les auteurs à ce sujet, qu'ils ne sont point d'accord entre eux. Enfin, l'observation montre souvent, si les deux yeux sont malades à la fois, une déformation différente dans chacun, et il n'est pas rare non plus de constater, pendant le cours de la maladie, soit sur un seul œil, soit sur les deux yeux, plusieurs déformations différentes et successives.

Traitement. — L'iritis réclame un traitement énergique. Les indications sont de combattre la congestion inflammatoire, de calmer les douleurs, de s'opposer au rétrécissement de la pupille, de prévenir ou de faire disparaître les épanchements plastiques.

La congestion inflammatoire est combattue ici par les mêmes moyens qu'on emploie dans la plupart des phlegmasies oculaires, c'est-à-dire par les émissions sanguines, par les révulsifs d'action rapide et transitoire, comme les pédiluves, les sinapismes, les vésicatoires à la nuque ou à la base de l'orbite, les purgatifs répétés. La saignée générale est aussi très-utile, et il ne faut pas craindre d'y revenir tant que l'inflammation conserve de l'acuité. Les purgatifs doivent être choisis parmi les drastiques.

Lorsque les douleurs circumorbitaires sont très-intenses, surtout la nuit, il faut recourir aux calmants, tels que pilules d'extrait gommeux d'opium, de 2 à 5 centigrammes, petit vésicatoire saupoudré de chlorhydrate de morphine (5 à 10 milligrammes), frictions sur les régions douloureuses avec du laudanum ou avec une solution d'opium brut, applications momentanées de chloroforme, collyres d'eau de roses tenant en suspension un peu de laudanum, d'atropine ou d'extrait aqueux d'opium, etc... Quant aux collyres astringents, il faut s'en abstenir pendant la période d'acuité, à cause de l'excitation qu'ils produisent et de l'effet fâcheux qui peut en résulter au point de vue de la sécrétion plastique.

L'œil doit être en même temps tenu en repos et garanti contre la lumière. Lorsqu'il y a de la photophobie, on n'a aucune recommandation à faire à cet égard ; mais, dans les deux derniers degrés de l'iritis, ce symptôme manquant souvent, les malades croient fortifier l'œil en le laissant découvert et en se livrant à la lecture ou au travail. Le résultat de cet exercice est d'augmenter l'afflux sanguin et la tendance de l'iris à se resserrer : il faut donc s'en abstenir. Les yeux doivent être couverts d'un bandeau à cataracte, ou tout au moins d'une compresse flottante. Les rideaux de la chambre peuvent être fermés. Ceux du lit ne le seraient qu'autant que le jour serait très-vif, que le bandeau ne pourrait pas être supporté à cause de la chaleur qu'il occasionne, ou que l'impression de la moindre lumière serait insupportable.

Tenir l'ouverture pupillaire dilatée est un point important, afin de prévenir les adhérences en éloignant le bord libre de l'iris de la partie la plus saillante du cristallin, et d'éviter, dans le cas où ces adhérences n'auraient pas pu être empêchées, qu'elles ne tiennent la pupille dans un état de resserrement trop prononcé. Aucun médicament ne convient mieux que la belladone pour obtenir ce résultat. On l'administre à l'extérieur et à l'intérieur, et, à l'extérieur, on l'emploie de deux manières, en instillation et en onction. L'effet des instillations est beaucoup plus prompt que celui des onctions : à peine deux ou trois gouttes de la solution de belladone ont-elles été

instillées que déjà la pupille commence à se dilater, et, après un quart d'heure, la dilatation
est à son maximum d'intensité. L'action ne se fait
d'ailleurs sentir que sur l'œil soumis à l'instillation, à moins toutefois que la quantité instillée
n'ait été considérable. Aussi a-t-on pour habitude dans tous les cas, sauf ceux où la photophobie est assez intense pour s'opposer à l'écartement des paupières et ceux où une conjonctivite
symptomatique rendrait le contact du liquide douloureux, d'employer les instillations et de les
faire à petites doses, en laissant tomber quelques
gouttes sur chaque conjonctive si l'iritis est double.

La belladone ne réussit pas toujours à dilater
la pupille. Cet effet, constant lorsque l'iris est
sain, ne se produit qu'à peine ou manque entièrement quand cette membrane est fortement enflammée. On ne peut donc compter sur l'action du
médicament qu'au début de la maladie ou à son
déclin, et c'est aussi alors qu'il est le plus avantageux. En effet, 1° au début, la pupille se dilate, et, une fois dans cet état, y est facilement
entretenue. 2° Au déclin, l'inflammation ayant
diminué, les mouvements redeviennent possibles
et ne sont plus entravés que par les adhérences
encore molles qui peuvent exister entre l'iris et
la capsule cristalline. En sollicitant alors ces
mouvements par les instillations belladonées,
faites tous les deux jours, on peut donc allonger
ou faire céder en totalité ou en partie les adhérences et rendre à la pupille des dimensions
qu'elle n'aurait pas pu reprendre sans ce moyen.

A peu près inutile comme agent dilatateur de la
pupille dans les deux dernières périodes de l'iritis, la belladone peut encore être employée
comme narcotique, et on a coutume de l'admi-

nistrer alors, soit à l'intérieur, soit en onctions sur les paupières, le pourtour de l'orbite, ou la région temporale.

De quelque manière qu'elle ait été employée, la belladone expose, quand on en fait abus, à plusieurs inconvénients, tels que les céphalalgies opiniâtres et un affaiblissement de l'iris et de la rétine qui pourrait à la longue produire la perte ou tout au moins la diminution de la vue. Aussi doit-on avoir soin de ne donner la belladone qu'à petites doses, de n'en pas répéter trop souvent et de n'en pas prolonger trop longtemps l'administration.

Le médicament qui jouit de la plus grande faveur comme moyen de prévenir les épanchements plastiques, c'est le mercure. On l'emploie de deux façons, à l'extérieur ou à l'intérieur : à l'extérieur, sous la forme d'onguent mercuriel, seul ou associé à l'extrait de belladone; à l'intérieur, sous celle de calomel divisé en petites doses plus ou moins répétées. Nous croyons inutile et nuisible de pousser l'usage du calomel jusqu'à la salivation ou du moins jusqu'à la production d'une stomatite intense. C'est pourquoi nous faisons diviser dix à quinze centigrammes en six paquets, qui sont pris dans la journée, à deux heures d'intervalle, et nous n'y revenons que le surlendemain. Administré de cette façon, le calomel peut sans doute encore provoquer la salivation chez certains malades, mais du moins celle-ci n'est-elle point assez intense pour occasionner l'affaiblissement qui résulte d'une sécrétion salivaire excessive, l'ébranlement et la chute des dents, l'ulcération de la muqueuse buccale, etc.

Quand on n'a pu parvenir à empêcher la sécrétion de matière plastique et qu'il existe un épanchement dans les chambres, on tâche d'en obtenir la résorption par l'emploi combiné de la diète, des purgatifs, des vésicatoires, des préparations mercurielles et antimoniales, des pommades iodurées, etc. etc.

Art. II. — Iritis chronique.

Elle succède souvent à l'iritis aiguë, et son étiologie est alors la même. D'autres fois elle s'établit d'emblée, et, dans ce cas, reconnaît pour cause unique, suivant quelques auteurs, l'affection syphilitique, mais c'est là une opinion trop absolue.

Symptômes, marche, terminaison. — Les symptômes anatomiques sont : la décoloration générale ou partielle de l'iris ; le resserrement et l'irrégularité de la pupille, souvent bordée de franges noires, libres ou adhérentes à la capsule cristalline ; l'apparition dans le champ pupillaire de filaments, de pellicules, de plaques opaques et blanchâtres, quelquefois entremêlées de taches pigmentaires. La pupille est peu mobile et prend, sous l'influence de la belladone, une forme dentelée ou festonnée qui est due à la résistance des points adhérents. La conjonctive n'est pas injectée ou ne l'est que passagèrement. Le cercle vasculaire sclérotidien ne se montre non plus que de temps à autre, c'est-à-dire lorsque l'inflammation passe accidentellement à l'état aigu. Les douleurs circumorbitaires, propres à l'iritis aiguë, manquent ici ; mais il existe dans l'œil et dans le fond de l'orbite une sensation d'embarras, de tiraillement, ou de roideur. Il n'y a pas de photophobie ; mais l'œil se fatigue, rougit et pleure facilement au grand jour. La vue s'affaiblit peu à peu, et finit, dans certains cas, par être presque entièrement abolie.

La marche de la maladie est très-lente, et ses progrès insensibles : aussi peut-elle exister longtemps sans que le patient en soupçonne rien, surtout si elle n'occupe qu'un seul œil. Ce n'est que par hasard et en fermant l'œil sain qu'il s'aperçoit que la vue de l'autre est affaiblie ou perdue et qu'il est conduit à consulter. Le chirurgien lui-même, s'il n'est pas instruit et attentif, peut être tenté de rapporter les accidents à une amaurose. Il faut convenir cependant que les dépôts plastiques, les adhérences et les inégalités du bord pupillaire, la décoloration et la paresse de l'iris, sont des signes suffisants pour lever les incertitudes. Il est rare d'ailleurs qu'il ne survienne pas de temps en temps quelque recrudescence, pendant laquelle la maladie se dessine d'une manière plus claire.

L'iritis chronique a une durée très-longue, il est impossible d'en prévoir le terme et très-rare de la voir disparaître complétement : aussi peut-elle être considérée comme une affection grave. Si déjà la vue est entièrement ou presque entièrement perdue, il n'y a rien à attendre de la thérapeutique. Dans le cas contraire, un peu d'espoir est permis.

Traitement. — Dans les moments où l'inflammation se réchauffe, on doit recourir aux antiphlogistiques, aux applications répétées de sangsues derrière les oreilles ou aux tempes. Hors de là, c'est aux purgatifs répétés, aux vésicatoires et au séton, qu'il faut donner la préférence. Les yeux doivent être ménagés et protégés par des lunettes bleues. Enfin, les instillations de belladone sont encore avantageuses, afin de prévenir le rétrécissement de la pupille : seulement il ne faut pas les employer d'une manière trop continue, de peur d'augmenter l'affaiblissement de l'iris et de la rétine.

Art. III. — Iritis syphilitique.

Tous les pathologistes, depuis Beer, reconnaissent que l'iritis a souvent pour origine la diathèse syphilitique. Elle accompagne ordinairement les syphilides papuleuses ou pustuleuses, de sorte qu'elle semble appartenir aux accidents secondaires. Ce n'est cependant pas dès le début de ceux-ci qu'elle se montre; on la voit survenir trois, quatre, six mois, quelquefois un ou deux ans après les premiers accidents, chez les sujets qui ont déjà présenté, non - seulement des phénomènes secondaires, mais aussi quelques manifestations tertiaires. On pourrait donc à la rigueur la ranger parmi les symptômes de transition.

Symptômes et marche. — L'iritis syphilitique peut être aiguë ou chronique. La forme aiguë n'est pourtant pas aussi franche que dans l'iritis ordinaire; elle le devient par moment, et tend ensuite à repasser à l'état chronique, qui est son état habituel.

Les symptômes anatomiques ne diffèrent pas essentiellement de ceux que nous avons exposés dans les deux paragraphes précédents. Quelques auteurs ont cependant indiqué certains phénomènes comme propres à l'iritis syphilitique. Beer, Lawrence, Weller, et la plupart des Allemands, signalent la déformation caractéristique de la pupille consistant en un agrandissement de la partie supérieure et interne. Beer mentionne de petites tumeurs spécifiques, visibles à la face antérieure de l'iris, qu'il appelle *condylomes.* Lawrence parle de tubercules jaunes rougeâtres, développés

à la surface et dans l'épaisseur de la membrane.
Mackenzie admet ces tubercules et y ajoute des
pustules spécifiques. M. Ricord établit une comparaison entre les modifications anatomiques de
l'iris et les lésions de la peau qui constituent les
syphilides : ainsi, dans une première forme, l'i-
ritis serait simplement congestive ou exanthéma-
tique; dans une seconde, papuleuse; et, dans une
troisième, vésiculo-pustuleuse. M. Tavignot admet
quelque chose d'analogue lorsqu'il décrit une
iritis phlegmasique, une iritis éruptive, et une
iritis à la fois éruptive et phlegmasique (*Gazette
des hôpitaux de Paris*, 1848) On se tromperait si l'on s'attendait à trouver dans toute iritis
syphilitique l'un ou l'autre de ces symptômes dits
caractéristiques. Nous avons déjà fait plus haut
(p. 501) la critique des prétendues déformations spécifiques de l'iris. Quant aux papules, aux
pustules et aux condylômes, ces altérations sont
dues à des dépôts plastiques, tout à fait semblables à ceux qui se forment dans les iritis ordinaires, et nous avons constaté plus d'une fois
leur absence dans des cas d'iritis manifestement
syphilitique. Il y aurait donc danger à attendre, pour prononcer qu'une iritis est syphilitique, l'apparition de ces symptômes prétendus
spécifiques : on s'exposerait ainsi à méconnaître
la véritable origine du mal et à différer ou à
omettre le traitement qui seul peut amener la
guérison.

Ce que nous venons de dire des symptômes anatomiques s'applique également aux troubles fonctionnels. Si l'on voulait, à l'exemple de Lawrence,
déclarer syphilitique toute iritis dans laquelle il y
a exacerbation des douleurs le soir et la nuit, on
s'exposerait à attribuer ce caractère à toutes les

iritis, pourvu qu'elles fussent un peu intenses ; et si, d'un autre côté, l'on contestait l'origine syphilitique aux iritis qui n'offrent point cette particularité, on s'exposerait souvent à commettre une erreur préjudiciable au malade.

Le diagnostic s'éclaire donc ici beaucoup moins par l'observation de tel ou tel signe particulier que par l'observation de la marche de la maladie, ses alternatives d'acuité et d'indolence, et surtout l'existence actuelle ou antérieure des autres manifestations de la syphilis constitutionnelle.

Traitement. — Il consiste : 1° à combattre l'inflammation à l'aide des moyens ordinaires, c'est-à-dire des antiphlogistiques et des révulsifs ; 2° à attaquer la diathèse syphilitique par l'emploi du proto-iodure de mercure, des sudorifiques, et, s'il est nécessaire, de l'iodure de potassium. La médication spécifique sera utile dans ce cas, non-seulement pour faire disparaître l'iritis, mais encore pour prévenir la récidive ou l'extension à l'autre œil si un seul avait été pris d'abord.

CHAPITRE SIXIÈME.

Aquo-capsulite et capsulite.

On a décrit, sous le premier de ces titres, un ensemble de symptômes qu'on rapportait à l'inflammation de la membrane qui tapisse la chambre antérieure de l'œil, et, sous le second, une autre série de phénomènes attribués aussi à l'inflammation, soit de la capsule cristalline seule, soit de cette capsule et de la membrane intérieure de la chambre postérieure. Nous n'avons pas cru devoir séparer l'une de l'autre ces deux affections, qui coïncident souvent et se prêtent, comme on va le voir, aux mêmes considérations.

L'aquo-capsulite est caractérisée par les symptômes suivants. 1° La transparence de la cornée étant conservée, ainsi qu'on s'en assure en regardant l'œil de côté, celle de la chambre antérieure est troublée, soit par la turgescence du feuillet cornéal, soit par le mélange de l'humeur aqueuse avec des produits de sécrétion morbide, de sorte que l'iris et la pupille sont aperçus comme à travers un brouillard. 2° Dans certains cas, de petites taches laiteuses très-fines, qu'on n'aperçoit d'abord qu'à la loupe, sont déposées sur la face interne de la cornée. 3° La vue est troublée, et les objets semblent au malade vagues et enveloppés d'un nuage. Une sensation de gêne, de plénitude se fait sentir dans l'œil. Il existe parfois du larmoiement, de la photophobie, et quelques douleurs périorbitaires. 4° Enfin, dans quelques circonstances, l'œil paraît dur, tendu, et la cornée semble projetée en avant.

La capsulite a pour symptômes l'obscurcissement du champ de la pupille qu'on croirait remplie d'une fumée bleuâtre ; la formation de dépôts blanchâtres, de fausses membranes qui obstruent la pupille partiellement ou en totalité ; des adhérences, qui s'établissent entre ces produits et la marge pupillaire ou entre celle-ci et la capsule cristalline ; la production de taches pigmentaires et de vaisseaux anormaux placés dans la capsule ou plutôt dans les pseudomembranes placées au devant d'elle ; l'obscurcissement ou la perte de la vision. Tant qu'elle n'est pas parvenue à un degré très-avancé, elle peut se terminer par résolution, mais les suites les plus ordinaires sont des adhérences partielles ou générales, une synéchie postérieure, l'oblitération de la pupille, des cataractes fausses, membraneuses, capsulaires, pigmentaires, etc. etc. Tous ces phénomènes se rattachent à l'inflammation de la lame antérieure de la capsule. Quant à la lame postérieure, bien qu'elle présente une vascularité plus prononcée, elle ne paraît pas aussi susceptible de s'enflammer ou du moins son inflammation n'est pas aussi bien connue, sans doute à cause de la profondeur des parties.

Dans cette description empruntée aux auteurs, on aura sans doute reconnu la plupart des symptômes attribués à l'iritis et à la kératite. C'est qu'en effet l'inflammation de l'iris ou de la cornée entraîne constamment celle du feuillet séreux qui est appliqué à ces membranes et que ce feuillet ne peut non plus s'enflammer sans que les membranes qu'il revêt participent à la maladie. L'aquocapsulite et la capsulite n'existent donc point à l'état d'affections indépendantes, et ce n'est que par une sorte d'abstraction qu'on a pu les décrire à part. Insister davantage sur ce sujet serait donc nous exposer à tomber dans cet abus des divisions qu'il y a trop souvent lieu de reprocher aux ophthalmologistes.

Il est cependant un phénomène plus particulièrement propre à l'inflammation des parois de la chambre antérieure et qui mérite de fixer l'attention du praticien, c'est l'hypersécrétion de l'humeur aqueuse, que l'on observe quelquefois, soit à la suite des blessures de l'œil, soit après les opérations de cataracte par kératonyxis, et qui donne lieu à la distension douloureuse du globe oculaire. La ponction de la cornée pratiquée plusieurs fois par Wardrop dans les cas de ce genre, a, suivant lui, produit un soulagement notable, et M. Desmarres la considère également comme une opération utile. Lawrence ne paraît pas en avoir obtenu d'aussi bons résultats, et Middlemore redoute les

conséquences d'une ouverture qui met en communication avec l'extérieur un tel foyer d'inflammation. Il semble cependant qu'une simple ponction
faite sur un des points périphériques de la cornée
avec une aiguille à cataracte ou avec l'extrémité
d'un couteau lancéolaire pourrait produire une
déplétion salutaire, et nous n'hésiterions pas à la
faire dans le cas où des douleurs profondes et violentes de l'œil paraîtraient dues à la surabondance
de l'humeur aqueuse et n'auraient pas cédé aux
moyens ordinaires.

CHAPITRE SEPTIÈME.

Hypohæma et hypopion.

Deux sortes de liquides, du sang et du pus,
peuvent s'épancher dans les chambres. Dans le premier cas, c'est un hypohæma; dans le second, un
hypopion.

I. L'*hypohæma* se montre quelquefois dans le
cours des ophthalmies, et il indique alors que la
maladie a de la gravité. D'autres fois il survient
sans cause bien appréciable, à l'occasion d'un éter-
nument ou d'un accès de toux. Il peut aussi être
symptomatique d'un cancer ou d'une apoplexie
oculaire ou succéder à quelque blessure de l'iris,
ainsi que cela a lieu dans les lésions accidentelles
de l'œil ou dans les opérations de pupille artificielle.

Le sang est ordinairement résorbé. Dans quelques cas néanmoins, surtout lorsque l'hypohæma
est occasionné par une ophthalmie, l'inflammation
peut se communiquer au foyer et transformer le
dépôt sanguin en une collection purulente. Le traitement doit ordinairement se borner à l'emploi des
résolutifs. Cependant, si la résorption se faisait trop

attendre, si le dépôt augmentait, si surtout l'inflammation venait à s'en emparer, il serait indiqué d'inciser la cornée à sa partie la plus déclive, afin de vider les chambres. Il faut savoir qu'à la suite de cette petite opération le sang ne s'écoule pas toujours, parce que la couche inférieure s'est coagulée : on remédie à cet inconvénient en saisissant le caillot avec de petites pinces et en l'attirant doucement à travers l'ouverture.

II. L'*hypopion*, c'est-à-dire la collection du pus dans les chambres de l'œil, appartient plus directement au sujet que nous traitons en ce moment, car cette lésion est toujours la suite de quelque inflammation oculaire, soit traumatique, soit spontanée. Les auteurs en admettent deux variétés, l'*hypopion vrai*, qui succède à l'inflammation de la membrane pariétale des deux chambres, de sorte que le pus est sécrété par toute la surface du foyer, et l'*hypopion faux*, qui a pour cause la rupture d'un abcès de l'iris ou de la cornée; mais cette distinction n'a qu'une médiocre importance en pratique, attendu que, d'une part, il est difficile de suivre assez exactement la marche des phénomènes pour arriver à cette certitude que l'hypopion a été ou non précédé d'un abcès, et que, d'une autre part, l'affection est généralement accompagnée, dans l'une comme dans l'autre hypothèse, de kératite, d'iritis, ou plutôt d'inflammation de toute la partie antérieure du globe oculaire.

Le liquide épanché est tantôt un pus coulant comme celui des abcès ordinaires, tantôt un pus épais, tenace et visqueux. Dans certains cas le pus est mélangé avec de la lymphe ou avec du sang, qui surnage et forme au-dessus de lui une couche distincte. C'est dans la chambre antérieure que se

forme presque toujours la matière purulente, c'est
là du moins qu'elle s'accumule d'abord : aussi
la maladie s'annonce-t-elle par l'apparition d'une
tache jaunâtre derrière la cornée et à sa partie la
plus déclive, tache qui augmente plus ou moins
rapidement et finit par représenter une demi-lune.
Les autres symptômes sont ceux de l'inflammation
dont l'hypopion est la conséquence.

La marche de la maladie est lente plutôt que
rapide. Il arrive souvent qu'après être restée quelque temps stationnaire ou après avoir passé par
plusieurs alternatives d'accroissement et de diminution la collection purulente se résorbe : le phénomène, s'accomplissant sous les yeux de l'observateur, ne saurait être révoqué en doute. La
résorption n'est pas toujours complète, et il se peut
qu'au bas de la chambre antérieure demeurent des
résidus ou des fausses membranes qui gênent plus
ou moins la vision. Quelquefois la résorption n'est
que temporaire, et la collection se reproduit. C'est
ce que nous avons deux fois observé et ce qui a
été vu également par M. Desmarres dans un cas
très-remarquable. Il s'agissait d'un homme qui,
après avoir subi l'opération de la cataracte par
abaissement, garda pendant quatorze mois un hypopion qui disparaissait et se reproduisait alternativement tous les quinze à vingt jours et qui donnait lieu à des douleurs excessives et au dépéris-
sement du malade, si bien que le chirurgien se
vit forcé de pratiquer l'ablation de la cornée pour
déterminer l'atrophie de l'œil et empêcher ainsi
définitivement le retour des accidents.

D'autres fois la collection purulente fait des progrès et augmente au point d'atteindre la pupille,
de gagner la chambre postérieure, et même de remplir les deux chambres. Il peut arriver alors, ou

que l'inflammation s'étende aux parties profondes et qu'il survienne une suppuration et une fonte générales de l'œil, ou que la cornée se ramollisse, s'ulcère, et laisse échapper avec le pus tous les milieux de l'œil, qui se trouve ainsi réduit à un moignon. La perforation de la cornée peut également avoir lieu quoique l'hypopion soit resté borné à la chambre antérieure : c'est ce qui arrive particulièrement dans les cas, assez communs d'ailleurs, où il y a en même temps hypopion et kératite purulente diffuse, et alors la marche de la maladie est rapide.

Diagnostic. — Il est facile, quand on est appelé assez tôt pour assister au développement de la maladie, parce qu'on peut suivre chaque jour les progrès de la collection purulente. On pourrait cependant encore confondre l'hypopion avec l'onyx ou infiltration partielle de la cornée. On donne comme signes différentiels la position superficielle et la forme invariable de la tache jaunâtre dans le cas d'onyx, la profondeur de cette tache et les changements de forme que lui impriment les mouvements de la tête dans le cas d'hypopion. Le premier de ces signes est assez bon, et on le perçoit en examinant l'œil de profil. Quant au second, il est plus incertain : soit que le pus ait trop de consistance, soit qu'il s'y mêle une certaine quantité de matière plastique, il reste à sa place dans la plupart des hypopions ou du moins ne se déplace qu'avec une extrême lenteur, de telle sorte que l'aspect de la tache jaunâtre ne se modifie pas sensiblement. Si donc le phénomène du déplacement du pus avait lieu, ce serait une bonne preuve de l'existence d'un hypopion ; mais de ce que ce signe manquerait, on ne serait pas autorisé à conclure qu'il n'y a pas d'hypopion.

Lorsqu'on n'a pas vu le malade dès le début, le diagnostic est plus difficile. Il l'est également quand l'affection est consécutive à une opération de cataracte, parce que la coloration jaunâtre et l'opacité pourraient être dues alors, non-seulement à un onyx, mais encore à la chute d'un fragment du cristallin dans la chambre antérieure, aussi bien qu'à un hypopion. Il est vrai que la tache formée par le cristallin est plus pâle et qu'elle a plus de tendance à diminuer ou à rester stationnaire. L'observation attentive de ces circonstances pourrait donc encore jeter quelque lumière sur le diagnostic.

Les cas les plus embarrassants sont ceux dans lesquels l'hypopion coïncide avec l'infiltration purulente de la cornée, et ces cas sont loin d'être rares. On ne pourrait alors établir le diagnostic avec précision que si, l'hypopion remontant au-dessus de l'onyx, on reconnaissait que la partie supérieure de la tache est plus profonde que l'inférieure ou qu'elle se modifie dans les mouvements de la tête.

Traitement. — Il varie au début, comme la maladie même qui a précédé l'hypopion ; mais, dès que la collection purulente se forme, il faut laisser de côté les collyres irritants, l'expérience ayant démontré que ces médicaments ont pour effet d'activer la suppuration. La question qui se présente alors est celle de savoir s'il faut ouvrir une issue au pus, quand et comment il faut le faire. L'incision de la cornée pouvant augmenter l'inflammation et la matière purulente étant d'ailleurs susceptible d'être résorbée, quelques praticiens considèrent l'opération comme à la fois inutile et dangereuse. Mais n'est-il pas à redouter, d'un autre côté, si l'on attend indéfiniment, que la suppuration ne gagne la chambre postérieure et n'entraîne la perte de l'œil? On ne saurait, à notre avis, adopter à cet égard une opinion absolue, et le parti le plus sage nous paraît être de temporiser d'abord, en se bornant à l'emploi des préparations d'iode et de mercure, en couvrant l'œil de résolutifs, et en observant attentivement la marche des choses. Si la maladie tend vers la résolution, il n'y aura rien de plus à faire; mais, si la collection purulente augmente au point d'arriver au niveau de la pupille et de menacer d'envahir la chambre postérieure, on ne devra pas hésiter à plonger à travers la partie inférieure de la cornée une large aiguille à cataracte. Si le pus est liquide, il s'échappe à l'instant, et la ponction suffit : c'est ce que nous avons observé dans plusieurs cas, qui furent suivis de guérison. Si le pus est trop concret pour s'écouler, on lui ouvre une voie d'écoulement plus large à l'aide d'un couteau à cataracte, et l'on a soin de comprendre dans cette incision la ponction qui avait été pratiquée d'abord. Dans le cas où l'on n'aurait été appelé qu'après l'envahissement des deux chambres par la suppuration, c'est à l'incision qu'il faudrait recourir immédiatement : ce serait le meilleur moyen, sinon de rétablir la vision, du moins de calmer les douleurs et de prévenir l'ouverture spontanée de la cornée, l'évacuation de l'œil et la transformation de cet organe en un moignon plus ou moins difforme.

CHAPITRE HUITIÈME.

Choroïdite.

Mackenzie paraît avoir décrit le premier, sous le nom de *sclérotico-choroïdite*, une affection qui se montre de préférence dans l'âge moyen de la vie, chez les femmes plutôt que chez les hommes, sous l'influence de causes qui peuvent occasionner la congestion oculaire, comme, par exemple, la suppression des règles ou des hémorroïdes, et dont nous allons faire connaître les caractères.

Au début, les symptômes sont les suivants : injection des vaisseaux sous-conjonctivaux correspondants aux muscles droits, avec anastomoses en arcades autour de la cornée; quelquefois état variqueux de ces vaisseaux; anneau d'un rouge pâle ou bleuâtre formé autour de la cornée, soit par l'injection des vaisseaux péricornéens, soit par la réplétion du canal de Fontana; douleurs sourdes dans le fond de l'œil; trouble léger de la vision; dans certains moments, photophobie et larmoiement, dans d'autres, douleurs à forme névralgique, parfois régulièrement intermittentes.

Un peu plus tard la sclérotique prend un aspect bleuâtre, au voisinage de la cornée, tantôt par places et dans l'intervalle des muscles droits, tantôt circulairement, puis elle s'amincit, se soulève, se couvre de bosselures, ou bien elle s'éraille, se perfore, et laisse échapper la choroïde, qui forme sous la conjonctive une ou plusieurs tumeurs brunes, disséminées ou agglomérées. La pupille est déplacée, déformée, attirée vers le côté où les bosselures scléroticales sont le plus prononcées. L'iris s'altère souvent dans sa couleur et perd plus ou moins complétement sa contractilité. Souvent aussi la cornée devient opaque ou se soulève comme la sclérotique. L'œil tout entier peut être distendu, volumineux et défiguré par des bosselures irrégulières. Une exsudation albumineuse peut en outre se faire dans les chambres et obstruer le passage des rayons lumineux.

Les troubles de la vision sont très-variables : quelquefois nuls, quelquefois portés jusqu'à la cécité complète, ils peuvent parcourir tous les degrés intermédiaires et se modifier chez le même individu plusieurs fois dans une seule journée. Dans les cas où la sclérotique cède facilement à la distension, les douleurs restent sourdes et modérées; mais, dans ceux où elle oppose de la résistance, le malade est en proie à des souffrances atroces en même temps que le cristallin et l'iris sont poussés en avant et que l'œil est rénitent et dur comme une bille de marbre.

Si la maladie passe de l'état chronique, qui lui est habituel, à l'état aigu, des désordres nouveaux surviennent : la conjonctive s'injecte, se boursoufle, la cornée se ramollit, se perfore, et l'œil se vide; d'autres fois, c'est le staphylôme qui s'ulcère ou se transforme en un fongus saignant et de mauvaise apparence ; ou bien encore l'inflammation devient générale, et l'œil est détruit par la suppuration.

La maladie présente cette particularité remarquable qu'elle débute par l'état chronique et ne passe que plus tard et accidentellement à l'état aigu, ce qui a permis de la partager en trois périodes successives : 1° état congestif, 2° état chronique, 3° état aigu. Dans les deux premières périodes, sa marche est si lente qu'elle peut se prolonger pendant des années; à la dernière, elle fait des progrès rapides qui amènent bien vite une issue funeste. Ses débuts sont assez obscurs, mais plus tard elle se manifeste par des phénomènes trop apparents ; aussi ne peut-elle être méconnue que dans les premiers temps.

Les altérations dont nous venons de tracer le tableau avaient déjà leur place dans les traités d'ophthalmologie, où on les trouvait exposées sous les noms de *cirsophthalmie*, *varices de l'œil*, *sta-*

*phylôme du corps ciliaire, de la choroïde , de
la sclérotique ;* mais on les considérait comme
des affections indépendantes les unes des autres.
Ce qui est propre à Mackenzie, c'est d'avoir essayé
de démontrer leur enchaînement et leur subordi-
nation à un principe unique, l'inflammation de la
membrane vasculaire. Telle est, suivant lui . l'origine de tous les désordres. C'est la congestion et
le gonflement de la choroïde qui expliquent le reflux et la stase du sang veineux dans les vaisseaux
sous-conjonctivaux ; et cette stase entraîne elle-
même, en entravant l'absorption, l'augmentation des
liquides intra-oculaires. Bientôt l'inflammation établit des adhérences entre la choroïde et la sclérotique, et cause l'amincissement, le ramollissement et le
refoulement en dehors de la membrane fibreuse :
de là , ces taches bleuâtres et ces bosselures , de
volume, de forme, et d'aspect variés , au-dessous
desquelles on trouve de petites collections liquides
enfermées entre la sclérotique et la choroïde ou
entre cette dernière membrane et la rétine.

Il est incontestable que l'on observe, dans les
conditions d'âge indiquées par Mackenzie, les diverses lésions qui viennent d'être relatées, et qu'on
les voit se succéder dans un ordre assez constant,
de sorte qu'elles semblent en effet rattachées les
unes aux autres par quelque lien naturel. S'ensuit-il
qu'elles dérivent toutes d'une source commune, l'inflammation de la choroïde ? C'est ce qu'il faudrait
démontrer et ce que n'ont pourtant démontré ni
Mackenzie ni ceux qui ont accepté sa description
de la choroïdite. Nous ne sommes, quant à nous,
convaincus ni de la nature inflammatoire de la
maladie ni de son siége primitif et exclusif dans la
choroïde. Plusieurs raisons , parmi lesquelles nous
citerons la marche de l'affection si différente de

celle des autres inflammations oculaires, l'âge et le sexe des malades, les circonstances dans lesquelles survient la maladie après une suppression des règles ou des hémorrhoïdes, la congestion et la dilatation des vaisseaux sous-conjonctivaux et du canal de Fontana, intermédiaires aux veines de l'iris et à celles de l'orbite, nous persuadent qu'elle dépend plutôt d'un état variqueux général des vaisseaux de l'œil. Quoi qu'il en soit, il reste toujours à Mackenzie le mérite d'avoir fixé l'attention sur cet ensemble de phénomènes, dont il a, mieux que personne avant lui, démontré les relations réciproques et la valeur.

Lorsque le chirurgien est appelé dès le début de la maladie, il peut espérer d'en arrêter la marche ou de la faire même rétrograder; mais cet espoir est beaucoup plus incertain dans les périodes suivantes, quand l'œil a déjà subi des altérations matérielles : il est très-rare alors que l'on parvienne à retarder les progrès du mal, et, si l'on y parvient, l'organe conserve presque toujours quelque trace des lésions antérieures et quelque trouble de la fonction visuelle.

Mackenzie recommande en première ligne l'emploi des émissions sanguines, générales ou locales suivant les circonstances. Si le sujet est vigoureux, si la maladie est dans la période d'acuité, c'est à la saignée du bras, du cou, ou à l'ouverture de l'artère temporale qu'il donne la préférence, et il ne craint pas de répéter la saignée plusieurs fois et de la faire abondante. Dans des circonstances opposées, il a recours aux sangsues, appliquées tous les deux jours, au nombre de quinze à vingt, autour de l'orbite, dans la région temporale, ou derrière l'oreille. Si l'affection succède à une suppression des règles ou du flux hémorrhoïdal, les sangsues seront appliquées à l'anus, et leur action secondée par l'usage de bains de siége très-chauds et de pédiluves sinapisés. Après les émissions sanguines viennent les purgatifs, particulièrement le calomel et l'aloès, et les bains de vapeurs renouvelés tous les deux jours. Les douleurs sont combattues par l'administration du calomel, de l'opium, et du quinquina, dans les cas où elles ont un caractère d'intermittence. Enfin la distension du globe oculaire et les bosselures de la sclérotique peuvent rendre nécessaire la ponction évacuatrice ou même l'excision partielle du globe oculaire ; mais nous n'insisterons pas davantage ici sur ces opérations que nous aurons à examiner plus tard à propos du staphylôme et de l'hydrophthalmie.

CHAPITRE NEUVIÈME.

Rétinite.

La rétinite s'observe sous deux formes : la forme aiguë, et la forme chronique.

I. *Rétinite aiguë.* — Ses phénomènes essentiels sont : 1° la photophobie, c'est-à-dire la difficulté de supporter la lumière ; 2° la photopsie, c'est-à-dire la sensation de corps ou de globes lumineux rouges, verts, jaunes, d'éclairs ou de traits de feu ; sensation douloureuse, qui se produit même lorsque les yeux sont fermés et couverts et qui semble influencée par les battements artériels ; 3° la contraction sympathique des fibres circulaires de l'iris, qui soustrait la rétine au contact des rayons lumineux, et par suite le rétrécissement de la pupille, de plus en plus prononcé et pouvant aller jusqu'à l'occlusion ; 4° enfin, la paralysie plus ou moins complète de la rétine et par conséquent la perte de la vue, altération consécutive aux précédentes.

Ces phénomènes succèdent quelquefois immédiatement à l'action d'une cause manifeste, telle que l'exposition subite ou prolongée des yeux à une lumière intense, comme celle du soleil regardé en face, d'un métal en fusion, d'un feu ardent, etc. Ainsi s'expliquent quelques exemples de cécité sans altération matérielle de l'œil, survenus dans les conditions indiquées, et rapportés par les auteurs. Ainsi se comprennent les terribles effets du supplice du miroir usité dans l'Inde, supplice qui consiste à placer le patient en face d'un miroir concave exposé aux rayons du soleil jusqu'à ce que l'œil soit devenu insensible à lumière.

La rétinite ne présente que rarement ce caractère de netteté et de simplicité, car on la voit le plus souvent compliquer l'inflammation des autres membranes oculaires, et, dans le petit nombre de cas où elle est primitive, se compliquer à son tour de l'inflammation des parties voisines ; c'est même cette circonstance qui a longtemps retardé les progrès de la science, en rendant difficile la distinction de ce qui appartient spécialement à l'inflammation de cette importante membrane. L'observation attentive a cependant conduit à ce résultat. Lorsque, dans le cours d'une kératite ou d'une iritis, le malade se plaint de photophobie ou de photopsie, on peut conclure que l'inflammation a gagné la rétine ; et réciproquement, quand les symptômes précités sont suivis de la décoloration de l'iris, de sa propulsion en avant, de l'opacité des chambres, de la suppuration intra-oculaire, etc., on peut affirmer que l'inflammation s'est étendue de la rétine au reste de l'œil. Telle est la fréquence de cette extension que les symptômes qui l'indiquent ont été

par la plupart des auteurs confondus sous la dénomination commune de rétinite avec ceux qui sont
propres à l'inflammation de la membrane nerveuse :
c'est là un vice d'interprétation qu'il importe de
rectifier, tout en reconnaissant l'exactitude des
faits sur lesquels s'appuie la description des ophthalmologistes.

La rétinite aiguë reconnaît pour cause spéciale
l'action vive et subite ou longtemps continuée de
la lumière : ainsi, l'impression des éclairs, le passage de l'obscurité au grand jour, un voyage dans
une contrée couverte de neige, l'éclat du soleil
regardé en face, l'exposition à un feu de forge,
l'observation d'objets très-petits éclairés par les
rayons lumineux concentrés au moyen d'un réflec-
teur. De là résulte que cette affection s'observe
surtout chez les verriers, les émailleurs, les fon-
deurs, etc.

Si l'on est appelé avant que la faculté visuelle
soit perdue ou notablement diminuée, le pronostic
est grave, mais non désespéré. Si la vue est entièrement éteinte ou la pupille oblitérée, il y a peu
d'espoir de la rétablir. Lorsque du pus commence
à se former dans la chambre antérieure, c'est-à-
dire lorsqu'à la rétinite succède une inflammation
interne générale et purulente, il est à craindre que
l'existence même de l'œil ne soit compromise.

Le traitement se compose des moyens suivants :
1° repos complet des yeux et de tout le corps,
obscurité, diète ; 2° saignée générale copieuse,
plusieurs fois répétée, si l'inflammation est très-
intense, et suivie bientôt d'une application de
sangsues autour de l'œil ; 3° frictions autour de
l'orbite avec une pommade belladonée ou lauda-
nisée ; 4° administration à l'intérieur de calomel
et d'opium à doses rapprochées. Nous ne dirons

rien de ce qu'il convient de faire quand l'inflammation se généralise, car ce serait aborder d'avance un sujet qui se présentera plus tard.

II. *Rétinite chronique.* — Connue encore sous les noms de *fatigue oculaire*, de *faiblesse* ou d'*affaiblissement de la vue*, cette maladie s'observe sur les individus que leurs occupations habituelles contraignent à fixer longtemps et attentivement les yeux sur les mêmes objets, comme, par exemple, les écrivains, les savants, les dessinateurs, les joailliers, les horlogers, les graveurs, etc. On la voit aussi sur les personnes adonnées à l'ivrognerie ou à l'onanisme ainsi que sur les sujets pléthoriques et sédentaires.

Elle a pour symptômes une sensation de plénitude dans le globe oculaire, de sécheresse et de chaleur brûlante dans les paupières, une sensibilité morbide à la lumière, l'apparition de mouches volantes et colorées, de spectres lumineux, le sautillement et la confusion des objets regardés, qui semblent s'agiter et se mêler entre eux. Ces phénomènes s'apaisent un instant, lorsqu'on frotte les paupières, puis se reproduisent. Ils ne se développent d'abord qu'après une application ou un travail plus ou moins prolongé; plus tard, ils paraissent aussitôt que l'organe de la vue entre en action. A ces symptômes se joignent des douleurs frontales, accompagnées d'élancements dans l'œil, d'étourdissement, de nausées, et de malaise général. La pupille se resserre, se déforme, et l'iris perd sa mobilité. La cornée devient luisante et s'entoure d'un cercle vasculaire, d'abord temporaire, puis permanent.

Si la maladie est soignée, elle peut guérir, s'amender ou demeurer stationnaire. Négligée, elle tourne à l'amaurose : les mouches volantes deviennent noires et fixes ; des fausses membranes se forment à la surface concave de la membrane malade et s'annoncent par l'apparition de tâches jaunâtres, etc.

La rétinite chronique est une maladie de longue durée, très-fâcheuse à cause de ses suites possibles et de l'incapacité complète de travail qu'elle entraîne.

Le premier point à observer dans le traitement, c'est de prescrire le repos absolu de l'organe malade ; mais combien de personnes à qui il est impossible de se condamner ainsi à une inaction absolue ! Viennent ensuite les sangsues à l'anus, les ventouses à la nuque et aux tempes, les purgatifs, les émétiques, et les applications locales de compresses trempées dans une infusion froide de belladone et de jusquiame. Le régime doit être modéré, et l'abstinence des veilles, du café et des alcooliques, complète. Quelquefois on a, en désespoir de cause, obtenu du soulagement en exerçant une révulsion au moyen d'instillations d'azotate d'argent, en touchant les paupières avec le sulfate de cuivre, ou en faisant usage de la pommade au précipité rouge. Nous n'avons aucune confiance dans la section du petit oblique ou des muscles droits conseillée par MM. Pétrequin et Bonnet, de Lyon.

CHAPITRE DIXIÈME.

Hyaloïdite.

Il n'est pas douteux que le corps vitré et la membrane hyaloïde ne puissent s'enflammer, et que les conséquences de cette phlegmasie ne soient, dans beaucoup de cas, l'obscurité plus grande de ce milieu par la substitution d'un liquide jaunâtre ou verdâtre au liquide transparent qui imbibe les mailles hyaloïdiennes à l'état normal, et dans quelques autres, l'infiltration plastique ou purulente. L'un de nous, M. Gosselin, a démontré, dans un travail sur l'opération de la cataracte par abaissement (*Mémoires de la Société de chirurgie*), que, sur les chiens, la blessure du corps vitré par une aiguille à cataracte est suivie d'une inflammation oculaire et d'un trouble de l'humeur vitrée : les choses se passent souvent de la même manière après certaines opérations avec l'aiguille chez l'homme. Il est vraisemblable que des lésions analogues peuvent se produire à la suite d'inflammations spontanées.

L'hyaloïdite existe rarement seule et comme maladie indépendante; presque toujours elle complique l'iritis ou figure dans les ophthalmies complexes, de sorte que, d'une part, ses symptômes sont masqués par les lésions de la cornée, des chambres ou de la capsule, et que, d'une autre part, il ne résulte de sa présence aucune indication particulière. Aussi n'avons-nous rien à ajouter à cette simple et courte mention.

<h2 style="text-align:center">2e SOUS-DIVISION.</h2>

Inflammations complexes ou ophthalmies.

Les inflammations complexes ou ophthalmies, dont nous avons ailleurs (p. 376) donné la définition, sont fréquentes et surviennent sous l'influence de causes très-variées, extérieures ou dépendant de la constitution. Nous en examinerons successivement plusieurs espèces, qui sont : 1° l'ophthalmie scrofuleuse, 2° l'ophthalmie non purulente, 3° l'ophthalmie purulente superficielle,

4° l'ophthalmie purulente profonde, 5° l'ophthalmie purulente métastatique, et 6° l'ophthalmie phlébitique.

CHAPITRE PREMIER.

Ophthalmie scrofuleuse.

Elle revêt tant de formes différentes que, pour en présenter une description complète, il faudrait passer en revue presque toutes les inflammations oculo-palpébrales. Nous avons eu soin de faire remarquer, à propos de l'inflammation de chacune des membranes, l'influence souvent exercée par l'intervention du vice scrofuleux : c'est ainsi que nous avons vu la blépharite ciliaire, la blépharite granuleuse, la conjonctivite papuleuse, et toutes les formes de la kératite, avoir fréquemment cette origine. Dans les variétés les plus simples, une seule de ces lésions constitue l'ophthalmie scrofuleuse. Dans les variétés plus complexes, plusieurs existent simultanément, et c'est à cause de cette multiplicité de formes qu'il ne serait pas possible, à moins de tomber dans une foule de répétitions, de décrire tous les symptômes des ophthalmies scrofuleuses, et que les auteurs qui ont prétendu donner un tableau exact de cette maladie sont presque tous restés incomplets en ne présentant que certaines formes et négligeant les autres.

Les symptômes sont en définitive les mêmes que ceux de toute ophthalmie; seulement ils se distinguent par une tendance prononcée à la chronicité et aux récidives et par leur coïncidence fréquente avec les autres manifestations de la diathèse scrofuleuse.

L'un des symptômes les plus remarquables de l'ophthalmie scrofuleuse est la photophobie. Elle n'existe pas dans tous les cas, et l'on aurait tort de la donner comme pathognomonique. Elle manque en particulier dans beaucoup de blépharites et même de kératites; mais elle se rencontre souvent à son plus haut degré d'intensité dans les cas où les lésions sont complexes et où la cornée présente des ulcérations multiples: c'est alors que les enfants fuient le jour, se cachent dans tous les coins, tiennent la main ou un mouchoir appliqué sur les yeux, contractent avec énergie les paupières et tous les muscles de la face aussitôt qu'on les expose au jour, poussent des cris et se débattent au moment où l'on cherche à voir leurs yeux, et quelquefois ont un ectropion lorsqu'on écarte de force les paupières. Un autre caractère propre à l'ophthalmie scrofuleuse intense est la longue durée de cette photophobie et sa résistance à tous les modes de traitement.

Quand une inflammation oculo-palpébrale est reconnue scrofuleuse, il convient de s'abstenir des émissions sanguines, l'expérience ayant prouvé que ce moyen ne réussit pas aussi bien ici que dans les autres ophthalmies; et, si l'on croyait devoir y recourir, du moins faudrait-il, vu la durée et les retours de la maladie, ne les employer qu'avec une grande modération. Lorsque l'inflammation n'est pas accompagnée de photophobie, il faut recourir aux pommades et aux collyres excitants, variant de temps à autre, lorsque les malades paraissent s'y être habitués, ainsi qu'il arrive pour tous les agents thérapeutiques dans les maladies chroniques. Quand l'inflammation est accompagnée de photophobie violente, il est impossible de faire usage de collyres irritants, car l'œil ne saurait en supporter le contact ; on ne peut employer alors que l'instillation du laudanum ou du vin d'opium

entre les paupières, les onctions belladonées et
mercurielles autour de l'orbite. A peine est-il nécessaire d'ajouter qu'on doit insister sur l'usage
des toniques, des préparations iodées et ferrugi-
neuses, d'un régime substantiel, et, en un mot, de
tout ce qui constitue le traitement général antiscrofuleux.

CHAPITRE DEUXIÈME.

Ophthalmie non purulente.

Nous appelons ainsi certaines ophthalmies dans
lesquelles l'inflammation, paraissant occuper surtout l'iris, l'appareil cristallinien, le corps vitré, la
rétine et la choroïde, amène dans ces diverses parties des modifications intimes et profondes qui
changent les conditions anatomiques et physiologiques de l'organe oculaire et entraînent une altération plus ou moins considérable de la vision.

La maladie est aiguë ou chronique.

Dans le premier cas, les signes fonctionnels
sont ceux de toute ophthalmie aiguë. On voit pré-
dominer la douleur profonde, la photophobie, et les
sensations lumineuses morbides. La vision se trouble
de bonne heure et ne tarde pas à s'abolir entièrement. Parmi les signes anatomiques, ceux que l'on
constate sont ceux qui se rattachent à l'iritis : l'atrésie de la pupille et ses productions pseudomembra-
neuses empêchent de distinguer les lésions plus
profondes, et, n'étaient la douleur gravative intérieure et la perte complète de la vue, on ne soup-
çonnerait pas la gravité des désordres qui arrivent derrière l'iris. L'inflammation se termine cependant d'ordinaire par résolution, et l'on aperçoit
alors, derrière la pupille nettoyée, le cristallin devenu opaque, ou le corps vitré privé de transpa-

rence. Quelquefois la sclérotique est amincie et laisse passer la choroïde; la rétine est devenue insensible à la lumière, ou bien l'œil s'est affaissé et a perdu de son volume, par suite de la diminution des liquides, qui ne se sont pas reproduits en proportion de l'absorption qu'ils avaient subie.

Lorsque la maladie est à l'état chronique, ses principaux symptômes sont encore ceux de l'iritis; mais ils marchent d'une manière si indolente et si insidieuse que le malade ne s'apercevrait de rien sans l'affaiblissement de la vue, et que le chirurgien ne reconnaîtrait pas la nature inflammatoire du mal s'il ne constatait dans les chambres la présence des exsudations fibrineuses.

Il était nécessaire de signaler ces ophthalmies, à cause de leur terminaison par une atrophie de l'œil et par une série d'opacités dans la pupille, l'appareil cristallin, et le corps vitré, toutes lésions qui mettent la cécité au-dessus des ressources de l'art et ne permettent que rarement de la faire disparaître par l'opération de la pupille artificielle.

CHAPITRE TROISIÈME.

Ophthalmie purulente superficielle.

Cette ophthalmie est caractérisée par l'abondance de la suppuration que fournit la conjonctive violemment enflammée : aussi pourrait-on légitimement l'appeler *conjonctivite purulente*. Cependant nous préférons la dénomination d'*ophthalmie purulente superficielle,* parce que la cornée participe souvent elle-même à l'inflammation et à la suppuration, et que, dans bien des cas, la maladie étend ses ravages jusque dans l'intérieur de l'œil.

Cette maladie présente des variétés fondées surtout sur la différence d'origine, c'est-à-dire sur l'étiologie, ainsi que sur l'âge des sujets affectés ; mais comme, dans chacune de ces variétés, les lésions fondamentales, les symptômes, la marche et le traitement ne sont pas modifiés d'une manière essentielle, comme il existe, en un mot, un type auquel toutes ces variétés peuvent être rapportées, nous ne ferons connaître celles-ci qu'après avoir tracé le tableau général de la maladie. Cet article se composera donc de quatre paragraphes, comprenant : 1.º l'ophthalmie purulente superficielle en général, 2º l'ophthalmie purulente des nouveau-nés, 3º l'ophthalmie blennorrhagique, 4º l'ophthalmie contagieuse des adultes.

Art. 1ᵉʳ. — Ophthalmie purulente superficielle en général.

L'ophthalmie purulente superficielle se présente sous la forme aiguë ou sous la forme chronique.

A. *Forme aiguë*. — Sous cette forme, la maladie est quelquefois sporadique. Cependant un de ses caractères les plus constants est de pouvoir se transmettre par inoculation d'un individu à un autre ou de se développer sous l'influence de causes atmosphériques qui sévissent à la fois sur un grand nombre de personnes, c'est-à-dire que c'est souvent une maladie contagieuse ou épidémique. Les conditions principales de son apparition sont l'encombrement et la misère. Aussi les enfants des pauvres, qui ne jouissent pas de toutes les ressources hygiéniques nécessaires à leur âge, y sont-ils très-exposés : on voit assez souvent des épidémies dans les écoles, les salles d'asile, les crèches, les salles d'hôpitaux, tandis qu'elles sont rares dans les colléges et les pensions, où les soins et l'alimentation laissent moins à désirer.

L'origine de l'ophthalmie purulente est quelquefois traumatique : ainsi les plaies du globe oculaire et l'opération de la cataracte peuvent être suivies d'une suppuration de la conjonctive et de la cornée semblable à celle qui arrive spontanément, peut-être parce que, dans les cas de ce genre, l'action de la cause déterminante est secondée par quelque influence atmosphérique ou par une prédisposition particulière de la constitution.

Symptômes, marche, terminaison. — Les symptômes peuvent être rapportés à trois périodes principales.

Dans la première, qui dure **24** à **36** heures et quelquefois deux ou trois jours, il y a inflammation, mais la suppuration n'est pas encore établie. La conjonctive est injectée, surtout au niveau de la caroncule et du repli semi-lunaire; un liséré rouge apparaît sur le bord libre des paupières, qui ne tardent pas à se tuméfier et à rougir, sur leur face cutanée comme sur leur face muqueuse. Le malade éprouve des démangeaisons, des cuissons, et, comme dans les autres ophthalmies, une sensation de corps étranger. Le gonflement rapide des paupières est ce qu'il y a de plus caractéristique.

A la deuxième période, le gonflement des paupières et surtout de la supérieure augmente, leur couleur devient rosée, leur aspect est lisse, et les plis transversaux ont disparu. Quelques vésicules apparaissent dans les plis oculo-palpébraux, la conjonctive oculaire se boursoufle et forme un chémosis. Elle sécrète en même temps un liquide, d'abord muqueux, bientôt purulent, qui s'écoule sur la joue et au bout de quelques jours l'irrite et l'excorie. Comme les paupières sont ordinairement fermées tant par l'agglutination de leurs bords libres que par leur gonflement et par le spasme de l'orbiculaire, il en résulte que tout le liquide ne s'écoule pas : une partie séjourne à la surface de l'œil et notamment dans l'espèce de cupule circonscrite par le chémosis et par la cornée qui en forme le fond. La quantité de liquide est quelquefois assez grande pour qu'il s'échappe en jet au moment où l'on écarte les paupières, circonstance dont il est bon que le chirurgien se défie, afin d'éviter une inoculation. On a vu le ganglion lymphatique placé au devant de l'oreille se gonfler et devenir douloureux. La cornée est encore transparente ; mais on ne peut pas toujours l'examiner à cause de la contraction des paupières, ou parce que le pus qui la recouvre empêche de la bien voir. Quand on y parvient cependant, on reconnaît quelquefois que la chambre antérieure est trouble et l'iris enflammé. Dans l'œil et dans les régions voisines, se font sentir des douleurs que le malade compare à des picotements, à des élancements ou à des battements. Ces douleurs sont habituellement rémittentes, durent plusieurs heures de suite, puis se calment pour un certain temps. L'accès le plus violent est celui du commencement de la nuit ; il tient ordinairement le malade éveillé jusqu'à une ou deux heures du matin, et quelquefois plus tard. Une fièvre continue peut accompagner tous ces symptômes locaux. D'autres fois la fièvre est rémittente et revient seulement au moment des accès de douleurs.

A la troisième période, qui arrive du 4e au 8e jour et souvent plus tôt, le gonflement, le chémosis et la suppuration persistent. La paupière supérieure dépasse l'inférieure et la recouvre, ou bien, à cause du gonflement énorme de la muqueuse, un ectropion se produit : il y a, de plus, infiltration purulente et ramollissement de la cornée Quelquefois, à cette époque, la suppuration devient sanguinolente ou ichoreuse et s'accompagne de prostration et de diarrhée.

Lorsque la cornée a pris une couleur blanche, il n'est pas toujours facile de déterminer si elle le doit à une infiltration de pus ou de lymphe plastique. Dans quelques cas, elle recouvre sa transparence par la résorption du liquide interlamellaire. Plus souvent elle s'ouvre en un ou plusieurs points, de telle sorte que le pus s'échappe et que l'iris ou les couches profondes de la cornée se présentent à travers les ouvertures et y forment les petites tumeurs si connues sous les noms de *kératocèle*, *hernie de l'iris ;* ou bien elle s'ulcère assez largement pour laisser sortir les milieux de l'œil, circonstance que le malade annonce lui-même en disant qu'il a senti comme un liquide chaud s'écouler sur la joue ; ou bien enfin elle se ramollit sans s'ouvrir, et, cédant à la pression des liquides intérieurs, s'allonge en staphylôme. Dans quelques cas très-rares, cette membrane semble se détacher par lambeaux, comme si elle était gangrenée.

La succession des trois périodes n'a pas toujours la régularité qui vient d'être indiquée. La troisième manque quelquefois, et la maladie se termine sans que la cornée ait été prise. D'autres fois la seconde et la troisième se suivent de si près que, dès le second ou le troisième jour et aussitôt que la suppuration commence, on trouve la cornée blanche et ramollie et le chémosis porté à son plus haut degré. La durée de la maladie est toujours assez longue : l'inflammation, lors même qu'elle est rapidement arrivée à son apogée ou à son déclin, décroît toujours avec lenteur, en sorte que, dans les cas les moins malheureux, sa durée est encore de quatre ou cinq semaines.

La maladie peut se terminer par une résolution complète avec conservation de la vision. D'autres fois la vue est perdue, soit par une atrésie de la pupille avec fausse cataracte due à l'iritis concomitante, soit par l'opacité devenue permanente de la cornée, avec ou sans staphylôme, soit par l'atrophie consécutive à l'évacuation des milieux de l'œil. Dans d'autres cas encore, la maladie passe à l'état chronique.

Pronostic. — Il est très-grave, puisque la maladie entraîne souvent la perte de la vue. Cependant, quand les deux yeux sont atteints en même temps, il est ordinaire que l'un des deux au moins soit sauvé. Lorsque l'inflammation aiguë n'a pas été suivie de perforation ou d'opacité de la cornée, les lésions de l'état chronique peuvent encore, après de longues souffrances, abolir la vision. C'est à l'âge voisin de la puberté que la maladie a les suites les plus fâcheuses. On voit, en effet, beaucoup d'enfants conserver leurs yeux après des inflammations suppuratives très-intenses, et, chez les adultes ou les vieillards, l'inflammation est aussi moins intense et les lésions consécutives ont moins de gravité que chez les jeunes gens. Il faut cependant faire une exception pour les suites de l'opération de la cataracte : soit que la lésion traumatique ajoute alors au danger, soit qu'il y ait du côté de l'œil prédisposition particulière, il n'en est pas moins vrai que l'ophthalmie purulente, quand elle se développe dans cette circonstance, est presque toujours, quel que soit l'âge du sujet, suivie de la perte de l'œil.

Traitement. — La première indication est de

combattre énergiquement l'inflammation par les antiphlogistiques et les révulsifs. Une saignée du bras et une application de sangsues doivent être faites le premier jour, et, si le malade est vigoureux, répétées le lendemain ou le surlendemain. Il faut en même temps prescrire l'usage d'un collyre caustique (1 ou 2 grammes d'azotate d'argent pour 30 grammes d'eau distillée). On aura soin d'en instiller trois ou quatre fois par jour avec un pinceau que l'on glissera doucement entre les paupières. On pourrait encore toucher avec le crayon les surfaces malades, mais l'emploi du collyre nous a toujours paru plus avantageux. Il faut en même temps mettre en usage les pédiluves et les purgatifs. Le malade doit rester couché, éviter les refroidissements, et observer un régime très-sévère.

On a conseillé comme topique propre à modérer l'inflammation l'eau glacée et même la glace maintenue sur les yeux à l'aide d'une vessie, mais cette application est trop douloureuse pour que le malade puisse la supporter sans relâche : il y a donc à craindre qu'il n'en suspende l'emploi, et que, la réaction arrivant, l'inflammation ne devienne plus violente. Le remède serait alors plus nuisible qu'utile. Une compresse mouillée d'eau à la température de la chambre et renouvelée de temps en temps est plus convenable.

Lorsque la suppuration est établie, une seconde indication importante est d'empêcher le séjour du pus, dont la présence sur l'œil ne peut que nuire. Dans ce but, on doit faire des lavages fréquents avec un courant de liquide dirigé sur la conjonctive au moyen d'une petite seringue que l'on introduit doucement entre les paupières. On pourrait encore, comme l'a fait M. Chassaignac à l'hôpital des Enfants Trouvés, se servir d'un tube muni

d'un robinet et communiquant par une de ses extrémités avec un réservoir, ce qui permettrait de faire
arriver sur l'œil une plus grande quantité d'eau,
une véritable douche ; mais on n'a pas facilement
un pareil moyen à sa disposition, et deux ou trois
seringuées d'eau remplissent suffisamment l'indication. Il est bon d'y revenir toutes les deux ou trois
heures et particulièrement avant l'instillation du
collyre au nitrate d'argent. Mackenzie conseille
pour les lavages la solution suivante : eau, 250
grammes; sel ammoniac, 30 centigrammes; sublimé, 5 centigrammes. Après une lotion avec ce
mélange, il fait instiller le collyre à l'azotate d'argent.

Pendant la nuit, on doit encore employer ces
moyens, dans les moments où le malade ne dort
pas. Pour éviter que, pendant le sommeil, le pus
s'accumule entre les paupières agglutinées, il est
bon d'enduire les bords palpébraux avec une pommade au précipité rouge, semblable à celle dont
nous avons parlé à propos des blépharites.

Lorsqu'un seul œil est pris, on ne saurait trop
multiplier les précautions pour que l'autre ne soit
pas infecté par le pus du premier. C'est pourquoi
le malade doit rester couché sur le dos ou sur le
côté correspondant à l'œil affecté et éviter de
laver l'œil sain avec l'eau, les éponges et les linges,
qui auraient servi pour l'autre.

Quand le chémosis est très-considérable, on
conseille les scarifications ou l'excision du bourrelet conjonctival. Pour les scarifications, on se
sert de ciseaux très-fins ou d'un bistouri étroit;
mais ce dernier pénètre en général plus difficilement. L'excision se pratique en saisissant avec des
pinces une partie de la tumeur et en la coupant
avec des ciseaux, et elle est répétée sur plusieurs

points et à la circonférence de la cornée. Ces deux opérations ont l'avantage de donner lieu à un écoulement sanguin, qui favorise le dégorgement de la conjonctive et fait cesser l'étranglement de la cornée par le bourrelet chémosique ; mais, malgré cet avantage, elles sont très-rarement applicables. En effet, deux ordres de faits se présentent dans la pratique : dans les uns, la photophobie et le blépharospasme sont peu marqués, parce que l'inflammation n'est pas fort intense ; dans les autres, ces deux symptômes sont très-prononcés, et ne permettent d'ouvrir l'œil qu'au prix de douleurs qui augmentent l'inflammation. Or, dans les premiers, l'incision et les scarifications sont inutiles, et, dans les seconds, elles sont inexécutables et pourraient être dangereuses. C'est pourquoi l'on est forcé d'y renoncer dans la plupart des cas.

Lorsque la maladie est arrivée à sa troisième période et qu'il reste peu d'espoir de sauver l'œil, il n'y a plus à insister sur les antiphlogistiques, et l'on doit s'en tenir aux narcotiques, s'il reste des douleurs, et aux toniques, si l'affaiblissement est trop considérable.

A toutes les périodes de la maladie, et lors même qu'elle est sporadique, on doit recommander aux personnes qui approchent le malade toutes les précautions propres à prévenir la transmission du mal par inoculation. Ces précautions sont d'ailleurs trop simples pour qu'il soit nécessaire de les détailler ici.

B. *Forme chronique.* — On dit que l'ophthalmie purulente est à l'état chronique lorsque, l'inflammation de la conjonctive oculaire étant peu intense, celle de la conjonctive palpébrale est assez prononcée et donne à la surface correspondante un aspect particulier que l'on appelle granuleux. Il y a en même temps une sécrétion purulente peu abondante et qui souvent est tellement mélangée de mucus qu'on pourrait douter de la présence du pus.

Dans le plus grand nombre des cas, l'état chronique est consécutif à l'état aigu; mais, pendant les épidémies, on le voit souvent débuter d'emblée, et, après avoir persisté pendant un certain temps, être remplacé tout à coup par une ophthalmie aiguë. M. Florio nous fait savoir que, dans les épidémies de l'armée russe en particulier, la maladie a fréquemment affecté la marche irrégulière qui vient d'être indiquée.

Symptômes. — Les paupières sont moins gonflées et il y a moins de douleurs que dans l'ophthalmie purulente aiguë. La conjonctive oculaire est modérément injectée, et fournit, dans certains moments, du mucus seul, et, dans d'autres, du mucus mélangé de pus, alternatives qui tiennent à des modifications correspondantes dans l'intensité de l'inflammation. Quelquefois la cornée reste saine; mais, dans la plupart des cas, elle perd de sa transparence, s'ulcère par places ou s'injecte, comme cela a lieu dans les cas de kératite vasculaire ou même de pannus.

La lésion principale consiste en un certain nombre de saillies, du volume d'une tête d'épingle, arrondies lorsque la maladie est récente, aplaties lorsqu'elle est ancienne, séparées les unes des autres par des sillons superficiels, habituellement rouges, humides et molles comme si l'épithélium avait disparu, parfois décolorées et plus denses. Elles occupent les deux paupières, et s'accompagnent d'un épaississement de la muqueuse qui gêne les mouvements; d'où résulte que le malade, ne

31

pouvant relever tout à fait la paupière supérieure, a l'air d'être endormi. Ces saillies sont désignées sous le nom de *granulations palpébrales*. Deux opinions ont été mises en avant pour expliquer leur formation : dans l'une, qui a été plus particulièrement développée par Hunter (t. 1er, p. 412), on les considère comme des productions nouvelles, analogues aux bourgeons charnus des plaies et résultant du travail inflammatoire ; dans l'autre, on les regarde comme formées par l'hypertrophie de quelques-uns des éléments de la conjonctive, particulièrement des papilles, qui sont plus abondantes en ces points que les follicules. On objecte à la première de ces opinions que, s'il s'agissait de bourgeons charnus, des adhérences devraient s'établir plus souvent que cela n'a lieu entre les paupières et l'œil. Il est plus probable qu'il s'agit en effet de papilles hypertrophiées. Quoi qu'il en soit, cette modification dans la structure des paupières est d'autant plus importante à connaître qu'elle contribue à entretenir l'inflammation de la conjonctive oculaire et de la cornée, en faisant glisser sur elles une surface rugueuse et inégale, et que l'art n'en obtient qu'avec beaucoup de peine et de lenteur la disparition.

Traitement. — Il consiste dans l'emploi de moyens locaux propres à modifier la vitalité de la conjonctive palpébrale, tels que les pommades au précipité rouge et au précipité blanc, les attouchements répétés tous les deux ou trois jours avec le crayon de sulfate de cuivre lorsque les granulations sont très-vasculaires, avec l'azotate d'argent lorsqu'elles sont moins rouges, ou bien avec les crayons d'azotate de potasse et d'argent, qui sont un peu plus irritants que les premiers et un peu moins que les seconds. Le but de ces divers

aitouchements n'est pas de détruire les granulations, car l'eschare qu'ils produisent est trop superficielle pour donner ce résultat ; c'est seulement
de modifier la vitalité de la membrane, et d'y provoquer un travail de résolution qui fasse disparaître
les productions morbides : on n'y parvient qu'a-
près un temps fort long, quelquefois une ou plusieurs années.

Art. II. — Ophthalmie purulente des nouveau-nés.

Les enfants nouveau-nés sont très-exposés à
l'ophthalmie purulente. Des causes de deux ordres,
les unes individuelles, les autres extérieures à l'individu, ont été invoquées pour expliquer ce fait.

Parmi les causes individuelles, on a signalé :
1° l'irritation produite sur les yeux par le changement de milieu et par la première impression de
la lumière ; 2° la faiblesse de constitution, si fréquente chez les enfants nés de parents affaiblis par
la misère, les maladies chroniques, la syphilis. Il
est douteux que les premières de ces causes aient
une grande influence, car, le changement de milieu
étant une condition normale de l'existence et les
yeux étant organisés pour supporter la lumière,
on ne voit pas pourquoi chez certains enfants ces
actes normaux deviendraient causes d'une maladie
grave. La dernière est beaucoup plus importante
et constitue une prédisposition particulière, qui
peut se traduire en même temps par d'autres manifestations morbides.

Parmi les causes extérieures, on mentionne généralement :

1° Une vaginite blennorrhagique chez la mère.
Il est en effet incontestable que, si le liquide
blennorrhagique était mis en contact avec les

conjonctives de l'enfant au moment de l'accouchement, l'ophthalmie purulente pourrait s'ensuivre ; mais MM. Bégin et Velpeau ont fait observer avec raison que, les enfants venant au monde les yeux fermés et des lotions étant presque toujours faites avec soin immédiatement après la naissance, il est dès lors douteux que le contact dont il s'agit puisse avoir lieu. M. Dequevauviller, dans son travail sur l'ophthalmie des nouveau-nés (*Archives gén. de méd.*, 4ᵉ série, t. I et II), fait observer de son côté que, si cette cause était aussi fréquente qu'on l'a dit, on ne verrait pas l'ophthalmie affecter une sorte de prédilection pour les saisons froides et humides. A ces raisons nous ajouterons que, le mucus utérin et les eaux de l'amnios entraînant avant le passage de l'enfant les liquides du vagin, il ne doit pas rester de pus blennorrhagique au moment où ce passage a lieu, et que, d'autre part, les résultats de notre observation ne confirment pas l'opinion générale sur ce sujet : nous avons vu accoucher à l'hôpital de Lourcine un bon nombre de femmes atteintes de vaginites sans que les enfants aient eu d'ophthalmie purulente, et ceux qui en ont présenté ont été atteints deux ou trois semaines après la naissance, trop longtemps après celle-ci par conséquent pour que l'on ait pu croire à une contagion. D'autres causes, spécialement la débilité des enfants et leur séjour dans une salle d'hôpital, expliquaient suffisamment l'origine de la maladie.

2° La leucorrhée. Les médecins belges ont beaucoup insisté sur cette cause ; MM. Cunier et Ansiaux en particulier ont cherché à prouver par des statistiques qu'elle intervient fréquemment (*Annales d'oculist.*, t. IV, t. XIII, t. XV). Nous nous étonnons que cette opinion ait trouvé tant de partisans et qu'elle soit adoptée par Mackenzie. A-t-on donc oublié que toutes les femmes ont plus ou moins de leucorrhée pendant la grossesse, que toutes ont au moment de l'accouchement une sécrétion glaireuse? Comment ce liquide, dont la sécrétion est normale, serait-il si irritant? Comment ménagerait-il d'ailleurs un si grand nombre d'enfants? N'y a-t-il pas enfin, comme pour la blennorrhagie, cette objection capitale que les yeux sont fermés pendant le travail et qu'on les nettoye immédiatement après la naissance?

3° L'exposition au froid humide. Cette cause ne saurait être niée, puisque, d'après les statistiques de M. Dequevauviller, l'ophthalmie des nouveau-nés est plus fréquente dans les mois de janvier, février, mars, avril et mai, que dans les autres.

4° Les émanations nuisibles, résultant de l'encombrement et de la malpropreté.

5° La contagion, soit d'un enfant à un autre ou d'un adulte à un enfant, par les éponges, les linges, l'eau, etc., soit d'un œil à l'autre, lorsqu'un seul étant malade d'abord le pus vient tomber sur l'autre.

L'époque à laquelle la maladie commence varie entre le second et le vingt-cinquième jour après la naissance. Dans les relevés de M. Dequevauviller, les débuts les plus fréquents sont aux sixième et septième jours. Dans celui de M. Allamand (thèse de Paris, 1846), le huitième et le dix-septième sont les plus chargés. Dans un autre publié par les Annales d'oculistique, le quatrième et le cinquième jour sont ceux où il y a eu le plus de débuts.

Symptômes. — Ils sont analogues à ceux que nous avons indiqués dans la description générale.

L'enfant redoute la lumière et tient les yeux constamment fermés. Si on cherche à les ouvrir, des larmes s'écoulent. Une matière muqueuse apparaît ensuite sur le bord libre des paupières, et se répand sur leur face externe, où elle se dessèche. Les paupières se gonflent sans présenter de rougeur intense, et, si on les écarte, on voit sortir du pus en quantité quelquefois considérable; mais on aperçoit au fond la cornée transparente et saine. Cet état se prolonge pendant cinq ou six jours, après lesquels le gonflement diminue, le produit de sécrétion redevient muqueux, se dessèche moins aisément, et enfin la maladie disparaît sans laisser aucune trace. Les choses se passent ainsi lorsque l'inflammation se limite aux paupières, ce qui arrive très-souvent chez les nouveau-nés. Mais lorsque la conjonctive oculaire se prend, la maladie est de plus longue durée : le chémosis se forme, les paupières sont rouges et s'écartent très-difficilement à cause de leur contraction spasmodique, la suppuration est plus abondante, la cornée peut même s'infiltrer de pus et se perforer, mais ce dernier résultat a lieu plus rarement que chez les adultes.

Les symptômes présentent des variétés qui dépendent de l'intensité de l'inflammation et peut-être aussi de l'origine de la maladie. Ce dernier point est admis par MM. Cunier et Sonenmayer, qui attribuent des symptômes spéciaux à chacune des ophthalmies leucorrhéique, blennorrhagique, catarrhale, traumatique. L'observation des faits ne justifie nullement ces distinctions et démontre que les variétés, lorsqu'il en existe, doivent être attribuées uniquement à la constitution de l'enfant et aux conditions hygiéniques dans lesquelles il s'élève.

M. Chassaignac a signalé comme un caractère de l'ophthalmie purulente des nouveau-nés la formation d'une fausse membrane sur la conjonctive palpébrale (*Gaz. des hôp. de Paris*, 1847), et il a paru attacher une grande importance à l'ablation de cette fausse membrane par les lavages répétés. Sans nier que cette production puisse se rencontrer, nous assurons du moins qu'elle manque souvent, et M. Poincarré, qui a fait sa thèse (1852, n° 176) avec des faits nombreux recueillis à l'hôpital des Enfants Trouvés, l'a vu manquer dans la plupart des cas. Il suppose avec raison que sans doute la fausse membrane a caractérisé une ou plusieurs des épidémies qui ont eu lieu pendant le séjour de M. Chassaignac à l'hôpital des Enfants Trouvés, et que, depuis, les épidémies n'ont plus offert la même particularité.

Se forme-t-il toujours des granulations sur la conjonctive palpébrale ? M. Thiry regarde leur développement comme un caractère constant de la maladie, même à l'état aigu (*Annales d'oculistique*, t. xxiii). Lawrence et M. Stœber ne partagent pas cette opinion, et M. Poincarré assure les avoir souvent cherchées inutilement sur le cadavre comme sur le vivant. Nous avons de notre côté reconnu que les granulations manquent fréquemment dans l'ophthalmie purulente des nouveau-nés. Serait-ce pour cette raison qu'elle ne passe pas aussi souvent à l'état chronique et n'a pas une aussi longue durée que chez les adultes ?

D'autres maladies accompagnent fréquemment l'ophthalmie des nouveau-nés. M. Dequevauviller a surtout observé l'entérite, le muguet, la pneumonie, la syphilis. M. Allamand a constaté, trente-cinq fois sur quatre-vingts malades, des tournioles multiples. Ces maladies tiennent aux mêmes causes que l'affection des yeux, c'est-à-dire à la débilité générale et aux mauvaises conditions hygiéniques.

Pronostic. — Il est fâcheux, en ce sens que la maladie annonce une faiblesse originelle de la constitution, et que cette faiblesse ne peut qu'être augmentée par la suppuration des yeux ; mais, quand la mort arrive, elle est due aux affections concomitantes bien plutôt qu'à l'ophthalmie elle-même. D'autre part, l'ophthalmie est moins grave à cet âge que chez l'adulte, parce qu'elle reste plus souvent limitée aux paupières, qu'elle passe rarement à l'état chronique, et que les lésions de la cornée disparaissent quelquefois avec une remarquable facilité. Il y a cependant encore un bon nombre d'enfants qui doivent à cette affection la perte de la vue et même des yeux.

Traitement. — Il ne doit pas être aussi énergique que chez l'adulte. Les nouveau-nés en général, ceux qui sont délicats en particulier, supportent mal les émissions sanguines ; aussi doit-on s'en abstenir ou tout au plus mettre une sangsue au devant de l'oreille. Les moyens les plus efficaces sont les instillations d'azotate d'argent (50 centigrammes à 1 gramme pour 30 grammes d'eau), répétées quatre ou cinq fois par jour, les lavages au moyen d'injections faites avec une seringue toutes les deux ou trois heures, pour entraîner le pus, et l'usage d'une pommade mercurielle pour enduire le bord des paupières. On a soin d'instiller l'azotate d'argent après que la lotion a été faite, et l'on diminue d'ailleurs la dose d'azotate d'argent à mesure que l'inflammation s'affaiblit.

Art. III. — Ophthalmie blennorrhagique.

Les individus atteints de blennorrhagie sont

quelquefois pris d'ophthalmie purulente. La maladie des yeux se déclare en général du quatrième au vingt-cinquième jour après le début de l'uréthrite, et plus souvent avant le quinzième qu'après. Quelquefois l'ophthalmie coïncide avec l'arthrite blennorrhagique; mais, dans le plus grand nombre des cas, cette coïncidence n'a pas lieu.

Étiologie. — Tous les observateurs ont remarqué que cette affection est plus rare chez la femme que chez l'homme. A l'hôpital de Lourcine, où les vaginites blennorrhagiques sont communes, on ne la voit que très-exceptionnellement. Nous y avons du moins passé l'un et l'autre plusieurs années sans en observer aucun exemple. Peut-être faut-il attribuer ce fait à ce que les femmes portent moins souvent les mains sur leurs organes génitaux. Les soins de propreté auxquels les malades sont assujetties dans cet établissement ont sans doute aussi quelque influence sur le phénomène.

On s'est beaucoup préoccupé du mode de production de l'ophthalmie blennorrhagique. Deux opinions sont en présence : dans l'une, l'inoculation du pus blennorrhagique est regardée comme nécessaire; dans l'autre, cette inoculation n'est pas jugée indispensable.

La première de ces opinions s'appuie sur des faits irrécusables et que personne ne peut contester aujourd'hui. Un certain nombre de malades, parmi les hommes surtout, ont en effet remarqué que l'affection oculaire était survenue chez eux après un attouchement ou un frottement de l'œil par les doigts ou par divers objets contaminés de pus blennorrhagique. M. Fl. Cunier rapporte, dans les Annales d'oculistique (t. XVI), que, sur 84 malades atteints de cette ophthalmie, 45 (38 hommes et 7 femmes) la devaient à l'inoculation :

25 avaient porté leurs doigts des organes génitaux à l'œil ; 5 avaient lavé leurs yeux avec leur urine, suivant un préjugé populaire, qui existait déjà du temps d'Astruc, et d'après lequel l'urine fortifie les yeux ; 2 s'étaient nettoyé le visage avec de l'eau qui avait servi à la toilette de leurs parties génitales ; 6 s'étaient par mégarde essuyé les yeux avec un linge imprégné de matière gonorrhéique ; les autres n'avaient pas eux-mêmes de blennorrhagie, mais avaient porté sur leur visage de l'eau ou des linges dont s'étaient servis des camarades qui en étaient atteints.

Ce mode d'origine fait comprendre la fréquence de l'ophthalmie bornée à un seul œil ; mais n'est-ce pas aller trop loin que de prétendre expliquer aussi de cette manière sa prédilection pour l'œil droit ? Sans doute la main droite est plus exposée que l'autre à être contaminée ; mais s'ensuit-il que l'œil droit soit plus facilement et plus souvent inoculé ? La conclusion n'est pas rigoureuse, car on porte les doigts sur les paupières pour les gratter ou les frotter lorsqu'il y a démangeaison : or, rien ne prouve que le côté droit soit plus exposé que le gauche à ces démangeaisons. D'ailleurs, avant de chercher l'explication d'un fait, il faudrait savoir d'abord si le fait est réel, et c'est ce qui jusqu'ici n'a pas été démontré.

La seconde opinion s'appuie sur deux ordres de faits : 1° sur ceux dans lesquels les malades, habitués à s'observer ou prévenus des suites fâcheuses que peut avoir le contact blennorrhagique sur les yeux, sont certains de n'avoir rien fait qui pût favoriser l'inoculation ; 2° sur ceux dans lesquels, les conditions précédentes existant, l'ophthalmie a coïncidé avec une arthrite blennorrhagique. Il est incontestable que ces deux ordres de faits peuvent se rencontrer. M. Fl. Cunier cite les observations de deux malades intelligents qui, ayant eu une première gonorrhée et une ophthalmie purulente double et connaissant bien le danger de l'inoculation, n'en eurent pas moins plus tard, malgré toutes leurs précautions, une nouvelle ophthalmie à la suite d'une nouvelle gonorrhée. Il est vrai que, dans aucun de ces deux cas, la maladie des yeux ne devint très-grave. Nous avons donné nous-mêmes des soins à un étudiant en médecine fort instruit, qui fut pris, au huitième jour d'une blennorrhagie aiguë, d'arthrite dans les genoux, les épaules, les mâchoires et la région cervicale, et chez qui les deux yeux furent atteints en même temps d'une ophthalmie purulente, limitée à la conjonctive, dont l'issue fut heureuse : le malade était sûr de n'avoir porté à ses yeux ni ses doigts ni aucun objet sali par le pus blennorrhagique. En présence de tels faits, il est difficile de se refuser à admettre que l'ophthalmie blennorrhagique se développe quelquefois par un mécanisme analogue à celui de l'arthrite. Mais alors quelle explication doit-on en donner? Dira-t-on, avec Saint-Yves, qu'il y a métastase, c'est-à-dire transport du liquide ou du virus blennorrhagique sur l'œil par les voies de la circulation? Ou bien invoquera-t-on, avec Sanson et Scarpa, une sympathie entre les muqueuses uréthrale et oculaire, sympathie en vertu de laquelle, la première étant malade, la seconde aurait de la tendance à le devenir? Ou bien encore supposera-t-on que des émanations miasmatiques fournies par le pus blennorrhagique viennent irriter et enflammer la conjonctive? Toutes ces explications sont acceptables, mais aucune n'est rigoureusement démontrée, et nous sommes obligés de convenir, ainsi que nous l'avons fait à l'occasion de l'arthrite blennorrhagique, qu'il y a dans ces faits quelque chose de singulier qui échappe aux lois de l'anatomie et de la physiologie. Nous serions néanmoins assez disposés à admettre que, chez certains sujets, prédisposés d'ailleurs à l'ophthalmie, la constitution se trouve, par le fait de la blennorrhagie, modifiée d'une certaine façon, et que, par suite de cette modification, l'aptitude qui existait antérieurement se satisfait avec facilité sous l'influence d'un refroidissement, d'un courant d'air, d'une fatigue, toutes causes qui, avant la blennorrhagie, n'auraient pas été assez puissantes pour faire naître l'ophthalmie.

Symptômes. — Ils sont variables suivant l'intensité de la maladie. Souvent cette intensité est très-grande : en peu de jours, en quelques heures même, la seconde période succède à la première et la troisième à la seconde ; la suppuration devient très-abondante, la cornée se ramollit et blanchit, puis l'œil se perfore, s'atrophie, ou bien un staphylôme, un leucoma se développe, et dans tous les cas la vue reste, sinon perdue, du moins considérablement affaiblie. Cette ophthalmie doit, en un mot, être rangée parmi celles qui marchent le plus vite et qui sont le plus graves. Cependant il est des cas dans lesquels la suppuration est peu abondante, le gonflement de la conjonctive modéré, et qui se terminent sans que la cornée ait participé à la maladie. Ces cas sont principalement ceux dans lesquels, l'inoculation n'ayant pas eu lieu, l'affection peut être rapportée à quelque prédisposition antérieure. Il résulte de là et il ressort de ce que nous avons dit à propos de l'étiologie qu'il existe en réalité deux sortes d'ophthalmie blennorrhagique : l'une, par inoculation, qui est la plus fréquente et de beaucoup la plus grave; l'autre,

sans inoculation, qui est plus rare et moins fâcheuse.

Que devient, pendant le cours de l'ophthalmie,
l'écoulement uréthral ? Beaucoup d'auteurs ont
prétendu qu'il se supprime, et ont même invoqué
ce fait à l'appui de la métastase ; mais il y a eu là
une inexactitude d'observation. Dans quelques cas,
l'écoulement ne se modifie en rien ; dans le plus
grand nombre, il diminue sensiblement, sans cependant disparaître tout à fait. Ceux dans lesquels
il guérit entièrement sont exceptionnels : nous n'en
avons, pour notre part, observé aucun exemple.

Traitement. — Il faut employer ici les antiphlogistiques, l'azotate d'argent à haute dose, et
les purgatifs, avec une énergie proportionnée à
l'intensité du mal et à la rapidité de sa marche.
En général nous préférons l'instillation du collyre
caustique à l'attouchement avec le crayon. Cependant deux conditions sont nécessaires pour que ce
moyen soit efficace : la première, que le collyre
soit bien préparé ; la seconde, que l'on soit sûr de
l'adresse et de la bonne volonté des personnes
chargées de faire l'instillation. Pour peu qu'il y
ait doute sur ces deux points, et c'est ce qui nous
arrive dans les hôpitaux, il vaut mieux cautériser
de temps en temps avec la pierre infernale la surface interne des deux paupières. Après chaque
cautérisation l'on fait laver l'œil avec de l'eau
froide, et l'on recommande de ne pas faire d'instillation d'azotate d'argent dans la journée. Le lendemain on revient aux instillations, et le surlendemain on cautérise de nouveau. Si cependant on
croyait remarquer que les cautérisations augmentent trop l'intensité de la phlegmasie, on n'y re-
viendrait pas aussi souvent ou on les abandonnerait
tout à fait. De même, si le collyre à 1 gramme

d'azotate d'argent pour 30 grammes d'eau distillée paraissait trop excitant, on diminuerait la dose du caustique.

C'est dans cette variété d'ophthalmie purulente que l'excision partielle de la conjonctive oculaire serait faite avec le plus d'avantages, si l'opération pouvait être pratiquée sans trop de difficultés.

S'il y avait de grandes douleurs, les préparations opiacées seraient employées à l'extérieur et à l'intérieur. Les vésicatoires volants à la nuque, derrière l'oreille ou sur le front, ne sont pas non plus sans utilité.

Quant à l'administration des balsamiques (copahu et cubèbe), elle n'aurait sur la maladie oculaire aucune autre influence que celle qui pourrait résulter de leur action purgative : or, à ce point de vue, les purgatifs salins répétés tous les deux ou trois jours sont beaucoup plus efficaces.

Les partisans de la métastase, qui croyaient à tort à la suppression complète de la blennorrhagie, regardaient comme avantageux l'emploi de moyens mécaniques propres à réveiller l'uréthrite, et, dans ce but, ils introduisaient des sondes dans le canal. Cette pratique n'a pas donné de bons résultats et est aujourd'hui tout à fait abandonnée.

Art. IV. — Ophthalmie contagieuse des adultes.

L'ophthalmie purulente atteint quelquefois un grand nombre d'individus en même temps, sous l'influence de certaines conditions hygiéniques et climatériques, c'est-à-dire qu'elle prend le caractère épidémique. Lorsqu'elle naît dans de telles circonstances, l'ophthalmie ne tarde guère à devenir contagieuse, de telle sorte qu'une fois déclarée l'épidémie a deux moyens de s'entretenir et de se perpétuer, savoir : 1° l'influence de causes générales communes à la masse des malades, 2° la transmission directe d'un individu à un autre.

Cette maladie sévit spécialement sur les militaires, c'est pourquoi on l'a dénommée *ophthalmie des armées* ou *des casernes;* mais on la trouve aussi quelquefois dans d'autres conditions. Jungken, cité par M. Florio, l'a observée sur les bords du Rhin, dans un petit village où quarante personnes en étaient atteintes en même temps. On la voit également dans les prisons et dans les infirmeries de vieillards.

Étiologie. — Parmi les causes, il faut placer en première ligne les influences climatériques. Ainsi, il paraît certain que cette affection est plus commune en Égypte que partout ailleurs : Pr. Alpin en signale déjà la présence au 16e siècle, et depuis cette époque tous les observateurs ont remarqué que beaucoup d'individus sont aveugles ou borgnes dans ce pays par suite d'ophthalmies purulentes. Pendant la campagne d'Égypte, en 1798 et 1799, un assez grand nombre de soldats en furent atteints et rentrèrent en France, les uns avec une cécité, les autres avec des restes encore transmissibles de la maladie. Larrey, dans sa relation de la campagne d'Égypte (*Mémoires et campagnes*, t. I), attribue le développement de l'ophthalmie à l'ardente lumière du soleil réfléchie par un sol blanchâtre, aux fatigues de tout genre, aux bivouacs pendant les nuits fraîches et humides qui succèdent à des journées très-chaudes. C'est à dater de cette époque que les traités d'ophthalmologie ont contenu un chapitre consacré à l'*ophthalmie d'Égypte*; mais cette dénomination nous paraît peu convenable, la même affection dérivant des mêmes causes et se présentant avec des caractères semblables en Belgique, en Russie, en Italie, ainsi qu'il résulte des documents fournis par MM. Florent Cunier et Caffe sur l'ophthalmie de l'armée belge, par M. Florio sur celle des armées russes, par M. Landi sur celle des troupes toscanes et autrichiennes à Florence.

La dénomination d'ophthalmie égyptienne s'est conservée par suite de cette idée que la maladie, rapportée d'Égypte par l'armée française, a été communiquée par elle aux soldats italiens, prussiens, russes, et autres, avec lesquels elle s'est trouvée en rapport par suite des hasards de la guerre. Ce serait donc toujours la même maladie, qui se serait propagée par voie de contagion; et c'est pour cette raison qu'elle mériterait le nom d'égyptienne, quoiqu'elle se montre aujourd'hui dans d'autres contrées. Il faut convenir pourtant que ce fait, d'ailleurs très-possible, aurait besoin d'être démontré. Sans doute, à leur retour d'Égypte, les soldats français ont pu communiquer l'ophthalmie; mais il n'est pas prouvé que celle-ci se soit perpétuée depuis cette époque, et qu'il n'y ait pas eu interruption complète entre les diverses épidémies. Pourquoi certaines circonstances, telles que l'encombrement, les fatigues, la malpropreté, l'intempérie des saisons, ne feraient-elles pas naître l'ophthalmie dans des lieux où elle n'avait pas existé jusque là ou qu'elle semblait avoir abandonnés? M. Landi admet avec raison qu'il a dû en être ainsi pour l'ophthalmie qui s'est déclarée parmi les troupes autrichiennes occupant Florence. Ne serait-il pas curieux d'ailleurs que l'armée française, après avoir ainsi répandu l'ophthalmie par toute l'Europe, en fût depuis devenue tout à fait exempte? La maladie ne règne ni dans nos casernes ni dans nos camps; on ne la voit pas plus dans notre armée d'Afrique que dans nos troupes de garnison. Il faut donc dans sa production faire une large part au climat et aux habitudes hygiéniques. Si ces conditions sont assez favorables en France pour avoir permis l'extinction des ophthalmies épidémiques, elles peuvent être assez mauvaises dans d'autres pays pour y faire naître ces ophthalmies.

La contagion joue un rôle assez considérable dans l'étiologie. On voit, dans l'ouvrage de M. Florio, la maladie se transmettre souvent d'un individu à un autre par l'usage des mêmes oreillers, ou par celui des mêmes linges ou de la même eau pour laver le visage, exactement comme cela à lieu dans l'ophthalmie blennorrhagique. Ici même une question importante se présente : l'ophthalmie est-elle transmissible à toutes les périodes de son existence ? On ne saurait contester que l'époque où la contagion est le plus à redouter ne soit cette période qui est marquée par l'abondance de la suppuration, c'est-à-dire la seconde période. L'observation nous apprend encore que l'ophthalmie, après être restée chronique, c'est-à-dire à l'état de blépharite granuleuse, peut tout à coup repasser à l'état aigu, et se communiquer dans ce moment à des individus qui, bien que depuis longtemps rapprochés du malade, n'avaient cependant pas été affectés d'abord. Mais la transmission est-elle possible quand il ne reste plus que des granulations sur les paupières et une sécrétion plutôt muqueuse que purulente ? Nous n'avons pas à cet égard d'observation personnelle ; néanmoins la lecture des auteurs compétents nous autorise à penser que cette transmission, quoique plus difficile et plus rare que dans les cas précédents, peut cependant encore avoir lieu.

Il en est du reste de cette contagion comme de

toutes les autres. Les individus les plus facilement atteints sont ceux que leur constitution y prédispose. Quelques-uns peuvent y échapper en vertu de conditions qui nous sont inconnues, ou bien en subir tout à coup les conséquences après avoir paru réfractaires pendant un certain temps. Voilà pourquoi l'on ne doit pas attacher une trop grande importance à l'expérience souvent citée d'un médecin anglais, nommé Mackezy, qui a placé sur ses yeux une compresse imbibée de pus provenant d'une ophthalmie purulente sans contracter la maladie.

Les conditions les plus favorables au développement de l'ophthalmie contagieuse sont l'encombrement des soldats dans les camps et dans les casernes, la malpropreté, les fatigues, les excès alcooliques, l'exposition au froid, à l'humidité, et aux variations atmosphériques.

Symptômes, marche, terminaisons. — Les phénomènes ne présentent ici rien qui n'ait été signalé dans les articles précédents. Le pronostic est toujours fâcheux, mais il est plus ou moins grave suivant l'intensité de la maladie et la rapidité avec laquelle elle s'accroît.

Traitement. — Il est préservatif ou curatif.

Le traitement préservatif consiste à éloigner autant que possible les causes qui favorisent l'extension de l'ophthalmie, à éviter surtout la contagion. Dans ce but, on doit recommander une grande propreté; bien avertir ceux dont les yeux sont encore sains des dangers qu'ils courent en s'inoculant, à l'aide des linges, de l'eau ou même par un voisinage de trop longue durée, la matière purulente provenant des yeux de leurs camarades malades; séparer, si faire se peut, les individus ophthalmiques; recourir enfin à tous les moyens d'assainissement, en évitant surtout l'accumulation des hommes dans des espaces trop étroits.

Quant au traitement curatif, l'azotate d'argent, les lavages répétés, les antiphlogistiques, les purgatifs et les révulsifs cutanés, sont toujours les moyens auxquels on doit accorder la préférence.

CHAPITRE QUATRIÈME.

Ophthalmie purulente profonde.

Cette maladie, qui consiste en une inflammation suppurative des parties profondes de l'œil, se distingue de la précédente par son siége et de l'hypopion lui-même par son étendue. Elle a été décrite par les auteurs sous le nom d'*ophthalmite*, qui n'indique pas le caractère principal de l'affection, c'est-à-dire la suppuration intérieure et générale de l'œil, et sous celui de *phlegmon oculaire*, qui est encore plus impropre.

Étiologie — Cette variété d'ophthalmie est souvent consécutive aux lésions traumatiques, surtout à celles dans lesquelles l'instrument vulnérant est lancé avec force ou chargé de quelque matière septique. On la voit survenir aussi à la suite de la variole, des fièvres graves, spontanément et sans cause connue.

Symptômes, marche, terminaisons. — Les symptômes se rapportent à trois périodes.

Dans la première, on constate, outre les signes communs à toutes les ophthalmies générales ou graves, une douleur excessive, lancinante, qui ne laisse de repos au malade ni le jour ni la nuit, qui lui arrache des plaintes ou des cris continuels, et s'accompagne de céphalalgie intense, de fièvre, de prostration, de découragement. Il y a en même temps de la photopsie, de la pyropsie, de la photophobie portée au plus haut degré. Les paupières sont gonflées, et la conjonctive rouge et tuméfiée.

Dans une seconde période, qui débute du troisième au quatrième jour, la suppuration s'établit, le globe de l'œil se tend et se tuméfie, la cornée devient plus saillante, les paupières sont soulevées et repoussées, le liquide de la chambre antérieure se trouble, et l'on voit paraître à travers la pupille des tâches jaunâtres, plus ou moins profondes, dues à la présence du pus. Le liquide apparaît bientôt dans la chambre antérieure et jusque dans la cornée, qui s'infiltre et se laisse de plus en plus distendre. La douleur perd alors de son intensité et la vision est complétement abolie.

Dans la troisième période, la sclérotique ou la cornée s'ouvre et laisse sortir le pus : la douleur s'apaise, les symptômes généraux cessent, mais il reste de l'affaiblissement; la suppuration continue plus ou moins longtemps, puis se tarit peu à peu; l'œil se vide, s'affaisse, et se réduit à un moignon qui conserve quelque mobilité.

La chambre antérieure et la cornée peuvent, comme nous l'avons vu, participer à l'inflammation. Il n'est pas impossible que la conjonctive suppure aussi, et qu'on ait à la fois ophthalmie purulente superficielle, ophthalmie purulente profonde, et hypopion. Il se peut encore que le tissu cellulaire de l'orbite s'enflamme et qu'à la suppuration de l'œil se joigne un phlegmon orbitaire.

Pronostic. — Il est des plus fâcheux, puisque la maladie conduit infailliblement à la perte de l'œil. On cite même quelques cas dans lesquels la mort est survenue par la propagation de l'inflammation vers l'intérieur du crâne.

Traitement. — Dans la première période, il faut employer les saignées coup sur coup, les révulsifs, et tous les narcotiques dont il a déjà été question, des applications d'eau froide ou même de glace, si le malade peut les supporter, ce qui est rare. Les collyres sont tout à fait inutiles. Il est remarquable que, si les moyens précédents peuvent arrêter les progrès de l'inflammation vers l'orbite et le crâne, ils ne réussissent que très-rarement à calmer les douleurs : celles-ci ne peuvent être soulagées que par l'ouverture de l'œil. Si donc on est appelé pendant la deuxième période et que la suppuration intra-oculaire soit évidente, il est indiqué d'ouvrir largement la cornée ou la sclérotique. Il est entendu qu'on devrait s'abstenir, s'il n'était pas encore démontré que le pus fût bien formé. Pendant la troisième période, il n'y a pas autre chose à faire que de laver souvent, de pousser quelques injections pour entraîner le pus, et de combattre l'affaiblissement par les toniques et le régime. La cicatrisation une fois achevée, le malade peut porter un œil de verre pour masquer la difformité.

CHAPITRE CINQUIÈME.

Ophthalmie purulente métastatique.

Sous le nom d'ophthalmie phlébitique, Mackenzie décrit une ophthalmie complexe, que l'on observe quelquefois à la suite de la phlébite suppurée, dans le cours de la maladie générale appelée en France infection purulente, et que, pour cette raison, nous croyons devoir nommer *ophthalmie purulente métastatique.*

Cette maladie est en effet caractérisée par la formation d'un abcès, comparable à ceux qui paraissent en même temps dans d'autres organes, et le pus se dépose au fond de l'œil, soit entre la rétine et la choroïde, soit entre cette dernière et la sclérotique, soit dans le corps vitré. C'est donc une variété de l'ophthalmie purulente profonde, dont elle diffère cependant en ce que les symptômes inflammatoires sont moins violents. La douleur n'est pas aussi intense. La rougeur de la conjonctive est modérée; mais son gonflement, assez considérable, prend le caractère œdémateux. Les paupières elles-mêmes sont gonflées. Il y a de la photophobie. La vision se perd de très-bonne heure, des dépôts plastiques se forment dans le champ de de la pupille et dans l'épaisseur de la cornée. S'ils n'ont pas lieu, on aperçoit au fond de l'organe une tache jaunâtre, profonde, due à la présence du pus. Quelquefois il y a en même temps une exophthalmie, par suite du gonflement du tissu cellulaire de l'orbite. L'œil est peu mobile, tant à cause de cette dernière lésion que par suite de la douleur que provoquent les mouvements. Le malade présente en même temps les autres symptômes généraux de l'affection grave dont il est atteint, et il succombe presque toujours avant que l'œil se soit ouvert pour laisser sortir le pus. Cependant, lorsque la cornée s'infiltre rapidement, elle s'ulcère quelquefois de bonne heure.

Cette ophthalmie, très-rare d'ailleurs, peut être observée dans toutes les circonstances capables d'occasionner une phlébite suppurée, savoir, à la suite des grandes amputations, après l'excision des veines variqueuses, pendant la fièvre puerpérale. Vainement aurait-on recours aux moyens de traitement les plus rationnels et les plus énergiques : ce n'est qu'un accident de l'infection purulente, dont elle partage la gravité et l'incurabilité presque constante.

CHAPITRE SIXIÈME.

Ophthalmie phlébitique.

Il est une autre variété d'ophthalmie, que Mackenzie a eu le tort de confondre avec la précédente, variété qui nous paraît avoir ses caractères propres et mériter le nom de *phlébitique*, car elle se rattache à l'oblitération de la veine ophthalmique par des caillots sanguins développés sous l'influence d'une inflammation de cette veine.

On sait que, chez les individus affaiblis par de longues maladies, le sang se coagule quelquefois dans certaines veines et en particulier dans celles du membre inférieur, et l'on attribue généralement cette coagulation à une phlébite spontanée qui ne dépasse pas la première période. Eh bien ! ce phénomène peut arriver du côté de la veine ophthalmique, et alors la stase du sang veineux dans les veines oculaires donne lieu à une variété d'ophthalmie, assez rare d'ailleurs, mais qui n'en doit pas moins être étudiée à part. Graves, de Dublin, qui paraît avoir signalé le premier cette affection, étudiée depuis par les chirurgiens français et surtout par A. Bérard, avait bien saisi l'analogie qu'elle présente avec l'œdème douloureux des femmes en couches, analogie qu'il avait exprimée de la manière la plus formelle en disant que son malade était atteint d'une phlegmatia alba dolens de l'organe de la vision.

On voit survenir cette affection à la suite des maladies fébriles, telles que la fièvre typhoïde, la rougeole, la scarlatine, ou après l'accouchement, lors même qu'il n'y a pas eu de métropéritonite. L'un de nous en a observé un exemple chez un malade qui avait eu plusieurs accès de fièvre pendant le traitement d'un rétrécissement uréthral et probablement par conséquent une néphrite suppurée.

La maladie débute quelquefois brusquement par une douleur vive dans l'œil, un affaiblissement de la vue, et un gonflement œdémateux avec rougeur modérée de la conjonctive. D'autres fois, la douleur et le gonflement augmentent peu à peu. La rougeur ne devient jamais très-vive; c'est l'œdème qui fait le caractère principal de la maladie. Dans quelques cas, les symptômes s'arrêtent là : les parties profondes de l'œil restent intactes; et, au bout de quelques semaines, la circulation se rétablissant dans la veine, la conjonctive reprend son aspect naturel. Dans d'autres circonstances, la congestion veineuse causée dans les membranes oculaires par l'arrêt de la circulation amène un travail phlegmasique. L'iris se prend, ainsi que la capsule antérieure et même la cornée et la rétine; des flocons plastiques se mélangent avec l'humeur aqueuse et l'humeur vitrée; la vision s'altère, et on observe les symptômes de l'inflammation des parties profondes de l'œil. L'intensité de ces symptômes est en général assez modérée; néanmoins il peut se former, comme après toutes les ophthalmies complexes, une atrésie et une fausse cataracte, une amaurose ou un glaucôme, à la suite desquels la vision reste perdue. Peut-être aussi la terminaison par suppuration peut-elle avoir lieu. Nous n'en avons pas cependant observé d'exemples.

Cette maladie étant très-rare, on ne l'a pas encore étudiée suffisamment dans tous ses détails. On ne sait pas, par exemple, si les mêmes résultats sont fournis par l'oblitération du tronc veineux principal et par celle de quelques-unes des branches oculaires.

Le diagnostic n'est difficile qu'à cause de la rareté même de l'affection, qui empêche de songer tout d'abord à ce genre d'ophthalmie. On la reconnaît à ce qu'elle diffère des autres ophthalmies par la rapidité de son apparition, par le gonflement œdémateux avec rougeur modérée de la conjonctive, par la lenteur avec laquelle se forment, quand on les voit survenir, les lésions intérieures de l'œil. On pourrait confondre l'ophthalmie phlébitique avec le phlegmon de l'orbite, car, dans cette dernière maladie, il y a aussi inflammation avec œdème de la conjonctive et douleurs plus ou moins vives dans l'orbite ; mais dans le phlegmon orbitaire, on voit survenir, au bout de quelques jours, une exophthalmie qui n'a pas lieu dans l'ophthalmie phlébitique, et il s'établit aussi, par suite de la compression des muscles, une immobilité de l'œil qu'on n'observe pas non plus dans cette dernière.

Le traitement est simple. Comme il n'y a pas de douleurs très-vives et qu'il importe de ne pas affaiblir davantage le malade, les antiphlogistiques sont contre-indiqués. Quelques purgatifs, des onctions mercurielles dans la région frontale, des boissons nitrées, des instillations belladonées, si la pupille se resserre trop, sont les seuls moyens à mettre en usage.

SECONDE DIVISION.

Maladies propres aux divers éléments de l'œil.

Après avoir étudié à part toutes les inflammations oculo-palpébrales, il nous reste à passer en revue les autres lésions vitales et organiques des divers éléments de l'œil, c'est-à-dire de la conjonctive, de la cornée, de la sclérotique, de l'iris, du cristallin, du corps vitré, et de la rétine.

1re SOUS-DIVISION.

Maladies de la conjonctive.

Les maladies propres à la conjonctive sont la xérophthalmie, les polypes, les kystes, les tumeurs graisseuses ou pinguecula, le ptérygion, et certaines tumeurs de nature diverse.

CHAPITRE PREMIER.

Xérophthalmie.

La xérophthalmie est caractérisée par une modification profonde dans la nutrition de la conjonctive, modification par suite de laquelle cette membrane est rétractée et désséchée.

Cette singulière lésion, dont on doit la connaissance aux descriptions modernes de Schmidt, d'Ammon, de Mackenzie et de M. Velpeau, se voit rarement chez les très-jeunes sujets. On l'observe plutôt chez les adultes, lorsqu'ils ont eu des conjonctivites répétées ou une conjonctivite chronique.

Symptômes. — Le malade n'accuse point de douleurs. La conjonctive a perdu son aspect luisant, est rougeâtre ou de couleur olive, desséchée, et rendue inégale par de petites brides disséminées à sa surface. Elle est revenue sur elle-même et comme ratatinée, en sorte que ses culs-de-sac supérieur et inférieur sont moins profonds que dans l'état normal. Elle est en même temps insensible au contact des corps extérieurs. La cornée est grisâtre et semble recouverte d'une poussière très-adhérente. Les mouvements du globe oculaire sont très-limités, à cause de la rigidité et de la résistance du tissu qui remplace celui de la conjonctive naturelle, et qui a une certaine analogie avec celui des cicatrices. La vision est d'abord affaiblie, et les objets sont vus comme à travers un nuage; la cécité ne devient cependant complète qu'au bout d'un temps assez long. L'œil est habituellement sec. La sécrétion lacrymale est tout à fait supprimée ou du moins notablement affaiblie.

Les paupières, qui ont participé longtemps à la phlegmasie à la suite de laquelle est survenue la xérophthalmie, sont ordinairement tuméfiées et ont perdu une partie de leurs cils. Les commissures, attirées l'une vers l'autre par la rétraction de la conjonctive, sont plus rapprochées que dans l'état physiologique.

On ne sait pas bien encore à quelle nature de maladie appartient la xérophthalmie. Pour nous, nous la regardons comme produite par une transformation toute spéciale, en vertu de laquelle la conjonctive perd sa structure et ses propriétés de membrane muqueuse pour ressembler à la peau. Ces changements sont bien indiqués par le mot de *cutisation* de la conjonctive qu'emploient plusieurs auteurs. Mais la sécheresse caractéristique de la maladie est-elle due à l'atrophie de la glande lacrymale, à l'oblitération de ses conduits? Est-elle la cause ou la conséquence du trouble nutritif de la conjonctive, ou bien les lésions marchent-t-elles simultanément du côté de cette membrane et du côté des voies lacrymales? Tous ces points sont encore à élucider.

Cette affection est des plus graves, parce qu'elle est incurable, qu'elle atteint ordinairement les deux yeux à la fois, et qu'elle conduit infailliblement à la cécité au bout d'un temps plus ou moins long.

Le traitement est nul, car on ne connaît pas d'agent qui puisse rendre à la conjonctive et à l'appareil lacrymal leurs dispositions naturelles. On n'a même pas la ressource d'un traitement prophylactique, car la cause de la lésion nous échappe entièrement, et nous n'avons aucun moyen d'enrayer sa marche, alors même que nous verrions la maladie à son début.

CHAPITRE DEUXIÈME.

Polypes de la conjonctive.

La conjonctive a, comme membrane tégumentaire, la propriété de donner origine à des productions nouvelles comparables aux poireaux et verrues de la peau, aux végétations et aux polypes des muqueuses. Les productions de chacune des muqueuses ont, comme on le sait, quelques caractères spéciaux : celles de la conjonctive se distinguent en ce qu'elles tiennent tout à la fois des végétations et des polypes.

Elles présentent d'ailleurs quelques variétés :

1° Dans certains cas, la tumeur est grosse environ comme un petit pois, arrrondie, légèrement inégale à sa surface. Les aspérités sont séparées les unes des autres par des dépressions beaucoup moins profondes que celles des végétations vénériennes des organes génitaux, en sorte que la surface malade ressemble plutôt à une mûre qu'à un chou-fleur. Il y en a une seule ou plusieurs. Elles sont implantées par un pédicule étroit sur la conjonctive oculaire, sur la conjonctive palpébrale, ou dans le sillon intermédiaire. L'un de nous a soigné à l'Hôtel-Dieu, en 1849, un malade qui avait six tumeurs de ce genre, d'un seul côté : les unes étaient grosses comme des grains de chènevis, les autres comme des pois ; leur surface était uniforme; leur tissu, quoique assez solide, n'était pas aussi dense que celui des polypes fibreux. La structure de ces sortes de tumeurs n'a pas encore été bien étudiée, sans doute parce qu'elles sont rares. A l'œil nu, elles ressemblent assez à ces polypes des fosses nasales que nous avons appelés polypes granuleux. Elles ne sont cependant pas aussi vasculaires, quoiqu'elles le soient beaucoup plus que les polypes muqueux. Leur tissu semble formé par une substance celluleuse et par des vaisseaux sanguins ; mais renferment-elles toujours des éléments fibro-plastiques comme dans les deux cas dont parle M. Lebert (*Phys. pathol.*, t. ii)? Ne peut-il pas s'y rencontrer aussi des culs-de-sac glandulaires ou des papilles hypertrophiées ? C'est ce que nous ne saurions dire aujourd'hui. Nous croyons devoir donner à ces tumeurs le nom de polypes plutôt que celui de végétations parce que ce dernier mot pourrait faire supposer une origine vénérienne ; et, à cause de leur forme, nous les appellerons *polypes granuleux*.

La cause de la maladie est inconnue. Dans les cas que nous avons observés, il n'y avait aucune raison pour invoquer la syphilis, et les tumeurs n'étaient pas survenues après des inflammations répétées.

Les symptômes sont la gêne des mouvements, la sensation d'un corps étranger, le larmoiement, et parfois un peu de rougeur.

Pour le traitement, il faut saisir chacun des polypes avec de petites pinces à griffes, et exciser le pédicule avec des ciseaux, en ayant soin de ne pas faire à la conjonctive une perte de substance assez grande pour causer une rétraction de la paupière.

2° D'autres fois la tumeur est mollasse, grisâtre, d'apparence gélatineuse, lisse à sa surface, quoique formée, comme dans le cas précédent, par un tissu celluleux et vasculaire dont la nature intime n'est pas bien connue. Elle s'implante par une large surface, et plus souvent dans un des culs-de-sac conjonctivaux que dans les autres points, et peut même envoyer un prolongement sous la conjonctive palpébrale. Elle prend ordinairement une forme aplatie, les deux faces regardant l'une la paupière, l'autre le globe de l'œil. Son aspect et son accroissement rappellent les fongosités des plaies, et lui ont fait donner par les auteurs anglais le nom de fongus de la conjonctive. Conservant l'expression générique de polype, qui est acceptée pour les productions plus ou moins analogues des membranes muqueuses, nous les nommerons *polypes fongueux*. Cette dénomination n'entraîne pour nous aucune idée sur la structure intime de la tumeur, mais elle laisse préjuger qu'il ne s'agit pas de cancer. Les auteurs anglais établissent deux sortes de fongus, les uns bénins, les autres malins ou cancéreux. Nous laissons de côté cette dernière variété, qui présente des caractères très-différents de ceux de la première.

Le volume de la tumeur est ordinairement plus considérable que celui des polypes granuleux : il peut le devenir assez pour masquer une partie ou la totalité de la cornée et par conséquent gêner la vision, et même pour déterminer une inflammation ulcérative et suppurative de cette membrane.

Le diagnostic n'est pas difficile, tant que la tumeur n'est pas très-considérable. Lorsqu'elle est devenue assez grosse pour s'avancer sur la cornée, soulever les paupières, empêcher leur écartement, on peut croire qu'il s'agit d'un cancer ; mais il est rare que les tumeurs cancéreuses deviennent aussi superficielles que le sont celles dont nous nous occupons. En outre les tumeurs cancéreuses n'ont pas d'implantations limitées, tandis que les polypes fongueux ont une origine circonscrite et s'étalent en se développant, ce qui permet de conduire entre eux et la cornée un stylet ou un corps mousse quelconque.

La guérison ne peut encore être obtenue que par une opération analogue à celle des polypes granuleux, c'est-à-dire par une excision de la tumeur au niveau de son implantation ; mais cette opération est plus difficile, à cause du volume considérable de la tumeur et de l'étendue de sa base. Si l'on ne pouvait mettre suffisamment à jour le pédicule, on devrait inciser la commissure, afin d'avoir un écartement plus grand des paupières. L'excision ne doit être faite que peu à peu. Si l'on est gêné par le sang, on fait absterger au moyen d'un courant d'eau froide dirigé avec une seringue. Après l'ablation, l'on réunit avec des points de suture la plaie de l'angle externe, et, les jours suivants, on fait exécuter le plus de mouvements possible au globe de l'œil, afin qu'il ne s'établisse pas de symblépharon.

Si la tumeur avait tellement comprimé le globe oculaire que la cornée fût perforée et la vision perdue, on pourrait enlever avec le polype, non pas l'œil tout entier, comme le conseille Mackenzie, mais seulement un segment antérieur, de façon à conserver un moignon sur lequel un œil de verre pourrait être appliqué après la guérison.

CHAPITRE TROISIÈME.

Tumeurs enkystées de la conjonctive.

On a vu des kystes se développer dans le tissu cellulaire qui double la conjonctive bulbaire. Les exemples en sont rares. M. Rognetta en rapporte trois qui ont été observés par Dupuytren, Travers, et lui-même. Cependant il n'est pas démontré que, dans ces trois cas, il se soit agi réellement d'une poche contenant un liquide, car, dans deux, l'ablation ne fut pas faite; dans le troisième, celui de Travers, l'opération fut pratiquée, mais on ne dit pas ce qu'on a trouvé à l'examen de la pièce. Mackenzie est lui-même fort peu précis sur ce sujet, en sorte qu'on peut se demander si les tumeurs dont ces auteurs ont parlé n'étaient pas des productions solides, adipeuses, cartilagineuses, ou cancéreuses.

Ou a rencontré des kystes hydatiques : nous en parlerons plus loin en décrivant toutes les tumeurs de ce genre qui ont été observées vers l'œil.

CHAPITRE QUATRIÈME.

Pinguecula.

On appelle pinguecula de petites tumeurs arrondies, jaunâtres, grosses comme des grains de millet ou de chènevis, qui sont formées par des amas partiels de graisse dans le tissu cellulaire sous-conjonctival. Elles n'occasionnent aucun accident, et ne réclament pas de traitement chirurgical ; mais il faut les connaître, afin de ne pas les confondre avec d'autres productions pour lesquelles l'intervention chirurgicale serait nécessaire.

CHAPITRE CINQUIÈME.

Ptérygion.

Les anciens ont donné ce nom à une petite tumeur, sorte de végétation membraneuse, qui se développe sur la cornée et la sclérotique, et paraît constituée par une lésion de la conjonctive dans le point où elle passe de l'une de ces membranes sur l'autre. Cette tumeur représente une pellicule sur-

ajoutée, qui n'a pas avec une petite aile la ressemblance que le mot ptérygion semble indiquer.

On ne connaît pas bien la structure anatomique de cette production. Elle paraît formée par
une trame cellulo-fibreuse, de nouvelle formation,
qui se dépose dans la couche profonde de la conjonctive et dans le tissu cellulaire sous-conjonctival.
On n'explique pas pourquoi elle prend ainsi son origine sur les limites de la cornée et de la sclérotique, ni pourquoi elle présente dans sa forme et sa
position des caractères si singuliers.

Symptômes. — La tumeur du ptérygion correspond le plus souvent au côté interne de l'œil, et
a la forme d'un triangle, dont la base regarde la
caroncule lacrymale et correspond ordinairement
à la membrane semi-lunaire, et dont le sommet
s'avance sur la cornée, en se rapprochant plus ou
moins du centre de cette membrane. La base a une
hauteur de 4 ou 5 millimètres, quelquefois plus,
et est placée sur la sclérotique, sans lui adhérer;
la partie moyenne et le sommet recouvrent la cornée et lui adhèrent assez solidement. La couleur est
habituellement blanchâtre, et l'on aperçoit à la
surface quelques arborisations vasculaires. La conjonctive est fréquemment injectée autour de la
tumeur.

Tels sont les symptômes les plus habituels, mais
il y a des variétés. Quelquefois la tumeur occupe
le côté externe et a sa base tournée vers la région temporale. Plus rarement, on la trouve à la
partie supérieure ou inférieure. D'autres fois
elle est multiple, c'est-à-dire qu'il y a plusieurs
ptérygions sur un seul œil, chacun d'eux présentant les caractères ordinaires de la maladie. Si,
dans presque tous les cas, la vascularisation est
peu abondante et le tissu cellulo-fibreux prédo-

minant, dans d'autres, il y a une prédominance telle de l'élément vasculaire que la tumeur offre une couleur rouge semblable à celle des muscles. Elle est en même temps plus épaisse, ce qui lui avait fait donner le nom de *pterygium crassum*, par opposition à l'autre, qu'on appelait *pterygium tenue*. Nous avons vu quelquefois le ptérygion pourvu de deux sommets, c'est-à-dire que d'une base unique partaient deux pointes qui se dirigeaient du côté du centre de la cornée, séparées l'une de l'autre par un intervalle de quelques millimètres.

Cette affection se développe lentement et le plus souvent sans aucune douleur. Les malades ne s'en aperçoivent qu'en se regardant dans une glace ou lorsqu'une autre personne les a prévenus. Elle n'a d'autre inconvénient que la petite difformité qu'elle occasionne, jusqu'au moment où elle gagne le centre de la cornée : elle met alors obstacle au passage d'un certain nombre de rayons lumineux et obscurcit la vision, et si, plusieurs ptérygions existant simultanément, tous les sommets venaient se rencontrer sur la cornée, une cécité complète en serait nécessairement la conséquence. Quand il existe une conjonctivite, elle est indépendante.

Étiologie. — Elle est fort obscure. Cette maladie ne paraît pas être produite par des inflammations prolongées, car, si on la rencontre quelquefois à la suite de ces inflammations, le nombre des cas dans lesquels elle est survenue sans phlegmasie antérieure est bien plus considérable, et, d'un autre côté, combien ne trouve-t-on pas d'individus qui ont des ophthalmies rebelles sans avoir ensuite de ptérygion ! Beer, ayant eu à soigner beaucoup de journaliers atteints de ptérygions, en conclut que la chaux et les poussières contribuent à son développement; mais nous l'observons si souvent dans d'autres conditions qu'il nous est difficile de croire à cette étiologie.

On explique également d'une manière peu satisfaisante pourquoi la tumeur prend une forme triangulaire. Voici ce qu'on dit généralement à cet égard : le ptérygion est formé par un dépôt de matière plastique qui s'accumule au-dessous de la conjonctive en la soulevant ; comme cette membrane adhère plus solidement sur la cornée que sur la sclérotique, elle se sépare plus difficilement de la première que de la seconde, et, comme ses adhérences sur la cornée vont en augmentant de la périphérie vers le centre, elle est de moins en moins soulevée à mesure qu'on s'approche de ce dernier ; la tumeur va donc en s'effilant de plus en plus. Le mécanisme de ce soulèvement est ce qu'on a le plus de peine à comprendre, car la conjonctive est si solidement unie à la cornée qu'elle semblerait ne pouvoir en aucun cas s'en séparer. Y a-t-il un ramollissement préalable ? n'est-ce pas la membrane elle-même qui s'épaissit et se transforme, au lieu d'être écartée par un produit de nouvelle formation ?

Pronostic. — Il n'est pas grave. Il le devient lorsqu'on laisse arriver le ptérygion jusqu'au centre de la cornée, parce qu'il obscurcit alors la vision et que l'opération qu'on doit pratiquer laisse à sa suite une tache indélébile.

Traitement. — On ne peut débarrasser sûrement les malades que par une opération sanglante, et l'on ne doit pas attendre, pour la pratiquer, que le ptérygion se soit trop avancé sur la cornée, puisque la cicatrice est ordinairement opaque. Les cautérisations avec l'azotate d'argent pourraient suffire si le mal était récent, petit, et peu étendu ; mais elles seraient le plus souvent insuffisantes, et le mieux est de proposer de suite l'ablation.

Pour la pratiquer, le malade est assis ou, s'il le préfère, couché. Un aide écarte les paupières avec ses doigts ou avec l'élévateur de Pellier. On pourrait se servir aussi du bléphareirgon, dont nous parlerons plus longuement à propos du strabisme. Le chirurgien saisit le ptérygion par son milieu avec une pince à griffes, l'écarte de la sclérotique et de la cornée, et l'excise avec de petits ciseaux courbes. Souvent l'œil remue, et l'opérateur n'est pas maître de tout enlever du premier coup. S'il est resté une portion considérable de la tumeur, on recommence de suite. S'il ne reste qu'un très-petit fragment, on peut le laisser sans inconvénient, car il s'affaisse et disparaît en quelques jours. Lorsque la base du ptérygion est large, il ne faut pas chercher à l'enlever tout entier, car on s'exposerait à avoir une cicatrice trop étroite. L'important est d'ôter le plus exactement possible toute la portion qui est en rapport avec la cornée. Cette opération n'est ordinairement suivie d'aucun accident, pas même d'une inflammation très-prononcée de la conjonctive. La plaie se cicatrise sans suppurer, mais la cornée reste opaque au niveau de l'endroit où se trouvait la tumeur.

S'il y avait plusieurs ptérygions, il vaudrait mieux les opérer successivement à plusieurs jours d'intervalle que dans la même séance, afin d'éviter plus sûrement encore les accidents inflammatoires.

CHAPITRE SIXIÈME.

Tumeurs diverses de la conjonctive.

I. Græfe et Wardrop paraissent avoir rencontré sur l'œil des tumeurs sur la nature intime desquelles ils ne s'expliquent pas, et qui peut-être avaient une certaine analogie avec les nævi materni. Elles étaient remarquables en ce que leur surface donnait naissance à un certain nombre de poils. C'est pourquoi Græfe leur a donné le nom de *trichiasis bulbi*. Nous ne connaissons aucun fait de ce genre qui ait été observé en France. S'il s'en rencontrait, on devrait faire l'ablation de la petite tumeur.

II. Nous n'avons de même eu aucune occasion de rencontrer les tumeurs cartilagineuses, lipomateuses et tuberculeuses, dont quelques auteurs ont parlé.

III. Mackenzie rapporte deux observations intéressantes de tumeurs volumineuses, qui paraissaient s'être développées sur la conjonctive. Dans l'une, « la tumeur avait 7 pouces de long et 3 pouces et demi de circonférence ; elle pesait deux livres et demi. Suivant Abernethy, sa structure se rapportait à celle du *sarcôme pancréatique*. Elle avait aussi les caractères de ce tissu morbide, c'est-à-dire que son accroissement se faisait lentement et régulièrement, qu'elle n'avait de tendance ni pour l'inflammation ni pour la suppuration. » Dans l'autre, il s'agit d'une extirpation de l'hémisphère antérieur du globe de l'œil que fit Travers pour un cancer présumé ; mais on reconnut qu'il s'agissait d'une tumeur de couleur pourpre, qui cachait la cornée et lui adhérait dans une petite étendue en même temps qu'à la sclérotique. Travers, sans s'expliquer sur sa nature, croit qu'elle était formée par une dégénérescence de la conjonctive.

IV. Il n'y a pas de doute que des tumeurs cancéreuses et mé aniques peuvent prendre leur origine dans la conjonctive. Nous reviendrons sur ce sujet en parlant du cancer de l'œil et de ses principales formes.

2ᵉ SOUS-DIVISION.

Maladies de la cornée.

Les maladies de la cornée sont les taches et le staphylôme.

CHAPITRE PREMIER.

Taches de la cornée.

La transparence de la cornée est assez souvent troublée par des opacités, dont les unes sont la conséquence de l'âge, tandis que les autres surviennent à la suite de lésions traumatiques ou de kératites spontanées.

I. L'opacité sénile, appelée aussi *gérontoxon, arc sénile*, se présente sous la forme d'un anneau grisâtre qui entoure la circonférence de la cornée. Elle commence à la partie supérieure, se montre ensuite en bas, et plus tard en dedans et en dehors. Elle n'a pas plus de trois à quatre millimètres de large, et en conséquence n'arrive pas jusqu'au centre et ne peut obscurcir la vision. On doit regarder comme exceptionnel un fait cité par Ware et reproduit par M. Rognetta, dans lequel une opacité sénile occupait toute l'étendue de la cornée.

Cette lésion arrive à 50 ou 60 ans, rarement à 45 ou 50, et ses progrès sont toujours assez lents. Elle n'a pas d'autre inconvénient que de changer l'expression de la physionomie, et ne réclame d'ailleurs aucun traitement spécial.

II. Les cicatrices des piqûres et des coupures de la cornée sont fréquemment opaques, parce que le tissu de nouvelle formation ne prend pas la transparence du tissu normal. Cependant il n'en est pas ainsi dans tous les cas, et nous avons vu

en particulier les piqûres de la cornée à la suite
de la kératonyxis, les incisions à la suite de l'extraction de la cataracte, guérir sans opacité,
lorsque l'inflammation avait été modérée.

III. Les opacités consécutives aux kératites
offrent, sous le rapport de leur situation, de leur
étendue et de leur épaisseur, des différences assez
nombreuses, qu'on a coutume de rapporter à trois
variétés : la taie, l'albugo, le leucoma.

1° *Taie, tache, néphélion, nubécule.* On
a donné ces différents noms aux taches qui sont
bornées à la lame conjonctivale et aux couches
les plus superficielles de la cornée, et qui surviennent après les kératites superficielles ulcéreuses
ou non ulcéreuses. Les unes correspondent à la
périphérie, les autres au centre de la cornée. Ces
dernières sont les plus importantes, et ont plus
ou moins d'inconvénients suivant qu'elles sont
plus ou moins foncées. Ainsi quelquefois la tache
est d'un gris tellement clair qu'elle se voit à peine,
change peu l'expression de l'œil, et n'empêche pas
le passage des rayons lumineux. D'autres fois elle
a une teinte plus foncée, et se voit sans qu'on y
regarde de très-près : les objets sont alors aperçus
comme à travers un nuage ou un brouillard, mais les
malades s'habituent à ce genre de vision et finissent
par n'en être que très-médiocrement incommodés.

Les taies sont quelquefois compliquées d'une vascularisation anormale, qui donne lieu à des retours
plus ou moins fréquents d'inflammation aiguë.

Lorsqu'elles sont anciennes, elles ne peuvent
plus disparaître spontanément : on les voit même
augmenter d'étendue et d'épaisseur à chaque nouvelle bouffée inflammatoire. Tant qu'elles sont récentes, qu'elles n'ont pas plus de deux ou trois
mois de durée, elles peuvent, sinon s'effacer, du

moins diminuer sensiblement, et nous avons déjà dit, en parlant de la kératite, qu'on observe souvent ce résultat chez les enfants.

2° *Albugo.* On nomme ainsi des taches plus marquées, blanches et comme laiteuses, de la cornée, qui se forment à la suite des kératites interstitielles et occupent une épaisseur beaucoup plus grande que les précédentes.

Elles sont, comme les taies, variables en nombre et en étendue. Quelquefois il n'y en a qu'une seule, qui est plus ou moins large et correspond ou non à l'ouverture pupillaire. D'autres fois on en trouve deux ou trois qui sont disséminées sur les divers points de la membrane. Il n'est pas rare de rencontrer une ou plusieurs taies à côté des taches d'albugo.

Il n'y a guère d'autre signe physique que la coloration blanche de la tache. Quelquefois on trouve des vaisseaux anormaux ou une adhérence concomitante de l'iris à la cornée. Les signes fonctionnels manquent lorsque les taches sont situées à la périphérie ou qu'elles sont peu étendues. Plus elles sont rapprochées du centre de la cornée, plus elles obscurcissent la vision. Celles de l'hémisphère inférieur sont plus nuisibles sous ce rapport que celles de l'hémisphère supérieur, parce qu'on regarde plus souvent en bas qu'en haut. Celles de la moitié externe sont plus fâcheuses que celles de la moitié interne, parce qu'on a plus souvent besoin d'agrandir le champ de vision en dehors qu'en dedans.

Celles du centre abolissent complétement la vue, lorsqu'elles sont placées de manière à cacher entièrement la pupille. Si elles laissent un des côtés un peu libre, les rayons latéraux peuvent encore servir à la vision, et alors l'œil se porte instinctivement du côté opposé et finit quelquefois par devenir strabique.

3° *Leucoma.* Il serait peut-être difficile de trouver, dans les auteurs anciens et modernes, la signification rigoureuse du mot leucoma. Quelques cliniciens l'emploient comme synonyme de l'albugo. Les deux maladies se ressemblent en effet sous ce rapport qu'elles sont consécutives à la kératite et qu'elles forment des taches très-apparentes. Cependant, en général, le nom de leucoma exprime une altération plus grave, c'est-à-dire une opacité plus étendue en surface et en profondeur, d'un blanc plus mat, accompagnée d'autres lésions oculaires susceptibles d'empêcher la vision, telles que le staphylôme, l'atrésie de la pupille et la fausse cataracte.

4° *Opacité ostéique.* Aux variétés précédentes il faut ajouter l'opacité qui s'accompagne d'une ossification partielle ou générale de la cornée. Quand elle est partielle, elle peut occuper la couche superficielle, la couche profonde, ou les couches moyennes. Les cas de ce genre sont très-rares. Deux ont été cités par Wardrop (t. 1er, p. 72). Dans l'un, il a trouvé une lamelle osseuse entre les couches moyennes de la cornée devenue blanche. Dans l'autre, une lamelle semblable se rencontrait sur la face postérieure de la membrane. M. Rognetta rapporte quelques faits analogues qu'il emprunte à des chirurgiens anglais.

Traitement. — Il n'y a rien à faire contre les opacités séniles ni contre les leucomas anciens et bien organisés. On ne peut espérer quelque chose de l'intervention de l'art que dans les cas où l'opacité est récente, dans ceux où elle est circonscrite et peu profonde, et dans ceux où elle paraît entretenue par des vaisseaux anormaux.

Lorsqu'il s'agit d'une taie récente, on doit, surtout si le sujet est jeune, favoriser la résorption des matériaux plastiques par l'emploi de collyres faiblement astringents, et principalement par l'insufflation du collyre sec composé de calomel et de sulfate de zinc à parties égales.

Lorsqu'il y a des vaisseaux anormaux, leur excision est indiquée. Il est vrai que, s'il s'agit d'un albugo ou d'un leucoma complétement formé, l'opacité persiste ordinairement même après la disparition des vaisseaux ; mais cette disparition peut du moins avoir pour effet d'arrêter son accroissement. Si les vaisseaux étaient profonds, on ne pourrait les attaquer par l'excision. On a conseillé, pour les cas de ce genre, d'inciser la cornée comme dans l'opération de la cataracte par extraction, en donnant à l'incision assez d'étendue pour y comprendre le plus possible des vaisseaux anormaux. On suppose que ces derniers, interrompus dans leur continuité, peuvent s'affaisser et disparaître avant que la cicatrice soit faite. Cette opération, proposée par Wardrop, paraît avoir été exécutée avec succès par M. Riberi, de Turin. Nous ne saurions, quant à nous, la conseiller : à peine offrirait-elle quelques chances de succès dans les cas où les vaisseaux, au lieu d'entourer circulairement la cornée, correspondraient à une partie seulement de sa circonférence ; dans les autres cas, elle exposerait à des accidents inflammatoires sans avantages réels, parce que les vaisseaux se rétabliraient à peu près inévitablement au moyen des anastomoses et qu'ainsi alimentée l'opacité subsisterait.

Abrasion de la cornée. On a à diverses époques conseillé et abandonné une opération qui consiste à enlever la lamelle de la cornée sur laquelle se trouve la tache. Cette manœuvre était exécutée souvent par les oculistes ambulants du temps de Saint-Yves, qui en parle pour la critiquer et la rejeter. Demours cite également plusieurs observations dans lesquelles on enleva en sa présence quelques lames de la membrane devenue opaque, et on scarifia les autres avec la pointe d'un bistouri étroit : ces tentatives n'eurent pas de succès. Pellier paraît avoir fait la même chose dans deux ou trois cas. Cette opération, blâmée de nouveau par Scarpa et par Wenzel qui lui reprochaient d'exposer au retour de l'inflammation et de procurer une cicatrice aussi opaque que la tache primitive, était de nos jours tombée dans l'oubli, lorsqu'elle fut remise en honneur, en Allemagne, par Rosas (1833), en Angleterre, par Gulz (1842), et en France, par M. Malgaigne (*Journal de chirurgie*, t. II, p. 99). L'abrasion de la cornée n'est praticable et indiquée, d'après ce dernier auteur, que dans les cas où la tache est centrale et superficielle, et voici comment il la pratique. Le malade étant placé en face d'une fenêtre, un aide relève la paupière supérieure avec l'élévateur de Pellier, pendant qu'un autre maintient le globe de l'œil avec une érigne implantée dans la sclérotique. Le chirurgien abaisse la paupière inférieure avec sa main gauche, pendant qu'avec l'autre il porte la pointe d'un ténotome ou d'un couteau à cataracte au-dessous de la tache pour faire une petite incision circulaire. Il saisit ensuite le bord supérieur du petit lambeau avec une pince à griffes, et le dissèque de haut en bas. Quelquefois une légère traction suffit pour en achever la séparation. D'autres fois on est obligé de disséquer longtemps, et, dans ce cas, il faut prendre garde d'enlever une trop grande épaisseur ou de porter l'instrument tranchant trop en arrière, car on s'exposerait à pénétrer dans la chambre antérieure. Si la tache occupait une large surface, on ne devrait pas chercher à l'ôter en totalité ; il suffirait d'en circonscrire une portion circulaire au niveau de la pupille. On voit après l'opération une dépression, qui à la longue s'efface ou diminue sensiblement. Il paraît incontestable que, dans quelques cas, la cicatrice consécutive est restée transparente et que la vision s'est rétablie. M. Malgaigne a montré à l'Académie de médecine, en 1845, une jeune fille opérée depuis trois ans, chez laquelle un bon résultat s'était maintenu. M. Lepiez a inséré dans le Journal de chirurgie (t. iv, p. 188) une observation non moins concluante, et M. Szokalski assure avoir obtenu quinze succès complets sur trente-deux yeux abrasés (*Revue médico-chirurgicale*, t. xv). Mais à côté de ces faits, il en est d'autres dans lesquels la tache a persisté même après plusieurs abrasions successives, soit qu'elle n'ait pu être enlevée tout entière à cause de sa profondeur, soit que la cicatrice ait pris de l'opacité, comme cela arrive souvent à la suite des plaies de la cornée. Il en est quelques-uns dans lesquels des accidents inflammatoires sérieux sont survenus : M. Szokalski en signale deux exemples.

L'abrasion de la cornée est en définitive une opération qui doit rester : seulement elle ne convient qu'aux opacités centrales, qui abolissent ou affaiblissent notablement la vision et qui en même temps occupent les couches superficielles de la membrane. Ces conditions se présentant rarement, elle ne se trouve bien indiquée que dans un petit nombre de cas. D'un autre côté, quand on la pratique, on ne doit pas trop compter sur un succès, puisqu'il est constant que l'opacité peut se rétablir.

Kératoplastie. Quelques chirurgiens de la fin du dernier siècle avaient eu l'idée, pour les leucomas et les albugos incurables, d'enlever la membrane opaque et de la remplacer par une cornée superficielle en verre, en corne ou en écaille fine, percée à sa circonférence de trous qui permettaient de l'assujettir à la sclérotique. Cette opération est décrite par Pellier dans le Précis du cours d'opérations sur la chirurgie des yeux, p. 94. Il va sans dire qu'une pareille tentative ne pouvait réussir ni rester dans la pratique.

De nos jours, au lieu d'une membrane artificielle, on a proposé de substituer à la cornée devenue opaque une cornée naturelle prise sur un animal vivant, un porc, une brebis, ou un lapin. Cette opération, qui a pris naissance en Allemagne, est donc une autoplastie par transplantation et elle a reçu le nom de *kératoplastie.* Essayée sur les animaux par MM. Reisinger, Thomé et Feldmann, elle paraît avoir été exécutée deux fois sur l'homme par M. Wutzer. Chez les animaux comme chez l'homme, les cornées transplantées ont contracté des adhérences, mais sont devenues opaques et inutiles pour la vision. On pourra lire l'exposé de ces tentatives dans le mémoire de M. Feldmann (*Archives gén. de méd.*, 4ᵉ sér., tome v), et en tirer cette conclusion que la kératoplastie offre trop peu de chances de succès pour qu'on doive la tenter de nouveau chez l'homme.

Pupille artificielle. Une dernière opération à laquelle on peut songer dans les opacités incurables qui empêchent la vision est celle de la pupille artificielle. Nous ne nous étendrons ici ni sur les indications ni sur les détails du manuel de cette opération, parce que nous en parlons plus loin dans un article spécial.

CHAPITRE SECOND.

Staphylôme de la cornée.

On appelle ainsi la tumeur qui est formée par la propulsion en avant de la cornée au delà des limites de sa courbure naturelle. Elle présente, suivant qu'elle est opaque ou transparente, deux variétés, qui sont désignées par les noms de *staphylôme opaque* et *staphylôme pellucide*.

Art. Ier. — Staphylôme opaque.

Variétés anatomiques. — On dit que le staphylôme est total, lorsqu'il est formé par tout le contour de la cornée, et partiel, lorsqu'il est formé par une partie seulement de cette membrane.

1° Le *staphylôme total* est le plus souvent arrondi ou sphérique. Dans quelques cas rares, il est conique et le sommet du cône répond au centre de la cornée : nous verrons tout à l'heure que cette forme implique en général des dispositions anatomiques particulières et un mode de développement spécial.

On peut regarder comme une variété du staphylôme sphérique celui dans lequel la surface arrondie est divisée en deux, trois, ou quatre portions, par un sillon plus ou moins profond qui lui donne une apparence lobulée.

L'opacité est ordinairement d'un gris de perle, mais elle n'est pas partout uniforme : on la trouve plus foncée en certains points et moins en d'autres ; quelques parties de la tumeur peuvent même être restées transparentes.

Si l'on dissèque un staphylôme sphérique, on trouve que la membrane qui sert de limite antérieure à l'œil, non-seulement est plus opaque que la cornée, mais en même temps est plus épaisse et parcourue par des vaisseaux sanguins évidents. Elle est confondue, dans une partie ou dans la totalité de son étendue, avec l'iris. Cette dernière membrane manque ou est perforée dans les endroits où elle n'est pas adhérente; en effet, son tissu, qui est peu extensible, s'est déchiré à l'époque où la cornée, en s'allongeant, l'a entraîné avec elle. C'est pour cette raison que les perforations de l'iris sont d'autant plus larges et multipliées que la tumeur est plus volumineuse.

La chambre antérieure n'existe plus; la postérieure, formée par tout l'espace qui existe entre le staphylôme et le cristallin, est remplie par l'humeur aqueuse. Le cristallin et le corps vitré ont conservé leur état naturel; quelquefois cependant le dernier est légèrement liquéfié.

Dans certains cas, il y a une accumulation considérable d'humeur aqueuse et une augmentation notable du volume de l'œil, au niveau de la sclérotique : le staphylôme est alors compliqué d'hydrophthalmie. Dans d'autres, la sclérotique, au lieu d'être uniformément distendue, l'est plus en quelques points que dans les autres et présente alors un aspect staphylomateux. C'est un staphylôme de la sclérotique qui accompagne celui de la cornée.

Si l'on dissèque un staphylôme conique, on trouve également l'iris et la cornée confondus; mais, derrière ces membranes, il n'y a pas d'espace qui rappelle les chambres de l'œil : le cristallin est appliqué sur la partie postérieure du staphylôme directement ou par l'intermédiaire de fausses membranes plus ou moins solides. Par suite de ces dispositions et surtout de l'absence de liquide intérieur, la tumeur n'arrive jamais à un volume aussi considérable que celle du staphylôme sphérique.

Les cas de ce genre étant d'ailleurs très-rares, on n'a peut-être pas eu l'occasion d'en étudier suffisamment tous les détails.

2° Le *staphylôme partiel* peut occuper l'un des points de la cornée; mais on l'observe de préférence à la partie inférieure, parce qu'il est ordinairement consécutif à l'onyx et que celui-ci apparaît surtout au bas de la cornée. La couleur est toujours blanche ou d'un gris de perle. Dans les autres points, la cornée a conservé sa transparence, mais il est rare qu'on aperçoive nettement derrière elle l'iris et la chambre antérieure, soit parce que l'iris lui est accolé, soit parce que cette membrane est déchirée ou détruite.

Étiologie. — La cause principale de cette maladie est le ramollissement et la perforation de la cornée, qui ont lieu dans beaucoup de kératites. Le staphylôme sphérique arrive de préférence à la suite des ophthalmies purulentes. Les enfants y sont plus particulièrement exposés : aussi, lorsque, dans l'ophthalmie purulente des nouveau-nés, la cornée se prend, doit-on s'attendre à voir consécutivement le staphylôme. C'est de même un résultat très-ordinaire de l'ophthalmie blennorrhagique. Voici comment on explique généralement dans ces cas la formation de la tumeur. La cornée s'infiltre de pus ou de matière plastique, sa consistance diminue, ses lames superficielles s'ouvrent pour laisser sortir ces produits, une perforation s'établit même en quelques points et donne issue à l'humeur aqueuse. L'iris est repoussé dès lors contre cette membrane, et vient même s'engager dans l'ouverture, pourvu que celle-ci soit assez grande. La perforation se cicatrise, mais les deux membranes accolées et confondues sont trop molles pour résister à la pression exercée de dedans en dehors par l'humeur aqueuse à tout instant et surtout pendant la contraction des muscles de l'œil. Elles cèdent donc et se laissent allonger, jusqu'à ce qu'elles soient devenues plus résistantes et plus épaisses par le travail d'organisation complémentaire qui s'établit ; et, comme ce travail est terminé plus ou moins promptement suivant l'étendue des lésions de la cornée, il en résulte que le staphylôme arrive à des proportions plus ou moins considérables.

Nous faisons intervenir dans ce mode de formation le ramollissement de la cornée, sa perforation, et la pression intérieure par l'humeur aqueuse. On peut admettre aussi avec Sanson que la quantité de ce dernier liquide est augmentée, soit parce que la sécrétion est devenue plus abondante, soit parce que l'absorption est diminuée.

De ce qui vient d'être dit résulte que le tissu qui forme le staphylôme sphérique n'est autre que celui de la cornée épaissie et confondue avec l'iris. Les auteurs anglais, et en particulier Warthon Jones et Mackenzie, comprennent autrement la structure de la tumeur. Pour eux, c'est un tissu cicatriciel ou de nouvelle formation qui la constitue essentiellement. Il y aurait, comme point de départ, une perforation étendue de la cornée ; l'iris viendrait s'y présenter, et sur cette membrane se déposerait de la lymphe plastique, qui s'organiserait peu à peu et céderait à la distension tant qu'elle n'aurait pas acquis une assez grande solidité. Sans doute il est nécessaire de faire intervenir ce mécanisme pour les endroits où la cornée a été perforée, mais ce serait aller au delà de ce qu'enseigne l'observation que d'admettre pour le staphylôme entier une formation cicatricielle, car on voit rarement une perforation qui comprenne toute la cornée, et cependant les staphylômes généraux sont assez communs. D'un autre côté, les suites du traitement chirurgical, dont nous parlerons bientôt, viennent contredire cette théorie, car on enlève une grande partie de la cornée et cependant la cicatrice reste aplatie. C'est donc surtout par suite de son ramollissement que la cornée se laisse allonger dans les points où elle n'avait pas été perforée.

Le mode de formation que nous avons admis permet d'ailleurs de comprendre la coïncidence assez fréquente du kératocèle avec le staphylôme, l'opacité de la tumeur, et sa vascularisation tant générale que partielle.

Le staphylôme conique s'établit à peu près de la même manière. La principale différence consiste en ce que l'humeur aqueuse, après s'être écoulée ou résorbée, ne se reproduit pas. En conséquence la pression sur la cornée est moindre, et la tumeur ne devient pas aussi considérable. On admet que cette variété de staphylôme se forme à la suite des ophthalmies profondes compliquées de kératite, ophthalmies dans lesquelles les chambres de l'œil sont promptement remplies de matière plastique et par suite deviennent impropres à la reproduction de l'humeur aqueuse.

Le staphylôme partiel a pour origine la kératite dans laquelle le ramollissement et l'infiltration n'ont occupé qu'une partie de la cornée, comme on l'observe en particulier dans l'onyx. C'est toujours le même mécanisme, savoir : perforation, issue de l'humeur aqueuse, fusion entre l'iris et la cornée, allongement de cette dernière et des couches plastiques épanchées au niveau de la perforation.

Symptômes.— Le staphylôme de la cornée est, dans tous les cas, une cause de difformité par sa cou-

leur et sa saillie anormales. Il donne rarement lieu
à des troubles fonctionnels, lorsqu'il ne dépasse
pas sensiblement le niveau des paupières. Lorsqu'il
les dépasse, il occasionne au contraire de la gêne
et même de la souffrance. En effet, incessamment
exposée au contact de l'air et irritée par les mouvements des bords palpébraux, la tumeur est habituellement enflammée : il y a de la rougeur et
du larmoiement, le malade ne peut s'exposer à l'air
sans souffrir davantage ; de temps à autre, sans
cause connue ou après la plus légère excitation, la
phlegmasie passe tout à fait à l'état aigu. On observe du reste des différences individuelles remarquables. Nous avons vu des sujets chez qui le staphylôme, quoique saillant, n'occasionnait d'autre
inconvénient que celui de la difformité.

La faculté de voir est entièrement perdue, lorsque l'opacité est générale. Pour peu qu'il reste de
transparence à la cornée et que l'iris présente
une ouverture normale ou accidentelle, la vue peut
être conservée, mais elle est toujours notablement
affaiblie.

Le staphylôme sphérique entraîne moins nécessairement la cécité que le staphylôme conique. En
effet, dans ce dernier, il s'est toujours formé une
fausse cataracte, et la rétine s'est altérée à la
suite de l'ophthalmie profonde qui a été le point
de départ de la tumeur.

Le staphylôme partiel est celui dans lequel on
trouve le plus souvent un reste de vision.

Abandonnée à elle-même, cette affection peut
rester indéfiniment stationnaire. Quelquefois, après
une série d'inflammations plus ou moins intenses,
la cornée s'ulcère, se perfore, et laisse échapper
une partie des milieux de l'œil. Si la perforation
était assez étendue pour donner issue au cristallin

et à l'humeur vitrée, la tumeur pourrait s'affaisser et disparaître comme à la suite de l'opération dont nous parlerons tout à l'heure; mais, comme cette ouverture spontanée est habituellement trop étroite, les liquides ne s'écoulent que très-incomplétement, et, après la cicatrisation, le staphylôme reprend ses dimensions et son aspect primitifs.

Traitement. — Si le staphylôme est en voie de formation ou s'il est récent, on doit chercher à lui donner promptement la solidité et la résistance qui lui manquent. On y parvient quelquefois avec la cautérisation répétée tous les trois ou quatre jours. Richter se servait du beurre d'antimoine. L'azotate d'argent est aussi efficace et plus commode à employer. On pourrait y parvenir encore au moyen de la compression exercée sur l'œil par l'intermédiaire des paupières; mais ce mode de traitement est désagréable, et la plupart des malades consentiraient d'autant moins à l'employer qu'il faudrait le continuer longtemps et que son efficacité doit cependant à l'avance être considérée comme très-douteuse.

Lorsque la maladie s'est développée malgré la cautérisation ou qu'elle est trop ancienne pour céder à ce moyen, on a à choisir entre deux partis : l'abandonner à elle-même, ou recourir à une opération qui permette l'affaissement de la tumeur et corrige ainsi la difformité et la prédisposition aux phlegmasies.

Le premier parti doit être conseillé toutes les fois que la vision est conservée, même à un très-faible degré, comme cela arrive souvent dans le staphylôme partiel. On a seulement alors une indication particulière à remplir, celle de tenir dilatées, la pupille naturelle, si elle existe encore, ou les ouvertures accidentelles, lorsqu'il s'en rencontre.

Pour cela des instillations de belladone doivent être faites de temps en temps.

L'opération est formellement indiquée, et le chirurgien doit la déclarer indispensable, lorsque le staphylôme est une cause continuelle de douleurs et d'inflammation en même temps que de cécité.

Dans les cas où, le staphylôme étant indolent, le malade veut être débarrassé de sa difformité, on peut satisfaire son désir. On fait alors une opération de complaisance ; mais, comme elle est sans gravité, elle est du nombre de celles que le chirurgien peut pratiquer sans être taxé de témérité.

Manuel opératoire. 1° Nous supposons d'abord le cas le plus fréquent, celui d'un staphylôme général sphérique. L'indication est d'emporter une portion assez grande de la tumeur, pour substituer une surface aplatie à la surface convexe, en conservant, s'il est possible, un moignon mobile, sur lequel puisse être placé ultérieurement un œil de verre.

On choisit, pour pratiquer l'opération, un moment où l'œil n'est pas enflammé, et on l'exécute de la manière suivante.

Le malade étant assis, un aide élève la paupière supérieure avec un doigt et au besoin fixe l'inférieure avec l'autre doigt. Le chirurgien commence par implanter dans la partie la plus proéminente du staphylôme, afin de fixer le globe de l'œil, une érigne double qu'il tient avec une de ses mains, pendant que de l'autre il conduit le couteau à cataracte pour tailler un lambeau semblable à celui de l'opération par extraction. Ce lambeau taillé, il en coupe la base avec des ciseaux, en le tendant préalablement avec l'érigne double ou avec des pinces. Ce lambeau doit avoir cinq à six millimètres de diamètre pour un staphylôme de petite dimension, dix à douze pour un gros staphylôme.

Au moment de la section, l'humeur aqueuse s'échappe. Il n'est pas impossible que le cristallin sorte en même temps; mais on ne doit faire aucune pression ni aucune tentative pour provoquer sa sortie, car on pourrait craindre que l'humeur vitrée, devenue plus fluide qu'à l'état normal, ne s'échappât à son tour et qu'en conséquence le moignon ne fût réduit à de trop petites dimensions.

Le pansement se compose de linges mouillés d'eau froide, qu'on maintient avec un bandeau. Le malade est mis au-lit et tenu à un régime sévère. Pendant les jours qui suivent, une inflammation modérée se développe. L'ouverture faite au devant de l'œil semble rester béante; mais en réalité elle est fermée de bonne heure par une substance plastique, mince, et transparente, qui s'oppose à la sortie des milieux conservés dans l'œil. Au bout de quelques jours, cette ouverture se rétrécit, puis elle se resserre de plus en plus par la rétraction de la substance plastique, et enfin elle s'oblitère entièrement, tant par le rapprochement de ses bords que par l'organisation définitive de la matière qui s'était épanchée dès les premiers jours.

On ne met l'œil de verre en place qu'à l'époque où l'inflammation est tout à fait terminée, ce qui n'a guère lieu qu'au bout de deux ou trois mois. Avant ce temps, il ne pourrait être supporté.

Quelques accidents peuvent survenir après cette opération. Le principal est un épanchement de sang dans l'œil. Ce liquide, en se coagulant, forme au delà de la plaie une tumeur rouge, qui, vers le troisième ou quatrième jour, peut être devenue assez volumineuse pour soulever les paupières, les colorer en noir, et occasionner une gêne notable dans leur circulation. Quand cet accident arrive, on doit insister sur les réfrigérants et enlever avec précaution la partie la plus antérieure du caillot. On tâche de laisser en place le sang qui correspond à la section elle-même, parce qu'il bouche les vaisseaux ouverts, et il suffit d'enlever celui qui forme la saillie pour faire disparaître les inconvénients de la compression prolongée des paupières. On renouvelle l'opération tous les deux ou trois jours, jusqu'à ce que le caillot cesse de se reproduire.

Une inflammation suppurative peut survenir : il y a dès lors une douleur plus forte et des symptômes généraux. Le pus, formé à l'intérieur de la coque oculaire, se fait jour en entraînant la matière plastique déjà épanchée, le cristallin, et une portion du corps vitré. Le moignon oculaire se réduit dès lors à de petites proportions et devient trop exigu pour supporter un œil de verre. Dans quelques cas, sans qu'il y ait suppuration, le cristallin s'échappe, au bout de plusieurs jours, à travers la substance plastique qui formait au devant de l'œil une couche trop mince. Après cette issue, les choses marchent comme à l'ordinaire ; seulement le moignon est encore dans des conditions moins favorables pour supporter l'œil de verre, parce qu'il est moins gros et moins mobile.

2° S'il y avait complication de staphylôme de la sclérotique, il faudrait emporter une partie de cette membrane avec la cornée, et prévoir encore des conditions désavantageuses pour la prothèse oculaire.

3° S'il s'agit d'un staphylôme conique, on doit considérer d'abord qu'il est peu saillant et par suite peu douloureux. En outre, comme il n'y a pas d'humeur aqueuse et que le cristallin touche l'iris et la cornée, on doit s'attendre, si l'on opère, à vider l'œil et à se trouver encore dans de mauvaises conditions pour la prothèse. L'opération serait donc moins utile et ne devrait pas être offerte au malade comme une ressource aussi avantageuse que dans le cas précédent. On l'exécuterait d'ailleurs de la même manière.

4° Pour le staphylôme partiel, l'opération serait la même que pour le staphylôme général ; seulement il ne serait pas nécessaire d'enlever un lambeau aussi considérable.

Art. II. — Staphylôme pellucide.

Le staphylôme pellucide est celui dans lequel la cornée a conservé sa transparence, sinon totalement, au moins dans la plus grande partie de son étendue.

Cette maladie est très-rare. Elle diffère de la précédente, non-seulement en ce qu'elle ne s'accompagne pas d'opacité, mais encore en ce qu'elle n'est pas consécutive aux ophthalmies et paraît due à un vice de nutrition ou de conformation.

C'est pour cette raison sans doute que plusieurs auteurs ne l'ont pas décrite comme staphylôme et en ont parlé sous une autre dénomination, que, par exemple, Weller l'appelle *propulsion conique de la cornée*, Mackenzie *conicité de la cornée*, et que Scarpa en fait connaître un exemple en se demandant et n'osant pas décider s'il s'agit ou non d'un staphylôme.

Caractères anatomiques. — Le staphylôme pellucide peut être arrondi et consister par conséquent en une exagération de la convexité normale de la cornée ; mais cette forme doit être très-rare, et, si elle existe, ne pas donner lieu à des troubles fonctionnels appréciables, car les auteurs la signalent à peine et nous n'en avons

rencontré aucun exemple dans la pratique. Le
plus ordinairement, il a la forme d'un cône, dont
le sommet, saillant en avant, répond au centre de
la cornée. Ce sommet est transparent comme le
reste, mais, dans quelques cas, il présente une
légère opacité. M. Sichel a même prétendu que
cette opacité existe dans tous les cas (*Bulletin de
thérapeutique*, t. XXIII). C'est une erreur,
car nous avons vu un malade chez lequel il n'y
avait pas et il n'y avait jamais eu le moindre trouble de la cornée, et M. Desmarres a observé des
cas du même genre. On n'a pas assez étudié cette
affection, qui en définitive est rare, pour savoir
positivement s'il y a ou non amincissement au niveau du sommet du cône.

Étiologie.—Les causes sont tout à fait inconnues. Dans l'opinion de M. Sichel, le point de départ
de la maladie est toujours une kératite ulcéreuse
et un ramollissement inflammatoire de la partie
centrale de la cornée ; mais, puisque ces lésions
manquent quelquefois, on est obligé d'admettre, au
moins pour ces cas, un autre mode de formation.
Sans doute il faut toujours invoquer un ramollissement en vertu duquel la cornée, devenue moins résistante, cède à l'action des muscles de l'œil ; mais
ce ramollissement, au lieu de s'expliquer par un
travail phlegmasique, serait dû à un trouble mys-
térieux de la nutrition, trouble que Mackenzie
semble indiquer lorsqu'il parle de quelque action
anormale des vaisseaux nourriciers de la cornée.

Cette affection commence habituellement par
un seul œil, mais elle envahit presque toujours
l'autre au bout d'un certain temps, ce qui ajoute
beaucoup à sa gravité.

Symptômes. — Le malade accuse d'abord de la
myopie, à cause de l'augmentation de convexité

de la cornée ; puis il survient de la diplopie et la vue se trouble, parce que les images ne tombent plus régulièrement sur la rétine. A mesure que la maladie devient plus ancienne, ces symptômes augmentent, la vision s'affaiblit de plus en plus, et, si les deux yeux sont pris, elle peut finir par se perdre entièrement.

Diagnostic. — Il est souvent difficile. Les malades accusent un trouble de la vue, un brouillard ou un nuage, qu'on est disposé à expliquer par une amaurose commençante : on cherche de suite s'il y a quelque changement dans les dimensions et les mouvements de la pupille, et, pour peu qu'on trouve une modification même passagère et que la forme nouvelle de la cornée échappe à l'attention, on attribue les symptômes à une amblyopie ; ou bien, si une inflammation accidentelle de l'œil ou des paupières vient s'ajouter à la déformation, on peut croire qu'il s'agit seulement d'une ophthalmie. Tous les doutes sont levés si l'on examine la cornée avec assez d'attention, car on aperçoit alors la saillie brillante formée par le sommet du cône : pour la bien voir, il faut examiner de très-près et regarder alternativement en face et de côté.

Pronostic. — Il est d'autant plus grave que le mal est à peu près irremédiable. Quand les deux yeux se prennent l'un après l'autre, ce qui est le cas le plus ordinaire, on peut prévoir que la vue se perdra au bout de quelques années.

Traitement. — Il faut essayer d'amener dans la vitalité de la cornée une modification qui puisse lui rendre sa forme naturelle. Ce résultat est fort difficile à obtenir ; cependant on ne doit pas le regarder comme impossible ni désespérer trop tôt les malades en déclarant leur affection incurable.

Il faut distinguer les cas. Si la vision n'est qu'affaiblie ou brouillée, les collyres astringents au sulfate de zinc ou de cuivre, les cautérisations faites de temps en temps avec l'azotate d'argent, les vésicatoires volants au front et à la nuque, les révulsifs sur le canal intestinal, seront mis en usage; on en continuera l'emploi pendant longtemps, et on cessera lorsque leur inefficacité sera démontrée. Il faut conseiller d'éviter les travaux qui exigent une certaine fatigue des muscles oculaires, tels que ceux de couture et de broderie fine pour les femmes, ceux de lecture ou d'écriture à la lumière artificielle pour les hommes. Il est certain, en effet, que l'action incessante et prolongée des muscles doit accroître l'allongement de la cornée en augmentant la pression exercée sur elle par l'humeur aqueuse.

Tant que la vision n'est pas abolie, on ne doit pas songer à une opération; mais si la vue est tout à fait perdue, soit parce que le staphylôme occupe les deux yeux, soit parce que, l'un des deux yeux étant atteint, l'autre est depuis longtemps privé de ses fonctions par une autre maladie, on peut se demander si quelque opération ne serait pas indiquée et praticable.

Celles qu'on a conseillées sont : 1° l'extraction ou le broiement du cristallin; 2° la ponction de la cornée, pour évacuer l'humeur aqueuse.

La première a été faite par W. Adams, ce chirurgien ayant remarqué qu'une dame, atteinte de cataracte et de conicité de la cornée sur les deux yeux, avait retrouvé une vue assez bonne à la suite de l'opération par extraction. Dans un autre cas où il y avait conicité sans cataracte, il fit l'extraction sur l'un des yeux et la vue s'améliora; la malade devint capable de distinguer des objets très-fins, ce qu'elle ne pouvait faire avant l'opération. Nous ne connaissons aucun autre cas dans lequel cette méthode ait été exécutée.

La ponction simple serait suivie sans doute de la reproduction prompte de l'humeur aqueuse et du retour de la maladie : c'est pourquoi l'on a conseillé de faire après la ponction, pendant un certain temps, la compression sur l'œil par l'intermédiaire des paupières. Cette méthode serait-elle plus efficace ? Nous voudrions le croire, mais il nous paraît bien difficile que la compression puisse être assez forte et surtout continuée assez longtemps pour s'opposer à la reproduction de la même quantité d'humeur aqueuse. Nous ne connaissons d'ailleurs aucun exemple de succès. Or, s'il en existait, n'est-il pas probable qu'on les aurait fait connaître ? M. Desmarres dit bien qu'il a employé ce moyen avec avantage dans deux cas de staphylôme transparent, mais il ne donne pas d'autres détails, et ceux-là sont en vérité trop brefs pour qu'on soit autorisé à croire que les guérisons ont été durables.

En résumé, on pourra, dans les cas désespérés, essayer l'une ou l'autre de ces opérations, mais on ne doit pas se dissimuler qu'une inflammation peut survenir consécutivement et que le résultat est des plus incertains.

3ᵉ SOUS-DIVISION.

Maladies de la sclérotique.

I. On a quelquefois observé sur l'œil des taches noires, sans saillie ni tumeur appréciables, placées sous la conjonctive, et appartenant évidemment à la sclérotique. Ces taches sont congéniales, formées par l'infiltration d'une matière colorante

noire dans les mailles fibreuses, et dues à une sorte
d'aberration du pigment. On peut les comparer
aux taches pigmentaires de la peau.

II. La coloration bleuâtre que paraît offrir la
sclérotique chez certains individus ne doit pas
être comptée au nombre des maladies propres à
cette membrane : elle est due à ce que le tissu fibreux, plus mince que dans l'état normal, laisse
apercevoir la couleur foncée de la choroïde. Elle
se rencontre assez souvent chez les enfants, et disparaît avec l'âge. Quand elle persiste, elle indique
en général une faiblesse de la constitution : nous
l'avons, par exemple, rencontrée quelquefois sur
les phthisiques et sur les femmes chlorotiques.

III. On aperçoit quelquefois, sur un ou plusieurs points de la sclérotique, de petites tumeurs
grosses environ comme des grains de chènevis, de
couleur bleuâtre, qui ne gênent en rien la vision
ni les mouvements des paupières. Chacune d'elles
est formée par un amincissement partiel et une
propulsion consécutive du tissu fibreux avec la choroïde qui le double et qui lui donne son aspect
bleuâtre. Ces sortes de tumeurs ne réclament aucun traitement.

La seule lésion qui mérite une description spéciale est le staphylôme.

Staphylôme de la sclérotique.

Nous donnons ce nom à la tumeur formée par
la propulsion de la sclérotique, amincie, au delà de
ses limites naturelles.

Comme celui de la cornée, il peut être général
ou partiel.

Le *staphylôme général* est excessivement
rare. Il se produit, ainsi que nous l'avons dit à l'oc-

casion de la choroïdite, dans certaines ophthalmies avec liquéfaction et augmentation de l'humeur vitrée. Si, en pareil cas, la sclérotique se laisse distendre sans trop s'amincir, elle forme la saillie uniformément arrondie que l'on trouve dans l'hydrophthalmie et qui n'est pas ou n'est que médiocrement colorée par la choroïde. Mais si, en même temps que la pression intérieure a lieu, la membrane fibreuse subit un amincissement considérable, elle se laisse soulever par places et forme une série de bosselures, colorées en noir ou en bleu par la choroïde qui se voit à travers la sclérotique amincie. Tantôt la cornée ne prend aucune part à la maladie, tantôt elle devient staphylomateuse en même temps.

Cette affection s'annonce par une tumeur irrégulière, bosselée, de couleur plus ou moins foncée, qui se voit à la place occupée habituellement par le blanc de l'œil, qui entoure la cornée et quelquefois la dépasse, en sorte que celle-ci paraît située au fond d'une dépression qui se meut avec le globe de l'œil, et dont une partie des bosselures se dessine à travers les paupières qu'elles soulèvent.

La vision est perdue, parce qu'il y a toujours une lésion concomitante de la rétine et de la plupart des milieux. On doit en effet regarder le staphylôme comme la conséquence d'un trouble nutritif de la sclérotique et de la choroïde, coïncidant lui-même avec un trouble du corps vitré et de la rétine incompatible avec l'exercice de la vision.

La tumeur du staphylôme général ressemble beaucoup à celle de certains cancers mélanés, et l'on doit s'y tromper d'autant plus facilement que la première de ces maladies est beaucoup moins commune que la seconde.

Le diagnostic peut être établi : 1° par l'absence

de douleurs, tandis qu'il y en a souvent dans le cancer ; 2° par l'absence de productions blanchâtres ou grisâtres au fond de l'œil, comme on en trouve fréquemment dans cette dernière affection ; 3° par les commémoratifs, qui font savoir que la tumeur a commencé avant que la vision ait été perdue, tandis que le cancer qui vient former une tumeur aussi considérable commence presque toujours par altérer la vision. Néanmoins, comme il y a des cancers indolents, sans opacité profonde, sans lésion primitive de la vue, il serait permis de conserver des doutes jusqu'au moment où l'on ferait l'examen anatomique de la pièce.

Cette affection ne pouvant pas guérir spontanément, il faut ou l'abandonner à elle-même ou pratiquer une opération. Comme elle est facilement prise pour un cancer, il est probable que l'on a fait et que l'on fera encore plus d'une fois l'extirpation de l'œil ; mais, si le diagnostic était bien établi, il vaudrait mieux extirper la partie antérieure de l'œil, de façon à conserver un moignon sur lequel pourrait être placé plus tard un œil de verre.

B. Le *staphylôme partiel* peut occuper la partie antérieure ou conjonctivale de la sclérotique ou sa partie postérieure.

1° Le *staphylôme de la partie antérieure* se trouve ordinairement tout à fait en avant, au voisinage de la cornée, et forme une tumeur grosse comme un pois, une noisette, ou une bille. Cette tumeur est habituellement constituée par la sclérotique amincie et par la choroïde, qui ont contracté des adhérences et se comportent l'une par rapport à l'autre à peu près comme l'iris par rapport à la cornée dans le staphylôme de cette dernière. La tumeur offre alors une coloration bleuâtre. D'autres fois la choroïde n'a pas pris part à la distension, soit parce qu'elle a été déchirée, soit parce qu'un liquide plus ou moins abondant s'est interposé entre elle et la sclérotique.

Cette maladie est quelquefois causée par une contusion qui a déchiré partiellement la sclérotique et l'a rendue moins résistante; mais, dans la plupart des cas, elle arrive spontanément à la suite de ces ophthalmies internes prolongées que Mackenzie attribue à la choroïdite et sur lesquelles nous nous sommes expliqués précédemment (voir page 293). Quel que soit leur point de départ véritable, il est incontestable que ces ophthalmies s'accompagnent parfois d'un trouble nutritif, à la suite duquel la sclérotique devient moins résistante et se laisse distendre, ou par le liquide normal augmenté, ou par un liquide anormal épanché entre la sclérotique et la choroïde.

Les symptômes se réduisent à la présence d'une tumeur irrégulière, mobile avec l'œil, et à un affaiblissement ou à une perte de la vision, avec une partie des phénomènes dont nous avons tracé le tableau à propos de la choroïdite.

Le diagnostic est encore difficile à cause de la rareté de cette tumeur. Quand par hasard on la rencontre, on croit toujours qu'il s'agit d'un cancer. L'un de nous, M. Gosselin, a eu entre les mains un œil enlevé comme cancéreux, il y a quelques années, par un chirurgien célèbre de Paris, et sur lequel la tumeur était cependant formée par un staphylôme partiel. Il est vrai qu'en même temps la vision était perdue par suite de l'ophthalmie profonde qui avait existé antérieurement et qu'en conséquence l'opération n'avait pas été trop nuisible. Les deux maladies pourraient cependant se distinguer à l'aide des caractères suivants. La tumeur formée par le staphylôme est molle, dépressible et jusqu'à un certain point fluctuante, tandis que celle du cancer est assez résistante. La première offre çà et là des points très-amincis, au niveau desquels on aperçoit la choroïde ou le corps vitré, ce qui lui donne un aspect brillant comparable à celui de la cornée; on ne voit rien de semblable dans la seconde. Enfin le staphylôme a été précédé d'une ophthalmie profonde qui n'a pas existé dans le cancer, et il ne s'accompagne pas de l'amaigrissement et de la cachexie qu'on remarque souvent dans cette dernière maladie.

La tumeur abandonnée à elle-même pourrait s'ouvrir, s'affaisser, et disparaître pour toujours; mais le plus souvent elle reste stationnaire comme celle du staphylôme cornéen.

Il n'y a rien à faire tant que la vue s'est conservée intacte. Si elle était perdue et que le malade tînt à être débarrassé de sa difformité, on pourrait pratiquer une ponction et faire sortir assez de liquide pour affaisser la tumeur : une récidive aurait lieu probablement, et alors il faudrait emporter une partie du staphylôme, vider l'œil, et placer ultérieurement un œil de verre.

2º Le *staphylôme de la partie postérieure* de la sclérotique ne fait pas de saillie appréciable et par conséquent n'occasionne pas de difformité. C'est une lésion rare, qui, comme les précédentes, arrive quelquefois à la suite de la variété d'ophthalmie qu'on a appelée dans ces derniers temps choroïdite. Elle ne donne lieu à aucun symptôme ni à aucune indication thérapeutique. Scarpa en a trouvé sur le cadavre deux exemples, dans lesquels la tumeur, occupant l'hémisphère postérieur de l'œil en dehors du nerf optique, avait le volume d'une noisette et était formée par la choroïde et par la sclérotique devenue aussi mince qu'une feuille de papier. Dans l'un des cas, la vue s'était perdue à la suite d'une ophthalmie opiniâtre, accompagnée de vives douleurs de tête. Dans l'autre, Scarpa n'avait pas de renseignements sur l'état de la vue, la pièce ayant été trouvée sur un cadavre destiné aux dissections.

4e SOUS-DIVISION.

Maladies de l'iris.

Les maladies de l'iris sont des vices de conformation (absence totale ou partielle, colobôma, pupilles surnuméraires, taches, atrésie, mydriase), des déplacements (hernies, synéchies), des adhérences. Nous terminerons par l'opération principale qui se pratique sur cette membrane, savoir la pupille artificielle. ,

CHAPITRE PREMIER.

Absence de l'iris.

On a observé des individus chez qui l'iris manquait entièrement sur l'un des yeux ou sur tous les deux. Ce vice de conformation est très-rare, et, pour cette raison, a pu être mis en doute. D'autre part, il est assez difficile sur le vivant de reconnaître s'il s'agit d'une absence de l'iris ou d'une mydriase très-considérable. Ceux qui doutent de la réalité du fait ont donc pu dire que, dans les cas où l'on croyait l'avoir observé, on avait eu affaire à la dernière de ces maladies plutôt qu'à la première. Cependant il résulte de faits rapportés par MM. Ammon (trad. française par Szokalski), Giraldès et Velpeau (art. *Iris* du Dict. en 30 vol.), que l'iris peut en effet manquer par défaut de développement.

Le symptôme principal est une tache noire, aussi étendue que la cornée elle-même. Cette tache est formée par le fond de l'œil, qu'on aperçoit à travers tous les milieux. La vision n'est pas trop altérée, ce qui prouve que l'arrêt de développement de l'iris n'en entraine pas un analogue dans la rétine et dans les autres parties importantes de l'œil. Cependant les yeux se fatiguent plus aisément qu'à l'état normal par l'exercice prolongé et par l'action d'une vive lumière.

Il n'y a du reste aucun traitement qui puisse corriger cette difformité. Lorsque l'œil se fatigue vite, on peut employer comme moyen palliatif des lunettes, dont les verres, opaques à la périphérie et transparents seulement dans leur centre, ne laissent passer, comme la pupille naturelle, qu'un nombre limité de rayons lumineux.

CHAPITRE DEUXIÈME.

Colobôma de l'iris.

Le colobôma de l'iris est une solution de continuité qui arrive jusqu'au contour de la pupille, et forme sur une partie de ce contour un triangle dont le sommet regarde la périphérie, tandis que la base correspond au centre de l'iris. Cette maladie peut être accidentelle, survenir, par exemple, à la suite d'une blessure ou d'une opération de cataracte. Elle peut également être congéniale, ainsi que l'attestent les faits publiés par Walther, Ammon, Desmarres, et autres. Dans ce cas, elle occupe de préférence la partie inférieure, et peut coïncider avec quelque autre vice de conformation, tel que la microphthalmie. On reconnaît le colobôma par l'agrandissement de la pupille et la forme triangulaire qu'elle présente sur un des points de sa circonférence. Ce vice de conformation n'occasionne par lui-même aucun trouble de la vision et ne réclame aucun traitement.

CHAPITRE TROISIÈME.

Pupilles surnuméraires.

On observe quelquefois un vice de conformation congénial, qui consiste dans la présence d'une seconde et même d'une troisième ouverture à l'iris. La pupille normale existe et occupe, comme à l'ordinaire, le centre de la membrane; les pupilles surnuméraires sont à la périphérie. Leur forme est irrégulière, et les fait ressembler à une fente ou à un triangle. Elles sont habituellement plus étroites et moins mobiles que la pupille naturelle. Cette disposition n'empêche pas l'exercice régulier de la vue, pourvu qu'il n'y ait pas d'autre vice de conformation.

Si une plaie de l'iris ne se réunissait pas, elle laisserait de même une pupille surnuméraire, qui n'aurait point d'inconvénient pour la vue et ne réclamerait aucune intervention chirurgicale.

CHAPITRE QUATRIÈME.

Taches et décoloration de l'iris.

Quelquefois l'iris présente sur sa face antérieure des taches jaunes, plus ou moins étendues et plus ou moins nombreuses, qui sont dues à une irrégularité dans le dépôt du pigment et sont tout à fait au-dessus des ressources de l'art.

D'autres fois l'iris se décolore et devient plus pâle. Quand ce changement s'opère d'un seul côté, on l'apprécie par la comparaison avec l'autre œil.

Quand il s'est opéré des deux côtés, on l'apprécie par les commémoratifs, ou, si l'on avait connu le malade antérieurement, par la comparaison avec ce qui avait été observé à cette époque. Cette décoloration est le plus souvent accidentelle et due au trouble de la nutrition causé par une phlegmasie. Elle indique donc que le malade a eu une iritis, et peut servir de guide au praticien pour reconnaître l'origine de certains troubles de la vue dont se plaignent les sujets qui ont eu des ophthalmies profondes. Elles n'ont d'ailleurs aucun autre intérêt dans la pratique.

CHAPITRE CINQUIÈME.

Imperforation, oblitération, et atrésie de la pupille.

Il y aurait imperforation de la pupille si la membrane pupillaire venait à persister. Ce vice de conformation a été signalé si rarement qu'on peut le mettre en doute. Du moins ne nous paraît-il pas démontré que, dans les cas attribués à Wrisberg et à Rœmer, on ait eu affaire à ce genre de lésion plutôt qu'à une maladie survenue pendant la vie intra-utérine. L'imperforation serait du reste peu inquiétante, s'il faut en croire Ammon et Stœber, car la membrane pupillaire finirait par se déchirer au bout de quelques jours ou de quelques semaines. Il y aurait donc alors retard dans l'accomplissement d'un acte normal plutôt que persistance d'un état transitoire.

Il s'agit d'une oblitération lorsque les bords de la pupille se sont rapprochés et réunis de manière à fermer son ouverture. C'est un résultat qui peut être fourni par l'iritis, et voici alors comment les choses se passent : la matière plastique, sécrétée en vertu du travail inflammatoire, ferme la pupille et contracte des adhérences avec son contour déjà resserré par le fait même de la phlegmasie ; puis cette matière, en s'organisant, revient sur elle - même en vertu de sa rétractilité, attire les uns vers les autres et finit par mettre en contact les divers points du contour de la pupille.

Il s'agit d'une atrésie lorsque l'ouverture pupillaire est simplement resserrée. On doit distinguer ici deux variétés : l'une, dans laquelle l'atrésie est congéniale et n'empêche pas la vision ; l'autre, dans laquelle elle est accidentelle et coïncide avec la perte de la vue.

La première variété est à peu près sans inconvénient : les mouvements de la pupille ont lieu comme à l'ordinaire ; seulement la dilatation n'est jamais portée très-loin, et, à l'état de repos, l'ouverture reste étroite. Cette disposition n'est utile à signaler qu'à cause de la gravité qu'elle ajoute au pronostic, si une ophthalmie profonde se déclare, soit spontanément, soit après l'opération de la cataracte.

L'autre variété est un des résultats les plus fréquents de l'ophthalmie profonde. On l'observe même beaucoup plus souvent que l'oblitération complète. Son mode de formation et ses conséquences sont d'ailleurs à peu près les mêmes. C'est toujours la matière plastique épanchée qui établit des adhérences autour de la pupille et qui, après s'être organisée, se rétracte ; seulement, tandis que dans l'oblitération, la rétraction est portée assez loin pour amener les bords au contact, dans l'atrésie elle s'arrête avant que ce résultat ait été obtenu. Il reste donc une lésion complexe, consistant en un resserrement de la pupille et une adhérence de son contour à une fausse membrane qui remplit et obstrue l'orifice. C'est, si l'on veut, une oblitération, mais d'une autre espèce que celle dont il a déjà été question, car elle est produite tout à la fois par la pupille normale resserrée et par une fausse cataracte. On peut se demander pourquoi, dans certains cas, la rétraction est portée assez loin pour entraîner l'oblitération, tandis que, dans les autres, il y a seulement atrésie avec pseudomembrane. Ces différences tiennent sans doute à ce que la rétractilité du produit nouveau varie suivant les sujets et aussi à ce que la fausse cataracte est unie au cristallin par des adhérences plus ou moins solides. Si ces adhérences sont molles ou n'existent pas, rien ne s'oppose à la rétraction; si au contraire elles sont très-solides, elles arrêtent nécessairement le retrait.

Du reste les symptômes sont les mêmes dans les deux cas. Les rayons lumineux sont arrêtés par l'iris ou par la fausse membrane, et la vision est abolie. Si le malade peut encore distinguer le jour de la nuit, la rétine n'est pas paralysée; mais, lorsque cette distinction ne peut plus être faite, il y a lieu de craindre que la rétine ne soit modifiée et la cécité tout à fait incurable.

En examinant l'œil, on reconnaît aisément s'il y a imperforation ou atrésie, et l'on constate en même temps si l'iris est déplacé en avant ou en arrière, s'il a ou non contracté des adhérences avec la cornée, si cette dernière est opaque en quelques points, toutes circonstances qui compliquent assez fréquemment les atrésies pupillaires.

Traitement. — On doit abandonner la maladie à elle-même, lorsqu'un seul œil est affecté et que l'autre a conservé la faculté de voir; mais, quand il y a cécité complète, il est permis de chercher à y remédier par une opération.

Quelle sera cette opération? Ce ne peut être que celle de la pupille artificielle, lorsque l'ouverture normale a complétement disparu. On a à choisir entre celle-ci et une opération faite avec l'aiguille, une sorte d'abaissement, lorsque la pupille naturelle est obstruée par une fausse cataracte. A laquelle des deux donnera-t-on la préférence ? La première est plus minutieuse et plus compliquée, la seconde plus dangereuse et plus difficile à exécuter qu'on ne le croirait au premier abord. En effet, l'aiguille aurait à déchirer, d'abord les adhérences qui unissent la fausse membrane et l'iris, ensuite celles qui unissent la fausse membrane et le cristallin. Il faudrait donc employer une certaine force, qui exposerait à briser l'instrument ou à produire des désordres et des accidents inflammatoires. D'ailleurs, pour peu que la fausse membrane fût épaisse, on ne pourrait la détacher entièrement, et il en resterait sur le cristallin une certaine portion qui empêcherait toujours le passage des rayons lumineux. Aussi, malgré le succès attribué à Woolhouse, cette opération est-elle et doit-elle être abandonnée et la pupille artificielle est-elle préférable.

On doit savoir cependant que l'opération de la pupille artificielle donne elle-même des succès très-rares dans les cas de ce genre, à cause des modifications apportées dans les milieux et dans la rétine par la même inflammation qui avait amené l'atrésie. Derrière l'ouverture pratiquée à l'iris, on trouve fréquemment une cataracte vraie ou fausse, un glaucôme ou une amaurose, qui s'opposent au rétablissement de la vision. Il faut néanmoins tenter quelque chose, parce qu'on n'a rien à craindre ni à perdre et qu'en définitive on peut avoir affaire à des lésions moins étendues que celles qu'on avait le droit de supposer.

CHAPITRE SIXIÈME.

Déplacements et adhérences de l'iris.

Il y a deux genres de déplacements de l'iris. L'un, dans lequel cette membrane s'échappe à travers une ouverture de la cornée, s'appelle aussi *hernie, procidence, staphylôme* de l'iris. Déjà nous l'avons signalé plus haut comme la conséquence d'une plaie de la cornée. La hernie qui arrive à la suite de perforations spontanées présentant les mêmes caractères et le même traitetement, nous renvoyons pour ce qui la concerne aux pages 225 et 230.

L'autre genre de déplacement est celui dans lequel l'iris, sans sortir de l'intérieur de l'œil, est rejeté en avant ou en arrière de sa position naturelle et maintenu dans cette position par des adhérences anormales. On l'appelle *synéchie*, antérieure ou postérieure.

Dans la synéchie antérieure, l'iris est rapproché de la cornée, en sorte qu'il y a diminution de la chambre antérieure et augmentation proportionnelle de la postérieure. Cette lésion présente de notables différences suivant que l'iris adhère à la cornée sur un seul ou sur plusieurs points. En général, les auteurs ne comprennent pas parmi les synéchies une variété de projection de l'iris en avant dans laquelle cette membrane n'a contracté aucune adhérence avec la cornée. Ainsi, l'on voit, dans certaines cataractes capsulo-lenticulaires, l'iris repoussé en avant par le cristallin, qui est augmenté de volume; on trouve quelquefois la même chose à la suite de certaines iritis, sans qu'on puisse s'expliquer d'une manière satisfaisante le mode de formation du déplacement. Ce ne sont pas là des synéchies à proprement parler, puisqu'il n'y a pas d'adhérences ; mais cependant, comme ce genre de déplacement n'a pas reçu de nom particulier, les cliniciens le confondent souvent avec le précédent sous la dénomination commune de synéchie. La synéchie antérieure est toujours facile à reconnaître, parce que la situation nouvelle de l'iris modifie d'une manière frappante l'aspect de l'œil. Pour apprécier l'étendue et le nombre des adhérences ainsi que la diminution de la chambre antérieure, il faut se placer alternativement en avant et sur les côtés. On reconnaît en même temps s'il y a ou non opacité de la cornée, atrésie, oblitération de l'iris, toutes lésions qui accompagnent fréquemment la synéchie.

La synéchie postérieure présente elle-même des variétés suivant l'étendue des adhérences et suivant que le cristallin est à sa place ou n'y est pas. Elle arrive à la suite d'une inflammation spontanée dans le cours de laquelle des fausses membranes ont réuni le cristallin et l'iris, ou bien à la suite de l'opération de la cataracte, lorsque des adhérences se sont établies entre l'iris, les débris de la capsule, et le corps vitré.

Ces lésions ne donnent lieu par elles-mêmes à aucun trouble fonctionnel. Si la vision est diminuée ou abolie, la cause s'en trouve dans une atrésie ou une oblitération concomitante de la pupille ou dans quelque lésion profonde de l'œil, qui peut nécessiter l'intervention de l'art. Quant à la synéchie, toute opération destinée à y remédier exposant à des inconvénients et même à des dangers, la thérapeutique n'a pas à s'en occuper.

CHAPITRE SEPTIÈME.

Mydriase.

On nomme mydriase la dilatation avec immobilité de la pupille.

Cette maladie, signalée par les plus anciens auteurs, a été étudiée et décrite avec un soin particulier par Demours (t. 1er, p. 433).

On en connaît deux espèces principales : l'une, dans laquelle la dilatation a pour cause une paralysie de la rétine et du nerf optique ; l'autre, dans laquelle, ces parties ayant conservé leur action, la maladie a son point de départ dans l'iris même ou dans les nerfs qui l'animent. La première, qu'on appelle aussi mydriase symptomatique, sera indiquée à propos de l'amaurose. Nous n'avons à traiter ici que de la seconde ou mydriase idiopathique.

Il est extrêmement rare que cette affection se montre sur les deux yeux en même temps.

Elle est quelquefois d'origine traumatique. L'un de nous a soigné, à l'hôpital des Cliniques, un jeune homme qui avait reçu un coup de fouet sur l'œil droit. Il en était résulté un épanchement de sang dans la chambre antérieure et une mydriase. L'épanchement fut promptement résorbé, mais la mydriase persista, et la vision, sans être trop affaiblie, n'avait pas encore retrouvé sa netteté au moment où le malade quitta l'hôpital.

D'autres fois la mydriase est spontanée et de cause inconnue. On l'a vue survenir chez des personnes affaiblies par des chagrins, des privations ou des maladies du tube digestif, ou bien accompagner une névralgie de la cinquième paire. Dans un cas emprunté par Mackenzie au Dr Wells, il y avait tout à la fois mydriase et paralysie du releveur de la paupière supérieure.

On doit considérer l'absorption de la belladone comme une cause de mydriase ; car, après les onctions ou les instillations belladonées, il y a dilatation et immobilité de la pupille sans perte absolue des fonctions de la rétine.

Comment peut-on expliquer la mydriase idiopathique ? Est-ce une paralysie de l'iris et particulièrement de ses fibres circulaires, comme l'admet Mackenzie pour un certain nombre de cas ? N'est-ce pas plutôt une maladie et par suite un affaiblissement des nerfs fournis à cette membrane par la troisième paire, ainsi que cherche à l'établir Demours ? Ne serait-ce pas aussi une contraction spasmodique des fibres radiées ou périphériques, comme l'indique Mackenzie pour une autre catégorie de faits ? Il est difficile de se prononcer sur ces diverses questions. Pourtant, si l'on considère que les lésions traumatiques entraînent dans les organes musculaires délicats des paralysies plutôt que des spasmes, que les narcotiques donnent le même résultat, et qu'enfin la maladie coïncide quelquefois avec la paralysie du releveur, on est porté à penser qu'il s'agit d'une paralysie de l'iris ou de ses nerfs moteurs plutôt que d'une affection spasmodique.

Symptômes.—Les symptômes physiques consistent en une tache noire d'une très-grande étendue, placée derrière la cornée, et qu'il est impossible de faire diminuer sous l'influence de la lumière naturelle et artificielle. La dilatation est plus considérable que dans la plupart des amauroses ; on ne voit plus de la couleur naturelle de l'iris qu'un anneau étroit correspondant à la circonférence de la cornée. Les symptômes fonctionnels ne sont pas les mêmes au début de la maladie et lorsqu'elle dure depuis longtemps. Au début, la vision est obscur-

cie : le malade ne peut distinguer les petits objets qu'il faut regarder de près, tandis qu'il distingue encore les objets éloignés; il apprécie mal
leur grandeur et les voit plus petits qu'ils ne sont
en réalité; il est ébloui par une grande lumière,
sous l'influence de laquelle on sait que la pupille
devrait se resserrer; il est moins gêné par une
lumière faible. Ces troubles disparaissent si l'on
regarde à travers un trou percé dans une carte.
Lorsque la maladie dure depuis un certain temps,
la vision est moins brouillée. Si les objets rapprochés, tels que les lettres d'un livre, les heures
d'un cadran, sont encore difficiles à distinguer,
du moins le malade n'est plus aussi gêné par la
grande lumière et peut se conduire et reconnaître
les objets et les personnes. L'œil, en un mot, paraît s'être accommodé peu à peu à la disposition
anormale des pupilles.

Cette affection est de longue durée et n'arrive que très-rarement à entière guérison. Dé-
mours assure que, dans la plupart des cas, il a
vu la pupille se resserrer pendant quelque temps,
puis revenir à un état de dilatation qu'elle conservait indéfiniment, et cela quels que fussent les
moyens mis en usage. Il dit cependant avoir vu
guérir complétement deux malades. La mydriase
traumatique paraît, d'après le même auteur, être
plus rebelle que la mydriase spontanée.

Quelquefois la mydriase précède l'amaurose,
en sorte qu'au bout de quelques mois la vision, au
lieu de s'améliorer, s'affaiblit de plus en plus : on
conçoit qu'alors le pronostic devient beaucoup plus
grave.

Traitement.— Quoique les moyens conseillés
jusqu'à ce jour ne paraissent pas avoir eu une
grande efficacité, on ne doit cependant pas abandon-

ner tout à fait la maladie à elle-même. On peut avoir recours aux révulsifs sur le canal intestinal et aux exutoires autour de l'œil ainsi qu'à la nuque; mais, dans la supposition d'un affaiblissement des nerfs ciliaires, nous donnons la préférence aux excitants. Demours a fait cette remarque que, si l'on instille un liquide âcre entre les paupières, la pupille se resserre immédiatement de moitié et le malade retrouve la faculté de voir les petits objets à l'œil nu; mais cet effet ne dure pas plus de trois ou quatre minutes; et, au bout de ce temps, la pupille est dilatée de nouveau. Néanmoins Demours utilisait ce moyen concurremment avec deux autres, l'électricité et l'attouchement de l'œil avec un stylet d'argent. Il commençait la séance par tirer de l'œil une centaine d'étincelles électriques, ensuite il passait légèrement un stylet d'argent sur le globe oculaire pendant une demi-minute, et il terminait par l'instillation d'une ou deux gouttes d'infusion de tabac faite à froid : il recommençait la séance tous les trois ou quatre jours.

On a remplacé, à notre époque, ces divers moyens excitants par l'attouchement de la cornée avec le crayon d'azotate d'argent. M. Serres (d'Uzès) est l'inventeur de ce procédé. Pendant que les paupières sont écartées, il passe rapidement le crayon sur la cornée : immédiatement le malade ressent de la chaleur et des picotements, et les larmes viennent en abondance; la pupille se resserre comme après l'usage de l'infusion de tabac. Ce résultat est passager, et il faut recommencer tous les deux ou trois jours, pendant quelques semaines, avant de savoir si une amélioration définitive peut être obtenue. Les lames superficielles de la cornée se troublent après chaque cautérisation, mais cet effet disparaît promptement. Il est malheureux qu'un succès complet n'ait encore été obtenu, à l'aide de ce moyen, que dans un petit nombre de cas.

CHAPITRE HUITIÈME.

Myosie.

La myosie est le resserrement habituel de la pupille. Dans cette maladie, les mouvements de l'iris sont très-lents et limités : c'est à peine si la pupille se dilate dans un endroit peu éclairé et même sous l'influence de la belladone. La vision cependant n'est pas abolie, elle est même très-bonne lorsque la lumière est vive; mais elle devient extrêmement faible lorsque la lumière est modérée, comme au commencement et au déclin du jour ou lorsque l'appartement est mal éclairé.

L'étiologie est aussi obscure que celle de la mydriase. Quelques auteurs ont admis une forme spasmodique, dans laquelle il y aurait contraction convulsive des fibres orbiculaires de l'iris, et une forme paralytique, dans laquelle il y aurait affaiblissement des fibres radiées. Il s'agit vraisemblablement encore d'une lésion inappréciable des nerfs ciliaires.

Il est à remarquer que, contrairement à la mydriase, la myosie se voit souvent sur les deux yeux en même temps.

Cette lésion ne conduit pas nécessairement à l'amaurose, mais elle en est quelquefois suivie, et alors l'amaurose s'accompagne du resserrement de la pupille.

Elle résiste ordinairement à tous les moyens. Il faut éviter l'emploi de tous ceux qui pourraient affaiblir l'innervation de l'œil. Des soins hygiéniques appropriés doivent seuls être conseillés : ainsi, le malade évitera le plus possible les circonstances qui produisent le resserrement de la pupille, telles que le travail continu sur des objets fins, la lecture et l'écriture à la lumière artificielle, l'exposition prolongée au soleil, etc...

CHAPITRE NEUVIÈME.

Tremblement de l'iris.

Le tremblement de l'iris (*tremulus iridis*) est une maladie caractérisée par de légères oscillations de l'iris d'avant en arrière et d'arrière en avant pendant les mouvements de l'œil. Il se lie toujours à une autre affection grave qui compromet plus ou moins prochainement la vision.

Cette lésion est quelquefois congéniale, et coïncide alors avec une cataracte, une amaurose, ou un nystagmus, et même avec ces trois affections simultanément. Plus souvent elle est acquise, mais n'existe encore jamais seule : elle accompagne tantôt une cataracte, tantôt une amaurose ou un glaucôme. Enfin elle se montre assez fréquemment à la suite de l'opération de la cataracte et surtout de l'opération par abaissement.

On ne voit pas bien évidemment le lien qui unit ces diverses maladies au tremblement de l'iris. N'est-ce qu'une simple coïncidence, ou bien y a-t-il entre toutes ces lésions quelque relation mécanique ? On ne peut invoquer que deux hypothèses pour résoudre ce problème difficile : ou bien l'iris est modifié dans sa structure, son tissu a perdu sa rigidité, et, devenu plus flasque, se laisse refouler par l'impulsion que lui communique l'humeur aqueuse ; ou bien les milieux de l'œil sont devenus plus fluides et moins abondants, l'humeur vitrée, en particulier, est ramollie, s'ébranle facilement et communique l'ébranlement au cristallin et à l'iris, dont la structure n'est pas changée. Cette dernière explication est celle qu'adoptent la plupart des auteurs et à laquelle nous nous rangeons volontiers. Cependant nous devons faire observer que jusqu'à présent l'anatomie pathologique n'a pas démontré d'une manière certaine qu'elle fût absolument exacte.

Quoi qu'il en soit, le tremblement de l'iris est important à reconnaître pour le pronostic des maladies oculaires. Toutes les fois qu'on rencontre cette lésion, on doit craindre une tendance à l'amaurose, et, si elle coïncide avec une cataracte, il faut savoir que l'extraction faite en pareil cas exposerait à vider l'œil.

Il n'y a du reste aucun traitement qui puisse corriger ni même modifier cette singulière affection.

CHAPITRE DIXIÈME.

Opération de la pupille artificielle.

L'opération de la pupille artificielle a pour objet de faire une ouverture à l'iris, lorsque cette membrane a cessé de donner passage aux rayons lumineux.

On doit y songer toutes les fois qu'un obstacle permanent est apporté à la vision par une opacité de la cornée, une atrésie, ou une oblitération de la pupille normale. Comme les dispositions anatomiques sont, en pareil cas, très-variées, il en résulte que la pupille artificielle ne peut pas être établie toujours de la même manière. C'est là une circonstance qui rend compte du grand nombre de procédés opératoires imaginés depuis Cheselden, inventeur de cette opération, jusqu'à nos jours. Deux autres circonstances expliquent cette multiplicité des modes opératoires. La première, c'est que, la manœuvre s'exécutant dans un petit espace, sur un organe sensible et mobile dont il importe de ménager les parties profondes, beaucoup de chirurgiens ont pensé qu'elle était très-difficile et qu'il fallait, pour la simplifier, créer des instruments nouveaux. La seconde, c'est que, l'opération réussissant rarement, on s'est cru autorisé à expliquer ces insuccès par la difficulté d'exécution et par l'insuffisance de l'appareil instrumental, et que l'on a trop oublié que d'autres lésions de l'œil peuvent rendre compte d'insuccès dont la manœuvre elle-même n'est nullement responsable.

Le moment est venu de rectifier ces opinions. En premier lieu, il est permis d'avancer que l'opération de la pupille artificielle n'est pas d'une exécution très-difficile. Sans doute l'œil est mobile et tend à fuir, mais on peut le fixer avec une double érigne qu'on implante dans la sclérotique et que l'on confie à un aide. Il y a quelques années les chirurgiens se seraient effrayés de l'emploi d'un pareil moyen : aujourd'hui ils doivent être rassurés par le grand nombre de strabismes opérés de cette façon sans qu'il y ait eu consécutivement de violentes inflammations. On aurait d'ailleurs, au besoin, la ressource du chloroforme, à la condition d'opérer le malade couché.

En second lieu, l'expérience a démontré que les insuccès fréquents de l'opération ne sont dus, ni à une mauvaise exécution ni à la gravité des accidents consécutifs, mais aux conditions mauvaises dans lesquelles se trouvent le corps vitré et la rétine. Combien n'avons-nous pas vu de malades auxquels on avait réussi à faire une pupille artificielle et qui néanmoins restaient aveugles à cause d'une amaurose ou d'un glaucôme concomitant !

En conséquence, il serait inutile de décrire

minutieusement, à l'exemple des auteurs modernes, tous les procédés qui ont été conseillés
depuis le commencement de ce siècle. Beaucoup
de ces procédés, ceux surtout qui exigent des instruments spéciaux et compliqués, doivent tomber
dans l'oubli. Quant à ceux qui peuvent rester dans
la pratique, l'important est de préciser le mieux
possible les cas auxquels ils conviennent : c'est ce
que nous essaierons de faire en groupant les opérations autour des principaux cas qui peuvent les
réclamer.

Indications et contre-indications. L'opération de la pupille artificielle est indiquée par l'a-
trésie et l'oblitération de la pupille ; mais il faut
distinguer les cas dans lesquels l'atrésie est consécutive à l'opération de la cataracte de ceux dans
lesquels elle est venue à la suite d'un inflammation
spontanée. Elle est indiquée encore, quoique plus
rarement, par une opacité centrale de la cornée,
l'iris étant d'ailleurs parfaitement sain. Les cas les
plus communs sont ceux dans lesquels il y a tout
à la fois opacité de la cornée dans une plus ou
moins grande étendue et disparition de la pupille,
avec ou sans adhérence de l'iris à la cornée.

La contre-indication est formelle toutes les fois
que l'œil qu'on serait tenté d'opérer permet encore
au malade de distinguer certains objets et de se
conduire, car des accidents consécutifs pourraient
faire perdre le peu qui reste de vision. On ne doit
même pas opérer, si l'autre œil est sain. En effet,
comme on ne rend jamais qu'une vue imparfaite,
ce serait exposer le patient pour un médiocre
résultat à la douleur et aux suites plus ou moins
longues d'une épreuve chirurgicale.

On doit s'abstenir encore s'il est démontré que
l'œil est amaurotique. Il est vrai qu'on ne peut

pas toujours acquérir sur ce point une certitude absolue. Lorsqu'il s'agit d'une opacité centrale sans atrésie de la pupille, on doit employer la belladone : si l'ouverture devient assez large pour laisser passer quelques rayons lumineux, on apprécie facilement l'état de la rétine. Lorsqu'il s'agit d'une atrésie pupillaire avec ou sans opacité de la cornée, on place le malade alternativement devant une fenêtre et dans l'obscurité : s'il reconnaît de quel côté vient le jour, c'est une preuve que la rétine est sensible ; s'il ne le reconnaît pas, c'est une raison pour penser qu'il y a amaurose. Cependant on doit rester dans le doute, lorsque les lésions oculaires sont complexes ; car, si l'opacité de la cornée est très-prononcée, si en même temps l'iris est épaissi, et si derrière lui existe une cataracte, il se peut que les rayons lumineux n'arrivent pas du tout sur la rétine et qu'en conséquence l'impossibilité de distinguer le jour de la nuit tienne à l'absence d'impression et non à l'insensibilité de la membrane nerveuse.

Il y a contre-indication lorsque l'œil est atrophié, car, dans ce cas, l'amaurose est inévitable.

On ne doit pas opérer si l'œil présente encore des signes d'inflammation, tels que rougeur de la conjonctive et des paupières, ulcération et vascularisation de la cornée, ou bien lorsque le malade est positivement atteint d'une diathèse syphilitique dont l'iris pourrait ressentir l'influence à la suite de l'opération.

Le très-jeune âge n'est pas une contre-indication aussi absolue que l'avaient pensé Weller et Sanson. Il importe au contraire, pour le développement de l'intelligence et l'éducation de l'enfant, que la vue lui soit rendue le plus tôt possible. On ne devrait s'abstenir que dans les cas où, l'enfant étant trop indocile, les parents ne consentiraient pas à l'emploi du chloroforme, et dans ceux où il serait évidemment scrofuleux.

Quant à la place où il convient d'ouvrir la pupille nouvelle, à la forme et à l'étendue qu'on doit lui donner, nous ne pouvons poser de préceptes généraux, parce que le chirurgien est le plus souvent obligé de se plier aux conditions qui se présentent. Sans doute il faut imiter la nature le plus possible, placer la pupille au voisinage du centre de l'iris, en dehors ou en dedans plutôt qu'en haut ou en bas, lui donner s'il se peut une forme circulaire, et la faire assez grande pour que les faisceaux lumineux la traversent convenablement, en se rappelant qu'elle a de la tendance à diminuer pendant les jours qui suivent l'opération ; mais on ne doit pas se préoccuper outre mesure de ces détails, car, si la rétine est intacte et si les rayons lumineux arrivent bien sur elle, la vue peut se rétablir malgré l'irrégularité de la pupille et l'œil s'accommoder aux dispositions nouvelles quelles qu'elles soient. C'est ce que le Dr Gaubric a trèsbien démontré, dans sa thèse (1844), en s'appuyant sur des faits intéressants observés dans les services de Sanson et de M. Lenoir.

Méthodes et procédés opératoires. La pupille artificielle peut se pratiquer par quatre grandes méthodes, qui sont :

1° La méthode par incision (*iridotomie*), qu'on appelle aussi méthode de Cheselden, du nom du chirurgien qui l'a exécutée le premier.

2° La méthode par excision (*iridectomie*), dont on peut rapporter l'origine à Wenzel.

3° La méthode par décollement (*iridodialysie*), qui porte aussi le nom de méthode de Scarpa, son inventeur.

4° La méthode par déplacement (*corectopie*).

A chacune de ces méthodes se rattachent un certain nombre de procédés. Les plus intéressants sont établis d'après le trajet qu'on fait suivre à l'instrument pour l'amener sur l'iris. Ainsi il y a des procédés par incision ou par ponction de la cornée (*kératotomie* et *kératonyxis*), d'autres par incision ou par ponction de la sclérotique (*scléroticotomie* et *scléroticonyxis*).

Quels que soient la méthode et le procédé que l'on choisisse, il faut toujours que le malade soit assis, à part le cas d'éthérisation, en face du chirurgien et vis-à-vis d'une fenêtre bien éclairée, que les paupières soient tenues écartées par des crochets confiés à des aides ou avec le bléphareirgon, et que l'œil soit maintenu avec une double érigne implantée dans la sclérotique et confiée également à un aide. Les autres détails du manuel opératoire vont être décrits à propos des cas qui réclament l'opération et que nous passerons sucsivement en revue.

_A. *Oblitération de la pupille après une opération de cataracte par abaissement.* — On suppose que la cornée a toute sa transparence, que le cristallin a été déplacé ou broyé, mais que, consécutivement au travail inflammatoire, la pupille a été obstruée par un dépôt plastique qui adhère aux débris de la capsule. L'opérateur pourrait songer à enlever avec l'aiguille la fausse membrane; mais cette manœuvre, qu'on a regardée à tort comme une opération de pupille artificielle, serait, ainsi que nous l'avons dit plus haut, difficile ou impossible dans la plupart des cas. Il vaut donc mieux établir une pupille artificielle. Une condition importante existe ici, c'est que, le cristallin n'étant plus à sa place, on n'a pas à craindre de le blesser et de le rendre opaque. En conséquence, on peut attaquer l'iris par derrière, après avoir fait pénétrer les instruments dans la chambre postérieure à travers la sclérotique. Une autre condition encore doit être signalée, c'est qu'on peut, dans ce cas, établir une pupille à peu près centrale.

Les méthodes par incision, par décollement, et par excision seraient également applicables ; mais il ne faudrait compter sur le succès de l'incision que dans le cas où l'iritis n'aurait pas été de trop longue durée. Mackenzie fait remarquer avec beaucoup de raison qu'un résultat très-ordinaire de l'incision est le recollement de ses bords et la non - persistance de l'ouverture établie, et que ce résultat s'observe surtout dans les cas où l'iris a été longtemps enflammé et a conservé une épaisseur et une vascularisation plus grandes qu'à l'état normal. Les choses ne se passent pas de même dans ceux où l'iris est sain au moment de la section : ne voit-on pas, après les blessures par accident ou pendant l'extraction de la cataracte, subsister les ouvertures artificielles de cette membrane? La raison de cette différence est assez simple : quand l'iris a été longtemps enflammé, les fibres musculaires ont perdu leur tonicité, le tissu cellulaire qui les entoure est plus dense et moins rétractile ; en conséquence, les bords de la plaie ne s'écartent pas et ne restent pas séparés comme dans les cas où les fibres contractiles n'ont éprouvé aucun changement.

Avant de faire un choix, il convient donc de rechercher si l'iritis a duré assez longtemps pour avoir altéré le tissu de l'iris et de bien examiner la couleur de la membrane, car, si elle est beaucoup plus foncée qu'à l'ordinaire, c'est une raison pour croire à une vascularisation trop grande et à un épaississement.

S'il résulte des investigations que l'iris n'est pas trop altéré, on peut procéder par incision simple ou complexe. Si, au contraire, l'iris paraît malade, il faut laisser de côté l'incision.

L'excision a sur les autres méthodes l'avantage de donner presque à coup sûr une pupille permanente; mais, comme elle ne peut être bien exécutée qu'au moyen de l'incision de la cornée, elle expose, par le fait même de cette incision, à une inflammation plus intense que les autres méthodes. C'est pourquoi, si l'on avait des doutes sur l'état de l'iris, il vaudrait mieux commencer par l'incision, qui est moins dangereuse, quitte à faire plus tard l'excision si l'on n'avait pas réussi.

Le *manuel opératoire* diffère pour l'incision, le décollement, et l'excision.

1° *Incision*. — Elle peut être pratiquée par la sclérotique ou par la cornée.

a. *Par la sclérotique.* Dans le procédé de Cheselden, on fait pénétrer un couteau à lame très-étroite et bien tranchante à travers la sclérotique, on traverse l'iris d'arrière en avant au voisinage de son centre, et l'on coupe de dedans en dehors, transversalement. Dans celui de Weinhold, on se sert de ciseaux-aiguille. Dans celui de Jurine, on emploie une aiguille tranchante, avec laquelle on traverse l'iris d'arrière en avant, puis d'avant en arrière; une fois la membrane embrochée, on ramène le tranchant en arrière, de façon à convertir les deux piqûres en une seule incision.

L'opération est quelquefois difficile à bien terminer ou se termine autrement qu'on ne l'avait prévu. Tantôt la membrane est molle et se laisse distendre au lieu de se laisser couper, tantôt elle est fragile et se déchire irrégulièrement, ou bien elle résiste au niveau de l'instrument et la pression qu'on opère a pour résultat de la décoller, en sorte qu'on fait le décollement au lieu de l'incision.

b. *Par la cornée*. On pourrait diviser l'iris avec un instrument qui pénétrerait par kératonyxis; mais l'opération n'offrirait ni plus de facilité ni plus de sécurité que la précédente. Tous les auteurs qui ont pris cette voie ont fait la kératotomie. Il y a deux temps principaux : l'un, pour l'incision de la cornée; l'autre, pour l'incision de l'iris. Le premier s'exécute avec un couteau semblable à celui dont on se sert pour l'extraction de la cataracte, c'est-à-dire de forme lancéolée. Pour le second temps, on se sert du même instrument ou bien on le remplace par des ciseaux avec lesquels l'incision de l'iris se fait plus régulièrement. L'opération diffère suivant qu'on se propose de couper spécialement les fibres radiées ou les fibres circulaires de l'iris ou les unes et les autres en même temps, et suivant qu'on veut faire une incision simple ou composée. M.Velpeau a eu l'idée de réunir les deux temps en un seul, en embrochant à la fois la cornée et l'iris et les coupant d'un seul coup. Nous ne croyons pas nécessaire d'insister longuement sur tous ces procédés, parce qu'ils doivent être abandonnés. Voici pourquoi: du moment que l'on incise la cornée, on fait une opération plus sérieuse que si l'on piquait seulement la sclérotique; mais, cette incision et celle de l'iris une fois terminées, il ne reste que peu de chose à faire pour pratiquer une excision, et, comme cette dernière est plus sûre dans ses résultats, il vaut mieux l'exécuter une fois qu'on a pris le parti d'ouvrir la chambre antérieure.

En définitive, l'incision ne convient que pour les cas dans lesquels l'iris n'est pas sensiblement modifié dans sa structure, et, comme ces cas sont les plus rares, il en résulte que cette méthode ne sera pas souvent appliquée. Quand elle devra l'être, on agira par la sclérotique et on fera l'incision simple.

2° *Décollement*. On fait le décollement simple ou suivi d'enclavement de l'iris.

a. Pour le décollement simple, on introduit une aiguille recourbée à travers la sclérotique, comme dans l'opération par abaissement, et l'on en amène la pointe jusqu'au niveau de la partie interne de l'iris, qu'on traverse. Il ne reste plus qu'à mouvoir l'instrument de haut en bas et de dedans en dehors, jusqu'à ce qu'on ait détaché un tiers environ de la circonférence de l'iris. Ce procédé est celui de Scarpa. On pourrait, à l'exemple de Himly, traverser une première fois l'iris d'arrière en avant près de sa partie externe, et une seconde fois d'avant en arrière près de sa partie interne ; mais on s'exposerait à inciser la membrane au lieu de la décoller. Schmidt et Toché-Couléon ont proposé d'opérer par kératonyxis : la manœuvre ne serait pas plus difficile, mais elle n'offrirait pas, dans les cas dont nous nous occupons, d'avantages sérieux.

b. Pour le décollement suivi d'enclavement, on fait avec le couteau une petite incision à la cornée, puis on décolle l'iris avec un instrument spécial, qui sert à amener la partie décollée dans la plaie de la cornée, où on la laisse à demeure, dans l'espoir qu'elle y restera et y contractera des adhérences qui empêcheront le retour de la membrane à sa place naturelle. Ce procédé, auquel on a donné le nom d'*irido-enclésis*, et pour lequel Langenbeck, Reisenger, et Græfe, ont imaginé des instruments ingénieux, a le tort d'être plus compliqué dans son exécution que l'iridectomie, d'exposer à une inflammation plus violente, et de manquer facilement son but ; car, si l'ouverture de la cornée est trop étroite, on a de la peine à y engager le crochet et ensuite l'iris, et, si elle est trop large, l'iris fuit aisément et ne reste pas en place. Il n'est nullement applicable aux cas dont il s'agit en ce moment, et nous pouvons dire à l'avance qu'il ne l'est dans aucun autre et qu'il est destiné à tomber dans l'oubli : toutes les fois qu'on pourrait songer à l'employer, il est beaucoup plus commode de faire l'excision.

Le décollement simple est lui-même rarement employé aujourd'hui, malgré les succès de Scarpa, dans les atrésies consécutives aux opérations de cataracte, parce qu'il donne souvent lieu à un épanchement sanguin abondant dans la chambre antérieure, que très-facilement l'iris décollé reprend sa position, et que, dans les cas où la pupille persiste, elle est trop latérale pour servir beaucoup à la vision. Le décollement en un mot n'est jamais préférable à l'incision ou à l'excision.

3° *Excision.* Cette méthode est la seule qui doive être mise en usage, lorsque l'iris a été assez longtemps malade pour qu'on doive craindre l'insuccès de l'incision.

On a quelquefois eu l'idée de faire l'excision par la sclérotique ou bien en conduisant un instrument par la sclérotique et un autre par la cornée, mais ces procédés sont désavantageux : l'opération ne peut être faite avec sécurité et chances de succès que par kératotomie.

Le procédé le plus commode est celui de Wenzel. Dans un premier temps, on coupe avec le couteau à cataracte, et en suivant les mêmes règles que pour cette opération, tout à la fois la cornée et l'iris, comme fait aujourd'hui M. Velpeau pour l'incision. Dans un second temps, et pendant que la tête du malade est solidement fixée par un aide, on saisit avec des pinces le lambeau de l'iris et on l'excise à sa base avec de petits ciseaux courbes. Le difficile est de n'en enlever ni trop ni trop peu, car on n'apprécie pas bien l'étendue de la portion saisie par la pince, et l'on est toujours obligé de se presser en ce moment, à cause de la contraction spasmodique des muscles oculaires. Il faut donc, après l'excision faite, laisser reposer l'œil quelques moments et ensuite examiner : si l'on trouve la pupille trop petite, on reporte les pinces et les ciseaux et on pratique une nouvelle excision ; si on la trouve trop grande, il n'y a rien à faire, et ce n'est pas un inconvénient aussi sérieux que paraît le croire Mackenzie, car, si l'opération réussit, la vue pourra bien être brouillée d'abord par l'arrivée d'une trop grande quantité de lumière, mais peu à peu l'œil s'y habituera et le résultat n'en sera pas moins satisfaisant.

A côté de ce procédé, nous devons placer celui de Beer. Dans un premier temps, on coupe la cornée seule, à sa partie inférieure, en donnant au lambeau un peu moins d'étendue que pour l'extraction de la cataracte. Dans un second temps, on saisit l'iris avec un petit crochet nommé crochet de Beer ou avec des pinces à griffes ; on l'attire dans la plaie, et l'on en retranche un morceau avec des ciseaux. Quelquefois l'iris se laisse déchirer avant d'être coupé, ou se décolle à sa circonférence, de sorte qu'on se voit obligé d'exciser la partie décollée au lieu de celle qu'on avait résolu d'attirer au dehors. Quoique moins régulière en pareil cas, l'opération peut cepen-

dant encore donner un bon résultat. Si l'iris adhérait un peu solidement au corps vitré et aux débris
de la capsule, on aurait quelque peine à l'attirer,
mais il ne faudrait pas craindre d'exercer des tractions pour faire céder les adhérences : M. Desmarres a même fait de cette manœuvre une méthode spéciale.

De ces deux procédés, le premier est préférable
dans les cas où l'iris est à sa place ou projeté en
avant; le second vaut mieux dans ceux où l'iris
est porté en arrière et où l'on peut supposer qu'il
adhère par sa face postérieure.

Lorsque l'ouverture est faite, on doit chercher s'il n'y a pas derrière l'iris quelque autre lésion. Une cataracte membraneuse secondaire peut
s'y rencontrer. Le cristallin lui-même peut être
remonté, ou n'avoir été abaissé qu'incomplète-
ment, et se trouver derrière la nouvelle pupille.
Si l'on s'en aperçoit, il faut opérer de suite cette
cataracte, en utilisant la voie qui a été ouverte
pour faire l'abaissement, le broiement, ou l'extraction. Comme il s'agit le plus souvent de fausses membranes et de débris de la capsule, l'extraction n'est
pas praticable : c'est donc par une opération avec
l'aiguille que l'on doit terminer. Malheureusement il
est à craindre que la manœuvre ne soit gênée par
des adhérences solides et que le succès ne se trouve
compromis.

L'opération une fois terminée, on applique sur
l'œil des compresses mouillées d'eau froide ; on
conseille le repos au lit, les délayants, un régime sévère. Si la phlegmasie consécutive deve-
nait intense, ce qui est plus rare qu'après l'opération de la cataracte, on aurait recours aux antiphlogistiques, aux évacuants, et aux narcotiques,
ainsi qu'il a été dit dans les articles précédents.

La vision se rétablit s'il n'y a pas d'amaurose et si la phlegmasie est modérée, mais elle reste toujours faible, et l'œil a besoin d'être ménagé pendant longtemps.

B. *Oblitération de la pupille consécutivement à l'opération de la cataracte par extraction.* — Deux sortes de cas peuvent se rencontrer: 1° La chambre antérieure est à l'état normal, et les choses se présentent comme dans la catégorie précédente. L'indication est alors la même, et l'on peut donner, suivant les circonstances, la préférence à l'incision par scléroticonyxis ou à l'excision par kératotomie. 2° Des adhérences se sont établies entre l'iris et la cornée au niveau de l'incision, de telle sorte que l'iris est comme tendu entre ces adhérences et son insertion normale. Cette disposition est, ainsi que le fait observer Mackenzie, favorable à l'incision, parce qu'elle assure l'écartement des lèvres de la plaie et la persistance de l'ouverture. Il y a donc là une raison pour préférer cette méthode à celle de l'excision.

C. *Atrésie consécutive à l'iritis spontanée, sans adhérence de l'iris à la cornée.* — Dans les faits de ce genre, la méthode de l'incision ne doit pas être mise en usage, parce que les conditions dans lesquelles se trouve l'iris rendent la cicatrisation de la plaie à peu près certaine. Il en est de même du décollement simple, pour les raisons qui ont été données plus haut. D'un autre côté, comme le cristallin est à sa place et qu'on ne peut savoir s'il est opaque, on doit agir comme si on était sûr de sa transparence et rejeter toute manœuvre qui pourrait la lui faire perdre. C'est pourquoi il faut laisser de côté les procédés par scléroticonyxis, qui obligent à conduire d'abord les instruments dans la chambre postérieure. C'est donc encore l'excision par kératotomie qui mérite la préférence, et, comme on pourrait s'exposer en suivant le procédé de Wenzel à blesser la capsule cristalline et le cristallin, on doit choisir celui de Beer, c'est-à-dire dans un premier temps ouvrir la cornée, dans un second temps saisir l'iris avec un crochet ou de petites pinces à griffes et en emporter avec des ciseaux une portion assez considérable pour que l'ouverture soit satisfaisante. On pourrait, au lieu d'accrocher l'iris, attendre qu'il s'engageât dans la plaie de la cornée, exercer même une certaine pression sur l'œil pour favoriser son issue, puis, une fois qu'il se présenterait, l'exciser en se servant des pinces et des ciseaux. Ce procédé, que l'on attribue à Gibson et à Walther, ne serait exécutable que dans le cas où l'iris ne serait pas adhérent au cristallin. Si donc, après avoir attendu quelques moments, on ne voyait pas la hernie se produire, il faudrait opérer comme nous le disions tout à l'heure. La pupille une fois établie, on regardera si derrière elle le cristallin est opaque. Une opération de cataracte a bien peu de chances de réussir dans de pareilles conditions : mieux vaudrait cependant la pratiquer de suite que d'ajourner et de soumettre plus tard l'œil aux chances d'une nouvelle opération. On devrait essayer d'extraire le cristallin, comme Wenzel le faisait dans presque tous les cas, et recourir à l'aiguille si des adhérences trop fortes s'opposaient à l'issue de la cataracte.

En général on n'obtient pas, dans les cas dont il s'agit en ce moment, de résultat très-heureux, car les atrésies de la pupille consécutives à l'iritis sont presque toujours accompagnées de glaucôme et d'amaurose. On réussit bien à faire une pupille, mais on n'arrive pas à rendre la vue. Ce n'est pas une raison pour rejeter toute tentative, car le malade n'a rien à y perdre et les lésions peuvent être moins graves qu'on ne le suppose. C'est une raison seulement pour ne pas trop espérer ni trop promettre.

D. *Opacité centrale de la cornée, sans atrésie ni synéchie antérieure.* — Supposons sur la cornée une opacité centrale trop profonde et trop étendue pour qu'on puisse songer à l'abrasion : la pupille est normale, l'iris n'a contracté aucune adhérence, la vision n'est empêchée que par l'opacité. Ce cas est des plus rares ; mais, s'il se présentait, on devrait choisir la méthode de l'incision. Elle aurait chance de réussir, puisque l'iris est sain et par conséquent parfaitement rétractile. A cause du cristallin, qu'il faut toujours ménager, on opérerait par kératonyxis : une aiguille bien tranchante serait conduite, à travers la partie externe et inférieure de la cornée, dans la chambre antérieure et dans la pupille ; on tournerait ensuite le tranchant en dehors, et l'on agrandirait la pupille normale en incisant dans l'étendue de quelques millimètres la partie externe de l'iris.

Si l'opacité arrivait trop près de la périphérie, ce procédé ne pourrait pas réussir, car la nouvelle pupille serait encore masquée. Il faudrait alors en venir à l'excision latérale après décollement (*iridectomédialysie*), c'est-à-dire inciser la cornée, comme il a été dit plus haut, saisir l'iris avec le crochet ou les pinces au voisinage de sa circonférence, le décoller à l'aide de quelques tractions, et en exciser une partie. L'opération devrait être combinée de façon à ce que la pupille artificielle ne se trouvât pas derrière la cicatrice de la cornée. On aurait donc le soin d'inciser cette dernière à une certaine distance de l'endroit où l'iris devrait être attaqué.

C'est pour les cas de ce genre que MM. Adams, Himly, et Guépin, ont imaginé de déplacer la pupille normale et de l'amener derrière une partie transparente de la cornée (*corectopie*). Pour l'exécution, on fait sur un des points de la périphérie de la cornée une petite incision, on attend que l'iris s'y engage, au besoin on l'y amène avec un crochet, et on le laisse entre les lèvres de la plaie, dans l'espérance que des adhérences s'établiront et que la pupille, éloignée de sa position naturelle, restera placée sur le passage des rayons lumineux. Pour assurer la persistance de la hernie et l'établissement des adhérences, M. Guépin a même cru devoir, au lieu d'une incision, faire une perte de substance à la cornée avec un emporte-pièce spécial. Malgré les succès annoncés par ce chirurgien, la méthode dont il s'agit a été rarement employée, et l'on peut prévoir qu'elle le sera de moins en moins. En effet, n'est-il pas à craindre qu'une telle opération n'entraîne une opacité nouvelle qui empêche autant que la première le passage de la lumière, ou bien que l'inflammation de l'iris hernié ne se propage à toute la membrane et ne cause une atrésie ? Ne vaut-il pas mieux enfin faire l'incision, qui est une opération plus simple et moins dangereuse, ou, si une opération compliquée est indispensable, pratiquer l'excision, qui est moins incertaine dans ses résultats ?

E. *Opacité centrale, avec atrésie de la pupille.* Ce cas rentre dans la catégorie de ceux où il y a atrésie sans opacité de la cornée, et réclame comme eux l'iridectomie. On aura toujours soin d'inciser la cornée loin de l'endroit où sera faite l'ouverture de l'iris, afin de ne pas s'exposer à placer la pupille derrière une cicatrice opaque.

F. *Opacités disséminées de la cornée, avec atrésie de la pupille et synéchie.* Dans cette catégorie de faits, qui sont assez fréquents, il y a indication d'opérer, pourvu que l'iris n'adhère pas partout à la cornée et que la chambre antérieure n'ait pas tout à fait disparu. Une autre condition est indispensable, c'est que la cornée ait conservé assez de transparence en quelqu'un de ses points pour livrer passage aux rayons lumineux. L'iridectomie est encore la méthode le plus souvent applicable, mais la manœuvre est modifiée par les conditions diverses qui peuvent se rencontrer. La chambre antérieure est-elle dans son état normal, on fait toujours l'incision de la cornée un peu loin du lieu où sera la pupille, on saisit l'iris avec le crochet de Beer ou la pince, et on l'excise. La transparence conservée de la cornée se trouve-t-elle au voisinage de la circonférence, il est plus commode de faire le décollement et ensuite l'excision. Enfin y a-t-il synéchie antérieure, adhérence étendue, on est obligé de couper l'iris et la cornée, l'une en face de l'autre, et de les couper dans un seul temps pour exciser ensuite, suivant le procédé de Wenzel. Si la partie transparente de la cornée était extrêmement étroite et qu'en même temps l'iris en fût très-rapproché, on n'aurait pas assez de place pour faire manœuvrer le couteau et l'on serait obligé de renoncer à la kératotomie : la seule ressource serait alors d'essayer le décollement par kératonyxis.

Il est encore assez rare que le résultat soit avantageux dans tous ces cas. On peut, quelles qu'aient été les précautions prises, avoir consécutivement une opacité de la cornée en face de la pupille nouvelle, et, quand cela n'a pas lieu, la vue se rétablit toujours difficilement, à cause des altérations profondes si fréquemment consécutives aux ophthalmies complexes qui ont amené les lésions simultanées de l'iris et de la cornée.

En définitive, les cas qui paraissent se prêter le mieux à l'opération de la pupille artificielle sont ceux dans lesquels la perte de la vue n'a pas été précédée d'une ophthalmie profonde de longue durée, par exemple, ceux d'opacité centrale de la cornée et ceux d'atrésie consécutive à une opération de cataracte à la suite de laquelle l'inflammation n'a pas été très-violente. Dans les autres cas, l'opération réussit rarement, et ce sont les lésions profondes concomitantes qui expliquent l'insuccès bien plus que les mauvaises manœuvres ou les accidents consécutifs. La méthode par excision est celle qui mérite la préférence dans le plus grand nombre des cas. Les autres sont des méthodes exceptionnelles, dont le chirurgien doit savoir discerner l'indication spéciale.

Phénomènes consécutifs. Quel que soit le procédé mis en usage, on peut observer comme accidents consécutifs un épanchement de sang et une ophthalmie plus ou moins intense. En général, l'épanchement se résorbe et ne compromet pas le succès, à moins qu'il n'entretienne et n'augmente l'inflammation, ce qui arrive quelquefois. Quant à la phlegmasie, elle peut présenter toutes les formes possibles, depuis la conjonctivite la plus légère jusqu'à l'ophthalmie purulente profonde la plus grave, et laisser à sa suite des opacités de la cornée ou des épanchements plastiques qui compromettent le résultat ; mais nous avons déjà dit que le plus souvent elle restait modérée.

Quand le résultat est heureux, la vue est d'abord faible et augmente ensuite peu à peu, sans arriver jamais au même degré qu'autrefois : on a vu des malades qui ne commençaient à distinguer les objets qu'au bout de vingt-cinq ou trente jours.

Lorsque la pupille nouvelle est placée latéralement, l'œil se tourne quelquefois instinctivement du côté opposé et devient strabique : quelques chirurgiens ont même proposé, pour aider à cette déviation utile au rétablissement de la vue, de couper l'un des muscles de l'œil, le droit externe, par exemple, quand le strabisme interne doit favoriser l'entrée des rayons lumineux dans l'œil. Cette pratique n'a pas été adoptée et ne doit pas l'être, parce que les efforts instinctifs suffisent pour amener la déviation nécessaire et que la myotomie pourrait en occasionner une trop considérable.

5e SOUS-DIVISION.

Maladies du cristallin.

La plupart des maladies du cristallin se rattachant aux lésions traumatiques déjà étudiées à la page 219 et suivantes ou à la cataracte dont il va être bientôt question, nous n'avons à étudier dans cette sous-division que les déplacements et la cataracte.

CHAPITRE PREMIER.

Déplacements du cristallin.

Nous avons déjà dit (p. 218 et 219) qu'à la suite d'un ébranlement de l'œil, le cristallin peut se déplacer, soit en restant dans la chambre postérieure, soit en l'abandonnant pour tomber dans l'antérieure. Plus loin (p. 223), nous avons fait connaître les déplacements sous-conjonctivaux consécutifs à la rupture de la sclérotique, et (p. 227) ceux qui arrivent après les blessures de la capsule par un instrument vulnérant.

Il nous reste à poser cette question : Y a-t-il des déplacements, ou, comme on le dit encore, des luxations spontanées du cristallin? Quelques observations tendraient à le faire penser. Nous parlons ici, non pas du cristallin cataracté, mais du cristallin encore transparent. Il est incontestable que quelquefois cet organe a passé dans la chambre antérieure, sans qu'aucune violence extérieure récente ait pu expliquer le fait. L'un des exemples les plus remarquables est celui qui a été communiqué à la Société de chirurgie par M. H. Larrey (16 juillet 1851). Un enfant de troupe, âgé de treize ans, avait eu la vue considérablement affaiblie à la suite de convulsions pendant sa première enfance. Son œil gauche avait offert les symptômes du synchisis éclatant et, en dernier lieu, ceux d'une amblyopie assez prononcée. Deux jours après l'avoir examiné, M. Larrey fut étonné de trouver que le cristallin, encore transparent, était dans la chambre antérieure, quoique le malade n'eût été soumis à aucune violence. Les jours suivants, il fut frappé de la facilité avec laquelle l'organe repassait dans la chambre postérieure, par l'inclinaison de la tête en arrière et surtout après la dilatation de la pupille par la belladone. Pendant quelque temps, le cristallin se déplaça continuellement sans occasionner d'inflammation et sans perdre sa transparence. Six mois après, on remarqua un commencement d'opacité, et, lorsque M. Larrey nous présenta de nouveau le malade (13 octobre 1852), la cataracte était entièrement formée et pouvait toujours passer de la chambre postérieure dans l'antérieure et réciproquement. Plus tard, enfin, une inflammation habituelle s'étant établie, M. Larrey s'est décidé à faire l'extraction par la kératotomie supérieure. L'opération fut très-difficile, à cause des adhérences qui existaient dans la chambre antérieure.

A la même époque, M. Recordon, chirurgien à Lausanne, envoyait à la Société de chirurgie deux observations de déplacement spontané du cristallin : dans l'une, cet organe n'avait pas abandonné la chambre postérieure ; dans l'autre, il y eut , à cinq années d'intervalle, passage du cristallin droit, puis du gauche, dans la chambre antérieure, et, sur les deux yeux, la lentille pouvait, comme chez le malade de M. Larrey, se porter de l'une des chambres dans l'autre. M. Recordon crut devoir faire l'extraction, quoiqu'il ne fût pas survenu de cataracte.

On ne peut pas être sûr que, dans ces trois faits, le déplacement ait été absolument spontané. Le malade de M. Larrey avait eu autrefois des convulsions pendant lesquelles la capsule avait pu se déchirer et préparer ainsi le déplacement que la contraction musculaire aura plus tard effectué. M. Recordon ne signale rien de semblable, mais ses observations sont très-courtes, et nous ne savons pas si les malades avaient eu, à une certaine époque, ou des convulsions, ou quelque commotion de l'œil, dont les suites auraient été semblables à ce que nous avons fait connaître plus haut (page 220). Pour nous , la solidité des adhérences de la capsule cristalline nous fait penser que les déplacements se font à travers une déchirure de cette membrane, déchirure produite, soit par une contraction spasmodique, soit par une commotion ou une plaie, et qu'en conséquence la maladie peut toujours être considérée comme la suite d'une lésion traumatique de la capsule.

Nous avons suffisamment exposé (page 220), les phénomènes consécutifs et le traitement du déplacement du cristallin. A supposer que cet accident se fût produit spontanément, le chirurgien n'en devrait pas moins : 1° attendre, comme l'a fait M. Larrey, et voir si la résorption tend à s'opérer d'elle-même, ainsi que cela a lieu quelquefois ; 2° pratiquer l'extraction du cristallin pour peu que la résorption tarde à se faire et que ce corps, devenu opaque, obstrue la pupille ou entretienne une ophthalmie.

CHAPITRE SECOND.

Cataracte.

On désigne généralement sous le nom de cataracte l'opacité du cristallin et de sa capsule. L'usage a voulu qu'on y comprît aussi les opacités placées entre le cristallin et l'iris. La définition la plus complète est donc celle de Beer : La cataracte est une opacité située entre le corps vitré et l'iris.

Cette maladie est décrite depuis longues années, mais son siége véritable est resté longtemps inconnu. Il paraît bien que, du temps d'Hippocrate, on avait su et dit que la cataracte réside dans le cristallin ; mais cette opinion avait été rejetée ou avait passé inaperçue, car les auteurs n'en font plus mention jusqu'au xviiie siècle. La plupart regardent la cataracte comme une pellicule blanche formée en arrière de l'iris par la concrétion de liquides ou d'humeurs venues de quelque point de l'économie. On supposait que ces humeurs tombaient sur l'œil et venaient l'obscurcir, à la façon d'une cataracte qui tombe du ciel et empêche de voir le soleil, et la plupart des symptômes étaient expliqués d'après cette vue théorique. Guy de Chauliac, par exemple, dit qu'au début de la maladie l'humidité commence à descendre : le malade, sans être encore aveugle, voit des objets imaginaires (imagination ou fantaisie) ; un peu plus tard, le liquide est plus abondant, le malade voit comme à travers une nuée d'eau (*suffusio*) ; enfin, pendant une troisième période, la nuée d'eau s'est condensée ou congelée pour former la pellicule blanche. Cette manière de comprendre la cataracte est celle que l'on trouve, avec quelques variantes, dans tous les auteurs jusqu'à la fin du XVIIe siècle. En 1604, Képler avait fait voir que le cristallin, au lieu d'être, comme on le croyait jusque-là, l'organe principal de la vision, représente un milieu transparent destiné à faire converger les rayons lumineux et à les conduire plus profondément dans l'œil, et que la transparence de ce corps est nécessaire à l'intégrité de la vision. Cependant un grand nombre d'années se passent avant qu'on utilise cette découverte, et les chirurgiens continuent de répéter, comme Ambroise Paré et tous ses prédécesseurs, qu'il faut bien se garder de toucher le cristallin pendant l'opération ; tous croient en effet respecter cet organe quand ils conduisent une aiguille dans l'œil pour déplacer l'opacité. Ce fut seulement lorsque Maître-Jan, en 1707, Méry, en 1708, Brisseau, en 1709, et, plus tard, Lapeyronie et Morand, eurent montré des cristallins opaques que des idées plus nettes furent établies sur la nature de cette maladie. Il restait encore à savoir si l'opacité pouvait envahir à la fois ou séparément le cristallin et la capsule, si certaines parties de la lentille elle-même ne pouvaient pas devenir opaques indépendamment des autres. A l'étude de ces deux questions se rattachent la plupart des travaux contemporains.

Rappelons, pour l'intelligence de ce qui va suivre, quelques notions anatomiques. Inutile d'insister sur la face antérieure du cristallin et ses
rapports avec l'iris, sur sa face postérieure et ses
connexions si étroites avec le corps vitré. Nous
ferons observer seulement que la chambre postérieure de l'œil est plus petite qu'on ne le dit généralement, et que l'on y conduit difficilement un instrument quelconque sans toucher le cristallin.
L'un de nous s'est aperçu souvent qu'en faisant
pénétrer une aiguille à travers la sclérotique, à la
distance indiquée par tous les auteurs, pour l'a-
baissement de la cataracte, cet instrument n'arrive pas jusqu'à la pupille sans rencontrer et traverser la lentille (*Mém. de la Soc. de chir.*,
t. 1er). La circonférence du cristallin est solidement unie, par l'intermédiaire de sa capsule, à la
zone de Zinn, c'est-à-dire à cette partie de la
membrane hyaloïde qui est plissée d'avant en arrière et que les anatomistes modernes appellent,
avec Ribes, procès ciliaires du corps vitré. Scarpa
a beaucoup insisté, et avec raison, sur la solidité
de cette adhérence circulaire entre la capsule et
la zone de Zinn. Cette notion, que nous avons
déjà utilisée dans plusieurs passages, nous servira
encore lorsqu'il sera question de l'abaissement.

Il entre dans la structure du cristallin deux
parties importantes à distinguer : la capsule ou
enveloppe, et le contenu ou cristallin proprement dit. La capsule est mince, transparente, dépourvue de structure fibrillaire. On trouve
sur sa partie postérieure quelques vaisseaux très-
fins fournis par le rameau hyaloïdien de l'artère
centrale de la rétine, mais on ne peut en suivre
dans la partie antérieure. Cette capsule forme une
poche unique, dont le feuillet antérieur est plus

épais et plus distinct que le postérieur confondu avec l'hyaloïde. Beaucoup d'auteurs semblent admettre, à cause de cela, deux capsules. En réalité il n'y en a qu'une seule composée de deux feuillets, et, quand on se sert des mots *capsule antérieure* ou *capsule postérieure,* on veut désigner le feuillet antérieur ou le feuillet postérieur de l'enveloppe cristalline.

Le cristallin proprement dit est une substance transparente qui remplit la capsule sans lui adhérer. Si, après avoir ouvert cette dernière, on exerce une pression modérée sur l'œil, on le fait sortir assez facilement. Quand on le soumet à la coction ou à l'action d'un acide, on le change en un corps blanc formé de couches emboîtées, sur chacune desquelles on trouve une apparence fibrillaire assez compliquée. Quand on ne lui a fait subir aucune préparation préalable, on ne voit ni les lames imbriquées ni les fibres, et on ne trouve qu'une masse dont la consistance va en augmentant de la périphérie vers le centre : au voisinage de la capsule, elle est presque liquide ; plus loin, elle ressemble à une gelée ; plus profondément et au centre, elle est plus cohérente, quoiqu'elle se laisse encore écraser entre les doigts si l'on exerce une pression un peu forte. Les couches les plus superficielles sont connues sous le nom d'humeur de Morgagni ; la plus centrale s'appelle le noyau du cristallin ; les couches intermédiaires sont dites corticales. La plupart des pathologistes modernes comprennent le liquide de Morgagni parmi les couches corticales : du moins appellent-ils corticales des cataractes qui touchent à la capsule cristalline en avant et en arrière ; et, comme en effet, chez beaucoup de sujets, l'humeur de Morgagni n'existe pas à l'état liquide, comme il est permis de la regarder, avec M. Gros, de Moscou, comme constituée par la couche la plus superficielle du cristallin à l'état de cellules et de blastème, tandis que les couches profondes sont plus concrètes, on peut se contenter d'admettre dans cet organe une portion corticale et une portion centrale ou noyau.

Le cristallin est tout à fait dépourvu de vaisseaux sanguins : on ne peut suivre du moins dans son épaisseur aucun de ceux que nous avons dit se distribuer au feuillet postérieur de la capsule. Son mode de nutrition est fort obscur. Reçoit-il ses matériaux directement du sang par ces derniers vaisseaux ? Vit-il aux dépens du liquide tout préparé de la chambre antérieure et du corps vitré, liquide qui lui arriverait par ses deux faces et sa circonférence en traversant la capsule ? On ne peut faire à cet égard que des conjectures, et il faudra conserver les mêmes doutes lorsque nous voudrons expliquer l'origine et le mode de formation des opacités.

La cataracte se présente sous des formes assez variées, qu'il est indispensable de séparer les unes des autres pour faciliter leur étude. Une première division fondamentale est établie d'après le siége de l'opacité. On nomme *cataracte vraie* celle qui occupe l'appareil cristallinien ; *cataracte fausse*, celle qui est placée au devant de cet appareil, entre lui et l'iris. Parmi les cataractes vraies, il est nécessaire de décrire à part celle qui arrive spontanément et celle qui est consécutive à une action chirurgicale ou à une lésion accidentelle : on désigne ces variétés par les noms de *cataracte spontanée*, *cataracte secondaire*, et *cataracte traumatique*. La *cataracte congéniale* mérite également une mention particulière.

Cet article se divisera donc en cinq paragraphes, ainsi dénommés : 1° cataracte vraie, 2° cataracte secondaire , 3° cataracte traumatique, 4° cataracte congéniale, 5° fausses cataractes.

Art. Ier. — Cataracte vraie.

Variétés anatomiques. — Les variétés anatomiques de la cataracte vraie doivent être partagées en deux catégories principales, comprenant : l'une, les cataractes ordinaires; et l'autre, les cataractes rares ou exceptionnelles. Ces mots portent avec eux leur définition.

A. *Cataracte ordinaire*. La cataracte vraie ordinaire présente, dans son siége, sa consistance, sa couleur, et son volume, des différences importantes qui conduisent à la subdiviser, d'après le siége même de l'opacité, en trois ordres : cataracte cristalline, capsulaire, et capsulo-lenticulaire.

1° *Cataracte cristalline*. Elle nous offre elle-même trois variétés, suivant qu'elle est dure, molle, ou liquide.

a. La *cataracte cristalline dure,* appelée aussi *centrale*, consiste en une opacité qui semble débuter par le noyau du cristallin et gagne ensuite avec le temps les couches corticales, en marchant du centre vers la périphérie. Le noyau est plus dense qu'à l'ordinaire, ne s'écrase pas aussi facilement sous les doigts, ne se laisse pas traverser par une aiguille. Sa couleur est jaune ambrée, et paraît d'un gris sombre ou opalin si on la voit à travers la cornée. Lorsque les couches corticales sont envahies, elles sont elles-mêmes plus consistantes qu'à l'état normal ; leur couleur est moins jaune que celle du noyau, et il est rare que l'opacité arrive jusqu'aux couches les plus voisines de la capsule. L'appareil cristallinien n'est pas augmenté de volume. La capsule a conservé sa transparence ; rien n'est changé dans ses rapports avec le corps vitré et avec la zone ciliaire. Nous avons eu trois fois, depuis quelques années, l'occasion de rechercher sur des yeux cataractés si les connexions de la capsule s'étaient affaiblies de manière à permettre l'abaissement simultané de cette enveloppe et du cristallin, et nous avons toujours trouvé qu'il n'en était rien et que les pressions faites avec l'aiguille avaient pour résultat de déchirer la capsule dans les endroits touchés par l'instrument et de tirailler le corps vitré sans faire céder les adhérences avec la zone ciliaire.

L'un des caractères attribués à cette variété de cataracte est de débuter par le noyau, de marcher du centre vers la périphérie, et de n'arriver que tardivement jusqu'au voisinage de la capsule. Pour admettre cette progression de la maladie, l'on se fonde sur les observations faites chez des individus vivants ; mais les études cadavériques n'ont pas confirmé entièrement ce résultat des études cliniques : du moins M. Malgaigne, dans ses autopsies à Bicêtre, a-t-il vu le noyau transparent ou à peine opaque et l'opacité occupant les couches corticales dans la plupart des cas de cataracte cristalline. Il est donc à la rigueur possible que la cataracte dure, au lieu de commencer par le centre même du cristallin, occupe d'abord les couches corticales les plus profondes, pour s'étendre de là tout à la fois vers la périphérie et vers le centre.

b. La *cataracte cristalline molle*, que les modernes nomment encore avec M. Sichel *corticale*, est peu consistante, s'écrase facilement sous les doigts, est presque diffluente et souvent même liquide dans les points les plus rapprochés de la capsule. Sa couleur est gris-perle, et habituellement peu uniforme : souvent certains points sont plus brillants et d'autres moins, ce qui lui donne un aspect comparable à celui de la nacre. Cet aspect peut s'expliquer de deux façons. Pour M. Sichel, il est dû à ce que, l'opacité envahissant en même temps des lamelles superficielles et quelques autres un peu plus profondes, on voit à la fois un certain nombre de taches qui ne sont pas sur le même plan et ne réflètent pas la lumière de la même façon. Pour M. Gros, de Moscou, il est dû à ce que, chacune des lamelles du cristallin étant composée de fibres recourbées en arcades ou ogives, l'opacité peut rendre ces ogives apparentes en prenant dans chacune d'elles une teinte particulière. La capsule est transparente et plus pleine qu'à l'état normal. L'appareil cristallinien tout entier a augmenté de volume et ses connexions avec la zone ciliaire ne sont pas modifiées. Le noyau, qui était d'abord resté transparent, devient opaque à son tour, et prend une couleur blanche ou grise, mais non pas jaune ou ambrée comme dans la variété précédente.

Cette cataracte présente souvent des nuances variées, c'est-à-dire des parties très-blanches à côté d'autres plus grises, et, suivant la forme qu'ont prise ces points blancs, la tache offre un de ces aspects qui ont fait admettre des cataractes striées, barrées, ponctuées, disséminées. Ici pourraient se placer les variétés qu'on a nommées *à trois branches, étoilée, déhiscente, corticale antérieure,* et *corticale postérieure ;* mais nous en parlerons à propos des cataractes exceptionnelles, auxquelles elles se rattachent.

On a pensé longtemps que ces taches, d'un

blanc plus mat dans certains points que dans les autres, appartenaient à la capsule cristalline et qu'en conséquence les cataractes ainsi nuancées étaient capsulo-lenticulaires. Les recherches modernes, faites sur le cadavre et sur le vivant après l'opération de l'extraction, ont montré que, dans beaucoup de cas de ce genre, la capsule reste transparente et que ces opacités de nuance variée occupent les couches corticales les plus superficielles. Nous verrons plus loin cependant que l'on ne doit pas conclure de là que la capsule ne devient jamais opaque.

On donne comme un des caractères de la cataracte corticale de commencer par les couches superficielles du cristallin et de gagner ensuite peu à peu les couches centrales. Ici pourtant, comme dans les cas de cataracte dure, la marche de l'altération n'est pas rigoureusement déterminée. Il se peut, et M. Sichel lui-même paraît l'admettre, que l'opacité marche en sens inverse. En conséquence, de même que le début par le centre n'implique pas toujours la dureté de la cataracte, de même son début par les couches corticales n'implique pas non plus la mollesse, et la consistance de la cataracte est due à d'autres conditions restées jusqu'ici insaisissables.

Entre la cataracte dure et la cataracte molle M. Sichel place quelques variétés, qu'il nomme *mixtes*, et qui seraient ou demi-dures ou demi-molles. Ces distinctions sont inutiles : ce qu'on doit savoir seulement, c'est qu'il n'y a rien d'absolu ni de fixe dans la consistance du cristallin opaque et que la cataracte est molle ou dure à un degré plus ou moins considérable.

c. Laissons de côté pour l'instant la *cataracte liquide* ou *laiteuse,* car elle est ordinairement capsulo-lenticulaire. On a souvent appelé liquide une cataracte qui occuperait l'humeur de Morgagni, mais il n'est pas démontré que l'opacité puisse envahir exclusivement cette partie du cristallin. On admet aujourd'hui qu'elle se trouble en même temps que les couches voisines, et on rattache son opacité aux cataractes corticales.

2° *Cataracte capsulaire.* La cataracte peut-elle être capsulaire, c'est-à-dire occuper l'un ou l'autre des feuillets de la capsule, le cristallin conservant sa transparence? S'il fallait s'en rapporter aux auteurs, on répondrait par l'affirmative, car tous décrivent la cataracte capsulaire antérieure et la capsulaire postérieure ; mais ces variétés ne sont pas démontrées par l'anatomie. Pour notre compte, nous ne les avons jamais rencontrées sur le cadavre, et, toutes les fois que nous avons fait ou vu faire l'extraction, le cristallin était opaque lorsque la capsule l'était. Nous ne mettons pas en doute l'opacité de la capsule : ce que nous contestons seulement, c'est l'existence de cette opacité sans celle du cristallin. Il n'y a de cataracte vraiment et exclusivement capsulaire que dans deux cas : lorsque le cristallin a été extrait ou déplacé, ou lorsqu'il s'est résorbé. Dans le premier cas, il s'agit d'une cataracte secondaire, et, dans le second, d'une de ces cataractes exceptionnelles dont nous nous occuperons un peu plus loin.

3° *Cataracte capsulo-lenticulaire.* La maladie prend ce nom lorsque le cristallin et sa capsule sont opaques en même temps, et par opacité de la capsule nous entendons celle du feuillet antérieur, car le feuillet postérieur est tellement mince que son opacité est très-difficile à constater, même sur le cadavre, et que, si elle existe, elle doit peu gêner le passage des rayons lumincux et n'a en conséquence qu'une faible importance. Il est très-probable que les cataractes qu'on a dénommées capsulaires postérieures n'étaient autres que des corticales postérieures, ainsi que nous l'indiquerons bientôt.

La cataracte capsulo-lenticulaire n'a pas été décrite spécialement dans les traités de chirurgie et d'ophthalmologie avant Beer, qui a établi cette variété, et dont la description a été reproduite par S. Cooper, Sanson (*Dict. de méd. et de chir. pratiques*), et la plupart des auteurs contemporains. Cependant, avant Beer, on savait et on avait dit que la capsule est quelquefois opaque en même temps que le cristallin. Haller l'a prouvé dans ses Opuscules de chirurgie (p. 12), en donnant la relation de deux cas dans lesquels il l'avait trouvée blanche et opaque. Gunzius avait fait défendre, dans une thèse soutenue sous sa présidence, à Leipsick, en 1750, l'opinion que la capsule ne devient jamais opaque, que, quand elle paraît l'être, cela est dû à l'épaississement de l'humeur aqueuse au devant d'elle, qu'enfin il est inutile de se préoccuper de cette membrane pendant l'opération de la cataracte, et c'est précisément pour démontrer que cette manière de voir n'est pas exacte que Haller publie les deux faits dont nous avons parlé. Plus tard, Monro, ayant disséqué l'œil d'un homme atteint de cataracte, a trouvé la capsule plus blanche que le cristallin (*Medic. essays and obs.*, t. v). Demours avait reconnu aussi que la capsule est quelquefois blanche en même temps que le cristallin, et Scarpa, sans décrire à part la cataracte capsulo-lenticulaire, avait beaucoup insisté sur l'opacité de la membrane et en particulier sur la facilité avec laquelle cette altération survient à la suite de la déchirure produite par l'opération. On voit donc que la description de Beer était préparée et en quelque sorte légitimée par les travaux de ses prédécesseurs. De nos jours cependant on en était venu à exagérer cette opinion et à croire les cataractes capsulo-lenticulaires plus fréquentes qu'elles ne le sont en réalité. Aussi M. Malgaigne, lorsqu'il voulut y regarder avec attention, fut-il étonné de ne pas trouver cette opacité de la capsule dont on parlait comme d'une chose si commune.

Dans une lettre adressée à l'Académie de médecine, en 1841, ce chirurgien annonce qu'il a disséqué 25 yeux atteints de cataracte et qu'il n'a pas trouvé une seule fois la lésion dont il s'agit. Plus tard, il enseigne que, si l'on examine de près et si l'on a soin de laver la capsule, afin d'enlever les parties blanches extra ou intra-cristallines qui peuvent l'obscurcir, on la trouve toujours transparente. Pour lui, enfin, il n'y a pas de cataracte capsulo-lenticulaire. Peu de chirurgiens ont adopté d'une manière absolue l'opinion, évidemment exagérée, de M. Malgaigne. Plusieurs, invoquant les résultats d'opérations faites sur le vivant, ont fait remarquer qu'après l'abaissement, comme après l'extraction, on voit souvent dans le champ de la pupille flotter des lambeaux blanchâtres qu'il serait difficile de ne pas regarder comme dépendant de la capsule. M. Hœring a cité, d'autre part, dans les Annales d'oculistique, des exemples assez probants de cataracte capsulo-lenticulaire. Nous-mêmes nous pouvons invoquer les résultats fournis par la dissection de deux yeux appartenant à des sujets différents qui étaient morts avant l'opération. Dans les deux cas, après que le cristallin fut extrait, la capsule antérieure fut saisie avec une pince, agitée dans l'eau, et lavée ; après quoi, placée à côté d'une autre capsule parfaitement saine, elle fut trouvée opaque ou du moins assez sensiblement obscurcie pour avoir pu, pendant la vie, intercepter le passage des rayons lumineux. MM. Robin et Broca ont cité, dans ces derniers temps, des faits analogues, et ont même donné les caractères microscopiques de ces opacités de la capsule (*Bulletins de la Société anatomique*, 1853).

Pour nous, il y a donc des cataractes capsulolenticulaires, dans lesquelles la capsule antérieure a perdu de sa transparence en même temps que les couches corticales du cristallin. Seulement les recherches de M. Malgaigne auront eu pour résultat de montrer que cette espèce de cataracte est beaucoup plus rare qu'on ne le pensait il y a quelques années. Ce qui a pu faire croire à l'opacité de la capsule dans certains cas où elle n'existait pas, c'est que, quand on enlève le cristallin, les couches corticales les plus superficielles restent ordinairement accolées à son enveloppe, et que, si elles sont troubles, elles communiquent à celle-ci une apparence semblable. On a donc pu, même quand l'expérience était faite sur le cadavre, pour peu qu'on n'y regardât pas de très-près, considérer comme opaque et blanche une capsule qui ne l'était réellement pas. Sur le vivant, il n'y a aucun moyen de contrôle, et l'erreur est encore plus facile à commettre. Mais il faut remarquer que cette erreur n'a pas au fond une grande importance. Ce qu'il est nécessaire de savoir, c'est qu'il y a dans la cataracte des dispositions qui expliquent très-bien les opacités secondaires. Que la capsule ellemême puisse blanchir, ou que son apparente opacité doive être attribuée aux couches corticales sous-jacentes, la conséquence est toujours la même : il faut, pendant l'opération, s'efforcer de faire disparaître cette membrane, pour mettre le malade à l'abri d'une récidive.

Dans la cataracte capsulo-lenticulaire, le cristallin est ordinairement mou, les couches corticales sont opaques, et souvent les plus superficielles sont à l'état liquide. Ces conditions la font beaucoup ressembler à la cataracte corticale, dont nous nous sommes précédemment occupés, et nous verrons qu'en effet le diagnostic est très-difficile entre ces deux variétés.

Quelquefois le cristallin est complétement transformé en un liquide blanc ou laiteux, ou bien il reste au milieu du liquide un petit noyau solide. Dans les deux cas, on dit que la cataracte est laiteuse. Cette dénomination a été donnée, il est vrai, par quelques auteurs à des cataractes qu'ils plaçaient dans le liquide de Morgagni exclusivement, c'est-à-dire dans les couches les plus extérieures du cristallin; mais elle convient mieux pour les cas dans lesquels la quantité de liquide est plus abondante, parce qu'il en découle des modifications pour le diagnostic et le traitement. Les cataractes morgagniennes proprement dites, si toutefois il en existe, rentrent dans la classe des corticales, dont elles ne diffèrent sensiblement ni sous le rapport des symptômes ni sous celui de la thérapeutique. Dans la cataracte laiteuse, la capsule est assez souvent épaissie.

A quelque espèce qu'elle appartienne, la cataracte se montre presque toujours dans les deux yeux, sinon en même temps, au moins successivement. Le plus souvent, un des yeux se prend six mois ou un an avant l'autre.

B. *Cataractes insolites*. Les unes sont simples, les autres compliquées de quelque lésion de l'appareil oculo-palpébral.

1° *Cataractes insolites simples*. Nous examinerons successivement celles qui appartiennent au cristallin et celles qui appartiennent tout à la fois au cristallin et à sa capsule.

a. Parmi les cataractes cristallines dures, nous trouvons d'abord celles dont la couleur est exceptionnelle. On a rencontré des cataractes noires : Wenzel, Roux, et M. Velpeau, en ont cité des exemples positifs; nous avons nous-mêmes eu l'occasion de voir, à la Société de chirurgie, un cristallin tout à fait noir, qui était présenté par M. Maisonneuve. Dans ces cas, le cristallin offre habituellement une assez grande consistance. On ne peut du reste, en aucune façon, expliquer l'origine de cette singulière coloration. D'autres fois la cataracte est verte; et nous voulons parler ici, non pas de ces cas dans lesquels la maladie du cristallin coïncide avec une couleur verte du corps vitré, mais de ceux dans lesquels, le corps vitré restant transparent, la lentille a positivement une teinte verdâtre, qui se reconnaît aussi bien à travers la cornée qu'après l'ablation.

La consistance devient parfois assez grande pour que l'on ait pu désigner la cataracte par les noms de pierreuse ou osseuse. Les exemples de ce genre les plus remarquables sont ceux que rapportent Wenzel et M. Desmarres. En pareil cas, la maladie du cristallin s'accompagne habituellement de quelque autre lésion grave de l'œil, qui rend la cécité incurable.

b. La cataracte molle présente les variétés suivantes, qui sont toutes assez rares.

Cataracte à trois branches. M. J. Cloquet

a donné ce nom à celle qui est caractérisée par la présence de trois stries d'un blanc mat, qui, partant du centre, se dirigent vers la périphérie et partagent le cristallin en trois portions triangulaires. Celles-ci sont d'abord transparentes, puis deviennent plus tard opaques à leur tour. La cataracte à trois branches résulte donc d'une évolution particulière de la maladie, qui, au lieu de marcher du centre vers la périphérie ou de la périphérie vers le centre comme dans les cas ordinaires, occupe d'abord les trois parties correspondantes aux stries ou rayons dont nous avons parlé. Ces stries se trouvent-elles sur le trajet d'intervalles qui correspondraient à la division primitive du cristallin en trois parties? C'est l'opinion de M. J. Cloquet, mais il n'est pas prouvé que l'organe se développe de cette manière.

Cataracte en étoile. La maladie prend ce nom, lorsqu'au lieu de trois lignes opaques il s'en forme un plus grand nombre, qui se portent du centre vers la circonférence du cristallin. Quelquefois une ou plusieurs de ces lignes partent, non pas tout à fait du centre, mais d'un point qui en est plus ou moins rapproché. Il s'agit encore ici d'un mode de développement insolite. Lorsque les parties intermédiaires sont devenues opaques à leur tour, elles prennent la même teinte que les lignes primitives, et alors il n'y a plus de différence sensible entre cette variété et les autres cataractes corticales.

Cataracte déhiscente. Jœger, et après lui M. Sichel (*Annales d'oculist.*, t. VIII), ont appelé déhiscentes certaines cataractes molles qui ont pour caractère fondamental de se partager aisément en trois fragments triangulaires, lorsque le cristallin est sorti de sa capsule, transparente elle-même le plus souvent. Tant que le cristallin est dans son enveloppe, les fragments ne se séparent pas; mais on voit, à la surface de la cataracte, trois lignes sombres ou noires, au niveau desquelles la lentille a conservé sa transparence, pendant que les autres parties sont opaques. Ces lignes sont des fissures qui, d'abord assez étroites, deviennent ensuite de plus en plus larges. Pour M. Sichel, elles sont formées par des intervalles qui s'établissent entre les fragments du cristallin spontanément morcelé, par suite d'une liquéfaction partielle qu'il attribue à une espèce de mort de l'organe. L'auteur ne s'explique pas sur la question de savoir si ces intervalles existent dès le début de la cataracte ou s'ils s'établissent après la formation de l'opacité. Nous ne saurions dire nousmêmes s'il s'agit encore ici d'une évolution particulière de la maladie, évolution dans laquelle certains points de la lentille sembleraient impropres à devenir opaques, ou si les lignes en question s'établissent par une altération consécutive du cristallin. Cette forme est d'ailleurs très-rare, et il suffit de la connaître pour prévoir le morcellement qui peut s'opérer, en pareil cas, sous la pression des instruments pendant l'opération.

Cataracte corticale antérieure. On appelle ainsi celle qui occupe exclusivement les couches antérieures du cristallin. Admise par M. Sichel, elle doit être extrêmement rare, car nous n'en avons trouvé aucun exemple ni sur le vivant ni sur le cadavre.

Cataracte corticale postérieure. C'est celle que l'on trouve désignée par Beer et presque tous les auteurs sous le nom de capsulaire postérieure. Elle est formée par une opacité profonde, qui, vue à travers la cornée, paraît concave et composée de stries rayonnantes, les unes très-blanches, les autres plus obscures. Les auteurs modernes supposent que l'opacité, dans ces cas, occupe les couches corticales postérieures et non le feuillet postérieur de la capsule. Quoique le fait ne soit pas encore établi sur des observations anatomiques rigoureuses, les doutes que nous avons émis sur l'opacité de la capsule postérieure nous font adopter cette manière de voir. Cette forme n'existe d'ailleurs qu'au début de la maladie ; avec le temps, les autres couches du cristallin deviennent successivement opaques, et la cataracte prend un aspect ordinaire.

Cataracte circonférentielle. Cette variété a été bien signalée par Tyrrell, qui la nommait *corticale*, mot aujourd'hui impropre, puisqu'on l'applique à autre chose qu'à ce qu'avait décrit cet auteur. Elle consiste en une opacité qui commence par la circonférence du cristallin et s'avance de là peu à peu vers le centre. Pendant un certain temps, le contour de la lentille est seul opaque et figure un anneau gris, comme festonné, tandis que la partie centrale a conservé sa transparence. Un moment arrive où, tout le cristallin étant devenu opaque, la maladie ne diffère plus des cataractes ordinaires. Mais, pour peu que sa marche soit lente, elle conserve pendant un certain temps cette forme annulaire très-remarquable. Nous en avons observé un exemple, il y a quelques années, à la Pitié, dans le service d'A. Bérard.

c. Les cataractes capsulo-lenticulaires insolites sont celles qu'on nomme *pyramidale* et *siliqueuse.*

Dans la cataracte *pyramidale*, la capsule est épaissie au niveau de son centre, et présente une saillie d'un blanc mat qui s'avance vers le champ pupillaire. Il se pourrait que cette saillie, au lieu d'être formée par un épaississement de la capsule elle-même, fût constituée par un dépôt plastique organisé à sa surface.

Dans la cataracte *siliqueuse*, la capsule est blanche, épaissie, revenue sur elle-même, et comme ratatinée. Elle renferme un cristallin amoindri, qui s'est résorbé peu à peu. A mesure que son volume a diminué, l'enveloppe est revenue sur elle-même pour s'approprier aux nouvelles dimensions du contenu. Quelquefois il reste dans la cavité capsulaire une petite portion liquéfiée et laiteuse de la lentille ; d'autres fois on n'y trouve qu'une lamelle très-mince, semblable à une écaille, ce qui a permis de comparer cette cataracte à une gousse desséchée dans une enveloppe flétrie elle-même. Dans d'autres cas enfin, il ne reste aucune trace du cristallin, et les deux feuillets de la capsule, accolés l'un à l'autre, représentent une cataracte membraneuse double.

2° *Cataractes insolites compliquées.* Toutes les lésions de l'œil et des paupières peuvent coïncider avec la cataracte. Les plus fréquentes sont la blépharite et la conjonctivite chroniques, l'opacité verdâtre du corps vitré, la fluidité de ce même organe, le tremblement de l'iris, l'atrophie et la flaccidité du globe oculaire, l'amaurose, les adhérences du bord pupillaire à la capsule cristalline, l'entropion et l'ectropion.

Il importe de signaler spécialement ici certaines lésions de l'appareil cristallinien lui-même. La cataracte est dite *branlante*, lorsqu'elle présente des oscillations d'avant en arrière et d'arrière en avant, et quelquefois en même temps de haut en bas et de bas en haut, pendant les mouvements du globe de l'œil. Ces oscillations sont-elles dues à une laxité de la zone ciliaire au niveau de ses connexions avec la capsule, ou bien au ramollissement avec atrophie du corps vitré, qui, remplissant moins exactement la coque oculaire, peut se déplacer en repoussant le cristallin? Quoique ces questions ne soient pas bien jugées, il n'en est pas moins vrai que ce phénomène doit toujours faire supposer un trouble dans la nutrition de l'œil et la possibilité d'une amaurose.

La cataracte est dite *luxée*, lorsque le cristallin opaque a subi un déplacement de manière à ne correspondre qu'à la moitié ou au tiers inférieur du champ de la pupille. Ce phénomène est consécutif à une commotion, ainsi que nous l'avons expliqué à la page 294. Tantôt il précède, tantôt il suit le développement de la cataracte. Mackenzie donne à cette variété le nom de *cataracte cystique*, probablement parce qu'il suppose que le cristallin et sa capsule sont déplacés ensemble, ce qui n'est nullement démontré.

La cataracte peut être compliquée d'un petit abcès qui se forme en avant et en arrière de la capsule : Mackenzie l'appelle, en pareil cas, *cataracte bursale*.

Étiologie. — Les cataractes ordinaires n'ont souvent pas d'autre cause appréciable que les progrès de l'âge, et arrivent en vertu d'une tendance particulière que paraît avoir l'appareil cristallinien à perdre avec le temps sa transparence. Chez la plupart des sujets, cette tendance ne produit pas autre chose qu'un léger trouble de l'organe et un affaiblissement de la vue; chez quelques autres, elle amène l'opacité complète du cristallin et la cécité.

Il n'est pas très-rare d'observer la cataracte avant l'âge de cinquante ans, mais il est bien plus commun de la voir apparaître entre cinquante et soixante et dix. Le sexe ne paraît pas avoir d'influence. Sur 500 sujets traités par le Dr Fabini, dit Mackenzie, 268 étaient des hommes, et 232 des femmes.

Les professions qui ont été signalées comme prédisposant à la maladie sont celles qui obligent à exposer les yeux à un feu ardent, comme celles de forgeron, souffleur de verre, cuisinier. Chez les nombreux malades qui viennent se faire opérer dans nos hôpitaux, nous avons noté ces professions beaucoup plus rarement que celle de cultivateur, qui peut exposer à la cataracte de deux manières : en obligeant les individus à travailler au soleil, et en les forçant à se pencher souvent en avant, ce qui peut-être modifie la circulation et la nutrition dans l'œil.

L'hérédité a quelquefois été notée. Dupuytren en particulier en a vu plusieurs exemples (*Leçons orales*, t. III). Nous avons observé bon nombre de cas dans lesquels on ne pouvait invoquer cette influence.

Quelquefois une inflammation appréciable paraît être la cause occasionnelle du développement de la cataracte, car on la voit survenir dans le cours ou à la fin de certaines ophthalmies; mais les faits de ce genre sont très-rares.

Il est impossible de donner une explication satisfaisante du mode de formation de cette maladie. Beaucoup d'auteurs, et en particulier Beer et Weller, l'attribuent à une atrophie causée par l'oblitération des vaisseaux que le cercle ciliaire fournit à la capsule; d'autres, admettant un mécanisme analogue, l'expliquent par un ralentissement dans la circulation de l'artère centrale de la rétine. A supposer qu'il existe en effet une certaine relation entre le développement de l'opacité cristalline et le ralentissement de la circulation, on ne peut comprendre comment ce dernier phénomène influe sur le premier ; pourquoi cette insuffisance de matériaux nutritifs détermine la coloration blanche dans la plupart des cas, et, dans quelques autres, la coloration verte ou noire ; pourquoi l'opacité s'accompagne tantôt d'un ramollissement, tantôt d'une induration. Le mode de nutrition physiologique du cristallin n'est pas assez connu pour qu'on puisse expliquer aujourd'hui ces changements anatomo-pathologiques.

Beer et Weller admettent encore que, dans quelques cas, et en particulier dans ceux de cataracte capsulo-lenticulaire, l'opacité est consécutive à une inflammation, soit du cristallin lui-même, soit de sa capsule. Il ne s'agit plus d'une inflammation appréciable comme celle dont nous parlions tout à l'heure, mais d'une inflammation lente et sourde, qui ne se traduirait par aucun symptôme et qui serait plus particulièrement déterminée par l'exposition à une vive lumière et par la fatigue des yeux. Pour eux, la plupart des cataractes capsulo-lenticulaires auraient cette origine. Nous ne pouvons admettre une telle explication, parce que l'organisation de ces parties ne les prédispose guère à un travail inflammatoire. Si nous avons décrit plus haut la capsulite, c'est que la capsule s'altère incontestablement dans le cours des inflammations oculaires, et qu'il est difficile d'employer aujourd'hui un autre mot que celui d'inflammation pour désigner les lésions dont cette membrane devient le siége pendant les ophthalmies ; mais, si la capsule se trouble au voisinage d'une iritis ou d'une rétinite, il n'est pas démontré qu'elle puisse s'enflammer seule, et la chose est encore moins probable pour le cristallin lui-même, qui non-seulement paraît être, par suite de l'absence des vaisseaux sanguins et par son mode tout spécial de nutrition, à l'abri des inflammations spontanées et essentielles, mais qui ne s'altère dans les ophthalmies ou ne devient opaque à leur suite que dans des cas assez rares.

Nous ne saurions pas davantage indiquer les raisons pour lesquelles la cataracte est tantôt dure, tantôt molle, tantôt cristalline et tantôt capsulo-lenticulaire. L'examen des faits permet seulement de reconnaître que la cataracte dure survient principalement chez les individus très-avancés en âge, et que les cataractes cristallines molles, de même que les capsulo-lenticulaires, se voient de préférence chez les sujets plus jeunes. Cependant il ne serait pas possible d'établir ici de limite rigoureuse, car nous avons vu des cataractes molles chez des sujets qui avaient passé soixante et dix ans et des cataractes dures chez des sujets qui n'en avaient pas atteint cinquante.

Existe-t-il une relation entre la couleur des yeux et la consistance de la cataracte? Nous avons remarqué que, toutes choses égales d'ailleurs, c'est-à-dire l'âge étant toujours pris en considération, les individus à iris clair ont des cataractes plus molles que ceux dont l'iris est foncé.

Quant aux cataractes insolites et aux compliquées, nous n'avons également que des notions incomplètes sur leur étiologie. Quelques-unes, telles que les siliqueuses, sont souvent congéniales ; les autres, telles que les branlantes, ont une origine traumatique : mais, les premières pouvant se montrer également à un âge assez avancé et les secondes survenir sans lésion traumatique, il était nécessaire d'en parler dès à présent.

Symptômes. — On cite quelques cas dans lesquels la cataracte s'est complétée instantanément ou dans l'espace de quelques heures ; mais, dans la plupart des cas, sa marche est lente, et ce n'est qu'au bout de quelques années qu'elle apporte un obstacle complet à la vision. Les symptômes n'étant pas les mêmes pendant que la maladie est en voie de formation et lorsqu'elle est tout à fait établie, il importe de les étudier à ces deux périodes.

1° Pendant les premiers temps, le malade ne remarque souvent rien de particulier, pour plusieurs raisons : l'opacité n'est pas encore assez grande pour empêcher le passage des rayons lumineux, ou bien elle n'occupe encore que la partie centrale, et les rayons lumineux qui passent à la périphérie suffisent pour la vision ; souvent enfin un seul œil est pris, et, la vision s'effectuant avec l'autre, le malade ne soupçonne pas la gravité de son état.

Un peu plus tard, et lorsque les deux yeux sont atteints, le malade commence à éprouver certains troubles de la vision : tantôt il croit avoir continuellement devant lui un corps étranger, qu'il compare à un fil, à une toile d'araignée, à des papillons, à un flocon de neige ; tantôt il lui semble qu'un nuage ou un brouillard est interposé entre les objets et lui. Quand il est devant une lumière artificielle, il voit autour d'elle un cercle lumineux, ou bien, au lieu d'une, il en aperçoit plusieurs qui sont vacillantes ; d'autres fois, il compare la sensation qu'il éprouve à celle que donneraient une boule de feu, un soleil. Nous avons donné des soins à un malade qui avait habituellement la sensation de toiles d'araignée ; quand il regardait un papier blanc, il le voyait couvert de taches noires. Il en est qui croient voir tous les objets colorés en brun ou en jaune.

La vision n'est pas encore perdue, mais elle est obscurcie. Les objets et les personnes ne sont bien reconnus que lorsqu'ils sont très-rapprochés. En général, l'affaiblissement est moins prononcé quand la lumière n'est pas très-vive : ainsi le malade distingue moins mal le matin et le soir qu'au milieu du jour, à l'ombre qu'au soleil, quand le temps est obscur que quand il est clair. La raison de ces différences est simple. Sous l'influence d'une grande lumière, la pupille se rétrécit et ne laisse passer de rayons lumineux qu'à travers le centre du cristallin, qui est habituellement la partie la plus opaque et en tous cas la plus épaisse. Au contraire, sous l'influence d'une lumière peu intense, la pupille se dilate, et un certain nombre de rayons passent à travers la partie périphérique de la lentille, qui est la moins obscurcie et surtout la moins épaisse.

Si l'on examine l'œil, on ne trouve sur la cornée et l'iris aucune lésion qui explique l'affaiblissement de la vue. La pupille est régulière, mobile, sans adhérence ; mais, derrière elle, on aperçoit une tache grise, qui paraît assez profonde et sur le contour de laquelle se trouve un cercle noir qui rappelle la couleur naturelle du champ pupillaire.

2° Lorsque les cataractes sont entièrement formées, le symptôme fonctionnel principal est la perte de la vue. Pourtant cette perte n'est presque jamais complète, et le malade peut distinguer le jour de la nuit ou reconnaître qu'une ombre est devant ses yeux lorsqu'on y place la main ou un objet quelconque. Ce reste de vision, si imparfait qu'il soit, est plus prononcé quand la lumière est faible que quand elle est très-vive. C'est pourquoi l'on voit habituellement les malades rechercher l'obscurité, marcher la tête baissée, afin de soustraire leurs yeux à l'influence du soleil ou de la lumière, prendre enfin une attitude qui est spéciale aux cataractés et qui permet de reconnaître la nature de leur affection lors même qu'on les voit de loin. Il y a pourtant quelques cas dans lesquels, l'opacité étant très-blanche et la cataracte volumineuse, le malade distingue mieux les ombres à une vive lumière qu'au petit jour.

Dans le champ de la pupille existe une tache d'un gris plus ou moins foncé, située un peu plus ou un peu moins profondément, en sorte que tantôt l'on aperçoit une ombre entre elle et le cristallin et tantôt l'on n'en voit pas. Nous reviendrons bientôt sur ces particularités et sur quelques autres, en parlant du diagnostic différentiel.

Diagnostic. — Il comprend deux choses : 1° reconnaître qu'il s'agit d'une cataracte ; 2° reconnaître à quelle variété on a affaire.

1° On reconnaît qu'il s'agit d'une cataracte, lorsque la vision est affaiblie ou perdue sans que la possibilité de distinguer le jour de la nuit soit tout à fait abolie, lorsqu'en même temps la pupille a conservé ses mouvements sous l'influence de la lumière, et que derrière elle, à peu de profondeur, on voit une tache grise. A l'aide de ces moyens, le diagnostic est habituellement facile. Pourtant quelques difficultés peuvent se présenter : les unes, quand la cataracte est incomplète ; les autres, lorsqu'elle est complète.

a. Dans les cas de cataracte incomplète et en voie de formation, la tache pourrait être prise pour une taie si l'on n'y faisait pas attention ; mais, pour peu qu'on y regarde de près, on ne s'y trompe pas, car la cataracte est plus profonde que la taie et ne se voit pas, comme cette dernière, quand on se met de côté pour faire l'examen.

On pourrait encore rapporter le trouble et l'affaiblissement visuel à une amaurose commen-çante ou à un glaucôme. Mais, dans l'amaurose, les mouvements de la pupille sous l'influence de la lumière ont bien plus de lenteur que dans la cataracte, et en outre il n'y a pas la même teinte opaline. Dans le glaucôme, la teinte est plus verte et située plus profondément. Si l'on conservait des doutes, on s'aiderait de l'exploration avec une bougie et de la recherche des images dont nous allons parler tout à l'heure.

b. Dans la cataracte complète, la netteté plus grande de la tache rend encore plus difficile une erreur de diagnostic, surtout si l'on tient compte de la mobilité concomitante de la pupille. Cependant, si la couleur du cristallin était un peu sombre ou si les mouvemeuts de la pupille étaient empêchés par la pression que le cristallin, augmenté de volume, exerce sur l'iris, si, en un mot, quelques doutes restaient, le diagnostic serait tout à fait éclairci par la recherche des images que Purkinje et le professeur Sanson ont fait connaître.

Voici en quoi consiste ce mode d'exploration : à l'état normal, lorsqu'on place une lumière devant l'œil et qu'on regarde de près, on trouve dans cet œil trois images de la lumière, deux droites, qui sont placées l'une devant l'autre, la troisième renversée, qui est du côté opposé aux deux précédentes.

La première image droite est la plus grande, la plus brillante, la plus superficielle, et, pour toutes ces raisons, la plus facile à voir. Elle est formée aux dépens de la cornée, dont les couches réfringentes convexes font converger en un foyer une partie des rayons émanés de la lumière.

La seconde image droite est située plus profondément dans l'appareil cristallinien, plus petite, plus diffuse et plus pâle; c'est pourquoi on a souvent de la peine à la trouver. Pour y parvenir, il faut changer doucement la bougie de place, en regardant attentivement le champ pupillaire. On voit alors, derrière l'image cornéenne, quelque chose qui a la même forme, qui est plus étalé et moins brillant, et qui se déplace en même temps : c'est la seconde image. Elle présente quelques variétés, est plus ou moins pâle, plus ou moins diffuse, ce qui fait qu'on la voit quelquefois assez vite, d'autres fois après l'avoir cherchée longtemps. On la trouve mieux lorsque la pupille est élargie, comme dans l'amaurose ou après l'instillation de la belladone, que lorsqu'elle est étroite. Chez certains individus, elle est si peu prononcée ou si difficile à voir qu'on peut la considérer comme manquant. Sanson attribuait cette image à la capsule antérieure exclusivement. M. Laugier, dont les idées sur ce sujet ont été reproduites dans la thèse de M. Guillemin (1852, n° 185), pense qu'elle est formée tout à la fois par la capsule et par les couches superficielles du cristallin que l'on peut considérer comme formant une série de lames transparentes convexes superposées. Chacune de ces lames produit une image petite et pâle, et les diverses images sont tellement rapprochées les unes des autres qu'elles se superposent et n'en forment en quelque sorte qu'une seule. Ce mode de formation explique pourquoi l'image est diffuse et pourquoi elle présente des variétés individuelles. Il suffit, en effet, que la densité des couches superficielles du cristallin ait diminué ou augmenté pour que la réfraction donne des résultats différents.

L'image renversée est plus brillante que la précédente et moins que la première ; elle est en même temps plus petite, et a, comme son nom l'indique, sa pointe tournée en bas. On la voit du côté opposé aux deux autres, et, sous le rapport de la profondeur, elle est dans une situation intermédiaire. Si on ne l'apercevait pas de suite, quelques mouvements imprimés à la lumière permettraient bientôt de la distinguer, car elle se meut en sens inverse des deux autres. Elle est formée par la capsule postérieure et par les couches profondes du cristallin, qui, par suite de leur concavité, la renvoient en avant.

Les images intra-oculaires de la bougie ont, dans le diagnostic de la cataracte, une importance réelle ; car, du moment où l'on ne voit pas du tout la seconde et la troisième, c'est une preuve que le cristallin est opaque ; du moment, au contraire, où on les trouve, c'est une preuve que l'appareil cristallinien a conservé sa transparence. Elles sont en conséquence d'une grande ressource pour distinguer la maladie dont nous nous occupons de l'amaurose, dans laquelle elles sont extrêmement prononcées, et du glaucôme, dans lequel on les voit encore assez bien. Il est vrai que, si leur absence bien constatée et leur évidence parfaite sont des moyens précieux de diagnostic, il n'en est plus de même dans les cas où, quoique existantes, elles sont plus obscures et plus diffuses qu'à l'ordinaire. Elles peuvent indiquer alors, ainsi que l'a fait observer M. le professeur Laugier, non pas une opacité, mais un changement dans la densité du cristallin, changement qui n'est pas incompatible avec l'accomplissement régulier de la vision.

2° Pour reconnaître à quelle variété l'on a affaire, il faut tenir compte de la couleur de la tache, de sa situation plus ou moins profonde, des images, et de toutes les dispositions anatomiques appréciables.

Dans la cataracte cristalline dure, l'opacité est d'un gris-perle foncé, uniforme, sans mélange de reflets; elle est en même temps un peu éloignée de l'iris, ce qui permet d'apercevoir au devant de la tache et autour de la pupille une ombre noire. Le contour même de la pupille se confond avec cette ombre, et en conséquence ne tranche pas sur la couleur grise du cristallin. Si l'on approche de l'œil une bougie allumée, on voit la première et la seconde images; mais la troisième, c'est-à-dire l'image renversée, manque entièrement.

La cataracte molle ou corticale est plus rapprochée de l'iris que la précédente. On ne voit pas d'ombre noire entre la pupille et le cristallin, c'est-à-dire qu'en se plaçant de côté on ne distingue pas d'intervalle sombre appartenant à la chambre postérieure. Le bord de la pupille se voit bien, parce que sa couleur noire tranche sur la couleur grise du cristallin. D'ailleurs la tache, au lieu d'être uniforme, présente un aspect varié, nacré, miroitant, étoilé, etc. En approchant une lumière de l'œil, on voit toujours bien l'image cornéenne. L'image renversée manque. La seconde image droite peut se trouver encore; mais, comme elle n'est plus formée par les couches superficielles du cristallin et que la capsule antérieure contribue seule à sa formation, elle est plus pâle et encore plus difficile à constater que dans l'état ordinaire.

La cataracte capsulo-lenticulaire est fort difficile à distinguer de la précédente. On est autorisé à soupçonner sa présence lorsque la tache est placée en avant; qu'il n'existe aucune ombre entre l'iris et le cristallin, que la surface de l'opacité présente des reflets semblables à ceux de la nacre ; mais, comme il est positif que ces signes appartiennent aussi aux cataractes corticales, ils ne permettent pas d'établir un diagnostic positif. Il est vrai que, non-seulement l'image renversée, mais aussi la seconde image droite, manque dans ces cas. Malheureusement ce dernier caractère ne peut être d'un grand secours, puisque nous savons que cette même image peut manquer ou du moins être fort obscure dans bien des cas où la capsule antérieure a conservé sa transparence.

On reconnaît la cataracte laiteuse à la présence d'une tache qui a la blancheur du lait et dont la partie supérieure est d'un blanc un peu plus éclatant que l'inférieure. Cette dernière particularité est due à ce que le liquide s'amasse surtout en bas. Aussi voit-on quelquefois la couleur se modifier lorsqu'on imprime des mouvements à la tête.

Le diagnostic de la cataracte noire est difficile. En effet, comme la pupille n'offre pas de coloration anormale, il est tout naturel d'attribuer l'affaiblissement et même la perte de la vue à une amblyopie amaurotique. Mais, si on examine attentivement, on est frappé de la conservation des mouvements de la pupille, qui seraient perdus s'il y avait amaurose, et de la faculté que possède le malade de mieux voir à une lumière faible qu'au grand jour. C'est à l'aide de ces moyens que la cataracte noire avait été reconnue dans les cas dont nous avons parlé plus haut. Aujourd'hui l'on aurait dans les images une ressource précieuse, car, s'il s'agit d'une cataracte, la seconde et la troisième manquent absolument, tandis qu'on les trouve s'il s'agit d'une amaurose.

La cataracte verte se distingue du glaucôme

par la position plus superficielle de la tache, l'intégrité des mouvements de la pupille, et surtout encore par l'absence de la seconde et de la troisième images.

La cataracte périphérique ne se reconnaît bien que lorsque la pupille a été dilatée avec la belladone. On aperçoit alors autour du cristallin un cercle festonné, gris, miroitant, entremêlé de taches ou de lignes blanches, dont la situation, la profondeur, et l'aspect, indiquent suffisamment la position dans l'appareil cristallinien.

La cataracte profonde, dite corticale postérieure, se reconnaît à l'obscurité et à la profondeur de la tache, à sa forme concave, et à la présence de stries plus blanches que le reste de l'opacité. Avec tous ces signes, on pourrait croire encore qu'il s'agit d'un glaucôme. Mais la recherche des images assurera le diagnostic, car on ne trouve pas l'image renversée s'il s'agit d'une cataracte profonde, tandis qu'on la trouve s'il s'agit d'un glaucôme.

La cataracte pyramidale ne peut se distinguer que par la présence d'une saillie pyramidale blanche qui s'avance dans le champ pupillaire même. Si la saillie n'était pas très-grande, il serait difficile de la voir ; mais la position de l'opacité, sa blancheur, et l'absence des deux images profondes de la bougie, feraient au moins soupçonner qu'on a devant les yeux une cataracte capsulo-lenticulaire : or c'est là le point essentiel.

La cataracte siliqueuse se reconnaît à sa blancheur et aux petites inégalités ou plis qu'elle offre à sa surface. Si le cristallin avait beaucoup diminué de volume, on pourrait, après avoir dilaté la pupille avec la belladone, apercevoir les limites de l'opacité indiquées par un contour noirâtre.

Le diagnostic des complications est fort important et embarrasse rarement si l'on est attentif. On reconnaîtra par exemple toujours une atrophie de l'œil, qui mettrait la cécité au-dessus des ressources de l'art. Une amaurose complète ne peut guère échapper non plus, si l'on constate l'impossibilité où est le malade de distinguer le jour de la nuit et l'immobilité de la pupille. L'amaurose incomplète peut cependant être cause d'une difficulté. Quand elle existe, en effet, le malade distingue avec peine le jour de la nuit, et les mouvements de la pupille, sans être abolis, sont plus lents qu'à l'ordinaire. Or, ces symptômes se rencontrent quelquefois dans la cataracte simple : quand, par exemple, celle-ci est ancienne et très-opaque, le malade, sans qu'il y ait commencement d'amaurose, reconnaît à peine de quel côté vient le jour ; si en même temps elle est très-rapprochée de la pupille, elle peut gêner son resserrement. On devrait donc, si les phénomènes en question se présentaient, ne pas prononcer trop vite qu'il y a amaurose incomplète, mais conserver et émettre quelques doutes. Un diagnostic parfait n'aurait pas d'ailleurs une importance capitale, car une amaurose incomplète ne contre-indiquerait pas l'opération.

Le tremblement de l'iris diffère de la cataracte branlante en ce que, dans la première de ces maladies, l'iris se déplace pendant les mouvements de l'œil, tandis que, dans la seconde, c'est le cristallin. Il suffit d'y regarder avec soin pour savoir si les deux affections existent simultanément.

Pour reconnaître les adhérences concomitantes de la pupille, il faut examiner ce qui se passe au moment où la lumière arrive brusquement sur l'œil. S'il y a des adhérences, on aperçoit quelques points au niveau desquels l'iris ne se déplace pas, tandis que tout le reste du contour pupillaire se rétrécit. On s'assure encore mieux du fait en dilatant la pupille avec la belladone.

Il serait inutile de rappeler les moyens à l'aide desquels on reconnaîtrait une blépharite ou une ophthalmie compliquant la cataracte.

Marche. — Une fois qu'elle a commencé, la cataracte tend à augmenter et amène tôt ou tard la cécité. Quelquefois ses progrès sont tellement lents que les malades arrivent au terme de leur carrière sans avoir été obligés de se soumettre à l'opération. D'autres fois elle devient complète en quelques mois. Dans le plus grand nombre des cas, il faut au moins deux ou trois années pour qu'elle abolisse entièrement la vision. La cataracte dure est celle qui marche le plus lentement. Les corticales et les capsulo-lenticulaires arrivent beaucoup plus vite à leur dernière période.

La maladie peut-elle disparaître spontanément? On en cite quelques exemples rares; mais, dans aucun de ces cas, il n'y a eu retour du cristallin à sa transparence naturelle. La guérison s'est opérée ou par le déplacement de l'organe, comme dans un fait cité par Boyer, ou par sa résorption. Le déplacement peut avoir lieu, ainsi que nous l'avons dit à la page 297, lorsque, par suite d'une blessure antérieure, le cristallin a perdu quelques-unes de ses adhérences et qu'un nouveau choc fait céder les autres. La résorption n'arrive que dans les cas où la capsule vient à être déchirée par un accident.

Pronostic. — Cette maladie est toujours grave, puisqu'elle conduit presque inévitablement à la cécité et qu'elle ne peut guérir que par une opération qui est loin de réussir toujours. Les cataractes dures sont moins fâcheuses que les molles et les capsulo-lenticulaires, parce que l'opération débarrasse mieux le champ de la pupille dans les premières que dans les secondes. Les cataractes simples sont moins fâcheuses que les compliquées. Parmi les complications, il en est, telles que l'amaurose et l'atrophie de l'œil, qui rendent la maladie tout à fait incurable. D'autres, comme la blépharite ou l'ophthalmie chronique, la céphalalgie habituelle, exposent à une inflammation grave après l'opération. Dans les cas ordinaires, l'opération réussit ou échoue sans que les données fournies par l'examen de l'œil et par les commémoratifs aient pu faire prévoir le résultat.

On a publié beaucoup de statistiques en vue de faire connaître la valeur de l'opération de la cataracte, mais la plupart d'entre elles ne donnent pas sur ce point d'idées exactes. Dans les unes, on a certainement oublié ou négligé à dessein les mauvais résultats pour ne publier que les bons. Dans les autres, on parle de demi-succès qui ne sont pas suffisamment clairs, et qui, pour beaucoup de chirurgiens, seraient de véritables insuccès. Dans plusieurs, on a relevé les faits recueillis pendant des années qui avaient été heureuses et on n'a pas parlé des années malheureuses, ou bien l'on n'a pas assez tenu compte des conditions hygiéniques dans lesquelles se trouvaient les malades. Il est incontestable en effet que cette opération est sujette, comme tant d'autres, à des variations de cause inconnue, et qu'elle réussit mieux dans la pratique particulière, où les opérés ne sont soumis à aucune influence fâcheuse, que dans les hôpitaux, où les émanations miasmatiques peuvent faire naître l'ophthalmie purulente.

Pour ne pas s'écarter de la vérité, on doit présenter l'opération de la cataracte comme réussissant bien dans la moitié des cas, comme ne donnant que des améliorations légères dans le quart des autres, et comme échouant complétement dans le dernier quart. Encore est-il nécessaire d'ajouter que, quand elle réussit, elle ne rend presque jamais la vision aussi parfaite qu'elle l'était autrefois, et que les opérés ne peuvent lire, écrire, ou travailler à des objets un peu fins, qu'à la condition de porter des lunettes à verres grossissants.

Traitement. — La cataracte ne peut guérir que par une opération. Certains charlatans ont pu annoncer qu'ils réussissaient avec des pommades ou des liquides : ces préparations renfermaient tout simplement de la belladone, au moyen de laquelle, la pupille se dilatant, la vue s'améliorait un peu ; mais ce n'était jamais qu'un résultat passager. Non-seulement on n'a pas de moyen qui guérisse la cataracte, mais on n'en connaît pas non plus qui puisse retarder les progrès de la maladie lorsqu'elle est déclarée. Quelquefois, cédant à des désirs vivement exprimés, nous avons conseillé l'usage de vésicatoires volants, de purgations, d'onctions mercurielles, mais nous sommes restés convaincus que ces moyens n'avaient point arrêté les progrès de l'opacité.

Avant d'aller plus loin, quatre questions préalables doivent être posées et résolues.

1° La cataracte doit-elle être opérée, lorsque l'œil malade voit encore ? Non. En pareil cas, il faut toujours attendre, par la raison toute simple que si l'opération ne réussissait pas, elle ferait perdre le peu qui reste de vision.

2° Lorsque les deux yeux sont cataractés, faut-il les opérer le même jour ? Presque tous les chirurgiens répondent par l'affirmative, et sont à cet égard de l'avis de Boyer, pour deux raisons :

la première, c'est que l'expérience a fait voir que,
dans beaucoup de cas, l'inflammation consécutive
est moins intense sur l'un des yeux que sur l'autre,
et que, si tous deux ne guérissent pas, l'un des
deux du moins recouvre ses fonctions. La seconde,
c'est que, les suites de l'opération étant quelquefois
longues, douloureuses, et fatigantes pour l'économie, il vaut mieux ne pas y exposer deux fois les
malades, qui, à cause de leur âge avancé, ont
toujours besoin d'être ménagés.

3° Est-il permis d'opérer, lorsqu'un seul œil est
pris? Ici plusieurs cas peuvent se présenter.

Si l'œil qui n'est pas cataracté est depuis longtemps perdu par suite d'un accident ou de quelque
ophthalmie, nul doute qu'il ne faille opérer.

Si cet œil non cataracté est tout à fait sain,
on peut sans inconvénient ajourner l'opération, et
l'on doit même la présenter au malade comme devant être peu utile, parce que la vision s'exécute
à peu près aussi bien avec un seul œil en bon état
qu'avec deux yeux dont l'un a subi l'opération
de la cataracte.

Si enfin, ce qui est le cas le plus fréquent, l'un
des yeux ayant une cataracte complète, l'autre en
a une commençante, il y a de bonnes raisons, soit
pour opérer de suite le premier, soit pour attendre.
En opérant de suite, on a l'avantage, si l'on réussit, de mettre le malade à l'abri d'une cécité complète, car, pendant que l'opacité s'achève dans le
second œil, le premier rend des services. On évite
en même temps les complications qui s'établissent
parfois à la longue, telles que les adhérences pupillaires et l'affaiblissement de la rétine. En différant
l'opération, on a l'avantage de n'exposer qu'une fois
le malade aux dangers qui peuvent la suivre, et de
lui laisser la chance favorable qui peut résulter de

ce qu'elle aura été faite en même temps sur les deux yeux. Ces avantages se balancent assez pour que nous ayons pris le parti, dans les cas de ce genre, de laisser aux malades le soin de décider eux-mêmes, après que nous leur avons exposé les raisons favorables à l'une et à l'autre des deux résolutions. Les personnes de la classe pauvre aiment mieux ne pas attendre, parce qu'elles ont un grand intérêt à ne pas devenir tout à fait aveugles. Les personnes aisées, au contraire, temporisent plus volontiers. Pour l'appréciation de cette question, nous ne faisons pas intervenir la possibilité, dans le cas où l'opération est faite sur un œil, de la transmission à l'autre de l'inflammation qui se développe dans le premier. C'est un argument que Boyer fait valoir contre l'opération d'un seul côté, mais dont quelques faits exceptionnels l'ont certainement porté à exagérer la valeur. Nous avons, pour notre part, fait ou vu faire assez souvent l'opération sur un seul œil sans que l'autre soit devenu malade, et c'est en effet un caractère propre aux inflammations traumatiques de ces organes de rester confinées dans celui qui a été atteint. D'un autre côté, nous ne faisons pas valoir en faveur de l'opération cet argument, que le succès obtenu sur le premier œil retarde les progrès de la cataracte dans l'autre. Cette opinion, qui a été soutenue il y a quelques années par plusieurs chirurgiens, et en particulier par A. Bérard (*Gaz. méd.*, 1844), ne nous paraît pas être basée sur un assez grand nombre de faits, et n'a pas été confirmée par les recherches des autres chirurgiens. Peut-être cependant est-ce un point à observer avec plus d'attention qu'on ne l'a fait jusqu'à ce jour.

4° Peut-on opérer en tout temps? En général on préfère le printemps et l'automne, afin d'éviter les refroidissements, qui augmenteraient les chances d'inflammation grave, et les grandes chaleurs, qui sont si incommodes quand on reste au lit, et qui, dans les hôpitaux, favorisent le développement de miasmes dangereux pour les yeux. Cependant, si le malade avait des motifs sérieux pour ne pas attendre, si surtout il devait être opéré ailleurs qu'à l'hôpital et dans de bonnes conditions hygiéniques, on serait autorisé à agir en toute autre saison que celles qui viennent d'être désignées.

L'opération de la cataracte peut se faire par cinq méthodes, que nous exposerons d'abord et que nous apprécierons ensuite : ce sont l'abaissement, le broiement, la division de la capsule, l'aspiration, et l'extraction.

A. *Abaissement.* — L'abaissement a pour but de déplacer le cristallin et de le plonger à la partie inférieure de l'humeur vitrée, de telle sorte qu'il ne se trouve plus sur le passage des rayons lumineux. On a établi une distinction entre l'abaissement proprement dit, nommé aussi dépression, dans lequel on fait descendre le cristallin sans changer sa direction, et la réclinaison, dans laquelle on le couche horizontalement en renversant son bord supérieur en arrière ; mais cette distinction, en laissant croire que le cristallin peut en effet descendre sans se renverser, donne une idée fausse de ce qui se passe habituellement. Lorsqu'on fait la dépression, le cristallin se renverse presque toujours et devient horizontal : seulement son bord supérieur se porte en avant, tandis que, dans la réclinaison, le même bord se porte en arrière. Il n'en résulte pas entre les deux procédés une différence aussi importante qu'on a paru le croire. Certains auteurs ont encore laissé entendre que dans l'abaissement, on place le cristallin dans la chambre postérieure, derrière l'iris : c'est une erreur, car cette chambre n'est pas assez grande pour recevoir un corps aussi volumineux, et on ne peut songer à le déplacer sans le plonger en très-grande partie dans le corps vitré. En réalité, c'est toujours dans cet organe qu'on loge le cristallin lorsqu'on a recours à l'abaissement.

Cette opération, qui est de date fort ancienne, a été presque exclusivement pratiquée jusqu'au milieu du 18e siècle, où les efforts de Daviel mirent l'extraction en honneur. A la fin de ce même siècle et au commencement du 19e, elle fut grandement préconisée par Scarpa et par Dupuytren, et fut, pendant une vingtaine d'années, employée de nouveau presque exclusivement par les chirurgiens français, anglais, et italiens. Aujourd'hui, quoiqu'elle ne soit plus aussi généralement adoptée, un bon nombre de chirurgiens lui donnent cependant encore la préférence.

Il est assez curieux que le manuel d'une opération qu'on pratique depuis si longtemps ne soit pas soumis à des règles très-générales et incontestées. L'un de nous a démontré, dans son travail plusieurs fois cité, qu'il n'y a pas d'opération dont les descriptions, empruntées aux meilleurs auteurs, soient aussi différentes, et pour laquelle on soit moins certain de ce que l'on fait pendant les divers temps. Ces obscurités tiennent à ce qu'on n'a pas assez examiné, sur les yeux des cadavres, les résultats que l'on obtient, et aussi à ce qu'il est souvent beaucoup plus difficile qu'on ne le dit dans les livres d'exécuter ponctuellement ce que l'on désire.

Introduire une aiguille dans l'œil à travers la sclérotique, appuyer sur le cristallin afin de le faire descendre et de le fixer entre les mailles du corps vitré, tel est le but qu'on se propose. Pour y arriver, les auteurs ont donné des conseils très-variés. Les uns, et parmi eux se trouvent les plus anciens jusqu'à Scarpa, ne donnent aucun précepte relatif à la capsule : ils abaissent sans se préoccuper d'elle, et semblent décrire l'opération comme si leur intention était de déprimer en même temps le cristallin et son enveloppe. Les autres, parmi lesquels il faut placer en première ligne Scarpa, puis Boyer, Sanson, A. Bérard, MM. Velpeau, Sichel, Mackenzie, et bien d'autres, craignant les cataractes secondaires par opacité de la capsule antérieure, donnent des préceptes spéciaux pour déchirer cette dernière et la déplacer.

Avant d'aller plus loin, il importe de nous entendre sur ces divergences et d'examiner les deux questions suivantes : Peut-on abaisser simultanément le cristallin et sa capsule? Doit-on essayer d'abaisser ou de déchirer la capsule antérieure?

En réponse à la première question, nous pouvons affirmer que, dans la grande majorité des cas, on ne peut pas abaisser simultanément le cristallin et sa capsule. Quand on presse sur la partie antérieure d'un cristallin avec une aiguille, la capsule antérieure se déchire au niveau du point où elle est touchée ; la postérieure se déchire par la pression qu'exerce sur elle la lentille. Celle-ci s'échappe en entraînant avec elle des lambeaux de la capsule postérieure; mais les fragments déchirés de l'antérieure restent à leur place ou s'écartent les uns des autres, soit par la rétraction de leur tissu, soit par l'interposition du corps vitré qui vient prendre la place du cristallin. Nous nous sommes assurés de ce fait sur des yeux sains et sur des yeux cataractés. Que, dans certains cas, la capsule soit devenue plus résistante ou que ses adhérences à la zone ciliaire se soient trouvées moins solides, et qu'alors l'abaissement simultané ait été réalisable, la chose est possible; mais le plus souvent il n'en est pas ainsi, et la plupart de ceux qui ont cru déplacer en même temps les deux parties ont été induits en erreur parce qu'ils avaient considéré comme capsulo - lenticulaires des cataractes qui n'étaient que lenticulaires.

Pour répondre à la seconde question , faut-il déplacer la capsule antérieure, il convient d'être préalablement fixé sur les opacités capsulaires. Or nous nous sommes expliqués déjà à cet égard. Puisque nous admettons que la capsule peut être opaque avant l'opération, il est évident qu'en pareil cas nous conseillons de la retirer, si l'on peut, du champ de la pupille. Mais, de plus, l'observation des faits ne nous permet pas de douter qu'une capsule qui n'est pas actuellement opaque puisse le devenir plus tard, et qu'elle le devienne même assez souvent par le fait de l'opération. Peu importe que ce soit la capsule elle-même ou une portion de la couche corticale qui lui reste adhérente qui forme cette opacité secondaire, il suffit que l'ablation de la capsule en mette à l'abri pour que nous établissions le précepte de faire disparaître cette membrane. Ce précepte n'a pas, il est vrai, la même importance chez tous les sujets. Il en est qui sont plus prédisposés que les autres à l'opacité secondaire de la capsule, et il serait heureux qu'on pût connaître à l'avance cette prédisposition. Sans être en mesure de donner à cet égard des indications aussi positives que nous le voudrions, nous pouvons du moins avancer, d'après les faits dont nous avons été témoins, que les cataractes molles ou corticales sont plus souvent que les dures suivies de cataractes secondaires, et conséquemment sont celles dans lesquelles on doit le plus se préoccuper de la capsule; mais, comme il y a des doutes dans les autres cas, le plus sage est toujours d'agir comme si l'opacité secondaire de la membrane était inévitable.

Ces explications suffiront pour nous dispenser de décrire longuement tous les procédés qu'on a imaginés pour cette opération.

Instruments. Un seul instrument est nécessaire, c'est celui qu'on appelle aiguille à cataracte. Il se compose de deux parties : 1° un manche, dont la facette correspondante à la convexité de la pointe présente une marque de couleur assez tranchée pour qu'on la voie facilement lorsque l'aiguille manœuvre dans l'œil; 2° une tige métallique arrondie et conique du côté du manche, terminée à l'autre extrémité par une pointe aplatie, en forme de fer de lance, recourbée et tranchante sur ses deux faces, dans l'étendue de quelques millimètres. Cette aiguille a été modifiée de bien des manières depuis Celse jusqu'à nos jours. Les changements ont porté principalement sur l'extrémité : les uns l'ont désirée très-large, les autres très-étroite; quelques-uns ont voulu qu'elle fût plane, au lieu d'être recourbée. Scarpa avait placé dans la concavité de la courbure, et parallèlement à l'axe de la tige, une crête que Dupuytren a fait supprimer. Dans ces derniers temps, M. Gerdy en a fait construire une composée de deux parties mobiles latéralement, de sorte que leur écartement donne à la pointe l'aspect d'une fourche et permet de presser en même temps sur deux points différents du cristallin. M. Laugier en a imaginé une autre dont la pointe, articulée, peut, au moyen d'une vis, se couder sur le reste de la tige, ce qui change l'aiguille en un crochet.

La plupart de ces modifications n'ont pas d'importance. Si la pointe était trop large, on ferait à la sclérotique une plaie trop étendue qui ne mettrait pas aussi sûrement l'intérieur de l'œil à l'abri du contact de l'air. Si elle était trop étroite, elle serait peu commode pour abaisser. On doit donc préférer une aiguille dont la partie recourbée soit de dimension moyenne, et s'assurer préalablement que la pointe pique facilement et que les bords sont bien tranchants. Il est d'ailleurs nécessaire d'en avoir deux ou trois à sa disposition, surtout lorsqu'on doit opérer les deux yeux.

Préparation du malade. On ne doit faire l'opération qu'après s'être assuré que le malade est dans un parfait état de santé. Il est bon de lui avoir fait prendre une purgation la veille ou l'avant-veille et de l'avoir tenu à un régime sévère. La pupille doit avoir été dilatée avec la belladone. On peut employer dans ce but l'extrait en frictions sur le contour de l'orbite, mais alors il faut s'y prendre deux ou trois heures avant l'opération. On a une dilatation plus prompte, en instillant sur la conjonctive quelques gouttes d'une solution d'extrait de belladone ou d'atropine. La belladone a, non-seulement l'avantage de dilater la pupille et de permettre à l'opérateur de suivre les mouvements de l'aiguille, mais encore celui de faire céder les adhérences quand il en existe et qu'elles ne sont pas trop solides.

Position du malade, des aides, et du chirurgien. Le malade pourrait être couché ; mais il est plus commode de le faire asseoir, comme dans la plupart des opérations qui se pratiquent sur les yeux, en face d'une fenêtre ou au moins dans un endroit bien éclairé. Sa chaise doit être plus basse que celle de l'opérateur. Un aide, debout derrière lui, place celle de ses mains qui correspond à l'œil qu'on va opérer, la gauche, par exemple, lorsqu'il s'agit de l'œil gauche, sous le menton, sur lequel il appuie légèrement d'arrière en avant, de manière à fixer la tête du patient contre sa poitrine. Son autre main sert à élever la paupière supérieure et à fixer l'œil. Pour cela, le doigt indicateur, placé à la jonction du tiers interne avec les deux tiers externes de la paupière, attire en haut le bord libre et les cils, les maintient contre l'arcade orbitaire, et appuie en même temps d'arrière en avant pour empêcher l'œil de fuir. Le chirurgien est assis sur une chaise un peu haute, en face du malade, dont il place les jambes entre les siennes. Il s'assure qu'aucun corps étranger ne se trouve sur les paupières ni sur l'œil, et passe même, pour plus de sécurité, un linge mouillé sur ces parties. Il ferme ensuite l'œil sur lequel il n'opère pas avec une boulette de charpie et un bandeau. Saisissant alors l'aiguille à cataracte avec la main opposée à l'œil sur lequel il va agir, c'est-à-dire avec la main droite lorsqu'il opère l'œil gauche, il abaisse la paupière inférieure en appuyant légèrement sur le globe de l'œil avec le doigt indicateur de son autre main. Il procède alors à l'opération, qui se compose de trois temps : le premier pour traverser la sclérotique, le second pour déchirer la capsule antérieure, et le troisième pour déplacer le cristallin.

1er *temps*. L'aiguille est tenue comme une plume à écrire : la convexité de la pointe et la tache du manche sont tournées en haut ; les doigts sont assez loin de la pointe pour qu'on ne soit pas obligé de les déplacer au moment où l'instrument arrivera dans la chambre antérieure, et n'en sont cependant pas trop éloignés afin que l'aiguille soit tenue solidement. Le chirurgien recommande au malade de regarder en dedans, et plonge l'aiguille à la partie externe de la sclérotique, à quatre millimètres en arrière de la cornée pour ne pas blesser le corps ciliaire, et un peu au-dessous du diamètre transversal de l'œil afin d'éviter les rameaux vasculaires assez gros qui correspondent à ce diamètre lui-même. D'ailleurs, l'un des tranchants regardant en arrière et l'autre en avant, il n'y a pas de risque de couper ces vaisseaux qui se dirigent d'arrière en avant et non pas de bas en haut. Aussitôt qu'un défaut de résistance avertit qu'on a traversé la sclérotique, on fait tourner l'instrument entre ses doigts, de manière à placer en avant le point noir et la convexité de la pointe et on continue à faire cheminer celle-ci en dedans jusqu'à ce qu'on l'aperçoive dans le champ de la pupille.

Pendant ce premier temps, l'aiguille traverse la sclérotique et la choroïde, et laisse en arrière la rétine et en avant le cercle ciliaire sans les blesser. La plupart des auteurs ajoutent qu'elle doit passer entre le cristallin et l'iris et ne les toucher ni l'un ni l'autre. En ce qui concerne l'iris, ce précepte peut être suivi, mais il n'en est pas de même pour le cristallin : dans la plupart des cataractes, la chambre postérieure est trop étroite pour que l'on puisse la parcourir sans rencontrer la lentille, au moins vers sa périphérie, et nous nous sommes assurés que le plus souvent l'instrument passe derrière la capsule sans que le chirurgien en ait conscience à cause de la mollesse des parties. On ne doit donc pas regarder comme rigoureusement exécutable, dans la plupart des cas, ce précepte de ne pas toucher l'appareil cristallinien pendant le premier temps de l'opération.

2ᶜ temps. Pour déchirer la capsule, on donne

généralement le conseil de porter la pointe de l'instrument sur la partie antérieure de la membrane et de l'ouvrir, soit en la raclant de bas en haut et de haut en bas, soit en lui faisant une série de petites incisions transversales, comme le fait M. Sichel, soit en la coupant circulairement, ainsi que le veut M. Velpeau. Tous les auteurs, en parlant ainsi, ont supposé que l'aiguille est bien dans la chambre postérieure à la fin du premier temps ; mais, du moment où il est reconnu que souvent elle est passée derrière la capsule, les manœuvres dont on parle exigent comme condition préalable que l'aiguille ait d'abord traversé la capsule d'arrière en avant. On doit donc, aussitôt qu'on aperçoit la pointe dans le champ pupillaire, la pousser en avant. Nous avons constaté sur le cadavre que par cette manœuvre la capsule se déchire fréquemment en un certain nombre de lambeaux, qui se séparent les uns des autres et se portent vers la périphérie en se ratatinant. Cela fait, il n'y a aucun inconvénient à exécuter la manœuvre généralement indiquée, c'est-à-dire à faire quelques sections de haut en bas et de bas en haut pour assurer ou compléter l'ouverture de la membrane. Malheureusement on ne peut jamais être sûr de ce que l'on fait, parce que la capsule est trop ténue pour donner la sensation de résistance vaincue et qu'il est impossible de voir ce qui se passe sur elle. On sait bien qu'on la déchire, car elle ne peut résister à l'action de l'instrument, mais on ne sait pas si on obtient une perte de substance ou du moins un écartement assez grand entre ses lambeaux pour donner une ouverture suffisante dans le cas où une cataracte secondaire se formerait.

3ᵉ *temps*. Pour déplacer le cristallin, on peut s'y prendre de deux manières : ou bien on

place la concavité de l'aiguille sur le bord supérieur de l'organe et on le refoule de haut en bas,
ce qui constitue l'abaissement proprement dit ; ou
bien on la place sur la partie antérieure du cristallin, environ à la jonction du tiers supérieur avec
les deux tiers inférieurs, et on le refoule de haut
en bas et d'avant en arrière, de manière à le coucher horizontalement dans le corps vitré, ce qui
constitue la réclinaison. Le premier de ces procédés expose à blesser la rétine, car, refoulé verticalement, le cristallin rencontre bientôt cette
membrane et peut la léser, surtout si l'on éprouve
une certaine résistance qui oblige à appuyer davantage ; nous savons d'ailleurs que le résultat définitif est de placer le cristallin horizontalement
dans le corps vitré, car, après avoir descendu verticalement, il rencontre la surface concave de l'œil
qui l'oblige à changer de direction. Le second procédé est plus sûr : non-seulement il expose moins
à la blessure de la rétine, mais encore il force la
capsule postérieure à s'ouvrir dans la direction de
la pupille, ce qui est une garantie contre la cataracte capsulaire postérieure ; en outre, la pression
de l'aiguille sur la partie antérieure du cristallin
ne peut qu'agrandir utilement l'ouverture de la
capsule antérieure. Une fois que la cataracte a
quitté le champ pupillaire, on la maintient pendant
quelques instants, puis on ramène peu à peu l'aiguille vers la pupille, et on voit si le cristallin remonte, auquel cas on l'abaisse de nouveau. S'il ne
remonte pas, on dirige la convexité de l'instrument en avant, et on en retire peu à peu la pointe
du côté de la sclérotique. Lorsqu'on arrive près de
cette membrane, on retourne la convexité en haut,
et on dégage l'aiguille en lui faisant parcourir le
même chemin qu'elle a suivi pour entrer.

Il ne reste plus qu'à mettre sur l'œil un linge mouillé d'eau froide, que l'on maintient avec un bandeau. On pratique ensuite l'opération sur l'autre œil, s'il y a lieu.

Variétés de l'opération. — Parmi les nombreuses dissidences que nous offrent les auteurs, deux méritent d'être signalées spécialement. La première porte sur le premier temps, et consiste, au lieu de diriger l'aiguille en avant du cristallin, à la porter volontairement en arrière, c'est-à-dire dans le corps vitré, à déchirer ce corps et la capsule postérieure, et à abaisser sans toucher la capsule antérieure. Ce procédé, qui a été conseillé par Pourfour du Petit, Ferrein, et renouvelé dans ces derniers temps par M. Malgaigne (*Anatom. chirurgicale*, t. 1er), offre en théorie l'avantage de préparer dans le corps vitré la place du cristallin et celui de diminuer la résistance que pourrait apporter la capsule postérieure. Mais ces deux avantages sont plus apparents que réels, car, d'un côté, les mailles du corps vitré sont ordinairement peu résistantes et il est impossible de savoir au juste si l'aiguille les déchire convenablement et si le cristallin sera poussé juste vers la place où la déchirure aura été faite, et, d'un autre côté, la capsule postérieure est elle-même trop peu résistante pour qu'il soit utile de l'ouvrir préalablement. L'action de l'aiguille sur le corps vitré peut d'ailleurs avoir pour résultat de le modifier d'une façon nuisible et de préparer son opacité. N'est-ce pas enfin exposer volontairement le malade à une cataracte secondaire que de laisser la capsule antérieure intacte? Il est vrai que les partisans de ce procédé invoqueraient peut-être en sa faveur cet argument, que la capsule, n'étant pas touchée par l'instrument, a moins de chances de devenir opaque

que dans les cas où elle est elle-même atteinte. Mais ceci serait une pure hypothèse : l'opacité de la capsule nous paraît arriver, non pas seulement parce qu'elle a été blessée, mais aussi parce que l'inflammation provoquée par l'action traumatique modifie sa vitalité comme celle des autres éléments de l'œil. Mackenzie et M. Velpeau ont combiné la modification de Petit et de Ferrein avec celle de Scarpa, c'est-à-dire qu'après avoir fait arriver l'aiguille dans le corps vitré et sur la capsule postérieure, ils détournent l'instrument de façon qu'il passe au-dessous du cristallin et aille déchirer la capsule antérieure : c'est, selon nous, allonger inutilement l'opération et léser sans profit le corps vitré.

MM. J. Guérin et Bernard ont conseillé de faire à l'opération de l'abaissement l'application de la méthode sous-cutanée, c'est-à-dire de faire un pli à la conjonctive, de sorte qu'après qu'on a lâché le pli cette membrane et la sclérotique se trouvent traversées dans des points qui ne se correspondent pas (*Annales d'oculist.*, t. VII, p. 208). Cette opération, qu'ils ont nommée *sous-conjonctivale,* aurait pour but d'empêcher plus sûrement l'entrée de l'air dans l'œil et de diminuer les chances d'inflammation ; mais la piqûre par le procédé ordinaire est tellement petite qu'elle ne permet pas l'accès de l'air, et qu'il n'y a pas en réalité à se préoccuper de cet inconvénient. L'opération sous-conjonctivale sans doute ne serait pas dangereuse, mais on l'a rejetée comme inutile.

Accidents et difficultés pendant l'opération. — Le premier temps est quelquefois rendu difficile par la crainte qu'éprouve le malade, ainsi que par la contraction involontaire des paupières qui en est la conséquence : quelques instants de patience et d'exhortation suffisent ordinairement pour prévenir ce contre-temps. Une fois que la ponction est faite, il est rare que les muscles se contractent assez pour empêcher la manœuvre, surtout si l'on a soin de recommander vivement l'immobilité. Nous avons vu se produire instantanément, au moment où l'aiguille touchait la conjonctive, une ecchymose assez considérable : en pareil cas, il vaut mieux ajourner l'opération jusqu'à ce que la résorption du sang ait eu lieu.

Il peut se faire que, pendant le premier ou le second temps, l'iris soit touché, et qu'il en résulte un épanchement de sang dans les chambres de l'œil. Si l'on s'en apercevait de suite et que l'épanchement ne dérobât pas entièrement la vue des parties, ce ne serait pas une raison pour interrompre l'opération, car la complication amenée par cet épanchement sanguin ne serait pas plus grave après l'abaissement que sans lui.

Si une ou deux adhérences partielles existaient entre l'iris et la cataracte, on pourrait essayer de les déchirer avec l'aiguille pendant le premier temps ; mais, si elles étaient trop résistantes, on devrait les laisser, engager l'instrument au-dessus ou au-dessous d'elle, et agir comme à l'ordinaire : le cristallin s'abaisserait, et le lambeau de capsule qui resterait adhérent à la pupille pourrait n'être pas nuisible.

On est gêné quelquefois, après l'ouverture de la capsule, par l'épanchement dans les chambres de l'œil d'une partie de la cataracte, qui est liquide ; elle forme un nuage qui, en obscurcissant la pupille, empêche de suivre les mouvements de l'aiguille et ceux du cristallin et de voir si tout est bien abaissé. Il faut continuer néanmoins, car cet épanchement se résorbera plus tard, et, si l'on a réussi à abaisser, on pourra encore obtenir un succès. Souvent le cristallin remonte trois ou quatre fois : il faut recommencer autant de fois et tâcher de le plonger plus profondément dans le corps vitré, en prenant garde cependant de l'appuyer sur la rétine et de blesser ainsi cette membrane. Il serait néanmoins difficile de formuler ici quelque règle précise : c'est en se guidant sur ses connaissances anatomiques que chacun appréciera la profondeur à laquelle il peut conduire le cristallin sans blesser la rétine. Dans quelques cas, on ne parvient jamais à obtenir un abaissement complet, soit parce que l'on ne peut débarrasser tout à fait la lentille des lambeaux de capsule, qui, tendus, reviennent sur eux-mêmes et la ramènent, soit parce que le corps vitré est trop fluide et que celles de ses mailles qui ont été traversées par le cristallin ne sont pas assez résistantes pour l'emprisonner : c'est alors qu'il faut, en désespoir de cause, terminer par le broiement.

Dans bien des cas, et surtout dans ceux de cataracte corticale et de cataracte débiscente, le cristallin se fragmente par la pression de l'aiguille : l'on se voit obligé de déprimer successivement un, deux, ou trois morceaux, et, comme ceux-ci sont eux-mêmes peu résistants, ils ne se laissent abaisser qu'avec beaucoup de peine ou remontent très-facilement. De là résulte que l'instrument séjourne trop longtemps dans l'œil, ou que quelque fragment reste au niveau de la pupille, ou qu'enfin on substitue sans le vouloir le broiement à l'abaissement. Il ne faut pas craindre, dans ces cas, de faire passer quelques fragments dans la chambre antérieure, où il est probable qu'ils seront absorbés assez promptement.

D'autres difficultés sont dues à la persistance de

la capsule antérieure. Nous savons que le plus souvent elle ne s'abaisse pas, mais que ses lambeaux restent derrière l'iris. Quand elle n'est pas opaque, on ne la voit pas et on l'abandonne au hasard; mais, si elle est opaque et qu'on la voie obstruant encore le champ de la pupille après l'abaissement du cristallin, il faut essayer de la faire disparaître, ce qui constitue un temps supplémentaire de l'opération, et le temps le moins méthodique sans contredit. L'indication serait de l'ouvrir, en la déchirant, en la fragmentant, ou bien d'en faire descendre quelques portions dans l'humeur vitrée, ou de les envoyer dans la chambre antérieure. Mais combien il est difficile d'arriver à l'un ou à l'autre de ces résultats ! Ces petits lambeaux, n'ayant aucune résistance ni aucun appui au milieu des humeurs de l'œil, fuient devant l'aiguille, qui ne les saisit, ne les embroche, et ne les coupe qu'avec beaucoup de peine ou après beaucoup de temps. On est obligé d'essayer successivement les trois moyens. Si l'on réussit quelquefois, le plus souvent on échoue, et mieux vaut encore laisser la capsule en place et recommencer plus tard que d'exposer le malade, par la durée trop longue de l'opération, à des accidents graves.

On voit quelquefois le cristallin s'échapper sous la pression de l'aiguille et tomber dans la chambre antérieure. Cela arrive lorsque, voulant faire la dépression, le chirurgien pousse involontairement en avant le bord supérieur de la lentille, ou lorsque, voulant faire la réclinaison, il place l'aiguille trop haut, de manière à imprimer à l'organe une rotation trop rapide qui fait glisser le bord inférieur en avant. Ce résultat une fois produit, que doit-on faire ? Trois partis se présentent : 1° chercher à ramener le cristallin dans la chambre postérieure, en le harponnant avec la pointe de l'instrument ; 2° l'extraire de suite par une incision faite à la cornée ; 3° le laisser en place et attendre, puis l'abandonner définitivement à lui-même si l'on voit qu'il se résorbe, ou l'extraire consécutivement si, en même temps qu'il ne se résorbe pas, il entretient des douleurs et de l'inflammation.

M. Debrou, d'Orléans, a présenté et discuté ces trois manières de faire dans un bon travail inséré dans les Archives générales de médecine (4ᵉ série, t. VII), et a fait voir que la pratique n'est pas encore fixée sur ces points. Sans doute il est sage d'essayer toujours, à l'exemple de Dupuytren, de ramener le cristallin en arrière, mais la chose est souvent difficile et l'on n'y réussit pas à cause de la mollesse de l'organe et de la facilité avec laquelle il glisse et abandonne l'aiguille ; on ne doit pas d'ailleurs multiplier les tentatives, parce que le séjour prolongé de l'instrument a des inconvénients. Si l'on ne réussit pas, il faut choisir entre l'extraction immédiate et la temporisation. Pour se décider, on doit, ainsi que le conseille avec raison M. Debrou, tenir compte de la consistance du cristallin. S'il est mou, ce qui a lieu précisément dans les cas où l'on n'a pu le ramener en arrière, il est probable que sa résorption sera facile et prompte : on doit donc le laisser en place. S'il est dur, sa résorption serait plus difficile et plus lente, tôt ou tard il amènerait probablement une ophthalmie dangereuse : mieux vaut alors l'extraire de suite. Malheureusement l'on n'a, pour apprécier la consistance du cristallin, que sa couleur plus ou moins blanche et la sensation fournie par l'aiguille. Or, ces deux moyens ne donnent pas toujours des indices certains : la couleur peut être masquée par l'épanchement du liquide de

Morgagni ou même par un épanchement sanguin,
et la sensation donnée par l'aiguille est souvent
trompeuse. D'ailleurs il est des cas dans lesquels,
la consistance n'étant ni franchement dure ni franchement molle, on ne pourrait déterminer si l'on a
affaire à un cristallin susceptible ou non de résorption prompte. Dans ces cas douteux, qui sont sans
doute les plus fréquents, le mieux est d'agir comme
si le cristallin était reconnu mou et d'attendre,
puis d'extraire si, au bout de quelques jours ou
d'un temps plus long, la phlegmasie devient très-
vive et très-douloureuse.

Suites et résultats de l'opération. — Quelquefois le malade est pris, le jour même de l'opération, de vomissements qu'on attribue à un trouble sympathique de l'estomac, peut-être par suite
de la lésion de quelque filet des nerfs ciliaires.
Ces vomissements doivent être combattus par la
glace et par la potion de Rivière.

Dans certains cas, il n'arrive que peu d'inflammation : la conjonctive rougit à peine, et au bout
de quinze, vingt, trente jours, tout est guéri.

Dans d'autres, l'inflammation reste encore modérée, mais le cristallin remonte à la suite d'un
effort, d'un mouvement, ou sans cause connue.
Cet accident arrive surtout pendant les quinze
premiers jours qui suivent l'opération.

D'autres fois, mais rarement, on voit survenir
une inflammation traumatique des plus graves : la
conjonctive suppure, la cornée blanchit, et l'œil se
fond en suppuration.

Assez souvent la phlegmasie prend le caractère
d'une ophthalmie interne chronique, dans laquelle
l'iris est spécialement affecté, et les symptômes de
névralgie péri-orbitaire existent à un très-haut degré. Cette ophthalmie se prolonge pendant plu-

sieurs mois et se termine souvent par une oblitération et une atrésie de la pupille. Il peut survenir en même temps une légère atrophie de l'œil,
ou du moins une sorte de flaccidité due à la diminution du contenu par rapport au contenant. De
là résulte cet état particulier de l'œil que Maunoir
a décrit, dans son travail sur la cataracte (1833),
sous le nom de flétrissure de la cornée, et que
M. le professeur Bouisson a complétement étudié
dans un intéressant mémoire sur l'insuffisance de
l'humeur aqueuse à la suite de l'opération de la
cataracte (*Arch. gén. de méd.*, 4e série, t. xiv).
La cornée est aplatie, rapprochée de l'iris, flétrie
et comme ridée. L'iris offre en même temps des
oscillations. La conjonctive et la caroncule lacrymale sont pâles. Si la vision est encore possible,
le malade est presbyte. Lorsque la lésion est très-
prononcée, la vue est abolie. Tous ces symptômes
s'expliquent bien par la diminution de l'humeur
aqueuse, qui, après s'être écoulée par l'ouverture
de la sclérotique ou après s'être résorbée, ne s'est
pas reproduite comme la chose a habituellement
lieu. M. Bouisson fait d'ailleurs observer avec raison que ce défaut de sécrétion se lie souvent à
un trouble nutritif de l'œil tout entier, trouble par
suite duquel l'humeur vitrée elle-même diminue,
en même temps que la rétine perd ses propriétés
normales. Avec le temps et un traitement convenable, l'humeur aqueuse peut se reproduire et
l'œil reprendre ses fonctions, ainsi que M. Bouisson
en rapporte un exemple; mais quelquefois aussi
l'insuffisance de l'humeur aqueuse reste permanente et incurable, et il en résulte une atrophie
définitive du globe oculaire.

Il n'est pas très-rare d'observer les phénomènes suivants : l'inflammation a été modérée et

s’est dissipée assez promptement, la conjonctive n’est plus rouge, la pupille est régulière, noire, ou à peine obscurcie, et cependant le malade ne voit rien. Ces tristes résultats annoncent une amaurose, que l’on peut attribuer à la blessure de la rétine par le cristallin, ou à une rétinite consécutive, ou à quelque lésion de cause inconnue, mais qui, dans la plupart des cas, reste incurable.

La vision peut encore être obscurcie, mais non tout à fait empêchée, par une opacité consécutive du corps vitré.

Lorsqu’il n’y a pas de suppuration destructive, que l’ophthalmie ne s’est terminée ni par une atrésie pupillaire, ni par une atrophie de l’œil, ni par une amaurose, on peut considérer le résultat comme favorable. Quelquefois il est complétement heureux, et la vue n’est obscurcie par aucune opacité. Souvent il ne l’est qu’incomplétement, en ce sens que la vision est plus ou moins troublée, parce qu’elle s’effectue au moyen du passage des rayons lumineux à travers une ou plusieurs ouvertures de la capsule non déplacée, et devenue opaque après l’opération, si elle ne l’était pas auparavant. On ne doit pas regarder comme un résultat trop défavorable celui dans lequel, la pupille étant mobile et sans adhérences, la vision est empêchée par la réascension du cristallin ou par une cataracte capsulaire complète, car une nouvelle opération est indiquée et peut réussir.

Que deviennent, après l’abaissement, le cristallin et la capsule? Quant au premier, on admet généralement qu’il se résorbe peu à peu et finit par disparaître. Scarpa a constaté en effet qu’un cristallin abaissé quatre ans auparavant n’avait plus que le volume d’une tête d’épingle, et Sœmmering n'a plus retrouvé cet organe huit années après l'opération ; mais souvent, surtout lorsque la cataracte était dure, ce travail d'absorption est extrêmement lent et même ne s'achève pas. M. Velpeau rapporte, dans sa Médecine opératoire (tome III), qu'ayant examiné les yeux de douze individus, au bout d'un an, de deux ans, et de quatre ans, il n'a vu qu'une seule fois le cristallin diminué de volume, et encore n'était-ce que d'un quinzième. Beer a vu également des cas dans lesquels l'absorption était à peine commencée au bout de plusieurs années. Il en cite un, entre autres, dans lequel une réascension eut lieu au bout de trente ans. Tant qu'il n'est pas résorbé, cet organe est fixé dans sa position et retenu par les mailles du corps vitré qui l'entourent. Chez quelques sujets, les connexions restent molles et insuffisantes, de sorte qu'à la suite d'un effort ou d'un mouvement en avant le cristallin peut, au bout de quelques années, remonter, comme dans le fait de Beer, ou passer dans la chambre antérieure, comme dans un autre que rapporte M. Debrou (*loc. cit.*). Les préceptes que nous avons donnés aux pages 299 et 643 trouveraient ici leur application.

Quant à la capsule, les lambeaux devenus libres tombent dans l'humeur aqueuse, sont résorbés, et disparaissent ; mais ceux qui restent adhérents à la zone ciliaire, et ils sont les plus nombreux, ne disparaissent en aucune façon, et forment, lorsqu'ils deviennent opaques, le noyau d'une cataracte secondaire.

Traitement consécutif. — Le jour de l'opération, le malade est tenu au lit, à un régime sévère, et dans le repos le plus complet. Le soir, s'il y a de la fièvre, une céphalalgie intense et des douleurs dans l'œil, on pratique une saignée. Des linges mouillés, placés sur les paupières, sont renouvelés toutes les heures, et le malade a soin de ne pas ouvrir les yeux au moment où on les change. La chambre doit d'ailleurs être peu éclairée, et les rideaux du lit doivent être fermés. Le lendemain et les jours suivants, il faut se garder de faire ou de laisser faire au malade des tentatives pour reconnaître l'état de la vision. S'il n'y a pas de douleurs vives spontanées, si une pression légère exercée par l'intermédiaire du bandeau ne provoque pas de souffrances, il n'est pas rigoureusement nécessaire d'examiner la conjonctive et l'état de l'œil avant le quatrième jour ; cependant nous préférons le faire le second ou le troisième, parce qu'il n'y a aucun inconvénient à cette pratique, qui permet de juger plus sûrement de l'état des choses.

Le traitement ultérieur est subordonné aux phénomènes qui surviennent. Si la phlegmasie reste modérée, on se contente du repos et des lotions astringentes avec l'eau blanche, pendant quinze ou vingt jours. A cette époque, on cesse l'usage du bandeau et on conseille des lunettes bleues ou un abat-jour pour habituer peu à peu les yeux à la lumière. Au bout de trente ou quarante jours, on permet au malade de sortir, et, lorsque toute trace d'inflammation a disparu, on lui fait porter les lunettes à verres biconvexes, dites lunettes à cataracte. Si, au troisième ou quatrième jour, les douleurs, le larmoiement, le chémosis, indiquaient une ophthalmie violente, on emploierait les émissions sanguines, les purgatifs, les onctions mercurielles et belladonées, les vésicatoires, et enfin tous les moyens que nous avons détaillés à l'occasion du traitement des inflammations oculo-palpébrales. Si l'ophthalmie prenait la forme d'iritis chronique, on aurait recours aux mêmes moyens, et on leur ajouterait, si des douleurs névralgiques intenses survenaient, l'usage des narcotiques, en particulier celui des pilules de Méglin et des vésicatoires saupoudrés de morphine.

Si, au bout de quelques semaines, on reconnaissait les symptômes de l'amaurose, on aurait la ressource des exutoires à la nuque et des autres moyens que nous indiquerons plus loin.

S'il y avait insuffisance de l'humeur aqueuse, on conseillerait des lotions ou des fomentations excitantes sur la région oculo-palpébrale, pour ranimer la vitalité de l'œil et la sécrétion de la chambre antérieure. M. Bouisson recommande la solution de sulfate de zinc, le vin d'opium, l'infusion de sauge ou de romarin, l'exposition de l'œil à la vapeur d'ammoniaque ou à celle du baume de Fioraventi, un vésicatoire sur la tempe ou au-dessus du sourcil. L'emploi de ces moyens devrait d'ailleurs être secondé par celui d'un bon régime et des toniques à l'intérieur.

B. *Broiement.* — Cette opération consiste à diviser le cristallin en un certain nombre de fragments, qui devront être ultérieurement absorbés. On peut la faire par la sclérotique ou par la cornée.

Le broiement par la sclérotique se compose de trois temps, dont les deux premiers, c'est-à-dire l'un pour l'introduction de l'aiguille, l'autre pour la division de la capsule, ressemblent à ceux de l'abaissement ; le troisième est destiné à la division du cristallin en un certain nombre de fragments au moyen de mouvements alternatifs de bas en haut et de haut en bas, d'avant en arrière et d'arrière en avant, qu'on fait exécuter à l'aiguille.

Si l'on opère par la cornée, le premier temps a pour objet de traverser cette membrane : pour cela, la pupille ayant été préalablement dilatée avec la belladone, le malade et l'aide étant placés comme pour l'abaissement, le chirurgien plonge l'aiguille à la partie inférieure et un peu externe de la cornée, à 4 ou 5 millimètres de la sclérotique, et la fait cheminer rapidement d'arrière en avant et de bas en haut jusqu'à ce que la pointe arrive dans le champ pupillaire. Il faut aller vite et hardiment, afin que la tige conique de l'instrument vienne remplir l'ouverture faite par la pointe et empêche l'évacuation de l'humeur aqueuse. Le second et le troisième temps sont employés à diviser la capsule et à broyer le cristallin, ce qui s'exécute un peu plus facilement que par la sclérotique. Il n'y a aucun inconvénient à faire passer quelques-uns des fragments de la cataracte dans la chambre antérieure.

Le traitement consécutif et les accidents possibles sont à peu près les mêmes qu'à la suite de l'abaissement.

Le broiement est fondé sur ce principe, que le cristallin réduit en morceaux peut disparaître. Est-ce par la fragmentation elle-même et par une absorption consécutive qu'il faut expliquer ce phénomène, ou ne vaut-il pas mieux l'attribuer à la division de la capsule, qui, ainsi que Mackenzie le fait observer, a pour résultat de mettre le cristallin en contact avec l'humeur aqueuse et de l'exposer à l'action dissolvante de cette humeur? Si cette dernière opinion, que les faits dont nous parlerons plus loin rendent plausible, est exacte, il y a, lorsqu'on fait le broiement, un double intérêt à ouvrir largement la capsule : d'abord on met plus sûrement la lentille en rapport avec l'humeur aqueuse, ce qui est une condition de succès ; et, ensuite, on évite mieux une cataracte secondaire.

Le broiement est impossible ou difficile à exécuter lorsque le cristallin est très-dur, car l'aiguille le déplace au lieu de le diviser. Il ne peut être fait que dans les cas où le cristallin est mou, mais alors l'abaissement vaut mieux, et l'on n'en vient au broiement, ainsi que nous l'avons dit plus haut, que quand la mollesse de la cataracte rend sa dépression impossible.

La raison capitale qui empêche de donner la préférence à cette méthode est son insuccès fréquent. Outre qu'elle expose aux mêmes accidents que l'abaissement, elle a l'inconvénient d'échouer le plus souvent : la résorption qu'on espérait ne se fait pas ou ne se fait qu'incomplétement, la cataracte subsiste, et il faut en venir plus tard à une autre opération.

C. *Division de la capsule.* — Cette opération paraît avoir été imaginée et exécutée avant le broiement par Conradi, chirurgien de Nordzeim, en Hanovre. Cet auteur passait une aiguille à travers la cornée, ouvrait la capsule antérieure, et laissait la cataracte se dissoudre. A la suite d'une pareille opération, les choses peuvent en effet se passer comme à la suite des lésions traumatiques et comme à la suite du broiement, c'est-à-dire que le cristallin, mis en contact avec l'humeur aqueuse, peut se dissoudre. Quoique indiquée depuis longtemps, la division de la capsule est restée à peu près inconnue, en France, jusqu'au moment où a paru la traduction de Mackenzie, qui en parle assez longuement, et elle n'a pas été employée assez souvent pour que nous soyons à même de la juger aujourd'hui. L'analogie et quelques faits dont nous avons été témoins nous permettent cependant d'avancer qu'elle a ordinairement des conséquences assez simples, et que surtout elle n'entraîne pas à sa suite les iritis désespérantes qu'on voit après l'abaissement. Mais elle ne peut être suivie de succès que dans les cas où le cristallin est mou, les cristallins durs résistant beaucoup plus à la dissolution et à l'absorption. Elle offre surtout des chances de succès chez les jeunes sujets, parce que la condition de mollesse s'y rencontre et que l'absorption y est plus facile et plus prompte que chez les adultes et les vieillards. Enfin dans les cas où la résorption s'opère, ce n'est qu'au bout de huit à dix semaines au moins, souvent au bout de plusieurs mois; encore est-il rare qu'elle soit complète et même suffisante pour le passage des rayons lumineux. Le résultat le plus ordinaire est l'établissement d'une ou de deux ouvertures à travers la cataracte, dont la plus grande partie reste dans le champ pupillaire. En un mot, dans l'état actuel de la science, et d'après le petit nombre de faits observés, il nous paraît que la division de la capsule est moins dangereuse que les méthodes précédentes, mais qu'elle échoue plus souvent, et qu'elle ne convient que pour des cas exceptionnels, c'est-à-dire pour ceux de cataracte molle, chez de jeunes sujets.

D. *Aspiration ou succion.* — Mackenzie et Chelius rapportent que déjà, du temps d'Albucasis, on avait eu l'idée de pomper la cataracte avec une aiguille creuse. A d'autres époques, on avait essayé sans succès de mettre cette idée à exécution. M. Laugier l'a reproduite de nouveau dans ces derniers temps (*Gaz. des hôpit.*, 1847), et a fait construire à cet effet une aiguille-pompe fort ingénieuse. L'instrument est introduit comme une aiguille à cataracte ordinaire à travers la sclérotique, et conduit dans l'épaisseur du cristallin ; le piston est alors attiré au moyen d'un ressort sur lequel appuie le doigt indicateur, et fait monter dans le petit corps de pompe, creusé au centre du manche, les parties liquides du cristallin sans que la capsule antérieure ait été intéressée.

La succion réussit bien, et l'on conçoit qu'elle puisse suffire, lorsque le cristallin est liquide. Elle n'entraîne qu'une partie de la cataracte, lorsque celle-ci est liquide seulement dans sa périphérie, ou lorsque, la lentille étant liquéfiée, la capsule est opaque : alors rien n'empêche de terminer l'opération par les manœuvres ordinaires de l'abaissement, et ce peut être une chose avantageuse que d'avoir diminué la quantité des liquides intra-oculaires et la distension de l'œil. Dans les cataractes dures et la plupart des cataractes corticales, l'aspiration ne pourrait être faite avec avantage. Cette méthode doit donc encore être considérée comme exceptionnelle, et elle n'a pas d'ailleurs été pratiquée assez souvent pour qu'il soit possible de se prononcer sur sa valeur.

E. *Extraction.* — Cette opération est de date beaucoup plus récente que l'abaissement. Quoique les arabistes en eussent parlé, elle était restée à peu près inconnue jusqu'au moment où Daviel la remit en honneur dans un mémoire qui est inséré dans le tome II de l'Académie de chirurgie. Après lui, elle a été perfectionnée par Wenzel en France et par Richter en Allemagne. Employée comme méthode générale par Boyer et Roux, elle fut laissée de côté par Dupuytren et son école. Aujourd'hui beaucoup de chirurgiens lui donnent la préférence dans un grand nombre de cas.

Les instruments nécessaires pour la pratiquer sont : 1° un petit couteau, dit couteau à cataracte. Celui qu'on emploie le plus souvent est le couteau de Beer, dont la lame triangulaire, longue de 3 à 4 centimètres, offre un dos qui se continue en ligne directe avec le manche, tandis que le tranchant représente une ligne oblique du sommet à la base. Ce tranchant est combiné de façon à remplir toujours les plaies de la cornée à mesure que l'instrument chemine d'un côté à l'autre et à empêcher ainsi l'évacuation de l'humeur aqueuse. Le couteau de Richter ressemble beaucoup à celui de Beer et peut être employé aussi avantageusement. La lame du couteau de Wenzel présente une forme ovalaire qui ne satisfait pas aussi bien à l'indication de retenir l'humeur aqueuse. Avant d'opérer, le chirurgien doit s'assurer que la pointe est bien piquante et le tranchant bien affilé. 2° Un instrument pour diviser la capsule cristalline, et qu'on appelle *kystitôme*. Il se composait primitivement d'un manche et d'une lame pointue, étroite, longue de 2 centimètres, à la forme et à la courbure de laquelle on a fait subir plusieurs modifications peu importantes. Jœger a ajouté à l'autre extrémité du manche la curette de Daviel. Si l'on n'avait pas de kystitôme, une aiguille à cataracte pourrait suffire pour inciser la capsule.

Avant de commencer, il faut avoir préparé tous les objets nécessaires pour le pansement, savoir : quelques bandelettes de diachylon ou de taffetas d'Angleterre, un bandeau blanc percé d'un trou pour laisser passer le nez, et un bandeau noir.

Le malade a été tenu à un régime sévère, et purgé l'avant-veille ou la veille de l'opération. Il est en général inutile et il pourrait même devenir dangereux de dilater la pupille avec la belladone : cependant, si l'ouverture pupillaire était très-étroite, cette dilatation préalable serait nécessaire.

L'aide qui assujettit la tête et relève la paupière supérieure se place comme pour l'abaissement. Il faut qu'il puisse voir par-dessus la tête du malade la manœuvre du couteau. S'il n'était pas assez grand, il monterait sur un tabouret. Il doit être bien prévenu qu'au moment où le couteau termine son incision toute pression doit cesser immédiatement sur l'œil. Un second aide est nécessaire pour présenter les instruments.

Le malade et le chirurgien étant placés comme pour l'abaissement, on procède à l'opération, qui peut se faire par kératotomie inférieure, kératotomie oblique, ou kératotomie supérieure. Les deux premières diffèrent si peu l'une de l'autre que nous les comprendrons dans la même description.

a. *Kératotomie inférieure ou oblique.* — On se propose d'ouvrir largement la cornée en taillant un lambeau arrondi, dont la base est transversale dans la kératotomie inférieure proprement dite, et oblique de haut en bas et de dehors en dedans dans la kératotomie oblique. Nous donnons la préférence à cette dernière direction, parce qu'elle garantit un peu mieux que la première le bord libre du lambeau contre les déplacements que la paupière inférieure pourrait lui faire éprouver.

L'opération se compose de trois et quelquefois de quatre temps.

Premier temps, section de la cornée. Le couteau est tenu comme une plume à écrire avec la main opposée à l'œil qu'on opère, les doigts assez éloignés de la lame pour qu'on ne soit pas obligé de les changer de place avant la fin de l'incision. Le chirurgien abaisse et comprime la paupière inférieure avec l'indicateur de sa main libre, pendant que l'aide, en relevant l'autre paupière, appuie légèrement sur l'œil pour le fixer. La pointe de l'instrument est amenée sur la partie externe de la cornée, à 1 millimètre de la sclérotique, à 2 millimètres au-dessus du diamètre transversal, et perpendiculairement à la surface qu'on va traverser. On la fait pénétrer, puis, aussitôt qu'un défaut de résistance avertit qu'on est dans la chambre antérieure, on porte le manche de l'instrument en arrière et la pointe en avant, afin de ne pas blesser l'iris ; on fait alors cheminer la lame dans la chambre antérieure suivant une ligne oblique de dehors en dedans et de haut en bas. Pendant ce temps, on a les yeux fixés sur le point de la cornée où la contre-ponction doit être faite et qui est encore à 1 millimètre de la sclérotique : on y amène la pointe, et on ne la fait sortir que quand on est bien sûr qu'elle est arrivée juste sur l'endroit qu'on avait déterminé. La pointe une fois dégagée, on reporte le manche plus fortement encore en arrière, pour qu'elle n'aille pas blesser la caroncule ou le sac lacrymal, et afin de ramener en avant l'œil qui s'est toujours porté un peu en dedans au moment de la ponction et de la contre-ponction. On continue ensuite à faire cheminer la lame en dedans, en ayant soin de ne pas la ramener en dehors, comme pour la faire scier, car, en agissant ainsi, on la dégagerait de la plaie cornéale qu'elle doit remplir, on laisserait sortir l'humeur aqueuse trop tôt, et l'iris pourrait être blessé.

Lorsque le couteau a marché assez en dedans pour qu'il ne reste plus que 5 à 6 millimètres de la cornée à diviser, on tourne légèrement le tranchant en avant, afin de l'éloigner de l'iris et de rester toujours à 1 ou 2 millimètres de la sclérotique. Cette petite manœuvre a d'ailleurs pour effet de dégager quelque peu la plaie externe et de laisser sortir une petite quantité d'humeur aqueuse. L'iris n'est pas blessé pour cela, car il reste maintenu par le dos de la lame, et cette évacuation a l'avantage de diminuer la pression exercée par l'humeur aqueuse sur le cristallin et, par l'intermédiaire de celui-ci, sur la membrane hyaloïde, pression qui, si elle se prolongeait, pourrait amener la déchirure de cette dernière et préparer la hernie du corps vitré. Il importe de couper toujours avec le talon plutôt qu'avec la pointe du couteau, pour donner au lambeau la forme arrondie, et de terminer lentement, afin de ne pas surprendre l'œil par un mouvement brusque qui pourrait solliciter une contraction musculaire capable de déchirer la capsule cristalline et la membrane hyaloïde. Au moment où la lame se dégage, l'aide et le chirurgien cessent toute pression sur l'œil et abandonnent de suite les paupières. On recommande au malade de les tenir fermées, pour que la pupille se dilate et pour que l'air n'impressionne pas douloureusement la plaie.

Ce premier temps n'est pas facile, et l'on ne saurait trop s'y exercer. On doit surtout se préoccuper des difficultés suivantes :

1° Quelquefois le couteau, au lieu de traverser la chambre antérieure, passe entre les lames de la cornée. Cela tient à ce que, pour faire la ponction, on n'a pas dirigé la pointe assez perpendiculairement au plan de la membrane et à ce qu'on a fait cheminer la lame en dedans avant d'avoir senti ce défaut de résistance qui ne trompe pas ceux qui en ont l'habitude.

2° On peut blesser l'iris, soit au moment de la ponction, si on ne porte pas assez tôt en arrière le manche du couteau, soit après la contre-ponction, si l'on fait exécuter à la lame des mouvements de va-et-vient qui permettent à l'humeur aqueuse de s'écouler trop tôt et abondamment, soit à la fin, si l'on se rapproche trop de la sclérotique, et si l'on n'a pas la précaution, avant de finir, de tourner le tranchant en avant. Si l'accident se produit immédiatement après la ponction, le mieux est de retirer le couteau et de discontinuer l'opération. Si, au contraire, on voit que l'iris est sur le point d'être blessé après la contre-ponction ou à la fin du premier temps, il faut continuer, car, en retirant l'instrument, on blesserait encore l'iris. Mackenzie conseille alors de refouler l'iris en arrière avec l'ongle placé sur la cornée, mais le plus souvent cette manœuvre ne réussit pas et il faut se décider à couper cette membrane. Sans doute, en agissant ainsi, on augmente un peu les chances d'inflammation, mais ce n'est pas une cause certaine d'insuccès : nous avons vu fréquemment la vue se rétablir, malgré cette lésion, sur des malades opérés par d'autres et sur quelques-uns que nous avions opérés nous-mêmes.

3° On est exposé à avoir une plaie trop étroite, si l'on fait la ponction et la contre-ponction trop bas ou si l'on a tourné le tranchant trop tôt et trop complétement en avant. Il en résulte : 1° qu'on est obligé de prolonger les pressions sur l'œil, ce qui peut causer de l'inflammation, la rupture de la membrane hyaloïde, et l'issue du corps vitré; 2° que le cristallin a de la peine à sortir; et 3° que la cicatrice consécutive, si elle est opaque, obstrue en partie la pupille. Si cette mauvaise manœuvre avait eu lieu, on devrait agrandir l'incision avec des ciseaux ordinaires ou les ciseaux spéciaux de Daviel. Le mieux est de l'éviter, en se souvenant que le lambeau de la cornée doit comprendre environ la moitié de la circonférence de cette membrane.

4° On a vu le cristallin et avec lui une partie de l'humeur vitrée s'échapper aussitôt après l'achèvement de l'incision. Ce résultat peut tenir, ou bien à ce que, sans le vouloir, le chirurgien a touché avec la pointe du couteau la capsule cristalline, ou bien à ce que celle-ci, étant peu résistante, a cédé à une pression trop forte exercée par l'aide, par le chirurgien lui-même, ou par les muscles violemment contractés. On évite cet inconvénient en ayant soin de n'exercer sur l'œil qu'une pression modérée, en n'achevant pas trop brusquement la section du lambeau et attendant même pour la terminer que le spasme musculaire soit affaibli.

Deuxième temps, incision de la capsule. Les paupières étant bien essuyées, l'aide relève la supérieure, en l'appuyant contre le rebord de l'orbite, sans comprimer en aucune façon le globe de l'œil. Le chirurgien abaisse de même l'inférieure, et présente dans la plaie de la cornée le dos de la lame du kystitôme dont il amène la pointe aussi près que possible du centre de la pupille; puis il fait à la capsule, soit une incision cruciale, soit une incision circulaire. Aucune résistance, aucune sensation n'avertit qu'on est bien sur le cristallin; on en juge seulement par la profondeur à laquelle l'instrument a pénétré. Ce temps doit être exécuté assez vite, car il est douloureux et provoque des contractions musculaires qui gênent l'opérateur. Aussitôt qu'il est terminé, on prescrit encore de fermer les paupières.

Troisième temps, sortie du cristallin. Le chirurgien, abaissant lui-même la paupière inférieure, place la curette du kystitôme, ou, à son défaut, le manche d'une aiguille à cataracte en travers sur la paupière supérieure et exerce des pressions modérées et graduées. On voit bientôt le cristallin franchir la pupille et la plaie de la cornée. S'il a quelque peine à sortir, on le saisit avec la pointe du kystitôme ou de l'aiguille.

Quelquefois une petite portion du corps vitré

s'échappe derrière le cristallin, soit parce qu'on a pressé trop fort, soit parce qu'on n'avait pas laissé sortir un peu d'humeur aqueuse avant la fin de la section du lambeau, soit enfin parce que le corps vitré est plus liquide qu'à l'ordinaire. Aussitôt qu'on s'en aperçoit, on abandonne les paupières, on recommande au malade de les tenir rapprochées, et l'on fait de suite le pansement.

Lorsque tout s'est bien passé, et que vingt à trente secondes se sont écoulées depuis la sortie du cristallin, on écarte doucement les paupières avec une main et l'on regarde si la pupille est débarrassée. S'il en est ainsi, l'opération est terminée ; mais, si l'on aperçoit des flocons gris formés par une portion des couches corticales qui ne s'est pas dégagée, on exécute un quatrième temps qui consiste à aller chercher ces parties et à les amener avec la curette. Si l'on ne réussit pas une première fois, on recommence une seconde ; mais il ne faut pas y revenir plus de deux ou trois fois, de peur de trop irriter l'œil. Beer se servait quelquefois d'une pince-érigne pour retirer les lambeaux de la capsule. Cette manœuvre est inutile, parce que ces lambeaux sont trop minces et trop flottants pour qu'on puisse les saisir et les extraire à volonté ; en outre, ils ont été tellement séparés les uns des autres et rejetés en dehors par le passage du cristallin qu'ils apportent rarement un obstacle complet à la vision. Le mieux est donc de ne pas s'en occuper.

Quelques auteurs ont donné le conseil d'examiner si, après l'opération, la cornée est trop aplatie et même concave ou si derrière elle ne se trouverait pas une bulle d'air, et ils ont conseillé, dans le cas où cela aurait lieu, d'introduire de nouveau la curette pour redresser la membrane ou faire sortir l'air. On cite même une observation dans laquelle Maunoir redressa la cornée aplatie en faisant pénétrer dans l'œil une certaine quantité d'eau qu'il avait versée entre les paupières, la tête étant renversée en arrière. Tous ces soins exposent inutilement à augmenter l'inflammation consécutive. La cornée se redresse suffisamment par la reproduction de l'humeur aqueuse, et la bulle d'air se résorbe ordinairement assez vite. La seule précaution qu'il soit permis de prendre, parce qu'elle n'expose à aucun danger, est, quand on aperçoit cette bulle, de comprimer légèrement la cornée par l'intermédiaire de la paupière supérieure : si cela ne suffisait pas, mieux vaudrait la laisser que d'irriter l'œil par d'autres manœuvres.

Variétés de l'opération. On a imaginé divers instruments pour fixer l'œil, tels que la pique de Pamard, les pinces ordinaires, l'érigne double, le dé muni d'une tige terminée par deux crochets, de **M. Desmarres.** La plupart de ces instruments sont gênants : les uns, parce qu'ils nécessitent l'intervention d'un aide spécial dont la main peut embarrasser les mouvements du chirurgien ; les autres, parce qu'ils sont tenus par l'opérateur lui-même et ôtent à une de ses mains la liberté d'action dont elle a besoin pour les divers temps de l'opération. Ils sont d'ailleurs tous inutiles pour celui qui est suffisamment familiarisé avec le manuel opératoire. Le seul que nous emploierions est l'érigne simple implantée dans la sclérotique, et encore n'y aurions-nous recours qu'après avoir reconnu, au moment de commencer l'opération, que le premier temps sera rendu impossible par une contraction exagérée des muscles oculaires.

Nous croyons devoir passer sous silence un grand nombre d'instruments imaginés ou modifiés pour couper la cornée avec sécurité, tels que les kératotomes simples et mécaniques, les couteaux-aiguilles, les couteaux à double lame : tous sont inutiles, et aucun n'a pu remplacer jusqu'à ce jour le couteau de Beer.

Quelques chirurgiens ont conseillé d'employer, vers la fin du premier temps, une petite plaque en métal ou en corne, placée dans le grand angle de l'œil, au moment de la contre-ponction, pour ramener la pointe en avant, et éviter la lésion du sac lacrymal et la rencontre du nez. Cette modification n'a rien de dangereux et peut être mise en usage, mais on peut facilement s'en passer. D'autres voudraient qu'on ne fît avec le couteau que la ponction et la contre-ponction, et que l'on coupât avec les ciseaux de Daviel ou avec un bistouri étroit la portion intermédiaire aux deux ouvertures. Cette manœuvre ne devrait être adoptée que dans les cas rares et faciles à éviter où l'on aurait dirigé le couteau de façon à couper, si l'on continuait, l'iris et la sclérotique. D'autres encore, notamment Pellier et Wenzel, ont exécuté les deux premiers temps en un seul, en faisant pénétrer la pointe du couteau dans la chambre postérieure après la ponction et incisant la capsule avant la contre-ponction, ou en se servant de l'un des instruments spéciaux nommés couteaux-aiguilles. On n'a plus alors qu'à faire sortir le cristallin. Ce mode opératoire a l'avantage d'être expéditif, mais il expose à blesser l'iris et à voir la contraction spasmodique provoquée par l'action de l'instrument expulser tout à coup le cristallin et le corps vitré. Il n'offre pas autant de sécurité que celui que nous avons décrit.

Pansement. Il faut soustraire les yeux à la lumière et les immobiliser plus exactement qu'à la suite de l'abaissement, car l'inflammation est d'ornaire plus vive et peut être augmentée par les mouvements que les paupières imprimeraient au lambeau. On a donc coutume de placer un premier bandeau blanc, pourvu d'une bride qui l'assujettit sous le nez, et, par-dessus, un bandeau noir. Il est à craindre encore, avec ce pansement, que les paupières ne s'entr'ouvrent et que le linge,en s'interposant entre elles, n'agisse à la manière d'un corps étranger. C'est pourquoi Mackenzie conseille, avant de placer les bandeaux, de fermer les paupières avec un morceau de taffetas d'Angleterre long de deux ou trois centimètres et large de dix à douze millimètres ; d'autres se sont servis de bandelettes de diachylon placées verticalement. Nous avons souvent employé ces dernières, et elles nous ont paru préférables au taffetas, qui peut nuire en se desséchant et durcissant au devant de l'œil. Nous avons soin seulement de laisser en dehors et en dedans une ouverture par laquelle puissent s'échapper les larmes. Le malade est ensuite reporté à son lit, et on lui recommande l'immobilité et la tranquillité la plus absolue.

Phénomènes consécutifs, accidents. Lorsque les choses se passent heureusement, la cornée se cicatrise sans suppurer dans l'espace de trente-six à quarante-huit heures, et l'humeur aqueuse se reproduit dans le même laps de temps, de telle sorte que l'œil reprend bientôt sa forme naturelle. La conjonctive rougit, se tuméfie même un peu le troisième ou le quatrième jour, et les larmes, qui s'écoulent en abondance, humectent le bandeau et le durcissent. L'iris s'enflamme aussi modérément : la pupille, dont le contour a été plus ou moins irrité par le passage du cristallin, reste quelque temps privée de ses mouvements, parfois même ne reprend jamais sa forme et ses dimensions normales. Peu à peu l'état inflammatoire s'apaise et la vision se rétablit. Il est rare que la pupille soit obstruée par une cataracte membraneuse secondaire, du moins complète : quelques fragments opaques peuvent bien se rencontrer, mais ils n'empêchent pas le passage des rayons lumineux, la plus grande partie de la capsule antérieure ayant été, comme nous l'avons dit, rejetée vers la périphérie par le passage du cristallin. La lentille ne se reproduit pas, comme l'avaient pensé à tort quelques auteurs, qui avaient pris sans doute pour une partie régénérée un fragment demeuré en place.

Il est rare qu'on observe ici ces iritis rebelles et prolongées, et ces douleurs à forme névralgique, qui compliquent si souvent les suites de l'abaissement. Quand la cornée et l'iris restent sains, on n'observe pas non plus l'amaurose consécutive. L'un de nous a eu l'occasion de disséquer quatre yeux qui avaient été opérés avec succès par extraction, et il n'a pas trouvé la teinte verdâtre que présente quelquefois le corps vitré à la suite des opérations faites par abaissement.

On observe assez souvent comme complication la hernie de l'iris, qui peut augmenter l'intensité de la phlegmasie et s'opposer en même temps à la réunion immédiate de la plaie cornéale. Dès qu'on s'en aperçoit, on doit essayer de réduire en repoussant l'iris avec une curette ou en exerçant quelques pressions par l'intermédiaire de la paupière ; mais le plus souvent la hernie persiste et forme une petite tumeur autour de laquelle la conjonctive est plus rouge que dans les autres points, puis cette tumeur s'affaisse, se confond avec les deux lèvres de la plaie, et le malade guérit en conservant une légère adhérence qui attire la pupille en bas et l'agrandit dans ce sens. Quelquefois il reste pendant longtemps une fistule cornéale dans un point où la réunion ne s'est pas faite, probablement à cause de l'interposition d'une partie du corps vitré : celui-ci rentre ou se résorbe à la longue ; mais, le contour de l'ouverture n'étant plus dans les conditions d'une plaie récente, une fistule persiste, qui laisse écouler une certaine quantité d'humeur aqueuse sans que pour cela la chambre antérieure cesse d'en être remplie et sans que la cornée perde sa convexité, ce qui est une nouvelle preuve de la facilité avec laquelle ce liquide se reproduit. Au bout de quelques semaines, surtout si l'on fait des attouchements avec le crayon d'azotate d'argent, la fistule disparaît, et la guérison finit par avoir lieu. Il se peut cependant que la force exhalante s'épuise par le renouvellement continuel du liquide et qu'il en résulte une insuffisance permanente de l'humeur aqueuse.

L'accident le plus grave et le plus fréquent est une ophthalmie violente, qui se termine par suppuration, en offrant les caractères de l'ophthalmie purulente superficielle et quelquefois en même temps ceux de l'ophthalmie purulente profonde. Dans l'espace de quelques jours, un chémosis considérable se forme, la cornée blanchit, la conjonctive suppure, le malade éprouve dans l'œil et dans la tête de violentes douleurs que la moindre pression sur l'appareil augmente. Il y a de la fièvre, de l'insomnie. Les symptômes s'apaisent ensuite peu à peu, l'œil se vide et se réduit à un petit moignon. Cet accident, qui, ainsi que nous l'avons dit ailleurs (voy. p. 534), semble arriver plus facilement à la suite de la cataracte qu'après les plaies accidentelles, se montre particulièrement dans les salles d'hôpitaux, à certaines époques et dans cer-

taines années plutôt que dans d'autres : il paraît
donc être causé, en partie du moins, par des émanations miasmatiques. Les mouvements de l'œil,
l'irritation produite par la hernie de l'iris entre
les deux lèvres de la plaie ou par une des pièces
de l'appareil , qui s'est interposée entre les paupières, contribuent aussi à son développement.

Soins consécutifs. A la suite de cette opération, l'on ne saurait trop multiplier les soins qui
peuvent diminuer l'intensité de la phlegmasie. Il
est bon, dans tous les cas, de faire une saignée le
soir même et ensuite de donner un purgatif tous
les trois ou quatre jours. En général, on ne touche pas à l'appareil avant le troisième ou le quatrième jour; mais, si une douleur vive était instantanément survenue pendant la première journée
ou la première nuit, il faudrait examiner de suite,
pour savoir si cet accident ne tient pas à une hernie de l'iris, à laquelle on remédierait d'autant
mieux qu'on l'essayerait plus tôt. Si, le lendemain
ou le surlendemain, on trouvait le bandeau desséché et durci au devant de l'œil, il faudrait le renouveler sans écarter les paupières et sans changer les bandelettes : on n'ôterait ces dernières que
dans le cas où un gonflement déjà considérable
des paupières et un commencement de suppuration indiqueraient la nécessité de laisser une plus
large ouverture pour l'écoulement des liquides. A
partir du quatrième jour, on renouvelle le pansement matin et soir, et on fait laver l'œil par le
malade lui-même avec une éponge mouillée d'eau
blanche. On examine l'œil de temps en temps, en
prenant les plus grandes précautions pour ne pas
comprimer ni tirailler les paupières. On peut permettre au malade quelques essais pour savoir si
la vue se rétablit, mais ces essais doivent être de

courte durée, parce qu'il importe de ne pas fati
guer les yeux.

Lorsque l'inflammation prend une grande intensité, on la combat par des saignées répétées, des
applications de sangsues, un vésicatoire à la nuque,
des cataplasmes sur la région oculo-palpébrale,
des narcotiques. Nous n'employons jamais la glace
pour les raisons que nous avons indiquées ailleurs.
Quand la suppuration devient abondante, les lotions réitérées sont avantageuses.

S'il y a une hernie persistante de l'iris ou une
fistule de la cornée, on peut toucher de temps à
autre avec la pierre infernale, mais il vaut mieux
s'abstenir de ce moyen tant que l'inflammation est
vive, car le caustique pourrait alors lui donner
une plus grande intensité.

On ne permet les lunettes à cataracte et l'exercice complet de la vue que quand l'inflammation
est tout à fait terminée.

   b. Kératotomie supérieure. Dans cette opération, dont Pellier et Richter paraissent avoir eu
l'idée les premiers, qui est adoptée très-spéciale-
ment par Jœger, en Allemagne, et fréquemment
pratiquée en France aujourd'hui par MM. Sichel,
Desmarres, et Nélaton, on incise la cornée en haut
au lieu de l'inciser en bas. Le manuel opératoire
s'exécute suivant les mêmes principes, mais il
offre un peu plus de difficultés. Si, quand il
s'agit de l'œil droit, on craint d'opérer avec la
main gauche, on peut se servir de la droite en
se plaçant derrière le malade. Le mieux cependant est de se mettre toujours en avant, et d'opérer, quand il le faut, avec la main gauche. On s'y
prend d'ailleurs de la même manière que dans la
kératotomie inférieure pour inciser la capsule et
faire sortir le cristallin.

Les partisans de la kératotomie supérieure lui attribuent les avantages suivants : 1° de donner un lambeau plus exactement maintenu que celui de la kératotomie inférieure, qui peut être déplacé, dit-on, par les mouvements de la paupière correspondante ; 2° de s'opposer mieux à l'issue du corps vitré ; 3° de cacher la cicatrice, dans les cas où elle est opaque, derrière la paupière supérieure. Mais ces avantages, et quelques autres trop futiles pour être rapportés ici, sont plus spécieux que réels. Le lambeau n'est pas mieux maintenu et ne se cicatrise pas plus vite que celui de l'incision inférieure. On exagère en effet les conséquences de cette dernière lorsqu'on présente comme un danger le déplacement du lambeau par la paupière. On suppose que cette paupière se meut : or, il n'en est rien ; non-seulement le malade la tient immobile instinctivement, mais on l'immobilise encore avec l'appareil. L'observation des faits démontre que la cicatrisation s'opère en vingt-quatre ou trente-six heures, et que, quand elle n'a pas lieu, cela tient ou à une suppuration ou à une hernie de l'iris, auxquelles les mouvements de la paupière n'ont pris aucune part. L'issue du corps vitré est très-rare après la kératotomie inférieure : cet organe se présente quelquefois, mais il ne tombe pas et rentre derrière la cornée si l'on a soin de fermer l'œil de suite et de le comprimer légèrement ; il ne s'échappe réellement que quand il est très-fluide, ce qui est tout à fait exceptionnel, et, en pareil cas, la position de la plaie en haut n'empêcherait pas l'accident de se produire. Quant à la position de la cicatrice, elle a peu d'importance, car il est rare qu'elle devienne opaque, et, si elle le devient après la kératotomie inférieure, la tache ne se trouve pas, à moins d'une opération mal faite, sur le trajet des rayons lumineux.

Mackenzie, qui est partisan de cette opération, invoque en sa faveur cette circonstance, que, si une adhérence consécutive s'établit entre l'iris et la cornée et attire la pupille en haut, les malades ne sont pas autant gênés pour regarder en bas que quand la même chose a lieu à la suite de la kératotomie inférieure. Pour nous, c'est cette traction de la pupille en haut par l'adhérence de l'iris qui est le principal inconvénient de la kératotomie supérieure et qui nous l'a fait rejeter après l'avoir exécutée plusieurs fois. Il arrive en effet que, l'opération réussissant bien, toute la pupille ou une grande partie de son étendue est masquée par la paupière supérieure, qui, à l'état de repos, couvre, chez beaucoup de sujets, une portion considérable de la cornée. Les malades voient en bas sans doute, mais ils voient mal, à travers une pupille qui ne laisse pas entrer un assez grand nombre de rayons lumineux. Mackenzie reconnaît lui-même cet inconvénient, car il prévoit l'obligation de faire plus tard une pupille artificielle.

De ce qui vient d'être dit, nous concluons que la kératotomie supérieure n'a pas sur l'inférieure les avantages marqués qu'on s'est plu à lui attribuer dans ces derniers temps. Pour quiconque ne veut exagérer ni les qualités de la première ni les défauts de la seconde, toutes deux se placent sur le même rang, et le chirurgien est autorisé à choisir l'une ou l'autre suivant qu'elle lui paraît d'une exécution plus facile.

Extraction par la sclérotique. Malgré les tentatives de Butter, B. Bell, et sir James Earle, cette opération n'a pu passer dans la pratique.

L'incision de la sclérotique exposerait, si on la faisait d'arrière en avant, à la lésion de la rétine; si on la faisait de haut en bas, à la blessure d'un bon nombre de vaisseaux ciliaires. Dans tous les cas, elle laisserait presque inévitablement sortir l'humeur vitrée et serait suivie de l'atrophie de l'œil. Elle exposerait en outre aux mêmes accidents inflammatoires que la kératotomie. Il n'y a donc, dans l'état actuel de la science, aucune raison pour revenir à ce procédé.

Appréciation générale. Parmi les méthodes opératoires qui viennent d'être décrites, il en est trois, le broiement, la division de la capsule, et l'aspiration, qui ne conviennent que dans certains cas spéciaux précédemment indiqués. Dans les cataractes ordinaires, qui sont les plus fréquentes, le chirurgien n'a réellement à choisir qu'entre deux méthodes, l'abaissement et l'extraction. Il sera donc utile de les comparer l'une à l'autre, sous le rapport de l'exécution, des accidents consécutifs, et des résultats. Ce qui a été dit dans les pages précédentes nous permettra d'être brefs sur ce sujet.

1° *Sous le rapport de l'exécution.* L'abaissement est assez facile pour qu'on puisse l'entreprendre après de courtes études ; l'extraction est soumise à des règles auxquelles on ne peut se conformer qu'après les avoir longuement apprises. Dans l'abaissement, le chirurgien peut faire quelques fautes sans le savoir, parce qu'il n'en voit pas les conséquences immédiates ; dans l'extraction, les fautes se voient et entraînent de suite un résultat plus ou moins fâcheux. Les préceptes donnés pour l'abaissement sont tellement variés et incertains que, de quelque façon qu'on opère, on peut presque toujours invoquer une autorité en sa faveur ; les préceptes de l'extraction sont tellement sûrs et uniformes qu'il n'est guère permis, à moins d'avoir affaire à un malade très-indocile, de les négliger. Pour toutes ces raisons, il est permis de dire que l'abaissement est d'une exécution plus facile et surtout plus commode que l'extraction. Mais, d'un autre côté, rappelons-nous que, quand on introduit une aiguille dans l'œil, on n'est jamais sûr qu'on pourra abaisser, que le cristallin ne remontera pas plusieurs fois, qu'on ne sera pas obligé de faire le broiement ; on ignore surtout comment se déplacera la capsule cristalline. Au contraire, quand on commence une extraction et qu'on sait bien la faire, on est à peu près sûr que le cristallin sortira, que les lambeaux de la capsule seront écartés et rejetés à la périphérie par la lentille. En un mot, ainsi qu'un de nous l'a déjà dit ailleurs, dans l'abaissement le chirurgien ne fait que ce qu'il peut; dans l'extraction, il fait ce qu'il veut. Si donc l'abaissement est plus facile, il est moins certain ; si l'extraction est plus difficile, elle est en même temps mieux réglée.

2° *Sous le rapport des accidents consécutifs.* Après les deux opérations, on a à craindre des accidents inflammatoires compromettants : après l'abaissement, l'iritis chronique et l'atrésie pupillaire; après l'extraction, l'ophthalmie purulente, la fonte et l'atrophie de l'œil. Les deux opérations peuvent laisser à leur suite une cataracte capsulaire secondaire; mais la première y expose beaucoup plus que la seconde. On observe plus souvent aussi l'amaurose après l'abaissement qu'après l'extraction.

3° *Sous le rapport des résultats.* Quand la vision se rétablit, elle est ordinairement plus complète et meilleure après l'extraction, parce que la pupille ne reste pas embarrassée par les débris de la capsule, comme on l'observe à la suite de l'abaissement.

On doit tirer de ce qui précède la conclusion que l'on ne peut conseiller d'une manière absolue l'une ou l'autre des deux méthodes, et que leurs avantages et leurs inconvénients respectifs se balancent assez pour que chacun adopte d'une manière générale celle des deux opérations qu'il pratique le mieux ou que, par l'effet du hasard ou de circonstances particulières, il a pratiquée avec le plus de succès.

Il est pourtant des circonstances qui indiquent plus particulièrement l'abaissement, méthode susceptible d'une application plus générale que l'extraction. Celle-ci est contre-indiquée lorsque le malade n'est pas assez patient ni assez raisonnable pour en supporter les suites : la nécessité de rester immobile, les yeux cachés par un bandeau, étant bien plus indispensable qu'à la suite de l'abaissement, on ne devrait pas y soumettre les enfants ni les vieillards affaiblis, sur la docilité desquels on ne pourrait pas compter. Elle est contre-indiquée encore lorsque les yeux sont sujets à la blépharite et à la conjonctivite, ou lorsque le patient est, par suite de la misère ou des maladies antérieures, dans un état anémique; car on a bien plus à craindre dans ces conditions le développement de l'ophthalmie purulente. Enfin elle ne convient pas non plus chez les sujets dont les yeux sont enfoncés dans leurs orbites et les fentes palpébrales étroites, le manuel opératoire devant évidemment dans ces cas présenter d'extrêmes difficultés.

Cherchons, en dernier lieu, quelle influence les variétés anatomiques peuvent exercer sur la détermination du chirurgien.

Lorsque la cataracte est cristalline et dure, l'abaissement est assez facile à exécuter, et l'on a peu à craindre une cataracte secondaire; mais, la résorption devant être difficile, le corps vitré et la rétine auront à supporter le contact d'un corps étranger qui restera volumineux. A côté de deux conditions avantageuses, il y en a donc une désavantageuse. Quant à l'extraction, elle ne donne lieu, dans les cas de ce genre, à aucune considération particulière et reste avec ses avantages et ses inconvénients. Cette variété de cataracte est en définitive celle dans laquelle, les deux opérations réussissant le mieux, le choix est le plus indifférent et le plus subordonné au goût de l'opérateur.

Lorsque la cataracte est cristalline molle, l'abaissement présente au plus haut degré les difficultés et les incertitudes indiquées plus haut. Il en est de même pour la cataracte capsulo-lenticulaire. Dans ces cas, l'extraction est plus satisfaisante parce qu'elle est mieux réglée.

Lorsqu'il s'agit d'une cataracte liquide, l'abaissement ou plutôt l'opération avec l'aiguille vaut mieux, parce qu'on pourrait craindre, si on faisait l'extraction, de trouver une liquéfaction concomitante de l'humeur vitrée et de voir l'œil se vider après la section de la cornée.

Les cataractes noires et vertes rentrant dans la catégorie des cataractes dures, il n'y a pas de motifs sérieux de préférence en faveur de l'une ou de l'autre opération.

Les cataractes pyramidale, siliqueuse, et branlante, ne se prêtent pas bien à l'extraction et doivent être traitées par l'abaissement : la première et la seconde, parce que la capsule épaissie ne s'ouvrirait pas facilement pour laisser passer le cristallin; la seconde, en outre, parce qu'elle est souvent capsulaire pure et qu'on ne pourrait alors en faire que très-difficilement l'extraction ; la troisième, parce qu'elle s'accompagne souvent d'une fluidité du corps vitré qui exposerait à vider l'œil si l'on incisait la cornée.

Les cataractes à trois branches, étoilée, corticale antérieure, postérieure, et circonférentielle, ne donnant pas lieu à une abolition complète de la vision, on n'a pas à les opérer. Lorsqu'elles deviennent opérables, elles ont pris les caractères des autres cataractes corticales et peuvent être soumises, comme ces dernières, à l'une ou à l'autre méthode suivant l'habitude et le goût du chirurgien.

La cataracte débiscente devrait être traitée par l'abaissement, car on éprouverait sans doute des difficultés pour faire sortir les fragments les uns après les autres si l'on avait recours à l'extraction.

Art. II. — Cataracte secondaire.

On appelle secondaire la cataracte qui survient après l'une des opérations précédemment décrites. On ne comprend pas sous ce nom, en général, les opacités qui existaient antérieurement à l'opération et qu'on n'a pas fait disparaître, ni celles qui se sont montrées de nouveau au bout d'un certain temps. Si, par exemple, on n'a pu parvenir à abaisser le cristallin ou s'il est remonté à la suite de son abaissement, il ne s'agit pas d'une cataracte secondaire. Mais que la capsule, transparente le jour de l'opération, devienne opaque plus tard, il s'agira bien d'une cataracte secondaire ou consécutive.

La cataracte secondaire est presque toujours membraneuse. Il peut arriver cependant que quelque débris du cristallin, englobé dans les lambeaux de la capsule, prenne part à la maladie.

La membrane qui forme l'opacité est ordinairement la capsule antérieure, et alors la cataracte est constituée par une toile, mince dans quelques cas, épaisse dans d'autres, ayant au devant d'elle l'humeur aqueuse et en arrière le même liquide ou une partie du corps vitré, qui a pris la place du cristallin et qui sépare la capsule antérieure de la postérieure. Cette toile représente, tantôt une cloison complète, tantôt une cloison incomplète, sur la partie supérieure, moyenne, ou inférieure de laquelle sont percés des trous plus ou moins considérables. La membrane, lorsqu'elle forme une cataracte incomplète, est quelquefois flottante et se déplace dans les mouvements de l'œil.

L'opacité peut-elle être formée exclusivement par la capsule postérieure? Quelques cas cités par Pellier (*Recueil de mémoires*) et par M. Tavignot (*Thèses de Paris*, 1843) tendraient à le faire penser. Cependant nous n'en avons observé, pour notre compte, aucun exemple sur le vivant ni sur le cadavre, et nous mettons en doute, avec M. Sichel, l'existence de cette variété.

Dans plusieurs faits que nous avons pu étudier à loisir sur le cadavre, la cataracte secondaire était formée par une couche blanche, assez épaisse, dans laquelle les deux feuillets de la capsule paraissaient unis. Cette couche était adhérente au corps vitré et trop épaisse pour que l'on pût la regarder comme formée par la capsule postérieure seulement. D'un autre côté, il n'y avait rien derrière l'iris qui ressemblât à la capsule antérieure. La cataracte était donc formée par cette dernière, qui, au lieu de rester séparée de la capsule postérieure et du corps vitré par l'interposition de l'humeur aqueuse ou du corps vitré lui-même, s'était confondue avec eux. Peut-être aussi la cataracte était-elle complétée, dans ces cas, par une production plastique de nouvelle formation?

Ici il est nécessaire de se demander si ces membranes opaques, au lieu d'appartenir à la capsule, ne seraient pas formées par de la matière plastique déposée à la suite de l'inflammation. Nous n'avons pas eu l'occasion d'examiner sur le cadavre un assez grand nombre de faits pour résoudre complétement la question. Si l'analogie autorise en effet à penser que souvent il y a des fausses membranes, d'autre part, l'aspect de la maladie et sa marche dans certains cas ne permettent pas de douter qu'il ne s'agisse de la capsule. Quand, par exemple, on aperçoit une toile mince, percée de trous qui correspondent aux points où l'instrument a été porté, n'est-il pas probable que la capsule est devenue opaque dans les endroits où elle n'a pu être déchirée ni déplacée? et d'un autre côté, lorsque l'on voit l'opacité survenir un, deux ou trois ans après l'opération, sans inflammation nouvelle, peut-on croire qu'une fausse membrane se soit ainsi formée spontanément?

La cataracte membraneuse secondaire peut être libre de tous côtés, c'est-à-dire être en rapport seulement avec les milieux de l'œil. Elle peut, comme nous l'avons dit, adhérer au corps vitré. Souvent aussi elle adhère à la pupille, soit partiellement, soit en totalité.

Étiologie. — Nous n'avons pas à revenir longuement sur les causes de la cataracte secondaire. Elle survient, ou bien en vertu d'une tendance que conservent les restes de l'appareil cristallinien à devenir opaques, et c'est ainsi que se forment les cataractes secondaires tardives, ou bien à

la suite de la phlegmasie consécutive à l'opération, et ainsi ont lieu les cataractes secondaires
prématurées. Nous avons déjà dit plus haut que, si
le contact immédiat de l'aiguille est souvent cause
de cette opacité, celle-ci peut arriver aussi sans
que la capsule ait été touchée et par le seul fait
du développement de l'ophthalmie traumatique.

Symptômes. — La cataracte secondaire incomplète laisse passer les rayons lumineux et en
conséquence ne met pas obstacle à la vision. Si
donc le malade ne voit pas, la raison s'en trouve
sans doute dans une amaurose concomitante. Lorsqu'elle est complète, elle permet encore de distinguer les objets, si la membrane est mince et
l'opacité peu prononcée; mais c'est toujours une
vision bien insuffisante. Lorsque la membrane est
épaisse et bien opaque, la vue est abolie, et les
troubles fonctionnels sont analogues à ceux de la
cataracte primitive.

Abandonnée à elle-même, cette maladie persiste,
sans s'amoindrir dans la plupart des cas. M. Gosselin a rapporté un fait exceptionnel dans lequel la
vision s'est tout à coup rétablie, au bout de cinq
mois et demi, par la déchirure spontanée de la
membrane opaque (*Arch. de méd.*, 4ᵉ sér.,
t. XXIII).

Traitement. — Il faut opérer lorsque la cataracte est complète, sans adhérence à la pupille,
et que l'iris a conservé sa mobilité naturelle.

On peut opérer encore s'il n'y a que quelques
adhérences partielles à la pupille, ou si, les adhérences étant nombreuses, cette ouverture est pourtant demeurée assez large.

On doit s'abstenir lorsque les adhérences sont
étendues, solides, et compliquées d'atrésie pupillaire : on donne alors la préférence à la pupille

artificielle pour les raisons que nous avons indiquées à la page 612.

On doit d'ailleurs, avant d'opérer, avoir attendu
au moins cinq ou six mois. Ce laps de temps est
nécessaire pour que l'inflammation ait disparu et
pour que tout espoir de résorption ou de déchirure spontanée soit perdu.

L'opération ne peut pas être faite par abaissement, car la membrane opaque est trop peu
résistante pour qu'on puisse la conduire avec une
aiguille dans le corps vitré. On ne doit songer
qu'à une division ou à une extraction.

La division peut se faire par la cornée ou par
la sclérotique. On préfère généralement cette dernière voie : l'aiguille ordinaire est introduite suivant les mêmes règles que pour l'abaissement.
Lorsqu'elle est arrivée dans le champ de la pupille,
qui doit avoir été préalablement dilatée par la
belladone, on dirige un des tranchants en haut et
l'autre en bas, de manière à fendre verticalement
la membrane. On essaye ensuite de la fendre transversalement. Facile dans quelques cas, l'opération
est difficile dans d'autres, à cause de la ténuité et
de la mobilité de la cataracte. Il est rare cependant qu'on ne parvienne pas, en multipliant les
tentatives, à y établir une perforation, une sorte de
fenêtre, et même à en envoyer quelques débris
dans la chambre antérieure.

L'extraction pourrait se faire par la cornée, à
laquelle on pratiquerait une ouverture plus petite
que celle de l'extraction ordinaire. Par cette ouverture, on conduirait une pince spéciale, du genre
de celle qui a été imaginée dans ce but par Beer.
Mais, comme l'opération peut être faite par scléroticonyxis, et qu'en suivant cette voie on a moins
à craindre l'intensité de l'inflammation consécu-

tive, il vaut mieux lui donner la préférence. On a quelquefois essayé d'inciser la sclérotique et de conduire par la plaie la pince de Beer ou quelque autre analogue; mais on emploie aujourd'hui de préférence l'aiguille-ciseaux de Wilde, et mieux encore la pince - aiguille dite aussi *serretèle*, dont M. Charrière a, dans ces derniers temps, heureusement perfectionné la construction. Fermée, elle pénètre dans la sclérotique comme une aiguille ordinaire. Une fois qu'elle est entrée, on l'ouvre au moyen d'un ressort ou d'une bascule : son extrémité représente alors une pince avec laquelle on essaie de saisir le plus possible de la cataracte. Ceci étant fait, on referme l'instrument, et, après quelques mouvemens de torsion, on le ramène au dehors avec la portion de capsule qu'il a déchirée. M. Desmarres paraît avoir obtenu de bons résultats de ce procédé, qui, s'il peut réussir en effet dans certains cas, doit échouer dans d'autres; car il arrivera souvent, ou que la portion saisie glissera, ou que la membrane opaque, n'étant que coupée mais ne se déchirant pas largement, n'offrira pas une ouverture assez grande pour le passage des rayons lumineux. Il est vrai qu'on pourrait revenir à l'opération au bout de quelque temps, si l'on n'avait pas réussi la première fois.

Art. III. — Cataracte traumatique.

Si l'on se rappelle ce que nous avons dit à propos de la commotion de l'œil, p. 296, de la contusion, p. 305, et des plaies, p. 319, la cataracte traumatique arrive de deux façons : ou bien par la lésion directe du cristallin, ou bien par un ébranlement. Dans le premier cas, elle est précédée de la déchirure de la capsule; dans le second, il n'est pas certain que la déchirure ait lieu toujours, et l'on conçoit même que le trouble nutritif qui amène l'opacité puisse survenir sans elle.

La cataracte traumatique se forme quelquefois instantanément, et cela en particulier dans les cas où l'instrument arrive jusqu'au cristallin et blesse la capsule. L'un de nous a donné des soins à un jeune garçon qui avait reçu dans l'œil une sorte de petit javelot piquant, en fer, lancé vers lui par un de ses camarades. Le corps vulnérant n'était pas resté. Un quart d'heure après, le cristallin était opaque. Les dimensions de l'instrument, l'existence d'une petite plaie à la cornée, et la résorption ultérieure qui s'opéra, nous autorisèrent à penser que la capsule avait été ouverte et que la cataracte s'était formée à la suite de cette lésion. D'autres fois la maladie arrive plus lentement et pendant le cours de l'inflammation qui survient après la blessure.

Ces sortes de cataractes sont rarement simples. Elles sont compliquées, tantôt de déplacement ou de ballottement du cristallin, tantôt d'une atrésie pupillaire, suite de l'iritis traumatique, ou bien d'une amaurose causée par l'ébranlement de l'œil. On ne peut bien apprécier ces lésions que lorsque l'inflammation est tout à fait dissipée, ou, ce qui a lieu quelquefois, lorsqu'il n'en survient pas.

Quand la maladie est simple, elle prend l'aspect des cataractes cristallines molles ou corticales ; souvent aussi elle est capsulo-lenticulaire ; quelquefois elle devient siliqueuse par suite de la résorption de la lentille.

On n'oubliera pas que, dans les cas où il n'y a pas de complication sérieuse, dans ceux surtout où il est probable que la capsule a été ouverte, le cristallin peut se résorber en partie ou totalement, comme après l'opération par division. C'est dire qu'il ne faut pas trop se hâter de proposer un traitement chirurgical. On doit attendre trois ou quatre mois avant de déclarer qu'il est devenu nécessaire. Chez l'enfant dont nous venons de parler, nous commençâmes à voir un point noir vers le milieu du cristallin au bout de deux mois : ce point s'est peu à peu agrandi, un autre s'est formé en dehors, et aujourd'hui, un an après l'accident, l'enfant voit assez bien de cet œil, quoique toute la cataracte ne soit pas absorbée.

D'ailleurs l'opération n'est jamais urgente, puisque l'autre œil est en bon état.

Si, après avoir inutilement attendu la guérison spontanée pendant quelques mois, on reconnaît que la cataracte apporte à la vision un obstacle définitif, si en même temps on s'est bien assuré qu'il n'existe pas de contre-indication résultant de quelque complication importante, et si enfin le malade exprime vivement le désir d'être débarrassé, on peut opérer. Il faut toujours s'attendre à quelque difficulté qu'il a été impossible de reconnaître et de prévoir, telle que l'obstacle apporté à la sortie du cristallin par des adhérences entre la capsule et la face postérieure de l'iris, adhérences qui peuvent obliger à faire des tentatives pour opérer le déplacement en masse. Pour ces raisons, l'extraction exposerait plus que dans les cas ordinaires à l'évacuation du corps vitré. C'est pourquoi l'opération avec l'aiguille doit être adoptée de préférence.

Art. IV. — Cataracte congéniale et du premier âge.

Nous réunissons dans une même description la cataracte congéniale et celle qui se forme durant les deux ou trois premières années de la vie, parce qu'elles se ressemblent, et aussi parce qu'il est le plus souvent impossible de savoir si la cataracte des jeunes enfants a débuté avant ou après la naissance : parmi celles que l'on désigne dans la pratique sous le nom de *congéniales* ou *natives*, il en est certainement un bon nombre dont l'origine ne date que des premiers mois et même des premières années de la vie.

Elle se développe souvent sans cause connue. Dans certains cas, elle survient à la suite de convulsions, pendant lesquelles la pression produite par l'action spasmodique des muscles oculaires a eu pour effet de déchirer la capsule et de permettre ce contact entre le cristallin et l'humeur aqueuse que nous avons signalé souvent comme une des causes de la cataracte. D'autres fois elle paraît due à un arrêt dans la nutrition et le développement du cristallin, arrêt par suite duquel cet organe, non-seulement devient opaque, mais encore n'arrive pas à son volume naturel. On l'a vu enfin se montrer à la suite de l'ophthalmie purulente des nouveau-nés.

La cataracte congéniale est habituellement molle et assez souvent liquide. Tantôt elle est cristalline seulement, et les couches corticales sont liquides et comme laiteuses, tandis que le noyau offre une certaine solidité; tantôt elle est capsulo-lenticulaire, et la capsule offre en même temps un certain degré d'épaississement.

Elle présente assez souvent une des formes insolites que nous avons précédemment indiquées : ainsi, quand le sujet est arrivé à quinze ou vingt ans, elle est souvent siliqueuse. Cette variété n'existe pas d'emblée; mais, avec le temps, les couches extérieures du cristallin se résorbent, la capsule épaissie revient sur elle-même, se plisse, et l'appareil cristallinien occupe un peu moins de place qu'à l'ordinaire dans la chambre postérieure. Elle peut encore être branlante. Quelquefois le cristallin est tellement petit que l'on aperçoit entre sa circonférence et celle de la pupille un cercle noir par où les rayons lumineux peuvent passer et permettre à la vision de s'accomplir. Cette forme, à laquelle Mackenzie donne le nom de *cataracta cum zonulâ*, est due, soit à ce que l'absorption a été plus considérable que dans la cataracte siliqueuse ordinaire, soit à ce que le cristallin ne s'est pas assez développé pour arriver jusqu'au voisinage de la sclérotique. La cataracte congéniale offre encore assez fréquemment cette forme que Saunders et Dupuytren (*Leçons orales,* t. III) ont décrite sous le nom de *cataracte centrale*, et dans laquelle en effet le centre du cristallin présente une tache blanche très-prononcée, tandis que le reste est transparent. Dupuytren pense que cette opacité centrale appartient toujours à la capsule; mais il nous a paru, dans quelques cas observés, il est vrai, sur le vivant seulement, que l'opacité était assez profonde pour occuper au moins une portion du cristallin lui-même.

La cataracte congéniale est quelquefois compliquée d'un arrêt de développement de l'œil entier ou de quelqu'une de ses parties, notamment de la cornée et de l'iris.

Les symptômes anatomiques et fonctionnels sont analogues à ceux des cataractes molles. La teinte est cependant plus blanche que chez l'adulte et moins mélangée de stries, de lignes, et de points. On rencontre fréquemment avec l'opacité le tremblement de l'iris et le mouvement continuel des yeux que l'on nomme *nystagmus.* Cette dernière complication peut se trouver dans toutes les variétés de la cataracte congéniale, mais elle est surtout habituelle dans celle que nous avons appelée *centrale*.

La vue ne manque tout à fait que dans les cas où la cataracte est complète. Cependant, même alors, les enfants peuvent toujours, comme les adultes, s'il n'y a pas complication d'amaurose, distinguer le jour d'avec la nuit. Lorsque la cataracte est centrale ou lorsque le cristallin est très-petit, la vue ne manque pas complétement, mais elle est très-imparfaite.

L'intelligence des sujets qui ont une cataracte congéniale est souvent obtuse, soit parce qu'il y a un arrêt dans le développement de l'encéphale en même temps que dans celui de l'œil, soit parce que l'absence du sens de la vue rend l'éducation trop imparfaite pour que les facultés intellectuelles se développent régulièrement.

Cette cataracte est plus grave que celle des adultes, parce que les lésions concomitantes rendent souvent la cécité incurable, parce que, d'autre part, l'indocilité des malades est une source de difficultés pour l'opération et pour le traitement consécutif, et parce qu'enfin, si l'opération réussit, on a toujours beaucoup de peine et quelquefois on ne parvient pas à habituer les yeux à l'impression et à la perception des images.

Il ne faut pas opérer lorsque les enfants voient, même à un faible degré, comme par exemple dans la cataracte centrale, ni lorsque les yeux sont atrophiés ou positivement amaurotiques.

Dans les autres cas, à quel âge convient-il d'opérer? Cette question n'a pas toujours besoin d'être posée, car beaucoup de parents, par incurie ou dans l'espoir que la vue se rétablira plus tard, ne consultent pas avant que les enfants soient arrivés à quinze, seize, et même vingt ans. En général, il vaut mieux opérer de bonne heure, pour deux raisons : d'abord, afin de donner à l'enfant une ressource de plus pour le développement de son intelligence, et, ensuite, afin de ne pas condamner la rétine et le nerf optique à une inaction tellement prolongée qu'ils deviennent incapables de reprendre leurs fonctions normales. L'un de nous a opéré une jeune fille de dix-huit ans par simple division de la capsule : les deux pupilles se sont éclaircies notablement et ont joui d'une mobilité régulière, mais néanmoins, pendant deux mois que la malade est restée en observation, il a été impossible de lui faire reconnaître aucun objet sans qu'elle l'eût préalablement touché, bien qu'elle y mît toute la bonne volonté désirable. N'est-il pas probable que, si elle avait été opérée plus tôt, les parties nerveuses de l'œil eussent été moins rebelles? Dupuytren convient aussi, mais sans dire quel était l'âge des sujets, que dans plusieurs cas il n'a pas réussi à rendre la vision quoiqu'il eût fait disparaître la cataracte.

Quoique l'opération ait été faite avec succès dans le courant de la première année de l'existence, il nous paraît plus prudent d'attendre la seconde ou la troisième année, parce qu'il n'est guère possible avant cette époque de déterminer si l'état de la vision est tel que l'opération soit parfaitement indiquée.

L'intervention du chirurgien étant décidée, quelle méthode doit-on choisir? On ne peut guère songer à l'extraction, à cause de la mobilité de l'œil, de la difficulté de garder l'enfant en repos à la suite de l'opération, et du danger d'une évacuation de l'œil par la fluidité du corps vitré ou

par le spasme des muscles. C'est toujours l'opération avec l'aiguille qu'il faut pratiquer dans ces
cas. Elle est d'autant mieux indiquée que, le cristallin étant mou et les propriétés vitales très-actives,
la résorption est plus facile que chez l'adulte. Ces
cataractes se prêtent bien à la division simple de
la capsule, qui a l'avantage de ne pas exposer
à une inflammation très-sérieuse. C'est à elle
que nous donnons la préférence, quitte à faire
plus tard l'abaissement, si la première n'avait pas
réussi.

Si les mouvements continuels de l'œil rendaient
l'opération impossible, on ne devrait pas hésiter à
implanter une érigne dans la sclérotique. On pourrait aussi, dans le cas de nystagmus très-prononcé,
faire l'usage du chloroforme.

Après l'opération, et quand elle a réussi, les yeux
ont besoin d'une longue éducation. Les malades
ne distinguent d'abord rien ou ne voient que des
objets confus, et ont une tendance instinctive à
s'aider du toucher pour reconnaître ce qu'on leur
présente. Ce n'est qu'en les forçant à se servir exclusivement du sens de la vue qu'on les amène à
l'utiliser. Dans ce but, on pourrait, à l'exemple
de Dupuytren, faire attacher les mains des enfants
derrière le dos, pendant quelques heures, chaque
jour.

Art. V. — Fausses cataractes.

Les fausses cataractes sont formées par des
substances opaques, qui, déposées au devant du
cristallin, gênent ou empêchent la vision. Elles offrent, d'après la nature variable de ces substances,
quatre variétés principales, que nous désignerons
sous les noms de fausses cataractes pseudo-membraneuse, sanguine, purulente, pigmentaire.

I. La *cataracte pseudo-membraneuse* est celle qui se montre à la suite de l'iritis. Nous avons assez parlé de son mode de formation aux pages 499 et 610 pour qu'il ne soit pas nécessaire d'y revenir longuement. Rappelons seulement ici que, tantôt la cataracte est partielle et consiste seulement en taches ou filaments qui n'obstruent pas toute la pupille, tantôt elle est générale et met alors un obstacle à peu près complet à la vision, que le plus souvent la pseudo-membrane adhère à la pupille qui a subi un certain degré de resserrement, et que les cas dans lesquels cette ouverture conserve ses mouvements et ses dimensions naturelles sont de beaucoup les plus rares.

Nous avons dit ailleurs que, dans la plupart des fausses cataractes avec atrésie de la pupille, la formation d'une pupille artificielle est préférable à des tentatives d'abaissement. Si l'on rencontrait un cas de pseudo-membrane sans adhérences à l'iris, on pourrait au contraire essayer avec l'aiguille une opération qui aurait pour but de déplacer le cristallin et avec lui la substance opaque qui le recouvre.

II. La *cataracte purulente* est formée par une certaine quantité de pus, qui est retenu au devant du cristallin par les mailles d'une substance plastique déposée, comme le pus lui-même, dans le cours d'une inflammation. Le pus se résorbe en partie au bout d'un temps plus ou moins long; mais, dans le plus grand nombre des cas, il en reste quelques portions qui se concrètent et forment avec la fausse membrane une de ces cataractes adhérentes à l'iris qu'on peut traiter, mais sans grand espoir de succès, par la pupille artificielle.

III. La *cataracte sanguine* peut être constituée par du sang pur qui remplit les chambres de l'œil, ainsi qu'on l'observe quelquefois à la suite des plaies et des contusions. On sait qu'en pareil cas le liquide finit ordinairement par se résorber. S'il n'en était pas ainsi, et si, après plusieurs mois d'attente, le sang continuait d'être liquide, on pourrait employer avec avantage l'aiguille-pompe de M. Laugier.

Elle peut être formée aussi par le mélange avec la matière plastique d'une certaine quantité de sang qui s'est épanché dans le cours d'une ophthalmie. Il s'agit alors d'une cataracte pseudo-membraneuse, plus ou moins colorée par le sang, que l'on reconnaît par le mélange de points bruns ou rougeâtres avec l'opacité du champ pupillaire, et dont le traitement serait d'ailleurs le même que celui de la première variété.

IV. La *cataracte pigmenteuse* ou *uvéenne* est formée par le dépôt du pigment irien au devant du cristallin.

Elle est incomplète, ou complète. Dans le premier cas, elle se présente sous l'aspect de taches brunes ou jaunâtres, larges comme des têtes ou des pointes d'épingle, au nombre de deux, trois ou quatre, à la surface du cristallin, taches qu'on méconnaîtrait si l'on n'examinait pas avec une grande attention et si même on ne se servait pas d'une loupe. Il nous est arrivé souvent d'en faire voir à des personnes qui suivaient le malade depuis longtemps et qui ne soupçonnaient pas leur présence. D'autres fois, ce sont des filaments brunâtres qui de la capsule se portent vers la pupille et lui adhèrent, ou bien des stries qui ont une forme arborescente et qui ont fait admettre la variété connue sous le nom de *cataracte arborescente* ou *dendritique*. Dans le second cas, c'est-à-dire lorsque la cataracte est complète, toute la surface placée en arrière de l'iris est colorée en noir par le pigment. Cette dernière variété, qui est plus importante que la précédente puisqu'elle est une cause de cécité, a été longtemps mal connue ou ignorée. La connaissance exacte que nous en avons aujourd'hui est due à l'excellente description qu'en a donnée M. Desmarres dans le Journal de chirurgie (t. II) et dans son Traité des maladies des yeux.

Étiologie. — La cataracte pigmenteuse se produit pendant le cours et à la fin de l'iritis, par un mécanisme que M. Desmarres a bien indiqué. Dans l'état normal, l'espace qui forme la chambre postérieure empêche que l'iris touche la capsule cristalline et dépose sur elle le pigment ; mais, dans le cours de l'iritis, les conditions changent : d'une part, l'iris se gonfle par l'afflux du sang dans ses vaisseaux et par les dépôts séreux ou fibrineux qui se font dans ses mailles ; d'une autre part, des couches de matière plastique s'étalent au devant de la capsule cristalline, en même temps qu'un afflux sanguin concomitant dans les vaisseaux de la choroïde peut, en augmentant l'épaisseur de cette membrane, forcer le corps vitré et le cristallin à se porter en avant et à se rapprocher de l'iris. Ajoutons que, dans le cours de la maladie, la pupille est plus ou moins resserrée. Voici donc comment les choses se passent. Tantôt l'iris ne touche la capsule cristalline que dans quelques points, dans ceux, par exemple, au niveau desquels se trouve un petit épanchement plastique circonscrit ; celui-ci se trouve en contact avec le pigment, et lorsque, l'inflammation cessant, la pupille s'élargit, l'iris en se retirant laisse le pigment accolé à la capsule : de là, les cataractes pigmentaires incomplètes de toutes sortes. Tantôt l'iris et la capsule se touchent dans toute leur étendue, et la pupille est très-resserrée. Au moment où, l'iritis cessant, la membrane revient à ses dimensions, elle laisse le pigment sur la capsule ou plutôt sur la couche plastique plus ou moins épaisse qui la double, et elle le laisse d'autant plus facilement que ce pigment, comme on sait, n'est pas très-adhérent à l'iris. En pareil cas, la pupille conserve presque toujours un certain nombre d'adhérences avec la capsule ; seulement, comme ces adhérences sont assez molles au moment où le retrait a lieu, elles s'allongent et représentent un certain nombre de filaments qui se portent de l'un des organes vers l'autre. Il va sans dire en effet que, si les filaments étaient très-résistants et les adhérences bien solides à l'époque où l'inflammation disparaît, le retrait n'aurait pas lieu, la pupille resterait oblitérée, et alors il n'y aurait pas de cataracte pigmenteuse.

Cette cataracte arrive aussi dans les cas où le cristallin n'est plus à sa place, c'est-à-dire à la suite de l'abaissement d'une cataracte ordinaire. M. Desmarres en rapporte un exemple. Le mécanisme de la formation est le même : la capsule, maintenue ou même refoulée par le corps vitré, doublée d'ailleurs par des couches plastiques, se met en contact avec l'iris et retient son pigment lorsque l'inflammation cesse.

Symptômes et diagnostic. — La cataracte incomplète n'empêche pas la vue, mais la trouble, lorsque les taches sont étendues ou multipliées. La cataracte complète, au contraire, met obstacle à la vision de la même façon qu'une autre cataracte : seulement, au lieu d'une tache blanche, on ne voit dans le champ pupillaire qu'une tache noire qui ressemble à celle de la pupille naturelle.

Au premier abord, l'on croit que le malade a une amaurose, cette dernière étant caractérisée aussi par la perte de la vue avec conservation de la couleur noire de la pupille ; mais, si l'on y regarde de près, on peut reconnaître que la tache noire est superficielle et que le fond de l'œil n'offre pas cette teinte légèrement grisâtre que donnent la choroïde et la rétine et qu'on observe profondément toutes les fois qu'il n'y a pas d'opacité cristalline. Si l'on examine avec la bougie, on ne voit pas les trois images qu'on observe toujours dans l'amaurose. Enfin la pupille n'est pas immobile. Un malade, auquel l'un de nous a donné des soins à l'Hôtel-Dieu, avait été envoyé dans cet hôpital comme atteint d'une amaurose complète de l'œil gauche. On reconnut bientôt, à l'aide des signes précédents, qu'il ne s'agissait pas de cette affection, mais bien d'une cataracte pigmenteuse complète. Il fallut cependant décider, et la même question se présente dans tous les cas de ce genre, si l'on n'avait pas affaire à une cataracte noire. Mais, après avoir instillé de la belladone, on vit très-bien un cercle de filaments qui se portaient de la pupille au cristallin et qui étaient à peine apparents avant l'instillation. En examinant à la loupe, on s'aperçut, d'autre part, que la surface de la tache était un peu inégale et comme pulvérulente, tandis que celle de la cataracte noire eût été uniforme. On a donc, pour distinguer la cataracte pigmenteuse de la noire, les commémoratifs, les inégalités de la surface du cristallin, et les adhérences, qui sont d'autant plus faciles à voir que la pupille est plus dilatée.

Traitement. — Il n'y a rien à faire pour la cataracte pigmenteuse incomplète. Pour celle qui est complète, il vaut mieux ne rien faire encore, si l'autre œil est en bon état ; mais, lorsque ce dernier est mauvais, on doit tenter une opération, et ici il faut distinguer deux cas. Si la cataracte pigmenteuse est consécutive à un abaissement, on doit agir comme s'il s'agissait d'une cataracte secondaire ordinaire, c'est-à-dire ouvrir et déchirer la membrane avec l'aiguille, ou tâcher de l'amener au dehors avec la serre-tête, en multipliant les précautions pour ne pas déchirer l'iris qui adhère toujours par quelques filaments à la capsule. Si le cristallin est à sa place normale, on doit encore se servir de l'aiguille et pratiquer l'abaissement, lorsque l'instillation de la belladone a fait reconnaître que les adhérences ne sont pas très-nombreuses ; mais, si ces adhérences paraissent tellement multipliées qu'on ait à craindre, en refoulant le cristallin, d'entraîner et de déchirer l'iris, mieux vaut essayer d'établir une pupille artificielle latérale par excision ou même par décollement. On est en droit d'espérer, en effet, que le cristallin n'est pas recouvert de pigment au voisinage de sa circonférence et que par conséquent il pourra laisser passer les rayons lumineux.

6e SOUS-DIVISION.

Maladies du corps vitré.

Les maladies du corps vitré sont l'épanchement sanguin, le glaucôme, le synchisis. Elles ont pour caractère général d'être moins bien connues que celles des autres éléments de l'œil.

CHAPITRE PREMIER.

Épanchement sanguin.

On a vu, à la suite des contusions de l'œil, le corps vitré infiltré de sang dans toute son épaisseur. Cette lésion , que nous avons signalée à la page 303, n'a pas été très-particulièrement étudiée, parce que, quand on la rencontre, les autres éléments de l'œil sont tellement compromis qu'il n'y a pas de symptômes spéciaux à signaler pour le corps vitré. Mais ne peut-il pas se faire dans cet organe, et sans autre lésion, des épanchements de sang circonscrits, capables de donner lieu à un certain trouble de la vision ?

L'un de nous a eu l'occasion de trouver sur un œil qui avait été été opéré par abaissement quelque temps auparavant, une tache sanguine, large de cinq à six millimètres, qui occupait le corps vitré à la jonction de son tiers antérieur avec son tiers postérieur. Le sang qui formait cette tache n'était pas collecté, mais semblait infiltré et enchevêtré dans les mailles de l'organe. Cette lésion avait-elle été produite par la déchirure des vaisseaux au moment de l'opération ou était-elle survenue consécutivement? Nous n'avons pu avoir sur ce point aucun renseignement. La vision ne s'était pas rétablie, et il est probable que l'infiltration sanguine en avait été cause, car elle se trouvait dans l'axe antéro-postérieur de l'œil. Que serait devenu plus tard le sang ? aurait-il été résorbé, se serait-il étalé davantage? le corps vitré aurait-il recouvré toute sa transparence ou serait-il resté jaunâtre ? Il nous est impossible de résoudre ces questions.

M. James Dixon a fait connaître dernièrement quatre cas d'épanchement sanguin spontané qu'il croit avoir rencontrés sur le vivant (*Monit. des hôp.*, 1854, p. 578). Deux des malades avaient perdu la vue instantanément; les deux autres avaient eu un affaiblissement progressif. Dans les quatre cas, un seul œil était malade. La pupille était mobile, mais un peu moins qu'à l'état normal ; après l'avoir dilatée avec l'atropine, M. Dixon aperçut, au moyen de la loupe, une substance rougeâtre qui lui parut être un caillot sanguin , et qui, d'après sa situation profonde, semblait occuper le corps vitré. L'auteur n'a pu, dans aucun des cas, vérifier cette opinion par l'examen cadavérique. Il n'a pas non plus suivi assez longtemps les malades pour savoir si la résorption s'est faite. La question des épanchements circonscrits, qu'on pourrait appeler apoplexies partielles du corps vitré, n'est donc pas suffisamment éclaircie; mais elle est assez bien posée pour que de nouvelles études anatomiques et cliniques ne tardent pas à se produire.

CHAPITRE SECOND.

Glaucôme.

Le glaucôme est l'opacité du corps vitré.

On a beaucoup discuté sur la signification de ce mot et sur le siége véritable de la maladie qu'il sert à indiquer.

Quant à la signification du mot , les anciens s'en servaient pour désigner la cécité avec une coloration verdâtre, dont ils plaçaient le siége dans le cristallin, tandis que, pour la cataracte ordinaire, le siége du mal était, suivant eux, au devant de cet organe. Depuis la découverte du siége véritable de la cataracte, on a conservé l'expression de glaucôme, en l'appliquant à une maladie qui ressemble à la cataracte par le trouble de la vue et par la présence d'une opacité dans le champ pupillaire, mais qui en diffère par la coloration verdâtre de la partie opaque, sa profondeur, et sa situation probable dans le corps vitré. C'est ainsi que le glaucôme a été compris par le plus grand nombre des auteurs depuis Maître-Jan, qui paraît avoir établi le premier cette distinction entre le glaucôme et la cataracte. Tant qu'on ne fit pas d'investigations anatomiques, ces idées furent acceptées ; mais, lorsque vinrent les observations de ce genre, le sujet s'obscurcit, car les autopsies, quoique peu nombreuses, donnèrent cependant des résultats assez différents les uns des autres. La première est celle que fit Mareschal, de l'Académie de chirurgie, sur un médecin nommé Bourdelot, qui avait exprimé le vœu que ses yeux, considérés comme atteints de glaucôme, fussent étudiés après sa mort. Mareschal trouva sur l'œil droit le cristallin tout à fait opaque, jaune à son centre, et blanc à sa périphérie. Derrière lui, et au niveau de sa fossette antérieure, le corps vitré était opaque jusqu'à la profondeur de trois millimètres et coloré en jaune. La même lésion existait sur l'œil gauche, mais à un degré moins avancé. De son côté, Wenzel, cité par Boyer, a trouvé sur des individus qui étaient morts avec le glaucôme, non pas une opacité du corps vitré, mais bien une lésion de la rétine, lésion par suite de laquelle cette membrane avait pris la teinte azurée qu'on voyait dans le champ pupillaire.

Mackenzie, qui a fait plusieurs autopsies, a trouvé le cristallin couleur d'ambre ou rouge jaunâtre, sans qu'il eût perdu cependant toute sa transparence, la choroïde couleur brun clair et dépourvue de pigment, la rétine privée de sa tache jaune et de son trou central. Quant à l'humeur vitrée, il l'a vue, tantôt incolore et diaphane, tantôt jaunâtre, mais toujours plus fluide qu'à l'ordinaire. Pour cet auteur, le glaucôme est donc une maladie du cristallin avec lésion de la choroïde, de la rétine, et du corps vitré. Il suppose

que le cristallin et peut-être l'humeur vitrée, par
suite de conditions qu'il n'explique pas, décompo-
sent la lumière, absorbent les rayons violets,
bleus et rouges, et ne renvoient que les rayons
jaunes et verts. C'est pourquoi le cristallin paraît
jaune, lorsque, retiré de l'œil, il est vu isolé,
et vert, lorsque, situé encore dans l'œil, il est
vu sur un fond coloré en jaune. Quant à la
dissolution du corps vitré et à la décoloration de la choroïde, l'auteur ne les fait pas intervenir pour expliquer la couleur du glaucôme,
mais il attribue le trouble de la vision à ce que la
membrane du pigment est incapable d'absorber les
rayons lumineux et à ce que la lumière est mal
transmise à travers un cristallin opaque.

M. Sichel attache la plus grande importance
aux lésions de la choroïde, qu'il a trouvées dans
plusieurs cas; il regarde ces lésions comme le
point de départ des autres. Aussi sa description
du glaucôme (*Annales d'oculist.*, t. v) res-
semble-t-elle beaucoup à celle que nous avons
donnée de la choroïdite.

Pour nous, nous n'avons pas eu l'occasion de
disséquer les yeux d'individus ayant présenté à un
haut degré la coloration verte généralement regardée comme un attribut du glaucôme; mais nous
avons trouvé le corps vitré coloré d'une teinte jaunâtre bien prononcée, une fois sur un sujet atteint
de cataracte, et trois fois sur des sujets qui avaient
été opérés par abaissement. Cette même coloration
nous a paru également évidente sur les yeux de
deux chiens dont nous avions déchiré le corps
vitré avec une aiguille quelque temps auparat-
vant. Les yeux qui présentaient cette lésion of-
fraient-ils ou auraient-ils offert pendant la vie la
couleur verte du glaucôme? Nous ne sommes pas

en mesure de répondre actuellement à cette question.

Des documents qui précèdent, et que nous sommes les premiers à trouver insuffisants, il ressort : 1° que le corps vitré peut perdre sa transparence et devenir assez jaune pour gêner le passage des rayons lumineux; 2° que cette lésion peut exister seule, mais qu'elle coïncide le plus souvent avec une cataracte, avec une maladie de la choroïde, ou avec une maladie de la rétine. Si donc on veut, sans trop tenir compte de la signification étymologique du mot glaucôme, désigner sous ce nom l'opacité du corps vitré, on doit admettre un glaucôme simple, un glaucôme avec cataracte, un glaucôme avec maladie de la choroïde, et un glaucôme avec maladie de la rétine.

I. Le glaucôme simple est assez rare. Il peut survenir, ainsi que nous l'avons dit plusieurs fois, après l'opération de la cataracte, par suite du trouble nutritif qu'occasionne la déchirure du corps vitré. Ce trouble peut-il être considéré comme inflammatoire ? Nous ne le pensons pas, ou, s'il en est ainsi, l'inflammation ne se traduit que par des symptômes peu tranchés, ainsi que nous avons eu occasion de l'établir (p. 527) dans l'article consacré aux inflammations oculo-palpébrales.

Les symptômes de l'opacité simple du corps vitré sont mal connus, et l'on ne peut guère en signaler d'autres qu'un certain obscurcissement de la vision. Peut-être y a-t il comme signe physique un changement dans la couleur de la pupille, mais le fait n'a pas encore été bien démontré, et il est probable que, s'il a lieu, ce changement doit être peu marqué et échapper facilement. Il est possible aussi que, d'une part, le cristallin n'étant plus à sa place, et, d'autre part, la rétine et la choroïde n'étant pas malades, les conditions optiques nécessaires à la production de la couleur verte manquent.

Le glaucôme peut-il survenir aussi indépendamment de l'opération de la cataracte et consécutivement aux ophthalmies profondes? La chose n'est pas impossible, mais il y a presque toujours alors une altération concomitante de la rétine.

II. Le glaucôme avec cataracte est celui dans lequel le corps vitré est opaque en même temps que le cristallin. Le fait de Mareschal en est un exemple. On aurait ici les indications fournies par les trois images pour reconnaître la cataracte, et la coloration verte pour reconnaître la maladie du corps vitré. Cependant il n'y a pas de signe positif qui puisse faire distinguer si la couleur verte est due au corps vitré trouble et vu par l'intermédiaire d'un cristallin opaque, ou si elle est due au cristallin devenu vert, ainsi qu'on l'observe dans certaines cataractes, celles que nous avons appelées vertes.

III. Le glaucôme rétinien est celui dans lequel la rétine est malade et présente une teinte verdâtre, en même temps que le corps vitré a perdu de sa transparence, et le glaucôme choroïdien celui dans lequel la choroïde a perdu son pigment. Ces diverses lésions existent souvent simultanément, comme Mackenzie paraît l'avoir observé, et elles sont, ainsi que l'opacité du corps vitré, la suite de certaines ophthalmies profondes, de la choroïdite en particulier. La couleur verte qu'on observe en pareil cas n'est pas donnée par le corps vitré lui-même, mais elle est due à ce que la choroïde n'absorbe pas certains rayons lumineux et à ce que la rétine ne les réfléchit pas comme à l'ordinaire.

Ces deux espèces de glaucômes diffèrent du précédent en ce qu'ils s'accompagnent de perte à peu près complète de la vue.

Quelle que soit d'ailleurs sa forme, l'opacité du corps vitré est toujours au-dessus des ressources de l'art.

CHAPITRE TROISIÈME.

Synchisis.

On donne le nom de synchisis au ramollissement du corps vitré, et on en distingue deux espèces sous les noms de synchisis simple et de synchisis étincelant.

I. Le synchisis simple est celui dans lequel le corps vitré est devenu plus fluide, sans offrir d'autres changements dans sa composition et sa structure.

Cette lésion peut exister seule, mais, dans le plus grand nombre des cas, elle accompagne la cataracte ou se montre à la suite de l'opération faite pour cette dernière maladie. Elle coïncide aussi quelquefois avec l'amaurose.

On ne connaît pas du tout la cause qui lui donne naissance.

Ses symptômes sont variables. Tantôt, et en particulier au début de la maladie, l'œil est plus dur qu'à l'ordinaire, probablement parce que l'humeur vitrée est devenue plus abondante en même temps qu'elle est plus fluide. Tantôt, au contraire, l'œil est légèrement atrophié, et cela surtout dans les cas où il existe d'autres lésions de cet organe. Souvent il y a tremblement de l'iris, parce que le fluide se déplace aisément et donne à l'iris une certaine impulsion. Cependant nous avons dit plus haut qu'il n'était pas certain que le tremblement de l'iris ne fût pas dû quelquéfois à d'autres causes, à une lésion de la membrane, par exemple.

Le synchisis ne paraît pas donner lieu par lui-même à des troubles notables de la vision ; cependant il peut y avoir un peu de presbytie par suite de l'augmentation du liquide. L'affaiblissement visuel qu'on observe souvent tient aux lésions concomitantes, particulièrement à celles de la rétine.

Le diagnostic est difficile dans bien des cas. On doit soupçonner le synchisis, lorsque l'œil est plus dur qu'à l'ordinaire, lorsque l'iris offre des tremblements, et aussi lorsqu'une cataracte est branlante ; mais la maladie existe aussi dans certains cas où aucun des signes précédents ne se rencontre, et alors il n'y a véritablement aucun moyen de la reconnaître.

Le traitement curatif est nul. Comme traitement palliatif, on conseillerait l'usage de lunettes à verres biconvexes s'il y avait presbytie.

II. Le synchisis étincelant est celui dans lequel le corps vitré, en même temps qu'il est plus fluide, est rempli de paillettes brillantes et étincelantes, formées par de petits cristaux de cholestérine.

Cette maladie a d'abord été observée par M. Desmarres, qui lui a donné le nom qu'elle porte. Elle a ensuite fait l'objet d'un travail de M. Sichel, qui en a rassemblé quinze observations (*Annales d'oculistique*) et a proposé de la nommer *spinthéropie*. M. Chassaignac a communiqué sur le même sujet une observation intéressante à la Société de chirurgie (*Bulletin*, t. II, p. 164).

Elle peut, comme le synchisis simple, coïncider avec quelque autre lésion de l'œil : on l'observe spécialement à la suite de l'opération de la cataracte par abaissement, lorsque la vision ne s'est pas rétablie.

Aux symptômes que nous avons indiqués tout à l'heure s'ajoute le suivant. Lorsqu'on examine l'œil avec attention, l'on aperçoit derrière la pupille de petits corps brillants qui semblent se déplacer : les uns sont un peu plus près, les autres un peu plus loin de la pupille ; les uns se voient quand on se place à droite, les autres quand on se place à gauche ; leur ensemble forme un spectacle assez curieux pour l'observateur.

Lorsque M. Desmarres observa ce phénomène pour la première fois, il l'attribua à quelque changement moléculaire dans la structure du corps vitré. M. Malgaigne, au contraire, émit l'opinion que les corps étincelants n'étaient autres que des paillettes de cholestérine mobiles dans l'humeur vitrée, et M. Stout, de New-York, qui avait examiné longuement à l'aide du microscope à dissection la malade de M. Desmarres, arriva aussi à cette conclusion, que le scintillement était produit par des cristaux qui pouvaient être cholestériques, mais sur la composition desquels il n'était pas parfaitement fixé. M. Lebert a annoncé à la Société de chirurgie qu'il avait examiné au microscope des paillettes semblables et qu'il les avait trouvées formées par de la cholestérine, substance qui peut se déposer dans les milieux de l'œil comme dans le liquide de l'hydrocèle et dans celui de certains kystes.

Dans le fait, unique sous ce rapport, de M. Chassaignac, les cristaux cholestériques et le scintillement occupaient la chambre antérieure et l'humeur aqueuse, et il n'y avait pas à s'y méprendre, puisque la pupille était fermée par une cataracte adhérente. Pour cet auteur, les dépôts de cholestérine se feraient donc le plus souvent dans le corps vitré, mais quelquefois par exception dans l'humeur aqueuse, peut-être même dans la cornée. C'est pourquoi il propose de donner à la maladie le nom de *cholestérie du globe oculaire*.

Cette lésion est d'ailleurs, comme celle qui caractérise le synchisis simple, tout à fait au-dessus des ressources de l'art.

7ᵉ SOUS-DIVISION.

Maladies de la rétine.

Nous comprenons dans cette sous-division : 1° l'amaurose, quoiqu'elle se rattache assez souvent à la lésion de parties nerveuses autres que la rétine, 2° la kopiopie, 3° les mouches volantes, 4° l'héméralopie, 5° la nyctalopie, 6° l'hémiopie, et 7° l'insensibilité de l'œil pour certaines couleurs.

CHAPITRE PREMIER.

Amaurose.

L'amaurose est l'affaiblissement ou la perte de la vue, qui ne peut s'expliquer par un obstacle au passage des rayons lumineux, et qui est dû à quelque lésion de la rétine, du nerf optique, ou de s parties de l'encéphale destinées aux perceptions visuelles.

La substance nerveuse qui forme la rétine est exposée à des lésions analogues à celles du cerveau ; et, dans beaucoup de cas, de même que quand il s'agit du cerveau, la lésion matérielle est inappréciable ou insignifiante à côté de la gravité du trouble fonctionnel. D'ailleurs le cerveau et la rétine sont tellement rapprochés l'un de l'autre que les maladies du premier de ces organes retentissent fréquemment sur le second. Ces considérations expliquent pourquoi l'histoire de l'amaurose présente plus d'obscurité que celle des autres maladies oculaires et pourquoi elle fournit matière à des développements qui seraient plutôt du ressort de la pathologie interne.

Caractères anatomiques. — Les cas dans lesquels on a trouvé des lésions bien tranchées sur les sujets qui étaient morts amaurotiques sont les plus rares. Ces lésions occupaient la rétine, le nerf optique, ou le cerveau.

1° Du côté de la rétine, on a quelquefois constaté la décoloration de cette membrane, une teinte verte au lieu de la teinte grise normale, un ramollissement, et même une destruction plus ou moins étendue. Il est probable que, si les malades succombaient plus tôt, on trouverait quelquefois dans les capillaires de cette membrane une congestion comparable à la congestion du cerveau, un épanchement sanguin, une sorte d'apoplexie dans ses mailles, un épaississement, ou bien même quelques produits inflammatoires, tels que de la sérosité, du pus; mais ces diverses lésions, que l'ensemble des symptômes autorise et même oblige à admettre, n'ont pas été jusqu'à ce jour vérifiées sur le cadavre. Cela tient sans aucun doute à ce que les autopsies sont rares, à ce qu'on les fait longtemps après que les désordres primitifs ont disparu, et aussi à ce que les études anatomo-pathologiques sont fort difficiles sur une substance aussi délicate que l'est le tissu rétinien.

2° Du côté du nerf optique, on a souvent noté une atrophie. Mais cette lésion était-elle cause ou effet? On n'a pu bien le déterminer dans la plupart des cas. D'autres fois, l'un de ces cordons nerveux ou tous deux étaient comprimés et détruits par quelque tumeur intra-orbitaire ou intra - crânienne, qui s'était développée dans ces cavités mêmes ou y était arrivée après avoir pris naissance dans les fosses nasales. On a cité des exemples de compression occasionnée par une hypertrophie de la dure-mère. La compression, au lieu d'être produite par une tumeur étrangère au nerf, peut être la conséquence d'une maladie de ce dernier, comme un névrôme ou une dilatation anévrysmale de l'artère centrale de la rétine, ainsi que Zinn et Mackenzie en ont observé des exemples.

3° Du côté du cerveau, on a rencontré, tantôt une congestion sanguine, tantôt un foyer apoplectique au niveau des corps genouillés ou des tubercules quadrijumeaux, tantôt un ramollissement de ces mêmes parties, quelquefois une tumeur développée dans leur épaisseur ou dans leur voisinage.

Souvent on n'a pas constaté de lésion anatomique. Doit-on en conclure, avec beaucoup d'auteurs, qu'il n'en existait en effet aucune? N'est-il pas permis de penser aussi, ou qu'on n'a pas fait toutes les investigations nécessaires, les investigations microscopiques en particulier, ou que les explorations ont été rendues impossibles par la ténuité de la rétine et par l'altération cadavérique qu'elle avait éprouvée?

L'amaurose est ordinairement double ou bi-oculaire. Elle peut, il est vrai, commencer par l'un des yeux et l'occuper seul pendant un certain temps, mais elle finit habituellement par envahir l'autre à son tour.

Elle n'est uni-oculaire que dans les cas où elle est causée par une blessure et dans ceux où il y a compression de l'un des nerfs optiques, l'autre conservant son intégrité. Cette condition se rencontre surtout lorsqu'il s'agit d'une tumeur de l'orbite, mais elle est plus rare dans le cas de tumeur intra-crânienne. En effet, pour peu que celle-ci se trouve au voisinage du chiasma, elle comprend les deux nerfs, et il en résulte une amaurose double.

Étiologie. — Cette maladie se développe à tout âge, mais elle est plus commune chez les adultes que chez les enfants et les vieillards. On l'observe un peu plus souvent sur la femme que sur l'homme.

Elle est traumatique ou spontanée.

1° Les causes traumatiques sont d'abord les ébranlements de l'œil à la suite de coups portés sur la tête ou sur la région oculaire. Déjà nous nous sommes expliqués sur ce sujet à propos des plaies du sourcil (p. 124) et de la commotion de l'œil (p. 218). Sans jamais avoir constaté la lésion qui se produit en pareil cas, nous ne pouvons cependant nous refuser à admettre que la rétine, après avoir été ébranlée, a pu devenir impropre à remplir ses fonctions, soit instantanément, soit à la suite de l'inflammation qu'occasionne la commotion. Viennent ensuite les blessures de la rétine par l'action directe des instruments vulnérants, après un accident ou après une opération de cataracte. Ici encore se présente la question difficile de savoir si la blessure produit une lésion instantanée, irrémédiable, ou si celle-ci n'arrive que comme conséquence de la rétinite. Si cependant on considère qu'à la suite des opérations les malades commencent par distinguer un peu et qu'ils perdent plus tard, par l'amaurose, la vision qu'ils avaient recouvrée, on en conclura que, du moins dans ces cas, l'amaurose est produite plutôt par l'inflam-

mation traumatique que par la blessure elle-
même.

2° Parmi les amauroses spontanées, qui sont de
beaucoup les plus communes, il en est dont les
causes sont saisissables et dont la formation s'explique jusqu'à un certain point, d'autres dont l'étiologie présente beaucoup d'obscurité.

Au nombre des premières se trouvent celles qui
paraissent se développer à la suite d'une rétinite
chronique ou d'une simple congestion sanguine. Les
causes qui leur donnent naissance sont l'exposition habituelle des yeux à une lumière trop vive,
telle que celle du soleil, de la neige, des lampes
munies d'un globe de verre, l'exposition au froid
humide. Une des causes les plus fréquentes de la
congestion rétinienne est la suppression des règles,
et c'est pour cette raison que les femmes sont plus
exposées à l'amaurose que les hommes. Dans tous
les cas qui précèdent, on dit que la maladie est
congestive ou *sthénique*.

Beaucoup d'individus deviennent amaurotiques
après avoir présenté les symptômes d'une congestion cérébrale, passagère ou habituelle, et quelquefois en même temps ceux d'une congestion rétinienne, ce qui permet de dire qu'ils ont eu une
congestion cérébro-oculaire. En pareil cas, l'amaurose est encore dite sthénique.

D'autres fois la maladie est symptomatique d'une
hémorrhagie cérébrale ou d'un ramollissement du
cerveau, qui a détruit des parties de l'encéphale
indispensables à la vision, ou bien aussi d'une
lésion du nerf optique. L'étiologie n'est autre alors
que celle de ces affections elles-mêmes, et nous
n'avons pas à nous en occuper ici. Elle peut encore
être symptomatique de certaines maladies générales dans lesquelles il y a affaiblissement de

toute la constitution et notamment du système nerveux. Par exemple, elle est une des conséquences possibles de l'intoxication saturnine. Faut-il l'attribuer, en pareil cas, à l'influence fâcheuse que le plomb exerce sur le cerveau ou bien à son influence directe sur la rétine? Nul ne peut le dire. On l'a vue survenir chez les chlorotiques, les hystériques, les épileptiques. M. Landouzy a avancé, en 1849, qu'elle se montre souvent au début de l'albuminurie. Quoique les médecins n'aient pas trouvé le fait aussi fréquent que l'avait dit M. Landouzy, il paraît néanmoins exister quelquefois. Demours et M. Bouchardat ont signalé l'affaiblissement de la vue dans le diabète. On l'observe à la suite de la scarlatine, chez les individus affaiblis par les excès vénériens, les pertes séminales; on dit même qu'elle peut être causée par la présence de vers dans le canal intestinal. Toute cette étiologie de l'amaurose est obscure en ce sens qu'on ne voit pas la liaison qui existe entre elle et ces diverses maladies, et qu'il est, par exemple, impossible de saisir si c'est par une action sur le cerveau ou sur la rétine, par une congestion ou un affaiblissement, par un excès ou un défaut de vitalité des parties nerveuses, que le trouble de la vision arrive.

L'amaurose peut-elle être syphilitique? Dupuytren, Lallemand, et plus récemment MM. Deval et Yvaren, rapportent des observations dans lesquelles l'amélioration ou même la guérison obtenue après le traitement mercuriel a fait penser que la maladie avait eu cette origine. Nous pourrions nous-mêmes citer quelques faits analogues. On peut toujours se demander si, dans les cas de ce genre, il n'y a pas eu fausse interprétation et si la guérison n'a pas été due à d'autres causes ; car, dans un bien plus grand nombre de cas, le traitement mercuriel a été inutilement essayé. Si d'ailleurs il était demontré que la diathèse syphilitique peut donner lieu à l'amaurose, on ne saurait dire si c'est en modifiant directement la rétine ou en donnant naissance à quelque gomme ou à quelque exostose qui comprime le nerf au niveau du trou optique.

On a vu l'amaurose survenir instantanément, et sans qu'aucun phénomène ait pu la faire prévoir, comme dans le cas suivant. Un homme de cinquante-deux ans, pléthorique et déjà atteint d'une maladie du cœur, avait joui jusque-là d'une excellente vue. Il s'endort dans l'après-midi sur son fauteuil, et, en se réveillant au bout d'une heure, il s'aperçoit qu'il a complétement perdu la vue du côté gauche : nous trouvons en effet de ce côté une amaurose, qui depuis a résisté à tous les moyens. Dans ces cas et dans ceux du même genre, on ne peut assigner aucune cause éloignée à la maladie, mais il est probable que sa cause prochaine a été une apoplexie de la rétine ou une apoplexie cérébrale limitée aux tubercules quadrijumeaux et qu'en conséquence l'amaurose était encore symptomatique.

Dans quelques cas, l'amaurose est précédée de douleurs névralgiques circum-orbitaires ou intra-orbitaires. M. Tavignot a bien appelé l'attention, dans ces derniers temps, sur cette forme, qu'il appelle amaurose névralgique ; mais la relation de cause à effet qu'il cherche à établir entre la névralgie et la paralysie de la rétine et l'explication qu'il donne de ce phénomène sont inacceptables. Ce qu'il y a de plus probable, c'est que la cause inconnue, rhumatismale ou autre, qui amène la névralgie exerce en même temps sur la rétine et le nerf optique une certaine action qui se traduit par l'amaurose.

La cause du mal demeure inconnue dans les cas où l'on ne peut raisonnablement expliquer la cécité, ni par une congestion, ni par une inflammation, et dans ceux où elle n'est pas évidemment symptomatique. On suppose alors qu'il est survenu un affaiblissement, un engourdissement, une paralysie de la rétine ou de ses dépendances, et l'on exprime cette idée en disant que l'amaurose est *asthénique, torpide, essentielle*. Ce serait aller trop loin que d'affirmer qu'en pareil cas il n'existe pas de lésion matérielle et qu'il s'agit seulement d'un trouble fonctionnel, car on n'a pas assez étudié l'anatomie pathologique de cette maladie pour qu'on puisse être certain du fait. Il faut se contenter de dire qu'il y a alors perte de la vue, sans lésion et sans cause appréciables.

En résumant les notions que nous possédons sur les caractères anatomiques et l'étiologie, nous arrivons à cette conclusion, qu'en tenant compte de son siége l'amaurose peut être rétinienne, optique, ou cérébrale, et qu'en tenant compte de son mode de développement, d'où résulte une manière d'être ou une nature particulière de la maladie, elle peut être sthénique, symptomatique, ou asthénique. Ces distinctions ont, comme nous allons le voir, leur utilité dans l'étude des symptômes et du traitement ; mais il n'est pas inutile d'avertir à l'avance que la distinction topographique est souvent très-difficile sur le vivant, et que la distinction étiologique n'est utilement applicable qu'au début de la maladie ou du moins tant qu'elle est incomplète. Les symptômes de congestion ou d'inflammation qui caractérisent l'amaurose sthénique disparaissent souvent au bout d'un certain temps, et, si l'amaurose persiste, elle prend le caractère asthénique, la congestion et l'inflammation ayant produit dans les parties nerveuses de l'appareil visuel une débilitation analogue à celle qui survient quelquefois sans cause connue.

Symptômes. — Il importe d'étudier à part, comme nous l'avons fait pour la cataracte, les symptômes de l'amaurose commençante ou incomplète et ceux de l'amaurose complète.

I. L'amaurose incomplète, que l'on appelle aussi *amblyopie*, a des signes fonctionnels et des signes anatomiques ou objectifs.

Les signes fonctionnels présentent quelques variétés, mais consistent toujours en certains troubles de la vue. Souvent le malade commence par s'apercevoir qu'il a devant les yeux comme un nuage ou un brouillard ou que les objets sont confus. D'autres fois il ne s'aperçoit de rien, tant qu'il n'applique pas ses yeux, mais, s'il veut regarder quelque temps des objets fins, la vue se brouille et devient impossible jusqu'à ce qu'elle ait été suffisamment reposée. Ces symptômes ne sont autres que ceux de la kopiopie, dont il sera question plus loin (p. 776). Dans quelques cas, les objets ne peuvent être vus en face, mais sont bien aperçus si l'on regarde de côté, ce qui tient sans doute à ce que le centre de la rétine est seul paralysé, ou bien on les voit doubles, ou bien encore on les distingue pendant le jour mais point le soir, ou dans la soirée et point durant le jour. Ces divers troubles seront étudiés en détail aux articles Diplopie, Héméralopie, et Nyctalopie.

On a vu des sujets chez lesquels le premier symptôme de l'amaurose consistait en une impossibilité de distinguer toutes les couleurs : tandis que les unes étaient perçues, les autres ne l'étaient pas, comme si la rétine fût devenue d'abord insensible à certaines impressions.

Dans d'autres cas, le malade a continuellement la sensation d'objets qui n'existent pas devant lui, et en particulier celle d'une mouche noire qui augmente quand il éloigne davantage l'objet et qui se déplace avec l'œil en restant toujours dans la même position par rapport à l'axe antéro-postérieur. Quelquefois encore, s'il regarde une lumière, il croit voir une boule de feu, un soleil, ou bien, sans rien fixer, il a continuellement la sensation d'objets lumineux.

Il est des sujets qui n'éprouvent au début aucune douleur dans les yeux ni à la tête. D'autres ont un sentiment habituel de plénitude dans les régions oculo-palpébrales, un larmoiement et une injection de la conjonctive après la plus légère fatigue. Quelques-uns ont, à la tempe, à la joue, à la racine du nez, ces douleurs névralgiques que nous avons dit caractériser certaines formes d'amaurose. Il en est enfin qui ont des accidents cérébraux, tels que céphalalgie, étourdissements fréquents, bourdonnements d'oreilles, difficulté pour les travaux intellectuels.

Ces premières sensations sont loin d'exister toujours, et, quand elles ont eu lieu, un moment arrive où elles disparaissent et où il ne reste plus qu'un affaiblissement de la vision qui augmente graduellement. Le malade commence par ne plus pouvoir lire que les gros caractères et il ne peut reconnaître les objets fins ou mal éclairés ; cependant il distingue encore les personnes et peut se conduire seul. On observe d'ailleurs quelquefois, jusqu'à ce que l'amaurose soit devenue complète, des alternatives de bien et de mal, comparables à celles que

présente habituellement la surdité. **La plupart des**
malades voient mieux au réveil qu'à tout autre
moment, parce que la rétine est bien reposée. Ils
voient plus mal lorsqu'ils ont pendant quelque
temps employé leurs yeux à des travaux qui exigent beaucoup d'attention que lorsqu'ils se sont
reposés quelque temps. Tous éprouvent un soulagement notable et croient qu'ils sont guéris s'ils
reposent leur vue quelques jours de suite, mais,
aussitôt qu'ils reprennent leurs travaux ou qu'ils
recommencent à s'appliquer, le trouble reparaît.

Les principaux symptômes objectifs sont la dilatation de la pupille, la lenteur et la diminution
de ses mouvements, lorsqu'on ouvre et ferme alternativement les paupières dans un endroit bien
éclairé. Ils présentent aussi quelques variétés. Il
est des sujets chez lesquels la pupille oscille pendant quelques instants, c'est-à-dire se dilate et se
resserre alternativement sous l'influence de la
lumière; d'autres chez lesquels cette ouverture se
dilate seulement, et avec lenteur, au lieu de se resserrer comme dans l'état normal. Quelquefois la pupille reste ordinairement serrée, tandis que la dilatation est l'état le plus habituel dans cette maladie.
Il peut arriver enfin, mais cela est très-rare, qu'on
ne trouve pas de changement dans les mouvements pupillaires : c'est ce qu'on observe, en particulier, dans quelques-uns des cas où, un seul œil
étant malade, on l'explore pendant que l'autre est
ouvert, ou bien quand on ouvre et ferme en même
temps les paupières sur les deux yeux. Pour faire
convenablement l'exploration dans l'amaurose uni-
oculaire, il faut tenir fermé l'œil sain pendant qu'on
examine l'œil malade.

Il est rare que la couleur de la pupille soit
changée. On remarque cependant quelquefois,

notamment chez les vieillards, une teinte grisâtre ou verdâtre du fond de l'œil, analogue à celle du glaucôme, ou bien on observe cet aspect resplendissant dont les nuances varient suivant la direction de l'œil et auquel Beer a donné le nom d'*œil de chat amaurotique*. Nous verrons plus loin que cet état du fond de l'œil existe quelquefois dans d'autres maladies que dans l'amaurose.

L'amaurose peut rester incomplète pendant un temps fort long, et même guérir sans devenir jamais complète; d'autres fois, elle passe rapidement à ce dernier état.

2° L'amaurose complète a pour symptômes ordinaires la perte absolue de la vision, avec dilatation, immobilité, et coloration noire des pupilles.

La perte de la vue est portée à un point tel que l'on ne peut distinguer le jour de la nuit. Elle donne au malade une attitude particulière et caractéristique. S'il marche, c'est en tâtonnant, mais la tête haute, les yeux tournés vers le ciel comme pour y chercher la lumière, à l'inverse du cataracté, qui marche la tête baissée et en cherchant le demi-jour. S'il est en repos, son regard paraît fixe; les paupières sont immobiles ou bien les yeux se tournent en divers sens, sans s'arrêter sur aucun objet, comme hagards, et dépourvus de toute expression, ce qui change notablement la physionomie; la face est étonnée, comme hébétée, et le plus souvent pâle.

On observe d'ailleurs quelques variétés. Ainsi les douleurs céphaliques et oculaires, l'injection passagère et les varicosités de la conjonctive, qui ont ordinairement disparu à cette période de la maladie, subsistent quelquefois. La pupille, au lieu d'être dilatée, peut offrir un resserrement exceptionnel, ou bien, quoique la vision soit entièrement perdue, présenter quelques oscillations sous l'influence de la lumière.

Diagnostic. — Il comprend deux choses distinctes : 1° reconnaître l'amaurose , 2° reconnaître ses causes et sa nature.

1° L'amaurose incomplète peut être confondue avec une cataracte commençante ou avec une fausse cataracte. On la distingue de la première aux caractères suivants : la pupille est plus large, moins mobile, et d'une couleur plus noire. Quelquefois cependant on trouve une teinte grise qui rappelle celle de la cataracte , et c'est dans les cas de ce genre qu'on a pu croire qu'on avait affaire à une cataracte commençante , tandis qu'il s'agissait d'une amaurose ; mais la teinte grise de cette dernière maladie est plus profonde et plus sombre que celle de l'opacité cristallinienne à son début, et surtout elle s'accompagne d'une diminution proportionnellement plus prononcée de la vision. La teinte grise de la cataracte commençante permet encore aux malades de distinguer beaucoup d'objets , de se conduire ; l'amaurose avec teinte grisâtre ne leur permet pas d'en faire autant et s'accompagne d'une cécité plus grande. Dans le doute , la recherche des images pourrait rendre des services (voy. p. 669 à 673). La fausse cataracte se distingue facilement de l'amaurose par sa couleur blanche, sa situation dans le champ pupillaire, et l'atrésie concomitante de la pupille.

Peut-être arrivera-t-on à reconnaître avec les appareils de MM. Helmotz et Follin quelques lésions caractéristiques qui compléteront le diagnostic. Les résultats obtenus jusqu'à ce jour sont encore insuffisants.

Le diagnostic de l'amaurose complète est plus facile que celui de l'amaurose incomplète. On se reportera pour son étude à ce que nous avons dit à propos des cataractes ordinaires, noire, et pigmenteuse. Il peut être aidé par l'emploi d'un moyen sur lequel M. Serre d'Uzès a, dans ces derniers temps, appelé l'attention (*Académie des sciences*, 1850). Dans l'état normal, lorsqu'on exerce une pression sur l'œil par l'intermédiaire de la paupière et qu'on la continue pendant une ou deux minutes, en soulevant le doigt de temps à autre pour l'interrompre, on perçoit ordinairement, au niveau de l'endroit comprimé, une impression lumineuse faible, et, du côté opposé, une autre qui est plus vive et qui figure un anneau lumineux, tantôt blanc, tantôt bleu clair, circonscrivant un fond obscur où apparaît de temps en temps une certaine clarté. La pression sur la partie supérieure et interne de l'œil en fait naître plus sûrement que la pression sur les autres points. M. Serre donne aux anneaux lumineux ainsi obtenus le nom de *phosphènes*, et il appelle phosphène temporal celui qui est le résultat de la pression en dedans, nasal celui qui est le résultat de la pression en dehors, sus-orbitaire celui qui est produit par la pression en bas, sous-orbitaire celui qui est produit par la pression en haut. Quand la rétine est paralysée, ces anneaux lumineux ne peuvent être obtenus. Il y donc là, ainsi que l'avait fait remarquer antérieurement M. Martinet, de la Creuse, un moyen de diagnostic. M. Serre fait observer avec raison qu'il ne faut pas s'en tenir à une seule expérience et qu'on doit l'avoir répétée trois ou quatre fois avant de porter un jugement. Si dans aucun cas les phosphènes ne se sont produits, il y a lieu de penser que l'amaurose existe.

Ce moyen n'est pas aussi facile à employer et

ne nous paraît pas appelé à rendre autant de services que le croit M. Serre. D'abord il ne peut guère servir dans l'amaurose incomplète, par la raison que les phosphènes se produisent encore lorsque la rétine n'est pas tout à fait paralysée. Quant à l'amaurose complète, elle a tant d'autres symptômes qui permettent de la reconnaître que celui-là ne peut être d'un grand prix. On doit savoir, d'un autre côté, que la plupart des malades ne sont pas en état d'analyser, comme l'a fait M. Serre, leurs sensations, de dire, par exemple, si le phosphène apparaît dans un point ou dans un autre, de savoir même s'ils le voient avec l'œil comprimé ou avec l'autre. Tous n'éprouvent pas à l'état normal les effets signalés par l'auteur : les uns voient, au lieu d'anneaux, des lueurs irrégulières ; les autres ne voient que des couches noires, au lieu d'objets lumineux ; il en est qui n'ont pas la patience de laisser continuer la pression assez longtemps. C'est pourquoi il est prudent de ne pas s'en rapporter trop facilement aux réponses qui nous sont faites. L'étude des phosphènes, si le malade s'y prenait bien, serait cependant utile dans les cas où l'on voudrait savoir si l'amaurose complique la cataracte et le glaucôme. Dans ces circonstances, en effet, les signes de l'amaurose sont souvent masqués par l'autre affection, et, si l'on constatait bien positivement l'absence des phosphènes, ce serait une raison pour croire à l'existence de la première, sur laquelle on n'aurait sans ce moyen de diagnostic que des notions assez vagues.

2° Pour reconnaître l'origine et la nature de la maladie, la première chose à faire est de rechercher si elle est symptomatique. On fait donc d'abord les investigations qui sont nécessaires , et qu'il serait trop long de retracer ici, pour savoir si le malade est atteint d'albuminurie, de diabète, d'intoxication saturnine, ou des autres affections sous l'influence desquelles la maladie peut se développer. On examine ensuite les fosses nasales et l'orbite pour voir s'il s'agit de quelque tumeur du nerf optique. On cherche enfin s'il y a dans les antécédents quelques raisons pour rapporter l'amaurose à un ramollissement cérébral, à une tumeur crânienne, ou à la syphilis.

Lorsque ces investigations n'ont rien fait découvrir, on tâche de déterminer si l'amaurose est sthénique ou asthénique. On doit soupçonner une congestion rétinienne ou cérébro-oculaire si le malade a eu une suppression d'hémorrhagie habituelle, s'il a depuis quelque temps de la céphalalgie, des étourdissements, une sensation de picotement ou de fatigue dans les yeux, s'il a quelquefois, et sans pression sur l'œil, des visions lumineuses, telles que des filaments rouges, des globes de feu, des étincelles, si en même temps l'iris est turgescent et refoulé en avant. On penche plutôt vers une amaurose asthénique lorsqu'aucune des circonstances précédemment indiquées ne se rencontre et qu'on ne trouve pas d'autres phénomènes morbides que ceux de la diminution de la force visuelle.

Quand l'amaurose est complète, on doit encore faire les mêmes explorations, mais elles sont alors moins importantes, parce que, quel qu'ait été le point de départ de la maladie, dans le plus grand nombre des cas, elle présente le caractère asthénique.

Pronostic.—Cette affection est toujours très-grave. Quand elle commence, on peut la guérir ou en arrêter les progrès; mais, quand elle est confirmée ou quand, malgré les traitements les plus rationnels, elle continue à augmenter, elle conduit infailliblement les malades à une cécité complète.

On peut espérer lorsqu'il est reconnu que la maladie est congestive ou inflammatoire, surtout lorsqu'elle coïncide avec la suppression des règles, ou lorsque, la perte de la vue étant arrivée instantanément, on peut croire à quelque épanchement sanguin susceptible de se résorber.

Tant que l'amaurose est incomplète, elle présente des alternatives qui doivent donner l'espoir d'une guérison. C'est surtout lorsqu'on peut soumettre les yeux au repos qu'ont lieu des améliorations, trop souvent passagères.

L'amaurose asthénique est ordinairement incurable.

Traitement. — Tant que la maladie est incomplète, la première indication est d'éviter la fatigue des yeux, spécialement les travaux d'aiguille et ceux d'horlogerie, le dessin, la lecture et l'écriture à la lumière du soir, les veilles prolongées, les fatigues et les excès de tout genre. Il ne faut jamais oublier que, quand on repose la rétine, sa paralysie fait moins de progrès. C'est ainsi que s'expliquent beaucoup d'améliorations, celles surtout qu'on obtient sur les individus pauvres, obligés de travailler pour vivre, et qu'on tient à l'hôpital éloignés pour quelque temps de leurs occupations. Combien de guérisons, le plus souvent temporaires, ont été dues à cette cause et attribuées à tort aux médications mises en usage!

Quand il est reconnu que l'amaurose est symptomatique, on traite, autant que possible, l'affection dont elle est le symptôme.

Quelle que soit notre opinion touchant le carac

tère syphilitique de la maladie, nous n'hésitons pas à prescrire le traitement par le mercure et l'iodure de potassium toutes les fois que nous trouvons le moindre indice de syphilis constitutionnelle.

Quand il y a des signes d'inflammation et de congestion, les émissions sanguines répétées plus ou moins fréquemment suivant l'âge des malades, les purgatifs et les révulsifs sur la peau, sont parfaitement indiqués. Tout le monde a parlé de succès dus aux saignées du bras et aux applications de sangsues à l'anus ou derrière les oreilles : quoique ce résultat ait été observé surtout chez des femmes qui avaient eu une suppression brusque des règles, on peut l'obtenir aussi dans les autres cas où il y a congestion ; cependant il ne faut pas pousser trop loin ni continuer trop longtemps les émissions sanguines, dans la crainte d'amener un état d'anémie qui favoriserait le passage à la forme asthénique. On n'oubliera pas, d'autre part, que les améliorations ne sont souvent que temporaires et que les signes de la congestion peuvent reparaître quand le malade reprend sa vie habituelle.

Scarpa, qui employait les évacuants de préférence, donnait d'abord cinq à dix centigrammes de tartre stibié, puis faisait prendre, les deux jours suivants, afin de provoquer en même temps les vomissements et les garde-robes, trois doses d'un mélange fait avec trente grammes de crème de tartre et cinq centigrammes de tartre stibié que l'on divisait en six parties. Il recommençait ensuite au bout de quelques jours. Si le malade ne supportait pas bien les vomissements, il vaudrait mieux s'en tenir aux purgatifs salins, que l'on donnerait de temps en temps et dont on associerait d'ailleurs l'usage à celui des antiphlogistiques.

Parmi les révulsifs sur la peau, il en est un bon

nombre qui ont été préconisés à certaines époques
et qu'on a depuis abandonnés : tels sont les moxas
au cou, au front, la cautérisation du sommet de
la tête avec le fer rouge, les petits sétons, au
nombre de trois ou quatre, sur la région temporale, comme les a conseillés M. Jobert (de Lam-
balle), la cautérisation sous-cutanée de la nuque
avec la pommade au chlorure de zinc, vantée par
M. Bonnet de Lyon (thèse de M. Philippeaux, 1852).
Aucun de ces moyens ne s'est généralisé, les uns
parce qu'ils sont trop douloureux pour les faibles
résultats qu'ils procurent, la plupart parce qu'ils
ne donnent pas la guérison que leurs auteurs
avaient cru obtenir, trompés qu'ils étaient par
le repos simultané des yeux et attribuant à leur
traitement favori l'amélioration qui était due à
cette dernière influence. Les exutoires sont cependant utiles lorsqu'il reste quelques traces d'irritation ou de congestion, mais on doit donner la préférence à ceux qui ne font pas trop souffrir. C'est
pourquoi les vésicatoires volants autour de l'orbite,
les vésicatoires, ou le séton à la nuque, méritent
toujours d'être choisis.

Lorsqu'il n'y a aucun signe d'inflammation ni
de congestion, que la santé et la constitution du
malade ne se prêtent pas aux émissions sanguines
et aux purgatifs, ou bien lorsqu'on a, pendant un
temps suffisant et qui varie suivant les forces du
malade, eu recours inutilement à ces moyens,
quand enfin l'amaurose doit être considérée comme
asthénique, que faut-il faire ? Beaucoup de personnes conseillent encore les exutoires. Mais où
est leur utilité ? que peut-on obtenir d'une irritation cutanée et d'une suppuration continuelle ?
Rien, à notre avis. L'emploi de ces moyens ne
nous paraît justifié que par l'incertitude où l'on

peut être encore sur la nature de la maladie : en dehors de cette circonstance , il vaut mieux ne pas continuer cette médication et insister sur les excitants.

On peut faire porter l'excitation sur les régions voisines de l'œil avec l'espérance que cet organe y participera : faire, par exemple, des frictions sur le front et les tempes matin et soir avec l'éther sulfurique, l'huile essentielle de menthe, le baume de Fioraventi. On a conseillé l'excitation de la pituitaire par les sternutatoires : ainsi , M. Deval fait priser de la vératrine unie au sucre candi et à la poudre de Saint-Ange ou bien un mélange de bétoine, d'azaret, et d'ellébore blanc.

On peut encore diriger les excitants vers le globe oculaire, dans la pensée qu'on aura plus de chance de réveiller ainsi la sensibilité engourdie de la rétine. Les vapeurs ammoniacales ont joui de la plus grande faveur : les uns ont employé de l'ammoniaque pure, les autres l'ont associée à l'axonge ou au baume de Fioraventi. Le médicament est placé dans une soucoupe que l'on fait passer devant les yeux deux à trois fois, jusqu'à ce que le malade ressente un picotement bien prononcé. On recommence d'abord deux et ensuite trois ou quatre fois dans la journée, en ayant soin de ne pas aller jusqu'à produire une inflammation. D'autres fois on s'est servi de collyres excitants , dans la composition desquels entraient des teintures alcooliques et même de l'ammoniaque, et que l'on instillait entre les paupières.

Plus récemment, on a mis en usage la noix vomique, préparation qui, comme on sait, est un des plus puissants excitants du système nerveux, et dont il faut pour cette raison se servir avec une grande prudence, car il est impossible de li-

miter son action à la rétine engourdie. M. Neu-
court, qui en a préconisé les effets en 1844
(*Journal de chirurgie*, t. II), rapporte deux cas
dans lesquels cette substance, donnée à la dose de
4 à 8 centigrammes, a paru amener l'amélioration
assez prompte d'une amaurose incomplète. Il est
vrai que cet auteur, comme la plupart des autres,
ne tient pas assez compte du repos des yeux.
D'autres ont conseillé la strychnine, en saupou-
drant un vésicatoire, que l'on renouvelle tous les
trois ou quatre jours, avec 1, 2, 3, et jusqu'à
5 centigr. de ce médicament. On doit employer une
dose d'autant plus faible que le vésicatoire est plus
récent, parce que l'absorption y est plus active, et
s'arrêter aussitôt que le malade commence à sentir des secousses convulsives dans les membres.

Enfin l'électricité, proposée par M. Magendie
en 1820 et oubliée depuis cette époque, est conseillée de nouveau depuis quelques années par
MM. Schlesinger (*Annales d'oculistique*, t. II),
Sandras (*Traité des maladies nerveuses*), et
Deval (*Traité de l'amaurose*). Pour l'employer,
on met sur les paupières l'éponge mouillée d'eau
pure qui se trouve à l'extrémité des conducteurs
de la plupart des piles dont on se sert aujour-
d'hui, et l'on place l'autre conducteur successivement sur le front, la tempe, le sinciput et l'occiput, ou entre les deux lèvres, comme le conseille
M. Sandras. On recommence la séance tous les
deux ou trois jours, et on la continue huit à dix
minutes chaque fois. Nous n'avons pas jusqu'à ce
jour constaté des effets plus merveilleux de ce
moyen que de la plupart des autres; cependant
il nous paraît rationnel de l'employer et même de
l'associer aux deux autres espèces d'excitants dont
nous avons parlé.

CHAPITRE SECOND.

Affaiblissement de la vue ou kopiopie.

Cette maladie était connue des auteurs du siècle dernier, qui la décrivaient sous les noms de *faiblesse*, *d'affaiblissement*, *d'hébétude de la vue*, de *lassitude oculaire*. M. Bonnet, de Lyon, a rappelé l'attention sur elle, et l'a étudiée avec beaucoup de soin. M. Pétrequin lui a donné le nom de *kopiopie*, tandis que Mackenzie l'appelle *asthénopie*.

Elle consiste en un trouble de la vision qui arrive lorsque les malades appliquent leurs yeux pour voir de près des objets fins, tels que des points de couture ou des caractères d'imprimerie. Ce trouble s'annonce au bout de dix ou quinze minutes, quelquefois plus tôt, par une douleur profonde dans les yeux, un obscurcissement nébuleux de la vue, et bientôt l'impossibilité de continuer à distinguer les objets. Quelques minutes après qu'on a cessé le travail, le malaise disparaît, la vision redevient bonne et facile, et continue à ne rien offrir de particulier tant qu'on ne regarde pas des objets rapprochés. Si l'on veut reprendre les occupations qui obligent à voir de près, les mêmes accidents se reproduisent. Les symptômes n'offrent pas toujours la même intensité. Ils n'apparaissent pas nécessairement toutes les fois qu'on regarde de près ; plusieurs jours peuvent même se passer sans qu'on les observe. Certains sujets les éprouvent également au grand jour et à la lumière artificielle ; d'autres, dans cette dernière condition seulement : l'un de nous a donné des soins à un tailleur, qui travaillait facilement pendant le jour, mais qui ne pouvait travailler le soir sans éprouver à tout moment les accidents de la kopiopie.

Cette affection existe rarement seule. Elle coïncide assez souvent avec la myopie et le strabisme. Elle peut également être l'indice d'une amaurose commençante.

Étiologie. — La kopiopie se montre de préférence chez les jeunes sujets, entre dix-sept et trente ans. Les professions qui obligent à fixer continuellement des objets minutieux, telles que celles de tailleur, de couturière, d'imprimeur, ou qui obligent à lire et à écrire beaucoup, y prédisposent particulièrement.

Deux théories ont été données pour expliquer cette affection : la première suppose, ainsi que nous l'avons établi dans l'article consacré à la rétinite chronique, une disposition particulière de la rétine à la congestion ; la seconde, une compression douloureuse de l'œil par la contraction de ses muscles.

Dans la pensée qu'il y a une tendance à la congestion et même à l'inflammation de la rétine, on suppose que la contemplation d'objets ténus doit favoriser l'abord du sang vers les capillaires de cette membrane et produire momentanément la douleur et l'affaiblissement de la vue qui caractérisent certaines amblyopies.

Dans la supposition d'une douleur par action musculaire, on admet que les muscles, se contractant quand on veut regarder de près, compriment le globe de l'œil et obligent le corps vitré à appuyer douloureusement sur la membrane nerveuse, fatiguée d'ailleurs et plus disposée que d'ordinaire à être douloureusement impressionnée.

M. Bonnet, qui a donné ces deux théories, admet la première pour les cas dans lesquels il y a une injection habituelle de l'œil et des paupières ou de temps à autre des signes évidents d'inflammation, la seconde pour ceux dans lesquels il n'y a aucun signe d'inflammation, et c'est cette dernière qui lui paraît trouver son application dans le plus grand nombre des cas.

Nous sommes, quant à nous, ainsi qu'on a pu le voir plus haut (p. 526), partisans de la première opinion : il nous paraît en effet impossible d'admettre que les muscles de l'œil, quand il n'y a ni convulsion ni spasme, se contractent assez violemment pour occasionner une pression aussi douloureuse, et nous regardons la kopiopie comme une variété de rétinite ou d'amblyopie congestive.

Marche et terminaison. — Les chirurgiens de Lyon, en donnant la description de cette maladie, n'ont pas assez fait connaître sa marche et sa terminaison. Chez certains sujets, très-peu nombreux à la vérité, la kopiopie est un des phénomènes précurseurs de l'amaurose ; chez d'autres, elle est passagère et disparaît au bout de quelques semaines; chez le plus grand nombre, elle continue pendant plusieurs années, mais s'affaiblit peu à peu et disparaît avec l'âge. L'un de nous, M. Gosselin, donne des soins à une demoiselle, actuellement âgée de vingt-sept ans, qui, à l'âge de vingt ans, eut une kopiopie des plus prononcées et des plus rebelles : aucune opération n'a été faite, et cependant la disposition des yeux à la fatigue a diminué graduellement; aujourd'hui la malade ne s'en ressent plus, lit, écrit, et travaille à l'aiguille, sans éprouver rien de semblable à ce qu'elle ressentait autrefois.

Traitement. — La première chose à faire est de reposer la vue et d'éviter, si l'on peut, les travaux qui favorisent le retour des accidents. Il est vrai que cette prescription, facile à faire pour les personnes aisées, est à peu près impossible pour

celles que leur état fait vivre. Il faut aussi combattre l'inflammation, lorsqu'il en existe, par
quelques saignées, les pédiluves et les purgatifs;
mais, si la kopiopie résiste à ces moyens, faut-il
faire quelque chose de plus? MM. Bonnet et Pétrequin conseillent la section de l'un des muscles
oculaires, en vue de diminuer d'autant la pression
exercée sur l'œil au moment où l'on regarde de
près. Si le malade est strabique, la section de
l'un des muscles droits guérit, disent-ils, la kopiopie en même temps que la difformité. S'il n'y
a pas de strabisme, le petit oblique est celui qu'ils
attaquent de préférence, non qu'il ait une influence
spéciale sur la fatigue oculaire, mais parce que sa
section est facile et n'entraîne pas la difformité que
pourrait occasionner celle d'un muscle droit.
M. Bonnet rapporte, dans son Traité des sections
tendineuses et musculaires, p. 294, qu'il a opéré
sept malades : sur l'un d'eux, il n'a rien obtenu ; les six autres, dont cinq étaient en même
temps myopes, ont paru guérir et retrouver la faculté de s'appliquer plus longtemps. M. Pétrequin
cite également plusieurs exemples de guérisons
observées sur des strabiques, qui, à la suite des
opérations faites pour ce vice de conformation,
ont cessé d'avoir la kopiopie. En présence de ces
faits, il semble que la myotomie devrait être pratiquée sans hésitation dans les cas où la kopiopie
empêche les malades de travailler pour vivre, et
cependant nous ne conseillons pas cette opération. Parmi les faits rapportés, il faut d'abord
laisser de côté ceux de M. Pétrequin, qui se rapportent à des strabismes, et ceux de M. Bonnet,
qui concernent des myopes ; car, dans ces conditions, il est impossible d'analyser rigoureusement
ce qui concerne la disposition à la fatigue des

yeux. Dans tous ces faits, en outre, de même que dans ceux où la kopiopie existait seule , rien ne prouve que le repos auquel les yeux ont été assujettis après l'opération n'a pas été la cause principale des résultats ; rien ne prouve surtout que ces guérisons se sont maintenues et que la section du muscle n'a pas eu d'autres inconvénients pour la vision. Il faut remarquer enfin que cette opération n'a jamais eu de nombreux partisans. Peut-être même est-elle abandonnée aujourd'hui par ses inventeurs, car il n'en est plus question depuis plusieurs années, ni dans les recueils périodiques, ni dans les traités de pathologie.

CHAPITRE TROISIÈME.

Myodésopsie ou mouches volantes.

L'affection désignée sous ce nom est celle dans laquelle on a devant les yeux la sensation de corps noirs qui se déplacent à tout moment. Demours, qui en donne plusieurs observations, les décrit sous le nom de *filaments voltigeants*.

Quelquefois on ne voit qu'un seul de ces corps; d'autres fois on croit en apercevoir plusieurs. Ils semblent occuper, non pas l'axe antéro-postérieur de l'œil, mais un des côtés de cet axe, ou bien ils sont placés au-dessus ou au-dessous de lui. Un seul œil peut être affecté, mais le plus souvent tous deux le sont en même temps. Leur forme est variable : la plupart des malades les comparent à des mouches, quelques-uns à des filaments, à des arcs recourbés, à de petits vers, ou bien ils disent que ce sont des zigzags, des étoiles avec des queues. Le malade n'a pas constamment ces mouches devant les yeux : c'est surtout lorsqu'il fixe des objets qui demandent de l'attention, comme lorsqu'il veut lire ou travailler à l'aiguille, qu'elles apparaissent, et, comme, à l'instant où elles se montrent, les yeux sont en même temps fatigués et quelquefois même cessent de distinguer, on peut dire qu'en pareil cas les mouches volantes coïncident avec la kopiopie ou en sont un des symptômes. L'intensité de la lumière contribue encore à leur apparition : ainsi, lorsque le malade travaille dans un endroit sombre ou le soir à la lueur d'une bougie, elles ne viennent pas ou sont beaucoup plus obscures et moins gênantes que quand il se place devant une fenêtre ou une lampe très-éclairée; de même, s'il regarde le ciel, la neige, il les voit apparaître et voltiger en plus grand nombre. Leurs mouvements paraissent être en sens inverse de ceux du globe oculaire : quand, par exemple, on lève les yeux pour regarder en haut, les mouches semblent descendre.

Les mouches volantes n'apportent pas de trouble réel dans la vision et n'empêchent pas de distinguer les objets les plus fins, si ce n'est dans les cas où elles coïncident avec la kopiopie ; mais elles sont une source d'inquiétude et d'ennui, la plupart des malades se figurant que ces sensations sont le prélude d'une perte prochaine de la vue.

Il est impossible d'expliquer aujourd'hui d'une manière satisfaisante le mode de formation des mouches volantes, et les opinions sur ce sujet sont assez variées. Pitcarn (*Theor. morb. oculi*) les explique par l'engorgement de quelques vaisseaux de la rétine. M. Sichel les attribue, pour certains cas, à un épanchement de liquide entre la rétine et la choroïde. Demours (t. III) veut qu'elles soient causées par une lésion de l'humeur de Morgagni. La Hire (*Acad. des sciences,* t. IX) et Leroi (*Acad. des sciences,* an. 1760) en placent la cause dans l'humeur aqueuse. M. Tavignot (*Gaz. des hôpit.*, 1851) les attribue à l'absence de pigment sur quelque point de la face postérieure de l'iris et à la formation sur la rétine d'images provenant de ces points décolorés semi-transparents. Toutes ces théories s'appuient sur des raisonnements plus ou moins plausibles, mais aucune d'elles ne peut invoquer une démonstration anatomique : il n'a du moins été possible à aucun des auteurs précédents de montrer la lésion dont il suppose l'existence. Il est probable que, si les lésions n'ont pas été constatées, c'est parce qu'elles occupent la rétine, où il est très-difficile, sinon impossible, de les voir. Les mouches volantes nous paraissent dues, comme l'amaurose incomplète et la kopiopie, à un affaiblissement de cette membrane : seulement ici l'affaiblissement, qui est produit par une fatigue, une congestion sanguine momentanée, a pour caractère spécial de se déplacer et d'occuper successivement plusieurs points limités de la membrane, de telle sorte que le filament se déplace tout simplement parce que le point momentanément insensible change lui-même à tout instant.

Les malades qui ont des mouches volantes croient souvent qu'ils ont devant la cornée un cil ou quelque corps étranger, mais le diagnostic est facilement établi par un examen attentif. Il importe aussi de ne pas confondre les mouches volantes avec les mouches fixes. Ces dernières, qui se voient quelquefois au début de l'amaurose, ont pour caractères de se trouver dans l'axe de l'œil, d'occuper toujours la même place, de former sur le papier blanc une tache noire qui s'élargit à mesure qu'on éloigne le papier, d'exister continuellement. Sous ces rapports, elles diffèrent assez des mouches volantes pour qu'on puisse les distinguer. Cette distinction est surtout utile pour le pronostic, car les mouches fixes précèdent assez ordinairement l'amaurose ou du moins annoncent une disposition à cette maladie, tandis que cela est beaucoup plus rare pour les mouches volantes, qui disparaissent presque toujours, au bout de quelques mois ou de quelques années, sans laisser aucune trace : on cite des exemples d'individus qui les ont eues pendant vingt et trente ans sans que la vision se soit altérée autrement.

Le traitement consiste à éviter le plus possible les occasions qui favorisent le retour de ces singulières sensations, et, en particulier, l'exposition à une vive lumière : dans ce but, on peut conseiller l'usage de lunettes bleues. Il importe surtout de rassurer le moral des malades, que ce symptôme effraye toujours, et de leur persuader que toutes les médications seraient inutiles et pourraient même, si elles étaient débilitantes, affaiblir la vision sans faire disparaître les mouches.

CHAPITRE QUATRIÈME.

Héméralopie.

Dans cette affection, les malades voient assez bien pendant le jour et perdent plus ou moins complétement la faculté de voir aussitôt que le soleil est couché. Quelques auteurs, donnant au mot *héméralopie* une acception inverse de celle qui précède, ont ainsi nommé la perte de la vision qui a lieu pendant le jour seulement. L'usage est aujourd'hui établi de réserver pour cette dernière le nom de *nyctalopie* et de comprendre l'héméralopie comme nous venons de le faire.

Cette maladie est très-rare en France et dans les contrées septentrionales. On l'observe de préférence dans les régions intertropicales, où elle atteint surtout les Européens qui s'y transportent. Elle est en conséquence très-commune chez les matelots et chez les soldats.

Elle est endémique, souvent épidémique, sous les latitudes dont il vient d'être question, et elle l'a quelquefois été dans les pays septentrionaux. On cite en particulier une épidémie qui a reparu tous les étés pendant cinq ans dans une maison de bienfaisance de Berlin contenant cent enfants (*Archives générales de médecine*, 2e série, t. VII). Mackenzie parle d'une autre épidémie qui a été étudiée par M. Hubner sur 138 soldats prussiens en garnison dans deux villages sur les bords du Rhin. On ne voit plus aujourd'hui en France d'épidémie semblable à celle qui a été observée dans le village de Saint-Martin, près La Roche-Guyon, et qui a été décrite par Chamseru dans les Mémoires de la Société royale de médecine (année 1786), ou à celle qui a été observée à Montpellier par Fournier (t. IV du *Journal de médecine*). Dans notre pays, elle ne se montre guère qu'à l'état sporadique, et encore les exemples en sont-ils très-rares.

Étiologie. — Les hommes sont plus sujets que les femmes à l'héméralopie. Les enfants et les adultes en sont plus souvent atteints que les vieillards. M. Cunier a cité quelques cas dans lesquels elle a paru être héréditaire (*Annales de la Société de médecine de Gand*, 1838). D'autres fois, elle tient à une disposition congéniale que présentent plusieurs enfants de la même famille, sans que les parents aient été atteints eux-mêmes de la maladie.

Les sujets délicats et d'un tempérament lymphatique y sont plus exposés que les autres. On l'observe de préférence sur les individus pauvres, mal nourris : ainsi Bamfield, qui a donné une bonne description de cette affection qu'il avait observée aux Indes, et M. Coquerel, qui plus récemment a pris pour sujet de sa thèse inaugurale (1849, n° 150) l'héméralopie, dont il avait vu un grand nombre d'exemples sur le navire la Belle-Poule, font remarquer que les simples soldats et les matelots en sont fréquemment atteints pendant que leurs officiers en sont exempts. Les épidémies de Berlin et des autres pays ont sévi également sur les malheureux.

Cette affection est plus fréquente pendant les temps chauds qu'en hiver.

Ses causes occasionnelles principales paraissent être les émanations marécageuses, l'exposition à l'humidité, le soir ou la nuit, après des journées très-chaudes, et surtout l'exposition au soleil ardent des régions équatoriales. On signale encore l'insuffisance des aliments, l'usage habituel de substances végétales, celui du riz en particulier. Cette influence de la mauvaise alimentation explique pourquoi les gens plus aisés, comme les officiers, y échappent, tandis que les individus moins bien nourris, comme les soldats et les matelots, en sont plus fréquemment atteints. L'action combinée de la nourriture et du climat fait comprendre aussi la coïncidence fréquente du scorbut avec l'héméralopie, coïncidence signalée par Roussille-Chamseru, Bamfield, et qui, plus récemment encore, a été remarquée par M. Henri Gueneau de Mussy (thèse de M. Noël Gueneau de Mussy; Paris, 1839).

Scarpa établit que l'héméralopie, comme l'amaurose, est souvent causée par ce mauvais état des voies digestives qu'on appelle état saburral ou embarras gastrique : les observations sur lesquelles il s'appuie sont relatives à des héméralopies sporadiques.

Symptômes, marche, terminaisons. — Quelquefois la première attaque d'héméralopie a lieu brusquement. Le malade s'aperçoit à la fin du jour que sa vue s'obscurcit, que les objets lui semblent entourés d'un brouillard ; la nuit une fois venue, il ne distingue plus rien ; il se croit tout à fait aveugle, mais le lendemain matin il est étonné de s'apercevoir que la vue est revenue. Dans un cas cité par Boyer et dans un autre de Mackenzie, cette perte instantanée de la vue s'est accompagnée d'un engourdissement et d'un affaiblissement passager des membres. D'autres fois on éprouve, pendant quelques jours et même quelques semaines, des symptômes précurseurs, de la céphalalgie, une pesanteur sur les yeux, et un simple affaiblissement, le soir et la nuit, sans cécité absolue ; puis, un moment arrive où celle-ci devient complète, c'est-à-dire où, vers la fin du jour et pendant la nuit, le malade est plongé dans les plus épaisses ténèbres. Quelques-uns voient encore un peu à une lumière artificielle vive, mais d'autres ne voient pas du tout. Tous sont incapables de distinguer quoi que ce soit dans l'obscurité, lors même que la nuit n'est pas très-sombre et que d'autres personnes peuvent encore reconnaître beaucoup d'objets et se conduire. Pendant le jour au contraire la vue reprend, à peu de chose près, son état normal. Durant l'accès, les deux pupilles sont dilatées, immobiles, et ne se contractent pas ou ne se contractent que très-peu si l'on approche une lumière. Dans l'intervalle des accès, la pupille reprend sa mobilité ; celle-ci diminue cependant, lorsque la cécité nocturne se prolonge quelques semaines,

La maladie ne s'accompagne ordinairement pas de symptômes généraux autres que ceux qui peuvent être causés par le découragement et l'inquiétude qu'elle donne à la plupart des malades. M. Coquerel fait un tableau saisissant de l'état moral fâcheux dans lequel se trouvaient presque tous les matelots de son bâtiment par la crainte qu'ils avaient de perdre tout à fait la vue.

La durée varie entre quelques semaines et plusieurs mois. La terminaison la plus ordinaire est la guérison. Dans les cas où la maladie est épidémique, celle-ci n'arrive qu'au moment où la saison devient moins chaude. Bien des malades ne guérissent qu'après leur retour dans des climats tempérés. Les récidives sont toujours à craindre. On a vu les mêmes individus être repris d'héméralopie tous les ans, à la même époque, pendant plusieurs années, et quelquefois ce retour a eu lieu chez ceux qui avaient quitté le pays où la maladie s'était déclarée, chez des soldats, par exemple, qui étaient revenus en Europe après une première atteinte. Il est rare que l'héméralopie se transforme en une amaurose continue et complète; on en cite pourtant quelques exemples.

L'héméralopie sporadique est plus fâcheuse que l'épidémique, parce qu'elle est plus souvent le prélude d'une amaurose franche.

On ne connaît pas bien les causes anatomiques et la nature de cette affection. M. Raige-Delorme rapporte, dans le Dictionnaire de médecine (article *Héméralopie*), un cas dans lequel, le malade ayant succombé à une autre affection, on trouva le névrilème du nerf optique très-injecté, l'artère centrale de la rétine, dans l'épaisseur du nerf, gorgée de sang, et des suffusions sanguines entre la rétine et la sclérotique : mais ces lésions n'étaient-elles pas dues à la maladie qui avait fait succomber ce sujet ; en rencontrerait-on de pareilles dans les autres cas d'héméralopie ? On ne peut faire à cet égard que des suppositions. Il nous paraît rationnel d'admettre, avec Scarpa, que cette maladie est du même genre que l'amaurose et qu'elle constitue une variété de paralysie de la rétine, paralysie dans laquelle cette membrane devient momentanément insensible à toute autre lumière qu'à celle du soleil.

Traitement. — Dans l'héméralopie épidémique, il faut combattre d'abord les causes qui paraissent lui avoir donné naissance, soumettre, si on le peut, le malade à un climat et à un régime alimentaire plus favorables, éviter les refroidissements, l'exposition au soleil pendant le jour. On emploie en outre avec avantage, dans tous les cas, les vomitifs et les purgatifs, suivant les préceptes posés par Scarpa pour cette affection comme pour l'amaurose incomplète. Bamfield a beaucoup préconisé l'emploi des vésicatoires volants dans les régions temporales : il n'y a aucun inconvénient à les employer de concert avec les évacuants. Lorsque le scorbut existe, il faut le combattre avant d'employer les exutoires, car sa guérison suffit presque toujours pour faire disparaître en même temps la maladie des yeux, et, d'un autre côté, les vésicatoires pourraient se transformer en ulcères scorbutiques.

L'héméralopie sporadique réclame encore plus impérieusement les évacuants, surtout lorsqu'elle paraît coïncider avec l'embarras gastrique. Les vésicatoires à la tempe, à la nuque, et les divers exutoires dont nous avons parlé à propos de l'amaurose, peuvent également être mis en usage. S'il y avait quelque signe de congestion cérébro-oculaire, les émissions sanguines seraient indiquées.

CHAPITRE CINQUIÈME.

Nyctalopie.

Cette maladie consiste dans l'impossibilité de voir pendant le jour, avec conservation de la vue pendant la nuit. Elle est infiniment plus rare et moins bien connue que l'héméralopie.

Il y a une nyctalopie symptomatique : c'est celle qui accompagne la mydriase et toutes les maladies dans lesquelles la vision ne peut avoir lieu sans dilatation de la pupille. Ainsi, lorsqu'il y a mydriase, au début surtout, la vision peut être empêchée pendant le jour par l'accès d'une trop grande quantité de lumière dans l'œil; elle a lieu le soir, au contraire, parce qu'alors l'accès d'un grand nombre de rayons lumineux est avantageux. De même, dans certains cas de taie centrale, de cataracte commençante, il peut se faire que le resserrement de la pupille, au jour, ne permette plus aux rayons lumineux de passer, tandis que sa dilatation, le soir et la nuit, permet à la vision de se faire. Ces cas sont cependant fort rares, et leur étude se rattache à celle des maladies que la nyctalopie accompagne.

Mais y a-t-il une nyctalopie idiopathique, c'est-à-dire caractérisée par un affaiblissement de la rétine pendant le jour avec conservation des fonctions de cette membrane pendant la nuit? On pourrait le croire d'après quelques faits empruntés par Mackenzie à Ramazzini, à Guthrie, et à Larrey ; mais ces faits ne sont pas assez positifs et sont d'ailleurs trop exceptionnels pour qu'on puisse baser sur eux une description régulière de la maladie.

CHAPITRE SIXIÈME.

Hémiopie.

L'hémiopie est un trouble fort bizarre de la vision, dans lequel on ne voit que la moitié des objets, quelquefois la moitié supérieure ou inférieure, plus souvent la moitié droite ou la gauche.

Wollaston, qui en a été atteint lui-même et qui l'a observée sur deux autres sujets, en a tracé les symptômes et la marche ordinaire en décrivant sa propre observation (*Transactions philosophiques*, 1824). Une première fois, il eut une hémiopie à la suite d'un violent exercice, et ne voyait pas les objets placés à sa gauche : il ne lisait, par exemple, que la moitié droite d'un mot; la moitié gauche lui échappait. Cet état dura un quart d'heure. Vingt ans plus tard, il eut une attaque semblable : seulement ce fut la moitié droite des objets qui manqua au lieu de la gauche. L'affection se dissipa d'une manière soudaine au bout de vingt minutes. Ce fait démontre donc que l'hémiopie peut être passagère et ne pas annoncer une amaurose imminente. Dans un autre cas que Wollaston a observé sur un de ses amis, l'hémiopie était encore passagère, mais elle revenait assez fréquemment, toutes les fois en particulier que l'estomac était sensiblement troublé, et elle se dissipait sans laisser aucune trace. Chez un troisième malade, l'hémiopie était permanente depuis plusieurs années.

Ce trouble de la vue peut précéder ou suivre une amaurose ordinaire, ainsi que M. Desmarres en rapporte un exemple.

Il est incontestable que l'hémiopie était due, dans les cas précédemment cités, à une paralysie de la moitié gauche ou de la moitié droite des deux rétines, et que Wollaston était autorisé à invoquer cet argument à l'appui de sa doctrine sur la semi-décussation des nerfs optiques ; mais on ne peut invoquer à l'appui de la même doctrine et on est fort embarrassé d'expliquer les cas dans lesquels la rétine est paralysée dans sa moitié supérieure ou inférieure. Il est vrai que ces faits sont extrêmement rares et que Mackenzie, qui les admet, n'en rapporte aucun exemple. L'hémiopie est donc, en définitive, une variété d'amaurose incomplète et doit être traitée comme telle.

On peut rapprocher de l'hémiopie les cas dans lesquels on ne voit que le contour des objets, le milieu échappant, et ceux dans lesquels on n'en voit que le centre. Ces troubles sont encore dus à des paralysies partielles de la rétine, qui finissent ordinairement par se généraliser.

CHAPITRE SEPTIÈME.

Insensibilité des yeux à certaines couleurs.

L'insensibilité de la rétine pour certaines couleurs est un des phénomènes les plus inexplicables de la pathologie de cette membrane. Il y a des sujets qui ne peuvent pas distinguer le rouge et auxquels cette couleur paraît noire ou bleue ; d'autres qui ne peuvent distinguer le vert et auxquels cette couleur paraît grise ou jaunâtre ; d'autres encore qui ne distinguent nettement ni le rouge ni le vert et qui voient tous les objets en jaune ou en bleu. Le célèbre chimiste Dalton était dans ce cas : dans le spectre solaire, le rouge était à peine visible pour lui et il n'y distinguait nettement que deux couleurs, le jaune et le bleu. C'est pour cette raison qu'on a donné à cette affection le nom de *daltonisme*.

Le trouble visuel dont il s'agit est le plus souvent

congénital. Mackenzie rapporte un cas dans lequel il fut accidentel; il est vrai que le malade avait en même temps une amaurose incomplète. On peut donc admettre une insensibilité aux couleurs, indépendante de cette dernière affection, et une autre qui en est symptomatique.

Le chirurgien n'a pas autre chose à faire, dans le premier cas, qu'à rassurer le malade; dans le second, il faut employer les moyens qui conviennent à l'amaurose commençante.

TROISIÈME DIVISION.

Maladies qui intéressent la totalité de l'œil.

Nous avons à décrire ici l'hydrophthalmie, le cancer, et les ophthalmozoaires ou parasites de l'œil.

CHAPITRE PREMIER.

Hydrophthalmie.

On désigne sous le nom d'hydrophthalmie un épanchement anormal de liquide, qui augmente le volume de l'œil et s'accompagne d'un trouble de la vision.

L'hydrophtalmie est partielle ou générale. L'hydrophthalmie partielle se nomme *antérieure*, lorsque l'épanchement occupe les deux chambres et est produit par une augmentation de l'humeur aqueuse; *postérieure*, lorsqu'il est dû à la liquéfaction et à l'augmentation de l'humeur vitrée; *sous-rétinienne*, lorsque le liquide s'épanche entre la rétine et la choroïde; *sous-choroïdienne* ou *sous-scléroticale*, lorsqu'il s'épanche entre la choroïde et la sclérotique. Dans l'hydrophthalmie générale, l'épanchement occupe toutes ces parties à la fois ou tout au moins les deux premières.

Cette maladie est ordinairement de cause in-

connue. Elle paraît toujours être locale et ne tenir
à aucune diathèse. Elle succède quelquefois à
l'ophthalmie profonde, et, plus particulièrement, à
la variété que nous avons décrite sous le nom de
choroïdite.

Les symptômes fonctionnels sont, dans toutes
les variétés, à peu près les mêmes. Ce sont : 1° des
douleurs dues à la distension de l'œil, douleurs
d'autant plus vives que l'épanchement se fait plus
brusquement, très-faibles et même nulles lorsque
l'épanchement et la distension s'opèrent peu à
peu ; 2° un affaiblissement de la vision, et même,
quand la maladie se prononce davantage, une cécité complète. Soit que la même cause agisse en
même temps sur la rétine et sur la sécrétion des
liquides, soit que l'épanchement exerce sur la
choroïde et la rétine une compression qui gêne la
circulation et amène un dérangement dans la nutrition de l'œil, il n'en est pas moins vrai que
toutes les hydrophthalmies conduisent à la cécité.

Les symptômes physiques présentent des différences. Dans l'hydrophthalmie antérieure, il y a
projection en avant de la cornée et production
d'un staphylôme pellucide sphérique ; en même
temps, la sclérotique est distendue dans sa partie
antérieure, uniformément ou partiellement, de
manière à constituer l'une des variétés de staphylôme de la sclérotique indiquées à la page 596.
Dans l'hydrophthalmie postérieure, il y a distension uniforme de la sclérotique et des autres membranes, coloration bleuâtre par suite de l'amincissement de la première, augmentation de volume,
quelquefois production de tumeurs staphyloma-
teuses. Dans les hydrophthalmies sous-rétinienne
et sous-choroïdienne, la rétine, soulevée et repoussée en avant, vient à la rencontre du cris-

tallin et forme une tache grise ou blanche, qui ressemble un peu à la cataracte, mais qui en diffère par sa situation plus profonde, la conservation des trois images, et la perte des mouvements de la pupille. On peut croire aussi qu'il s'agit d'un cancer de la rétine : nous indiquerons plus loin les moyens de diagnostic avec cette dernière maladie. Dans l'hydrophthalmie générale, il y a tout à la fois projection de la cornée en avant, distension uniforme ou avec bosselures de la sclérotique, et cette augmentation du volume de l'œil qu'on a souvent appelée *buphthalmie*.

Le pronostic est toujours rendu fâcheux par la difformité qu'occasionne le volume de l'œil, par la perte de la vision, et par la difficulté extrême, sinon l'impossibilité, d'arriver à la guérison autrement que par une extirpation partielle de l'organe.

Le traitement consiste dans l'emploi des révulsifs et des dérivatifs, au début, et des toniques, si le malade est affaibli. Tant qu'il n'y a pas de douleurs vives, que la difformité n'est pas très-grande, et que la vue n'est pas perdue, on peut ajourner une opération ; mais, lorsque le malade souffre ou que la difformité est très-considérable, on doit pratiquer la paracentèse de l'œil, au niveau de la cornée, si l'hydrophthalmie est antérieure, au niveau de la sclérotique, dans les autres cas. Malheureusement cette opération n'est le plus souvent que palliative, et on est obligé d'y revenir promptement parce que le liquide se reproduit. Il faut pourtant, ou s'en tenir à ce moyen, ou faire une excision de la cornée pour vider l'œil et mettre à sa place un œil artificiel. Le dernier de ces partis est le plus avantageux, lorsque la vue est tout à fait perdue ou que les douleurs sont trop rebelles. Le premier doit être conseillé, tant que l'œil peut encore être utilisé pour la vision et qu'il n'est pas trop douloureux.

CHAPITRE DEUXIÈME.

Cancer de l'œil.

Caractères anatomiques. — Le cancer de l'œil se présente presque toujours sous la forme encéphaloïde, c'est-à-dire qu'il est formé par une substance grisâtre, mollasse, vasculaire, qui saigne facilement après la période d'ulcération. Il est à remarquer en outre que, dans un grand nombre de cas, la moitié au moins de ceux qu'on observe, la matière encéphaloïde est mélangée avec la substance noire qui caractérise la mélanose. L'œil est même l'organe dans lequel on observe le plus souvent le cancer mélané.

Le point de départ et le siége principal de la dégénérescence varient, et l'on peut, sous ce rapport, distinguer le cancer en extra-oculaire et intra-oculaire.

1° Le cancer extra-oculaire peut avoir son point de départ dans la conjonctive ou bien dans l'orbite, au voisinage de l'œil, qui ne tarde pas à être confondu avec la tumeur. Celui de la conjonctive se présente sous la forme de tumeur pédiculée, unique ou multiple, tantôt grise ou rougeâtre à cause de ses vaisseaux, tantôt mélanique, faisant saillie comme un polype à la surface de l'œil, ou bien sous la forme de tumeur largement implantée sur la membrane. Celui de l'orbite peut débuter, soit par le nerf optique, soit par le tissu cellulaire. Dans le premier cas, s'il envahit une portion du nerf éloignée de l'œil, il peut s'accroître sans englober ce dernier ; mais, lorsqu'il se développe dans la portion qui avoisine la sclérotique, il ne tarde pas en s'accroissant à s'appliquer sur cette dernière, et, quand bien même il ne contracterait pas d'adhérence avec elle, il l'englobe tellement qu'on peut le considérer comme une variété du cancer de l'œil. Dans le second cas, la tumeur s'approche bientôt de la sclérotique au point de se confondre avec cette membrane, et constitue encore une variété de cancer oculaire.

Les autres cancers qui naissent dans l'orbite plus loin du globe oculaire que les précédents n'appartiennent pas à ceux dont nous nous occupons, parce qu'ils restent séparés de l'œil et peuvent être enlevés sans lui : nous en ferons mention en parlant des tumeurs de l'orbite.

2° Le cancer intra-oculaire, qui est le véritable cancer de l'œil, est assez fréquent et présente dans son évolution deux périodes distinctes. Dans la première, le tissu encéphaloïde ou mélanique est renfermé dans l'intérieur même de l'organe et apparaît à sa partie postérieure entre la sclérotique et la choroïde ou bien entre la choroïde et la rétine. La plupart des modernes supposent qu'il a son point de départ dans cette dernière membrane et le décrivent, à cause de cela, sous le nom d'*encéphaloïde de la rétine*. M. Lebert fait observer avec raison que cette manière de voir n'est pas justifiée par les faits ; car, ayant eu l'occasion d'examiner avec soin neuf cancers intra-oculaires encore peu avancés, il a constaté que la rétine avait disparu et que la choroïde au contraire persistait et se trouvait confondue avec la tumeur. Il est donc probable que le mal se développe plus souvent aux dépens de la choroïde que de la rétine, et qu'un de ses premiers effets est d'envahir et de faire disparaître cette dernière. En se développant, le produit morbide remplit davantage et distend le globe oculaire ; il refoule et fait disparaître peu à

peu le corps vitré et le cristallin, et arrive à l'iris,
qui est refoulé également, mais ne disparaît pas
aussi vite. Si donc on est appelé à examiner la tumeur à cette époque, on trouve les particularités
suivantes : l'œil est augmenté de volume et bosselé; la sclérotique a conservé son aspect naturel,
mais est distendue et amincie par places; la choroïde est confondue avec la production mollasse et
vasculaire qui remplit le fond de l'œil; la rétine ne
se retrouve plus; le corps vitré a disparu en très-
grande partie; le cristallin existe quelquefois encore, mais il est appliqué contre l'iris et refoulé
avec lui en avant; la cornée est trouble; le tissu
cellulaire sous-conjonctival est infiltré de sérosité.
La tumeur s'approche enfin de la cornée, la traverse, et apparaît au dehors. Quelquefois, avant
d'en venir là, elle s'est fait jour à travers la sclérotique, et plus spécialement à travers sa partie postérieure, qui est la plus mince : elle a dès
lors une portion intra-oculaire et une portion
extra-oculaire ou orbitaire.

A sa deuxième période, le cancer intra-oculaire
est devenu extérieur et forme derrière les paupières une masse fongueuse, vasculaire, saignante,
d'un volume quelquefois considérable. Il n'est pas
impossible que cette masse envahisse les paupières
elles-mêmes et se confonde avec elles.

Le cancer peut se développer en même temps
à l'extérieur et à l'intérieur de l'œil. On trouve
alors une masse choroïdienne et une autre sur
la face externe de la sclérotique ou dans la portion du nerf voisine de l'œil. Dans ce cas, de
même que dans tous ceux où il y a une portion
orbitaire, il peut arriver que celle-ci vienne contracter des adhérences en quelques points avec le
périoste de l'orbite et même que consécutivement

elle écarte et détruise les parois de cette cavité.

Le cancer de l'œil, quel que soit son point de départ, est fréquemment compliqué de productions semblables sur toute la longueur du nerf optique et dans le cerveau, au niveau des corps genouillés ou des tubercules quadrijumeaux. M. Lebert a rencontré souvent cette irradiation, qui est une des causes de la gravité extrême de l'affection. D'autres fois, on trouve des tumeurs cancéreuses dans des organes éloignés, tels que le poumon, le foie, l'estomac.

Étiologie. — Le cancer extra-oculaire peut se montrer à tous les âges. Le cancer intra-oculaire se voit le plus souvent chez les enfants et les jeunes gens. Sur **24** malades observés par Wardrop, **20** étaient au-dessous de **12** ans, et la plupart avaient de **2** à **4** ans. Sur **22** malades, M. Lebert en compte 8 qui n'étaient pas arrivés à l'âge de **10** ans, **4** qui avaient de **25** à **30**, **2** de **35** à **40**. Les **8** autres avaient de **40** à **75** ans, mais l'auteur ne dit pas si le mal avait pris naissance au dehors ou à l'intérieur de l'œil.

La plupart des enfants atteints sont en même temps scrofuleux et délicats. On ne connaît, du reste, aucune cause occasionnelle spéciale.

Symptômes. — 1° Le cancer conjonctival, quand il commence par une ou plusieurs petites tumeurs bien isolées, tend à faire saillie au dehors sans altérer autrement le globe de l'œil. Quand il a une large implantation sur la conjonctive oculaire ou dans le fond d'un des culs-de-sacs palpébraux, il se présente sous la forme d'une tumeur mollasse, rougeâtre, qui soulève les paupières, s'avance sur la cornée, l'aplatit et parfois la fait disparaître rapidement, ou bien qui refoule l'œil en arrière, en haut, ou en bas, et l'atrophie.

2° Le cancer extra-oculaire orbitaire peut exister assez longtemps sans se traduire par aucun symptôme. Lorsqu'il débute par le nerf ou dans son voisinage, la vûe s'affaiblit et se perd avant qu'aucun signe physique ait apparu et souvent même sans qu'il survienne de douleur. Plus tard, on est mis sur la voie par l'exophthalmie. Lorsqu'il ne compromet pas le nerf optique et que la vision ne s'altère pas, il commence par occasionner quelques douleurs dans l'orbite et par gêner l'action des muscles et les mouvements de l'œil; quelques mois plus tard, la conjonctive devient œdémateuse et vasculaire, à cause de l'obstacle que la tumeur apporte au retour du sang veineux; puis, l'exophthamie et le trouble de la vision commencent. Souvent la tumeur, en s'accroissant, se prolonge en avant derrière l'une ou l'autre paupière et plutôt derrière l'inférieure que derrière la supérieure : on sent alors de ce côté une saillie anormale, et bientôt l'œil est refoulé en haut et aplati, la vue se perd complétement, les douleurs deviennent de plus en plus vives, les paupières sont envahies; l'ulcération, les hémorrhagies, le suintement ichoreux arrivent, et la mort finit par mettre fin aux souffrances du patient.

3° Le cancer intra-oculaire, qui est le plus fréquent, commence par quelques douleurs, habituellement peu vives, et par le trouble de la vue. On ne tarde pas à voir au fond de l'œil, surtout en examinant de côté, une surface plus brillante qu'à l'ordinaire, offrant un reflet, tantôt blanc ou gris, tantôt jaune ou verdâtre, quelquefois variable suivant la position qu'on prend. Cette surface brillante constitue une des variétés de la lésion décrite par Beer sous le nom d'œil de chat amaurotique. La pupille est élargie et immobile, et on reconnaît aisément que la tache est trop profonde pour appartenir au cristallin. A mesure que la tumeur s'accroît, l'œil augmente de volume et devient bosselé, la vue se perd complétement, la tache se rapproche de la pupille, la cornée se trouble, la conjonctive est le siége d'une injection et d'un œdème que rien ne peut faire disparaître à cause de la gêne qui a lieu dans la circulation veineuse, les veines du front et des paupières deviennent variqueuses, la projection de l'œil entre les paupières les empêche de se rapprocher et ajoute à la difformité occasionnée par le boursouflement conjonctival. Les douleurs augmentent : elles occupent, non-seulement l'organe malade, mais les régions frontale, temporale, et sourcilière ; elles deviennent violentes, s'exaspèrent la nuit, parfois s'accompagnent de délire; le malade dépérit rapidement. Enfin la cornée se perfore et laisse échapper la tumeur sous forme d'un fongus saignant, qui s'accroît rapidement au point d'acquérir le volume du poing, et dont la présence rend la difformité encore plus repoussante. Quelquefois le malade est emporté, avant cette période, par les accidents cérébraux dus au développement de tumeurs analogues dans le crâne.

4° Il est clair que, si le cancer s'était développé simultanément à l'extérieur et à l'intérieur de l'œil, on observerait en même temps les deux ordres de symptômes qui viennent d'être décrits.

La marche de cette maladie est plus rapide que celle du cancer de la plupart de nos organes, ce qu'il faut attribuer sans doute en grande partie à l'âge des sujets, l'encéphaloïde marchant en général plus vite chez les enfants que chez les adultes et les vieillards. M. Lebert a relevé dix observations dans lesquelles l'affection s'est terminée par

la mort : quatre fois , en moins de deux ans ; trois
fois, au bout de deux ans et demi à trois ans ; deux
fois, au bout de quatre ans; une seule fois, au bout de
six ans. Une mort rapide après des souffrances et
une difformité considérables est donc la terminaison la plus habituelle du cancer intra-oculaire.
Par une exception rare et assez curieuse dont
M. Lebert signale deux exemples, il peut survenir,
après l'ouverture de la cornée et l'apparition du
fongus, une atrophie de l'œil et avec lui du produit morbide qui se transforme en une matière
granulo-graisseuse : malheureusement, le malade
n'est pas, pour cela, nécessairement à l'abri de l'irradiation vers l'encéphale ou de la généralisation
du mal.

Diagnostic. — Le cancer extra-oculaire orbitaire , ne se manifestant au début que par l'exophthalmie, le trouble de la vue, et la gêne de la
circulation veineuse, ne peut se distinguer alors
des autres tumeurs de l'orbite capables d'amener les mêmes résultats. Ce n'est que plus tard,
lorsque la tumeur s'avance vers les paupières et
que la continuité des douleurs et l'amaigrissement
rapide viennent éclairer le chirurgien, qu'on peut
reconnaître la nature du mal.

Le cancer intra-oculaire peut être pris, au début, pour une amaurose; mais la douleur, l'affaiblissement rapide, l'œdème de la conjonctive, qui
ne tardent pas à survenir, rendent le diagnostic
facile. On peut le confondre aussi avec une hydropisie sous-choroïdienne, qui lui ressemble par
la cécité, l'aspect resplendissant du fond de l'œil,
et la présence d'une tache blanche ou jaune qui
s'avance peu à peu vers la pupille; mais la marche
ultérieure de la maladie éclaire le chirurgien, car
l'hydropisie ne s'accompagne, ni d'un amaigrisse-

ment aussi prompt, ni de douleurs aussi tenaces, ni d'une augmentation aussi rapide dans le volume de l'œil. Si l'on avait des doutes, une ponction exploratrice pratiquée à travers la cornée les ferait disparaître.

Certaines productions non malignes ne peuvent-elles pas aussi naître et se développer au fond de l'œil comme le cancer, et imprimer à l'organe les mêmes changements? et, s'il en est ainsi, quels sont les moyens de diagnostic? Mackenzie admet que des tumeurs de ce genre se forment parfois à la suite des inflammations traumatiques ou même spontanément chez les scrofuleux, et il leur consacre un chapitre spécial, dans lequel il rapporte l'observation d'un adulte qui présentait tous les symptômes physiques d'un encéphaloïde intra-oculaire, dont l'extirpation, faite depuis plus de quatorze ans, n'a pas été suivie de récidive. D'autre part, Lawrence et Travers ont vu des enfants qu'ils croyaient atteints de cancer de l'œil et qu'ils n'ont pas voulu opérer à cause de la fréquence des récidives, et chez qui pourtant il est survenu une atrophie de l'œil suivie de guérison définitive. Travers en a opéré un, âgé de huit mois, qui a vécu et s'est parfaitement développé. Malheureusement, ces auteurs ne donnent pas de détails anatomo-pathologiques assez étendus pour qu'on puisse savoir à quel produit l'on avait affaire dans ces cas et être certain qu'il ne s'agissait pas d'un cancer. En présence de la gravité habituelle de cette affection, nous aimerions à pouvoir avancer que l'on a eu affaire à des cancers qui ont guéri sans récidive; mais peut-être ne s'agissait-il que d'une production fibro-plastique ou épithéliale? Ces doutes seront probablement levés un jour; des efforts sont tentés dans cette direction : au moment même où nous écrivons ces lignes, M. le Dr Robin vient de faire paraître un mémoire dans lequel il cherche à établir par l'examen microscopique la présence dans la rétine de corps jusqu'ici inconnus, qu'il nomme *myéloblastes*, et qui peuvent, par leur accumulation anormale, donner lieu à la formation de tumeurs bénignes, comparables à celles qui résultent de l'agglomération des cellules épithéliales. Quoiqu'il en soit, s'il existait en effet de ces tumeurs bénignes qui fissent perdre la vue et occasionnassent des symptômes semblables à ceux du cancer, le diagnostic ne pourrait être établi qu'à l'aide des commémoratifs. Si le mal était consécutif à un coup, à une blessure par un instrument piquant, on aurait lieu d'espérer qu'il ne s'agit pas d'un cancer. Le diagnostic précis ne serait pas d'ailleurs absolument nécessaire, parce que, dans l'une comme dans l'autre supposition, l'extirpation de l'œil devrait être faite.

Pronostic. — Il est, dans tous les cas, excessivement grave, puisque la mort arrive dans l'espace de quelques années par la cachexie cancéreuse ou par les lésions concomitantes du cerveau. Malheureusement la chirurgie n'est pas ici d'un grand secours, car la pratique habituelle et les relevés de M. Lebert font voir qu'après les opérations les mieux faites la récidive a lieu au bout de six, huit, dix mois, rarement au bout de quelques années, et que les malades succombent aussi vite que s'ils n'avaient pas été opérés. Ne faut-il pas cependant admettre de très-rares exceptions pour les faits analogues à ceux qui ont été rapportés par Travers et par Mackenzie?

La forme mélanée est-elle moins grave que la forme encéphaloïde, en ce sens qu'elle marcherait moins vite vers une terminaison fatale et récidiverait moins promptement après l'opération ? C'est l'opinion de Lawrence, mais nous ne croyons pas qu'elle soit appuyée sur un assez grand nombre de faits : d'autres praticiens regardent au contraire cette forme de cancer comme plus grave.

Traitement. — Le cancer de l'œil nécessite l'extirpation des parties malades. On peut objecter à cette manière de voir que, la récidive étant très-ordinaire et très-prompte, mieux vaudrait ne pas compromettre la chirurgie par une opération qui ne doit donner qu'un succès temporaire. Ce raisonnement, juste lorsqu'il s'agit d'un cancer qui ne se voit pas et qui est peu douloureux, ne l'est plus lorsque le mal occasionne tout à la fois une difformité repoussante et de vives douleurs. Sous ces deux rapports, le cancer de l'œil est un de ceux dans lesquels le traitement chirurgical est le mieux indiqué. On peut se dispenser d'opérer lorsque la tumeur n'est ni très-difforme ni très-douloureuse, comme cela arrive dans quelques cancers extra-oculaires. Dans les autres cas, il faut agir : l'opération ne sera très-probablement que palliative, le mal repullulera, mais les quelques mois ou les quelques années qui précéderont la récidive se passeront sans trop de souffrances, ce qui est toujours un bénéfice. La gravité des suites ne doit pas arrêter le chirurgien, car elles sont ordinairement très-simples et la guérison est la règle. Lorsqu'il s'agit d'une tumeur intra-oculaire, on doit se décider encore par cet autre motif, que le mal peut être, comme dans les cas de Travers, de Wardrop, et de Mackenzie, plus bénin qu'on ne serait disposé à le croire. L'extirpation ne serait contre-indiquée que s'il y avait cachexie cancéreuse évidente ou imminence de mort par une affection cérébrale déjà déclarée.

L'opération différant un peu dans les divers cas que nous avons distingués, nous la décrirons pour chacun d'eux.

1° *Le cancer est conjonctival.* S'il forme une tumeur isolée à implantation étroite, on l'excise avec des ciseaux courbes. S'il a une implantation un peu plus large, on le circonscrit par deux incisions semi-elliptiques, et on l'enlève comme on ferait pour un cancer cutané. Si la sclérotique, la cornée, ou même l'œil tout entier, étaient confondus avec la tumeur, il faudrait pratiquer l'extirpation du globe oculaire suivant les préceptes qui seront établis plus loin.

2° *Le cancer est extra-oculaire.* Si la tumeur paraissait distincte de l'œil, on pourrait essayer de l'enlever seule, ainsi que nous l'indiquerons pour le cancer de l'orbite ; mais, dans les cas dont nous nous occupons ici, elle est appliquée si étroitement sur l'œil ou tellement confondue avec lui qu'on ne peut l'en séparer : il faut donc enlever à la fois la tumeur et l'organe envahi.

Les objets nécessaires pour l'opération sont : un bistouri ordinaire, droit plutôt que convexe, une pince à disséquer, une pince à griffes, une pince de Museux, et de bons ciseaux courbes sur le plat. On n'a pas besoin d'instruments spéciaux pour fixer l'œil.

Comme il doit s'écouler du sang et qu'une syncope peut avoir lieu, il faut que le malade soit couché. Cette précaution serait encore plus nécessaire si le chloroforme était réclamé par le patient.

Dans le premier temps, le chirurgien, placé du côté malade, incise transversalement la peau et le tissu cellulaire sous-cutané, dans l'étendue de 3 à 4 centimètres, à partir de la commissure palpébrale externe. Cette incision, dont l'idée appartient à

Desault, a pour objet d'agrandir la fente palpébrale, qui est trop étroite pour laisser passer la
tumeur, habituellement volumineuse.

Le second temps consiste à isoler de tous côtés
l'œil et la tumeur, jusqu'à ce qu'ils ne tiennent plus
que par le nerf optique et par les muscles. On a
donc à couper la conjonctive, le fascia, et le tissu
cellulaire sous-conjonctival, la graisse, les vaisseaux et les nerfs de l'orbite. On commence par
promener, d'un côté à l'autre, le bistouri dans le
sillon oculo-palpébral inférieur, en tendant les parties avec les doigts ou avec des pinces à disséquer.
Si l'œil est trop mobile, on le fixe de suite avec la
pince de Museux, que l'on confie à un aide. On divise les tissus le plus profondément possible, en
restant au-dessous de la tumeur et longeant la paroi
inférieure de l'orbite. On amène ensuite l'instrument sur le sillon oculo-palpébral supérieur, ou,
lorsqu'il est effacé, à la jonction de la conjonctive
oculaire avec la conjonctive palpébrale ; on divise
les tissus le plus profondément possible, en rasant
la tumeur ; puis, l'instrument est porté alternativement au niveau de l'angle externe et de l'angle
interne et sa pointe dirigée en arrière le long
des parois correspondantes de l'orbite, pour y diviser toutes les connexions de la tumeur. Si, dans
ce temps de l'opération, quelque artère importante
et accessible donnait du sang, on en ferait la ligature. Si l'on avait quelque peine à couper avec le
bistouri à cause de la laxité des tissus, on se servirait de ciseaux droits ou courbes. Ce temps est
souvent long et laborieux, parce que la tumeur
a des prolongements et des bosselures qui gênent
le passage et l'action du bistouri et qu'il vaut
mieux ne pas les entamer, si c'est possible, afin de
ne point augmenter l'écoulement sanguin.

Le troisième temps a pour objet de couper le pédicule formé par les muscles, le nerf optique, et l'artère ophthalmique : pour cela, on se sert de ciseaux courbes, qu'on fait cheminer entre l'œil et la paroi externe de l'orbite en attirant l'œil en dedans avec la pince de Museux pour faciliter leur passage. Si pourtant il y avait en dehors une bosselure volumineuse qui empêchât le passage de l'instrument, on ferait entrer celui-ci dans l'orbite par la partie interne ou la partie supérieure en portant la masse morbide du côté opposé avec l'érigne. Lorsqu'il reste assez de place, le chirurgien doit faire pénétrer le plus loin possible en arrière un ou deux doigts de la main gauche pour servir de guide aux ciseaux. On ouvre alors ces derniers, et on les fait agir sur le pédicule : il est rare que tout soit coupé du premier coup ; on recommence donc une seconde, et même, au besoin, une troisième fois.

Dupuytren avait l'habitude de commencer la dissection de la tumeur par la partie supérieure de l'orbite, puis il coupait le pédicule, et achevait en disséquant la partie inférieure. Cette modification n'est applicable que dans les cas où la tumeur n'est pas très-volumineuse.

Le mal une fois enlevé, on porte un doigt au fond de l'orbite pour arrêter le jet assez abondant qui est fourni par l'artère ophthalmique, et l'on explore avec un autre doigt toute la cavité, pour voir si quelque portion de la tumeur n'y est pas restée ou si le nerf optique n'est pas malade en arrière de la section. Lorsque tout paraît en bon état, on place de suite des boulettes de charpie au fond de l'orbite et l'on en remplit la cavité entière ; on réunit ensuite la plaie externe par deux ou trois points de suture, et l'on termine par l'application de compresses et d'un bandage contentif.

3° *Le cancer est intra-oculaire*. Ici deux cas peuvent se présenter. Dans le premier, l'œil remplit presque complétement la cavité orbitaire, soit parce qu'il est devenu très-volumineux, soit parce qu'une tumeur extra-oculaire lui est surajoutée. Le manuel est alors exactement le même que dans le cas précédent : on divise de la même façon la conjonctive et les muscles, et il n'est guère possible de ménager une portion notable de ces derniers, parce qu'ils sont englobés dans le cancer et qu'on est obligé de les couper profondément en arrière de celui-ci. Dans le second cas, le globe de l'œil est à peine augmenté de volume, parce que le mal est à son début : il n'est pas nécessaire de diviser la commissure externe, et l'on peut couper les muscles en avant, tout près de leur insertion à la sclérotique, sans ouvrir l'aponévrose orbito-oculaire, et de manière à les conserver tous dans un moignon sur lequel pourra plus tard être adapté un œil de verre. M. Bonnet a insisté avec raison sur ce mode opératoire, qui porte aujourd'hui son nom, et qu'il propose d'exécuter de la manière suivante : incision de la conjonctive à la partie interne, section du droit interne comme dans l'opération du strabisme ; puis, section successive, avec les ciseaux, du droit supérieur, de l'externe, du grand oblique, du droit inférieur, et du petit oblique, tout près de leur insertion ; enfin, section du nerf optique au voisinage de l'œil. L'auteur reconnaît lui-même que ce procédé n'est applicable qu'aux cas dont nous nous occupons en ce moment et qui sont de beaucoup les plus rares.

4° *La tumeur est confondue avec les paupières*. Il ne faut pas hésiter, dans ce cas, à enlever tout ce qui est malade. Pour cela, on circonscrit les paupières par deux incisions semi-elliptiques, au niveau du rebord orbitaire, et on achève comme précédemment l'opération, qui est rendue plus facile par cette modification.

Si l'on trouvait des adhérences avec l'orbite, on devrait les couper en rasant les os et ensuite ruginer ces derniers. Si les parois orbitaires étaient malades dans un grand nombre de points et que tout ne pût être enlevé, on cautériserait avec le fer rouge, mais il serait à peu près impossible de tout détruire et la repullulation serait encore plus inévitable que dans les autres cas.

5° *Il s'agit d'un cancer récidivé.* On doit s'abstenir, s'il n'y a pas de douleurs, si le suintement ichoreux n'est pas trop abondant, si enfin le cancer paraît adhérer largement aux os ou envoyer dans les cavités voisines des prolongements qu'on ne pourrait atteindre. Lorsque les conditions inverses se présentent, que l'œil est douloureux, et que l'extirpation totale paraît possible, il faut opérer en suivant les mêmes règles que tout à l'heure, c'est-à-dire en isolant la tumeur de tous côtés et la détachant ensuite en arrière.

Soins consécutifs, accidents, résultats.— Le premier pansement reste en place pendant trois ou quatre jours, ou du moins, si l'on change avant ce temps la bande et les compresses parce qu'elles sont salies, on laisse la charpie qui remplit l'orbite. A partir du moment qui vient d'être indiqué, on renouvelle le pansement tous les jours jusqu'à ce que la suppuration ait cessé, ce qui n'a guère lieu avant le vingt-cinquième ou le trentième jour.

Un des accidents possibles est l'hémorrhagie, mais celle-ci est très-rare. Quand elle a lieu, on change le pansement, et on met une plus grande quantité de charpie, après avoir comprimé de nouveau pendant quelques minutes avec les doigts. Si l'hémorrhagie se produisait encore, on devrait imbiber les boulettes d'une solution étendue de perchlorure de fer ou même, au besoin, cautériser avec le fer rouge. Consécutivement, un érysipèle de la face peut survenir : il est remarquable que, malgré le voisinage de l'encéphale, on observe rarement la méningite ou l'encéphalite.

A mesure que la suppuration diminue, la cavité orbitaire se remplit de substance fibreuse cicatricielle, vers laquelle sont attirées les paupières, qui représentent à la fin une surface concave. Lorsqu'on a pu conserver un moignon musculaire, on fait porter un œil artificiel. Dans le cas contraire, le malade masque la difformité en plaçant sur la cicatrice une compresse et un bandeau noir.

CHAPITRE TROISIÈME.

Ophthalmozoaires ou parasites de l'œil.

L'observation a établi l'existence dans l'œil et dans ses annexes d'entozoaires vivants, appartenant à des genres différents et occupant aussi différentes places.

Deux sortes de douves, le *monostoma* et le *distoma*, ont été trouvées, au nombre de 4 à 8, dans le cristallin de l'homme, par M. Nordmann, d'Odessa, et par les docteurs Gescheidt et Ammon. Le *filaire de Médine* ou *dragonneau* a été observé dans le tissu cellulaire de l'orbite; et le Dr Nordmann a rencontré, dans un cristallin cataracté extrait par Graefe et dans un autre cristallin aussi cataracté extrait par Jungken, la première fois, deux filaires de 2 à 3 millimètres de longueur, l'un blessé par le couteau à cataracte et l'autre mort, et la seconde fois, un seul filaire vivant, de 12 à 15 millimètres, qu'il désigne sous le nom de *filaria oculi humani*. A cette simple mention se réduit tout ce qu'on sait sur ces divers entozoaires, mais les hydatides ont été étudiées avec plus de soin.

Trois variétés d'*hydatides* ont été jusqu'ici constatées dans l'appareil oculaire : 1° l'*acéphalocyste*, 2° l'*échinocoque*, 3° le *cysticerque*. Les acéphalocystes et les échinocoques se trouvent assez souvent dans les kystes de l'orbite, ainsi que nous le verrons plus loin, plus rarement dans l'œil, où cependant ils paraissent avoir été observés, entre la choroïde et la rétine, par Portal et Gescheidt, et, en un point indéterminé, par M. Flaubert, de Rouen, qui a extrait de l'œil malade d'une petite fille quatre acéphalocystes : malheureusement nous manquons des détails qui seraient nécessaires pour rendre utile la connaissance de ces faits. Le cysticerque a été vu une fois sous la peau de la paupière supérieure par M. Sichel, et plusieurs fois par le même observateur, à qui nous devons des recherches importantes sur ce sujet, ainsi que par plusieurs autres praticiens, sous la conjonctive et dans l'œil lui-même. C'est cette dernière variété seule qui nous est assez connue pour qu'il soit possible d'en présenter l'histoire.

Le cysticerque est, comme on le sait, un ver vésiculaire, constitué par une tête, un cou, et une vessie caudale. Cette dernière, d'un diamètre de 3 à 10 millimètres, est de forme sphérique ou sphéroïdale, semi-diaphane, et d'une couleur blanc bleuâtre. Le corps forme en dehors de la vessie caudale une saillie cylindrique ou allongée, opaque, ridée transversalement, de 1 à 8 millimètres de longueur, surmontée par la tête que termine une sorte de trompe, entourée d'un double cercle de crochets, et, plus en dehors, de suçoirs au nombre de quatre. Suivant cette description, l'animal, dans son ensemble, rappellerait la figure d'une calebasse ou d'une gourde, et c'est en effet ce qui a lieu quand il est déplissé; mais il jouit de la propriété de se replier sur lui-même et de faire rentrer son corps dans sa vésicule terminale à la façon des tentacules du limaçon : il se présente, quand ce mouvement est accompli, sous la forme d'une vésicule transparente, comparable à un grain de groseille, sur laquelle existe au point d'insertion du corps une tache opaque et blanchâtre. Ceci posé, étudions successivement le cysticerque sous la conjonctive et dans l'œil.

Art. Ier. — Cysticerque sous-conjonctival.

C'est sous la conjonctive que la présence du cysticerque a été le plus souvent constatée; cependant le phénomène est encore assez rare ou peut-être assez récemment étudié pour que l'on puisse compter le nombre des faits acquis à la science. M. Sichel en a rassemblé une douzaine, dont six lui appartiennent en propre, et s'est étayé sur eux pour tracer l'histoire de cette affection dans une série d'articles remarquables. (*Journal de chirurgie* de M. Malgaigne, 1843, p. 401; 1844, p. 12 et 41; 1847, p. 221; 1854, p. 146).

Sous la conjonctive, comme dans l'œil, le cysticerque se développe, de même que toutes les affections vermineuses, chez les sujets très-jeunes, de deux à dix ans, particulièrement chez les petites filles; cependant on ne l'a vu qu'une fois coïncider avec la présence de vers intestinaux. Le côté droit paraît en être affecté de préférence. Sa formation a été plusieurs fois précédée d'inflammation chronique.

L'animal est unique et placé, soit derrière la conjonctive oculaire, au voisinage de l'œil, entre lui et l'angle interne ou externe des paupières, soit au devant de cet organe, entre la couche conjonctivale et les lames profoudes de la cornée. Il s'enveloppe d'un kyste d'autant plus épais qu'il est plus ancien et formé dans un lieu plus riche en tissu cellulaire : au début et au devant de la cornée, il est à peine apparent ; plus tard et derrière la conjonctive, c'est une poche fibro-celluleuse ou même fibreuse, de 1 à 2 millimètres d'épaisseur, adhérant faiblement à la conjonctive et plus intimement à la sclérotique, tapissée intérieurement par une membrane lisse analogue aux séreuses. Ce kyste est tantôt arrondi, tantôt ovalaire ou aplati, quelquefois régulier, d'autres fois bosselé, ce qui tient à des inégalités dans l'épaisseur de ses parois. Le cysticerque est ordinairement libre dans la cavité qui le renferme ; quelquefois cependant il contracte des adhérences avec les parois du kyste, ou bien il en est séparé par un liquide séreux ou purulent, différences qui se rattachent sans doute à un travail d'inflammation intercurrente.

Le kyste et son contenu acquièrent, en quelques semaines ou quelques mois, un volume variable entre celui d'un pois et celui d'une noisette. Le mal se présente alors sous la figure d'une petite tumeur sphéroïdale, tendue, assez dure, rénitente, élastique, facile à déplacer dans le sens transversal, mais profondément retenue par ses adhérences à la sclérotique, d'une couleur rosée ou même rouge, très-prononcée à la périphérie, interrompue au centre par une tache jaunâtre, due à l'apparition du cysticerque à travers la paroi antérieure du kyste amincie et transparente. C'est précisément ce contraste entre la rougeur périphérique et la pâleur centrale de la tumeur qui en forme le caractère saillant et distinctif.

L'affection qui nous occupe est peu douloureuse. Abandonnée à elle-même, elle peut rester assez longtemps stationnaire et conserver un petit volume; cependant il est rare qu'elle ne se développpe pas assez pour devenir incommode. Elle expose d'ailleurs à l'irritation de la conjonctive et à des accès d'inflammation analogues à ceux que provoquerait la présence d'un corps étranger. Dans une de ses observations, M. Sichel a vu le kyste se rompre spontanément ou à la suite de frictions sur la paupière et guérir après la sortie du cysticerque.

Le traitement est simple. Après avoir fixé l'œil à l'aide d'une érigne, on incise la conjonctive, on dissèque, et on essaie d'attirer le kyste au dehors et de l'énucléer. On y parvient quelquefois assez facilement, mais, dans d'autres cas, on est longtemps arrêté par les adhérences de la tumeur à la sclérotique, ou bien la poche est ouverte de suite et se vide, ce qui rend l'achèvement de la dissection très-difficile. On enlève alors le plus possible de la paroi antérieure, et on laisse la partie profonde, dont la cicatrice se confondra plus tard avec le tissu cellulaire sous-conjonctival. Peut-être même serait-il bon de recourir de suite à ce dernier mode opératoire, sans essayer une dissection très-délicate, douloureuse, et d'ailleurs superflue. La petite plaie se cicatrise promptement, sans laisser ni trace disgracieuse ni bride qui entrave les mouvements de l'œil.

Nous ne connaissons que trois exemples de cysticerque développé au devant de la cornée. Le kyste étant extrêmement mince et l'animal peu développé, la tumeur était à la fois plus petite , plus transparente, et mieux fixée. L'extirpation complète serait ici plus difficile encore et plus inutile que dans le cas précédent : une incision simple, ou tout au plus une excision, de la partie superficielle de la tumeur suffirait.

Art. II. — Cysticerque intra-oculaire.

Cette variété est très-rare. M. Sichel n'en a vu qu'un seul exemple; Mackenzie en cite en tout trois observations, empruntées à Neumann, à Sœmmering, et à Logan ; et nous en devons une dernière à Alessi.

C'est dans la chambre antérieure que se loge l'animal. Complétement dépourvu de kyste, il nage librement dans l'humeur aqueuse , où il apparaît sous la forme d'une petite sphère transparente sur laquelle se dessine en relief une tache opaque et blanche. Dans la station verticale et quand la tête du malade est en repos, la petite masse occupe le bas de la chambre antérieure, en s'élevant plus ou moins haut suivant son volume et atteignant ou dépassant le bord inférieur de la pupille , de sorte qu'on pourrait la prendre pour un dépôt plastique ou pour un fragment de cristallin. Lorsque le malade remue la tête, le cysticerque se déplace comme le ferait un petit ballon en équilibre , de manière à présenter à l'œil de l'observateur alternativement la tête ou la queue et même à passer de la chambre antérieure dans la postérieure ; mais il est bon de remarquer que, dans ces évolutions, la tache blanche , plus pesante que le reste , tend toujours à se porter vers le point le plus déclive. Outre les déplacements que nous venons d'indiquer, on observe encore dans l'animal lui-même des changements résultant de la

faculté dont il est doué de se mouvoir spontanément : c'est ainsi qu'il peut, soit lentement, soit
brusquement, faire sortir ou rentrer son corps,
ou modifier la figure de sa vessie caudale. De là
des variétés dans son aspect, variétés qui en forment du reste le signe le plus caractéristique.

La présence du cysticerque dans l'œil y produit une sensation plutôt désagréable que douloureuse, particulièrement pendant les mouvements,
soit spontanés, soit communiqués. La vision n'est
gênée que dans les moments et dans les cas où l'animal se place devant la pupille. De même et plus
encore que le cysticerque sous-conjonctival, celui-
ci expose à des ophthalmies internes, à des iritis,
à des kératites, qui renaissent de temps à autre et
peuvent finalement entraîner de fâcheuses conséquences. Dans le cas observé par Sœmmering, l'animal avait doublé de volume en cinq mois et atteint
la grosseur d'un pois. Dans celui qu'a vu Mackenzie avec Lugan, la transparence de la vessie
caudale avait un peu diminué après quatre semaines, et quelque temps après son volume s'était
accru.

Le diagnostic est très-difficile, parce que les
malades consultent précisément dans les moments
où ils ont un peu d'ophthalmie, et qu'il est rationnel de regarder comme un produit inflammatoire la tache que l'on trouve dans la chambre
antérieure. D'un autre côté, la maladie étant très-
rare, on conçoit que le chirurgien n'y songe pas.

Deux méthodes thérapeutiques ont été conseillées : l'une médicale, l'autre chirurgicale. La première consiste à tuer le cysticerque, soit en faisant traverser l'œil par un courant galvanique,
soit en usant de divers anthelminthiques, tels que
l'onguent napolitain, la solution concentrée de

santonine ou d'extrait de tanaisie, le collyre au
sublimé, la teinture d'aloès étendue d'eau, puis à
abandonner dans l'œil les débris de l'animal, qui
devront être repris par une absorption lente mais
sûre. La seconde consiste à faire à la cornée une
incision d'une étendue convenable, à travers
laquelle on porte une pince-érigne qui sert à saisir
l'animal et à l'attirer au dehors. Malgré le succès
obtenu par Alessi, en quarante jours, au moyen de
trois vésicatoires pansés avec la pommade de calomel et de santonine mêlés à parties égales, nos
préférences sont encore pour la méthode chirurgicale, qui a parfaitement et promptement réussi
entre les mains de Schott, et que nous considérons
comme plus certaine, plus expéditive, et moins
propre à provoquer le développement d'accidents
inflammatoires. Si l'animal était engagé dans l'ouverture pupillaire ou passé dans la chambre postérieure, c'est l'extraction qu'il faudrait employer,
et non pas l'abaissement, comme cela a été fait une
fois, au détriment du malade, dont l'œil fut pris, au
bout de trois jours, d'une violente inflammation
qui se termina par suppuration.

SECTION III.

DIFFORMITÉS DU GLOBE OCULAIRE.

A la suite de diverses altérations dans les mouvements ou dans la situation du globe oculaire,
comme le nystagmus et le strabisme, qui résultent,
soit des contractions désordonnées, soit de la paralysie des muscles oculaires, nous plaçons, dans ce
chapitre, la diplopie, la myopie, et la presbytie. Peut-
être ne trouvera-t-on pas cette classification très-
naturelle, car les trois dernières affections sont

plutôt des lésions fonctionnelles que des difformités. Cependant, si l'on réfléchit que ces affections se lient assez souvent elles-mêmes, soit
comme effets, soit comme causes, à certains vices
de conformation plus ou moins apparents de l'œil,
on concevra mieux que nous ayons pu songer à
rapprocher et à grouper sous un même chef des
maladies qui paraissent au premier abord tout à
fait dissemblables. A vrai dire, du reste, cet ar-
rangement est loin de nous satisfaire nous-mêmes
entièrement, et, si nous l'avons adopté, c'est faute
d'avoir su en trouver un meilleur.

CHAPITRE PREMIER.

Nystagmus.

Le nystagmus consiste en une contraction dés-
ordonnée des muscles oculaires, qui imprime pendant la veille un mouvement continuel aux deux
yeux. Les individus qui sont atteints de cette affection semblent ne fixer leur regard sur aucun
objet, et il en résulte une difformité assez désagréable, qui est plus sensible lorsqu'une émotion
quelconque intervient.

Le nystagmus peut exister sans aucune autre
lésion de l'œil, et alors la vue n'est pas troublée.
Nous avons vu plus haut (p. 736) qu'il coïncide
fréquemment avec la cataracte congéniale. Dans le
premier cas, qui est le plus rare, le nystagmus
s'affaiblit habituellement avec l'âge; dans le second, il diminue après l'opération, lorsqu'elle réussit, mais ne disparaît tout à fait qu'après quelques
mois et quelques années.

C'est d'ailleurs une affection contre laquelle jusqu'ici l'art est demeuré impuissant.

CHAPITRE DEUXIÈME.

Paralysie des muscles de l'œil.

Il n'est pas certain que la paralysie des muscles de l'œil dépende jamais d'une lésion organique propre à la fibre musculaire elle-même, ou du moins, si la chose a lieu, ce qui n'est pas après tout impossible, elle est peu ordinaire. Rarement aussi les muscles de l'œil participent aux paralysies plus ou moins généralisées qui se rattachent aux altérations du cerveau et de la moelle épinière, parce que les parties de l'encéphale sujettes à ces altérations sont placées en arrière ou au-dessous de l'origine des nerfs chargés de transmettre aux muscles oculaires l'excitation cérébrale. C'est sur le trajet même des nerfs excito-moteurs que se trouve le plus ordinairement la cause matérielle des paralysies, ce que l'on comprend bien si l'on songe au nombre de ces nerfs, à leur étendue, et à leur passage au milieu de longs conduits fibreux et d'ouvertures osseuses rétrécies. Les troisième, quatrième, et sixième paires de nerfs, qui portent l'excitation motrice aux muscles de l'œil, sont d'ailleurs assez rapprochées dans certains points, assez éloignées dans d'autres, pour pouvoir être impressionnées, soit simultanément, soit isolément. De là des paralysies, dont les unes restent bornées aux muscles animés par une seule paire de nerfs, tandis que les autres s'étendent à deux ou à plusieurs paires, paralysies que nous ferons connaître successivement dans l'ordre et sous les titres suivants : 1° paralysie de chaque paire nerveuse ; 2° paralysie simultanée de deux ou de plusieurs paires.

Art. Ier. — Paralysie de la troisième paire.

C'est la paralysie de la troisième paire que l'on trouve le plus souvent dans la pratique, ce qui tient à quelque disposition spéciale de la troisième paire, probablement à ce qu'elle suit un trajet assez long dans un canal fibreux que lui fournit la dure-mère au niveau de la paroi externe du sinus caverneux.

Caractères anatomiques. — Ils sont peu connus, parce que cette maladie ne cause pas la mort. On rapporte seulement quelques cas dans lesquels la paralysie avait été causée par une tumeur de l'encéphale qui comprimait le nerf dans sa portion intra-crânienne, et d'autres dans lesquels le nerf lui-même était devenu le siége d'un cancer ou d'un névrôme ; mais ces faits sont les plus rares, et, dans ceux où le malade survit, dans ceux surtout où il guérit, on ne sait pas s'il y a lésion du nerf dans sa portion intra-crânienne, dans sa portion méningienne, ou dans sa portion orbitaire. En attendant que des faits positifs se produisent, il est permis de supposer que la paralysie est due le plus souvent à un épanchement plastique ou sanguin dans le canal de la dure-mère, ou à un gonflement du névrilème auquel cette gaîne ne peut s'associer à cause de son inextensibilité. Il y a pour nous dans ce passage du nerf à travers un canal fibreux quelque chose de comparable au trajet du nerf facial dans le canal de Fallope, condition qui explique la fréquence de la paralysie isolée et idiopathique des muscles animés par ce nerf. C'est un point que nous recommandons d'ailleurs à l'attention des observateurs.

Étiologie. — Quelquefois la maladie est d'origine traumatique. M. Francès rapporte, dans sa thèse

(1854, n° 64), qu'on a trouvé, dans le service de M. Malgaigne, à l'hôpital Saint-Louis, sur un malade qui était mort avec une fracture du crâne et après avoir présenté les symptômes de la paralysie de la troisième paire, un caillot sanguin dans l'espace inter-pédonculaire.

Lorsque la paralysie survient spontanément, elle peut être, comme nous l'indiquions tout à l'heure, symptomatique d'une tumeur intra-crânienne ou de quelque autre lésion du cerveau qui compromet le nerf oculo-moteur commun.

Dans les cas les plus fréquents, on ne connaît pas sa cause : on l'attribue alors en général à l'influence du froid et l'on dit, à tort ou à raison, qu'elle est d'origine rhumatismale.

On a pu, dans quelques cas, l'attribuer à une intoxication saturnine ; dans d'autres, à la syphilis constitutionnelle. M. Ricord signale depuis longtemps sa coïncidence possible avec des accidents tertiaires. M. Gosselin a donné des soins, à l'Hôtel-Dieu, à une femme qui était affectée d'exostoses, avec douleurs ostéocopes, sur les deux jambes, en même temps que d'une paralysie de la troisième paire gauche, chez laquelle la guérison fut complète après l'administration de l'iodure de potassium pendant quatre semaines. M. Francès rapporte un cas analogue, qu'il a recueilli dans le service de M. Michon. Faut-il admettre avec ce dernier chirurgien qu'il existe, en pareil cas, une exostose intra-crânienne qui comprime le nerf ? Nous croyons plutôt qu'il se fait un épanchement plastique, analogue à celui des gommes, dans le canal fibreux de la dure-mère, et que de là résulte la compression du cordon nerveux qui amène la paralysie.

M. Marchal (de Calvi) a rapporté dans les Archives générales de médecine (4e série, t. XI,

p. 261) plusieurs faits dans lesquels la paralysie de la troisième paire a été consécutive à la névralgie de la cinquième; M. Notta signale dans un travail récent (même journal, 5ᵉ série, t. IV, p. 290) des cas analogues; nous en avons nous-mêmes observé des exemples ; mais nous n'admettons pas, avec MM. Marchal et Notta, que la névralgie soit cause de la paralysie : nous voyons là une étiologie commune avec une différence de symptômes expliquée par la différence fonctionnelle des cordons nerveux, le froid et le rhumatisme traduisant leurs effets, sur la cinquième paire, par les douleurs névralgiques, et, sur la troisième, par la paralysie.

Symptômes, marche, terminaisons. — La troisième paire apportant l'excitation motrice aux muscles élévateur de la paupière supérieure, droits supérieur, inférieur, et interne, et petit oblique de l'œil, ainsi qu'aux fibres musculaires de l'iris, sa paralysie pourra être totale ou partielle, complète ou incomplète, suivant qu'elle s'étendra à toutes les parties dénommées ou qu'elle se bornera à quelques-unes, suivant que les mouvements seront entièrement supprimés ou seulement affaiblis.

La paralysie totale et complète a pour conséquences l'abaissement de la paupière supérieure, la suppression des mouvements de l'œil en haut, en bas, et en dedans, et celle des contractions de l'iris. L'œil, du côté malade, reste donc habituellement caché derrière la paupière supérieure abaissée, et, pour qu'il puisse être examiné, il faut que cette paupière soit soulevée et maintenue par le chirurgien, car, s'il l'abandonne, elle retombe par son propre poids et redescend lentement jusqu'à ce qu'elle touche l'inférieure. La paupière relevée, le globe oculaire s'aperçoit entraîné en dehors par les contractions du muscle droit externe, fixé vers l'angle externe, et immobile dans cette position. Si l'on engage le malade à regarder en diverses directions sans bouger la tête, il ne peut le faire, et ses efforts n'aboutissent qu'à produire quelques oscillations, quelques mouvements faibles et irréguliers, dus sans doute aux contractions du muscle grand oblique. L'œil fait quelquefois par son côté interne une légère saillie, appréciable surtout chez les personnes dont le globe oculaire est naturellement gros. La pupille est dilatée, et l'iris, immobile, ne se contracte pas sous l'influence de la lumière la plus vive et la plus subite, lors même que l'autre œil est laissé ouvert, caractère qui distingue la myadriase paralytique de la mydriase amaurotique.

La vue est conservée dans l'œil dévié, ainsi qu'on s'en assure en faisant regarder le malade après avoir couvert l'autre œil ; mais il n'y a que les objets éloignés qui soient vus avec netteté, ce qui tient à la largeur et à l'immobilité de la pupille : une carte percée d'un trou d'épingle, placée au devant de l'œil, restitue en effet à la vision toute sa puissance. Lorsque le malade tient soulevée avec son doigt la paupière paralysée de manière à se servir en même temps des deux yeux, il voit une double image des objets. Cette altération, qu'on nomme *diplopie,* est un phénomène commun à toutes les paralysies des muscles oculaires : il résulte de ce que, l'un des yeux n'obéissant plus à la volonté, les deux organes ne peuvent plus se diriger ensemble vers le même objet, comme il est nécessaire, dans la vision bioculaire, pour que la double image se fonde en une seule. Aussi, la diplopie par paralysie oculaire cesse-t-elle aussitôt que l'objet est placé par rapport à la tête ou celle-ci par rapport à lui dans une position telle que les conditions de convergence des deux axes visuels vers un point unique puissent être remplies, lorsque, dans la paralysie de la troisième paire du côté droit, par exemple, l'objet est placé fortement à droite, ou la tête tournée vers la gauche, si l'objet est maintenu en face du sujet en expérience.

On admet généralement aujourd'hui que l'inertie du muscle petit oblique rend l'œil inhabile à exécuter son mouvement de rotation de haut en bas et de dehors en dedans autour de l'axe antéropostérieur, et l'on indique même, pour constater ce dernier phénomène, une expérience consistant à se servir d'une petite veinule conjonctivale ou d'une de ces taches si fréquentes sur l'iris comme d'un point de repère dont on apprécie les changements de rapports, soit avec l'horizon, soit avec les bords libres des deux paupières ; mais nous n'insisterons pas davantage sur ces points, attendu que nous avons de fortes raisons pour douter de la réalité du mouvement de rotation de l'œil dans l'état normal.

Aux phénomènes que nous venons d'exposer se joignent quelquefois des étourdissements, de la céphalalgie, de la congestion cérébrale, et des vomissements. Ce dernier symptôme paraît quelquefois lié à la diplopie, car on a pu, dans certains cas, le supprimer en couvrant les yeux et le faire renaître en les tenant ouverts.

Dans les paralysies totales, mais incomplètes, les désordres sont les mêmes et ne diffèrent des précédents que par leur degré : la déviation en dehors et la saillie oculaire sont moins prononcées, la paupière supérieure peut être légèrement

élevée, et les mouvements accomplis par l'œil dévié, lorsqu'on invite le malade à regarder en divers sens après avoir couvert l'œil sain, ont une
plus grande étendue. C'est par ces modifications
que passe la paralysie totale et complète au moment où elle commence à s'améliorer sous l'action
salutaire d'une médication efficace

La paralysie partielle n'est pas très-rare et
présente des variétés. Une des deux branches
peut être seule paralysée. Si c'est la supérieure,
la paupière est abaissée et l'œil aussi, et il est, de
plus, impossible de porter cet organe en haut ; les
autres mouvements s'exécutent, et l'iris demeure
contractile. Si c'est la branche inférieure, la paupière a conservé sa mobilité, l'œil est entraîné en
dehors et en haut et ne peut être porté en bas et
en dedans ; la pupille est élargie, et l'iris a perdu
sa contractilité. Il est possible qu'un seul filet nerveux soit affecté, de telle sorte que la paralysie
se borne à la paupière supérieure, à l'un des muscles droits, ou à l'iris. Déjà il a été question ailleurs, sous les titres de *blépharoptose* et de
mydriase (p. 30 et 615), de la paralysie de
la paupière et de celle de l'iris : nous n'y reviendrons pas. La paralysie isolée de chacun des muscles droits supérieur, inférieur, et interne, s'annonce par une déviation légère de l'œil dans le
sens opposé aux mouvements propres du muscle
paralysé, par l'impossibilité dans laquelle se trouve
l'œil dévié d'exécuter ces mouvements, et enfin
par la diplopie qui résulte de cette impossibilité.
Que le muscle droit supérieur du côté droit, par
exemple, soit paralysé, l'œil correspondant se
dirigera naturellement un peu en bas, et ne pourra
accompagner l'œil gauche dans ses mouvements
en haut : il y aura donc, toutes les fois que le

malade essayera de regarder des objets élevés, strabisme et diplopie. Ce sera précisément le contraire qui aura lieu pour la paralysie du droit inférieur, et l'on conçoit, sans qu'il soit besoin de les énoncer, les désordres qui signaleraient celle du droit interne. Il faut remarquer encore que le malade prend instinctivement la position qui diminue le plus les inconvénients de la diplopie ou qui supprime ce vice fonctionnel : ainsi, il tient la tête élevée et presque renversée dans la paralysie du muscle droit supérieur ; il l'incline sur la poitrine dans celle du droit inférieur ; enfin il marche la tête tournée à droite dans celle du droit interne gauche, et réciproquement, à gauche, dans celle du droit interne droit, attitudes qui donnent à sa démarche quelque chose de singulier et de caractéristique.

Pour ce qui est de la paralysie partielle du muscle petit oblique, il nous paraît douteux qu'elle ait jamais été observée jusqu'ici et surtout qu'on ait pu en constater l'existence par quelque signe certain. Ce muscle ayant en effet pour fonction de porter la pupille en dehors et en haut, on conçoit qu'il puisse être suppléé dans cette action, à supposer que celle-ci vienne à être supprimée, par la contraction simultanée des muscles droits externe et supérieur ; et, quant au pouvoir qu'on lui attribue de faire tourner l'œil sur son axe antéro-postérieur, comme nous n'y croyons pas, nous sommes conduits à considérer comme nuls tous les signes déduits, à tort suivant nous, de l'altération de cette fonction.

La paralysie peut être incomplète en même temps que partielle. Cette affection, qui dépend de quelque altération inconnue du muscle lui-même ou du filet nerveux qui lui arrive, s'observe sur-

tout dans les muscles droits supérieur et inférieur. Dans ces cas, la paupière supérieure est à
l'état normal, et rien de particulier ne se remarque tant que l'œil est fixe ou n'a pas besoin de se
porter dans le sens du muscle affaibli. Si au contraire ce déplacement devient nécessaire, l'œil ne
peut suivre l'autre, et il y a alors diplopie et apparence de strabisme du côté sain.

Nous ne savons pas si l'on a vu quelquefois la
paralysie de deux ou trois seulement des cinq
muscles qu'anime la troisième paire. Il serait
facile, avec la connaissance exacte de cette paire
nerveuse et à l'aide des notions pathologiques
précédentes, d'analyser les phénomènes qui se
présenteraient dans ces cas et d'en déduire le diagnostic.

La description précédente s'applique à la paralysie d'un seul côté, parce que c'est le cas le
plus fréquent, mais il est possible que la maladie
occupe à la fois les deux côtés ou qu'elle passe
d'un côté à l'autre.

La marche de cette maladie n'a rien de fixe ni
de régulier : il n'en pouvait être autrement d'une
affection dont l'origine présente tant de différences. Elle apparaît quelquefois brusquement, et se
développe dans d'autres cas avec lenteur ; on peut
la voir persister indéfiniment, ou diminuer graduellement sous l'influence du traitement. Symptomatique de quelque lésion cérébrale, de quelque tumeur orbitaire ou intra-crânienne, elle est
fort grave et quelquefois incurable. Traumatique
ou rhumatismale, elle guérit ordinairement au
bout de quelques semaines, en même temps que
l'affection principale s'amende, que l'influence de
la cause s'épuise, que l'épanchement sanguin se
résorbe, etc. etc.

Diagnostic. — En ce qui touche l'existence même de la maladie, le diagnostic est facile quand la paralysie est totale et complète, car il n'y a aucune autre affection qui cause à la fois la chute de la paupière supérieure, le strabisme divergent, la dilatation de la pupille, et la diplopie, avec perte de la plupart des mouvements de l'œil. Lorsque la paralysie est partielle et incomplète, surtout si elle existe en même temps des deux côtés, il faut plus d'attention pour bien apprécier les désordres ; mais on y parvient en étudiant avec soin les mouvements des deux yeux agissant, soit ensemble, soit séparément, et en constatant bien auxquels de ces mouvements se rattachent le strabisme et la diplopie. Il importe beaucoup de rechercher quelle est la cause probable de la maladie. On pourra la croire symptomatique d'une lésion du cerveau, s'il y a en même temps quelque autre paralysie ou des symptômes encéphaliques ; d'origine syphilitique, si le malade a eu ou a encore actuellement des manifestations constitutionnelles ; de nature rhumatismale, s'il a été exposé à un courant d'air, à un refroidissement, ou s'il est sujet aux rhumatismes.

Traitement. — Il doit être dirigé d'abord contre les causes de la maladie plutôt encore que contre la maladie elle-même. Si, par exemple, il existe de la rougeur à la conjonctive, de la céphalalgie, des étourdissements, de l'engourdissement ou des fourmillements dans les extrémités, on devra soupçonner une congestion cérébrale et débuter par une ou deux saignées, des applications de sangsues ou de ventouses à la nuque ou derrière les apophyses mastoïdes, quelques purgatifs, la diète, et l'usage des pédiluves sinapisés. Si le malade présente des antécédents syphilitiques, on aura recours aux préparations mercurielles et iodurées.

Plus tard, c'est la paralysie elle - même qui fixera l'attention. Pour la combattre, on emploiera des stimulants énergiques appliqués localement : ainsi, les vésicatoires volants promenés autour de l'orbite, des frictions faites sur le front et la tempe avec la pommade de strychnine, des onctions temporaires avec la pommade ammoniacale, des petits moxas dans la région orbito-temporale ; la cautérisation de la conjonctive faite, suivant la méthode de Dieffenbach, avec le crayon de nitrate d'argent, du côté opposé à la déviation, dans le double but de stimuler le muscle paralysé et de resserrer la membrane muqueuse ; enfin l'électricité, ou mieux encore l'électro-puncture, en enfonçant une des aiguilles dans la direction de l'un des muscles malades et l'autre dans la région mastoïdienne. Si, malgré l'usage de ces moyens énergiques, la paralysie persiste sans modifications, il est à craindre qu'elle ne tienne à quelque lésion organique profonde contre laquelle l'art est désarmé. Lorsque l'état du malade s'améliore et que les mouvements commencent à se rétablir, il faut hâter cet heureux résultat : 1° en insistant sur les remèdes employés; 2° en condamnant les muscles affectés à un exercice forcé, ce qu'on obtient, soit en couvrant l'œil du côté sain, soit en faisant porter au malade des lunettes garnies, disposées de façon à ne laisser apercevoir les objets que par le point vers lequel l'œil est entraîné par les muscles qui commencent à recouvrer leur puissance contractile.

Art. II. — Paralysie de la quatrième paire.

Cette maladie est rare et mal connue, ce qui

tient à ce que les fonctions du muscle grand oblique, animé par la quatrième paire, ne sont pas aussi bien déterminées que celles des muscles droits.

Les symptômes par lesquels elle s'annonce sont, suivant MM. Szokalski et Desmarres : 1° la perte des mouvements rotatoires de l'œil autour de son axe antéro-postérieur, 2° la position inférieure d'une des cornées par rapport à l'autre, 3° la diplopie.

1° La perte des mouvements rotatoires de l'œil est attribuée à l'inertie du muscle grand oblique. Elle se constate en faisant incliner la tête alternativement à droite et à gauche, après avoir recommandé au malade de fixer un objet : on voit alors, dit-on, l'œil du côté malade suivre les mouvements de la tête comme s'il était soudé au plancher de l'orbite, tandis que celui du côté sain, roulant sur son axe antéro-postérieur en sens inverse de la tête, semble immobile dans sa cavité, qui paraît, de son côté, tourner autour de lui. L'expérience est rendue plus facile et plus certaine en prenant pour point de repère, sur l'un et l'autre œil, quelqu'une de ces taches qui existent si souvent sur l'iris, et en observant leur déplacement, qui est marqué par rapport à l'horizon et nul par rapport aux paupières, du côté malade, marqué au contraire par rapport aux paupières et nul par rapport à l'horizon, du côté sain.

2° La position inférieure d'une des cornées par rapport à l'autre se constate, selon M. Desmarres, soit en faisant fixer longtemps par le malade un point placé en face de lui, soit en lui faisant regarder un objet placé à quelque distance, d'abord avec un seul œil, l'autre étant tenu couvert, puis avec les deux yeux, celui qui était caché étant tout à coup démasqué. Ce symptôme est quelquefois, dit l'auteur, si peu marqué qu'on a peine à le constater ; il n'indique pas d'ailleurs si c'est la cornée du côté sain ou celle du côté malade qui descend au-dessous du niveau de l'autre.

3° La diplopie présente ici ce caractère particulier, que les deux images, au lieu d'occuper un même plan horizontal, sont placées l'une au-dessus de l'autre. De plus, cette diplopie se produit dans quelque sens que regarde le malade, mais on la fait cesser en inclinant la tête du côté opposé au muscle paralysé, c'est-à-dire en la plaçant dans une position telle que le mouvement rotatoire, nécessaire à la netteté de la vision, puisse être accompli par le muscle petit oblique.

Ce n'est point ici le lieu d'établir une longue discussion sur toute cette symptomatologie : nous nous bornerons à faire remarquer la contradiction qui existe entre l'expérience relative aux mouvements rotatoires et celle qui a rapport à la correction de la diplopie, puisque la première suppose la suppression complète de ces mouvements quelle que soit la position donnée à la tête, tandis que la seconde en admet la possibilité quand la tête occupe une position déterminée ; et nous ajouterons que nous avons de fortes raisons de mettre en doute l'exactitude des résultats annoncés et de craindre que quelque cause d'erreur ne se soit glissée dans les expériences, d'ailleurs si si délicates, que nous venons de rapporter.

En somme, l'histoire de la paralysie de la quatrième paire nous paraît présenter beaucoup d'incertitude, et, sans nier absolument tout ce qui a été avancé à cet égard dans ces derniers temps, nous ne pouvons nous empêcher de manifester nos doutes et de signaler cette affection comme un sujet de recherches à tous ceux qui s'occupent de la pathologie oculaire.

Art. III. — Paralysie de la sixième paire.

Plus rare que la paralysie de la troisième paire, celle-ci s'observe cependant assez souvent et présente des phénomènes assez tranchés pour qu'on puisse en donner une description précise.

Les observations rassemblées dans la thèse de M. Badin d'Hurtebise (1849, n° 25) montrent que cette paralysie est, tantôt symptomatique d'une lésion du cerveau, tantôt essentielle et probablement d'origine rhumatismale ou syphilitique, comme la paralysie de la troisième paire.

Le muscle droit externe étant devenu incapable de se contracter, l'œil ne peut être porté en dehors, et il se trouve habituellement dans le voisinage de l'angle interne, où l'attirent les contractions du muscle correspondant. Toutefois cet entraînement de l'œil n'est pas constant, et le globe oculaire, tout en restant incapable de se diriger vers l'angle externe, peut occuper comme à l'ordinaire le centre de l'ouverture palpébrale ou à peu près, parce que sans doute la contraction du muscle droit interne se trouve en partie contre-balancée par celle des fibres externes des muscles droits supérieur et inférieur, lesquelles, placées en dehors d'une ligne qui partagerait l'œil en deux moitiés latérales, sont très-bien disposées pour produire l'effet indiqué. La diplopie existe aussi dans ce cas, et on la corrige en tournant la tête du côté du muscle paralysé.

Quoique l'iris conserve ordinairement sa contractilité, on l'a vu quelquefois frappé de paralysie, sans qu'aucun des autres organes contrac-

tiles qui sont sous la dépendance de la troisième
paire parût affecté. Faut-il penser qu'il y avait
dans ce cas paralysie simultanée de la quatrième
paire tout entière et des filets iriens de la troisième? n'est-il pas plus naturel de croire qu'il
existait ici un exemple de cette anomalie signalée
par Pourfour du Petit, Grant, de New-York, et
M. Longet, anomalie qui consiste en ce que le ganglion ophthalmique reçoit plusieurs filaments du
nerf moteur oculaire externe?

Cette variété de paralysie musculaire guérit
avec facilité et assez promptement lorsqu'elle est
de cause musculaire. Peut-être la promptitude du
résultat dépend-elle de ce que les deux muscles
obliques, qui portent la pupille en dehors par leur
action réunie, viennent en aide au muscle malade.

Art. IV. — Paralysie simultanée de deux ou de plusieurs paires.

Les paralysies que nous venons d'exposer dans
les paragraphes précédents peuvent se combiner
de différentes façons : tantôt ce sont les trois
paires nerveuses qui sont affectées à la fois ; tantôt
il n'y en a que deux, et alors il est plus ordinaire
de voir la paralysie de la troisième paire coïncider avec celle de la sixième qu'avec celle de la
quatrième. Il est possible encore que les deux
dernières paires soient prises ensemble, ou que la
maladie, très-irrégulière alors, résulte de l'affection d'une de ces deux paires et d'un ou de
plusieurs filets nerveux appartenant à la troisième.

La paralysie simultanée des trois paires mo-
trices est très-rare. Elle peut être traumatique,
rhumatismale, ou symptomatique et causée par

une tumeur qui comprime tous les nerfs de l'orbite. Le seul exemple que nous en ayons observé était de cause traumatique. Le malade était un garçon de vingt-quatre ans, qui, en faisant jouer aux bagues, avait eu la paupière inférieure droite traversée par la tige métallique dont on se sert pour enfiler les bagues. Il a été impossible de savoir à quelle profondeur l'instrument vulnérant avait pénétré. Immédiatement le blessé eut une douleur vive et cessa de voir, parce qu'il lui était impossible de relever la paupière. Lorsqu'il entra à l'Hôtel-Dieu, il existait un gonflement considérable de la paupière supérieure. M. Gosselin pensa d'abord que la perte de la vue était due à cette dernière lésion; mais, au bout de quelques jours, le gonflement avait disparu, et la paupière ne se relevait pas. M. Gosselin reconnut alors une paralysie du releveur et de tous les muscles de l'orbite. La paupière étant maintenue relevée avec le doigt, le malade reconnaissait tous les objets, mais il ne pouvait en suivre un seul, ni en haut ni en bas, ni en dehors ni en dedans, à cause de la paralysie des quatre muscles droits; il lui était impossible de continuer à fixer un objet lorsqu'il inclinait la tête sur l'épaule droite ou sur la gauche, vice fonctionnel qui fut attribué à la paralysie des obliques, bien que la chose soit loin d'être certaine et que l'inertie des muscles droits suffise pour en rendre compte. La pupille était dilatée et immobile. L'œil restait invariablement à la même place, sans qu'il fût possible d'y apercevoir jamais aucun mouvement. Si l'on présentait un objet directement, il était vu simple; aussitôt qu'on le passait à droite ou à gauche, il était vu double. Les choses restèrent en cet état pendant quelques semaines. La

maladie persistant, M. Gosselin eut recours à l'é-
lectro-puncture : une aiguille fut conduite profondément dans l'orbite, à travers la paupière supérieure, une autre fut conduite sous la peau, au
niveau de l'apophyse mastoïde, et on les mit en
rapport avec les deux pôles d'une pile à auge.
Après deux séances, la paupière pouvait se relever, le globe de l'œil avait retrouvé une grande
partie de ses mouvements, et la pupille était moins
large et mobile ; mais ce mode de traitement avait
été tellement douloureux que le malade, ne voulant
plus s'y soumettre, quitta l'hôpital dans l'état
où il se trouvait et conservant encore de la diplopie. Nous n'avons pu déterminer si cette paralysie était produite par un épanchement de sang
autour des nerfs, vers la partie postérieure de
l'orbite, ou par quelque lésion inexplicable due
à la commotion.

Si la maladie était spontanée, ses symptômes
seraient les mêmes : abaissement de la paupière
supérieure par la paralysie de son muscle propre ;
immobilité complète de l'œil, à cause de l'inaction
des droits et des obliques ; diplopie, toutes les fois
que, la paupière étant tenue ouverte par le doigt,
on présenterait un objet de côté ; dilatation et immobilité de la pupille, par suite de la paralysie
des nerfs ciliaires.

La paralysie simultanée des troisième et sixième
paires ressemble beaucoup par ses symptômes à
celle qui vient d'être décrite. Elle en diffère cependant en ce que, les muscles obliques ayant conservé leur action contractile, l'œil jouit encore de
quelques mouvements oscillatoires et est attiré en
avant, déplacement connu sous le nom d'*ophthalmoptosis*.

Les autres combinaisons sont trop rares et trop

irrégulières pour qu'il soit possible d'en présenter une histoire dogmatique.

Le traitement est d'ailleurs, dans toutes ces variétés, le même que celui qui a été indiqué plus haut à propos de la paralysie de la troisième paire.

CHAPITRE TROISIÈME.

Strabisme.

En prenant le mot *strabisme* dans son acception la plus générale, on comprend sous ce titre toute difformité, quelle qu'en soit d'ailleurs l'origine, qui est caractérisée par un défaut habituel d'harmonie dans la position des deux yeux. C'est dans ce sens que certains auteurs ont admis plusieurs espèces de strabisme, dont les principales sont le strabisme fixe, le strabisme paralytique, le strabisme optique, et le strabisme musculaire actif que nous appellerions volontiers le strabisme vrai.

Dans le strabisme fixe, l'œil dévié est invariablement fixé dans une position anormale par quelque adhérence avec la paroi de l'orbite, ainsi qu'on l'a observé quelquefois après les abcès de cette cavité. Ce n'est pas là un strabisme à proprement parler; c'est bien plutôt une difformité, conséquence de cicatrice vicieuse.

Le strabisme paralytique est celui dans lequel, un des muscles étant paralysé, soit par suite d'une lésion cérébrale, soit par une maladie des cordons nerveux, l'antagoniste entraîne et maintient l'œil dans une direction vicieuse. Cette variété a été indiquée à propos de la paralysie des muscles oculaires, dont elle n'est qu'un symptôme.

Le strabisme optique, ainsi nommé par M. J. Guérin, qui l'a décrit longuement dans la Gazette médicale, en 1843, a sa cause dans l'œil même : aussi n'existe-t-il pas quand le malade ne fixe rien, et se produit-il aussitôt que celui-ci veut regarder un objet avec attention. Il est ordinairement causé par quelque lésion comme une taie centrale de la cornée, une cataracte commençante, ou une pupille artificielle latérale, qui s'opposent au passage des rayons lumineux, et par conséquent à la formation des images sur la rétine, lorsque l'œil est droit, de sorte qu'instinctivement cet organe se dévie pour présenter le point qui laisse passer les rayons lumineux et permet à l'impression de se produire.

Ce genre de strabisme est très-rare. Son étude se confond avec celle des maladies qui l'occasionnent, et n'a pas besoin d'être faite ici d'une manière spéciale.

Le strabisme musculaire est le seul que nous admettions et dont nous nous proposions de traiter ici. Son caractère fondamental est d'être le résultat d'une contraction musculaire active, qui peut cesser momentanément dans certaines conditions données et permettre le redressement de l'œil.

Le strabisme ainsi compris prend des noms différents, suivant le sens dans lequel l'œil est dévié : on l'appelle interne ou convergent lorsque l'œil se porte en dedans, externe ou divergent lorsqu'il se porte en dehors, supérieur ou inférieur lorsque la déviation a lieu en haut ou en bas, etc. Le plus fréquent sans contredit est le strabisme convergent. Le divergent vient ensuite. Quant au supérieur et à l'inférieur, ils sont tellement rares que nous pouvons les passer sous silence. Les strabismes intermédiaires, c'est-à-dire en dedans ou en dehors et en haut, en dedans ou en dehors et en bas, n'ont pas besoin non plus d'être décrits à part, leur histoire pouvant être comprise dans celle des deux premiers. Nous n'avons donc à étudier spécialement ici que le strabisme convergent et le strabisme divergent.

Art. Ier. — Strabisme interne ou convergent.

Caractères anatomiques. — Le strabisme, étant le résultat d'un dérangement fonctionnel, n'est pas, du moins dans le plus grand nombre des cas, caractérisé par quelque lésion organique appréciable. Il peut se faire qu'au bout d'un certain temps le muscle droit interne devienne trop court ou que l'aponévrose sous-jacente à la conjonctive soit plus serrée et moins souple qu'à l'état normal ; mais ces lésions n'ont pas été jusqu'à ce jour souvent constatées. M. J. Guérin a prétendu qu'il y avait rétraction du muscle contracturé ; mais, quand on le dissèque, on ne le trouve pas remplacé par de la graisse ou par du tissu fibreux, comme cela a lieu dans beaucoup d'autres difformités. Nul doute que la comparaison du strabisme avec le pied-bot ne soit ingénieuse et satisfaisante au premier coup d'œil ; mais la lésion fondamentale que cette comparaison suppose, savoir la rétraction musculaire, n'existe pas, et il y a cette grande différence entre le strabisme et le pied-bot, que, dans ce dernier, le pied ne peut être ramené à sa position naturelle, tandis que, dans le premier, l'œil peut revenir par la volonté du malade à l'état de rectitude et même passer du côté opposé, pourvu que l'autre œil cesse d'être ouvert : pareille chose n'aurait certes pas lieu si le muscle droit interne était rétracté. Maître-Jan a signalé un aplatissement du globe oculaire du côté de la déviation : cette lésion est loin d'être constante. On a parlé encore de l'atrophie de l'œil dévié, mais cette atrophie, seulement apparente, est due à ce que l'œil, étant un peu plus enfoncé dans l'orbite, au moins du côté interne, paraît plus petit qu'à l'ordinaire.

Le strabisme est ordinairement uni-oculaire, Quelquefois il est double ou bi-oculaire. On voit aussi des individus qui louchent, tantôt d'un côté, tantôt de l'autre.

Étiologie. — Le strabisme commence toujours dans le très-jeune âge, et c'est là la raison pour laquelle on ne sait pas bien les sensations qui accompagnent ou précèdent son début. Dans un bon nombre de cas, il paraît avoir été consécutif à des convulsions, circonstance invoquée par M. J. Guérin en faveur de la rétraction, que cet auteur suppose arriver toujours à la suite de la contraction spasmodique. Mais nous savons que cette rétraction manque habituellement. D'un autre côté, rien ne prouve que la lésion cérébrale dont les convulsions ont été le symptôme n'ait pas exercé sur la rétine une certaine action qui a obligé le malade à loucher pour mieux voir. Enfin il y a beaucoup de strabiques qui n'ont eu ni convulsions ni affection nerveuse.

Le strabisme est causé quelquefois par l'habitude que prennent les enfants de porter un des yeux en dedans pour voir de plus près ou pour regarder le bout de leur nez. Il en est qui ont dû leur difformité à ce que, placés toujours du même côté dans leurs berceaux ou dans les bras de leurs nourrices, ils ont été habitués à regarder constamment dans le même sens et à avoir par conséquent un des yeux habituellement tourné du côté interne.

Quelquefois la déviation est consécutive à une kératite ulcéreuse, dans le cours de laquelle l'enfant a tourné l'œil en dedans pour soustraire au passage de la lumière l'endroit sur lequel était

placée l'ulcération; puis, celle-ci une fois cicatrisée, l'habitude prise s'est conservée, et l'œil a
continué à se dévier. Dans les cas de taie ou
de cataracte commençante, il se peut de même
que le strabisme, après avoir été optique et passager comme la lésion qui l'occasionnait, finisse
par devenir permanent, par suite de l'habitude que
prend l'œil de se porter en dedans.

L'étude de l'étiologie et des caractères anatomiques ne conduit à rien de précis sur la pathogénie. Le strabisme est en effet une des difformités les plus difficiles à expliquer, et toutes les
théories qu'on en a données sont plus ou moins
attaquables. Il y en a deux principales. La première, qui a été proposée par Buffon et soutenue
par Lecat et par la plupart des auteurs jusqu'en
1843, admet que le strabisme est dû à l'inégalité
de force visuelle des deux yeux. Suivant cette
théorie, l'un des yeux serait plus apte à voir que
l'autre, de telle sorte que, si tous deux étaient dirigés ou pointés en même temps sur les objets, les
deux images ne feraient pas la même impression
sur les rétines, et que l'une, plus obscure que
l'autre, ne ferait vraiment qu'embarrasser et nuire
à la clarté de la vision. L'œil le plus faible se dévierait donc instinctivement, afin de ne pas recevoir d'image. Dans cet ordre d'idées, l'œil louche
ne sert pas à la vision quand les deux yeux sont
ouverts; il ne fonctionne que quand l'autre est
fermé. Cette théorie, quoique hypothétique, pouvait satisfaire à l'époque où la strabotomie n'était
point inventée; mais, depuis qu'on a fait souvent
la section des muscles oculaires, elle n'est plus
soutenable, car l'œil se redresse après l'opération,
reçoit les images en même temps que son congé-
nère, et pourtant la vue n'est pas confuse : loin

de là, elle s'améliore presque toujours. La seconde
théorie est celle de la rétraction musculaire, qui
ne peut tenir devant ces deux objections : 1° que
l'œil dévié se tourne facilement en dehors quand
l'autre est fermé, 2° qu'on ne trouve jamais sur
le cadavre les traces de la rétraction supposée.

En présence de ces difficultés, il faut bien se
résigner à convenir que nous ne connaissons pas
bien la pathogénie du strabisme et que cette difformité ne peut être comparée rigoureusement à
aucune autre. Un fait capital et incontestable est
acquis par l'observation des malades et les résultats du traitement chirurgical, savoir que la déviation est produite par la contraction trop intense
du muscle droit interne ; mais il est impossible de
dire aujourd'hui si cette contraction a son origine
dans une maladie de la rétine, une affection du
cerveau, ou quelque lésion du muscle lui-même.

Symptômes. — Les symptômes doivent être
considérés successivement : 1° dans le strabisme
uni-oculaire ; 2° dans le strabisme bi-oculaire.

1° Le strabisme uni-oculaire a besoin d'être étudié dans les deux conditions suivantes : quand les
deux yeux sont ouverts, et quand l'œil sain est
fermé. Lorsque les deux yeux sont ouverts, le
symptôme le plus apparent est la difformité produite par le défaut d'harmonie entre les organes
de la vue, difformité qui est d'autant plus grande
que la déviation est plus prononcée. L'intensité du
strabisme varie en effet beaucoup, et l'on peut voir
une très-petite partie, le quart, la moitié de la cornée, se cacher derrière l'angle interne des paupières. Chez certains sujets, la déviation n'est jamais portée très-loin. Chez d'autres, elle est toujours très-marquée. Chez d'autres enfin, elle varie
à tout instant, et se prononce davantage quand le

malade veut regarder avec attention, lorsqu'il est ému ou intimidé. Les troubles fonctionnels sont quelquefois nuls : ainsi, quand le strabisme est peu prononcé, les malades voient comme s'ils ne louchaient pas. Quand il est très-prononcé, les malades croient encore qu'ils voient bien, parce qu'ils n'ont pas conscience d'un état auquel ils sont habitués; mais, si on les interroge, on remarque bientôt qu'ils n'apprécient pas bien les distances : cela tient à ce qu'ils voient en réalité avec un seul œil. En effet, la situation de l'œil dévié est telle que son axe optique n'arrive pas en même temps que celui de l'œil sain sur les objets : les images qui tombent sur la rétine ne se formant pas sur les points identiques à ceux de l'autre rétine, la condition de la vision simple avec les deux yeux n'existe pas. Pour qu'il n'y ait pas de diplopie, il faut, ou que la rétine soit paralysée, ou que, conservant sa sensibilité, elle transmette des impressions que le cerveau néglige. Comme on ne peut pas admettre la première supposition, puisque, si l'œil se redresse après l'opération, les images sont perçues, il faut bien, avec A. Bérard (art. *Strabisme* du Dict. de méd.), croire à la seconde, quoiqu'elle soit difficile à comprendre et impossible à prouver.

Quand on ferme l'œil sain, l'œil dévié se redresse de suite, et son axe antéro-postérieur se dirige en avant. Tous les objets sont reconnus, et, si l'on en présente un aux regards du malade, le doigt par exemple, en le portant en divers sens et engageant le malade à le suivre des yeux, on voit que l'organe se meut dans toutes les directions et qu'il s'avance vers l'angle externe aussi loin que celui du côté sain. Dans d'autres cas, on constate que les images sont un peu confuses et que l'œil est affecté d'une légère amblyopie, ou bien que la vision est distincte à une distance plus rapprochée que quand les yeux sont ouverts, qu'en un mot il y a myopie, ou encore qu'il existe un certain degré de kopiopie.

2° Le strabisme bi-oculaire entraîne une difformité bien plus grande. Cependant il est rare que les deux yeux se portent également loin en dedans : ordinairement un des deux, et toujours le même, se dévie moins que l'autre ; dans quelques cas, c'est tantôt le droit, tantôt le gauche, qui est le moins gravement affecté, et, si on analyse bien tous les phénomènes, on reconnaît que, dans cette circonstance encore, les deux yeux sont aptes à la vision, mais qu'un seul y est employé, le plus dévié restant inactif pendant que l'autre travaille. Faut-il attribuer ce phénomène à l'habitude anciennement prise de regarder avec un seul œil, ou tient-il, comme l'admettent MM. Phillips et Hélie, à ce que, l'un des yeux étant myope et l'autre presbyte, le premier ne sert que pour voir de près et le second que pour voir de loin ?

Diagnostic.— Le strabisme se reconnaît très-aisément, mais il faut savoir distinguer : 1° s'il est uni ou bi-oculaire, 2° s'il n'est pas du genre de ceux que nous avons nommés paralytique et optique.

1° Il n'est pas toujours facile de reconnaître si le strabisme est simple ou double, car, dans les cas où il est simple, l'œil sain a souvent de la tendance à se dévier par moments, et, pour peu que le malade soit troublé par la visite et l'examen du chirurgien, cette déviation momentanée peut se produire et faire croire à un strabisme double qui n'existe pas. D'autre part, quand il est bi-oculaire, il est habituellement plus prononcé d'un côté que de l'autre : si donc un des yeux se trouve un peu redressé au moment de l'examen par un effort de la volonté ou par quelque autre cause, on peut croire le strabisme simple quand il est double. Pour éviter ces erreurs, il est bon de revenir plusieurs fois à l'exploration, d'examiner le malade sans le prévenir et pendant que lui-même s'occupe d'autre chose, d'interroger les personnes qui vivent habituellement avec lui et qui, lorsqu'elles sont intelligentes, savent bien si la difformité existe d'un seul ou des deux côtés. Dans les cas douteux, si une opération était décidée, on ne la ferait d'abord que sur l'œil dont le strabisme est incontestable, et, plus tard, on verrait aisément si le second œil louche et doit être opéré à son tour.

2° Il importe, avant d'adopter un mode de traitement, d'avoir bien établi que la déviation n'est pas due à la paralysie de l'un des muscles oculaires. Cette variété de strabisme se reconnaît à l'impossibilité où est le malade de ramener l'œil dévié en sens inverse de la déviation, même quand l'œil sain est fermé, tandis que, dans le strabisme musculaire actif, l'organe peut se diriger du côté opposé et se porte même inévitablement dans ce sens. Il importe également de ne pas prendre un strabisme optique pour un strabisme ordinaire. Le diagnostic s'établit encore facilement, puisque le strabisme optique n'existe que dans la vision attentive, le strabisme ordinaire existant au contraire à tout moment. De plus, si on examine l'œil avec soin, on trouve dans le strabisme optique quelque lésion de la cornée et du cristallin qui n'existe pas dans le strabisme musculaire.

Pronostic. — Cette maladie a pour principal inconvénient la difformité même qui la caractérise. Elle est par conséquent d'autant plus fâcheuse que cette difformité est plus prononcée. Le strabisme a, de plus, l'inconvénient d'affaiblir la vision en l'obligeant à se faire avec un seul œil, et, sous ce rapport, il devient plus grave à mesure que le malade avance en âge, car la rétine, condamnée à l'inaction, s'affaiblit graduellement et peut à la longue perdre toute sa sensibilité et devenir impropre à la vision quand bien même la difformité viendrait à être corrigée.

Traitement.—Le strabisme commençant peut être guéri ou arrêté dans ses progrès par l'emploi de moyens propres à corriger l'habitude qui est le point de départ de la difformité. Ainsi, on doit éviter de laisser un enfant nouveau-né dans une position qui l'oblige à regarder toujours du même côté. Si l'on croit remarquer qu'un enfant a de la disposition à loucher, on la combat en exerçant les muscles oculaires : pour cela, on place devant l'œil des objets qui puissent fixer l'attention du malade, puis on les transporte du côté opposé à la déviation où l'œil cherche bientôt à les suivre ; au besoin, on ferme l'autre pendant la manœuvre. Cette sorte de gymnastique, souvent répétée, développe l'énergie du droit externe et le met à même de résister à l'action trop intense du droit interne.

Quand l'enfant atteint l'âge de quatre ou cinq ans, on peut encore essayer cet exercice, mais le malade ne s'y prête plus aussi bien, et les muscles sont déjà tellement habitués à leur action vicieuse qu'ils ne cèdent plus aussi facilement. Il convient alors de forcer la vision à s'accomplir avec un seul œil, celui qui louche, quand le strabisme est unioculaire, avec l'un et avec l'autre alternativement quand le strabisme est double. Ce mode de traitement est fondé sur cette notion que nous avons pris soin de faire ressortir, savoir : que, quand l'œil sain est fermé, l'œil dévié se redresse. On peut donc espérer qu'en obligeant l'enfant à se servir exclusivement de ce dernier, le muscle droit externe, forcé d'agir, reprendra la vigueur qui lui manque. Le meilleur moyen, pour arriver à ce but, est de couvrir l'un des yeux avec l'instrument que les fabricants et les opticiens vendent sous le nom de *louchette*, instrument qui se compose d'une coque en buffle entourée d'une étoffe souple et qui s'attache autour de la tête au moyen de cordons. Il y a des louchettes doubles et des louchettes simples. Quand on se sert des premières, il faut percer d'un trou central la coque correspondante à l'œil que l'on veut faire agir : or, il est beaucoup plus simple de ne pas couvrir du tout cet œil et de mettre l'appareil exclusivement sur l'autre. Ce serait une faute que de percer d'un trou chacune des coques de la louchette double, car, l'instrument une fois placé, le malade ne se servirait que d'un œil, c'est-à-dire de celui qui n'est pas malade ou qui l'est le moins, et l'autre se dévierait sous l'appareil comme il le ferait à l'air libre. Il vaut donc mieux placer la louchette simple sur le bon œil, quand l'enfant louche d'un seul côté, et la placer alternativement sur l'un et sur l'autre quand il louche des deux côtés. Ce mode de traitement ennuie les malades, et l'on a beaucoup de peine à obtenir qu'ils s'en servent assez longtemps pour en obtenir de bons résultats ; cependant on ne peut arriver à une guérison qu'en en continuant l'usage pendant plusieurs mois. Il est vrai de dire que, même avec cette condition, ce moyen échoue souvent et qu'il n'a chance de réussir que dans les strabismes très-peu prononcés.

Lorsque le malade est plus avancé en âge, il peut, par la seule force de sa volonté, essayer de corriger la difformité en s'obligeant à regarder en dehors avec l'œil dévié. Le professeur Roux aimait à raconter qu'il avait de cette manière sensiblement diminué un strabisme assez prononcé dont il était lui-même atteint pendant ses jeunes années.

Quand les moyens précédents ont échoué, quand le strabisme est tellement ancien ou porté à un tel degré qu'on ne peut évidemment rien en obtenir, il faut, ou condamner le malade à garder sa difformité, ou pratiquer l'opération de la strabotomie. Celle-ci est incontestablement avantageuse pour les strabismes très-forts et pour ceux d'une moyenne intensité. Elle n'a pas la même utilité pour les strabismes légers, ainsi que nous aurons soin de le faire remarquer en parlant des résultats qu'elle fournit.

Strabotomie ou myotomie oculaire, appliquée au traitement du strabisme. — Cette opération, que quelques oculistes ambulants du dernier siècle paraissent avoir pratiquée, n'a été scientifiquement appliquée que dans ces derniers temps. Exécutée sur le cadavre en 1838 par Stromeyer, de Hanovre, elle a été faite pour la première fois sur le vivant par Dieffenbach, de Berlin, en 1839. Les premières opérations qu'on a tentées en France d'après les indications incomplétement connues de ces deux chirurgiens ont échoué; mais, lorsque M. Philipps, élève de Dieffenbach, eut mieux fait connaître le mode opératoire employé en Allemagne et surtout eut montré qu'il fallait inciser avec plus de hardiesse les tissus sous-conjonctivaux (*Ténot. sous-cutanée,* 1841), on ne tarda pas à obtenir les mêmes succès qu'à Berlin. Les publications de MM. Bonnet (*Tr. des sections tendineuses et musculaires,* 1841), Velpeau (*du Strabisme;* addition aux *Éléments* |*de méde-*

cine opératoire, 1842), A. Bérard (*Diction. de méd.*), Lenoir (thèse de concours, 1850), ont achevé de vulgariser cette opération, et elle a été depuis quelques années assez souvent pratiquée pour qu'il soit aujourd'hui possible de la juger et de l'apprécier à sa juste valeur.

Indications et contre-indications. — La myotomie n'est applicable qu'au strabisme vrai ou ordinaire tel que nous l'avons défini et décrit. Si on la pratiquait pour un strabisme paralytique, l'œil ne se redresserait qu'incomplétement et ne retrouverait pas les mouvements en sens inverse de la déviation qui lui manquent. Si on la pratiquait pour un strabisme optique, on s'exposerait à faire naître un strabisme divergent et à affaiblir la vision, puisque le strabisme est dans ce cas la condition qui permet de fixer les objets.

Tous les strabismes vrais ne doivent pas être soumis à l'opération, et il convient, à cause des difformités légères qu'elle-même laisse à sa suite, de n'agir que sur ceux qui sont très-prononcés.

Comme il s'agit d'une opération de complaisance, on ne doit la faire qu'après en avoir exposé et l'innocuité et les petits inconvénients possibles, et on doit choisir pour l'exécuter le moment où la santé du malade ne laisse rien à désirer.

Il ne faut pas opérer les enfants à la mamelle, non-seulement parce que la contraction des paupières et la petitesse des muscles rendraient l'exécution difficile, mais surtout parce que l'on ne peut pas bien apprécier à cette époque le degré réel de la maladie. On ne doit guère y songer avant l'âge de quatre à cinq ans. A partir de ce moment, le mieux est d'opérer le plus tôt possible, afin de ne pas laisser à la rétine le temps de s'affaiblir, et aussi parce que cette difformité, comme la plupart des autres, se corrige et s'efface d'autant mieux qu'on y remédie plus tôt.

Quand le strabisme est double, doit-on opérer les deux yeux le même jour ? Oui, s'il ne reste aucun doute : mais, ainsi que nous l'avons dit tout à l'heure, la détermination du strabisme double est souvent difficile, et, en cas de doute, il faut n'opérer d'abord que l'œil le plus évidemment dévié.

Manuel opératoire. — On a varié de beaucoup de manières l'opération de la ténotomie oculaire. A l'époque où elle fut inventée, bon nombre de chirurgiens imaginèrent des procédés et des instruments spéciaux, les uns en vue d'appeler sur eux l'attention du public, les autres pour donner de la sécurité à leur main peu familiarisée avec la pratique de la chirurgie. Beaucoup de ces inventions sont condamnées à l'oubli. Trois méthodes seulement méritent d'être signalées : ce sont celles de Stromeyer, de M. Velpeau, et de M. J. Guérin.

Quelle que soit d'ailleurs la méthode mise en usage, la position du malade, du chirurgien, et des aides, est toujours la même. Le premier est assis comme dans l'opération de la cataracte. Le second peut être assis de même, mais à la condition que la chaise soit très-élevée : s'il n'en avait pas qui fût assez haute, il devrait se tenir debout, afin de mieux voir et de n'avoir pas à lever les bras. Trois aides au moins sont nécessaires, un pour fixer la tête, un pour tenir l'instrument qui attire l'œil en dehors, un autre pour tenir les mains. Deux ou trois autres sont indispensables pour contenir le malade, dans le cas où il serait craintif et indocile.

Dans tous les procédés, on commence par couvrir l'œil sain d'un bandeau. Il faut, de plus, que les paupières soient écartées. On s'est d'abord servi des élévateurs de Pellier ou de crochets plus ou moins analogues à ces derniers, mais ces intruments ont tous l'inconvénient de nécessiter au moins un aide de plus. Il est plus commode d'écarter les paupières avec un instrument qui, une fois placé, se maintienne seul. Le dilatateur ou blépharcirgon de M. Kelleysnowden remplit assez bien cette indication. Il se compose de deux branches de métal, pourvues chacune de crochets mousses dirigés en sens inverse. Les deux branches étant rapprochées, on engage ces crochets derrière les paupières, puis, en abandonnant les choses à elles-mêmes, les lames s'écartent et refoulent les paupières contre le rebord de l'orbite. MM. Velpeau et Furnari ont fait à cet instrument des modifications avantageuses.

Enfin, il est nécessaire d'avoir à sa disposition quelques morceaux d'éponge, qui devront être portés sur la plaie avec une pince ordinaire ou avec la pince spéciale de M. L. Boyer.

Quel que soit le procédé mis en usage, il faut encore que l'œil soit maintenu en dehors pendant toute la durée de l'opération. Dans ce but, Dieffenbach et M. Phillips se servent d'une érigne simple avec laquelle ils accrochent la conjonctive à quelques millimètres en avant de la caroncule lacrymale. M. Bonnet conseille une pince à ressort, avec laquelle il saisit également la conjonctive. MM. Cunier et Sédillot préfèrent une érigne à deux ou trois petits crochets, qu'ils implantent hardiment dans la sclérotique. L'instrument est confié à un aide, habitué à la manœuvre, et qui doit lutter contre la tendance de l'organe à se reporter en dedans. Ces divers moyens peuvent certainement réussir; mais nous donnons la préférence au dernier, parce qu'il ne comprime pas et n'irrite pas autant la conjonctive et qu'il permet de résister plus efficacement au spasme du droit interne avant sa section : des faits nombreux nous ont d'ailleurs démontré sa parfaite innocuité.

On n'emploie pas habituellement le chloroforme pour cette opération, d'abord parce que le malade est assis, et ensuite parce que la manœuvre peut être gênée, comme dans les faits cités par MM. Sédillot et Courty, par un spasme violent des muscles de l'œil. Pourtant, comme ce spasme n'a pas lieu nécessairement, on pourrait chloroformer le malade s'il l'exigeait ou s'il était par trop indocile; mais ce serait toujours à la condition de l'opérer couché.

Méthode de Stromeyer. Les aides étant placés, le bléphareirgon et l'érigne scléroticale étant appliqués et l'œil maintenu en dehors, le chirurgien commence l'opération, qui se compose de trois temps : un pour inciser la conjonctive, un pour isoler et tendre le muscle droit interne, un pour le couper.

1° Pour inciser la conjonctive, on commence par former et saisir un pli transversal de cette membrane vers son cul-de-sac et un peu au-dessus du niveau de la commissure interne des paupières. Pour cela, on se comporte un peu différemment suivant qu'on n'emploie pas ou qu'on emploie l'érigne scléroticale. Ceux qui ne l'emploient pas se servent de deux instruments pour saisir le pli de la conjonctive : l'un qui est tenu par un aide, l'autre qui est tenu par la main gauche du chirurgien. Celui que tient l'aide sert en même temps à fixer l'œil en dehors pendant toute la durée de l'opération. Stromeyer, qui n'avait opéré que sur le cadavre, employait deux pinces ordinaires, mais celles-ci peuvent abandonner la conjonctive au moment où les muscles excités par la douleur se contractent. Dieffenbach et M. Phillips se servent pour accrocher la conjonctive de deux petites érignes simples. M. Bonnet préfère une pince à ressort pour saisir la portion de conjonctive sur laquelle sera faite la traction destinée à maintenir l'œil, et une pince ordinaire pour l'autre extrémité du pli. Quand on se sert d'une érigne scléroticale, et c'est ce que nous préférons, il n'est pas nécessaire d'avoir deux instruments pour saisir la conjonctive : une pince à disséquer ordinaire suffit. Le chirurgien la tient de la main gauche, et, au moment où l'œil est bien attiré en dehors, il saisit avec elle la conjonctive en avant du repli semi-lunaire et de la caroncule lacrymale, et coupe ensuite avec des ciseaux le pli de la membrane, qui se trouve nécessairement incisé de haut en bas. M. L. Boyer a préféré faire un pli vertical, afin d'inciser la conjonctive en travers : cette modification n'a aucune utilité.

2° Pour soulever le muscle, il faut glisser au fond de la plaie un crochet mousse, que l'on engage de haut en bas entre lui et la sclérotique. Le crochet de Stromeyer et de Dieffenbach était simple. Celui de Roux et de Sédillot offrait une cannelure. Celui de M. L. Boyer est composé de deux branches qui peuvent s'écarter et tendre ainsi plus sûrement le cordon musculaire que l'on coupe entre elles. Ce temps de l'opération est quelquefois difficile, parce qu'on ne distingue pas facilement le muscle, dont la couleur est masquée par celle du sang. Pour mieux voir, on absterge avec des morceaux d'éponge fixés comme il a été dit plus haut.

Au lieu d'employer un crochet, on pourrait, à l'exemple de M. Bonnet, saisir le muscle avec une pince ordinaire ou une pince à griffe, et, pour le tendre, l'attirer vers soi ; mais l'usage du crochet de Stromeyer nous paraît plus commode.

3° Pour couper le muscle, on emploie les mêmes ciseaux qui ont servi à la section de la conjonctive : on les dirige en avant du crochet ou de la pince, et on divise d'un seul coup toute l'épaisseur du faisceau musculaire. Il faut tâcher que la section ne soit pas faite trop près de l'insertion, car le bout postérieur resterait adhérent au fascia sous-conjonctival qui l'engaîne. En coupant le muscle un peu plus en arrière, dans sa portion musculaire, on divise nécessairement ses connexions avec l'aponévrose, et le bout postérieur ne peut plus agir sur l'œil par l'intermédiaire de cette dernière. La section une fois faite, doit-on, comme le conseillent MM. Philipps et Bonnet, exciser l'extrémité antérieure du muscle? C'est une précaution assez bonne, parce qu'elle met plus sûrement à l'abri de la réunion des deux bouts et, par conséquent, de la reproduction du strabisme. Mais si, comme cela arrive habituellement, le bout antérieur ne peut être retrouvé avec facilité à cause du sang qui s'écoule, de sorte que de longues recherches seraient nécessaires pour l'apercevoir, il vaut mieux laisser de côté ce complément opératoire qui n'est pas indispensable à la guérison.

Tout n'est pas nécessairement fini après l'exécution des trois temps qui précèdent, et il arrive assez souvent que le strabisme continue d'exister, soit parce que le muscle n'a pas été coupé et qu'on a pris pour lui le tissu cellulo-fibreux rougi par le sang après l'incision de la conjonctive, soit parce qu'on n'en a coupé qu'une portion, le sang ayant empêché de bien voir si tout était pris, soit enfin parce qu'on n'a pas suffisamment incisé l'aponévrose oculaire, qui, par ses connexions avec le bout postérieur du muscle, peut maintenir encore le globe de l'œil. On éviterait peut-être cette persistance de la déviation si, du premier coup, l'on incisait très-largement tous les tissus; mais on s'exposerait, en agissant ainsi, à voir survenir un strabisme divergent, accident dont il faut se préoccuper toujours et qui se produit surtout chez les enfants. Il est plus sage de ne pas trop couper d'abord, puis d'enlever le bléphareirgon, l'érigne, de laisser reposer le malade, et d'examiner, au bout de quelques minutes, le résultat. Pour qu'il soit bon, il faut : 1° que l'œil opéré soit dans la rectitude au moment où l'autre est ouvert ; 2° qu'il ne puisse pas suivre en dedans un objet que l'on porte dans cette direction. Si l'exploration fait reconnaître que le malade continue à loucher, on replace le bléphareirgon et l'érigne, on observe le fond de la plaie afin de voir si quelque portion du muscle s'y trouve encore, on reporte même le crochet de bas en haut et de haut en bas le long de la sclérotique, et, pour peu qu'on trouve une bride suspecte, on la coupe ; on agrandit en même temps un peu la section du fascia sous-conjonctival en haut et en bas. On examine ensuite de nouveau le résultat, et, s'il n'est pas satisfaisant, on y revient encore. M. Bonnet a fort bien montré que, par des sections successives, on arrive au redressement sans s'exposer à avoir ces strabismes en sens inverse que l'on a observés plusieurs fois à l'époque où l'on commençait à faire la myotomie oculaire.

Quand, après plusieurs divisions successives qui ont causé un délabrement assez considérable, on trouve que le redressement est toujours incomplet, doit-on s'en tenir là, ou faut-il couper de suite quelque autre muscle : le petit oblique ou le droit supérieur, si la déviation qui persiste paraît être en haut en même temps qu'en dedans; le grand oblique ou le droit inférieur, si la déviation paraît être en bas et en dedans? Nous n'approuvons pas ces sections multipliées, parce qu'elles augmentent l'exophthalmie et la fixité consécutive de l'œil et que ces inconvénients sont plus fâcheux que le strabisme, toujours léger, qui persiste en pareil cas. D'ailleurs il n'est pas impossible que l'œil se redresse consécutivement.

Il n'y a pas de pansement à faire : le malade doit seulement garder le repos et couvrir l'œil opéré d'un linge mouillé d'eau froide pendant quelques jours.

Méthode de M. Velpeau. Cette méthode, qui consiste à saisir en même temps la conjonctive, le muscle, et son aponévrose, convertit en un seul les trois temps de la méthode précédente. Pour l'exécuter, on se sert de pinces à griffes dont les branches ne peuvent être amenées au contact. Les parties qu'elles embrassent ne sont donc ni mâchées ni pressées. On place une des pinces près de la sclérotique et l'autre plus en arrière, en ayant soin de comprendre le plus de parties possible entre les deux ; puis, on coupe avec des ciseaux toute la portion qui a été prise, c'est-à-dire la conjonctive, l'aponévrose, et le muscle. Cette opération a l'avantage d'être plus rapide que la précédente : seulement il arrive souvent que le muscle n'est pas coupé ou qu'il ne l'est qu'incomplétement. Ce n'est pas là un grand inconvénient, puisque la même chose arrive aussi dans l'autre méthode; cependant, comme, après l'exécution du procédé de M. Velpeau, ce résultat est plus fréquent, l'exploration attentive du résultat obtenu et les sections complémentaires doivent être encore plus sérieusement recommandées.

3° *Méthode de M. Guérin.* Cet auteur, appliquant aux muscles de l'œil ses préceptes généraux sur les sections sous-cutanées, a proposé la myotomie sous-conjonctivale. Dans un premier temps, il fait une ponction à la sclérotique. Dans un second, il conduit un ténotôme spécial, dont la lame est recourbée en Z, sous la conjonctive, le long de la sclérotique, et va couper le muscle de dehors en dedans, c'est-à-dire du globe de l'œil vers la paroi de l'orbite. Cette méthode, qui a l'inconvénient d'exposer à une infiltration sanguine abondante dans le tissu sous-conjonctival et avec laquelle on n'est pas aussi sûr d'atteindre le muscle qu'avec les autres, n'offre en revanche aucun avantage important : c'est pourquoi elle n'a guère été pratiquée que par son inventeur.

Suites de l'opération. — Il est remarquable que, consécutivement à la myotomie oculaire, on ne voie survenir qu'une inflammation modérée et que cette inflammation ne devienne pas suppurative. C'est à peine si l'on a pu citer deux cas de fonte purulente de l'œil parmi les milliers de malades qui ont été opérés à l'époque où la strabotomie fut inventée : tout se borne habituellement à un peu de rougeur de la conjonctive, qui oblige le malade à garder la chambre et à couvrir l'œil d'un bandeau et de linges mouillés d'eau froide pendant dix ou douze jours. Le principal accident consécutif, et on l'observe dans un bon nombre de cas, est la formation d'un bourgeon charnu rougeâtre au niveau de la plaie. Ce bourgeon, qui est spécial à cette opération et dont il est difficile d'expliquer le mode d'origine, commence à se montrer vers le huitième jour, grossit peu à peu, et arrive au volume d'un gros pois; puis, il reste stationnaire, si l'on n'y fait rien, et entretient pendant longtemps une gêne et une irritation de la conjonctive. Il faut le cautériser, s'il n'est pas encore très-gros, ou l'exciser avec des ciseaux, s'il est arrivé au volume que nous indiquions tout à l'heure : on est quelquefois obligé d'y revenir une deuxième et même une troisième fois, parce que la fongosité se reproduit avec une grande facilité chez certains sujets.

On a quelquefois observé de la diplopie, mais cette complication n'a jamais été de longue durée.

Résultats. — Il est un premier résultat qui se constate par la dissection et sur lequel nous ne possédons jusqu'à ce jour que des données incomplètes : nous voulons parler de l'état du muscle coupé. Que devient-il? Au moment de l'opération, le bout postérieur se rétracte; mais ensuite reste-t-il libre indéfiniment ou contracte-t-il quelques adhérences avec les parties voisines? Les avis sont partagés à cet égard. Ainsi, MM. Philippe, de Bordeaux, et J. Guérin ont prétendu que les deux bouts du muscle peuvent se réunir à l'aide d'un prolongement intermédiaire de nouvelle formation, ce qui permettrait de comprendre la possibilité du rétablissement des mouvements sans récidive du strabisme; mais ces auteurs n'ont apporté aucun fait anatomique à l'appui de leur manière de voir. MM. Amussat et L. Boyer ont constaté, dans leurs expériences sur les animaux, MM. Bouvier et Lenoir ont démontré, sur des sujets morts plus ou moins longtemps après l'opération, que le bout postérieur était resté éloigné de l'antérieur, mais qu'il avait contracté des adhérences avec la sclérotique en arrière du lieu d'insertion normale, par l'intermédiaire d'un tendon cellulo-fibreux de nouvelle formation, disposition qui peut encore expliquer le rétablissement des mouvements. Les choses se passent-elles toujours de cette façon? n'arrive-t-il pas quelquefois que le bout postérieur reste isolé? Il est permis de le croire, en présence des cas dans lesquels l'œil a perdu la plus grande partie de son mouvement en dedans; mais, comme les résultats fournis par l'examen cadavérique sont encore peu nombreux, le mieux est d'attendre, pour décider cette question, que de nouvelles autopsies aient été pratiquées.

Il est d'autres résultats que l'on constate sur le vivant et qui permettent de juger à sa véritable valeur l'opération dont nous nous occupons.

Dans les cas les plus heureux, l'œil est redressé et ne se dévie plus en dedans, et la vision s'améliore parce qu'elle s'exécute avec les deux yeux et non avec un seul comme auparavant. M. Bonnet a remarqué, de plus, que la myopie et la kopiopie disparaissent souvent. En même temps, il peut arriver que l'œil retrouve une partie de ses mouvements en dedans par le rétablissement de la continuité du muscle ou par la formation d'insertions nouvelles. Sous ces divers rapports, l'opération a de grands avantages.

Quelquefois le redressement complet n'a pas lieu de suite : pendant quinze ou vingt jours, l'œil continue à être dévié; puis, on le voit revenir peu à peu à sa rectitude normale. Ce résultat, que tous les observateurs ont constaté, tient à ce que le muscle droit externe recouvre lentement tout son pouvoir contractile, qu'un allongement de longue durée lui avait fait perdre. Pour aider ce redressement consécutif, il est bon de laisser l'œil découvert et de l'exercer à suivre des objets que l'on porte graduellement en dehors.

L'opération peut laisser après elle quelques inconvénients qu'il importe de signaler.

Dans bien des cas, l'œil redressé ne peut se porter en dedans par l'effort de la volonté ou n'est qu'incomplétement entraîné dans ce sens par la portion interne des muscles droits supérieur et inférieur. De cette diminution dans l'étendue des mouvements résulte que, quand les deux yeux suivent un objet, l'harmonie n'existe pas entre eux : celui qui a été opéré s'arrête pendant que l'autre marche encore. Cet effet a quelque chose de choquant qui frappe tout le monde et que reconnaissent parfaitement les chirurgiens expérimentés : c'est moins désagréable sans doute qu'un strabisme prononcé, mais c'est encore une difformité, et, chose fâcheuse, une difformité contre laquelle l'art ne peut plus rien.

Souvent la caroncule et la portion correspondante de la conjonctive sont plus déprimées qu'avant l'opération et que du côté opposé : de là encore un défaut de régularité et d'harmonie entre les deux yeux. Les paupières sont plus écartées l'une de l'autre et le globe de l'œil est un peu plus saillant que dans l'état normal, ce qui établit une nouvelle différence de conformation entre les deux côtés.

Deux autres résultats plus fâcheux, mais moins ordinaires que les précédents, peuvent être observés : l'un est la persistance ou la récidive du strabisme convergent, l'autre est la formation d'un strabisme divergent. Le premier peut être dû, comme nous l'avons indiqué tout à l'heure, à ce qu'on a manqué le muscle ou bien à ce qu'on n'a pas assez débridé l'aponévrose ; mais il est arrivé aussi sans l'intervention de ces causes, et au bout d'un certain temps, par suite de la contraction des muscles droits supérieur et inférieur, dont la partie interne remplace le muscle qui a été coupé, et, dans d'autres cas, par le rétablissement de la continuité de ce dernier. Quand cet événement a lieu, on pourrait songer à une nouvelle opération consistant à chercher de nouveau le muscle droit interne et à le couper une seconde fois si on le trouvait reconstitué. On a conseillé aussi la section des obliques, qui serait probablement inutile, ou celle des droits supérieur et inférieur, qui condamnerait l'œil à une fixité et à une saillie plus grandes que celles qui existent déjà et plus difformes que le strabisme lui-même.

L'autre résultat ne pourrait être corrigé que par la section du muscle droit externe, laquelle aurait pour effet de diminuer encore la mobilité de l'œil et d'augmenter l'exophthalmie. Si la déviation n'était pas très-prononcée, mieux vaudrait la laisser. Si elle était très-marquée, on pourrait opérer, mais après avoir averti le malade du résultat définitif probable.

En résumé, la section du muscle droit interne remédie, dans la plupart des cas, à la difformité produite par le strabisme convergent; mais elle lui substitue souvent la difformité causée par la mobilité insuffisante de l'œil, l'écartement des paupières, et l'exophthalmie. Ces inconvénients compensent ceux d'un strabisme léger, mais sont moindres que ceux du strabisme bien prononcé : c'est pourquoi, dans le premier cas, il vaut mieux ne pas engager les malades à se faire opérer, tandis que, dans le second, on peut leur présenter l'opération comme une ressource avantageuse.

Art. II. — Strabisme externe ou divergent.

Le strabisme externe est très-rare. Il présente beaucoup d'analogie avec le strabisme interne; cependant il n'est jamais optique, et c'est une chose remarquable que, dans les cas où un obstacle mécanique existe dans l'axe de l'œil, cet organe a bien plus de tendance à se porter en dedans qu'en dehors. Il est de nature paralytique dans les cas de paralysie de la troisième paire dont nous avons parlé plus haut. Nous venons de voir qu'il peut succéder à la section du droit interne, faite dans le but de remédier à un strabisme convergent ; ce résultat a lieu surtout chez les enfants, lorsqu'on a débridé trop largement. Il peut enfin être musculaire actif, c'est-à-dire être produit par une action musculaire qui porte un des yeux en dehors et semble avoir pour but de le soustraire à ses fonctions tant que l'autre est ouvert. Sous ce rapport, il est exactement semblable au strabisme convergent.

Ce strabisme est plus fâcheux que le précédent, parce qu'il est beaucoup plus difforme et qu'on ne le guérit pas aussi bien par l'opération.

Les moyens gymnastiques ont encore moins de chance de réussir que dans le strabisme convergent, et l'on ne peut espérer une guérison que par la strabotomie. Cette opération se pratique de la même manière que la section du droit interne, et il ne faut pas oublier que l'insertion du droit externe est également placée, un peu au-dessus du niveau de la commissure palpébrale, de sorte qu'on doit inciser le cul-de-sac de la conjonctive au-dessus de ce niveau. Souvent, après la section, le redressement ne s'opère pas ou reste incomplet. M. Bonnet donne le conseil de couper alors le muscle petit oblique. Pour cela, il suffit d'agrandir un peu la section en bas et en arrière : on ne tarde pas à voir ce muscle près de son insertion à la partie externe de la sclérotique, et on le coupe aisément. Il est arrivé quelquefois que, même après cette nouvelle section, le redressement n'ait pas eu lieu : il vaut mieux alors, de même que pour le strabisme interne, s'en tenir à ce qui a été fait que d'augmenter par de nouvelles sections les chances d'exophthalmie et d'immobilité de l'œil.

CHAPITRE QUATRIÈME.

Diplopie.

La diplopie est cet état de la vue dans lequel les objets sont vus doubles.

On sait que, dans l'état normal, la vision est simple, c'est-à-dire qu'on ne voit qu'un seul objet quoique les impressions se fassent en même temps sur les deux rétines et qu'une image particulière se peigne sur chacune de ces membranes. On sait également que les physiologistes ont longuement discuté pour expliquer ce phénomène. Sans entrer dans le détail de toutes les théories, il nous suffira de rappeler que deux conditions sont indispensables pour la vision simple avec les deux yeux : la première, c'est que les impressions soient transmises simultanément ; la seconde, que l'objet soit au point d'intersection des deux axes optiques prolongés et qu'ainsi les images se peignent sur des points identiques des rétines.

La diplopie est toujours le symptôme d'une autre affection ; nous n'avons donc pas autre chose à faire ici qu'à rappeler, sans en tracer l'histoire actuellement, les maladies qui peuvent lui donner lieu. Sous ce rapport, il y a deux variétés principales de diplopie : l'une, rétinienne ; l'autre, musculaire.

1° La *diplopie rétinienne* est celle qui est causée par un affaiblissement ou par quelque autre lésion de la rétine. L'un des symptômes de l'amaurose, à son début, peut être la diplopie, et M. Neu-

court en a rapporté plusieurs exemp.es dans le
Journal de chirurgie (juillet 1844). Dans ces cas,
le phénomène est difficile à comprendre : on ne
voit pas manquer la seconde des conditions que
nous indiquions à l'instant, aucun muscle ne
paraît paralysé, les deux yeux peuvent être dirigés simultanément vers les objets regardés, et
cependant le malade les voit habituellement doubles. Serait-ce qu'il y a alors un strabisme tellement faible qu'on ne le reconnaît pas? Ou bien
l'une des rétines, affaiblie, transmettrait-elle moins
promptement que l'autre l'image au sensorium ?
Faudrait-il admettre aussi, avec Pravaz (*Arch.
génér. de méd.*, 1re série, t. VIII, p. 67), qui
pourtant n'a pas expliqué assez clairement sa pensée, que souvent les objets se peignent sur plusieurs points de la rétine ; qu'à l'état normal, les
images réunies ne forment qu'une impression, mais
que, dans certaines paralysies partielles de la membrane, les images formées dans l'œil malade sur les
points non identiques à ceux de l'œil sain sont
perçues, tandis qu'elles ne le seraient pas si l'image
identique s'était formée. Toutes ces opinions sont
acceptables, mais aucune n'est susceptible de démonstration rigoureuse, et leur discussion est du
ressort de la physiologie plutôt que de la chirurgie.

La diplopie rétinienne offre ceci de particulier,
qu'elle peut être uni-oculaire, c'est-à-dire exister
lors même qu'on regarde avec un seul œil. Des
exemples en ont été rapportés par Klauhold, auteur
d'une dissertation sur la diplopie insérée dans le
tome I des Disputationes de Haller, par Boyer,
qui emprunte le sien à Hoffmann, et par M. Neu-
court (*loc. cit.*). Cette circonstance est très-difficile à expliquer dans l'état actuel de la physiologie,

et ne peut guère l'être que par la théorie de Pravaz.

Le phénomène de la diplopie uni-oculaire fait concevoir qu'avec les deux yeux la vision puisse être triple ou quadruple.

Chez beaucoup de sujets, la diplopie rétinienne n'existe pas constamment, mais se montre de temps en temps, en particulier lorsque les yeux ont été fatigués ou qu'il survient un peu de congestion vers la tête. Tantôt les deux sensations sont sur le même plan, tantôt elles paraissent superposées, l'une étant en avant, l'autre en arrière. Elle peut disparaître après avoir duré un certain temps. Quelquefois elle se termine, ainsi que nous l'avons dit, par une amaurose.

Le traitement n'est autre que celui de l'amaurose incomplète et consiste surtout dans le repos des yeux, l'emploi des évacuants, et les émissions sanguines, s'il y a quelque apparence de congestion.

2° La *diplopie musculaire* est celle qui résulte de l'affaiblissement d'un ou de plusieurs des muscles de l'œil, affaiblissement qui a pour conséquence d'empêcher l'harmonie des axes optiques et leur convergence vers l'objet que l'on fixe.

La diplopie musculaire a ceci de particulier, qu'elle ne se prolonge pas indéfiniment, quand bien même l'inaction des muscles persisterait. A la longue, la vision simple se rétablit, soit parce que la rétine prend de nouveaux points identiques, soit, ce qui est plus probable, parce que l'image du côté dévié est instinctivement négligée et que la vision s'effectue en réalité avec un seul œil.

Nous avons traité, dans un autre article (p. 819), de la paralysie musculaire et de tout ce qui la concerne avec assez de détails pour être dispensés de revenir sur ce sujet.

CHAPITRE CINQUIÈME.

Myopie.

La myopie est un vice fonctionnel consistant en ce que les objets ne peuvent être vus nettement que quand ils sont rapprochés des yeux.

On se rappelle que, dans l'état normal, le point de vision distincte est à une distance des yeux qui varie entre 18 et 25 centimètres, et que, placés plus loin, les petits objets, tels que les caractères d'imprimerie, ne peuvent plus être perçus. Dans la myopie, le point de vision distincte est beaucoup plus rapproché des yeux, en sorte qu'on ne peut lire, distinguer les objets fins, et même reconnaître les personnes, qu'en regardant de très-près.

Il y a des degrés dans cette affection, depuis celui où l'on ne peut lire qu'en plaçant le livre tout près du nez jusqu'à celui où on peut le tenir encore à 12 ou 15 centimètres.

Les deux yeux sont myopes à la fois, mais souvent l'un d'eux l'est plus que l'autre, ce qu'on apprécie aisément en faisant lire alternativement avec un des yeux pendant que l'autre est fermé. La myopie coïncide quelquefois avec le staphylôme conique, et, plus souvent, avec le strabisme ; d'autres fois, elle est l'indice d'une amaurose commençante. Dans le plus grand nombre des cas, elle n'empêche pas la vue d'être bonne, et même, à la condition de regarder de près, la plupart des myopes distinguent plus nettement que beaucoup d'autres les détails les plus délicats des objets.

L'examen des yeux ne montre rien de particulier, si ce n'est que la pupille est habituellement dilatée, et que, quand le malade veut regarder un objet placé trop loin, il rapproche et contracte les paupières et fronce le sourcil, comme si ces efforts avaient pour résultat d'aplatir le globe oculaire et de diminuer son étendue antéro-postérieure. Quelquefois les yeux sont bombés et saillants, mais c'est rare, et on ne trouve leur surface plus convexe, et par conséquent plus réfringente, que dans les cas où il y a staphylôme.

Cette affection est quelquefois congénitale, mais le plus souvent elle est acquise et commence à se montrer vers l'âge de huit à dix ans. On remarque qu'elle est beaucoup plus commune chez les habitants des villes que chez les gens des campagnes, chez les riches que chez les pauvres, et voici comment on explique le fait. La myopie se montre à l'âge où l'éducation commence, c'est-à-dire lorsque les yeux sont obligés de s'appliquer à des objets fins, tels que la lecture, l'écriture, et il faut qu'une accommodation ait lieu pour cette vision à courte distance. Or, il peut se faire que l'accommodation, en se répétant souvent, dépasse les limites nécessaires pour la vision distincte habituelle, et que, l'œil devenant trop réfringent, les images se forment au devant de la rétine, si les objets ne sont pas un peu plus rapprochés. D'un autre côté, lorsque l'accommodation s'est faite pendant un certain temps, il se peut que l'œil ne revienne plus aussi complétement à son état primitif et qu'il reste trop réfringent pour les objets éloignés.

Quelle est donc la modification qui se produit pendant l'accommodation de l'œil pour les objets rapprochés et dont la persistance cause la myopie? consiste-t-elle en un changement intime et permanent dans la courbure de la cornée, la consistance de l'humeur aqueuse, la forme et la consistance du cristallin? Ces opinions ont été tour à tour invoquées; mais on n'a pu jusqu'à présent en prouver anatomiquement la justesse, c'est-à-dire montrer sur des yeux de myopes des changements appréciables dans la cornée et les autres milieux. Il est plus probable que l'accommodation est l'effet d'une action musculaire, que les muscles droits en particulier la produisent en exerçant sur l'œil une pression qui l'allonge d'avant en arrière, et que la myopie est causée par la répétition trop fréquente et l'habitude prise de cette action musculaire. Telle est du moins aujourd'hui l'opinion de la plupart des physiologistes.

La myopie n'a du reste que des inconvénients légers. Arrivée à un certain degré, elle s'arrête, et l'usage des lunettes la corrige assez sensiblement pour que les malades n'en soient pas trop gênés. Elle diminue d'ailleurs et tend à s'effacer par les progrès de l'âge.

Le traitement peut être prophylactique, palliatif, ou curatif.

Le traitement prophylactique peut, à la condition d'être employé de bonne heure, arrêter la myopie. Il consiste à habituer les yeux à ne pas regarder de trop près. Pour cela, on force l'enfant à tenir ses livres et ses cahiers plus loin qu'il n'a tendance à le faire, on l'empêche de trop rapprocher les objets, on l'engage à n'employer ni lorgnons ni lunettes. Quand ils y sont ainsi forcés, les malades proportionnent la contraction musculaire et l'accommodation à la distance à laquelle sont placés les objets, et la tendance à la myopie finit souvent par disparaître.

Le traitement palliatif consiste dans l'emploi de lunettes à verres concaves, qui, en dissociant un peu les rayons lumineux, compensent la force réfringente des yeux. La concavité des verres est plus ou moins forte suivant le degré de la myopie, et on l'indique par des numéros qui servent en même temps à apprécier l'intensité du mal. M. Chevalier (*Manuel des myopes et des presbytes*) a divisé ces numéros en quatre séries : les plus élevés, 60, 30, 20, 18, 16, sont ceux qui permettent de voir avec les myopies les plus faibles; les n°* 15, 14, 13, 12, 11, 10, correspondent aux myopies assez marquées; les n°* 9, 8, 7, 6, 5, 4 ½, 4, aux myopies fortes; les n°* 3 ¾, 3 ½, 3, 2 ¾, 2 ½, 2, 1 ¾, 1 ½, 1, aux myopies les plus prononcées. Le malade choisit lui-même le numéro avec lequel il voit le mieux. On doit toujours lui donner le conseil de se servir le plus rarement possible des lunettes, et d'exercer les yeux sans ce moyen artificiel le plus souvent qu'il le pourra : c'est le seul moyen d'obtenir que la myopie n'augmente pas. Il faut aussi, à mesure que le malade prend des années et que la myopie, par ce seul fait, tend à diminuer, passer à des numéros de plus en plus élevés, afin de ne pas habituer les yeux aux premiers qu'on avait employés et dont l'usage continuel pourrait empêcher l'amélioration de se produire.

Le traitement curatif, celui du moins qu'on appelle ainsi parce qu'il a été donné comme procurant la guérison, est la myotomie oculaire. Partant de cette idée que la myopie est due à un excès d'action musculaire, guidés, d'un autre côté, par l'observation de malades qui, à la suite de sections musculaires faites pour le strabisme, avaient été guéris d'une myopie concomitante, MM. Cunier, J. Guérin, et Bonnet (de Lyon) ont proposé pour cette dernière maladie la même opération. Les deux premiers ont fait la section des muscles droits, mais on prévoit de suite l'objection qui s'adresse à cette manière de faire : si l'on coupe un seul des muscles droits, on s'expose à produire un strabisme en sens inverse, et, si l'on en coupe deux, l'externe et l'interne, on donne à l'œil une fixité difforme. Réservant donc cette opération pour les cas de myopie avec strabisme, M. Bonnet donne la préférence à la section du petit oblique par la méthode sous-cutanée, c'est-à-dire en ponctionnant la peau au niveau du rebord inférieur de l'orbite, vers l'angle interne, et conduisant par l'ouverture un ténotôme mousse avec lequel on passe derrière l'insertion inférieure du muscle, que l'on coupe en dirigeant le tranchant de dedans en dehors le long du plancher de l'orbite; mais une autre objection s'adresse à cette opération : n'est-elle pas insuffisante, inutile même, parce que ce sont les muscles droits, et non les obliques, dont la contraction accommode l'œil pour la vision à petite distance et produit par conséquent la myopie lorsqu'elle vient à s'exagérer? Nous avons lu avec beaucoup d'intérêt les raisonnements ingénieux que M. Bonnet oppose à cette objection (*Traité des sect. tend.*, p. 228 et suiv.); mais nous devons dire que nous n'avons pas été convaincus de leur justesse, et il faut que les chirurgiens aient partagé notre opinion à cet égard, puisque nous n'avons, pour juger la section des petits obliques dans la myopie, que les faits, au nombre de sept, rapportés par M. Bonnet lui-même. Quelque séduisants qu'ils paraissent, ils ne suffisent pas pour entraîner la conviction : d'autres observations seraient nécessaires, mais nous comprenons qu'il ne s'en produise pas. En effet, pour proposer une opération sur les deux yeux à un myope que des lunettes peuvent soulager, il faut que cette opération soit appuyée sur des raisonnements solides et sur des faits nombreux : ces deux conditions manquant, on ne saurait véritablement encourager un malade à en courir les risques. Quant à nous, dans l'état actuel de la science, nous ne pouvons que donner le conseil de s'en tenir au traitement palliatif.

CHAPITRE SIXIÈME.

Presbytie.

La presbytie est cet état de la vision qui ne permet de bien voir les objets que quand ils sont éloignés, le point de vision distincte se trouvant reculé à 40 ou 50 centimètres.

Ce vice fonctionnel n'est presque jamais congénial, mais se montre vers l'âge de quarante à cinquante ans, et s'annonce par la nécessité où l'on se trouve de placer devant soi, pour lire, le papier ou le livre aussi loin que les mains peuvent le reculer et quelquefois d'augmenter encore la distance en portant la tête en arrière. Plus tard, malgré ces précautions, les caractères fins et les objets très-délicats ne peuvent être perçus. En revanche, on voit nettement des objets éloignés, que les vues ordinaires ne peuvent distinguer. Le seul symptôme anatomique appréciable est le resserrement habituel de la pupille.

On ne connaît pas de causes anatomiques à la presbytie. On a parlé, il est vrai, d'une diminution dans la réfringence des milieux, et, en particulier, d'un amoindrissement de la convexité du cristallin ou d'une fluidité plus grande du corps vitré; mais ces lésions n'ont pas été plus démontrées que les lésions en sens inverse de la myopie. Il nous paraît rationnel d'admettre que la presbytie est due à un affaiblissement des muscles, qui ne leur permet plus d'accommoder les yeux pour la vision à courte distance.

La maladie n'est pas également prononcée chez tous les sujets : elle présente des degrés comme la myopie, et diffère de cette dernière en ce point essentiel, qu'au lieu de diminuer elle s'accroît au contraire par les progrès de l'âge.

Elle n'a pas de traitement préservatif ni de traitement curatif; on ne peut que la pallier par l'emploi de verres convexes, dont la réfringence supplée à celle qui manque à l'œil. M. Chevalier a établi quatre séries analogues à celles des lunettes à myopie : les numéros les plus élevés, depuis 100 jusqu'à 20, sont destinés à la presbytie commençante; les plus faibles, depuis 4 $\frac{1}{2}$ jusqu'à 1, aux presbyties les plus prononcées. On doit du reste donner aux malades le conseil d'en venir le plus tard possible à l'emploi des lunettes, de ne pas s'en servir constamment, et de ne passer d'un numéro à un autre que quand il leur est absolument impossible de faire autrement.

LIVRE CINQUIÈME.

MALADIES DE L'ORBITE.

Nous divisons ce chapitre en deux sections, consacrées : la première, aux lésions traumatiques ; la seconde, aux lésions vitales et organiques.

SECTION I.

LÉSIONS TRAUMATIQUES DE L'ORBITE.

Ces lésions comprennent : 1° les contusions et les fractures, 2° les plaies.

CHAPITRE PREMIER.

Contusions et fractures.

A. Parmi les corps contondants qui menacent l'appareil de la vue, il en est que leur direction, leur volume, et leur configuration, rendent plus propres à agir sur les parties molles et spécialement sur le globe oculaire : de là, les contusions de l'œil, dont il a été question précédemment (p. 302). D'autres, disposés de manière à porter plutôt leur action sur la grande circonférence orbitaire, occasionnent des lésions différentes des premières et qui méritent le nom de *contusions de l'orbite*, puisque ce sont les parois mêmes de cette cavité qui supportent directement l'effort des violences extérieures.

Cette sorte de lésion se produit d'autant plus facilement que l'agent vulnérant présente une surface plus étendue et plus régulière : aussi l'a-t-on surtout observé à la suite des chutes sur un terrain dur, des chocs contre l'angle d'une porte, d'une croisée, d'une muraille, de l'écrasement de la face par le passage d'une roue de voiture, etc., et c'est le bord supérieur, ou arcade orbito-frontale, qui, à cause de sa proéminence, est le plus fréquemment et le plus fortement atteint.

Les téguments, interposés entre les os et le corps vulnérant et recevant nécessairement le premier choc, sont meurtris, broyés, déchirés, et leur dilacération peut entraîner des accidents nerveux, des troubles graves de la vision, qui ont été rapportés à la lésion des nerfs de la cinquième paire et ont donné lieu à des hypothèses et à des controverses que nous avons exposées et jugées précédemment en parlant des plaies du sourcil (p. 4). L'ébranlement est ensuite transmis aux os de l'orbite, et, par leur intermédiaire, à ceux du crâne, au périoste, ainsi qu'aux organes importants que renferment les cavités orbitaire et crânienne; et les conséquences de cet ébranlement peuvent être, plus ou moins prochainement, la fracture des parois de l'orbite, l'inflammation des os, du périoste, du tissu cellulaire intra-orbitaire, la formation d'un phlegmon suivi d'induration, de suppuration, d'abcès, la commotion de l'œil, l'épanchement sanguin dans l'orbite ou dans le crâne, la congestion, la commotion, la contusion, ou l'inflammation cérébrale, le développement ultérieur d'exostoses, de kystes, de tumeurs solides ou liquides.

D'après cet exposé rapide, on comprend l'importance de ces contusions, lors même qu'elles ne seraient pas, comme cela a lieu souvent, compliquées de la blessure de l'œil, les difficultés que présente le diagnostic, la réserve commandée au chirurgien dans le pronostic, et les précautions à imposer au malade dans le cours du traitement.

B. Les lésions indiquées comme conséquences

possibles de la contusion orbitaire ayant du reste été déjà ou devant être plus tard l'objet de considérations particulières, nous nous bornerons à traiter ici des *fractures*, qu'on ne saurait sans intervertir l'ordre naturel séparer de la contusion orbitaire.

Ces fractures diffèrent suivant qu'elles restent limitées aux bords mêmes, à la grande circonférence de l'orbite, ou qu'elles s'étendent plus ou moins loin sur les parois de cette cavité.

1° Les fractures du rebord orbitaire, suites ordinaires de contusion, peuvent cependant se produire d'une autre façon : c'est ainsi que Mackenzie rapporte l'histoire d'un boucher, pendu par le milieu de l'arcade orbitaire gauche à un crochet de fer, qui détacha complétement une assez large portion de l'os en déchirant en même temps les téguments.

Elles s'accompagnent ordinairement d'épanchement ou d'infiltration sanguine, d'ecchymose, et d'un gonflement qui masque la lésion principale durant les premiers jours. Cependant on arrive généralement à la reconnaître à l'inégalité du rebord de l'orbite, à l'affaissement ou à la mobilité du fragment détaché. L'emphysème des paupières ou des parties circonvoisines est aussi un bon signe, qui indique en outre l'extension de la fracture aux parois des fosses nasales ou des sinus.

Le plus souvent, la consolidation se fait d'elle-même, sans difficulté, et sans exiger de soins particuliers. Il pourrait cependant arriver que le fragment se réunît dans une position vicieuse : le boucher cité par Mackenzie n'était venu le consulter que postérieurement à sa fracture et pour une ophthalmie occasionnée par l'impossibilité d'abaisser la paupière supérieure, soulevée et retenue par le fragment dévié. D'autres fois, lorsque la fracture est compliquée de plaie contuse, il en peut résulter de l'inflammation, de la suppuration, de la carie ou de la nécrose, le détachement d'esquilles secondaires, la formation de fistules, et, plus tard, des adhérences et des déviations des paupières auxquelles il devient nécessaire de remédier par des opérations autoplastiques. On voit donc qu'il faut apporter beaucoup d'attention à bien établir le diagnostic et qu'il y a de l'utilité à surveiller la marche de la maladie afin d'appliquer au besoin un bandage légèrement compressif.

2° Les fractures des parois de l'orbite consistent, soit en une simple fente ou fissure, soit en un fracas plus ou moins considérable avec détachement d'une ou de plusieurs esquilles.

Les fissures orbitaires se rattachent souvent aux fractures de la région frontale, dont elles semblent alors n'être que l'extension. Leur diagnostic est assez obscur. Elles donnent quelquefois lieu à une ecchymose palpébrale, qu'on distinguera aux caractères suivants de celle qui survient dans les contusions directes de l'œil et de ses annexes : 1° elle ne paraît ordinairement que trente-six ou quarante-huit heures après l'accident; 2° elle commence par la paupière inférieure ; 3° elle se montre à la surface conjonctivale plutôt qu'à la surface cutanée ; 4° elle est, ainsi que l'a établi depuis longtemps l'un de nous, M. Denonvilliers, précédée par une ecchymose de la conjonctive oculaire. Tous ces phénomènes tiennent à la marche suivie par le sang que fournissent les vaisseaux rompus : après s'être épanché dans le crâne, le liquide tend, en vertu de sa pesanteur, à s'infiltrer dans le tissu cellulaire lâche de la cavité orbitaire; une fois arrivé là, il gagne de proche en proche, du fond vers l'orifice, et s'étale d'abord à la surface de l'œil dans le tissu sous-conjonctival ; ce n'est que plus tard, au bout d'un certain temps, et quand le liquide est abondant, qu'il pénètre et se montre dans les paupières, dont il est séparé par l'aponévrose tendue entre le pourtour de l'ouverture orbitaire et les cartilages tarses. Enfin, il doit naturellement apparaître d'abord dans le plan le plus profond, c'est-à-dire au-dessous de la conjonctive, et à la partie la plus déclive, c'est-à-dire à la paupière inférieure. Ces caractères acquièrent une grande importance lorsque la violence extérieure a agi très-près de l'œil et sur l'arcade orbitaire, et empêchent qu'on ne confonde les effets d'une affection légère, comme l'est une simple contusion, avec ceux d'une lésion telle qu'une fracture par contre-coup de la base du crâne et de l'orbite. Dans le cas où l'ecchymose palpébrale succède à un coup porté loin de l'orbite, il n'y a ni doute ni confusion possible, et le phénomène dont il s'agit ici prend une signification presque égale à celle d'un signe physique. Le pronostic et le traitement sont ceux des fractures du crâne.

Quant aux fractures comminutives de l'orbite, elles sont plus souvent les suites immédiates d'une contusion. On les reconnaît plus facilement à la mobilité des fragments, et elles sont un peu moins graves, sauf toutefois les cas où elles se compliquent de lésions cérébrales. Si les esquilles paraissaient entièrement ou presque entièrement détachées des parties molles, si surtout la fracture était accompagnée d'une large plaie, on les extrairait à l'aide de pinces à pansement ; mais cette extraction ne doit être faite que dans les conditions indiquées, car il n'est pas de chirur-

gien qui n'ait remarqué la facilité avec laquelle
s'accomplit dans cette région la consolidation de
pièces osseuses même fortement ébranlées.

A peine est-il besoin d'ajouter que, dans ces
sortes de lésions, comme dans toutes les blessures
de l'orbite, il faut, à cause du voisinage des organes importants qui peuvent avoir été impres-
sionnés par la cause vulnérante, insister sur le
repos, la diète, et revenir même à l'emploi des
antiphlogistiques.

CHAPITRE SECOND.

Plaies.

Les plaies de l'orbite peuvent être divisées en
plaies ordinaires et plaies par armes à feu.

Art. I. — Plaies ordinaires.

Causes et mode de production. — Ces
plaies sont faites par des instruments tranchants
ou par des instruments piquants.

Les instruments tranchants ont peu de prise sur
la cavité de l'orbite et ne peuvent guère agir que
sur ses bords et sa partie antérieure. Suivant la
force du coup et sa direction plus ou moins oblique, les téguments seuls sont divisés, l'os est entamé, échancré, détaché sous forme de copeau adhérent aux parties molles, l'œil est intéressé, la
cavité crânienne ouverte, et le cerveau lui-même
divisé dans une certaine étendue. L'analogie frappante et la liaison qui existent entre ces blessures et
celles du crâne nous dispensent d'entrer à cet égard
dans de plus longs détails.

Les instruments piquants sont bien plus propres par leur forme allongée à s'introduire dans
une cavité profonde et rétrécie comme l'est la cavité orbitaire. Parmi ceux qui ont le plus souvent

produit les blessures de cette région, nous pouvons citer les épées, les couteaux, les sabres à lame droite, les limes triangulaires, les poinçons, les dents de fourche, les flèches, les crochets ou les tringles de fer, les broches à porter les bobines dans les filatures de coton, les fleurets dont le bouton se brise sur le masque en faisant des armes, l'extrémité d'un morceau de bois, d'une canne, d'un parapluie, d'un tuyau de pipe. De ces instruments, les uns sont, comme on a pu le voir, très-déliés et munis d'une pointe acérée, les autres sont plus épais et plus émoussés à leur extrémité. Ils pénètrent en général d'avant en arrière, mais avec des variétés dans leur direction qui entraînent des différences dans le nombre et la nature des parties blessées et par conséquent dans la gravité même des désordres. La lecture des observations particulières nous a permis de noter à cet égard des résultats assez curieux : c'est ainsi, par exemple, que, dans un cas observé à l'hôpital de Brest par M. Massot, un coup de fourche avait produit à la fois une perforation de la voûte orbitaire et un enfoncement du plancher de l'orbite dans le sinus maxillaire, double lésion que le chirurgien rapporta, avec beaucoup de sagacité, à la pression exercée par la convexité de la fourche sur le globe oculaire et, par son intermédiaire, sur la lame mince de l'os maxillaire, au moment même où la pointe de l'instrument était solidement engagée dans la voûte de l'orbite.

Lésions anatomiques et symptômes. — Il semblerait au premier abord que le globe oculaire, qui se présente si bien à la partie antérieure et centrale de la cavité, dût être presque infailliblement et presque constamment intéressé. Il l'est en effet assez souvent, mais les cas ne manquent pas dans lesquels il avait échappé, de sorte que l'instrument s'était glissé entre lui et la paroi osseuse, phénomène qui s'explique, suivant la remarque de Mackenzie, par le poli et la mobilité de l'œil ainsi que par sa forme arrondie et par sa résistance comparée à la mollesse des tissus qui l'environnent. Outre le globe de l'œil et la glande lacrymale, beaucoup d'autres parties intéressantes peuvent être lésées : ainsi, la pelote graisseuse qui entoure le nerf optique, ce nerf lui-même, les filets nerveux sensitifs et moteurs appartenant aux troisième, quatrième, cinquième, et sixième paires, les muscles de l'œil, la veine et l'artère ophthalmiques et leurs divisions. Bien plus, les parois de l'orbite, particulièrement la supérieure et l'interne, peuvent être traversées par l'instrument, qui blesse alors plus ou moins profondément le cerveau, ou enfoncées et poussées elles-mêmes dans la substance pulpeuse de cet organe. On a vu encore l'instrument vulnérant pénétrer à travers le trou optique ou la fente sphénoïdale et s'introduire, soit dans le sinus caverneux, soit dans la cavité crânienne.

Avec de semblables blessures, on conçoit l'importance et la variété des désordres. Ceux-ci portent sur les fonctions de l'œil, de ses annexes, ou du cerveau, et sont caractérisés par l'altération plus ou moins complète de la vision, la paralysie d'un ou de plusieurs muscles, le strabisme, divers accidents cérébraux, tels que syncope, vomissements, coma, délire, convulsions, etc. Ils peuvent être légers ou violents, passagers ou permanents, accompagnés ou non d'inflammation du tissu cellulo-graisseux de l'œil, de la conjonctive, ou des paupières.

Ces blessures sont quelquefois assez graves

pour occasionner la mort. Plus souvent la guérison a lieu, mais elle peut n'être pas parfaite, les blessés conservant une amaurose ou un strabisme incurable, un prolapsus de l'œil, une céphalalgie opiniâtre, une hémiplégie, ou la paralysie de quelques parties du corps.

Parmi les accidents qui peuvent compliquer ces plaies, il en est deux qui méritent une mention particulière : l'épanchement sanguin, et la présence des corps étrangers.

L'épanchement sanguin, porté au point de constituer une complication, n'est pas très-fréquent. Il a été cependant observé, tant après les plaies simples, qui nous occupent ici, qu'après les plaies par armes à feu et les fractures des parois orbitaires. On l'a même vu sur un enfant naissant extrait du sein maternel à l'aide du forceps. Dans tous ces cas, l'origine de l'épanchement paraît avoir été la blessure ou la déchirure de l'artère ou de la veine ophthalmique. Versé dans le fond de la cavité orbitaire et s'y accumulant sans pouvoir rétrograder, le sang forme là un amas qui pousse au devant de lui, dans un temps très-court, l'œil et la conjonctive : celle-ci présente alors l'aspect d'un bourrelet rouge ou brunâtre, dont on augmente la saillie et la tension lorsqu'on presse sur l'œil pour essayer de le réduire. Les fonctions de l'œil, ainsi violemment repoussé, s'altèrent. L'inflammation s'empare quelquefois de cet organe, et entraîne rapidement l'ulcération et la perforation de la cornée. D'autres fois, l'œil résiste, mais le foyer sanguin s'échauffe, et il se forme des abcès qui doivent être ouverts le plus tôt possible. Dans des cas plus heureux enfin, l'épanchement diminue graduellement, comme si sa matière était reprise par voie d'absorption, et l'œil rentre peu à peu dans sa cavité, reprenant en même temps sa place et ses fonctions.

Une complication bien plus fréquente, c'est la présence de corps étrangers, fragments de l'instrument vulnérant, détachés de celui-ci par rupture ou par séparation, et restés dans la plaie à cause de leur pénétration à travers les os. On y a trouvé des morceaux d'épées, de tringles, de couteaux, de poignard, un tuyau de pipe, le fer d'une flèche, le bout d'une canne ou d'un parapluie, les débris d'un éventail, etc. Ces corps étrangers représentent donc ordinairement des tiges plus ou moins grêles, plus ou moins solides, d'une longueur variable, depuis 1 ou 2 jusqu'à 12 ou 15 centimètres, dépassant les surfaces tégumentaires par l'une ou l'autre de leurs extrémités, ou complétement perdues et recouvertes par les parties molles, toujours engagées, mais plus ou moins solidement, dans les parois osseuses de l'orbite et même dans le squelette de la face ou du crâne. Leur présence occasionne des accidents inflammatoires, qui peuvent devenir immédiatement funestes ou s'apaiser, au moins pour quelque temps. Leur séjour cause le renouvellement et le retour plus ou moins fréquent de ces accidents, et détermine, dans certains cas, une suppuration, dont l'effet est d'ébranler les corps étrangers, de les déplacer, et enfin de les expulser. Ce dernier résultat se fait quelquefois longtemps attendre, et, chose singulière, c'est plutôt par la bouche que par le lieu même de la blessure qu'a lieu l'expulsion. Nous avons déjà cité ailleurs (p. 367) une observation empruntée à White, qui vit un blessé rejeter, au bout de deux ans, pendant les efforts de la toux, deux bouts de tuyau de pipe atteignant ensemble à la longueur de 7 à 8 centimètres. Marchetti parle aussi d'un fragment d'éventail, d'une égale longueur, qui avait pénétré dans l'orbite par le côté interne et qu'il retrouva, trois mois après, au centre d'un abcès volumineux du palais. Il peut enfin arriver que le séjour du corps étranger soit tout à fait exempt d'inconvénients : Horstius nous a conservé l'histoire d'un fer de flèche, dont la présence dans l'orbite causa si peu d'accidents qu'il y resta en quelque sorte oublié pendant le long espace de trente ans et trois mois, au bout desquels il descendit un jour dans la narine gauche, puis de là dans le pharynx et dans la bouche, d'où il fut finalement rejeté au dehors.

Diagnostic. — Il présente des difficultés. Nous n'avons pas besoin de revenir ici sur celles qui sont inhérentes aux lésions cérébrales ; mais, pour nous borner à ce qui touche directement les lésions de l'appareil optique, sera-t-il toujours facile de reconnaître si l'amaurose ou la déviation oculaire tient à la blessure, à la contusion, ou à la commotion de l'œil, à la division des muscles, à la piqûre, à la section, ou à la compression par un corps étranger ou par un épanchement sanguin de tel ou tel des nerfs orbitaires, s'il y a simple perforation ou rupture et enfoncement des os ? La position qu'occupe le corps étranger, sa présence même, pourra-t-elle toujours être constatée ? Nous connaissons plus d'un exemple d'erreurs relativement à ces divers points. On pourra néanmoins utiliser pour la solution de ces problèmes diagnostiques diverses circonstances, telles que l'inspection du corps vulnérant, la direction suivant laquelle il a été enfoncé, sa nature, sa fragilité, l'état des paupières, ecchymosées, soulevées par le sang, le refoulement de l'œil en avant, l'écoulement de sang par le nez ou par la bouche, le degré de la cécité, la manière dont elle est survenue, graduellement ou tout à coup, etc.

Pronostic. — Le jugement à porter sur la curabilité du mal, sur sa durée, ses conséquences possibles, sera nécessairement influencé par l'incertitude du diagnostic. L'existence de troubles fonctionnels, surtout de troubles cérébraux, comme assoupissement, nausées, vomissements, convulsions, fièvre, indique une blessure très-grave. Le pronostic serait évidemment moins fâcheux si l'œil paraissait intact et la vue conservée, si l'instrument semblait s'être dirigé du côté du sinus maxillaire ou des fosses nasales plutôt que du côté du crâne; toutefois on ne saurait recommander au chirurgien trop de prudence et de réserve à cet égard. Les praticiens et les blessés ne sont que trop disposés à mesurer la gravité des blessures de cette région sur l'apparente innocuité des premiers instants. Il s'agit d'une petite plaie à peine visible, avec peu ou point d'ecchymose et presque pas de douleur; la vue est intacte, l'esprit présent, l'appétit bon : à peine si un pansement semble nécessaire, et l'on renvoie le malade à ses occupations avec un petit morceau de taffetas d'Angleterre ou de diachylon sur la blessure. Qu'arrive-t-il pourtant ? C'est qu'après deux, trois, et quelquefois huit à dix jours de guérison apparente, des accidents formidables surviennent, qui mettent la vie en danger, qui vont même jusqu'à entraîner la mort. La science renferme plus d'un exemple de ce genre.

Traitement. — Il doit se rapprocher de celui des plaies du crâne, c'est-à-dire qu'il faut, même dans les cas simples, insister sur le repos de l'organe, la diète, et les topiques réfrigérants, et joindre à ces moyens, dans les cas graves, les

applications de sangsues et de ventouses scarifiées et au besoin les saignées générales plusieurs
fois répétées.

Les corps étrangers demeurés dans l'orbite
doivent être recherchés et extraits aussitôt que
possible. Cette extraction n'est pas toujours facile,
ce qui tient, soit à ce que le corps étranger,
rompu près de la surface de la plaie et caché
dans les parties molles, offre peu de prise, soit à
ce qu'il est très-solidement fixé dans les parties
osseuses, soit enfin à ce qu'il se brise sous l'effort
des instruments. On ne peut rien contre ce dernier
obstacle dépendant de la fragilité même du corps
étranger, mais on triomphe du premier par des
débridements hardis quoique méthodiques, et du
second par l'emploi d'instruments solides, tels que
des tenailles, des tenettes, un étau à main : c'est
ainsi qu'agit le professeur Fritz, de Prague, dans un
cas rapporté par Mackenzie (p. 10), et qu'il parvint à retirer de l'orbite d'un ouvrier robuste un
fragment de lime sur lequel trois chirurgiens
s'étaient depuis trois jours épuisés en tentatives in-
fructueuses. Il faut mettre cependant dans ces tentatives, ainsi que dans les débridements, une certaine mesure. C'est aller trop loin que de sacrifier
l'œil sain, comme l'a conseillé Percy, après l'avoir
fait lui-même pour retirer de l'orbite d'un maître
d'armes un fragment de fleuret d'environ 16 centimètres de longueur, ce qui d'ailleurs ne sauva
pas la vie du blessé. Tout au plus pourrait-on
agir ainsi si l'œil était lui-même intéressé, et
encore faudrait-il que la blessure de cet organe
ne laissât pas d'espoir de le conserver. En dehors
de ces conditions, comme aussi dans le cas où
le corps étranger opposerait une résistance très-
considérable, si surtout il se dirigeait plutôt du côté

de la face ou de la base du crâne que du côté de
la cavité crânienne, mieux vaudrait le laisser en
place et s'en remettre aux efforts de la nature,
puisqu'après tout il n'est pas sans exemple que ces
efforts aient été salutaires, tandis que des violences
exagérées pourraient entraîner de funestes conséquences et compromettre à la fois l'art et l'existence
du malade.

Art. II. — Plaies par armes à feu.

Aux plaies par armes à feu proprement dites,
c'est-à-dire à celles qui sont faites par les projectiles sortis d'une arme à feu, balles, grains de
plomb, morceaux de mitraille, etc., il convient
de joindre celles que déterminent les fragments de
bois, de pierre, ou de toute autre matière dure,
détachés par le choc de ces projectiles ou lancés
par l'explosion d'une arme, d'une mine, d'une ma-
chine à vapeur.

Ces plaies ne diffèrent pas essentiellement des
précédentes. Elles s'en distinguent seulement en
ce que : 1° elles donnent lieu à des dégâts plus
considérables et plus variés, à cause de la force
de projection des corps vulnérants, qui leur permet de pénétrer dans l'orbite, non-seulement
par la partie antérieure, mais encore par les
parties latérales, inférieure, ou supérieure, d'enlever une portion plus ou moins considérable de
la circonférence orbitaire, de passer outre, et de
traverser à la fois les deux orbites, une partie du
crâne ou de la face, en fracassant les os, meur-
trissant et déchirant les muscles, les vaisseaux
et les nerfs ; 2° elles sont plus souvent compliquées de corps étrangers, plus difficiles d'ailleurs
à reconnaître et à extraire, parce qu'ils sont à la
fois petits, irréguliers, poussés avec vigueur, et

qu'ils peuvent, sans laisser trace de leur passage, se perdre dans l'orbite, dans les sinus frontaux ou maxillaires, et même dans la cavité crânienne; 3° elles sont suivies d'inflammation plus vive, plus opiniâtre, de carie, de nécrose, d'abcès plus nombreux et plus fréquents.

Le pronostic de ces plaies est donc très-grave, malgré quelques exemples de guérison inattendue dans les cas les plus compliqués.

Quant au traitement, il doit être dirigé suivant les mêmes principes que celui des plaies du crâne et particulièrement de celles qui sont compliquées de fractures ou de corps étrangers, sujet qui a été traité avec tous les détails désirables dans notre Compendium de chirurgie pratique, t. II, p. 595, 603 et 644.

SECTION II.

LÉSIONS VITALES ET ORGANIQUES DE L'ORBITE.

Parmi les lésions qui appartiennent à cette section, les unes intéressent plus particulièrement les parois mêmes de l'orbite : telles sont la périostite, l'ostéite, la carie, la nécrose, et l'exostose. Les autres s'attaquent aux parties molles contenues dans la cavité osseuse : ainsi, le phlegmon, les abcès, l'infiltration séreuse ou aérienne du tissu cellulaire, le lipôme, les kystes, les anévrysmes, les tumeurs érectiles. D'autres, comme le cancer, peuvent s'emparer à la fois des parties dures et des parties molles. Toutes ces maladies ont pour caractère commun de donner lieu à la formation d'une tumeur, et de ce caractère s'en déduisent plusieurs autres, que nous ferons connaître dans un article consacré à l'examen général des tumeurs de l'orbite.

CHAPITRE PREMIER.

Périostite, ostéite, carie, nécrose.

Comme le reste du squelette, les parois de l'orbite sont exposées à l'inflammation : de là, la périostite et l'ostéite.

La périostite peut être la conséquence d'une blessure par instrument piquant ou contondant, se propager, par extension, du périoste du crâne ou de la face à celui de l'orbite, compliquer, par exemple, une plaie profonde de la mâchoire supérieure ou succéder à une de ces fluxions que causent si souvent les maladies ou l'avulsion des dents, ou se développer tout à coup spontanément, comme on dit, sous l'influence de quelque diathèse ou de quelque affection générale, telle que la syphilis.

Cette dernière espèce de périostite, la périostite syphilitique, bien étudiée par M. Ricord, n'est pas extrêmement rare. Elle donne lieu à une sorte d'hypertrophie par dépôt interlamellaire d'une matière plastique de consistance variable, et cette hypertrophie peut devenir assez considérable pour réagir sur les paupières, qui s'injectent et se tuméfient, et sur le globe oculaire, qui est repoussé au dehors et troublé dans ses fonctions, de sorte que le diagnostic présente des difficultés sérieuses, la maladie pouvant être confondue, soit avec une affection profonde de l'œil, soit avec le début de quelques tumeurs malignes de l'orbite. Mackenzie rapporte à ce sujet l'observation d'une femme dont l'affection mit en défaut pendant plusieurs mois la sagacité de trois chirurgiens d'hôpital et ne fut enfin soupçonnée qu'aux douleurs vives qu'excitaient des pressions exercées sur le pourtour de l'orbite et sur sa paroi supérieure. La connaissance des antécédents, le souvenir d'un avortement qui avait eu lieu quelque temps auparavant, la recrudescence des douleurs pendant la nuit, confirmèrent le diagnostic, et le traitement antisyphilitique produisit une amélioration immédiate, mais la guérison définitive se fit attendre plusieurs mois.

La périostite traumatique ou symptomatique est bien plus facile à reconnaître. Le traitement, de même que celui de l'ostéite, consiste dans l'emploi des antiphlogistiques généraux et locaux ; mais on ne parvient pas toujours à prévenir la suppuration, la carie, ou la nécrose. Ces lésions, qui peuvent aussi s'établir d'emblée, se montrent ici avec leurs symptômes ordinaires, et se compliquent d'abcès et de fistules interminables ouvertes au pourtour de l'orbite, dans la région temporale, dans les narines ou dans le sinus maxillaire, qui ne se ferment qu'après l'élimination naturelle ou l'extraction des portions osseuses altérées, et laissent souvent après elles des déviations et des déformations plus ou moins choquantes des paupières.

CHAPITRE SECOND.

Exostose.

Les exostoses des parois orbitaires se développent quelquefois à la suite d'un travail phlegmasique provoqué par quelque violence extérieure, plus souvent sous l'influence de causes générales, parmi lesquelles la syphilis tient le premier rang.

Soit qu'elles aient leur origine dans les os ou dans le périoste, elles peuvent occuper indifféremment tous les points de la cavité orbitaire, les parois supérieure, inférieure, interne, externe, la base, ou le sommet. Mackenzie cite plusieurs cas d'exostoses nées de la gouttière lacrymale à la suite de l'opération de la fistule. Presque toutes sont formées d'un tissu très-dur et en quelque sorte éburné. Leur point d'implantation est ordinairement assez large. Quand elles n'atteignent que le volume d'une noisette, on peut les considérer comme petites, car on en a vu de la grosseur d'une noix ou d'un œuf de pigeon; quelques-unes étaient de dimensions plus considérables et remplissaient presque complétement la cavité orbitaire.

C'est par leur masse qu'elles nuisent surtout et par la compression qu'elles exercent sur l'œil et sur ses dépendances. On conçoit que les phénomènes varient suivant leur forme, leur volume, et leur siége. Implantées sur une des parois latérales, elles jetteraient l'œil du côté opposé; nées du fond de la cavité, elles le poussent en avant; dans les deux cas, elles peuvent presser assez fort pour causer des douleurs très-vives, pour chasser antérieurement de sa cavité l'organe, dont les fonctions ne se font plus régulièrement, et qui peut d'ailleurs s'enflammer et se rompre ou se perforer. La marche de cette maladie est assez lente. Elle reste quelquefois longtemps stationnaire; mais, d'autres fois, elle fait des progrès dont les conséquences varient suivant qu'elle se dirige vers l'extérieur ou vers le sinus maxillaire, les fosses nasales, le cerveau. On trouve dans Mackenzie l'observation singulière d'une exostose développée entre la narine et l'orbite et guérie par séparation spontanée.

Le diagnostic est facile quand la maladie occupe la base ou les parties antérieures de l'orbite, parce qu'elle se présente alors sous la forme d'une tumeur solide, arrondie, lisse, dure, faisant corps avec les os sous - jacents, souvent développée sans douleurs, et qui ne peut être confondue avec quelque induration que ce soit des parties molles de cette région. Il n'en est plus de même lorsque la maladie est profonde, attendu qu'on ne peut ni la voir ni la toucher et qu'elle s'annonce par des phénomènes communs à la plupart des tumeurs profondes de l'orbite : telle est alors l'obscurité du diagnostic que la nature de l'affection n'a été reconnue, dans certains cas, qu'après l'extirpation du globe de l'œil, pratiquée dans la persuasion qu'il s'agissait de quelque tumeur maligne. La nature syphilitique de l'exostose serait reconnue aux douleurs ostéocopes et nocturnes ainsi qu'aux antécédents des malades.

Il n'y a guère à compter sur le traitement médical, à moins que la maladie ne soit d'origine vénérienne : l'emploi méthodique des préparations mercurielles et iodurées peut alors produire une guérison radicale.

Plusieurs opérations ont été proposées. Il en est que nous ne saurions approuver, celles, par exemple, qui consisteraient à abandonner la tumeur à elle-même, après l'avoir complétement dépouillée de son périoste, ou à la soumettre à l'action de divers caustiques, bien que cette dernière paraisse avoir quelquefois réussi. Il nous semble bien préférable, dans les cas où on jugerait l'intervention de la chirurgie nécessaire, de découvrir la tumeur par des incisions convenables et de l'enlever immédiatement à l'aide de la scie, des tenailles incisives, de la gouge et du maillet ; mais cette ablation n'est pas toujours praticable, et il serait important de déterminer dans quels cas elle peut être tentée.

La solution de cette question est subordonnée à diverses circonstances, telles que la profondenr de la tumeur, son lieu d'implantation, la largeur de sa base, l'influence qu'elle exerce sur les fonctions visuelles et sur la santé générale, l'état de l'œil et de ses annexes. Si la tumeur est superficielle, elle peut être enlevée, et l'opération présente en général des avantages réels. C'est quand elle est profonde que l'indication devient douteuse : si sa base n'est pas par trop large, si elle naît des parois externe ou inférieure, si elle cause de vives douleurs et menace l'œil dans son intégrité ou dans ses fonctions, si elle altère la santé, nul doute qu'il ne faille agir; dans des conditions opposées, avec une tumeur à large base, implantée sur la voûte orbitaire ou sur plusieurs parois à la fois, avec un œil déjà perdu ou avec une affection indolente, la prudence commande de s'abstenir. On conçoit la possibilité d'autres combinaisons, qu'on ne peut indiquer d'avance, et en face desquelles le chirurgien aura à se décider lui-même. Nous ne pouvons avoir la prétention de dicter au praticien des règles absolues et pour tous les cas particuliers. Établir les principes généraux est tout ce que nous nous proposons, et encore cette tâche est-elle assez difficile. Chelius rapporte, d'après Schott, l'histoire d'un malade qui portait une exostose occupant presque toute la cavité orbitaire et repoussant au dehors et au devant d'elle l'œil, qui se trouvait comme incrusté dans sa masse. Un chirurgien hardi attaque cette effroyable exostose avec la gouge et le maillet et creuse à son centre une cavité orbitaire nouvelle dans laquelle vient se replacer l'œil; les fonctions visuelles se rétablissent, et la guérison est complète et durable. En présence de ce succès, il es difficile de blâmer, et pourtant un tel fait peut-il être présenté comme un exemple à imiter ? N'est-ce pas plutôt une de ces heureuses témérités, favorable sans doute à celui qui en a été l'objet, mais qui sera plus tard expiée par bien des revers qu'eût évités une pratique moins audacieuse ?

CHAPITRE TROISIÈME.

Phlegmon.

Malgré l'abondance du tissu cellulo-graisseux qui remplit l'orbite, malgré la richesse des éléments vasculaires et nerveux qui plongent au milieu de ce tissu, le phlegmon orbitaire n'est pas aussi commun qu'on pourrait le craindre, résultat imputable sans doute à ce que ces parties sont efficacement défendues par leur profondeur même et par la résistance de la boîte osseuse qui les contient.

La maladie se montre sous la forme aiguë ou sous la forme chronique.

I. *Forme aiguë.* — Le phlegmon aigu est de cause locale ou générale. A la première catégorie appartiennent les inflammations intra-orbitaires déterminées par une blessure, le séjour d'un corps étranger, certaines opérations, telles que l'extirpation totale ou partielle de l'œil, l'opération de la cataracte par abaissement (Rognetta), l'avulsion d'une dent molaire avec ou sans ouverture du sinus maxillaire (Mackenzie), ainsi que celles qui surviennent sous l'influence de l'insolation ou d'un courant d'air froid dirigé pendant un certain temps sur la région orbito-temporale. La seconde comprend les phlegmons qui se manifestent dans le cours ou au déclin de quelque affection éruptive, comme la variole, la rougeole, la scarlatine, et ceux qui accompagnent un érysipèle facial.

On ne peut considérer que comme un fait exceptionnel l'observation de M. Carron du Villards, qui a vu le phlegmon orbitaire succéder à une encéphalo-méningite.

Le phlegmon débute par une douleur sourde et profonde, précédée quelquefois d'inappétence, de frissons, de malaise général. Cette douleur a pour caractères de se faire sentir dans l'orbite, dans le crâne, dans les régions frontale et temporale, d'être continue, et de s'accroître rapidement de manière à devenir bientôt insupportable et d'une telle violence qu'elle tient le malade dans un état d'insomnie et d'agitation extrême et qu'elle peut aller jusqu'à lui arracher des cris et à lui causer du délire. L'œil est repoussé, soit vers un des côtés, soit directement en avant, soit alternativement dans l'une et l'autre direction : ce symptôme est constant, manifeste, mais variable et plus ou moins prononcé, quelquefois porté assez loin pour que les paupières se maintiennent écartées et renversées et que l'organe demeure constamment découvert ; d'autres fois, c'est la conjonctive qui, soulevée par les tissus enflammés ou infiltrée de sérosité, forme autour de la cornée une sorte de disque ou de bourrelet dur et tendu, dans le centre duquel cette membrane disparaît presque entièrement. On conçoit que les mouvements de l'œil se trouvent alors gênés ou supprimés.

Les fonctions sont aussi troublées : il y a du larmoiement ; l'œil supporte mal la lumière, ou même est traversé par des élancements douloureux ; la pupille est dilatée ; les objets sont vus doubles ; la vue se trouble, devient confuse, peut même se perdre entièrement ou presque entièrement. Ces désordres sont dus, soit à l'état congestif des paupières et de l'œil, soit à l'impossibilité des mouvements de cet organe, soit à la compression des nerfs qui s'y rendent, particulièrement du nerf optique.

Il est rare que le globe oculaire présente lui-même quelque altération matérielle ; cependant il peut arriver qu'il soit aussi envahi par l'inflammation : on voit alors se développer une ophthalmie interne, avec sécrétion de pus, kératite, ulcération, perforation et évacuation du globe oculaire. Il est rare également que le phlegmon acquière une certaine intensité sans que les paupières et les parties voisines de la face rougissent et se tuméfient et sans qu'à ces symptômes locaux se joignent tous les signes d'une réaction générale, tels qu'agitation, insomnie, soif ardente, chaleur, fièvre, etc.

La phlegmasie aiguë de l'orbite se termine rarement par résolution, presque toujours au contraire par suppuration et par la formation d'abcès qui tantôt restent profonds et tantôt viennent proéminer, soit derrière la conjonctive, s'il y a renversement des paupières, soit sur les paupières elles-mêmes, dans la voisinage du rebord de l'orbite. La maladie peut causer la mort, de plusieurs façons : 1° par la violence extrême des douleurs et par l'intensité des accidents généraux, 2° par l'extension de l'inflammation du côté du cerveau et des méninges, 3° par le développement d'un érysipèle de la face ou du cuir chevelu. La guérison peut aussi avoir lieu, soit que la maladie ait ou non déterminé la suppuration, et cette guérison est complète ou incomplète : dans ce dernier cas, c'est le trouble de la vision qui persiste, ou l'œil qui reste gêné dans ses mouvements par suite de l'induration du tissu cellulaire ou des adhérences qui se sont établies entre les parties contenues dans l'orbite.

Les symptômes sont assez tranchés pour que le phlegmon orbitaire soit facilement distingué de toute autre maladie. Le phlegmon de l'œil débute aussi à la vérité par des douleurs très-vives et par des troubles de la vue, il s'accompagne aussi de phénomènes généraux graves et entraîne la saillie du globe oculaire, mais un examen attentif montre que cette saillie tient à l'augmentation de volume de l'œil plutôt qu'à sa propulsion en avant, et l'altération des membranes et des humeurs achève de prouver que le siége du mal est bien dans l'intérieur de l'organe. La suppuration s'annonce, ici comme partout, par des frissons irréguliers et par des douleurs pulsatives qui cessent quand le pus est formé ; mais la présence de ce liquide est en général assez difficile à constater, parce que, d'une part, le foyer peut demeurer profond, et que, d'une autre part, l'état d'infiltration des paupières masque la fluctuation qui se trouve remplacée par la sensation que donnerait le contact d'une substance épaisse et pâteuse.

Le traitement doit consister dans l'emploi des émissions sanguines générales et locales, des purgatifs, du calomel, des compresses imbibées d'eau fraîche sans cesse renouvelées, des frictions mercurielles belladonées, des préparations calmantes et opiacées, tant qu'on peut espérer la résolution. Lorsque la suppuration est imminente et quand elle se fait, il faut substituer à tous ces moyens l'application de cataplasmes émollients. Enfin, dès que le pus commence à se rassembler en collection, il est indispensable de lui donner issue à l'aide de l'instrument tranchant. C'est de très-bonne heure que cette opération doit être pratiquée : si l'on attendait pour y procéder que la fluctuation eût rendu manifeste la présence du pus, on pourrait agir trop tard ou ne pas agir du tout et se priver ainsi de la ressource la plus efficace ; car, ainsi que nous l'avons dit précédemment, les abcès orbitaires sont loin de se déceler par des signes sensibles et évidents. Aussitôt donc que la marche de la maladie et les signes rationnels auront autorisé à penser que la collection purulente se forme, on plongera dans les points les plus rénitents de la conjonctive ou des paupières la lame d'un bistouri étroit, dirigée de manière à pénétrer profondément dans l'orbite sans risquer de blesser le globe de l'œil. Cette sorte de ponction exploratrice, renouvelée autant de fois qu'il paraît nécessaire, est tout à fait exempte d'inconvénients et pourrait encore avoir, dans les cas mêmes où l'on ne rencontrerait pas de collection purulente, l'avantage de procurer le dégorgement des parties enflammées.

II. *Forme chronique.* — Sous cette forme, le phlegmon orbitaire est extrêmement rare. On l'a observé à la suite de contusions de l'orbite, plusieurs mois ou même des années après l'accident. On pense aussi que la constitution scrofuleuse en favorise le développement. Quoi qu'il en soit, la marche de la maladie est très-lente et fort obscure. Elle ne se révèle d'abord que par un sentiment de gêne et de pesanteur dans les mouvements de l'œil. Surviennent ensuite divers troubles de la vision, puis, de loin en loin, quelques douleurs aiguës, fugitives, rarement persistantes, et encore les douleurs peuvent-elles manquer entièrement. L'œil cependant est lentement et graduellement poussé hors de sa place, et l'on voit paraître sur quelque point de la circonférence de l'orbite une tumeur plus ou moins volumineuse, légèrement fluctuante, que l'on est tenté de prendre pour un kyste, surtout si les douleurs ont manqué et si les paupières sont exemptes d'infiltration et de rougeur. Une ponction exploratrice, bien indiquée dans ce cas, juge la question. Quelquefois la tumeur s'est ouverte d'elle-même et a laissé échapper son contenu.

Ces abcès latents, fruits d'une inflammation chronique, ont généralement des parois épaisses, de manière à former des espèces de kystes purulents. Aussi est-il plus difficile d'en obtenir le recollement, et les ouvertures qu'on y pratique ont-elles beaucoup de tendance à devenir fistuleuses et à se perpétuer. Pour éviter cet inconvénient et obtenir la guérison radicale, il faut, ou pratiquer une large incision qui mette à découvert le fond du foyer et permette d'en exciter la surface en même temps qu'elle en favorise l'évacuation complète, ou stimuler les parois de la poche par l'injection de quelque liquide excitant, tel que le vin aromatique ou la teinture d'iode, étendu d'une certaine quantité d'eau.

CHAPITRE QUATRIÈME.

Abcès.

Après les articles précédents, il nous reste peu de choses à dire ici sur ce sujet. Nous avons parlé déjà d'abcès chauds et d'abcès froids, d'abcès idiopathiques et d'abcès symptomatiques. Si nous ajoutons à cela des abcès métastatiques, dont quelques rares exemples ont été rapportés par Fizeau, Canstatt, et Eisenn, il sera évident que toutes les variétés d'abcès peuvent se développer dans l'orbite.

Revenir sur les causes et les symptômes de ces

différentes espèces de collection purulente serait chose superflue. Rappelons seulement ici quelques particularités relatives à leur siége, à leur marche, à leur diagnostic, et à leur traitement.

Les abcès chauds ou phlegmoneux occupent surtout la partie profonde de l'orbite. Il en est de même des abcès froids idiopathiques, consécutifs à une inflammation latente : dans les deux cas, la collection purulente se circonscrit bien , et le foyer est unique. Dans les deux cas aussi, l'œil est repoussé , rapidement dans le premier, lentement et graduellement dans le second , et l'extension de la poche se fait du côté de l'ouverture orbitaire, de sorte que l'abcès vient se montrer, soit sous la conjonctive, soit derrière la paupière, plus souvent derrière la supérieure que derrière l'inférieure, plus souvent vers l'angle interne, suivant Riberi, et vers l'angle externe, suivant M. Velpeau, aussi souvent à peu près d'un côté que de l'autre d'après l'observation clinique. Quoique les abcès chauds aient, comme les abcès froids, une situation profonde, leur diagnostic est beaucoup plus facile, parce qu'ils marchent plus vite, au milieu d'un cortége de symptômes inflammatoires, et qu'ils se rapprochent promptement de la surface où leur apparition est prévue et en quelque sorte attendue. Le traitement présente, dans les deux cas, 1° des indications communes : s'assurer de la présence du pus par une ou plusieurs ponctions exploratrices, lui donner une issue facile par une large incision, et 2° des indications particulières : favoriser le dégorgement et le recollement prompt des abcès chauds, provoquer par le tamponnement, l'usage des mèches ou des injections, une inflammation adhésive dans les parois des abcès froids.

Les abcès symptomatiques, soit d'une affection des os de l'orbite, soit d'une maladie des parties voisines, n'ont pas de situation fixe et déterminée. Tantôt ils sont placés entre la paroi osseuse et le périoste, tantôt ils ont leur siége dans la cavité même de l'orbite, dont ils occupent indifféremment tel ou tel point, parce qu'ils commencent dans celui qui est le plus rapproché de l'affection primitive. La collection purulente a-t-elle pour origine une lésion du sinus maxillaire, l'abcès sera placé au-dessous et en arrière du globe de l'œil qu'il repoussera en avant et en haut. A-t-elle pour cause une maladie des fosses nasales ou du sinus frontal, c'est en dedans que s'accumulera le pus et en dehors que sera repoussé l'œil. Ces abcès ont des parois moins régulières et une forme moins arrêtée. Le pus y est moins bien lié, plus fluide, plus brun, et de plus mauvaise odeur. Ils se portent moins promptement et moins nécessairement vers la partie antérieure de l'orbite, et gagnent plus souvent du côté du crâne, des fosses nasales, ou du sinus maxillaire. Lorsqu'ils se sont ouverts à l'extérieur ou qu'ils ont été incisés par la main du chirurgien, leurs parois, loin de se recoller, restent écartées et fournissent une suppuration intarissable, qui entretient les ouvertures à l'état fistuleux et ne cède ni aux pansements méthodiques ni aux injections. C'est pour les cas de ce genre, quand le pus vient se montrer vers l'angle interne, que M. Riberi a proposé de perforer ou d'emporter la lame orbitaire de l'ethmoïde, afin d'ouvrir au liquide, du côté des fosses nasales, une voie d'écoulement facile qui prévienne les fistules, ou, si elles existent déjà, favorise du moins leur cicatrisation et le recollement des téguments.

Quant aux abcès métastatiques, ils sont petits, multiples, disséminés dans le tissu cellulaire ou dans l'épaisseur même des muscles, se forment rapidement et sans douleur, se présentent là , en un mot, avec leurs caractères ordinaires et comme manifestation de cette redoutable infection purulente contre laquelle l'art est à peu près impuissant.

CHAPITRE CINQUIÈME.

OEdème.

L'œdème de l'orbite est une maladie assez rare, peu connue, et dont la description dogmatique figure pour la première fois aujourd'hui dans un traité de chirurgie. Le fait le plus ancien peut-être en ce genre est celui qui a été observé par Th. Bonet et qui se trouve cité dans un mémoire de Louis sur diverses maladies du globe de l'œil (*Mém. de l'Acad. de ch.*, t. v, p. 149, in-8°). Deux autres observations forment le fond d'un chapitre consacré par Saint-Yves aux amas d'humeurs qui se font derrière le globe de l'œil (*Traité des maladies des yeux*, p. 109; 1767). Mackenzie rapporte également trois cas d'infiltration, tirés de la pratique de Ware et d'Hamilton (*Traité pratique des maladies des yeux*, p. **238** et **239**). Plusieurs autres exemples se trouvent épars dans les journaux de médecine; matériaux restés, pour ainsi dire, sans emploi et presque sans utilité, faute d'avoir été réunis et mis en lumière. On trouve à la vérité, dans le Bulletin de thérapeutique, pour l'année 1846 (p. 344), de judicieuses réflexions inspirées à M. Sichel par deux faits qu'il avait lui-même observés et dont il donne la relation ; mais c'est à M. Demarquay que revient l'honneur d'avoir tiré du rapprochement et de la comparaison des faits une bonne histoire de la maladie, insérée dans sa thèse sur les tumeurs de l'orbite, où l'on trouve en outre une excellente observation de M. Richet.

Étiologie. — Les circonstances dans lesquelles on voit naître cette maladie sont les mêmes qui favorisent le développement de toutes les infiltrations séreuses, générales ou locales : ainsi, les maladies du cœur, la chlorose, la scarlatine, l'exposition au froid humide, les altérations organiques de nature à gêner la circulation orbitaire, comme la congestion cérébrale, un abcès du cerveau, la phlébite des sinus de la dure-mère.

Symptômes, marche, terminaisons. — La maladie tenant presque toujours à une disposition générale, il semblerait que les deux côtés dussent être affectés simultanément, et pourtant c'est ce qu'on observe le plus rarement : dans plus de la moitié des cas, il n'y a qu'un seul côté pris. Le symptôme principal est l'exophthalmie, ordinairement directe, rarement latérale ou oblique. Cette exophthalmie survient graduellement et sans douleur, de sorte que les malades s'en aperçoivent à peine au commencement. Peu à peu cependant l'œil est repoussé de manière à tomber en avant et à soulever les paupières, qui se ferment péniblement d'abord, puis cessent de pouvoir se joindre et laissent à découvert une partie de la cornée, ce qui donne à la figure une expression particulière. Dans deux cas même, on a vu l'œil saillant hors de l'orbite. La marche des phénomènes est ordinairement lente, et l'exophthalmie n'arrive à un degré prononcé qu'après trois, six, neuf, ou douze mois. M. Richet a cependant vu, chez une jeune fille chlorotique qui avait été exposée à une pluie froide, l'infiltration survenir sous la forme d'un œdème actif, au milieu de symptômes fébriles et d'accidents d'embarras gastritique, et se développer avec assez de rapidité pour que, dans l'espace de quarante-huit heures, l'œil fût poussé en avant, tendu, privé de tout mouvement, et inhabile à remplir ses fonctions (Datin, *thèses de Paris.* Juillet 1854, n° 171).

Malgré son déplacement, l'œil n'est altéré d'une manière sensible, ni dans son volume, ni dans sa forme, ni dans sa structure; mais ses mouvements sont gênés, soit généralement, soit partiellement, de sorte qu'il y a du strabisme dans un sens ou dans un autre. La pupille est le plus souvent, quoique non constamment, dilatée et immobile. Enfin la vue, restée nette chez un tiers environ des malades, est tout à fait abolie chez un second tiers, et plus ou moins altérée chez le reste. Chose remarquable ! les lésions fonctionnelles ne sont en rapport, ni avec le déplacement de l'organe, ni avec l'ancienneté du mal, puisque l'on a vu des sujets conserver la vue intacte bien que l'œil fût entièrement sorti de l'orbite, tandis que, d'un autre côté, sur la jeune fille observée par M. Richet, la vision était presque abolie quoique la maladie remontât à peine à quelques jours.

La conjonctive, œdématiée et vascularisée, forme autour de l'œil un bourrelet bleuâtre, livide, qui augmente lorsque l'on presse sur le globe oculaire; et cette pression, sans faire rentrer complétement l'organe, le repousse du moins en arrière en donnant la sensation d'une résistance molle, élastique, qui ne peut être surmontée qu'en partie. Les paupières participent moins souvent à l'infiltration, mais presque toujours leurs plis s'effacent. Quelquefois pourtant elles s'œdématient, ou, la difficulté de la circulation orbitaire augmentant sans cesse, elles se tuméfient et prennent aussi une teinte livide. Il arrive même que l'infiltration s'étende à une partie de la face et gagne jusqu'au col. Chez les chlorotiques, surviennent en outre des tuméfactions indolentes et temporaires des extrémités, qui alternent avec celle de l'œil, laquelle augmente ou diminue suivant l'état de la santé générale.

La douleur, constante dans l'inflammation phlegmoneuse du tissu cellulaire de l'orbite, ne se montre pas ici d'une manière aussi nécessaire. Absente dans la moitié des cas, elle est, dans l'autre moitié, irrégulière quant à son intensité et quant à son siége : tantôt c'est de la céphalalgie, tantôt des élancements dans l'œil, d'autres fois un sentiment de tension et dés battements au fond de l'orbite ; quelquefois encore la douleur n'est réveillée que par la pression exercée sur le globe oculaire. La maladie est ordinairement apyrétique ; elle fut cependant précédée et accompagnée de fièvre sur la jeune fille observée par M. Richet, chez laquelle se montrèrent en outre des douleurs rhumatoïdes, à marche irrégulière.

Diagnostic. — La plupart des symptômes pourraient fort bien appartenir à une tumeur développée au fond de l'orbite : aussi, le diagnostic doit-il être réservé. Il y a cependant, comme l'a bien fait remarquer M. Datin (*thèse citée plus haut*), quelque chose de spécial dans l'aspect de la tuméfaction. La cavité orbitaire paraît plus remplie, et laisse en quelque sorte déborder son contenu sous forme d'un bourrelet plus ou moins tendu, qui soulève les paupières près de leur insertion en effaçant les plis propres à ces parties ;

et, sur aucun point, le doigt introduit entre le globe oculaire et le pourtour de l'orbite ne sent une tumeur, une inégalité, une accumulation limitée de substance dure ou une hypertrophie circonscrite du tissu graisseux intra-orbitaire. Les circonstances dans lesquelles survient là maladie, l'observation de sa marche qui est en rapport avec ces circonstances, la présence des symptômes propres à la chlorose, aux maladies du cœur, aux affections cérébrales, achèveront presque toujours de dissiper les doutes et d'assurer le diagnostic.

Pronostic. — Il n'est pas sans gravité. Si en effet la maladie guérit dans un bon nombre des cas complétement et sans laisser à sa suite aucune altération de la vue, quoique celle-ci ait été troublée ou perdue, il arrive cependant presqu'aussi souvent que la vue reste compromise après la guérison, que l'œil s'atrophie ou qu'il se vide à la suite d'une inflammation ulcérative de la cornée. On conçoit d'ailleurs que la gravité du pronostic varie suivant la nature des circonstances qui l'ont déterminée, et qu'un œdème chlorotique, par exemple, inquiète moins qu'un œdème phlébitique.

Traitement. — Il doit consister d'abord à combattre par des moyens appropriés, dans le détail desquels nous ne devons pas entrer ici, la cause générale, maladie du cœur, scarlatine, chlorose, etc., sous l'influence de laquelle l'œdème de l'orbite a pris naissance. Quant à cette affection elle-même, elle sera attaquée, suivant les cas, par des applications de sangsues à la tempe ou derrière les oreilles, des pédiluves sinapisés, des frictions mercurielles ou iodurées autour de l'orbite, des vésicatoires volants dans les régions

frontale, temporale, sus-orbitaire, des purgatifs,
et enfin par une compression douce et méthodique sur les paupières et le globe de l'œil, moyen
thérapeutique simple et rationnel, que M. Richet a deux fois employé avec succès, et qui a
le double avantage de favoriser la résorption du
liquide infiltré dans les aréoles du tissu cellulaire,
et de mettre la cornée à l'abri du contact de l'air.

CHAPITRE SIXIÈME.

Emphysème.

L'emphysème de l'orbite, c'est-à-dire l'infiltration de l'air expiré dans le tissu cellulaire intra-
orbitaire, est une affection très-rare, ce qui se
comprend bien, puisqu'il faut pour que le phénomène se produise des conditions elles-mêmes
peu communes, savoir la communication directe
des voies aériennes avec l'intérieur de l'orbite.

Dans le très-petit nombre de faits dont nous
avons lu la relation, l'emphysème avait pour cause
une solution de continuité du sac lacrymal, et
cette solution de continuité était elle-même, dans
un cas, la conséquence d'un coup de poing porté
sur la région orbitaire. Les symptômes étaient une
exophthalmie assez prononcée, avec gonflement
crépitant des paupières, exophthalmie qui augmentait toutes les fois que les malades se mou-
chaient ou faisaient quelque effort après avoir
bouché les narines, et qui cédait à la compression soutenue. Dans le cas d'emphysème consécutif à une violence extérieure que nous avons cité
plus haut, à chaque effort du malade, la paupière, en même temps qu'elle se gonflait, prenait
une coloration bleuâtre, indiquant qu'il y avait à
la fois emphysème et infiltration sanguine.

A des signes si clairs il est impossible de méconnaître la nature du mal. Le pronostic est d'ailleurs peu grave en ce qui touche l'emphysème lui-même, c'est-à-dire que l'existence de cette complication ajoute peu de chose à l'importance de la lésion principale. Le traitement consiste en une ou plusieurs incisions, destinées à évacuer l'air atmosphérique, et renouvelées autant de fois qu'il est nécessaire, jusqu'à ce que la lésion principale, déchirure, abcès, ou fracture, soit complétement guérie.

CHAPITRE SEPTIÈME.

Lipôme.

Le lipôme se développe rarement dans l'orbite. Bien que Demours ait prononcé le nom de cette maladie, il est évident qu'il ne l'a pas connue. M. Demarquay en a cité, dans sa thèse sur les tumeurs de l'orbite, deux observations dont l'une appartient à Dupuytren et l'autre au Dr Bowmann, et qui sont les seuls exemples authentiques qu'il ait pu découvrir.

Le cas de Dupuytren est très-sommairement raconté. La maladie datait de quinze ans. L'œil avait été chassé en dehors et en bas ; la cornée était opaque. Croyant avoir affaire à un kyste hydatique, Dupuytren commença par faire une ponction exploratrice qui ne donna issue à aucun liquide. Il se décida alors à enlever le contenu de l'orbite sans en excepter le globe oculaire, et ce fut la dissection seule des parties extirpées qui fit reconnaître la nature de la tumeur.

L'observation de Bowmann est plus riche en détails. Le sujet était un jeune homme, de bonne santé, quoique d'une constitution lymphatique. Depuis trois mois, les deux paupières supérieures avaient commencé à se tuméfier, sans douleur, et

même sans que le malade en eût conscience, car
il en avait été averti par ses amis. Peu à peu la
tuméfaction avait augmenté, à ce point que le
matin il avait peine à ouvrir les yeux. Lorsqu'il
se présenta au chirurgien, il portait à chaque paupière une tumeur, qui en occupait les deux tiers
externes, depuis le rebord orbitaire supérieur
jusqu'au cartilage tarse, au devant duquel elle
retombait légèrement. Cette double tumeur était
molle au toucher, comme si, dit l'auteur, elle ré-
sultait d'un œdème du tissu cellulaire sous-cutané,
mais la pression n'y laissait point d'inégalité. Saisie et comprimée entre les doigts, elle donnait la
sensation, non pas d'une tumeur résistante, mais
plutôt d'un tissu cellulaire redondant et lâche. La
peau était saine et non adhérente. Il en était de
même de la conjonctive. Le globe oculaire était intact, et la vue n'avait rien perdu. Cette maladie
ne causait d'ailleurs point de douleur, et n'en-
traînait aucun trouble dans la santé générale. Si
elle nuisait au malade, c'était seulement par la difformité dont elle était l'occasion à cause de son
siége. Incertain sur la nature du mal, qu'il a de
la tendance à considérer comme un œdème,
M. Bowmann emploie pendant plus d'un an, mais
en vain, les purgatifs, les bains de vapeur, les
préparations iodurées. Les tumeurs ne se modifiant pas, il se décide à les emporter l'une après
l'autre, à quinze jours d'intervalle, et c'est alors
seulement qu'on les reconnaît pour des lipômes.

Marche lente et graduelle de la maladie, progrès de la tumeur pouvant aller jusqu'au déplacement de l'œil sans exciter de douleurs et sans
influencer sensiblement la santé générale, apparition d'une tumeur molle, quasi-fluctuante, donnant sous la pression des doigts la sensation d'une

masse celluleuse redondante : tels sont donc en définitive les symptômes que présente cette affection, symptômes à l'aide desquels le praticien, prévenu de sa possibilité, devra la reconnaître et la différencier des abcès choniques, qui ont toujours été précédés de quelques douleurs, vagues, mais persistantes, et de l'œdème, dont l'aspect et la marche présentent de notables différences.

On n'a rien à attendre, dans le traitement de cette affection, des résolutifs, des altérants, ni des révulsifs. La seule chose à faire, c'est d'enlever la tumeur au moyen d'une dissection dans laquelle on prend soin de ménager les organes importants qui remplissent la cavité orbitaire.

CHAPITRE HUITIÈME.

Kystes.

Bien que les kystes soient les moins rares de toutes les tumures orbitaires, ils sont encore loin d'être communs.

Caractères anatomiques. — Ils peuvent occuper un point quelconque de l'orbite, mais ils sont incontestablement plus fréquents du côté de la voûte ou du plancher que vers les parties latérales, et c'est en haut et en dehors qu'on les voit le plus souvent. Rarement demeurent-ils au fond de l'orbite, commé la chose avait lieu dans un cas curieux, où, suivant le récit de Carron du Villards, le kyste représentait une cuvette sur laquelle s'appuyait le globe oculaire. C'est au contraire un de leurs caractères assez constants que de se montrer entre le rebord de l'orbite et l'œil, qui se trouve à la fois poussé en avant et jeté de côté.

Leur grosseur varie du volume d'un pois ou d'une noisette à celui d'un œuf de poule. Leur forme, habituellement sphérique ou ovalaire, est susceptible de modifications qui dépendent de la résistance qu'ils rencontrent. Les adhérences qu'ils contractent avec les parties environnantes sont ordinairement assez lâches; à la longue cependant ces adhérences peuvent devenir assez intimes pour qu'il soit difficile ou impossible de séparer la tumeur des muscles, des nerfs, des vaisseaux, du globe oculaire lui-même, sans risquer d'intéresser ces organes. On a même vu des kystes qui semblaient se confondre avec le périoste de la paroi orbitaire interne.

Le sac est tantôt celluleux et mince, tantôt fibreux et comparable à la dure-mère pour son épaisseur et son apparence, rarement cartilagineux ou incrusté de plaques calcaires. La surface intérieure, lisse comme une membrane séreuse, présente pourtant quelquefois un aspect tomenteux qui rappelle celui des membranes muqueuses. Les matières renfermées dans le sac sont, tantôt de la sérosité limpide et transparente, tantôt une substance opaque, blanchâtre, demi-solide, mélicérique, athéromateuse, stéatomateuse, plâtreuse. Il s'y trouve aussi quelquefois des hydatides, ou des poils, soit libres, soit implantés dans les parois. Enfin Mackenzie rapporte l'observation, empruntée au Dr Barnes, d'une dent implantée dans la paroi osseuse sur laquelle s'appuyait la poche anormale.

Le plus souvent simples, les kystes orbitaires peuvent être cloisonnés et partagés en plusieurs loges, dont chacune contient des produits de nature diverse. Dupuytren a même rapporté l'observation d'un petit kyste flottant librement dans la matière d'une autre poche plus volumineuse. On a observé encore des kystes qui coïncidaient avec une exostose ou avec un cancer de l'orbite, dont ils semblaient alors n'être qu'une complication.

Aux différences que présentent ces kystes sous le rapport de leur siége, de leur texture, de leur contenu, il est facile de juger que ce ne sont pas des tumeurs d'origine et de nature identiques. Les uns en effet paraissent dus à l'hypertrophie des follicules sébacés, ou, comme nous l'avons vu déjà (p. 178), à celle de parties dépendant de l'appareil sécréteur des larmes, tandis que les autres semblent résulter du développement anormal de quelques-unes des aréoles du tissu cellulaire ou d'une des bourses synoviales qui se trouvent au voisinage des muscles élévateur de la paupière et droit supérieur de l'œil : ce sont ces derniers que les écrivains allemands ont désignés sous le nom d'*hygromas de l'orbite*. Il en est enfin qui semblent la conséquence d'un épanchement sanguin, suite de contusion, de la formation d'hydatides, ou du développement d'un germe dentaire dans une situation et dans une direction insolites.

Symptômes, marche, terminaisons. — Le point d'origine des kystes orbitaires étant en général rapproché de la surface, ils se développent facilement du côté des paupières, deviennent assez vite apparents à l'extérieur, et n'agissent que rarement sur les parois de l'orbite : on cite cependant quelques exemples de pénétration dans le crâne, après destruction des os ou élargissement du trou optique et de la fente sphénoïdale. C'est sur l'œil qu'ils portent principalement leur action, et cet organe est repoussé en avant en même temps que rejeté vers l'extrémité d'un des diamètres de l'ouverture orbitaire. Le déplacement s'opère graduellement et lentement, et varie depuis une légère saillie avec un peu de strabisme jusqu'à la propulsion complète hors de l'orbite. Saint-Yves parle d'un œil qui faisait sur la joue une saillie d'un pouce (environ 3 centimètres). Chez un autre malade, l'œil avait été refoulé du côté opposé de la face, sur la racine du nez. Dans un cas observé par O'Ferral, le globe oculaire pendait également sur la joue.

Au début, il n'y a qu'une douleur sourde ou plutôt qu'un sentiment de gêne et de tension, appréciable surtout pendant les mouvements du globe oculaire. Plus tard, à mesure qu'augmente la tumeur, surviennent la diplopie, due à la déviation de l'œil ; la myopie ou la presbytie, en rapport avec la pression supportée par cet organe d'un côté à l'autre ou d'avant en arrière, et par conséquent avec l'allongement ou le raccourcissement de son diamètre antéro-postérieur, avec l'augmentation ou la diminution de courbure de la cornée ; l'amaurose plus ou moins complète, résultant, soit du tiraillement ou de la compression des nerfs, soit de l'altération des parties constituantes du globe oculaire ; la gêne ou la perte des mouvements ; les douleurs propagées dans les régions nasale, frontale, temporale, ou même dans tout le côté correspondant de la tête, et portées quelquefois au point d'occasionner de l'insomnie et du délire. Lorsque l'œil est devenu trop proéminent pour pouvoir être recouvert, l'irritation produite par le contact perpétuel de l'air et de la poussière occasionne une inflammation terminée presque toujours par la rupture ou la perforation de l'organe, qui se vide et se convertit en un moignon informe. Tous ces désordres, tant fonctionnels qu'organiques, peuvent, sans qu'on sache la raison de cette différence, manquer, bien que l'exophthalmie soit parvenue à son degré le plus extrême :

c'est ainsi qu'on a vu des chutes complètes de l'œil, avec absence de douleur et conservation de la vue ; c'est ainsi encore que, dans le cas d'O'Ferral déjà cité plus haut, l'œil, pendant sur la joue, avait conservé ses mouvements naturels et était, de plus, dans une agitation continuelle et involontaire, de telle sorte qu'il pouvait, dit l'auteur, être comparé à l'œil télescopique du caméléon.

A une époque variable suivant le siége du mal, on voit paraître sur un point du pourtour de l'orbite une tumeur qui soulève l'une ou l'autre paupière et paraît séparée du globe oculaire par un sillon plus perceptible souvent au toucher qu'à la vue. Globuleuse, lisse, arrondie, quelquefois bosselée, cette tumeur présente aux doigts une résistance élastique et donne la sensation d'une fluctuation plus ou moins prononcée. La pression n'y détermine pas de douleur, et l'on peut, du moins dans les premiers temps, déplacer sur elle les téguments et lui imprimer à elle-même quelques mouvements indiquant qu'elle est encore libre ; mais à la longue des adhérences s'établissent entre elle et les parties environnantes, et elle s'avance désormais entre les paupières rougies, infiltrées, épaissies, quelquefois recouverte par la conjonctive variqueuse, et offrant l'aspect hideux d'une proéminence rougeâtre, sensible, baignée de matière muqueuse ou puriforme, au milieu ou sur le côté de laquelle on a peine à reconnaître le globe oculaire. Dans un petit nombre de cas, on voit la cavité orbitaire céder elle-même à la pression, prendre des proportions considérables et subir des déformations qui nuisent au jeu des organes et rompent la symétrie des deux moitiés de la face.

La marche de la maladie est en général assez lente, mais continuelle. Il est rare qu'elle demeure stationnaire, plus rare encore, et peut-être sans exemple, qu'elle rétrograde ou que la tumeur se résorbe; mais elle s'est rompue, dans un cas observé par Middlemore, et la guérison s'en est suivie. La vie est rarement mise en danger; cependant Schmidt a rapporté un exemple de mort causée par la violence des douleurs, et l'on conçoit la possibilité d'un résultat semblable quand le mal vient à se propager du côté de la cavité encéphalique. Le kyste lui-même ne s'enflamme pas, comme cela arrive pour les loupes de de la tête. Ce qui est le plus à redouter, c'est l'affaiblissement, le trouble ou la perte dela vue, l'inflammation, les altérations organiques, et la fonte de l'œil par suite des progrès de la tumeur.

Diagnostic. — Il est absolument impossible de reconnaître l'existence d'un kyste et de déterminer son siége avant que la tumeur ait commencé à se montrer à l'extérieur; mais, aussitôt qu'elle est devenue sensible aux doigts et à l'œil du chirurgien, une exploration bien faite peut éclairer sur sa nature. Si elle est indolente, élastique, fluctuante, si en même temps elle s'est développée graduellement, avec lenteur, et sans altération de la santé générale, il y a lieu de croire qu'il s'agit d'un kyste. Est-elle en même temps transparente, il n'y a plus place pour le doute. Malheureusement il s'en faut de beaucoup que les symptômes soient toujours aussi bien tranchés. La tension de la poche ou l'épaisseur de ses parois peut rendre la fluctuation faible ou nulle; des pelotons de graisse hypertrophiés, placés au devant du kyste, peuvent masquer sa présence et donner aux doigts du chirurgien une sensation de mol-

lesse qui lui fait prendre le change; la congestion variqueuse de la conjonctive peut , ainsi
qu'on l'a vu quelquefois, simuler une tumeur érectile veineuse. D'un autre côté, si quelques tumeurs,
comme le phlegmon , les abcès aigus, les exostoses , etc..., se distinguent nettement des kystes
par leur aspect ou leur marche, il en est d'autres,
telles que les abcès chroniques , le cancer ramolli, etc., qui s'en rapprochent beaucoup à ce
double titre. Il est d'ailleurs possible qu'avec le
kyste coexiste quelque autre lésion. On conçoit
donc que le praticien puisse en certaines circonstances éprouver de l'incertitude.

Dans les cas douteux, on aura recours à la
ponction exploratrice; mais, pour tirer de cette
opération tout le fruit désirable , il faut la faire
hardiment, avec un trois-quarts assez volumineux,
profondément enfoncé dans la direction de la tumeur. S'il ne sort que du sang ou s'il ne s'écoule
rien , on est fondé à diagnostiquer une tumeur solide. La sortie de matière purulente montre qu'il
s'agit d'un abcès. L'écoulement de sérosité ne
permet pas de mettre en doute l'existence d'un
kyste, et l'examen de ce qui se passe après l'évacuation de la poche est encore une source d'in-
struction : l'œil reprend-il sa place , c'est que la
poche, unique, a été complétement vidée ; dans le
cas contraire , il y a lieu de penser que l'on a affaire à un kyste multiloculaire, hydatique, ou
compliqué de quelque autre affection. L'exploration
attentive de la portion accessible de l'orbite com-
plétera le diagnostic à cet égard, et fera juger aussi
de l'étendue de la tumeur et des adhérences qu'elle
a pu contracter avec les organes voisins.

La détermination du siége précis et des limites de
la tumeur présente des difficultés que notre regret-

table collaborateur, A. Bérard, s'est efforcé de surmonter. Il fait remarquer que la myopie et la presbytie, quand elles existent, peuvent fournir à ce
sujet de précieux indices, car la première se rattache à la compression latérale et la seconde à la compression postéro-antérieure du globe oculaire, de
sorte que, suivant qu'on observe l'une ou l'autre
altération, on doit penser qu'il s'agit d'un kyste
développé, soit sur le côté et au niveau de l'œil,
soit en arrière de cet organe. Il est possible,
d'après les observations du même chirurgien, de
reconnaître si un kyste qui se montre à la partie
supérieure est placé au-dessous du releveur de
la paupière ou entre ce muscle et les téguments,
à ce que, dans le premier cas, l'œil, abandonné
par la paupière, reste à découvert, et les contractions du muscle sont parfaitement senties en plaçant le doigt sur la tumeur et engageant le malade à ouvrir l'œil largement, tandis que, dans le
second, ce dernier signe manque et la paupière est
refoulée du côté du globe oculaire. Il serait bien
important aussi de savoir si la tumeur a fait des
progrès en profondeur et si elle s'est étendue jusque dans la cavité crânienne : malheureusement, la
lecture des observations montre que, dans les cas
où les choses s'étaient passées de cette façon, rien
n'avait pu faire prévoir une si fâcheuse complication, qui ne fut découverte que pendant l'opération.

Pronostic. — Abandonné à lui-même, le
kyste de l'orbite constitue une maladie grave,
capable d'entraîner la perte de l'œil ou même celle
du malade, soit par les progrès de la lésion du côté
de la cavité cérébrale, soit par la compression,
l'inflammation, la désorganisation ou la destruction
des nerfs, des vaisseaux, du globe oculaire, des os

de l'orbite. Si l'art intervient à temps et à propos, la maladie perd beaucoup de sa gravité, et il n'y a ordinairement de menacé que l'œil ou la vision.

Traitement. — Il est important d'agir de bonne heure, aussitôt que la maladie a été diagnostiquée, pour ne pas lui laisser le temps de nuire aux parties voisines. Si déjà l'œil était fortement repoussé au dehors et plus ou moins profondément altéré, ce ne serait pas une raison pour s'abstenir, car il est arrivé souvent, dans des cas semblables, qu'après la guérison du mal principal l'œil ait repris sa place et les fonctions visuelles se soient rétablies. L'œil fût-il complétement perdu et réduit à un moignon informe, il faudrait encore attaquer le kyste, afin de débarrasser le malade d'une tumeur qui peut s'accroître indéfiniment : on dissimulerait ensuite la difformité, en adaptant au moignon un œil artificiel.

Pour les kystes de l'orbite, pas plus que pour ceux des autres régions du corps, il ne faut compter sur l'action des médicaments résolutifs ou autres. C'est donc à la chirurgie opératoire qu'on doit avoir recours. Les opérations qui ont été mises en usage sont : la ponction simple, l'irritation des parois de la poche par diverses manœuvres, spécialement par les injections, l'incision, l'ablation complète ou partielle.

La ponction simple, faite avec le trois-quarts ou avec un bistouri à lame étroite, ne convient, ni aux kystes multiloculaires, ni aux kystes hydatiques, ni aux kystes dermoïdes ou sébacés : elles serait, pour des raisons que l'on devine sans qu'il soit nécessaire de les énoncer, impuissante à vider ces différents kystes. Restent ceux qui n'ont qu'une seule loge et dont la matière est séreuse et tout à fait liquide. Ceux-là, la ponction peut à la vérité les évacuer; mais il ne tardent pas à se reformer par suite de la cicatrisation de la petite plaie et de la reproduction du liquide : Ware a pu ponctionner jusqu'à soixante-trois fois un de ces kystes sans obtenir la guérison. Ce n'est donc qu'un moyen simplement palliatif, duquel il n'y a pas à attendre une cure radicale, mais qui peut être employé utilement chez les personnes craintives, pour faire cesser la compression et les douleurs, ou, dans le cas de kystes soupçonnés volumineux, pour en apprécier l'étendue et en réduire le volume avant de tenter quelque opération plus efficace.

L'irritation des parois de la poche, dans le but d'y exciter une inflammation adhésive, a été produite de diverses façons : 1° en promenant l'extrémité de la canule contre l'intérieur de la cavité; 2° en laissant la canule à demeure, ou en lui substituant une mèche de linge ou de charpie; 3° en poussant dans la cavité une injection alcoolique, vineuse, ou iodée. Ce dernier moyen a plusieurs fois réussi entre les mains de M. Tavignot et de M. Monod. C'est encore là une méthode thérapeutique d'une efficacité douteuse contre les kystes sébacés, nulle contre les kystes multiloculaires et hydatiques, convenable seulement dans les cas de kystes séreux : encore faut-il, à notre avis, que ceux-ci n'atteignent pas un grand volume, de peur que la tuméfaction inflammatoire qui succède aux injections excitantes n'exerce sur le globe oculaire et sur les nerfs une compression douloureuse et funeste.

L'incision est d'une application plus générale A. Bérard voulait qu'on la fît, à la paupière supérieure, du côté de la peau si le kyste était placé au-dessus du muscle élévateur de la paupière, du

côté de la conjonctive s'il était placé au-dessous,
afin de ménager ce muscle et d'éviter l'immobilité consécutive de la paupière. Lisfranc recommandait de la pratiquer, à la paupière inférieure,
du côté de la peau et non sur la muqueuse, dans
la crainte que les matières, retenues dans le sillon
palpébral à la surface de l'œil, n'irritent et n'en-
flamment cet organe. Quoiqu'il en soit, c'est avec
un bistouri aigu qu'on la pratique : on lui donne
une direction parallèle aux cartilages tarses et
une longueur proportionnée au volume du kyste,
en observant qu'elle soit plutôt grande que petite.
Il est même bon de porter le doigt dans la cavité,
afin d'en explorer l'intérieur et les parois, de détruire les brides, s'il en existe, et de rechercher
les corps étrangers, tels que dents ou poils, qui
pourraient s'y trouver et qui deviendraient alors
l'objet d'indications particulières. L'incision a le
double avantage de permettre l'introduction dans
la poche kystique de petits tampons de charpie,
destinés à y entretenir un degré d'inflammation
convenable, et de livrer une issue facile à la suppuration produit de cette inflammation, de telle
sorte qu'il n'y ait plus à redouter les effets d'une
tuméfaction excessive sur des organes délicats
resserrés dans un étroit espace. La quantité de
charpie étant graduellement diminuée, la suppuration se tarit, le kyste revient sur lui-même et
finit par s'oblitérer. Quelques personnes ont cru
devoir joindre à l'incision les injections faites dans
le foyer ou même la cautérisation de l'intérieur de
la poche, dans l'espérance d'en provoquer l'exfo-
liation, le détachement, et la chute complète.

   L'excision de la portion superficielle du kyste,
en laissant en place la partie profonde qui devra
suppurer et se couvrir de bourgeons charnus, est

une opération plus sûre que l'incision, parce que la perte de substance qui en est la conséquence rend l'inflammation suppurative plus inévitable, maintient mieux l'ouverture béante, et favorise davantage encore la sortie du pus et des autres matières, de sorte que la cicatrisation a tout le temps de se faire du fond vers la surface. Aussi doit-elle être préférée à l'incision simple dans les cas où le volume du kyste et la dureté de ses parois peuvent faire craindre que le retrait n'en soit difficile et que les matières ne séjournent dans son fond.

L'ablation complète du kyste l'emporte sur toutes les autres méthodes. Seule elle prévient complétement la récidive, dont l'incision et l'excision partielle même ne sont point exemptes ; seule elle permet d'agir d'une manière irrésistible contre les kystes multiloculaires et contre les kystes à parois dures, épaissies, ossifiées, ou dégénérées. Les suites n'en sont pas d'ailleurs plus compromettantes que celles de l'excision ou de la simple incision, et l'inflammation qui lui succède se maintient ordinairement dans des limites modérées. Aussi est-ce cette opération que nous préférons comme méthode générale. Malheureusement, elle n'est pas toujours praticable, soit que la tumeur ait des parois trop molles, qu'elle ait acquis un volume trop considérable, qu'elle pénètre à une trop grande profondeur, ou surtout qu'elle ait contracté des adhérences intimes avec des parties qu'il importe de ménager, comme la paroi supérieure de l'orbite, la conjonctive, l'œil, le nerf optique, etc. Lorsque, dans le cours de l'opération, quelqu'une de ces circonstances se présente, soit qu'elle ait été ou non soupçonnée à l'avance, on peut modifier son plan, exciser les lambeaux

disséqués , ouvrir largement la poche et la vider,
puis laisser à la suppuration le soin de détruire
ou de modifier les parties qu'on n'a pu enlever,
c'est-à-dire qu'on peut transformer l'ablation
qu'on se proposait de faire en une excision partielle.

A peine est-il besoin de dire que, si le kyste
devait son origine à la déviation de quelque germe
dentaire, il faudrait, sous peine de voir récidiver
la maladie, extraire la dent, qui joue le rôle
d'un corps étranger. Quand la tumeur se présente
du côté de la conjonctive, on l'attaque directement et sans intéresser les téguments. Lorsqu'elle
a un grand volume, on peut favoriser son extraction en agrandissant l'ouverture palpébrale au
moyen d'une incision horizontale commencée à
l'angle externe et dirigée en dehors, ou en divisant de haut en bas et dans son milieu la paupière
inférieure, sauf à réunir ensuite à l'aide d'une
suture entortillée.

La réunion immédiate ne peut être tentée que
dans les cas d'extirpation complète : encore vaut-
il mieux faire un pansement simple, qui n'empêche
pas la cicatrisation si elle tend à se faire, et qui
permet aux liquides de sortir si la plaie vient à
suppurer. Lorsque l'extirpation n'a été que partielle ou quand on a opéré par incision, la suppuration étant inévitable et nécessaire, on pansera
avec un bourdonnet de charpie retenu par un fil ,
qui sera retiré chaque jour, diminué graduellement
de volume à mesure que les parties reviendront
sur elles-mêmes , et tout à fait supprimé après le
développement des bourgeons charnus, car, en le
laissant trop longtemps, on risquerait de favoriser
la formation d'une fistule consécutive.

En résumé , la ponction n'est qu'une méthode

palliative. L'extirpation complète, opération la plus efficace et la plus rationnelle, est contre-indiquée par l'étendue, le volume, et surtout les adhérences de la tumeur à des parties qu'il faut respecter. L'injection iodée nous parait le moyen le plus convenable et le moins compromettant, toutes les fois qu'on a des raisons de penser que le kyste s'étend du côté de la cavité crânienne. Cette opération présente également des avantages quand la tumeur est peu volumineuse et à parois molles. Lorsque le kyste a contracté des adhé-rences qui doivent être ménagées, le chirurgien peut choisir entre l'incision et l'extirpation par-tielle : cette dernière serait formellement indi-quée si les parois de la poche étaient vastes, épaissies, ou indurées; dans le cas contraire, on donnerait la préférence à l'incision.

Quelle que soit l'opération pratiquée, les suites peuvent varier. Sans parler des accidents inflam-matoires qui traversent ou retardent quelquefois la guérison, celle-ci peut être complète ou in-complète : il peut arriver que la vue ne reprenne pas sa force et sa netteté, que l'œil ne retourne pas à sa place, que des adhérences entrainent la déviation des paupières ou la formation de plis disgracieux, qu'il s'établisse, en un mot, diverses difformités qui réclameront plus tard l'intervention de la chirurgie.

CHAPITRE NEUVIÈME.

Anévrysmes.

Les anévrysmes situés dans l'orbite sont peu connus et semblent être fort rares, ce qui se comprend bien si l'on songe à la petitesse du vais-seau principal, de l'artère ophthalmique. Cependant deux faits vérifiés par l'autopsie permettent d'affirmer que cette artère peut devenir le siége d'un anévrysme, et il paraît, d'après une note malheureusement trop sommaire de Langenbeck sur un cas observé par Graeffe, que l'une de ses branches, la centrale de la rétine, a elle-même fourni un exemple de dilatation anévrysmale.

Des deux cas d'anévrysme de l'artère ophthalmique constatés par la dissection, l'un appartient à Carron du Villards, l'autre à Guthrie.

Dans le fait rapporté par Carron du Villards (*Guide pratique pour l'étude des maladies des yeux*, t. I, p. 484), tous les renseignements se bornent à l'examen anatomique de la tumeur, qui était du volume d'une noisette et située sur le trajet d'une des artères ophthalmiques au moment de son entrée dans l'orbite. Le sujet de l'observation était une femme, livrée aux dissection dans l'amphithéâtre de la Faculté de médecine de Paris, et sur laquelle il fut impossible de se procurer aucun détail.

Le fait dû à Guthrie offre plus d'intérêt, parce que le malade a pu être observé avant sa mort. Quoiqu'on n'ait constaté, dans ce cas, la présence d'aucune tumeur, l'œil avait été graduellement repoussé d'arrière en avant au point de paraître hors de l'orbite, et cependant la vision n'était nullement altérée. Il existait dans la tête un sifflement manifeste qui fut attribué à un anévrysme. A l'autopsie, on trouva de chaque côté un anévrysme de l'artère ophthalmique, du volume d'une grosse noix. La veine, considérablement dilatée, était oblitérée dans l'endroit où elle traverse la fente sphénoïdales, et les quatre muscles droits avaient subi une hypertrophie considérable et pris une dureté cartilagineuse. La présence de la maladie des deux côtés à la fois avait empêché Guthrie de proposer la ligature de la carotide, à laquelle d'ailleurs le malade se serait refusé. (Mackenzie , *Traité pratique des maladies des yeux,* p. 259.)

Quelques autres observations, indiquées par divers auteurs, ne nous ont pas paru assez certaines pour être rapportées ici. Dans toutes néanmoins, il est fait mention de bruits artériels perceptibles, de la cécité , et de la mort, comme symptômes , comme accidents, et comme terminaisons de cette lésion.

On conçoit qu'avec un si petit nombre de documents il serait impossible de tracer l'histoire dogmatique des anévrysmes orbitaires. Contentons-nous de faire remarquer que leur diagnostic ne présenterait pas de difficultés sérieuses : tout au plus pourrait-on les confondre avec les tumeurs érectiles artérielles , qui réclament précisément le même traitement , ainsi que nous allons l'établir dans l'article suivant.

CHAPITRE DIXIÈME.

Tumeurs érectiles.

Les tumeurs érectiles qui occupent la cavité orbitaire doivent être distinguées en artérielles et veineuses.

Art. I. — Tumeurs érectiles artérielles.

Il n'y a pas très-longtemps qu'on a commencé à étudier l'évolution de ces tumeurs dans la cavité orbitaire. Travers est le premier qui, en 1809, les fit connaître et institua leur traitement sur des bases rationnelles. Dalrymple, de Norwich , dans le courant de la même année; Roux , en 1828 ; Scott et Guthrie , en 1834 ; MM. Velpeau, Jobert, et Busk, en 1839 ; M. le Dr Herpin, de Tours, en 1844, en ont observé des exemples, dont le récit, consigné dans divers recueils français et étrangers, sera mis à profit par nous pour tracer l'histoire de cette intéressante affection.

Ces tumeurs, ayant, dans la région orbitaire, une origine profonde, ne succèdent pas à des nævi materni, comme cela a presque toujours lieu pour les tumeurs superficielles. Elles ne sont pas congénitales et ne paraissent même pas se développer de préférence chez les jeunes sujets, car on les a généralement observées sur des individus de 30 à 60 ans. Elles affectent aussi souvent la femme que l'homme. Deux fois, elles se sont montrées pendant le cours de la grossesse. Trois fois elles ont succédé plus ou moins immédiatement à des violences exercées sur la tête. Dans tous les autres cas, il a été impossible de les rapporter à une cause déterminée.

La maladie débute quelquefois d'une manière brusque et inattendue, par la sensation d'un craquement ou d'un bruit comparable à celui d'un coup de fouet, accompagnée et suivie de douleurs plus ou moins vives dans l'orbite et aux environs, d'étourdissement, d'œdème, et de gonflement des paupières (*observations de* Travers *et de* Dalrymple). D'autre fois, c'est graduellement qu'elle survient. Quoi qu'il en soit, les malades continuent pendant un certain temps à se plaindre de douleurs aiguës, avec sensations anormales de chaleur ou de froid, dans l'orbite et dans divers points de la tête, ainsi que d'un bruissement continuel dans les oreilles ou dans la région temporale, de battements ou d'un bruit incommode, qu'ils comparent à celui d'une eau courante ou d'un soufflet; puis, il leur semble que l'œil est tendu, lourd, difficile à mouvoir; enfin, ils s'aperçoivent que la vue s'altère plus ou moins.

C'est alors, à une époque variable entre quelques semaines et quelques années après la première manifestation des symptômes, que l'œil, poussé en avant, tend à sortir de l'orbite, et qu'apparaît la tumeur. Celle-ci peut occuper un point quelconque de l'ouverture orbitaire et se montrer, soit derrière les téguments, entre le pourtour de l'orbite et le bord libre des paupières, soit derrière la conjonctive, en repoussant et renversant l'une des paupières ou toutes les deux. Elle est plus ou moins volumineuse, ordinairement bosselée, de consistance inégale, mollasse et fluctuante par places, élastique ou même dure dans d'autres points, pulsatile à la vue et au toucher, ainsi que l'œil lui-même, ou tout au moins agitée de mouvements vibratoires. Quelquefois il existe en même temps plusieurs tumeurs, pulsatiles à différents degrés, ou bien la tumeur principale est entourée de prolongements dirigés du côté du front ou des tempes, suivant le trajet des artères frontale, nasale, transversale de la face, qui ne sont que des varices artérielles, lésions dont le crâne paraît être, ainsi que nous l'avons fait voir dans notre Compendium de chirurgie (t. ii, p. 702), le siége de prédilection. Dans plusieurs cas, particulièrement dans celui de Dalrymple, les veines du voisinage, jusqu'à celles de la conjonctive oculaire, étaient variqueuses, et une partie de la face avait pris la coloration violacée, de sorte qu'il semblait y avoir complication des tumeurs érectiles artérielle et veineuse. La tumeur observée par M. Jobert avait, par son extension vers la partie supérieure, déterminé l'érosion d'une grande partie de l'arcade sourcilière. Quant au malade, il est de plus

52

en plus incommodé par la sensation insupportable de bruits et de battements, qui ne le quittent ni jour ni nuit, qui le privent complétement de repos et de sommeil, et auxquels se joignent parfois des vertiges, des éblouissements, des syncopes.

Les pulsations, isochrones aux battements du pouls, augmentent toutes les fois que les malades se livrent à un exercice un peu vif ou lorsque la tête est dans une position déclive, cessent ou du moins diminuent considérablement par la compression de l'artère carotide primitive du côté correspondant, et reparaissent aussitôt que la compression est levée. L'oreille et le stéthoscope, appliqués sur la tumeur, sur l'œil, ou sur la région temporale, font entendre un bruit variable, tantôt une sorte de susurrus, tantôt un bruit de souffle, de forge, ou de râpe. La pression affaisse plus ou moins facilement et plus ou moins complétement la tumeur, mais elle rend les battements plus profonds et plus énergiques et donne aux douleurs plus de violence et d'acuité.

Quoique la maladie n'occupe ordinairement qu'un seul côté, elle a cependant une certaine tendance à s'étendre d'un orbite à l'autre. Il semble alors que des communications singulières s'établissent entre les deux tumeurs : c'est du moins ce qu'on serait porté à conclure du fait rapporté par M. Velpeau, fait dans lequel on voit la compression de la carotide primitive droite arrêter complétement les pulsations et le bruit dans l'orbite gauche et les laisser persister à un certain degré dans l'orbite droit où ils ne s'éteignent complétement qu'après la compression exercée sur la carotide du côté opposé.

La maladie a une marche assez lente et graduelle, mais continue, et, malgré le fait de guérison observé par Rosas sur une jeune fille de dix-huit ans au moment où la menstruation se régularisa, nous pensons qu'abandonnée à elle-même elle amènerait presque infailliblement l'envahissement des parties voisines, la perte de la vue ainsi que celle de l'œil, et menacerait la vie de plusieurs manières, soit en occasionnant, ainsi que l'ont vu Middlemore et Freer, de Birmingham, des hémorrhagies répétées, soit en épuisant le sujet par la continuité et l'excès des veilles et des douleurs. Il est donc indiqué d'y porter remède aussitôt que le diagnostic a été établi.

Ce n'est ni par les réfrigérants, ni par la compression, ni par la diète, ni par les saignées répétées, qu'on peut espérer guérir une tumeur érectile artérielle bien confirmée, quoique ces moyens puissent être employés avec avantage à titre d'adjuvants. Les ponctions répétées et l'acupuncture, loin de produire un bon résultat, n'ont fait, dans les cas où l'on a cru devoir les employer, qu'accélérer la marche de la maladie. L'extirpation de la tumeur présenterait des difficultés extrêmes et même des dangers, à cause du grand nombre et du volume des vaisseaux intéressés, dont on ne serait pas sûr de pouvoir faire la ligature. L'électro-puncture serait peut-être convenable, mais n'a point encore été essayée.

Le mode de traitement qui réunit aujourd'hui tous les suffrages, parce qu'il est à la fois rationnel et consacré par l'expérience, c'est la ligature de l'artère carotide primitive du côté correspondant à la tumeur. Pratiquée par Travers, Dalrymple, Scott, Roux, Busk, et par MM. Velpeau, Jobert, Herpin, cette opération a donné des résultats généralement heureux : aucun des malades n'a succombé; la plupart ont guéri complétement; et, chez les autres, s'il a manqué quelque chose à la guérison, du moins y a-t-il eu amélioration sérieuse et considérable. Cette constance dans le succès a sans doute pour cause la disposition spéciale du système circulatoire de l'orbite, qui se trouve en quelque sorte isolé, n'ayant, comme on sait, d'autre source que la carotide, et n'entretenant de relation, par voie d'anastomoses, avec aucun autre vaisseau capable de rétablir dans le réseau qui le compose un courant assez actif pour alimenter une tumeur anormale.

Dans son article sur les tumeurs de l'orbite (*Dict. de méd.* en 30 vol., t. XXII, p. 324), M. Velpeau se demande si la ligature de la carotide interne ne serait pas, au point de vue de la suspension absolue de la circulation orbitaire, plus efficace encore que celle de la carotide primitive. La chose est probable; mais comme, d'un autre côté, l'opération présenterait plus de difficulté et comme on serait dans l'obligation de placer la ligature très-près de l'origine de l'artère et en même temps dans le voisinage des grosses branches collatérales de la carotide externe, comme, en un mot, l'opération serait à la fois plus pénible, plus dangereuse, et plus incertaine sous le rapport de l'hémorrhagie consécutive, notre illustre collègue conclut, avec raison, qu'il n'y a pas de motif suffisant pour préférer à un moyen qui a fait ses preuves une pratique dont l'efficacité ne peut être jusqu'à présent basée que sur le raisonnement.

La ligature de la carotide primitive, appliquée au traitement de la maladie qui nous occupe, a pour effets immédiats la cessation, sinon entière, du moins presque complète, des battements, l'affaissement plus ou moins prononcé de la tumeur, et la suppression subite des bourdonnements et des bruits intérieurs si pénibles pour le malade; changement radical et salutaire, énergiquement caractérisé par la femme qu'opéra Dalrymple, lorsqu'elle s'écria avec ravissement que sa tête nouvelle ne sentait plus rien de ce qu'avait senti sa tête ancienne. Toutefois ce n'est que par degrés et avec lenteur que les tumeurs se réduisent complétement et que l'œil reprend sa position normale : il faut des semaines, et même des mois, pour que cet heureux résultat soit obtenu. La guérison est alors achevée, et le malade ne conserve aucune trace de l'affection si grave qui avait menacé sa vie. L'œil même reprend souvent ses fonctions; cependant la chose n'est pas constante : la vue est restée abolie chez la malade de Dalrymple, et l'œil s'est vidé, à la suite d'une vive inflammation, sur la personne opérée par M. Jobert.

Dans la plupart des cas, la guérison s'est bien soutenue. Dalrymple date la fin de son observation de la seconde année après l'opération. La malade de Travers fut revue, au bout de cinq ans, par Hodgson, parfaitement bien portante et dans un état si satisfaisant de l'appareil visuel qu'il était impossible de découvrir qu'aucune maladie eût jamais existé dans l'orbite. Chez les sujets opérés par Busk et par Scott, la guérison ne paraît pas non plus s'être démentie. La femme traitée par M. Herpin présenta cette curieuse particularité, que, dix mois après l'opération pratiquée avec un plein succès pour une tumeur de l'orbite gauche, une menace de récidive s'annonça du côté opposé par une exophthalmie commençante, avec altération légère de la vision, et par un bruit de souffle dans la région temporale, phénomènes que ne faisait

point cesser la compression de la carotide, mais
qui disparurent peu à peu sous l'influence des
applications locales de glace pilée continuées pendant trois mois sans interruption.

L'observation de M. Velpeau, qui se distingue
de toutes les autres par l'existence simultanée de
deux tumeurs occupant l'un et l'autre orbite,
en diffère encore par les résultats singuliers de
l'opération. Plusieurs mois après la ligature, qui
avait été placée sur la carotide primitive droite,
tout symptôme avait disparu du côté de l'orbite
gauche, mais la tumeur orbitaire droite existait
toujours et présentait des battements et des bruis-
sements que suspendait nettement la compression
de la carotide gauche. Que restait-il à faire dans
ce cas, et que faudrait-il faire en pareille circonstance? Évidemment, la ligature de la carotide sous
l'influence de laquelle se trouve la tumeur persistante. C'est aussi ce que proposa M. le professeur
Velpeau, ce que proposèrent également plusieurs
chirurgiens consultés par le malade; mais celui-ci
se refusa à une nouvelle opération et préféra garder
sa tumeur, ce qui semble indiquer qu'elle ne lui
causait, ni de trop vives souffrances, ni de trop
grandes incommodités.

Art. II. — Tumeurs érectiles veineuses.

Nous avons peu de choses à ajouter à ce qui
a été dit plus haut (p. 65) à propos des tumeurs
érectiles orbito-palpébrales, d'autant plus que les
observations assez rares consignées dans les recueils scientifiques manquent de détails.

Les tumeurs érectiles veineuses de l'orbite ont
été en général rencontrées chez des sujets jeunes
et même chez des enfants. Aux caractères communs à toutes les tumeurs de ce genre, elles joi-

gnent cette particularité qu'elles se gonflent sensiblement toutes les fois que les malades inclinent la tête.

Le succès obtenu par Allan Burns au moyen de l'extirpation, dans un cas que nous avons rapporté (p. 68), n'est pas un fait unique : quatre opérations semblables ont été faites, avec le même bonheur, par MM. Carron du Villards, Viguerie, et Diculafoy, de Toulouse. C'est donc une ressource à laquelle on serait autorisé à recourir, si surtout les accidents étaient pressants, si, par exemple, la vie se trouvait compromise par des hémorrhagies répétées.

Peut-être pourrait-on aussi essayer l'électropuncture ou les injections de perchlorure de fer, dans les cas où la profondeur et le volume de la tumeur feraient hésiter à employer l'instrument tranchant.

CHAPITRE ONZIÈME.

Cancer.

On pourrait à la rigueur ranger parmi les cancers de l'orbite ceux des paupières et surtout ceux de la glande lacrymale et du globe oculaire, dont nous avons déjà traité précédemment (p. 39, 180 et 795), et sur lesquels nous n'avons pas à revenir. En dehors de ces organes s'observent, dans la cavité orbitaire, toutes les variétés de cancer, depuis le squirrhe et l'encéphaloïde jusqu'aux productions colloïdes et mélaniques. Cette dernière forme y est même assez fréquente, car on la trouve trois fois sur sept cas rapportés par M. Lebert. La maladie est ordinairement bornée à un côté ; cependant on l'a vue envahir en même temps l'un et l'autre orbite.

L'altération débute, soit par le périoste, pour

s'étendre de là aux os, soit par les os eux-mêmes, soit par le tissu cellulaire postérieur à l'œil, soit par le nerf optique, dont elle occupe tantôt le centre et tantôt l'enveloppe fibreuse : des cas de ce genre ont été observés par les chirurgiens les plus distingués, Scarpa, Wardropp, Maunoir, Roux, Middlemore, ainsi que par MM. Gerdy et Giraldès, qui ont pu enlever le mal, né dans le nerf optique, sans toucher à l'œil. A la suite de l'ablation du cancer de l'œil, on voit encore l'altération se reproduire et s'étendre des parties profondes à la surface, comme si elle avait pour points de départ les tissus laissés près du sommet de l'orbite.

Quelle que soit son origine, le cancer de l'orbite, quand il est primitif, a une marche plus lente que celui de l'œil. Il fait au contraire des progrès rapides, lorsqu'il est le résultat d'une récidive. Les symptômes ne diffèrent de ceux qui ont été exposés plus haut qu'en ce que la tumeur reste indépendante et distincte du globe oculaire : encore vient-il un moment où le mal se propage à tout le contenu de l'orbite, et alors il y a similitude si parfaite qu'on ne saurait dire quel a été le début de la maladie. Sur une personne traitée par M. Monod, puis par M. Maisonneuve, la production organique diminua notablement de volume et sembla un instant en voie de résorption, mais cette amélioration ne fut que temporaire, et la maladie, ayant repris ses progrès, suivit son cours ordinaire. Dans un autre cas, observé sur une jeune femme, à l'hôpital Necker, par M. Lenoir, la tumeur, survenue à la suite d'une chute, présentait une couleur bleuâtre, une sorte de susurrus ou de bruit de rouet et des pulsations isochrones à celles du pouls, pulsations que la compression de l'artère carotide primitive faisait cesser, en même temps que la tumeur, moins tendue et plus molle, semblait s'affaisser. On crut à une tumeur érectile, et l'on pratiqua en conséquence la ligatnre de la carotide primitive gauche; mais la tumeur, qui s'était sensiblement réduite aussitôt après l'opération, reparut au bout de trois semaines et continua à grossir, sans toutefois qu'il y eût retour des battements, jusqu'au moment de la mort qui survint après huit mois de souffrances. A l'autopsie, on trouva une diathèse cancéreuse indiquée par la présence dans l'orbite, dans le cerveau, dans les poumons et dans les membres, de nombreuses productions encéphaloïdes, dont la plupart, et particulièrement celles du cerveau, n'avaient causé pendant la vie aucun trouble fonctionnel de nature à faire soupçonner leur existence.

Tant que le cancer ne s'est pas étendu au globe oculaire, il est indiqué de conserver celui-ci et de diriger la dissection de manière à enlever la tumeur sans toucher à l'œil. Cette règle est surtout de rigueur lorsque la vue s'est conservée intacte ou n'a souffert qu'une altération assez légère pour qu'on puisse espérer qu'elle se rétablisse après l'opération. Elle doit être encore observée dans les cas même où la vision est perdue, pourvu toutefois que l'œil soit sain, parce que l'ablation de cet organe entraînerait une difformité irremédiable. Cependant, si ce résultat ne pouvait être obtenu qu'aux dépens de la sûreté de l'opération, si la présence de l'œil gênait le chirurgien et l'empêchait de disséquer dans la profondeur et d'enlever la totalité du mal, si surtout la tumeur avait déjà contracté des adhérences avec lui ou avec le nerf optique, il vaudrait mieux en faire le sacrifice. Le diagnostic du siége, de l'étendue et des connexions de la tumeur ne pouvant le plus souvent être établi que d'une manière approximative, et devant se compléter, sous le bistouri de l'opérateur, par l'inspection des parties soumises à la dissection, il faut se tracer un plan qui permette de pratiquer à volonté l'extirpation de la tumeur seule, si la chose est possible, ou l'ablation de l'œil et l'évacuation plus ou moins complète de l'orbite, si l'on s'y voit contraint par les circonstances.

Pour ce qui est des détails de l'opération, de ses suites et du pansement, nous renvoyons à ce qui en a été dit plus haut (p. 805 *et suivantes*). Nous ne pouvons toutefois abandonner ce sujet sans faire remarquer que toutes ces opérations pratiquées sur l'orbite pour des tumeurs cancéreuses sont graves à cause : 1° de l'inflammation qui leur succède et qui se propage facilement jusqu'aux méninges et au cerveau ; 2° de la récidive, qui est ici très-fréquente et très-rapide, dont la plupart des chirurgiens ont observé des exemples, et que M. Jobert a vu se représenter jusqu'à neuf fois de suite chez le même individu.

CHAPITRE DOUZIÈME.

Tumeurs de l'orbite, en général.

Toutes les maladies de l'orbite ne sont pas des tumeurs ; il n'y a que l'exostose, les abcès chroniques, le lipome, les kystes, les anévrysmes, les tumeurs érectiles et le cancer, qui méritent ce nom ; mais toutes ou presque toutes, à cause de la configuration de la région orbitaire, se comportent comme si elles étaient en effet des tumeurs, exerçant sur les parties voisines une compression, dont les résultats se ressemblent quelque diverses que soient les causes qui l'aient produite. De là, une certaine uniformité dans les manifestations symptomatiques, qui donne à ces maladies un air de parenté et ajoute beaucoup aux difficultés du diagnostic. Si l'on se rappelle en outre que l'orbite est lui-même envahi quelquefois par des productions venues des régions voisines et agissant aussi à la façon des corps comprimants, et que diverses maladies de l'œil ou de ses annexes donnent lieu à des troubles fonctionnels analogues à ceux qui résultent de la compression, on comprendra l'utilité d'un résumé, dans lequel, après avoir tracé à grands traits le tableau des caractères communs à toutes ces affections, on fasse ressortir leurs signes différentiels en les comparant et les opposant les unes aux autres. Tel est l'objet de cet article, qui servira de complément au diagnostic des maladies de l'orbite.

Les premiers symptômes des tumeurs orbitaires sont des douleurs plus ou moins vives, plus ou moins persistantes, dans le fond de l'orbite, dans l'œil, dans les régions temporale ou frontale, quelquefois dans le crâne même, et divers troubles de la vision : ainsi, les malades n'aperçoivent plus nettement le contour des objets, ou bien ils les voient effacés, déformés, brisés, vacillants. Viennent ensuite le déplacement de l'œil pressé en avant, de côté, ou dans les deux sens à la fois ; la diplopie, qui est la conséquence de ce déplacement ; la myopie, ou la presbytie ; la gêne plus ou moins grande des mouvements de l'œil ou des paupières ; quelquefois la paralysie d'un ou de plusieurs muscles, résultat de la pression qui s'exerce, soit sur eux, soit sur leurs nerfs ; l'injection et l'œdème des paupières, le larmoiement ; l'amaurose plus ou moins complète, avec dilatation de la pupille. Enfin paraît, au-dessous de la conjonctive ou derrière les paupières soulevées, une tumeur, de volume, de rapports, d'aspect, de forme et de consistance variés. Plus tard encore peuvent survenir de nouveaux phénomènes, tels que désorganisation, atrophie de l'œil, surdité, déformation de la face, gêne de la respiration, de la déglutition, de la mastication, accidents cérébraux, etc., phénomènes qui dépendent de l'inflammation oculaire, du refoulement des os de l'orbite et de l'extension qu'a prise la tumeur du côté des fosses nasales, du pharynx, du crâne.

Ces symptômes se partagent en trois périodes : la première, qui précède le déplacement de l'œil ; la seconde, qui s'étend de ce déplacement à l'apparition de la tumeur ; la dernière, qui comprend tous les phénomènes postérieurs à cette apparition. Or, dans chacune de ces périodes, le diagnostic présente des difficultés, inégales sans doute, mais constantes, sérieuses, quelquefois insurmontables.

I. Les phénomènes qui appartiennent à la première période, extrêmement vagues, ainsi que nous avons eu plusieurs fois l'occasion de le faire voir dans les articles précédents, pourraient se rapporter indifféremment à presque toutes les maladies de l'orbite et à une partie de celles du globe oculaire, de telle sorte qu'il y a peu de chose à tirer de leur observation, au point de vue du diagnostic différentiel, et que leur présence ne permet même pas de présumer s'il s'agit de telle altération plutôt que de telle autre.

II. Lorsque la maladie est entrée dans sa seconde période, c'est-à-dire lorsque commence à se montrer le déplacement de l'œil avec le cortége de symptômes qu'il entraîne à sa suite, les données se multiplient, et l'on voit naître une série de problèmes diagnostiques sur lesquels doit s'exercer le jugement du praticien.

Le premier point à rechercher est celui-ci : y a-t-il réellement déplacement de l'œil ? Deux maladies pourraient simuler ce déplacement : 1° l'hydrophtalmie ; 2° le phlegmon oculaire. L'hydrophthalmie donnant lieu, ainsi que nous l'avons établi (p. 793), à la saillie de l'œil et au soulèvement des paupières, et ces changements étant précédés de douleurs orbitaires et d'affaiblissement de la vue, on conçoit qu'un tel appareil symptomatique puisse être confondu avec celui qui résulterait du refoulement de l'œil par une tumeur orbitaire. Sans doute, dans le cas d'hydrophthalmie, c'est le globe de l'œil lui-même qui est augmenté de volume et distendu ; mais cet organe peut présenter les mêmes apparences de tuméfaction, de résistance et d'élasticité, lorsqu'il est repoussé par une pression exercée d'arrière en avant. L'erreur peut donc être commise et l'a été en effet plus d'une fois. Cependant avec de l'attention on arrivera à l'éviter : l'examen scrupuleux de l'œil y fera découvrir, tantôt des taches intérieures et profondes, tantôt des bosselures plus ou moins prononcées, presque toujours un agrandissement des chambres, dispositions qui indiqueront le siége et la nature du mal. Le phlegmon oculaire entraîne aussi le gonflement et la tension du globe de l'œil, le soulèvement et la propulsion en avant des paupières ; mais, comme l'œil présente des altérations profondes et que la maladie s'accompagne de fièvre, on ne pourrait la confondre qu'avec les cas où cet organe, repoussé par une tumeur, est en même temps enflammé. D'ailleurs l'exploration des parties montre qu'il n'y a ni déviation de l'œil, ni diplopie, ni véritable exophthalmie, et, si l'on conservait quelques doutes à l'égard de ce dernier point, ils seraient dissipés par la marche de la maladie qui arrive en quelques jours à son dernier degré au milieu des douleurs les plus violentes, de la céphalalgie la plus intense, et de la réaction inflammatoire générale et locale la plus prononcée.

Après avoir constaté que le déplacement de l'œil est réel, il s'agit de savoir s'il tient à la présence d'une tumeur ou s'il n'est pas dû à quelque autre cause. Nous avons en effet décrit plus haut (p. 361) une exophthalmie traumatique, et, dans un autre endroit (p. 835), nous avons indiqué, sous le nom d'*ophthalmoptosis*, une sorte d'exophthalmie atonique, résultant de la paralysie simultanée des troisième et sixième paires; mais il est évident que les circonstances dans lesquelles survient la première de ces lésions, la chute de la paupière supérieure qui accompagne constamment la seconde, la flaccidité des parties, l'aspect de l'œil pendant en avant par son propre poids, enfin la possibilité de réduire celui-ci au moyen d'une pression méthodique et de le maintenir dans sa place naturelle, empêcheront que l'on ne confonde ces deux sortes de déplacements avec l'exophthalmie mécanique qui résulte de la pression exercée d'arrière en avant par une masse morbide sur le globe oculaire. La déviation de l'œil qui survient dans les mêmes circonstances sera également distinguée de celle qui est propre au strabisme ou à la paralysie des nerfs moteurs oculaires, car l'œil est fixé d'une manière permanente dans sa position anormale, ce qui n'a pas lieu dans l'affection paralytique des muscles oculaires, et surtout dans le strabisme, où l'on voit l'œil dévié reprendre de lui-même sa place et sa direction normales aussitôt qu'on a couvert celui du côté opposé.

Ces points préliminaires vidés, l'exophthalmie, la déviation oculaire, et la diplopie ayant été reconnues pour les conséquences d'une compression, est-il certain que cette compression soit exercée par une tumeur orbitaire? Non assurément, car l'orbite peut renfermer plusieurs autres altérations, différentes des tumeurs et susceptibles pourtant de produire, comme elles, une compression et tous les désordres qui en résultent : tels sont certains épanchements sanguins traumatiques, la périostite chronique, le phlegmon et les abcès aigus, l'œdème et même l'emphysème orbitaire. La plupart de ces lésions se distinguent à la vérité par des signes carastéristiques : ainsi, le phlegmon et les abcès, par leur marche rapide et l'appareil fébrile au milieu duquel ils se développent ; les épanchements sanguins, par la circonstance d'une blessure antérieure et souvent par la coexistence d'une ecchymose plus ou moins apparente ; l'emphysème, par la crépitation qui lui est propre ; l'œdème, par la bouffissure du visage, la coïncidence d'infiltrations en d'autres points du corps, la constitution du sujet, quelquefois la présence simultanée de la maladie dans les deux orbites ; mais il est des cas embarrassants, comme celui, par exemple, que nous avons cité (p. 887) d'après Mackenzie, dans lequel on voit une périostite syphilitique en imposer pendant longtemps, aux uns pour une ophthalmie profonde, aux autres pour un cancer de l'orbite.

Lorsqu'enfin les phénomènes morbides paraissent bien dans la dépendance d'une tumeur orbitaire, reste à déterminer quelle est la nature de celle-ci ;

or, à cette période de la maladie, ce n'est pas chose facile. Si l'on excepte l'anévrysme et la tumeur érectile, qui présentent deux signes particuliers, les battements isochrones aux pulsations du pouls et le bruit de souffle ou de rouet, toutes les autres tumeurs, exostose, abcès chroniques, lipôme, kystes, cancer même, donnent lieu à des symptômes à peu près semblables, et ne se distinguent les unes des autres par aucun caractère spécial. Le doute est donc ici le parti le plus sage, et l'on s'exposerait, en voulant aller plus loin dans le diagnostic, à beaucoup d'erreurs et de mécomptes.

Qu'on veuille bien remarquer que nous avons jusqu'ici raisonné dans l'hypothèse d'une tumeur suivant la marche habituelle de ces affections; mais, que de fois la maladie s'écarte de la voie ordinaire, soit qu'il y ait absence d'un ou de plusieurs symptômes, soit qu'il y ait interversion dans l'ordre suivant lequel se manifestent les phénomènes ! N'a-t-on pas vu le nerf optique entièrement enveloppé par une masse encéphaloïde sans qu'il y eût aucune altération dans les fonctions visuelles ! N'est-il pas arrivé que l'exophthalmie manquât ou qu'elle apparût tardivement ! Et alors, quand les autres phénomènes, tels que l'amaurose, la gêne des mouvements de l'œil, l'infiltration et l'injection des paupières, le larmoiement, se trouvent isolés de cette altération significative, combien il devient difficile, pour ne pas dire impossible, de les rapporter à leur véritable cause et de déterminer s'ils se rattachent à une tumeur profonde de l'orbite, à une paralysie des nerfs orbitaires, à une ophthalmie phlébitique, ou à une inflammation de l'œil lui-même !

III. Dans la troisième période, le diagnostic se simplifie, puisque la tumeur, désormais apparente,

devient accessible aux sens du chirurgien et peut
être soumise à l'exploration directe. Qu'on ne croie
pas cependant que toute difficulté ait disparu : bien
des causes d'hésitation et d'incertitude subsistent
encore. L'œdème, quelquefois considérable, de la
conjonctive et des paupières masque plus ou
moins complétement la tumeur. Il n'est pas toujours facile d'apprécier la forme, la consistance,
et les autres propriétés d'une masse morbide, dont
on ne touche souvent qu'un point très-circonscrit,
et qui souvent aussi, mal soutenue par derrière,
se dérobe sous le doigt qui l'explore. Bien qu'on
la voie sortir à travers l'ouverture antérieure de
l'orbite, la tumeur peut avoir pris naissance ailleurs que dans cette cavité, et venir, soit du
crâne, soit des sinus frontaux, maxillaire, ou sphé-
noïdal, soit des fosses nasales, zygomatique, ou
temporale. Dans les cas assez fréquents où l'œil et la
conjonctive viennent à s'enflammer, il est possible
que cet épiphénomène, fixant exclusivement l'attention du praticien, lui fasse perdre de vue la
lésion principale.

De même que dans la période précédente, le
diagnostic comprend plusieurs questions, et l'on
a successivement à rechercher : 1° à quelle espèce
appartient la tumeur; 2° quels en sont les rapports, le volume, le siége, le point d'origine ou
d'implantation.

De toutes les tumeurs de l'orbite apparentes à
l'extérieur, celle dont il est le plus facile de déterminer la nature est sans contredit la tumeur
érectile, surtout quand elle est artérielle. Quoique
l'anévrysme ait, comme elle, pour caractères constants des bruits et des battements isochrones à ceux
du pouls, il n'est pas possible de confondre ensemble
les deux affections, puisque la science ne possède

aucun exemple d'anévrysme orbitaire qui soit venu proéminer sous les téguments. Le cancer peut aussi se présenter sous forme de tumeur pulsatile : nous avons cité précédemment (p. 932) un cas de ce genre, dans lequel M. Lenoir crut à une tumeur érectile. Pour qu'une telle confusion ait été faite par un homme de cette expérience et de cette habileté, il faut que la similitude entre les symptômes des deux tumeurs ait été grande ; toutefois nous ne pouvons nous défendre de la pensée que la réduction d'une tumeur cancéreuse ne doit jamais être aussi complète que celle d'une tumeur érectile, et nous sommes persuadés que le chirurgien de l'hôpital Necker fût arrivé, si ce n'est à un diagnostic exact et positif, du moins au soupçon de la vérité, s'il n'eût été surpris par un fait insolite et qu'on observait peut-être pour la première fois dans cette région. Prendre un cancer pour une tumeur érectile n'est pas d'ailleurs une erreur très-préjudiciable. Ce qui serait plus fâcheux, ce serait la méprise inverse, parce qu'elle entraînerait à pratiquer l'ablation de la tumeur, opération peu convenable et périlleuse ; mais cette dernière sorte de méprise n'est point à redouter, la présence d'une tumeur pulsatile et réductible éveillant l'idée d'une tumeur érectile, et non celle d'un cancer.

Parmi les tumeurs non pulsatiles, l'exostose se distingue à sa dureté et à son immobilité ; le lipôme, maladie d'ailleurs très-rare, à sa consistance mollasse et à sa parfaite indolence. Si les kystes formaient toujours une poche unique, régulièrement arrondie, indolente, et franchement fluctuante, il serait facile de les distinguer de toute autre tumeur, et on ne pourrait guère les confondre qu'avec les abcès chroniques ;

mais il n'en est pas ainsi : tantôt ils sont multiloculaires et composés de plusieurs loges contenant
des produits différents, de sorte que leur surface
est inégale et bosselée ; tantôt leurs parois sont
épaisses et dures ou tellement distendues que
la fluctuation y devient obscure, faible, ou nulle ;
l'œil et la conjonctive, repoussés, chassés hors de
leur place, injectés, variqueux, couverts de matière muqueuse ou purulente, donnent en outre à
la tumeur un aspect sale et hideux, qui la fait
confondre avec le cancer, d'autant plus facilement
que celui-ci peut être ramolli par places, et que
les douleurs n'ont, dans l'une et l'autre affection,
rien de caractéristique. L'usure et la déformation
des parois orbitaires, la cachexie cancéreuse elle-
même, ne sont pas des signes suffisamment dis-
tinctifs, car les kystes volumineux agissent sur
les os absolument comme le cancer, et les souffrances occasionnées par la compression des organes orbitaires, ainsi que les déperditions qui
résultent de l'inflammation chronique de la conjonctive, déterminent une altération notable de la
constitution. Si nous ajoutons qu'il existe des tumeurs complexes, dans lesquelles se trouvent réunies des masses solides et des poches kystiques de
diverses natures, on ne s'étonnera pas que les
praticiens les plus expérimentés éprouvent quelquefois de l'hésitation à se prononcer et n'osent
décider s'il s'agit en effet d'un kyste ou d'un
cancer. Heureusement pour les malades, cette hésitation n'entraîne point d'inconvénients sérieux,
puisque les deux affections, parvenues à ce degré,
réclament un traitement à peu près semblable.
L'incertitude sera d'ailleurs dissipée par la ponction exploratrice, que l'on devra pratiquer suivant
les règles exposées plus haut (p. 914).

Cette opération préliminaire, à laquelle il est toujours prudent de recourir avant de prendre un parti définitif, rendit un grand service à Blandin, dans une occasion où il avait été sur le point de commettre une erreur de diagnostic bien singulière et bien pardonnable, tant elle est en dehors de toute prévision. Un homme s'était présenté à lui, avec une tumeur de l'orbite, considérable, obscurément fluctuante, et accompagnée d'une telle tuméfaction des paupières que le globe de l'œil était entièrement caché. L'aspect des parties et l'ensemble des désordres fonctionnels firent penser qu'il s'agissait d'un cancer, et l'on se préparait à vider l'orbite, lorsque le malade parla pour la première fois d'une chute faite quelque temps auparavant et d'une blessure des paupières. Ce renseignement fit réfléchir le chirurgien : une ponction exploratrice fut résolue et pratiquée, ponction qui donna issue à une grande quantité de sang altéré ; et l'affaissement des parties qui suivit cette évacuation permit de constater... quoi ? l'agglutination des deux paupières, c'est-à-dire l'existence d'un symblépharon, derrière lequel s'était accumulée une masse de sang épanché. A peine est-il nécessaire de dire qu'on renonça à toute opération sur l'œil ou sur l'orbite, la séparation des paupières à l'aide de l'instrument tranchant étant désormais le seul traitement indiqué.

Ce n'est pas tout que d'avoir déterminé, aussi exactement que possible, la nature de la tumeur : il faut encore rechercher tout ce qu'elle peut présenter de particulier dans sa forme et dans ses connexions ; reconnaître le lieu de son implantation, ou les adhérences contractées avec les parois osseuses ou avec les organes intra-orbitaires ; savoir si elle est superficielle ou profonde ; s'assurer surtout si elle n'a pas des racines lointaines dans les cavités voisines, ou, ce qui revient au même, si elle ne pousse pas des prolongements du côté de ces cavités. La connaissance de ces diverses circonstances est en effet très-utile pour faire choix d'une opération, pour en arrêter le plan, et même pour décider s'il y a lieu de pratiquer une opération quelconque, si la tumeur peut ou non être attaquée avec chances de succès, s'il existe ou non des contre-indications formelles. On a déjà vu précédemment (p. 915) tout le parti qu'on peut tirer de certains troubles fonctionnels, tels que la myopie et la presbytie, pour fixer avec précision le siége du mal. L'observation dirigée dans cette voie contribuera à éclairer le praticien : ainsi, la perturbation, l'affaiblissement, ou la perte de la vue, survenant dès le début de la maladie avant toute déviation de l'œil, devra faire penser que la tumeur a son origine dans les tissus qui entourent le nerf optique, si ce n'est dans ce nerf lui-même ; le toucher de la tumeur et du pourtour de l'orbite pourra fournir des notions sur le volume, la consistance, l'étendue, la mobilité ou la fixité de la masse morbide.

Quant aux rapports de la tumeur avec les cavités osseuses circonvoisines, c'est un point aussi important que délicat et qui mérite de nous arrêter un instant.

Les tumeurs que l'on voit s'étendre des cavités voisines à l'orbite, ou, réciproquement, de l'orbite à ces cavités, sont presque toujours des cancers ou des kystes, quelquefois des abcès ou des exostoses, jamais des lipômes, des anévrysmes, ou des tumeurs érectiles. On conçoit le parti qu'on peut tirer de cette notion pour établir le diagnostic.

Lorsque les tumeurs envahissantes de l'orbite naissent de cavités superficielles et accessibles, comme les fosses nasales et les sinus frontaux ou maxillaire, on reconnaît en général assez bien leur siége primitif et leur marche, parce que, avant même de s'être fait jour du côté de l'orbite ou en même temps qu'elles y apparaissent, elles trahissent leur origine par des symptômes particuliers faciles à constater, tels que la saillie de la bosse frontale, la dépression de l'arcade dentaire ou de la voûte palatine, la projection en avant de la paroi du sinus maxillaire, la gêne de la respiration, le nasonnement de la voix, l'écoulement par le nez de mucosités sanguinolentes ou purulentes, etc. Il n'en est plus de même lorsqu'elles proviennent de lieux profonds, d'un accès impossible, comme la cavité crânienne, ou très-difficile, comme les fosses temporale, zygomatique, zygomato-maxillaire. Divers troubles fonctionnels, tels que des étourdissements, des céphalalgies opiniâtres et dont le malade rapporte le siége à l'intérieur du crâne, l'affaiblissement ou la perte de la mémoire ou des autres facultés intellectuelles, des accès d'épilepsie, etc., peuvent sans doute quelquefois mettre le chirurgien sur la voie d'une tumeur intra-crânienne, quand surtout ces symptômes ont été précédés d'un coup, d'une chute, de quelque violence extérieure considérable; mais l'observation démontre que ces phénomènes manquent dans des cas, non-seulement de fongus de la dure-mère et de tumeurs intra-crâniennes, mais même de tumeurs, simples ou multiples, nées au centre de la masse encéphalique, et dont quelqu'une s'est étendue jusqu'à l'orbite. Ils n'existent d'ailleurs jamais pour les tumeurs d'origine temporale ou zygomatique.

Les même considérations sont applicables aux tumeurs qui s'étendent de l'orbite aux cavités environnantes, avec cette seule différence que le diagnostic présente, dans ce dernier ordre de faits, encore plus d'incertitude et d'obscurité, parce que, l'envahissement de ces cavités n'ayant lieu d'ordinaire qu'à une époque assez avancée de la maladie, quand déjà la tumeur orbitaire a pris un grand développement et produit la déformation des parois de sa cavité d'origine, on ne sait le plus souvent si les troubles fonctionnels qui semblent annoncer son extension à d'autres régions, aux fosses nasales, aux sinus, et surtout au crâne, doivent être rapportées réellement à cette extension, ou s'ils ne résultent pas de la simple compression exercée par les parois déviées de la cavité orbitaire. Aussi la lecture des observations démontre-t-elle que le diagnostic a été plus d'une fois impossible à établir, et que des dispositions tout à fait imprévues, se révélant dans le cours même de l'opération, sont venues forcer à modifier celle-ci ou inspirer au chirurgien le regret d'avoir entrepris une œuvre dont l'issue ne pourrait être que malheureuse. C'est, d'un côté, Dupuytren vidant complétement l'orbite et extirpant l'œil, une fois pour une tumeur hydatique, une autre fois pour un simple lipôme, c'est-à-dire pour des tumeurs qui auraient pu être guéries sans qu'on fît le sacrifice du globe oculaire ; d'un autre côté, Delpech ouvrant largement un kyste orbitaire qui pénétrait dans le crâne par le trou optique, et hâtant, par cette opération intempestive, la mort du malade.

S'il en est ainsi, s'il est avéré, comme ne le prouvent que trop ces funestes exemples, que le diagnostic des tumeurs orbitaires présente parfois des difficultés devant lesquelles vient échouer le génie des plus grands chirurgiens, qu'est-il besoin d'insister davantage sur ce sujet, et chacun ne comprendra-t-il pas, sans que nous ajoutions rien à cet article déjà trop long, combien le praticien doit apporter d'attention dans son examen, de réserve dans son jugement, de prudence dans l'institution du traitement, dans le choix et le plan de l'opération, afin de ne pas encourir plus tard la responsabilité de conséquences qu'il n'est pas toujours le maître de prévenir, mais dont on lui saura gré d'avoir prévu et annoncé d'avance la possibilité !

TABLE DES MATIÈRES.

LIVRE TROISIÈME.

MALADIES DES VOIES LACRYMALES.

A. Maladies de la glande lacrymale.

B. Maladies du lac ou sinus lacrymal.

C. Maladies des points et des conduits lacrymaux.

LIVRE QUATRIÈME.

MALADIES DU GLOBE OCULAIRE.

LIVRE CINQUIÈME.

MALADIES DE L'ORBITE.